Evidence-based Health Program Management: Theory and Practice

근거 기반

보건사업관리의 이론과 실제

한국보건교육건강증진학회

계축문화사

발간사 PREFACE

오타와헌장을 통해 국제적으로 건강증진을 도모하기 위한 발전적 방향이 정립된 이후, 우리나라도 1995년에 제정된 「국민건강증진법」을 바탕으로 국민건강증진종합계획을 수립하여 국민의 건강 수준을 개선하고 건강형평성을 높이기 위해 노력해 왔다. 이를 반영하듯 제5차 국민건강증진종합계획은 건강증진의 실천적 분야를 확장하여 건강친화적 환경을 구축하기 위한 정책과 디지털 기반의 비대면 건강서비스를 강화하기 위한 접근방안을 모색하고 있다.

이러한 변화 속에 한국보건교육건강증진학회는 사회적 건강요구에 부응하는 보건교육건강증진 분야의 학문적 기틀을 마련하고 전문성을 강화하기 위해 다양한 노력을 수행해 왔다. 우리 학회는 1983년에 한국보건교육학회로 설립되었고, 2004년에 한국건강증진학회와 통합하여 한국보건교육건강증진학회로 학회명을 개칭하면서 지난 39년간 보건교육 및 건강증진 분야의 학술 활동과 국제 관련 학회와의 정보 교류, 전문가 협력 활동을 통해 현장에서 근거 기반의 보건사업이 수행될 수 있도록 지원해 왔다. 이에 우리 학회는 그간의 학술 활동을 바탕으로 보건사업의 효율적, 효과적 운영을 위한 기본 지식과 접근방안, 현장의 특성을 반영한 보건사업의 실무를 이해할 수 있는 지침서인 『근거 기반 보건사업관리의 이론과 실제』를 2021년부터 기획하여 2022년에 발간하게 되었다. 집필을 위해 편찬위원회, 편집위원회를 구성하여 집필자를 모집하고, 집필 요령, 용어 정리를 통해 원고를 작성하기 시작하였으며, 원고 수정 및 내용 감수, 국문 감수를 거쳐 최종 원고를 완성하였다.

이 교재는 보건사업의 기본 개념을 이해하고 현장에서의 실무능력을 함양하는 데 기여할 것이다. 특히 건강증진 전문가로서 활동하기 위해 대학에서 교육과정을 이수하고 있는 보건학 전공자와 현장에서 보건사업을 수행하고 있는 사업 담당자, 보건사업의 과학적 근거 생성을 위해 노력하는 연구자, 건강증진사업 전문인력으로 활동하고 있는 보건교육사에게 보건사업의 기본 원리와 현장의 실무를 이해하는 데 도움이 되기를 기대한다.

이 교재를 발간하기 위해 원고 작성에 참여해 주신 학회 회원님들, 외부 현장 전문가, 편집 및 편찬 작업을 위해 수고해 주신 편집위원회 위원님, 편찬위원회 위원님, 원고를 꼼꼼히 검토해 주신 김명 고문님, 김광기 고문님께 감사드리며, 추천사를 통해 교재 발간의 중요성을 알려

주신 조현장 한국건강증진개발원장님, 전병율 대한보건협회장님, 서평을 통해 교재의 핵심 내용을 제시해 주신 김장락 대한예방의학회장님, 이순영 한국역학회장님, 이중정 한국농촌의학 지역보건학회장님, 허목 부산광역시 남구보건소장님께 감사드린다. 마지막으로 한국보건교육 건강증진학회가 보건사업의 방향성을 제안하는 전문교재를 발간할 수 있도록 교재 발간사업에 적극 참여해 주시고, 성원해 주신 학회 회원님들께 깊이 감사드린다.

2022년 8월

한국보건교육건강증진학회장 김 영 복

머리말 FOREWORD

현대의학의 발달로 인구집단의 평균수명은 획기적으로 증가하였으나 건강수명, 건강형평성의 관점에서의 보건문제는 심각성이 나날이 증가하고 있다. 경제가 발전하면서 인구집단 간의 사회경제적 격차는 확대되었고, 이로 인한 건강격차도 더욱 뚜렷해지는 양상이다. 즉 건강의 사회적 결정요인의 영향이 커졌다는 의미이다. 이러한 상황에서 현대의 건강관리는 개인 책임의 영역으로만 간주할 수 없으며, 인구집단을 대상으로 하는 보건의료체계와 보건정책, 보건사업이 유기적인 연계성을 갖고 효과적으로 적용될 때 계층 간의 건강격차는 감소하고 전체 인구집단의 건강 수준은 향상된다.

최근 발표된 국민건강증진종합계획 2030의 총괄목표는 이전의 종합계획과 마찬가지로 '건강수명 연장'과 '건강형평성 제고'이다. 국민건강증진종합계획의 목표 달성을 위한 국민건강증진사업에서 보건교육, 건강증진 전문인력으로서 보건교육사의 역할은 한층 더 강조되고 있다. 한국보건교육건강증진학회에서 오랫동안 활동하여 온 학계 및 현장 전문가들은 보건교육사가 보건사업을 수행할 때 어떠한 역할을 해야 하는지, 올바른 역할 수행을 위해 갖추어야 하는 역량은 무엇인지 고민해 왔다. 그 결과, 교육 현장에서 표준화되고 종합적인 교재로서뿐 아니라 보건사업 현장의 실무에서 지침으로 활용될 수 있는 교재가 필요하다는 데 의견을 모았다. 이미 여러 교재가 활용되고 있음에도 불구하고 보건교육사 제도 확립과 발전에 주 역할을 담당해 온 우리 학회에서는 미래 보건사업의 현장을 이끌어갈 차세대의 필수 지침서가 될 과학적 근거 기반의 교재가 필요함을 인지하여 관련 대학(교) 및 공공기관 등에서 강의 또는 연구 등의 경험이 풍부한 전문가들이 자발적으로 참여하여 집필할 교재 편집 계획을 수립하고 실천하였다.

이 교재는 총 4부로 구성되어 있으며, 제1부에서 제3부까지는 이론을, 제4부에서는 사업의 실제를 다루어 이 교재에는 보건사업의 이론과 실제가 모두 포함되어 있다. 제1부에서는 보건사업과 근거 기반 보건사업관리에 대한 기초적인 이해를 돕는 내용과 보건사업 관리자로서의 보건교육사의 직무와 역량을 구체적으로 기술하였다. 제2부에서는 보편적 건강보장을 위한 보건의료체계와 정책 관련 이론 및 우리나라와 OECD 국가의 사례를 포괄적으로 다루었다. 제3부에서는 보건사업의 접근방법과 관리에 관한 내용으로, 사업의 기획, 수행, 평가 단계에서 필요한 조직관리, 인적자원 및 물적자원 관리, 사업기획, 주민참여와 지역사회 조직화, 보건사업의 질관리, 평가 및 위험관리 중심의 실무적 내용을 다루었다. 마지막 제4부는 근거 기반의 보건사업의 실제로, 인구집단별, 생활터별, 건강주제별 보건사업의 대상과 추구하는 목표, 사업전략과 지침, 사업사례를 포괄적으로 담아냈다.

이 교재는 학부와 대학원 과정에서 보건학을 전공하는 학생과 보건사업에 참여하는 실무자들이 이론적 기초를 보완하고 실제 사업 역량을 강화하는 데 도움을 주기 위한 목적으로 집필되었다. 집필 과정에서 발견된 부족한 점은 계속 보완해 나갈 것이며, 최신의 이론과 사례를 소개하기 위해 지속적으로 업데이트할 예정이다. 교재가 출판될 수 있도록 자료 수집과 원고 작성에 애쓴 집필진, 원고의 편집과 교정을 위해 애쓴 편집진, 검수를 기꺼이 맡아주신 김명, 김광기 학회 고문님께 감사의 말씀을 드린다. 또한 학회에서 기획한 대로 교재를 출판하는 데 지원을 아끼지 않은 계축문화사의 사장님과 직원들께 감사드린다.

2022년 8월

편찬위원장 김 혜 경

첫 출발을 하며: 니즈, 플랫폼, 계승 FIRST STEP TOWARDS

'결핍은 창조를 낳는다!' 대한민국을 포함한 전 세계의 역사를 거시적으로 조망해보면, 모든 인간은 필요한 것보다 늘 부족한 자원의 희소성을 극복하기 위해 경제뿐만 아니라 과학, 기술을 발전시켜 결핍에 대응해왔다. 또 산업혁명의 가속화로 도시화가 진전되면서 사람들은 대부분 빌딩의 벽 속에 갇혀서 살게 되었다.

일상생활 속에서 겪는 푸르름에 대한 결핍은 숲과 정원을 실내외로 옮기려는 끊임없는 도전을 불러일으켰다. 어린 시절부터 식물에 호기심이 많던 프랑스 식물학자 패트릭 블랑(Petrick Blanc)의 수많은 시행착오의 결과로, 1994년 수직의 벽을 이용해 식물을 식재하는 독특한 디자인이 소개되어 건물의 벽면에 식물을 붙여 키우는 이른바 '수직 정원(vertical garden)'이 2007년 이후 대중화되었다. 이는 세계 7대 불가사의 중의 하나인 '바빌론의 공중정원', 고대 로마의 트렐리스(Trellis)나 퍼고라(Pergola) 등의 구조물, 그리고 미국의 조경학자 스탠리 화이트(Stanley Hart White) 교수의 블록을 매다는 방식에 뿌리를 두고 기술적으로 진화하여 정원 예술의 한 분야로 발전해온 것이다.

『근거 기반 보건사업관리의 이론과 실제』도 지역사회 현장에서 지침서의 결핍에 따른 절박한 필요성으로 수직 정원과 같은 과정을 거쳐 탄생하였다. 우선 이 교재가 2011년 이주열 등의 『보건사업관리』, 2011년 지역보건연구회의 『지역보건사업의 실제』, 2014년 전국대학보건관리학교육협의회의 『보건교육사를 위한 보건사업관리』, 2014년 강명근 등의 『보건사업관리학』, 2017년 · 2020년 문상식 등의 『New 보건사업관리』들이 바탕이 되었음을 밝힌다. 또한, 국내에서 지역보건사업의 개념도 싹트지 않았던 일제 강점기부터 군산시(옥구군) 개정면 지역에서 농촌위생사업을 펼친 이영춘 박사, 절대빈곤 시절인 1960년대 이 땅을 찾아와 인술과 함께 거제군에서 지역사회 보건사업의 초석을 놓은 손요한(John R. Sibley) 선교사, 거제사업의 모델을 강화군, 완주군 고산면, 춘천시(춘성군), 대구광역시 대명동 등으로 확산하여 지역사회의학을 실천하며 학문적 근거를 남긴 양재모, 김기순, 임현술 및 강복수 (명예)교수, 남 · 서태평양지역에서 한센병과 소아마비 퇴치프로그램에 이어 에이즈 환자를 위한 '3 by 5' 캠페인을 이끈 이종욱 WHO 6대 사무총장의 열정과 유산도 이 교재 출간의 계기로서 중요한 매듭이 되었다. 잠시

나마 머리 숙여 이 땅의 지역보건과 세계보건의 지경을 넓힌 고인들의 헌신에 감사를 드린다.

교재는 애초 총 15개 장으로 집필되었으나 전체적인 내용을 고려하여 4부와 13개 장으로 재구성하되, 가능하면 주요 이슈별로 과거와 현재를 돌아보고 미래를 이끌 잠재역량을 강화하기 위해 촉매제로서의 〈근거-기반 현장 사례〉를 담으려고 노력하였다. 〈근거-기반 현장 사례〉는 각 장별 해당 보건(사업) 이슈 관련 정부의 사업 지침(서), 사업 종료 후 결과보고서 및 연구결과물을 바탕으로 출판된 국내외 학술지의 연구논문 등의 근거로 재편집하였다. 또한 제4부 근거 기반 보건사업의 실제의 대분류에 따른 네 가지 핵심 영역의 내용은, 특히 제12장의 건강주제별 보건사업의 경우 매우 방대한 정보를 포함하고 있어 이 교재를 활용할 독자의 관심과 역량에 따라 선택적으로 참조할 수 있기를 권장한다.

끝으로 전문 학술용어는 위키백과(Wikipedia)나 NAVER 지식백과를 중심으로 참고하였고, 의학용어는 대한의사협회 의학용어위원회에서 발간한 제5집 개정판을 활용하였다. 참고문헌은 송현종 학술지 편집위원장의 도움으로 보건교육건강증진학회지 투고규정에 맞추어 통일하였다. 하지만 첫 도전인 만큼 부족한 부분이 많을 수 있어 교재의 질적 제고를 위해 보건사업의 현장 실무자나 바통을 이어갈 다음 세대의 따가운 질책을 바란다. 이 교재의 모든 저술은 코로나19 대유행의 위기임에도 불구하고 끊임없는 비대면(줌) 회의를 통한 집필자의 자발적 참여에 의한 재능 기부 방식의 한 산출물로 한국 보건의료계의 미래 집단지성의 주춧돌이 되기를 기대해본다.

2022년 8월

치악산 기슭에서 편집위원장 김 춘 배

추천사(1) RECOMMENDATION

우리는 4차 산업혁명과 디지털 전환, 코로나19 등 감염병 발생 및 만성질환의 증가 등 보건사회 환경이 급변하는 뉴노멀 시대에 살고 있다. 소득 수준의 향상과 의료기술의 발달로 우리나라 국민의 기대수명은 지속 증가해 OECD 평균을 상회하는 82.7세에 이르렀으나, 유병기간 또한 증가하고 있다. 이에 단순히 오래 사는 것이 아니라, 건강하게 오래 사는 삶에 대한 국민의 인식과 기대도 높아지고 있다.

2021년 보건복지부와 한국건강증진개발원이 수립한 「제5차 국민건강증진종합계획(Health Plan 2030, 2021~2030)」에서도 이러한 환경과 국민 인식의 변화를 반영해 목표를 설정했다. '모든 사람이 평생 건강을 누리는 사회'를 만든다는 비전 아래, 건강수명의 연장과 소득별 · 지역별 건강격차를 낮춰 건강형평성을 제고하는 것이 HP2030의 총괄목표이다. 이러한 중장기 건강증진계획을 성공적으로 추진해 국민 모두가 건강한 사회를 실현하기 위해서는 범부처 협력 강화는 물론, 모든 정책에서 건강 측면을 고려하는 등 정부 부처와 지방자치단체의 지속적인 관심과 노력이 필요하다.

또한, 건강증진정책 수립 및 건강증진사업 추진 등 보건사업의 원활한 수행을 위해서는 실무 담당자의 역할과 역량이 중요하다. 이를 위해 실무자들이 업무에 참고할 수 있는 지침서에 대한 요구가 지속되었다. 특히 장기화된 코로나19로 건강증진사업을 중단하거나 축소했던 보건소에서 다시 사업을 재개하면서, 업무의 실제 지침서에 대한 실무자들의 목소리가 한층 높아졌음을 체감했다. 이를 반영한 지침서는 반드시 그 근거가 명확하고, 실무에 바로 적용 가능해야만 활용도 및 만족도가 높을 것이다.

이에 보건과 건강증진정책에 대한 이론과 실제 현장에 적용할 수 있는 내용을 포괄적이고 체계적으로 다룬 이 교재의 발간은 매우 반갑다. 이 교재는 제1부부터 제4부에 걸쳐 보건사업에 대한 이해, 보건의료체계의 이해, 보건사업의 접근과 관리, 근거 기반 보건사업의 실제에 이르기까지 기초적인 이론은 물론 구체적인 실무 내용까지 한 권에 담았다. 한국보건교육건강증진학회를 주축으로 다양한 분야의 관록 있는 전문가가 모여 전문성과 신뢰도 높은 교재를 펴냈다는 점에서 더 뜻깊다. 이 책이 건강증진에 대한 요구가 지속해서 높아지는 현 시점에 보건학을 전공하는 학생은 물론, 보건 분야의 다양한 실무자에게 좋은 길라잡이가 될 것임을 확신한다.

끝으로 국내 보건의료 분야에서 역사와 전통이 깊은 한국보건교육건강증진학회에서 다양한 전문가들과 협력해 이뤄낸 값진 성과인 『근거 기반 보건사업관리의 이론과 실제』의 발간을 진심으로 축하하며, 집필진의 노고에 깊은 감사를 표한다.

2022년 8월

한국건강증진개발원장 조 현 장

추천사(2) RECOMMENDATION

『근거 기반 보건사업관리의 이론과 실제』의 출판을 진심으로 축하하며, 국내 보건학 분야의 대규모 학회인 한국보건교육건강증진학회가 중심이 되어 다양한 전문영역의 집필진과 함께 이루어낸 큰 성과에 진심으로 감사의 인사를 표한다.

인구 고령화와 만성질환의 증가, 신종감염병의 유행과 기후변화로 인한 공중보건의 위기와 보건안보에 대한 위협까지 우리가 직면한 건강문제는 점차 그 양상이 다양해지고 있다. 특히 2020년부터 시작된 코로나바이러스감염증-19의 전 세계적인 대유행은 우리나라의 보건사업에 많은 변화를 가져왔다. 인공지능과 빅데이터 등으로 대표되는 4차 산업혁명이 이끌어 온 사회 환경의 변화는 신종감염병의 대규모 유행에 대한 대응 전략을 찾아가는 과정에서 보다 가속화 되었다.

이러한 변화는 전통적으로 진행되어오던 보건사업과 정책의 방향에 대한 큰 숙제를 제시하였다. 새로운 건강문제와 건강취약집단이 등장하였고, 주로 대면사업을 중심으로 진행되던 보건사업이 대부분 제한되면서 기존과는 다른 방식의 새로운 접근 전략과 관점이 요구되고 있다. 이에 각 지역사회는 건강문제에 대한 요구를 정확히 파악하고, 가지고 있는 자원을 충분히 동원하고 요구와 연계할 수 있는 역량과 더불어 다양한 비대면 방식으로 서비스를 제공하고 소통할 수 있는 역량을 갖추는 것이 반드시 필요해졌다.

그러나 단기간에 급속도로 진행된 이러한 환경의 변화에 비해 장기화된 감염병 유행 상황에 대응하기 위해 지역 내의 많은 역량과 자원이 집중되어 그 변화의 속도를 따라가기가 어려웠고, 현장에서는 많은 어려움을 겪었다.

그렇기에 지금이 우리의 보건사업이 큰 변화에 대응하고 발전을 위해 도약할 수 있는 중요한 시기이다. 초고령사회 진입은 목전에 있고, 전 세계적인 감염병 유행으로 인하여 보건의료체계와 공중보건의 역할에 대한 중요성이 대두되었으며, 『국민건강증진종합계획 2030』이 새롭게 발표되었고, 『제8기 지역보건의료계획』 수립을 앞두고 있다.

『근거 기반 보건사업관리의 이론과 실제』에는 보건사업과 정책을 기획하고 수행하기 위하여 알아야 할 다양한 내용이 매우 체계적으로 구성되어 있다. 이에 대학에서 보건학을 전공하는 학생들의 학습뿐 아니라 지역사회 현장에서 보건사업을 직접 기획하고 수행해야 하는 많은 실무자들이 사업 추진을 위한 방향을 찾아가는 데 이 책이 큰 도움이 되리라 믿는다.

교재의 발간을 기획하고 추진하신 한국보건교육건강증진학회와 모든 집필진께 다시 한번 더 감사를 드린다.

2022년 8월

대한보건협회장 전 병 율

『근거 기반 보건사업관리의 이론과 실제』

집필자

제1부 보건사업과 보건사업관리의 이해

김 영 복(대구대학교 재활건강증진학과)
김 춘 배(연세대학교 원주의과대학)
노 진 원(연세대학교 보건행정학부)
이 주 열(남서울대학교 보건행정학과)
박 천 만(계명대학교 공중보건학과)

제2부 건강보장과 보건의료체계의 이해

김 정 임(경동대학교 간호학과)
김 재 현(단국대학교 보건행정학과)
김 진 경(건양대학교 병원경영학과)
남 영 희(남서울대학교 보건행정학과)
배 성 권(고신대학교 의료경영학부)
송 현 종(상지대학교 보건의료경영학과)
신 의 철(가톨릭대학교 의과대학)
윤 병 준(한국방송통신대학교 보건환경학과)
이 상 영(한국보건사회연구원 보건정책연구실)
전 상 남(동양대학교 보건의료행정학과)
차 선 미(동양대학교 보건의료행정학과)
최 령(동신대학교 보건행정학과)
황 병 덕(부산가톨릭대학교 병원경영학과)

제3부 보건사업의 접근과 관리

김 민 경(1)(동주대학교 보건의료행정과)
김 민 경(2)(협성대학교 보건관리학과)
김 영 택(충남대학교병원 예방의학과)
김 혜 숙(신라대학교 보건행정학과)
박 남 수(협성대학교 보건관리학과)
박 지 혜(홍천군보건소 보건정책과)
백 경 원(백석대학교 사회복지학부)
손 애 리(삼육대학교 보건관리학과)
엄 기 봉(원주세브란스기독병원 행정국)
오 창 석(영산대학교 의료경영학과)
이 윤 현(남서울대학교 보건행정학과)
이 현 숙(국립공주대학교 보건행정학과)
장 사 랑(삼육대학교 보건관리학과)
조 병 희((前)서울대학교 보건대학원)

제4부 근거 기반 보건사업의 실제

강 윤 식(경상국립대학교 의과대학)
고 광 욱(고신대학교 의과대학)
김 남 희(연세대학교 치위생학과)
김 도 형(한국국제협력단 SDG프로그램팀)
김 녹 범(경상국립대병원 권역심뇌혈관질환센터)
김 수 정(동서대학교 보건행정학과)
김 순 애(한국국제보건의료재단 연구교육혁신센터)
김 은 지(경기도 고혈압·당뇨병 광역교육센터)
김 정 임(경동대학교 간호학과)
김 춘 배(연세대학교 원주의과대학)
김 혜 경(이화여자대학교 융합보건학과)
김 혜 숙(신라대학교 보건행정학과)
김 희 진(연세대학교 보건대학원)
남 은 우(연세대학교 보건행정학부)
남 해 성(충남대학교 의과대학)
노 진 원(연세대학교 보건행정학부)
문 지 영(강원대학교병원 예방의학과)
박 명 배(배재대학교 보건의료복지학과)
박 천 만(계명대학교 공중보건학과)
양 선 영(한국건강증진개발원)
이 경 희((前)계명대학교 간호대학)
이 무 식(건양대학교 의과대학)
이 윤 주(인천재능대학교 간호학과)
이 주 열(남서울대학교 보건행정학과)
이 주 형(전북대학교 의과대학)
이 진 화(울산대학교 의과대학)
이 현 경(국립정신건강센터)
이 혜 진(강원대학교병원 예방의학과)
이 효 영(동서대학교 보건행정학과)
이 훈 재(인하대학교 의과대학)
장 주 동(건양대학교 보건복지대학원)
전 상 남(동양대학교 보건의료행정학과)
조 희 숙(강원대학교 의과대학)
최 민 혁(부산대학교 의과대학)
최 홍 조(건양대학교 의과대학)
황 인 경(부산대학교 의과대학)
현 숙 정(백석예술대학교 보건복지학부)

차 례 CONTENTS

PART 4 근거 기반 보건사업의 실제

1

PART 1

보건사업과 보건 사업관리의 이해

제1장 보건사업 따라잡기
제2장 근거 기반 보건사업관리

제1장

보건사업 따라잡기

편집위원 | 박천만
검토위원 | 박남수
집 필 자 | 김춘배, 노진원, 박천만

1 보건사업의 개념과 분야

학습목표

- 보건사업의 개념과 특징을 설명할 수 있다.
- 보건사업의 핵심 기능과 필수 서비스에 대해 설명할 수 있다.
- 접근방법에 따른 보건사업의 분야를 설명할 수 있다.

1.1 보건사업의 개념

1) 보건사업과 보건의료의 법(률)적 개념

우리나라에서 '보건사업(health program)'의 법(률)적 개념은 현재의 「지역보건법(地域保健法)」 이전의 1956년 제정된 「보건소법(保健所法)」에 따른 보건소의 업무를 통상적으로 일컬으면서 사용된 것으로 보인다. 과거 「보건소법」에 의한 보건사업(保健事業)에는 ① 전염병 기타 질병의 예방진료 및 그 만연 방지에 관한 사항, ② 모자보건에 관한 사항, ③ 학교보건에 관한 사항, ④ 환경위생과 산업보건에 관한 사항, ⑤ 보건통계에 관한 사항, ⑥ 보건사상의 보급에 관한 사항, ⑦ 기타 지방에서의 공중보건의 향상에 관한 사항 등이 속하였다.

1948년 정부 수립으로 제정된 「대한민국헌법」 제19조 "노령, 질병 기타 근로능력의 상실로 인하여 생활유지의 능력이 없는 자는 법률의 정하는 바에 의하여 국가의 보호를 받는다."와 제20조 "혼인은 남녀동권을 기본으로 하며 혼인의 순결과 가족의 건강은 국가의 특별한 보호를 받는다."로써 정부는 '질병(疾病)' 또는 '건강(健康)'이란 개념을 법률에 적용하여 국민 건강을 국가 보호의 포괄적 의무로 명시하였으며, 이는 국민의 보건 향상과 국민의료의 적정을 기하고자 1951년 「국민의료법(國民醫療法)」의 제정으로 이어졌다. 보건의료자원이 매우 부족한 그 당시에는, 의료보급상 필요하다고 인정되는 지방의 의료시설이나 무의촌에 의사 자격이 있는 공의(public physician)를 배치하여 공의로 하여금 진료 이외에도 ① 전염병의 예방과 치료에 관한 사항, ② 국민보건의 증진과 환경위생의 개선에 관한 사항, ③ 지방풍토병 조사와 박멸에 관한 사항 등의 업무, 즉 보건사업에 종사하도록 하였다.

'보건'과는 달리 '의료'라는 개념은 「국민의료법」이 1962년 「의료법」으로 변경되었고, 그 후 「의료법」이 지금까지 수십 차례 개정됨에 따라 '의료(醫療, medical services)', '의료행위(medical practices)', '의료인(medical personnel)', '의료기관(medical institution)' 등으로 쓰이면서 정립되었다.

반면에 '보건(保健, health)'은 1987년 「대한민국헌법」의 전부 개정된 조항 제36조 "③ 모든 국민은 보건에 관하여 국가의 보호를 받는다."와 기존의 「보건소법」을 대체해서 1995년 새로 제정된 「지역보건법」에서 보건소 등 지역보건의료기관의 설치 · 운영 항목에 '보건의료(保健醫療)'라는 용어를 도입하면서 확대 사용되었다. 그리고 「지역보건법」(제2조)에서는 '지역주민의 건강을 증진하고 질병을 예방 · 관리하기 위하여 지역보건의료기관이 직접 제공하거나 보건의료 관련기관 · 단체를 통하여 제공하는 서비스로서 보건의료인이 행하는 모든 활동'을 '지역보건의료서비스'로 정의하고 있다(표 1-1-1).

1980~90년대 국내 보건의료 환경의 급격한 변화와 함께 「의료법」 이외 다수의 보건의료 관련 법(률)들이 제정되면서 이들을 체계화할 필요가 있어 2000년에 「보건의료기본법」이 탄생하게 되었다. 이때 '보건의료(health care)'와 '보건의료서비스(health care service)'란 용어가 법(률)적으로 공식화되면서 기존의 '의료'나 '보건'과도 구분되었다. 즉, '보건의료'란 국민의 건강을 보호 · 증진하기 위하여 국가 · 지방자치단체 · 보건의료기관 또는 보건의료인 등이 행하는 모든 활동을 말하며, '보건의료서비스'란 국민의 건강을 보호 · 증진하기 위하여 보건의료인이 행하는 모든 활동을 말한다. 여기서 '보건의료인'은 보건의료 관계 법령에서 정하는 바에 따라 자격 · 면허 등을 취득하거나 보건의료서비스에 종사하는 것이 허용된 자이며, '보건의료기관'은 보건의료인이 공중(公衆) 또는 특정 다수인을 위하여 보건의료서비스를 행하는 보건기관, 의료기관, 약국, 그 밖에 대통령령으로 정하는 기관을 이른다.

표 1-1-1 의료와 보건, 보건사업과 보건의료의 법(률)적 개념

영역	의료(醫療)			보건(保健)	보건의료(保健醫療)	
법 (제 · 개정 연도)	국민의료법 (國民醫療法)(1951)	의료법 전부개정(1962)	의료법 98차 개정(2022)	보건소법 (保健所法)(1956)	지역보건법(地域保健法) 전부개정(1995)	지역보건법(地域保健法) 17차 개정(2022)
제공자	〈의료업자〉 • 의료 · 치과의사 • 한의사 • 보건원 · 조산원 · 간호원	〈의료업자〉 • 의사 • 치과의사 • 한의사 • 조산원 · 간호원	〈의료인〉 • 의사 • 치과의사 • 한의사 • 조산사 • 간호사	• 보건소장(의사) • 보건소 직제 (공무원)	• 보건소장 • 보건소 전문인력 (지방공무원)	• 보건소장* (보건의료원장) • 보건소 전문인력 (지방공무원)
제공기관	〈의료기관〉 • 병원(종합병원) • 의원 • 한의원 • 의무실 • 요양소 • 산원	〈의료기관〉 • 종합병원 • 병원 • 의원 • 치과병원 • 치과의원 • 한의원	〈의료기관〉 ① 의원급 의료기관 • 의원 • 치과의원 • 한의원 ② 조산원 ③ 병원급 의료기관 • 병원 • 치과병원 • 한방병원 • 요양병원 • 정신병원 • 종합병원	• 보건소 • (보건)지소	〈지역보건의료기관〉 • 보건소 • 보건의료원 • 보건지소	〈지역보건의료기관〉 • 보건소 • 보건의료원 • 보건지소 • 건강생활지원센터 **〈보건의료 관련 기관 · 단체〉** • 의료기관 • 약국 • 보건의료인 단체 등
의무(임무) 규정	모든 질병의 예방, 진찰과 치료에 대한 의무	국민보건 향상을 이루고 국민의 건강한 생활 확보에 이바지할 사명을 가지고 임무 수행		질병의 예방진료와 공중보건의 향상을 위한 업무	보건소 등 지역보건의료기관의 설치 · 운영 및 지역보건의료사업의 연계성 확보에 필요한 사항을 규정, 보건행정을 합리적으로 조직 · 운영하고, 보건시책을 효율적으로 추진	보건소 등 지역보건의료기관의 설치 · 운영에 관한 사항과 보건의료 관련 기관 · 단체와의 연계 · 협력을 통하여 지역보건의료기관의 기능을 효과적으로 수행하는 데 필요한 사항을 규정

업무 내역	공의**의 업무(진료 이외)		(보건)사업	보건소의 기능 및 업무	
	① 전염병의 예방과 치료에 관한 사항 ② 국민보건의 증진과 환경위생의 개선에 관한 사항 ③ 지방풍토병 조사와 박멸에 관한 사항 ④ 법의학에 관한 사항 ⑤ 기타 지방행정의 장이 지시한 사항	① 전염병의 예방, 국민보건의 향상과 환경위생 개선에 필요한 사항 ② 지방풍토병 조사와 박멸에 관한 사항 ③ 보건사회부장관 또는 서울특별시장, 도지사가 지시하는 공공의료 및 예방의학에 관한 사항	① 전염병 기타 질병의 예방진료 및 그 만연 방지에 관한 사항 ② 모자보건에 관한 사항 ③ 학교보건에 관한 사항 ④ 환경위생과 산업보건에 관한 사항 ⑤ 보건통계에 관한 사항 ⑥ 보건사상의 보급에 관한 사항 ⑦ 기타 지방에 있어서의 공중보건의 향상에 관한 사항	① 국민건강증진 · 보건교육 · 구강건강 및 영양개선사업 ② 전염병의 예방 · 관리 및 진료 ③ 모자보건 및 가족계획사업 ④ 노인보건사업 ⑤ 공중위생 및 식품위생 ⑥ 의료인 및 의료기관에 대한 지도 등에 관한 사항 ⑦ 의료기사 · 의무기록사 및 안경사에 대한 지도 등에 관한 사항 ⑧ 응급의료에 관한 사항 ⑨ 농어촌등보건의료를위한특별조치법에 의한 공중보건의사 · 보건진료원 및 보건진료소에 대한 지도 등에 관한 사항 ⑩ 약사에 관한 사항과 마약 · 향정신성의약품의 관리에 관한 사항 ⑪ 정신보건에 관한 사항 ⑫ 가정 · 사회복지시설 등을 방문하여 행하는 보건의료사업 ⑬ 지역주민에 대한 진료, 건강진단 및 만성퇴행성질환 등의 질병관리에 관한 사항 ⑭ 보건에 관한 실험 또는 검사에 관한 사항 ⑮ 장애인의 재활사업 기타 보건복지부령이 정하는 사회복지사업 ⑯ 기타 지역주민의 보건의료의 향상 · 증진 및 이를 위한 연구 등에 관한 사업	① 건강 친화적인 지역사회 여건의 조성 ② 지역보건의료정책의 기획, 조사 · 연구 및 평가 ③ 보건의료인 및 「보건의료기본법」 제3조제4호에 따른 보건의료기관 등에 대한 지도 · 관리 · 육성과 국민보건 향상을 위한 지도 · 관리 ④ 보건의료 관련 기관 · 단체, 학교, 직장 등과의 협력체계 구축 ⑤ 지역주민의 건강증진 및 질병예방 · 관리를 위한 다음 각 목의 지역보건의료서비스의 제공 ⓐ 국민건강증진 · 구강건강 · 영양관리사업 및 보건교육 ⓑ 감염병의 예방 및 관리 ⓒ 모성과 영유아의 건강유지 · 증진 ⓓ 여성 · 노인 · 장애인 등 보건의료 취약계층의 건강유지 · 증진 ⓔ 정신건강증진 및 생명존중에 관한 사항 ⓕ 지역주민에 대한 진료, 건강검진 및 만성질환 등의 질병관리에 관한 사항 ⓖ 가정 및 사회복지시설 등을 방문하여 행하는 보건의료 및 건강관리사업 ⓗ 난임의 예방 및 관리

* 의사 또는 의사 면허가 있는 사람 중에서 임용하기 어려운 경우에는 「지방공무원 임용령」에 따른 보건 · 식품위생 · 의료기술 · 의무 · 약무 · 간호 · 보건진료(이하 "보건등"이라 한다) 직렬의 공무원

** 공의(公醫)는 1951년 「국민의료법」 제정에 따라 지방의 의료시설 또는 무의촌의 의료보급상 필요하다고 인정한 지방에 의사의 자격을 가진 자를 배치한 제도로 1973년 「의료법」이 전부 개정되면서 없어짐

출처: 법제처. 국가법령정보센터. 2022.

2) 보건사업의 일반적 및 학술적 개념

보건사업(health program)은 '건강' 또는 '보건'의 의미를 지닌 'health'와 '사업' 또는 '프로그램'을 뜻하는 'program'이라는 두 용어가 합성된 어휘다. 통상 'health'는 '건강'을, 'program'은 '사람들이 바라는 특정한 결과를 달성하도록 도와주는 공식적으로 조직화된 서비스, 또는 일련의 활동'을 의미한다. 즉, '보건'과 '사업'의 용어가 합쳐진 '보건사업'의 일반적 개념은 '사람의 건강상태를 개선하기 위해 자원의 계획적이고 조직화된 노력을 통하여 수행되는 일련의 활동'이라고 정의할 수 있다.

보건사업은 실천을 전제로 하기 때문에 사업의 대상과 목표, 방법 및 내용 등을 포함하여 학술적으로 명확하게 정의할 필요가 있다. 보건사업의 대상은 개인을 포함한 집단, 지역사회이다. 사업 주체와 추진 방법은 중앙정부와 지방자치단체 등 공공기관과 지역사회의 민간부문을 포함하는 자원의 계획적이고 조직적인 다양한 형태의 노력이 될 것이며, 목표는 건강의 증진, 예방, 관리 및 재활을 통한 삶의 질 향상이라 할 수 있다.

이러한 관점에서 보건사업을 학술적으로 다시 정의하면, '개인과 집단을 포함한 지역사회의 건강 수준을 유지하고 증진하기 위하여 정부와 지역사회 자원들의 계획적이고 조직적인 활용을 통해 수행하는 일련의 활동'이라 할 수 있다. 즉, 정부 또는 지방자치단체 및 지역사회가 공중보건의 원리에 따라 국민의 건강 수준 향상을 위해 시행하는 사업이 모두 보건사업에 해당된다고 하겠다. 오늘날에는 그 주체가 공공이 아닌 민간이나 시민사회조직(civil society organizations, CSOs)에 의한 보건사업도 존재하며, 또한 그 역할이 점차 증대되고 있지만(윤석준, 2007), 이 책에서는 여러 여건상 공공에 의한 보건사업에 한정하여 기술할 예정이다.

보건사업에 대한 개념을 숙지하고 바르게 적용하기 위해서는 그 목표가 되는 건강을 이해하고, 그 활동의 원리가 되는 공중보건의 개념 및 공중보건사업의 철학이자 수단(접근 전략)이 되는 건강증진을 이해해야 한다.

(1) 건강의 정의

건강에 대한 정의는 시대적 배경에 따라 관점을 달리하며 변화되어 왔으나, 일반적으로 '아프지 않고 병이 없는 상태'로 생각해 왔다. 건강에 대한 체계적인 정의는 1948년 세계보건기구(World Health Organization, WHO)의 선언문에 명시되어 있다. 즉, "건강이란 단순히 질병이 없고 허약하지 않은 상태만이 아니라 육체적, 정신적, 그리고 사회적으로 완전히 안녕한 상태이다(Health is a state of complete physical, mental and social well-being and not merely the absence of disease or infirmity.)"라고 정의되었다. WHO에서는 건강을 단지 병이 없는 상태라던 과거의 소극적인 수준에서 벗어나 정신적, 사회적 영역까지 건강에 포함하였다. 또 건강을 이들이 조화와 균형을 이루는 상호의존적인 관계, 즉 총체론적 개념(holistic concept)으로 보았다는 점에서 의의가 크다. 그러나 WHO의 정의는 건강을 역동적인 과정으로 보지 않고 정적인 상태로 표현하고, 건강의 영적, 경제적인 측면 등 다양한 면을 충분히 고려하지 못한 점, 신체적 · 정신적 · 사회적으로 완전히 안녕한 상태는 사실상 불가능하다는 점, 그리고 개인의 관점에서 접근하였다는 비판을 받았다.

이러한 비판을 받아들여 WHO는 1957년 건강을 "유전적으로나 환경적으로 주어진 조건하에서 인간이 적절하게 기능하는 상태 또는 수준"으로 재정리하였고, 1986년에 "완전한 신체적, 정신적, 사회적 안녕 상태가 되기 위해서는 개인 또는 집단이 자신의 건강에 대한 욕구를 파악하고 실현할 수 있어야 하며, 그 필요를 만족시켜야 하고 환경을 변화시키거나 환경에 대처할 수 있어야 한다."라고 하였다. 이에는 변화하는 환경조건에 직면하여 신체적 · 정신적 · 사회적 기능을 효율적으로 활용할 수 있어야 하며, 완전한 안녕을 누리기 위해서는 개인이나 집단이 스스로 건강에 대한 욕구를 실현하기 위해 노력하는 적극적 건강(positive health)의 개념과 함께 건강이 일상생활을 영위하기 위한 수단으로서의 가치를 가진다는 관점(Breslow, 1999)을 담고 있다고 하겠다.

(2) 공중보건의 개념

공중보건(public health)의 개념은 시대에 따라 다양하게 변천되어 왔는데, 1920년 윈슬로(Winslow, 1877-1957)는 "공중보건은 지역사회의 조직적인 노력을 통해서 질병을 예방하고 생명을 연장하며, 육체적, 정신적 활동의 효율성을 높이는 예술(art)인 동시에 과학(science)이다."라고 체계적으로 정의하였다. 이러한 정의는 공중보건이 생태학적 접근을 통해 집단의 건강 수준을 향상하는 데 크게 기여하였다.

1974년 캐나다의 라론드 보고서(Lalonde's Report)는 개인의 생활습관 및 행동이 건강에 중요한 영향을 미친다는 사실을 밝힘으로써 건강증진이 공중보건의 중요한 접근 전략으로 등장하는 계기를 만들었다. 과거의 의과학적, 환경위생적 접근 외에 행태학적 및 사회환경적 접근이 중시되었으며, 공중보건의 기능도 변화하기 시작하였다. 라론드 보고서는 치료의학을 중시하던 전 세계의 보건당국자들에게 질병의 예방과 건강증진의 중요성에 대한 경각심을 심어주었지만, 건강 수준의 향상을 개인적 행태 개선에 의존하는 한계를 보였다.

그러나 생의학적 모형에 기반을 둔 공중보건의 개인 중심 접근에 따른 비효율성 등으로 의료비가 급격하게 증가하고, 건강불평등이 심화되자 신공중보건(new public health)이 대두되기 시작하였다. 신공중보건은 공중보건을 개인 중심 접근에서 사회생태적인 접근으로 전환하여 건강의 사회적, 환경적, 문화적, 지역적 특성을 통합하고자 하는 접근방법이다. 또 사회계층 사이의 건강형평성, 건강한 생활 및 작업환경의 창출, 지역사회 참여와 개인의 역량 강화에도 관심이 높다.

공중보건의 개념이 어느 정도 확립된 1988년, 미국의학원(Institute of Medicine, IOM)에서는 보고서 『공중보건의 미래(Future of Public Health)』에서 공중보건은 '사람들이 건강할 수 있는 조건을 보장하기 위한 사회의 관심을 충족시키기 위한 활동'이며, 공중보건의 내용은 '조직화된 지역사회의 노력', '질병예방', '건강증진'이라고 했다. 그리고 공중보건의 주체에는 정부와 비정부조직, 그리고 개인의 활동이 모두 포함된다고 하였다.

당시 신공중보건에서는 사회 · 환경적 건강결정요인과 사회생태학적 접근을 중시하였으므로 공공보건기관만의 독자적인 사업 수행으로는 공중보건의 목적을 달성하기 어렵다고 보았다. 따라서 세계보건기구는 지역사회의 다른 자원과의 부문 간 협력(intersectoral collaboration)을 강조하고, 1986년 오타와헌장에서 '건강한 공공정책(healthy public policies)'을 최우선 과제로 선정하게 된다. 2010년 아델라이드선언(Adelaide declaration)을 통해 "모든 정책에 건강(Health in All Policies, HiAP)"을 촉구하면서 모든 국가가 건강에 대한 공공정책의 영향을 적극적으로 다룰 것을 요구하였는데, HiAP의 핵심은 보건분야 이외의 정책이나 영역에서 관리할 수 있는 건강결정요인을 찾아서 관리방안을 마련하는 것이다(Kickbusch I et al., 2010).

공중보건의 핵심 기능도 우선 수행해야 할 사업을 중심으로 정의하던 경향에서 벗어나 사업의 수행방식 중심으로 변화하였다. 1988년 IOM에서 공중보건의 핵심 기능을 건강수준 평가, 정책 개발, 필요한 서비스의 제공 보장 등으로 정의한 이후 캐나다를 위시한 영연방 국가와 세계보건기구에서도 이러한 경향을 보였다. 이를 계기로 공중보건의 핵심 기능은 공중보건체계의 성과를 평가하는 기본 틀을 제공한 것으로 평가받고 있다. 이에 따라 공중보건인력의 범주도 크게 달라졌다. 영국은 신공중보건시대에 필요한 공중보건인력을 공중보건 전문가(specialists)와 공중보건 종사자(public health practitioners)뿐만 아니라 공중보건 기여자(wider public health)로 확대하고, 공중보건의 동력은 광범위한 공중보건 기여자의 참여로 획득된다고 선언하였다(Department of Health, 2001).

(3) 건강증진의 이해

건강증진(health promotion)에 대한 정의는 1970년대부터 지금까지 학계 및 관련 기관에서 다양하게 논의되어 왔으며, 국제적으로 합의하기까지 많은 노력이 있었다. '건강증진'이라는 용어는 1974년 라론드 보고서를 통해서 공식적으로 알려지게 되었다. 라론드는 '건강 장 개념(health field concept)'에서 사망과 건강의 요인을 생물학적 요인, 환경적 요인, 생활양식 그리고 의료체계의 네 가지로 분류하고, 이 중에서 가장 주된 요인을 '생활양식(life style)'으로 보았다. 그리고 사람의 행태와 환경 등을 개선하면 질병과 조기사망을 줄일 수 있다고 발표하였다.

라론드의 보고서를 기점으로 전 세계에는 건강증진운동이 확산하기 시작하였으며, 그때부터 건강정책의 중심이 의료에서 건강증진으로 바뀌었다. 당시 유럽과 북미대륙을 중심으로 질병원인의 역학적 규명과 신사회운동(new social movement)에 주민참여가 확대되면서 건강 측면에서의 자기관리와 질병예방이 중시되었다. 이러한 분위기가 보건분야에도 영향을 주어 질병예방 및 건강증진사업에 보건의료 관계자뿐만 아니라 지역사회가 유기적으로 참여해야 한다는 새로운 요구가 대두되었다. 그 이후 서구에서는 의료비용을 많이 투입하고도 건강수준을 기대만큼 달성하지 못하는 한계에 직면했기 때문에 건강증진이 빠르게 보건사업 및 정책의 주된 흐름으로 자리를 잡아 갔다.

이 때문에 세계보건기구는 알마아타선언(Alma-Ata Declaration)을 추진하였는데, 이 선언은, 목표인 '모든 사람을 위한 건강(health for all)'을 달성하기 위한 기본적인 도구로써 일차보건의료(primary health care, PHC)를 구체화한 전략이었다(WHO, 1978). 일차보건의료는 교육, 주거, 농업 등을 포함하는, 건강에 영향을 주는 모든 서비스를 포괄한다.

세계보건기구는 건강증진에 관한 보고서에서 건강증진을 '생활양식과 생활환경에 변화를 주어야 한다고 인식하는 통합적인 개념(unifying concept)'으로 보고, "사람들이 자신의 건강에 대한 통제력을 높이고 건강을 개선할 수 있게 하는 과정"으로 정의하였다(WHO, 1984). 건강증진사업의 요소에는 지역사회의 질병예방을 위한 건강한 생활습관을 비롯하여 보건교육적 요소들과 위험집단에 대한 상담과 인터뷰, 환자 대상의 교육 등이 포함된다. 나아가 1986년 WHO 오타와선언에서는 건강증진을 "사람들이 스스로 건강관리능력을 향상하여 건강을 개선할 수 있는 과정"으로 정의하였다.

최근 건강증진은 사회생태학적인 관점에서 건강을 설명하고 대안을 마련하려는 방향으로 나아가고 있다. 실제로 WHO 건강의 사회적 결정요인 위원회(Commission on Social Determinants of Health)는 2008년에 '불평등'과 같은 사회적 요인이 주요 건강결정요인이라는 보고서를 발표했다. 우리가 사는 사회가 우리의 건강에 깊은 영향을 미치고 있다고 선언한 것이다. 자유민주주의 사회에서 살아가는 사람들에게는 생활하기 좋은 주거환경이나 안전한 작업장을 선택할 자유와 권리가 있음에도 불구하고, 현실적으로 많은 사람들은 열악한 주거환경과 위험한 작업장을 피할 수가 없다. 이러한 관점에서 보면 보건서비스는 근본적인 건강결정요인이 아니라 성, 인종, 지역, 소득 등의 사회적인 요인으로 건강하지 않은 사람들을 지원하는 보조적인 수단이 된다. 건강증진사업에서 부문 간 협조와 지역사회의 참여가 강조되고, 건강형평성이 중요시되는 것은 이러한 이유에서이다.

3) 보건사업의 특징

보건사업은 공중보건의 원리에 따라 시행되는 사업이므로 공중보건의 특성을 띠게 된다. 보건사업의 일반적인 특징을 정리하면 다음과 같다.

(1) 보건사업은 건강 수준의 향상을 목표로 한다.

보건사업은 적극적인 건강 수준의 향상이 목표이므로 질병 치료가 중심인 전통적인 의료사업과는 성격이 다르다. 따라서 보건사업은 건강-불건강 연속선(health-illness continuum)의 연속선상 전반에 관심을 둔다. 그리고 보건사업의 대상은 건강한 사람을 포함하는 지역사회의 전체 주민이며, 세부 영역은 건강증진과 질병예방, 치료 및 재활에 이르기까지 건강문제 전반에 걸쳐 있다.

(2) 보건사업은 집단을 대상으로 하는 서비스이다.

보건사업의 대상은 개인을 포함한 집단과 지역사회가 된다. 보건사업에는 개인을 대상으로 하는 경우가 있기는 하지만, 사업의 초점이 개인의 건강문제 해결에 있는 것이 아니라 개인을 포함한 개인이 속한 가족과 지역사회의 건강증진에 맞추어져 있다.

(3) 보건사업은 다양한 건강결정요인을 중시한다.

건강결정요인에 대한 견해는 시대적으로 다양하게 변화했다. 전통적으로는 생물학적 요인을 중시하였으나, 신공중보건학의 영향으로 생물학적 요인 외에도 환경요인, 생활습관, 보건의료제도 등이 주목받게 되었다. 최근에는 보건사업에서 사회적 환경이 건강에 미치는 영향을 중시하고, WHO에서는 건강결정요인의 범위를 사회경제적, 문화적, 환경 분야로 확대하였다(그림 1-1-1). 이러한 변화는 보건사업이 건강에 영향을 미치는 다양한 요인을 고려하여 사업을 수행해야 한다는 것을 의미한다.

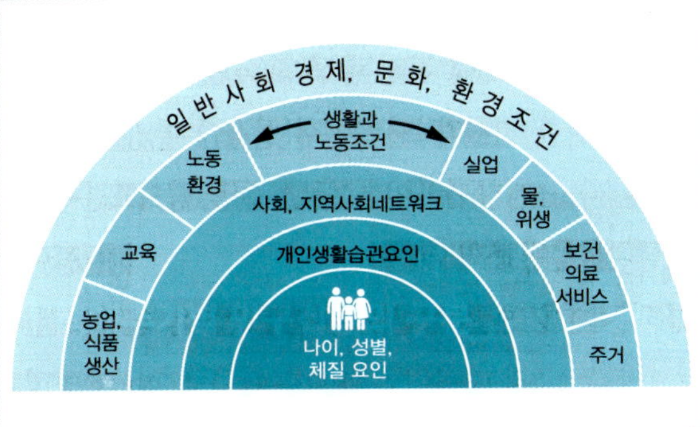

그림 1-1-1 보건사업에서 중시하는 다양한 건강결정요인

출처: Dahlgren G et al. European Strategies for Tackling Social Inequities in Health: Levelling up Part 2, World Health Organization, Regional Office for Europe. Denmark. 1991.

(4) 보건사업은 사회 각 부문 간의 협력을 중시한다.

지역사회에서 발생하는 건강문제를 해결하기 위해서는 결정요인에 대한 다양한 접근방법이 필요하므로 보건부문만의 노력으로는 한계가 있다. 따라서 지역사회에서 활용할 수 있는 행정, 사회, 경제, 복지, 교육 등 여러 부문이 협력하여 통합적으로 접근해야 한다.

(5) 보건사업은 지역사회 건강문제의 해결 역량을 중시한다.

보건사업은 보건의료전문가 중심의 문제 해결보다는 지역사회 중심의 건강문제 해결을 중시하는데, 이것은 지역사회 역량 강화(community capacity empowerment)를 의미한다. 지역사회 역량이란 지역사회가 안고 있는 문제를 발견하고, 이를 해결할 수 있는 힘이나 능력(Kegler M et al., 2000)을 의미한다. WHO는 일찍이 알마아타선언과 오타와헌장 등 국제회의에서 지역사회의 건강문제 해결과 건강증진을 위한 지역사회의 역량 강화를 강조해 왔다. 이러한 지역사회 역량은 기본적으로 지역주민들 간의 사회적 관계가 강한 믿음과 신뢰, 다양한 접촉을 통해 활발하게 상호작용할 때 강화되는 것이다.

4) 보건사업의 핵심 기능과 필수 서비스

공중보건에서 해결해야 할 건강문제가 변함에 따라 보건사업을 통해서 제공해야 할 서비스도 변화되어 왔다. 1980년대 이후 사회환경적 건강결정요인과 사회생태학적 접근을 중시한 신공중보건이 대두하면서 공중보건사업은 협력과 네트워크에 기초한 사업수행방식을 효과적인 수단으로 채택하였으며, 이에 공중보건의 핵심 기능도 사업의 수행방식 중심으로 바뀌었다(배상수, 2012). 이어 미국의 IOM이 제시한 ‘공중보건의 핵심 기능(건강수준 평가, 정책 개발, 서비스 제공 보장)’과 미국공중보건국의 ‘열 가지 필수적인 공중보건서비스’(1994)를 보건사업의 핵심 기능과 필수 서비스로 보고, 보건사업 수행을 위한 지침과 보건체계 성과를 평가하는 기본 틀로 활용할 필요가 있다고 제시하였다(배상수, 2016). 이를 요약, 정리하면 다음 〈표 1-1-2〉와 같다.

표 1-1-2 공중보건의 핵심 기능과 필수 서비스(미국)

핵심 기능	필수 서비스
건강수준 평가	① 문제 발견을 위한 건강상태 모니터링 ② 지역사회의 건강문제와 건강위험에 대한 진단과 조사
정책 개발	③ 주민에게 건강문제에 대한 정보 제공과 교육, 역량 강화 ④ 건강문제를 규명하고 해결하기 위한 지역 파트너십의 활용 ⑤ 개인과 지역사회의 건강 노력을 지원하기 위한 정책과 계획의 개발
서비스 제공 보장	⑥ 건강을 보호하고 안전을 보장하는 법과 규정의 시행 ⑦ 개인에게 필요한 건강서비스를 연계하고 제공되지 않는 보건서비스의 이용 보장 ⑧ 공중보건 및 개인 보건의료 분야의 유능한 인력 확보 ⑨ 개인 및 집단 보건서비스의 효과와 접근성, 질 평가 ⑩ 건강문제에 대한 새로운 시각과 혁신적 해결책을 강구하기 위한 연구

출처: 전국대학보건관리학교육협의회. 보건교육사를 위한 보건사업관리. 제3판. 한미의학. 2014. p.13.

1.2 보건사업의 분야

실제 현장에서 적용할 수 있게 다양한 관점에 따라 보건사업을 분류할 수 있는데, 여기서는 사업분야를 크게 서비스 제공방법, 대상 인구집단의 접근 전략, 생활터 및 건강주제별로 나누어 살펴보기로 한다.

1) 서비스 제공방법에 따른 보건사업 분야

1978년 WHO는 '2000년까지 모두를 위한 건강'이라는 목표를 달성하기 위한 전략으로 기본 서비스의 수평적 전달 방식에 기반한 포괄적인 일차보건의료(PHC)를 구현하였다. 그러나 1980년대에 많은 개발도상국의 일차보건의료 체계가 직면한 가장 시급한 문제는 결핵, 말라리아, HIV/AIDS와 같은 전염성질환의 유행이었다. 특히 자원이 제한된 환경에서 개입방법과 우선순위를 선택하는 것은 보건기획자의 중요한 과제였다. 몇 년이 지나지 않아 WHO에서 세운 목표는 달성하기가 어려운 것으로 평가되었다(Banerjee, 1984). 인도에서 말라리아를 통제하지 못한 것이 그 예이다. 이러한 인식은 수평적 보건사업(horizontal health program)에서 수직적 보건사업(vertical health program)으로 서비스 전달 전략의 변화로 이어졌다. 반면, 한국에서 초기에 시행된 천연두, 콜레라, 결핵 등의 박멸사업은 수직적 보건사업의 접근법이 중심이었으나, 1990년대 중반 이후 「지역보건법」이나 「국민건강증진법」 등에 따라 수행되는 오늘날 대부분의 보건사업들은 수평적 보건사업 형태로 운영되고 있다.

(1) 수직적 보건사업

수직적 보건사업은 특정 질병을 예방하거나 퇴치하기 위한 치료모델(curative care model)을 기반으로 정부나 외부의 전문기관이 프로그램을 기획하여 질병이 발생하는 지역에서 하향식(top-down)으로 보건사업을 수행하는 방법이다. 흔히 후천성면역결핍증(AIDS)이나 말라리아 같은 감염병이나 일시적으로 한 지역사회나 집단에서 유행하는 풍토병(endemic disease)에 특화하여 적용한다. 지역사회 자체로는 사업에 대한 관리능력이 낮으므로 외부의 재정 지원에 의한 단기적인 개입 효과를 강조하기에 범주형 보건사업(categorical program), 독립보건사업(stand-alone program) 또는 선택적 일차보건의료(selective primary health care)라고도 한다. 이러한 접근방법은 구체적이고 측정이 가능하기 때문에 재정을 지원하는 기부자나 정치 단체에 가시적인 사업결과를 단기간에 보여줄 수 있고, 수평적 프로그램보다 관리하기가 쉽다.

(2) 수평적 보건사업

수평적 보건사업은 기본적으로 국가의 공적 재정으로 운영되며, 지역사회와 긴밀하게 연결된 공동체를 기반으로 건강문제를 포괄적으로 해결하려는 접근방법으로, 알마아타선언에서 정립한 PHC의 실천적 전략이라 할 수 있다(WHO, 1978). 수평적 보건사업은 수직적 보건사업보다 오랫동안 축적된 노하우(know-how)를 활용하기에 포괄적 보건사업(comprehensive health program), 통합보건사업(integrated program) 또는 포괄적 일차보건의료(comprehensive primary health care)라고 부르기도 한다. 수평적 보건사업은 예방에 초점을 두고 지역사회가 주체가 되어 자신들의 다양한 건강문제를 해결하기 위하여 대응하는 접근방식이므로 정부와 지방행정의 뛰어난 관리능력과 주민의 높은 참여도가 필요하다.

(3) 수직적 보건사업과 수평적 보건사업의 비교

수평적 및 수직적 보건사업 모두 장단점이 있으며, 다양한 요인에 따라 선택이 좌우된다. 예방접종과 같은 필수 서비스는 수평적 보건사업에 의한 통합적이고 포괄적인 전달 메커니즘으로 지역주민에게 가장 효과적으로 다가갈 수 있다. 보건의료 기반 시설과 기능적 시스템을 갖춘 국가 및 지역사회에서는 수평적 보건사업이 잘 작동될 수 있다. 장기적으로 수평적 보건사업은 비용 대비 효과적이며, 정부나 공공부문이 재정을 담당하기 때문에 민간의료기관을 이용할 경제적 여유가 없는 사람들에게 예방서비스를 제공하게 된다. 정책결정자에게도 수평적 보건사업이 장기적인 지속가능성 때문에 매력적이지만, 기존의 보건의료시스템에 둘러싸여 있어 관리가 어려울 수 있다.

그러나 대부분의 개발도상국에서는 보건의료시스템이 취약하고, 인프라도 부족하며 자원도 한정적이다. 국민의료비의 상당 부분을 외국의 원조로 충당하는 극히 제한적 환경에서는 수평적 보건사업을 적용하기 어렵다. 개발도상국의 보건사업을 지원하는 관련 기관은 대외원조를 계속 유지하기 위해 신속하게 사업 결과를 보여주려는 경향이 짙다. 물론 정부에서 프로그램을 실행할 때 발생하는 관료주의(경우에 따라 정치적 간섭)에서 벗어날 수 있다. 수직적 보건사업은 단기적인 해결책을 제공하므로 실제로 각 개발도상국에서 반드시 필요한 의료제도의 개혁이 뒤로 미루어지는 결과를 초래하기도 한다.

표 1-1-3 수직적 보건사업과 수평적 보건사업의 특성

수직적 보건사업	수평적 보건사업
① 질병별, 병원 기반, 의학 중심 프로그램 ② 재정을 외국 원조에 의존 ③ 외부 전문기획자 또는 기부자 주도 ④ 단기적 해결책 제공 ⑤ 지역사회의 자기 주도권 훼손 가능성 ⑥ 재정이 고갈되거나 우선순위에서 밀리면 지속가능성 상실	① 지역사회 소유 및 지역사회 주도 프로그램 ② 설계 및 관리에서 지역사회 파트너십 필요 ③ 단일 문제가 아닌 광범위한 건강문제를 해결하는 방향으로 진행 ④ 예방을 중심으로 하면서도 치료적인 요소도 포함 ⑤ 자원봉사자를 중심으로 운영되기 때문에 비용 대비 높은 효과를 보임 ⑥ 사업효과가 제대로 모니터링(평가)되지 못함

보건사업을 전개할 때는 이런 접근법의 특성을 잘 인식하여 지역사회의 건강에 가장 유익한 전략을 선택해야 한다. 〈표 1-1-3〉은 수직적 보건사업과 수평적 보건사업의 특성을 비교한 것이다.

2) 대상 인구집단의 접근 전략에 따른 보건사업 분야

(1) 생애주기별 분야

생애주기는 개인이 태어나 성장 · 발달하고 죽음에 이르기까지 일련의 생물학적 변화과정을 의미하며, 일정한 시간의 순서(연령)에 따라 변화하는 단계적 과정을 말한다. 이에 따라 생애주기는 연령별, 생물학적 요인별, 사회학적 역할 변화에 따라 각 시기를 구분할 수 있다. 이러한 생애주기별 접근모형(life course approach to health and disease)은 생애주기에 따라 건강 및 관련 요인을 구분하고 생애 전(全) 주기에 걸친 생물학적, 행태적, 사회심리학적 과정을 밝

표 1-1-4 생애주기별 주요 보건사업

	영 · 유아기 (0~6세)	아동 · 청소년기 (7~19세)	성인(청장년)기 (20~64세)	노년기 (65세 이상)
모자보건	• 미숙아 및 선천성이상아 등록관리 • 모유수유 • 영유아 건강검진(선천성대사이상 검사) • 성장발달 상담	• 성교육 및 상담	• 올바른 출산인식 홍보 • 임산부의 진단과 종합검진, 산전 · 분만 · 산후관리	
건강생활실천		• 음주예방 및 약물중독 예방교육	• 금연교육	• 금연 · 절주교육
	• 건강생활실천(금연, 절주, 운동, 영양)			
질병관리	• 기초 예방접종 • 소아백혈병 및 소아암 관리	• 보건교육, 상담	• 고혈압, 당뇨, 뇌출혈 예방, 관리 • 주요 만성질환 식이지침 보급	• 치매예방 및 관리 • 관절염, 말기암 관리
	• 보건교육, 전염병 발생 감시체계 운영, 희귀 · 난치성질환 지원			
정신보건		• 정신건강정보 제공 • 알코올, 약물중독 예방	• 정신건강정보 제공 • 알코올, 약물중독 예방 및 관리	• 치매예방 및 관리
구강보건		• 충치예방사업 • 학교구강보건사업		• 의치보철사업
	• 수돗물 불소화, 구강보건 이동차량 장비 지원			

힘으로써 주기별로 효과적인 해결 전략과 관리대책을 수립하고자 하는 것이다(대한예방의학회, 2021).

생애주기를 구분하는 기준에 대한 견해는 다양하지만, 일반적으로 영 · 유아기, 아동 · 청소년기, 성인기, 노년기로 나눈다. 〈표 1-1-4〉는 생애주기별 주요 보건사업을 제시한 것이다. 생애주기별 보건사업에 대한 자세한 내용은 제10장을 참조하기 바란다.

(2) 특정 인구집단별 분야

인구집단을 대상으로 하는 분야에는 생애주기별 대상집단 외에도 특정한 필요(needs)를 지닌 인구집단이 대상인 보건사업에는 모자보건사업, 장기요양보호 노인보건사업, 장애인보건사업, 저소득 및 취약계층 대상 보건사업, 군인이나 다문화가족을 대상으로 하는 보건사업, 넓게는 개발도상국의 보건의료 분야를 지원하는 공적개발원조(official development assistance, ODA)에 의한 국제보건사업이 포함된다. 모자보건사업 등은 제10장을, 국제보건사업은 제13장을 참조하기 바란다.

3) 생활터별 접근 전략에 따른 보건사업 분야

사람들이 일상생활을 하며 많은 시간을 보내는 장소를 삶의 터(setting, 생활터 또는 생활공간)라고 한다. 같은 생활공간을 공유하며, 동일한 환경요인에 노출되는 시간이 많기 때문에 이들은 특성이 비슷하며, 흔히 건강문제도 대개 같다.

따라서 가정이나 마을, 학교, 병원, 직장 등 다양한 생활터를 중심으로 보건사업을 전개하면, 대상자의 처지에서는 서비스를 이용하기 위한 시간과 비용이 적게 들고, 사업자의 입장에서는 삶의 터가 지닌 자원을 활용할 수 있다는 점에서 보건사업의 효율성을 높일 수 있다. 또, 삶의 터를 통해 사람들 스스로 건강을 향상하기 위한 동기를 부여받으므로 건강문제 이외의 이슈를 해결할 능력도 강화된다는 장점이 있다. 이러한 이유로 최근 보건사업에서는 삶의 터를 통한 '건강도시'가 주목받고 있다. 생활터별 보건사업에는 학교의 학생들을 대상으로 하는 구강보건사업, 사업장 내 직장인들을 대상으로 하는 근골격계질환 예방사업, 지역사회 내 주민들을 대상으로 하는 절주사업 등이 있다.

생활터별 보건사업에 대한 자세한 내용은 제11장을 참조하기 바란다.

4) 건강주제별 접근 전략에 따른 보건사업 분야

건강주제별 보건사업은 건강생활실천 분야 보건사업과 질환중심 보건사업 등으로 구분할 수 있다. 건강생활실천 분야의 보건사업은 금연, 절주, 비만, 영양, 신체활동 등의 분야로, 질환중심 보건사업은 감염병, 비감염성 만성질환, 정신보건사업, 구강보건사업 분야로 구분된다. 이러한 접근은 질병에 대한 전통적인 예방수준 차원에서 일차예방, 이차예방 및 삼차예방의 사업 형태로 분류하기도 한다. 이 단락에서는 예방수준별 및 질병별 분류를 간략하게 언급하기로 한다. 한편, 4차산업 혁명시대를 맞이하여 정보통신기술(information and communication technologies, ICT) 등의 발전으로 이를 지역사회 건강관리서비스에 접목한 모바일 헬스케어사업(mobile health care)도 추진되고 있다.

(1) 예방수준별 분야

① 일차예방(primary prevention)

일차예방은 질병 발생을 예방하는 활동으로 대부분의 인구집단을 기반으로 한 건강증진 접근전략에 해당하며, 다음의 세 가지를 고려할 수 있다. 일차예방의 성공은 질병으로 받는 고통뿐만 아니라 비용 부담과 노동력 상실을 피할 수 있기 때문에 보건사업 중 가장 효율적인 방법으로 평가받는다.

㉠ 건강 수준을 높이는 것으로 금연, 절주, 규칙적인 운동, 적절한 영양 섭취와 수면 관리 등 건강한 생활습관을 형성하는 활동이나 건강한 환경을 조성하기 위한 보건교육, 캠페인 등의 건강증진 프로그램

㉡ 질병을 예방하기 위한 백신접종, 충치를 예방하기 위한 구강보건사업, 안전사고를 예방하기 위한 보호구 사용훈련 등 특정 건강문제를 예방하기 위한 특수예방 프로그램

㉢ 생활공간이나 작업환경에서 물리 · 화학적 건강위험요인에 노출되는 것을 미리 예방하는 활동으로 초미세먼지 관리, 전자파 관리, 폐기물 관리 등의 건강보호 프로그램

② 이차예방(secondary prevention)

이차예방은 질병의 조기 발견과 조기에 개입하여 질병을 치료함으로써 질병의 중증화나 합병증, 장애 발생의 예방을 목적으로 하는 활동이다. 임상 증상이 나타나지 않는 상태에서 조기 건강검진으로 이상을 발견하여 치료하는 조치가 여기에 해당한다. 전염성질환의 경우 조기에 발견하여 치료하면, 타인에 대한 감염 위험을 예방하는 효과도 있다.

③ 삼차예방(tertiary prevention)

삼차예방은 질병을 치료한 후에 환자에게 제공하는 재활훈련 등으로 기능을 회복하고, 후유증을 최소화하여 환자의 삶의 질 제고를 목적으로 하는 활동을 말한다. 환자의 상태와 장애 정도 등에 따라 의료적 재활 또는 사회적 재활을 한다.

(2) 질병별 분야

질병별 분야는 비감염성질환 관리사업과 감염성질환 관리사업으로 나눌 수 있다. 감염성질환은 생물학적 요인에 의해 발생하여 쉽게 전파되어 치명적인 건강문제를 유발한다. 이와 달리 비감염성질환은 환경적 원인뿐만 아니라 유전적 원인, 신체의 생리적 기전의 변화 등 복합적인 원인으로 발생한다. 질병예방과 관리를 위한 지역사회보건사업의 분야로 비감염성질환에는 암관리사업, 심뇌혈관질환관리사업과 정신건강사업이 있다. 암관리사업은 「암관리법」을 근거로 암조기검진 및 치료와 사후관리체계 강화, 암예방 · 홍보 및 정보관리체계 강화, 국가암관리를 위한 인프라 확대 등의 과제를 중심으로 추진되고 있다. 심뇌혈관질환관리사업은 「심뇌혈관질환의 예방 및 관리에 관한 법률」에 근거하여 심근경색 등 심장질환, 뇌졸중 등 뇌혈관질환, 고혈압, 당뇨병관리사업을 시행하고 있다. 정신건강관리사업은 지역사회 「정신건강증진 및 정신질환자 복지서비스 지원에 관한 법률」에 근거하여 자살 예방, 치매 조기진단 및 관리, 알코올 · 약물 등 중독문제 조기 개입 및 치료격차 해소 등을 도모한다. 또한 만성질환의 위험요인을 예방하기 위하여 「국민건강증진법」에 따라 건강행태의 변화를 위한 교육 및 상담 프로그램 등을 운영하고 있다.

한편, 감염성질환의 경우 감염병의 발생과 유행을 방지하고 예방하기 위해 「감염병의 예방 및 관리에 관한 법률」, 「검역법」, 「후천성면역결핍증예방법」, 「결핵예방법」 등을 통해 법정관리를 하고 있다. 특히 2002년의 중증급성호흡기증후군(Severe Acute Respiratory Syndrom, SARS), 2009년의 신종플루(Novel swine-origin influenza A, H1N1), 2015년 중동호흡기증후군(Middle East Respiratory Syndrome, MERS)에 이어 2020년부터 세계적 대유행(pandemic)을 보이는 코로나바이러스감염증-19(COVID-19, 코로나19) 등 기후변화성 고위험 감염병의 확산과 예방을 위해 정부는 관련 법(률)을 정비하는 한편, 질병관리본부를 질병관리청으로 승격하는 등 법정 감염병에 대한 전문 역량을 강화하고 있다.

질병별 보건사업 분야에 대한 내용은 제12장에서 자세하게 다루게 되므로 제12장을 참조하기 바란다.

참고문헌

대한예방의학회. 예방의학과 공중보건학. 제4판. 계축문화사. 2021.
문상식, 최만규, 김창대, 박종영. New 보건사업관리. 보문각. 2020.
배상수. 신 공중보건과 국가공중보건체계. 농촌의학지역보건학회지 2012;37(4):195-214.
배상수. 공중보건의 개념과 발전 과제. 보건행정학회지 2016;26(4):246-255.
법제처. 국가법령정보센터. 국민의료법·의료법·보건소법·지역보건법·보건의료기본법·대한민국헌법. 2022. Available from: URL: https://www.law.go.kr/

윤석준. 지역사회와 시민사회의 건강증진사업 활성화를 위한 주요 논점. 대한보건연구 2007;33(1): 22-24.

이주열, 이무식, 유광수, 이진용. 보건사업관리. 군자출판사. 2013.

전국대학보건관리학교육협의회. 보건교육사 및 보건직공무원을 위한 최신보건학. 한미의학. 2019.

전국대학보건관리학교육협의회. 보건교육사를 위한 보건사업관리. 제3판. 한미의학. 2014.

지역사회보건연구회(역). 지역사회 공중보건학. 계축문화사. 2021.

Banerjee B. The probability, size and uses of remittances from urban to rural areas in India. J Dev Econ 1984;16(3):293-311.

Breslow L. From disease prevention to health promotion. JAMA 1999;281(11):1030-1033.

Dahlgren G, Whitehead M. European Strategies for Tackling Social Inequities in Health: Levelling up Part 2, World Health Organization, Regional Office for Europe. Denmark. 1991.

Department of Health. The Report of the Chief Medical Officer's Project to Strengthen the Public Health Function. London, UK. 2001. Available from: URL: https://webarchive.nationalarchives.gov.uk/ukgwa/20130107105354/http://www.dh.gov.uk/prod_consum_dh/groups/dh_digitalassets/@dh/@en/documents/digitalasset/dh_4062359.pdf

Green L, Kreuter W. Health Promotion Planning: An Educational and Environmental Approach. 2nd ed. Mountain View, CA: Mayfield Publishing Company. 1991.

Kegler MC, Twiss JM, Look V. Assessing community change at multiple levels: The genesis of an evaluation framework for the Califonia Healthy Cities Project. Health Educ Behav 2000;27(6):760-779.

Kickbusch I, Buckett K. Implementing Health in All Policies: Adelaide 2010. Department of Health, Government of South Australia. 2010. Available from: URL: http://www.who.int/sdhconference/resources/implementinghiapadel-sahealth-100622.pdf

Lankester T. Setting up Community Health Programmes. Berkeley, CA: Hesperian: 2009. Available from: URL: https://store.hesperian.org/prod/Setting_up_Community_Health_Programmes.html

McPherson K. For and against: Public health does not need to be led by doctors. BMJ 2001;322(7302):1593-1596.

Seager G. When Healthcare Hurts: An Evidence Based Guide for Best Practices in Global Health Initiatives. Bloomington IN: Authorhouse. 2012.

기본문제

1. 수직적 보건사업과 수평적 보건사업의 특성을 설명하시오.
2. 대상 인구집단의 접근 전략에 따른 보건사업 분야에 대하여 설명하시오.

2 보건사업의 발전과 미래

학습목표

- 일차보건의료와 지역사회보건사업의 발전과정을 설명할 수 있다.
- 한국 지역사회보건사업의 역사적 변천을 설명할 수 있다.

2.1 일차보건의료와 한국의 지역사회보건사업

1) 국제사회의 지역보건사업 접근과 일차보건의료

(1) 국제연맹 보건기구와 일차보건의료

산업혁명시대부터 일차보건의료(primary health care, PHC)의 개념은 국제사회의 관심 속에 싹트기 시작했다. 19세기 후반에 자본주의 경제의 발전과 함께 여러 국가 간의 교통과 무역이 활발해지자 당시 유행하던 감염병(communicable diseases) 페스트와 콜레라의 확산을 막고자 선박과 항구의 검역과 관련된 국제 규정을 관리하기 위해 국제공중위생기구(Office International d'Hygiène Publique, OIHP, 1907~1946)가 창립되었다(표 1-2-1). 제1차 세계대전 이후 1920년 미국 대통령 우드로 윌슨(Thomas Woodrow Wilson)의 제안으로 국제연맹이 창립되고, 정관 23조에 따라 보건위원회(1922~1946)가 설립되었다.

공중보건 관련 두 국제기구의 태동 가운데 사회의학을 이끌어온 안드리야 스탬파르(Andrija Štampar, 1888~1958)가 1920년대에 유고슬라비아에서 농촌보건사업을 전개한 바 있다. 그때 록펠러재단(Rockefeller Foundation)의 셀스카 건(Selskar Gunn, 1883~1944)이 감염병 예방을 위해 공중보건 프로그램을 중점적으로 지원하면서 역학정보시스템이 개발되고, 국제표준의 개발, 국제협력과 보건교육이 장려되었다. 이는 국제연맹 보건기구(League of Nations Health Organization, LNHO)가 수행하려던 새로운 국제보건운동과 일치하였다. LNHO는 국제 공중보건 문제를 해결하기 위해 스탬파르의 성과를 기반으로 유고슬라비아 전문가들을 초청하면서 역동적인 국제협력 네트워크를 구축하였고, 공유한 그 경험이 현대 공중보건체계를 만드는 데 일조하였다.

일차보건의료 개념 정립에 영감을 준 역사적인 사업으로는 중국 팅셴 시범보건사업(Ting Hsien Experiment)을 들 수 있다. 이 사업은 록펠러재단이 출연한 중국의료위원회(China Medical Board, CMB)의 지원으로 1917년 개교한 북경연합의과대학(Peking Union Medical College, PUMC)을 중심으로 수행되었다. 당시 LNHO는 중국 자문관으로 스탬파르를 선임하

표 1-2-1 일차보건의료: 알마아타선언까지의 국제사회의 여정

연도	주요 연혁	연도	주요 연혁
1907	■ 국제공중위생기구 창립 • 페스트 · 콜레라에 대한 검역(선박/항구)의 국제 규정 제정	1970	■ 결의안(WHA23.61) 채택 • 보건서비스 개발을 위한 기본 원칙
1922	■ 국제연맹 보건기구(LNHO) 설립	1971	■ WHO 집행이사회 조직연구(1971~1973) • 기본보건서비스 개발의 촉진 방안 이슈
1924~1929	■ 유고슬라비아 농촌보건사업 시도 • LNHO 새로운 국제보건운동과 일치 • 록펠러재단의 재정 지원으로 국제협력 기반 구축 • 현대 공중보건체계의 틀 마련	1972	■ UNICEF/WHO 보건정책 공동위원회(JCHP) 기존의 기본보건서비스 평가 결정 • 새로운 보건서비스 강화 분과 개설
1931	■ LNHO 농촌위생에 관한 회의 개최 • 감염병관리, 모자복지, 학교위생, 사회질병(결핵, 성병, 트라코마) 캠페인, 대중보건교육 제안	1973	■ 집행이사회 조직연구 종료 • 말러 박사 WHO 사무총장 취임
1934~1937	■ 중국의 팅셴 시범보건사업 시행 • LNHO와 록펠러재단의 지원 • 중국 북경연합의대와 연계한 농촌(공중보건) 재건프로젝트 • 대중(보건)교육운동을 통한 농촌지역보건체계 구축	1974	■ 소련의 국제회의 개최 제안
1937	■ LNHO 반둥회의 개최 • 농촌보건과 농촌 재건운동 이슈	1975	■ WHO/UNICEF 집행이사회 '개발도상국의 기본적인 보건 필요를 충족하기 위한 대안적 접근법' 발표 • 국제회의 개최 동의 • 뉴웰 박사 『국민에 의한 건강』 출판
1945~1948	■ 국제연합(UN) 설립 ■ 세계보건기구(WHO) 발족	1976	■ 집행이사회 임시회의 소련에서 일차보건의료에 관한 국제회의 개최 동의
1950년대	■ WHO 수직적 보건사업 주도	1977	■ 결의안(WHA30.43) 채택 • '2000년까지 모두를 위한 건강' 슬로건 주창
1960년대	■ WHO와 기독교의료위원회(CMC)의 연계 활동과 도전	1978	■ 일차보건의료에 관한 국제회의 알마아타에서 개최(9. 6.~12.)

출처: Litsios S. The long and difficult road to Alma-Ata: A personal reflection. Int J Health Serv 2002;32(4):709-732. p.711에서 일부를 인용하여 재구성

였고, 셀스카 건도 유럽에 이어 농촌재건사업(rural reconstruction project)의 새로운 지역으로 중국을 선정하였다. 게다가 1921년 캐나다 출신의 존 블랙 그란트(John Black Grant, 1890~1962)가 록펠러재단에서 PUMC 공중보건부의 책임자로 오면서 그 계기가 마련되었다. PUMC는 1925년 베이징에 지역사회 보건기관(health care institution)인 오늘날의 보건소 조직을 처음으로 개설하여 지역주민에 대한 예방 중심의 공중보건간호, 모자보건사업, 가족보건

기록 및 생정감시통계 등 예방교육훈련과 지역사회 보건사업을 혁신적으로 이끌었다.

또한, 1929년부터 8년 동안 (북경에서 160km 떨어진) 팅셴 농촌지역의 시골 주민들을 위해 예방 및 보건의료서비스를 제공한 보건사업을 시범 운영하였다. 존 그란트의 뒤를 이은 진건치(陈健治, Chen Chih-chien, 1903~??) 박사는 마을건강요원(village health workers)에 의한 '마을-면-군'의 3단계 지역전달체계의 구축 등 상향식의 다학제적 접근법(multidisciplinary approach)을 주도하였다. 그 당시 록펠러재단은 제임스 옌(Y.C. James Yen, 1893~1990) 박사가 이끄는 대중교육운동(mass education movement, MEM)과 이들 시범사업을 전폭적으로 지원하였는데, 이로 말미암아 공중보건학적 근거들이 마련되고, 이 근거들은 중국의 농촌개발과 현재의 보건의료제도 개혁에도 큰 영향을 미쳤다.

이러한 국제사회의 움직임 속에 LNHO는 1차, 2차 세계대전 간 경제 대공황(Great Depression)이 닥치기 전부터 농촌인구의 보건문제에 관심을 갖고 1931년 스위스 제네바에서, 그리고 서구 유럽 열강 국가들이 지배하던 1937년 네덜란드령 인도네시아 반둥에서 각각 국제회의를 소집하였다. 첫 번째 LNHO 회의에는 농촌위생(rural hygiene) 회의를 주관했던 안드리아 스탬파르와 폴란드의 루드비크 라치만(Ludwik Rajchman, LNHO 사무총장 역임) 등의 보건지도자를 포함한 유럽 24개국 대표뿐만 아니라 비유럽 8개국(중국, 인도, 일본 등) 대표도 참석하였다. 이때 현대의학과 공중보건에 대한 낮은 접근성과 농촌위생의 심각한 문제를 극복하기 위해 분야 간, 기관 간 협업 관점에서 지역사회의 효과적인 의료보장을 위한 방안 모색, 최선의 농촌지역 공공보건서비스(보건교육 포함) 제공, 농촌의 전반적인 환경 · 사회 · 경제적 위상의 제고에 초점이 맞추어졌다. 두 번째 농촌위생 반둥회의는 유럽을 비롯한 세계 각지에서 경제 불황의 파괴적인 결과, 특히 대규모 영양결핍과 가난한 농촌인구의 압도적인 건강 요구에 주목하면서 식민지 국가 발전의 다양한 단계에 맞추어 '농촌재건'을 위한 보건교육과 광범위한 교육개혁의 강조, 비보건의료인력의 전폭적인 활용을 위한 요청 등의 이슈를 검토하면서 알마아타선언의 이정표를 마련하였다.

(2) 세계보건기구와 수직적 보건사업

제2차 세계대전 직후 식민지 국가들의 독립과 함께 국제 정세의 다원화 속에 1945년 국제연합(UN) 설립, 1948년 세계보건기구(World Health Organization, WHO) 발족으로 보건의료계가 새로운 변화를 맞이하였다. 즉, 국제보건의 방향이 1937년 반둥회의에 명시된 통찰력과 원칙에서 벗어나 1950년대에 미국의 직간접적 영향을 받아 (의학)기술에 기반한 접근법(technology-based approaches)과 수직적 보건사업(vertical programs)으로 바뀌면서 당시 최우선 과제인 말라리아와 천연두의 퇴치(eradication)사업인 감염병관리사업이 크게 촉진되었다.

한편, 그동안 의료선교를 주도해온 세계교회협의회(World Council of Churches, WCC) 기독교의료위원회(Christian Medical Commission, CMC)는 1960년대에 두 차례 회의를 열어 선교지에서의 보건의료를 제공하는 교회의 역할을 재검토하였다. 뒤이어 신학적 측면에서 식민지 시대 이후의 국가들의 여건을 고려할 때 (대)도시 병원 기반 3차 의료(hospital-based tertiary care)에서 (소)도시와 농촌지역사회 내 일차의료(primary care) 전달체계로 전환을 촉구하는 변화가 일어났다. 더욱이 CMC와 WHO 지도자 간의 긴밀한 협력 관계는 WHO 전략을 수평적이자 급진적인 방향으로 촉진하였다. 즉, 그동안 수행하던 수직적 또는 하향식 접근에서 단일 질환 중심의 일차의료에 초점을 맞추게 된 것이다. 이로써 일차의료에 대한 접근방식이 지역사회의 자원을 더 정의롭고 공평한 방법으로 배분하였으며, 모두에게 건강을 가져다 주었다고 평가받았다.

하지만 말라리아에 대한 집중적인 정책으로 총괄적인 보건서비스가 제대로 발전하지 못했다는 비판이 1960년대 초부터 1970년대까지 국제사회를 지배했다. 즉, 세계 냉전 이데올로기의 확산 속에 인도와 중국의 강대국 부상, 제3세계의 영향력이 커지면서 여전히 '지역사회의 건강을 어떻게 개선할 것인가?'에 대한 질문이 계속되는 가운데, 1930년대 이후 핵심 이슈에서 멀어진 '일차의료서비스' 제공이 WHO를 중심으로 국제보건 정책을 논의하는 과정에서 새로운 주목을 받게 되었다. 이 과정에서 WHO는 1970년 세계보건총회에서 소련이 제안한 '보건서비스 개발을 위한 기본 원칙'을 결의안(WHA23.61)으로 채택하여 보건서비스에 우선순위를 부여하는 방향으로 전환하였다. 그러면서 뉴웰(Newell) 박사에게 '보건서비스 강화 분과(Division of Strengthening of Health Services, SHS)'를 개설하고 운영하게 하였다. 1975년 WHO 이사회에서 '국민건강서비스 활성화'라는 이슈로 "지역사회 차원의 일차보건의료 서비스 개발이 국가가 신속하고 효과적으로 발전할 수 있는 유일한 길이다."라고 강조한 후 PHC에 대한 국제회의 개최를 최종 승인하게 된다. 이로써 1937년 농촌위생에 관한 반둥회의에서 제안된 '지역사회 참여(community participation)'와 '부문 간 (협력)행동(intersectoral action)'의 개념이 기본보건서비스(basic health services, BHS)와 합쳐져 '일차보건의료'로 정립된 셈이다. 이렇게 일차보건의료의 메시지가 40년 전의 농촌위생 운동에서 전수되고 알마아타에서 집중되어 큰 반향을 일으켰다.

(3) 알마아타선언과 일차보건의료

냉전으로 국가 간에 지속되는 긴장에도 불구하고 러시아제국 시절 낙후된 알마아타 지역에서 건강을 개선한 경험을 계기로 1978년에 일차보건의료(PHC)에 관한 역사적인 국제회의가 열렸다. WHO와 유니세프(UNICEF)가 보건정책 공동위원회(Joint Committee on Health Policy, JCHP)를 통한 기존의 보건사업의 접근방법에 대한 '대안적' 논의를 위해 1976년부터 2년 동안

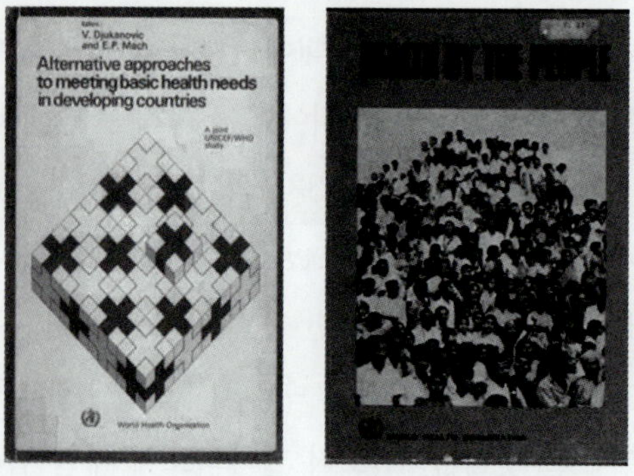

그림 1-2-1 '일차보건의료'에 영향을 준, 세계보건기구가 발간한 핵심 서적

일련의 지역 회의를 조직하면서 노력해 온 성과로 PHC의 개념이 출현하였고 확산되는 계기가 마련되었다(그림 1-2-1). 알마아타선언(Alma-Ata Declaration)은 "2000년까지 모두를 위한 건강(Health for All by the Year 2000, HFA)"이라는 슬로건을 내세우면서 이 회의에 참석한 134개 국가 및 67개 국제기구 대표단의 각오를 일괄 타협하는 중대한 성과를 거두었다. 이날 회의에는 유엔, 국제노동기구, 식량농업기구, 국제개발처 등 국제기구뿐만 아니라 비정부기구, 종교단체(기독교의료위원회 포함), 적십자, 메디쿠스 문디, 팔레스타인 해방기구, 남서아프리카 인민기구의 정치단체도 참여하였다.

당시 개막식에서 WHO 사무총장인 할프단 말러(Halfdan T. Mahler, 1923~2016)는 참여한 대표단들에게 즉각적인 행동을 요구하는 8개의 설득력 있는 질문으로 도전장을 내밀었는데, 그 중 다음 두 가지는 지금까지도 생생하게 기억할만하다.

- 필요한 경우 '일차보건의료'를 국제보건 분야의 최우선순위로 지지하면서 기존 보건전달체계(health delivery system)에 급진적인 변화를 도입할 준비가 되었습니까?
- '일차보건의료'의 보편적 도입에 대한 사회적, 경제적 장애와 전문인력의 저항을 극복하기 위해 필요한 정치적, 기술적 전투를 할 준비가 되었습니까?

알마아타 선언문의 일차보건의료의 내용에는 ⓐ 주요한 건강문제와 문제를 예방하고 관리하는 방법에 대한 교육, ⓑ 적절한 음식 공급과 영양 개선, ⓒ 안전한 물과 기본적인 위생시설의 충분한 공급, ⓓ 가족계획을 포함한 모성보호와 아동건강관리, ⓔ 주요 감염성질환에 대한 예방접종, ⓕ 지역에 유행하는 질병에 대한 예방과 관리, ⓖ 흔한 질병과 외상에 대한 적절한 치료, ⓗ 필수 의약품 제공 등의 최소한의 범주가 포함되었다.

이 알마아타 선언문의 핵심은, 첫째, '질병 중심의 의학기술(disease-oriented technology)'이라는 의학기술의 부정적 역할에 대한 회의를 들 수 있다. 보디 스캐너 또는 심폐기기와 같은 보건의료기술 장비는 너무 정밀하거나 비싸서 가난한 사람들의 공통적인 필요와는 크게 무관하다. 특히 개발도상국에 도시지역 중심의 종합병원 설립 계획은 지역주민 대다수가 방치된 채 소수에게만 혜택이 돌아갈 뿐만 아니라 의존적인 의료소비문화를 촉진하며, 부족한 재정과 인력을 메꾸기 위해 (외부로부터) 오랫동안 더 많은 지원을 받아야 할 것으로 인식되어 비판받았다.

이와는 대조적으로, 농촌지역과 도시 빈민가의 보건(지)소 건립을 지지하면서 주민들에게 필요한, 적합하고 과학적으로도 건전하며 재정적으로 타당한 '적절한' 보건의료기술을 강조하였다.

이 선언의 둘째 핵심은 엘리트주의에 대한 비판으로, 개발도상국 의료진의 과잉전문화(overspecialization)와 하향식 보건캠페인(top-down health campaigns)에 대해 강한 의구심을 내비쳤다. 그 대신 비전문보건요원(lay health personnel)의 양성, 지역사회 참여, 무당이나 조산사 같은 전통 치유사들과 함께 일할 필요 등을 촉구하였다.

이에 보건사업을 고립되고 단기간의 중재가 아니라 생활환경을 개선하는 과정의 일부로 인식하게 되었다. PHC는 공중보건체계(public health system)의 새로운 중심으로 설계되었다. PHC를 위해서는 보건이슈(예: 보건교육, 적절한 주거, 안전한 물, 기초 위생)에 대해 협력하는 여러 공공 및 민간기관의 부문 간 접근방식이 요구되었다. 마침내 그 선언에 정치적인 의지가 덧붙어 일차보건의료(PHC)가 보건과 개발을 연결해주는 가교로서, 보건(이슈)이 단지 경제 발전의 부산물이 아니라 사회 발전을 위한 중요한 도구로 자리매김하게 되었다.

따라서 그 당시 대부분의 저개발국가의 주요 질병은 사회적, 경제적으로 지속될 수밖에 없는 특성으로 정치적 대응이 필요하다는 인식과 함께 적절한 기술적 해결책이 필요할 만큼 시급한 일이었다. 이런 딜레마는 알마아타선언 이전에도 국제사회의 주요 과제였지만, 세계보건기구는 말러의 부상으로 '모두를 위한 건강'이라는 유토피아적 목표를 향한 '일차보건의료'의 개념이 모호한 접근방법이었음에도 불구하고 이를 새롭게 정립하면서 냉전의 위기를 빠져나왔다.

라틴아메리카(Muller F, 1980), 중국(Chen PC et al., 1983), 벨기에(Foets M, 1985) 등 여러 국가의 일차보건의료에 대한 경험과 이론적 발전을 거쳐 WHO는 1986년 제39차 세계보건총회에서 'HFA' 목표 달성을 위한 전략으로 "일차보건의료에 기초한 지역의료체계(district health systems based on primary health care)"라는 개념을 제안하였다. 이 개념에서는 '세계보건기구 제1차 의뢰병원의 역할에 관한 전문위원회'가 알마아타선언에서 제시한 일차보건의료의 개념과 의료서비스 제공 단계(그림 1-2-2)를 제시하여 개발도상국에서의 일차보건의료의 실현 가능성을 높여주었다(WHO, 1987).

알마아타선언 30주년을 맞이한 국제사회는 일차보건의료의 성과를 다양하게 재평가하였다. 국제보건 전문 학술지 『Lancet』 알마아타전문분과위원회에서 1978년 알마아타선언과 2000년 UN 새천년개발목표(Millennium Development Goals, MDGs)를 연계하여 일차보건의료의 성과를 체계적으로 고찰하여 그 결과들을 2008년에 8편의 시리즈 논문으로 발표한 바 있다. 그 중 지난 30년간의 세계정책 변화를 검토하면서 알마아타선언에서의 평등, 사회적 정의, 모든 사람을 위한 건강, 지역사회 참여, 건강증진, 자원의 적절한 사용 및 부문 간 행동의 혁명적 원칙을 재조명하고, 일차보건의료 서비스의 신속한 확산과 관련하여 그 교훈을 확인하였다. 하지만, 모자보건과의 통합을 위한 전환 등 일차보건의료와 관련 있는 오래된 보건문제들이 여전히

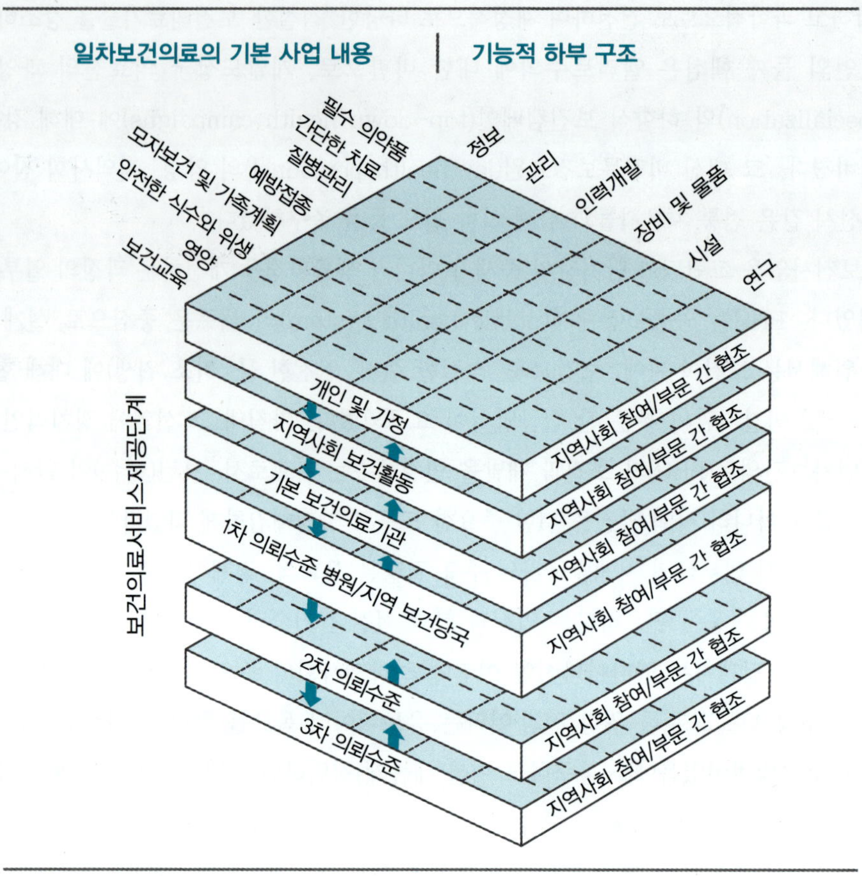

그림 1-2-2 일차보건의료 개념에 기초한 포괄적인 보건의료체계 모형

출처: WHO. Hospitals and Health for All. Report of a WHO Expert Committee on the Role of Hospitals at the First Referral Level. Technical Report Series. No.744. 1987.
대한예방의학회. 예방의학과 공중보건학. 제2판 수정증보판. 계축문화사. 2015. p.861.

해결되지 않은 채 남은 상태에서 세계보건의 새로운 이슈인 HIV/AIDS, 만성질환, 정신보건이 우선순위로 대두되었다(그림 1-2-3).

한편, 일차보건의료에 대한 국제사회의 재평가에 힘입어 WHO(2008)는 『일차보건의료: 그 어느 때보다도 지금』이라는 세계보건보고서(World Health Report)를 발간하였다. 그러나 전 세계 국가들이 일차보건의료를 실천에 옮기려 경주하였지만, 알마아타선언의 목표는 아직도 미완성인 채 "HFA"를 향한 다음 네 가지 영역의 보건체계를 강조하면서 일차보건의료 개혁을 재촉구하였다(그림 1-2-4).

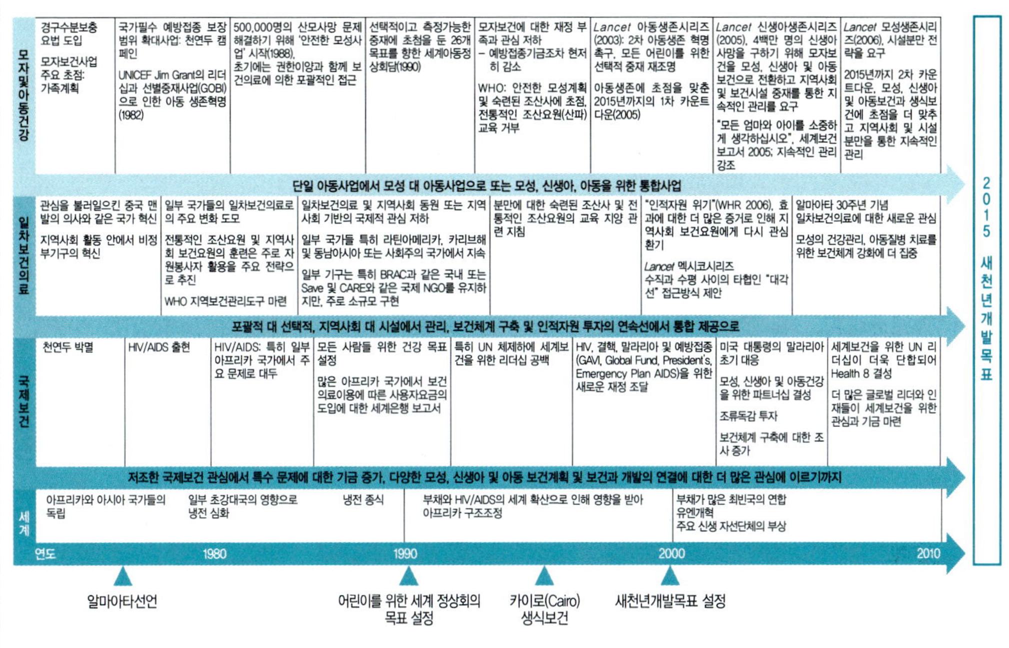

그림 1-2-3 세계보건, 일차보건의료 및 모자보건 통합으로의 전환 모색

출처: Lawn JE et al. Alma-Ata 30 years on: Revolutionary, relevant, and time to revitalise. Lancet 2008;372(9642):917-927. p.919.

① **보편적 보장**(universal coverage) **개혁**: 일차적으로 보편적 접근과 사회적 건강보호를 지향함으로써 보건체계가 건강 형평성, 사회 정의 및 사회적 차별을 종식하는 데 기여하도록 보장해야 한다.

② **서비스 제공**(service delivery) **개혁**: 국민의 필요와 기대치를 중심으로 일차의료와 같은 보건의료서비스를 재구성하는 즉, 의료기술 등이 급변하는 보건의료계 현장에서 필수의료 영역과 의료전달체계를 사회적으로 더 관련되게 하고 늘어만 가는 질병부담과 국민의료비에 더 효과적으로 대응할 수 있어 결국에는 더 나은 결과를 도모하여야 한다.

③ **공공정책**(public policy) **개혁**: 공공보건 조치를 일차의료에 통합하고 다양한 부문을 연계한 건강한 공공정책을 추구함으로써 보다 건강한 지역사회를 확보해야 한다.

④ **리더십**(leadership) **개혁**: 한편으로는 보건의료시장에 대한 보건당국의 규율과 통제, 다른 한편으로는 질병 양상과 보건체계의 복잡성으로 자유방임주의적 선택과 의료이용에 따라 불가피하게 발생하는 건강불평등을 최소화하기 위해 요구되는 포괄적이고 참여적인 협상 기반의 시대적 리더십을 요청하여야 한다.

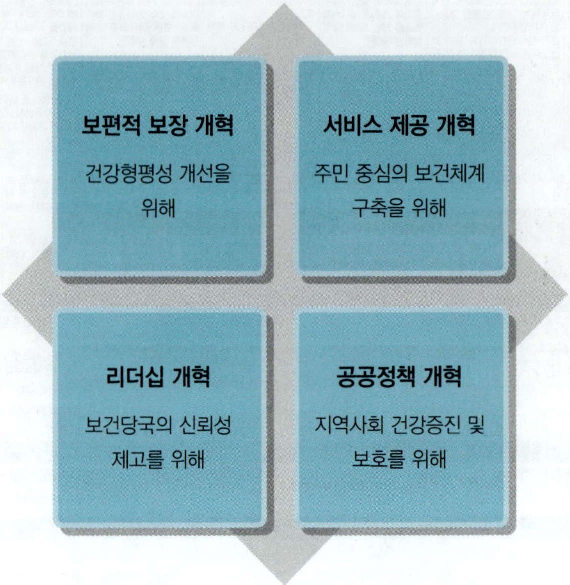

그림 1-2-4 모든 사람을 위한 건강을 향한 일차보건의료의 개혁 방향

출처: World Health Organization. The World Health Report for 2008. Primary Health Care: Now More Than Ever. 2008. p.xvi.

(4) 아스타나선언과 COVID-19 팬데믹 시대의 일차보건의료를 위한 보건사업의 방향

국제사회는 알마아타선언 40주년을 맞아 일차보건의료를 2018년 아스타나선언(Declaration of Astana)에서 재강조한 바 있다. 이 회의에 참석한 모든 지도자들은 전 세계적으로 보편적 보건의료를 달성하기 위한 초석으로서 일차보건의료를 강화하겠다는 아스타나선언을 지지하였다. 이 선언은 또한 "모든 연령대의 건강한 삶을 보장하고 복지를 증진하는" UN 지속가능발전 목표(Sustainable Development Goal, SDG)를 달성하기 위한 노력을 촉구하였다. 이 선언문에서는 예방접종, 건강검진, 산모 · 신생아 · 아동 · 청소년 돌봄의 개선 등 종합적인 서비스가 필수적이며, 완화의료(palliative care)를 포함하여 평생 건강상의 필요를 충족해야 한다고 하였다(Friedrich MJ, 2018).

2020년 초부터 전 세계적으로 코로나바이러스질환(coronavirus disease, COVID-19 또는 코로나-19)의 유행으로 WHO는 팬데믹(pandemic)을 선언하고 경고하였다. 지금까지도 백신 접종과 방역체계의 유지에도 불구하고 각종 변종 바이러스의 출현으로 유행이 지속되고 있다. 아스타나선언 이후 코로나 팬데믹 시대를 맞이하여 세계 각국은 공중보건위기(public health crisis)를 극복하기 위해 1978년 이후 많은 영감을 불어넣은 비전, '모두를 위한 건강'과 일차보건의료 전략을 지속가능발전목표(SDG) 및 보편적 건강보장(UHC)과 연계한 리더십의 정치적 결단과 행동을 연대하도록 촉구하였다. 또한, 그동안 국제보건 정책의 구현 공간으로서 일차보건의료에 대한 최전선인 지역사회에서 쏟아왔던 각종 노력이 핵심적인 사회결정요인에 접근하면서 건강한 지역사회 구축을 향한 연계와 지원에 더욱 집중하도록 강조하였다(Rasanathan K et al., 2020).

2) 일차보건의료 전략에 의한 한국 지역사회 보건사업의 접근과 성과

한국은 일제 강점기를 거쳐 해방 이후 남북 간의 갈등 속에 미군정과 함께 1960년까지 절대빈곤(extreme poverty)의 극한 시대에 직면해 있었다. 식민시대부터 운영되어 온 시 · 도립병원 및 보건시설이 6 · 25동란으로 대부분 파괴되어 정부는 유엔 한국 재건단(United States Korean Reconstruction Agency, UNKRA)과 미국대외원조처(United States Operations Mission, USOM)의 원조하에 복구작업과 함께 의료구호사업에 중점을 두되 당시 만연한 나병, 결핵, 말라리아 및 기생충 등의 '감염병'에 대한 예방보건사업 위주의 보건정책을 주도하였다. 물론 「국민의료법」(1951년)과 「보건소법」(1956년) 제정으로 제도적 인프라가 갖추어졌다. 그러나 제2차 세계대전 이후 독립한 개발도상국들의 공통 문제인 재정 부족으로 한국 역시 지역보건시설을 제대로 갖추지 못한 데다 전문 보건의료인력을 확보하지 못해 농어촌을 포함한 (대)도시 빈민가의 지역사회가 방치될 수밖에 없었다. 이러한 가운데 WHO가 주장한 일차보건의료 전략이 알마아타선언 전후로 한국 보건의료계에 어떻게 영향을 주었는지 〈표 1-2-2〉와 같이 구분하여 살펴보았다.

(1) 일차보건의료를 향한 여명의 시대

일제 강점기에서도 1929년 중국의 팅셴 시범보건사업과 유사한 시도가, 국제기구의 특별한 개입 없이, 옥구군 개정면에서 오래전부터 자생적으로 싹을 틔웠다. 세브란스의학전문학교 출신의 이영춘 박사(1903-1980)가 1935년부터 전라북도 개정면에 소재한, 일본인이 소유한 구마모토(熊本)농장에서 진료를 시작하면서부터이다. 1930년부터 3년간 황해도 평산에서 공의(公醫)로 근무하며, '빈곤과 무지와 질병에서 신음하는 농촌 주민의 실상을 목격'한 그는 농촌과 농민을 위한 구마모토의 무료진료사업 제안을 수용하여 당초 개정, 화호, 대야, 지경의 농장사무소를 순회하면서 소작인 진료에 매진하였다. 이때 농민들의 건강을 근본적으로 확보할 방법을 고민하던 차에 1937년 인도네시아 자바에서 열린 국제연맹 주최 동양농촌위생회의(반둥회의)에 참석할 기회가 찾아왔다. 그는 동아시아 각국의 농촌위생 사정을 깊이 인식하면서 농촌위생연구소 설립을 구상하였다. 열악한 농촌위생 상황을 극복하고 농촌과 농민의 건강을 유지하기 위해 주목한 조치는 무엇보다도 예방이었는데, 그 첫 단계로 시급한 것이 질병의 발생 원인을 의학적으로 연구하고, 그 개선방안을 제시하여 농민들을 계몽 지도하는 일이었다. 1939년

표 1-2-2 일차보건의료 강화: 알마아타선언 전후 한국 지역사회 시범보건사업의 전개 및 핵심 사업

시대 구분	시범보건사업(시행기간)	시행기관	사업재정 출연기관	핵심 사업영역
일차보건의료를 향한 여명의 시대	옥구군 개정면 농촌위생사업(1935~1980)	자혜진료소(1935)/개정중앙병원(1948), 농촌위생연구소(1948)/재단법인 농촌위생원(1951)/개정고등위생기술원양성소(개정간호학교)(1951)/개정농촌보건원(1952)/씨그레이브기념병원(1970)	구마모토 농장주(구마모토 리헤이, 熊本利平), 재단법인 구마모토보은회/신한공사/미버마의료원, 한미재단	(무료)진료/학교보건(영양, 신체발육)/인구동태(출생 · 사망)/고혈압증 · 당뇨병(역학조사)
	대전 · 대덕구 · 공주군 기초보건 시범사업(K-25 프로젝트)(1963-1967)	충청남도	WHO-UNICEF/보건사회부	학교보건
	서울 연희지역사회보건사업(1964-1981)	연세대학교 의과대학 · 연세의료원/연세지역보건관리시범소 설치(1964)	영국구호재단(OXFAM), 미국인구협회, 대한가족협회/중국의료위원회(CMB)(1965)	모자보건 · 가족계획/(상병통계)
	거제군 하청면 거제지역사회개발 보건사업* (1969-1977)	재단법인 거제지역사회개발보건원/(연세의대/부산의대 지역사회의학실습 교육현장)	세계교회협의회 기독교의료위원회(WCC CMC), 미국연합장로교회	진료/결핵 · 순환기질환관리/영양실태조사
	완주군 소양면(1970-1975)/용진면(1976-1981) 일차보건의료사업	(전주)예수병원 지역사회보건과/기독의학연구원(1986)	독일 해외중앙선교부(EZE) · 예수병원/(용진보건개발)신협 연계	진료/고혈압관리
	경기도 이천군 보건간호사업(1971-1973)	연세대학교 의과대학/(한국농촌의료봉사회)	서독 선교부	모성보건/보건간호
	용인군 종합보건개발사업(K-4001 프로젝트)(1971-1977)	연세대학교 의과대학/이화여자대학교/서울대학교 가정대학	WHO-UNICEF/보건사회부(문교부/농촌진흥청, 1972)	학교급식/성장발육 · 영양
	수동면 지역사회보건사업(1972-1986)	이화여자대학교 의과대학 건강관리시범지역(1967)/지역사회의학 · 농촌보건간호 실습교육(1971)/보건의원 개설(1972)	지역사회개발보건회(1971)	결핵관리/가족계획/예방접종/진료/영양조사(식품)
	춘성군 신동면(1972-1987)/춘성군 전 지역 · 춘천시(1973-1987) 지역보건사업	서울대학교 보건대학원/신동면사업소 개설(1972)/대학원생 현지실습(6주간)/의료보험조합 설립-어머니회 운영(22개)(1974)	WHO/(보건사회부)-강원도-보건대학원 협정(1971)/중국의료위원회(CMB)	환경위생/기생충조사/순환기질환(뇌혈관질환) · 고혈압관리
	강화군 내가면 · 선원면(1974-1998)/불은면(1979-1998) 강화지역사회보건사업*	연세대학교 의과대학 · 연세의료원/기독교개발원조단/강화지역사회보건원 개원(1975)/강화병원 개원(1981)	독일 해외중앙선교부(EZE)/미국 연합재단	모자보건/감염병관리/심혈관계질환/암등록관리/정신보건/노인보건/학교보건/구강보건 • **강화코호트(혈압/암/사망) 구축**

	서울 정릉동 지역사회보건사업(1974–1976)	고려대학교 지역사회보건개발위원회		
	경산군(남천면) 지역사회보건사업(1976–1980)	경북대학교 의과대학		
	홍천 · 군위 · 옥구 마을건강사업(1976–1980)	한국보건개발연구원(KHDI)	WHO–WPRO/(보건사회부)	영양관리/모유수유(영유아)/모자보건
	충남 서산군 지역보건의료사업(1976–1980)	순천향대학교 의과대학 인구 및 지역사회의학연구소	의료법인 순천의료재단/WHO/캐나다 IDRC	모자보건 · 가족계획
일차보건의료를 위한 지역의료체계 구축 시대	서울 구로6동 · 반월(안산) 도시영세민 일차보건사업(1981–1984)	고려대학교 지역사회보건개발위원회/(고대 구로병원)	독일 기술협력공사(GIZ)/독일부흥은행(KFW) 차관	가족계획/예방접종/영양/대기오염
	완주군 고산지역(5개면) 광역권 종합보건의료사업*(1982–1992)	예수병원–고산분원 연계(1982)/고산 장애자재활센터(1988)	완주군수–예수병원장 협약(미국 국제개발처, USAID/대한생명보험)	진료/고혈압관리/예방접종(BCG)/지체장애실태
	서울 신림동 · 상계동 도시영세민 일차보건사업(1982–1986)	한국인구보건연구원/(서울대학교 보건대학원)	WHO/(보건사회부)	보건사업 개발
	곡성군 일차보건의료 개발사업(1983–1989)	전남대학교 의과대학/곡성군보건의료원	WHO/(보건사회부)	기생충(간흡충증)/고혈압 · 당뇨병관리
	충북 음성군 지역보건의료사업(1985–1990)	순천향대학교 의과대학 인구 및 지역사회의학연구소/(음성병원)(모자보건센터 개설)	독일 기술협력공사(GIZ)/세계은행 차관	모자보건 · 가족계획/고혈압관리
	여주군 점동면 농촌지역 일차보건사업*(1988–1990)	고려대학교 지역사회보건개발위원회/(고대 여주병원)	독일 기술협력공사(GIZ)/독일 부흥은행(KFW) 차관	농약중독/기생충/모자보건 · 가족계획/건강검진
	대구 대명동 (일차보건의료 기초)도시지역 보건의료체계 연구개발사업**(1988–1993)	영남대학교 의과대학(보건사업소 운영)/대구직할시–남구청	WHO(4년)/보건사회부	모자보건/건강진단/건강도시
	연천군 지역의료체계 시범사업(1989–1998)	서울대학교 의과대학/연천군보건의료원	WHO/GIZ/보건사회부/경기도	예방접종/전립선비대증/당뇨병/치매/영양실태조사 • **연천코호트(당뇨병/전립선비대증/치매) 구축**
	화천군 시범보건사업(1989–1994)	한림대학교 사회의학연구소/화천군보건의료원	독일 기술협력공사(GIZ)	고혈압관리/영양실태조사/위암발증

* 마을건강요원 운영, ** 통합보건요원 운영

출처: 김춘배 등. 일차보건의료: 티카풀네팔이 강화대한민국를 만나다! –국제개발과 지역개발의 연계와 성과–. 박영사. 2019. p.93–95를 인용하여 재구성

자혜진료소의 설치와 함께 1940년대 초 개정지역 동료들(김성환, 김경식)의 합류로 탄력을 받아 제안서를 조선총독부에 제출하였지만 8 · 15 해방으로 실현하지 못했다.

일제 강점기가 끝나고 남북으로 나뉜 혼란의 시기에 10년 동안 농촌에서 정열을 바쳐온 이영춘 박사는 새로운 국면을 맞이하였다. 일본인의 토지를 관리하기 위해 1946년 설립된 신한공사(新韓公社)가 구마모토농장을 공사에 귀속하였으나 이영춘 박사는 개정지역에서의 공로를 인정받아 당시 돈으로 50만 원을 지원받아 진료소를 모두 6개로 확장하고 1948년 농촌위생연구소를 발족했다. 농촌의료사업을 기반으로 한 농촌위생연구소는 영유아 및 모성위생, 학교위생, 사회위생, 농민 심리, 역학, 통계 등의 각종 조사연구작업을 통해 농민의 건강을 사전에 확보하고 증진하는 방법을 모색하였다. 또한, 그해 11월에는 개정에, 1949년에는 화호에 병원을 신축하면서 이들 의료기관 사이에 역할을 분담하여 지역사회 내에 의료전달체계를 마련하였다. 더욱이 보건인력을 양성하기 위해 1951년 고등위생기술원양성소(高等衛生技術員養成所)를 개교하였다. 농촌위생의 실천이라는 농촌위생연구소의 목표와 연관이 있는 이 학교는 간호사 및 조산(요)원뿐만 아니라 보건원을 양성하는 보건과를 두어 농촌위생, 전염병, 모자보건, 학교위생, 환경위생, 기생충 등에 관한 교육과 실습을 통해 전문보건인력을 배출하였다. 즉, 해방 이후 당시 미군정과 한국 정부의 지원을 바탕으로 옥구군 개정면을 중심으로 한 농촌위생연구소는 농촌위생의 목표를 달성할 본격적인 지역사회실험(community trial)을 시작하게 된 것이었다. 1962년에 공립병원-보건소-공의진료소 간의 의료전달체계가 전국 규모로 수립된 점을 고려할 때 이영춘 박사의 도전은 매우 선구적이라고 할 수 있다.

한편, 여러 개발도상국을 지원해오던 세계보건기구는 한국에서도 국제원조 초기부터 기생충, 나병(한센병), 결핵, 말라리아 등 감염병 실태조사 및 모자보건(maternal and child health, MCH)의 (공중)보건사업의 시행, 전문 보건의료인력의 육성 및 역량 강화교육을 병행하였다. 특히 1963년 충청남도(대전시, 대덕구, 공주군)(K-0025 프로젝트) 및 1971년 경기도 용인군(K-4001 프로젝트)의 지역개발 시범보건사업을 지원하였다. 더구나 1인당 국민총소득 200불(US$)에도 미치지 못했던 1960년대에 주목할 점은 미국, 영국, 독일 등의 다양한 국제 비정부기구들(international non-governmental organization, INGOs)의 원조 속에 의료선교사나 의과대학 중심의 민간부문이 공공부문(보건기관)과 어우러져 농어촌지역뿐만 아니라 도시 빈민가 등 취약지역에서 지역보건 시범사업을 시작하였다는 것이다.

1969년부터 거제도에서 존 시블리(John R. Sibley, 손요한)(1926-2012)가 시행한 시범보건사업은 한국 (공중)보건의료계의 역사적 시금석이 되었다. 1960년대 초에 대구 동산기독병원 의사선교사로 파송되어 활동해오던 시블리는 당시 '오늘날 의료사업에서 가장 근본적인 문제는 의료의 혜택을 일부만 누릴 수 있는 특권이냐?, 아니면 아픈 사람이면 누구나 받을 수 있는 권리인가?'라는 회의 속에 세계교회협의회(WCC)에서 표방한 "(대)도시 병원기반의 의료선교를 지역사회 중심으로 전환할 필요가 있다."라는 미션을 실천한다. 즉, 의료사각지대이던 거제 3개 면(연초, 장목, 하청)에서 새마을건강원(일반 주민)과 조산보조원, 의료보조요원(간호조무사에 해당)을 양성하여 보건교육(모자보건, 가족계획, 결핵, 구강위생, 환경위생) 및 예방활동(예방접종, 산전 · 산후관리)을, 거제건강원(실전병원)에서는 건강검진, 기본 진료 및 (가정)방문진료, 환자추구관리를 제공하였다. 지역사회 내 (마을)부락-거제건강원-협력 병원과의 연계체계를 구축하였으며, 의료보험협동조합도 창설하여 환자의 경제적 능력에 따라 할인율을 적용하여 주민 누구나 일차의료를 (제공)받게 하였다. 이로써 한국은 '지역사회의학'의 개념을 실천하면서 WHO의 '일차보건의료'의 근거를 1978년 이전부터 이미 창출해왔음을 알 수 있다.

이러한 기반하에 1970년대 초반 거제지역의 경험이 투영되어 '지역사회의학'과 '지역사회간호학'이 전국 대학에 필수교과목이 되었다. 이에 이화여자대학교는 남양주군 수동면(1972년)에서, 서울대학교(보건대학원)는 춘성군(1972년)에서, 연세대학교는 강화군(1974년)에서, 경북대학교는 경산군(1976년)에서, 순천향대학교는 서산군(1976년)에서, 한국보건개발연구원은 군위군 · 옥구군 · 홍천군(1976년)에서 세계보건기구뿐만 아니라 중국의료위원회(CMB), 독일 해외중앙선교부(EZE), 미국연합재단, 캐나다(IDRC) 등의 지원을 받아 보건사업을 시행하였다. 단, 수동면 보건사업만이 이화여자대학교의 자체 예산과 지역사회의 참여로 시도되었다. 이들 모두 각 지역사회의 현실에 맞게 그리고 지역주민의 요구를 수용하되 거제개발 보건사업의 운영체계를 적용하여 마을건강원을 활용하여 보건교육 및 지역의료보험의 시범 운영을 통한 의료전달체계를 구축하였다. 그 당시 전국적으로 시행된 새마을운동의 직간접적인 영향으로 주민참여 및 부문 간 협력이 자연스레 이뤄진 결과, 보건당국은 제4차 경제개발 5개년계획(1977~1981) 내 보건의료정책 목표인 '저렴한 보건의료제도의 개발, 공중보건사업의 강화 및 의료보험제도의 시행'을 달성할 수 있었다.

(2) 일차보건의료를 위한 지역의료체계 구축 시대

이렇게 지역사회 경험이 축적되는 가운데 1978년 WHO의 알마아타선언은 한국 보건의료계의 급변점(tipping point)이 되었다. 즉, 정부는 국내의 '지역사회의학' 경험과 국제의 '일차보건의료' 개념을 적극 수용했을 뿐만 아니라 남북교류를 통한 북한의 무상치료제와 호담당의사제 운용에 자극을 받아 1980년 「농어촌보건의료를위한특별조치법」을 제정, 무의면 해소 차원에서의 보건지소와 보건진료소의 설치로 공중보건의사와 보건진료원제도를 전면 시행하였다. 그로 인해 세계보건기구의 재정 지원과 함께 전주예수병원은 완주군(1982년)에서, 전남대학교는 곡성군(1983년)에서, 순천향대학교는 음성군(1985년)에서, 고려대학교는 여주군(1988년)에서, 서울대학교(의과대학)는 연천군(1989년)에서, 한림대학교는 화천군(1989년)에서, 영남대학교는 대구시 대명동(1989년)에서 일차보건의료 관련 지역보건사업들을 본격적으로 확대 실시하였다.

〈근거-기반 현장 사례 : 강화지역보건사업에서의 보건의료인력의 재조직화〉

한국전쟁 이후 1950~60년대 해외원조로 보건소 등의 보건인프라가 재건될 당시 대부분의 보건사업 최종단위는 군 단위 보건소에 머물러 있었다. 특히, 경제개발 5개년계획에 따른 새마을운동이 주를 이루던 1970년대조차 보건행정체계상 면 단위에 보건지소 설치와 보건의료인력(공의 1명, 조산원 1명, 간호보조원 2명)이 편재되어 있었다. 하지만, 공의는 전국적으로 의사가 부재하여 일부분 수련의로 충원되었으며, 보건요원은 면사무소에 근무하면서 모자보건사업, 가족계획사업, 결핵관리사업 등의 보건사업에 종사하고 있어서 이(里) 단위의 보건의료 요구에는 전혀 영향을 미치지 못한 상태였다.

이러한 상황 속에서 1969년 거제지역사회 개발 보건사업의 영향을 받아 1974년부터 강화지역사회보건사업이 시도되면서 군 단위를 뛰어넘어 면, 이(里) 단위까지 새로운 방향의 지역사회자원의 재조직화가 모색되었다. 즉, 강화군 3개면(선원면, 내가면, 불은면)을 중심으로 풀뿌리(grass-roots) 조직인 가정건강요원(마을건강요원)에 기반한 마을 단위의 일차 보건의료서비스 제공체계가 구축되었다. 가정건강요원은 이(里) 단위에서 이장, 새마을지도자, 보건요원, 보건간호원의 추천을 받아 자원한, 마을에 상주하는 가정주부들로서 모자보건, 결핵관리, 가족계획뿐만 아니라 환경위생, 전염병관리 기록 등을 중심으로 20주간의 교육과 현지실습을 받아 보건교육자, 건강관리자, 정보제공자로서의 역할을 부여받았다. 당시 이 사업을 주관한 연세대학교 강화지역사회보건원은 원래의 보건요원(모자보건요원, 가족계획요원, 결핵관리요원)을 다목적요원으로 재조직화(모자보건요원을 다목적요원Ⅰ로, 가족계획요원과 결핵관리요원을 다목적요원Ⅱ로 구분)하여 마을단위의 담당지역을 분담하게 하였다. 이들은 해당 보건사업에 참여하면서 이(里) 단위에서 활동하는 가정건강요원의 업무를 관장하게 된다. 또한 보건지소 조직에 없던 보건간호원을 배치하여 (강화보건사업팀의 지휘 아래) 보건지소 단위 내에 신규로 조직된 다목적요원의 업무를 지원, 감독하였다. 이러한 지역사회 재조직화를 통해 지역주민의 자조능력, 보건의식, 건강증진에 대한 관심이 높아졌다(김춘배 등, 2019).

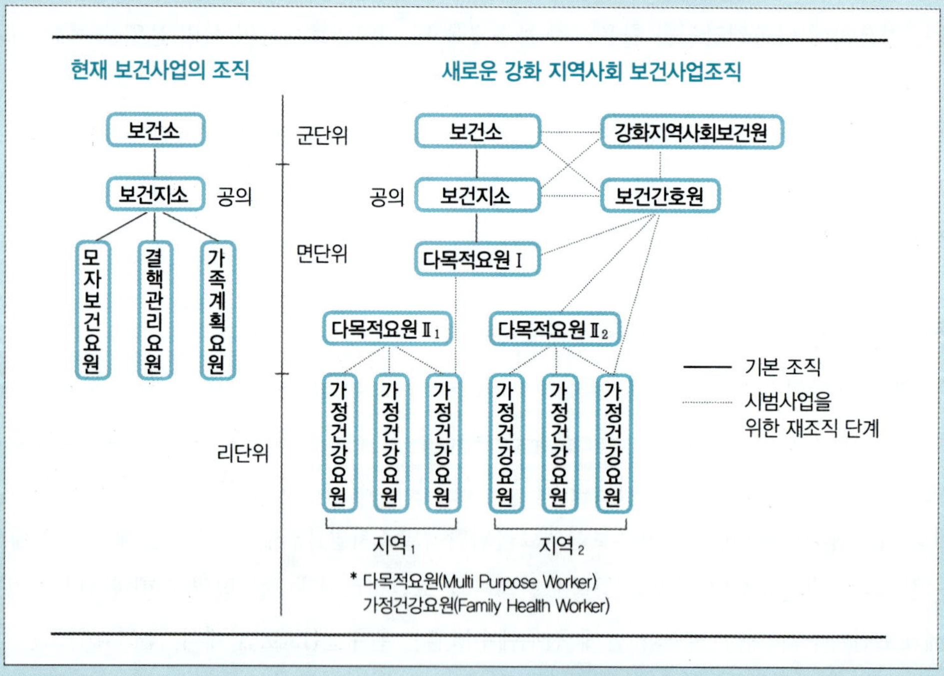

출처: Sich D et al., The health post project: an approach to improve health care delivery at the grass-roots in rural Korea. Yonsei Med J 1975;16(1):50-60.
지정옥 등. 새로운 건강사업을 위한 간호와 시범사업-강화지역사회 보건의료사업을 중심으로-. 대한간호 1976;15(2):15-18.

이들 사업의 공통적인 특징은 2차 보건의료기관인 보건의료원(곡성군 · 연천군 · 화천군)이나 이차 지역병원(음성병원 · 여주병원)을 개설하여 농촌지역 보건의료체계를 확립한 것이다. 또한, 대도시 권역(서울특별시 · 대구광역시) 개발로 생긴 의료 취약계층인 영세민을 위한 시범보건사업으로 고려대학교, 영남대학교와 한국인구보건연구원 중심의 도시지역보건체계 구축의 가능성도 타진하였다. 그 영향으로 제5차 경제개발 5개년계획(1982~1986) 동안 '일차보건의료의 강화, 공중보건관리의 강화, 보건의료체계의 확립과 의료자원의 확충, 의료보험제도 정착기반 조성'의 보건의료 중점과제가 급격한 경제성장에 힘입어 탄력을 받았다.

1990년대 이후 한국은 경제협력개발기구(OECD) 회원국으로 인정받는 경제부흥 시대를 맞이하는 가운데 보건의료의 주요 관심사가 감염병에서 암, 심뇌혈관질환 등 만성질환으로 급격히 변화되었다. 「지방자치법」과 함께 기존의 「보건소법」이 1995년 「지역보건법」으로 변경되어 지역 실정에 맞는 지역보건의료계획을 스스로 수립할 수 있었다. 또한 같은 해에 「국민건강증진법」의 제정으로 그동안 중앙정부 주도에서 기초지방자치단체(시 · 군 · 구)로 주요 사무가 위임된 가운데 금연, 절주, 영양, 신체활동의 건강행태 개선을 위한 통합건강증진사업 및 고혈압 · 당뇨병환자의 등록교육을 통한 만성질환 관리사업 등을 전개하는 바야흐로 지역주민의 '건강증진' 시대를 열게 되었다.

2.2 지역사회 보건사업의 역사적 변천 및 미래 방향

1) 한국 근대사(近代史)를 통한 지역사회 보건사업의 변천과 확충

(1) 근대적 공중보건의 시작(1894~1944)

조선시대 1894년 갑오개혁부터 근대적 의미의 보건행정이 비롯되었다(이봉숙 등, 2018). 1895년 3월 칙령 제53호에 따라 위생국이 설치되어 전염병 예방과 위생검사와 같은 공중보건의 개념이 대두되었으며, 선교간호인력을 통해 방역 및 보건교육이 수행되었다. 1912년 광주제중병원에서 셰핑(Shepping EJ)이 구제사업을 실시하여 노인입원, 모자보건사업, 가정간호 및 영유아 양육법에 대한 위생교육 등의 보건교육이 행해졌다(윤매옥, 2016). 그 외에도 1917년 세브란스병원의 구역간호사업이 있었고, 이는 1924년에 전국 규모의 사업으로 확산되기도 하였다.

(2) 공공보건조직 및 보건사업의 법적 기반 마련(1945~1961)

1946년에 서울 모범보건소(후 국립중앙보건소로 직제 변경)가 설립되었고, 이어 1947년 경남, 전북지역 등에도 보건소가 추가 설립되었다. 1948년 대한민국 정부 수립으로 사회부직제 아래 보건국 등 5개국이 개설되었지만, 1949년 「정부조직법」 개정으로 사회부 내 보건국을 폐지하고, 그 대신 보건부를 별도로 신설하여 의정국, 방역국, 약정국을 두었다. 그 이후 1955년 사회부와 보건부는 보건사회부로 흡수 통합되었다(이꽃메 등, 1998; 이봉숙 등, 2018). 1951년 「국민의료법」이 제정되어 의료기관 및 인력 등에 대한 규정이 수립되었다. 1953년을 기준으로 총 15개의 보건소, 471개의 보건진료소가 세워졌고, 1955년을 기준으로 총 16개의 보건소, 515개의 보건진료소가 추가로 설립되어 보건의료시설에 대한 지원이 확산되었다. 1956년 「보건소법」의 제정으로 보건소에 대한 법적 기반을 마련하였으며, 이는 보건소가 체계적인 보건사업을 실행하는 데 기여하였다.

(3) 「보건소법」의 개정 및 체계적 보건사업활동의 전개(1962~1979)

1961년 경제개발정책의 일환으로 공중보건사업이 시행되었다. 1962년 시 · 군 · 구 단위로 보건소 설치 및 가족계획 장려에 대한 인식 보급으로 「보건소법」이 개정되었다. 지역 및 계층에 따른 건강격차 문제를 해소하고자 1963년 「의료보험법」이 제정되었으나, 경제적 제반 여건 등이 성숙하지 않아 공중보건사업은 답보 상태였다. 1969년 미국에서 선교의사로서 파송된 존 시블리(John Sibley)를 중심으로 거제도에서 시작된 지역사회 보건사업에 서울대학교 보건대학원을 졸업한 간호사들(4명)이 합류하면서 비로소 국내에 최초로 조직적이고 체계적인 '지역사회 보건사업' 형태를 갖추게 되었다. 그 이후 지역사회 보건사업이 세계보건기구를 포함한 독일, 미국, 일본 등 선진국의 ODA 지원에 힘입어 당시 춘성군, 강화군 등의 여러 지역으로 확산되었을 뿐만 아니라 정부의 강력한 리더십에 의해 가족계획사업(이승익, 1977), 결핵관리사업(김춘배 등, 2000) 및 기생충박멸사업(이순형, 2007; 정준호 등, 2018)이 가시적인 성공을 거두었다. 또한 1970년대 후반 의료보호(오늘날 의료급여에 해당)와 의료보험제도가 직장의료보험부터 도입되어 의료보장을 향한 첫걸음을 내딛었다.

(4) 일차보건의료 및 지역보건체계 구축(1980~1994)

1980년 '경제 · 사회 발전계획(제5차)'을 통해 보건의료의 균일화를 활용한 국민보건의 향상을 위한 보건정책이 추진되었다. 즉, 「농어촌보건의료를위한특별조치법」에 따라 공중보건의사 및 보건진료원의 농어촌 배치, 보건소, 보건지소 · 보건진료소 대상의 투자 확대를 통해 농어촌 지역의 일차의료 기반을 확립하였다. 이로써 마침내 보건소-보건지소-보건진료소의 지역사회(공공)보건전달체계가 구축되었다.

1981년 의료보험제도가 농어촌지역을 대상으로 확대되어 지역보험으로 확대 시행을 성취했다. 1982년 진료권 설정 및 진료권별 병상 수를 중심으로 국내 의료전달체계 정립을 위한 1차 지역의료계획이 시도되었다. 1985년 군 단위 보건소를 대상으로 통합보건사업이 실시되었다.

가족 또는 마을 단위의 인구집단을 대상으로 포괄적인 보건교육 및 건강관리사업이 시행되면서 지역주민에 대한 사업의 접근도와 효율성을 높였다.

1989년 전 국민 의료보험의 달성에 따라 의료수가가 높지 않은 치료항목에 대하여 보건소의 진료기능이 강화되었고, 결과적으로 15곳의 보건의료원이 설립되었다(Bae SS et al., 2010).

1994년 농특세의 신설과 그에 근거한 농어촌지역 의료서비스에 대한 개선을 추진하기 위한 전략으로 농어촌 등의 지역보건의료계획의 여건이 조성되었다.

(5) 지역사회 통합보건사업의 시행(1995~2010)

1995년 기존에 전염병 관리와 가족계획사업 위주로 운영되어 온 보건소를 지역주민의 중추적 관리기관으로 육성하기 위한 목적으로 「보건소법」이 「지역보건법」으로 개정되어 지역보건의료계획의 법적 기반을 다졌다(이주열 등, 2007). 1995년 건강수명에 대한 국민적 관심이 조성되며 「국민건강증진법」이 제정되었으며, 건강증진기금이 조성되어 국민건강의 분야별 정비가 이뤄졌다.

1998년 건강증진 시범사업이 총 18개 보건소에서, 2002년 이후 금연, 절주, 운동, 영양을 포함한 4대 건강생활 실천사업이 전국 100개 보건소에서 실시되었고, 2005년에는 전국 보건소로 확대되었다. 2008년 기존의 건강증진 시범사업은 지역 특화 건강행태개선사업으로 개편되었고, 이는 다시 2011년 건강생활실천 통합서비스사업으로, 2013년 지역사회 통합건강증진사업으로 서비스 단위별 사업대상자를 통합하여 새롭게 추진되었다(차경미, 2017).

(6) 전 국민 건강보장을 위한 지역사회 보건사업의 확충(2011~현재)

2013년 각 보건소에서 지역보건의료계획을 수립함에 따라 지역사회 통합건강증진사업을 실시하게 되었다. 2015년에 「지역보건법」 개정으로 건강생활지원센터 운영의 법적 근거가 확보되었다. 현재 시행되는 사업 분야로는 국민건강증진종합계획의 달성을 위하여 음주폐해예방(절주), 신체활동, 영양, 비만예방관리, 구강보건, 심뇌혈관질환 예방관리, 한의약 건강증진, 아토피 · 천식 예방관리, 여성어린이 특화, 지역사회 중심 재활, 금연, 방문건강관리, 치매관리 등 다양하다(보건복지부 · 한국건강증진개발원, 2021).

한편, 국민건강증진정책심의위원회, 저출산고령사회위원회, 아동정책조정위원회, 군보건의료발전추진위원회에서 영양 등 세부 주제별 또는 여성 및 영 · 유아, 군인을 포함한 대상자별 사업과 연계하여 국민건강영양관리 기본계획, 저출산 고령사회 기본계획, 아동정책기본계획, 군보건의료발전계획 등을 각각 수립할 뿐만 아니라 지역별로 농어촌보건복지 기본계획 등 다양한 기본계획도 수립하여 지역사회 실정에 알맞은 보건사업들이 시행된다.

2) 지역사회 보건사업의 미래

(1) 지역사회 질병 발생 양상의 변화

인류 사회는 농업 및 산업혁명으로 질병 발생 양상이 크게 달라졌다. 또 근대화, 산업화, 정보화 사회로 점진적으로 이행하면서 새로운 형태의 질병이 끊임없이 발생하고 있다. 이렇듯 의과학의 발전과 더불어 질병과 사망의 주요 원인은 지난 100년 동안 크게 바뀌었고, 다가오는 미래에는 더 극적인 변화를 겪을 것으로 보인다.

미국을 위시한 서구 유럽에서 전염성질환과 만성질환으로 인한 사망의 전환점은 1925년경이었다. 1819년 인플루엔자 대유행 당시 전염병으로 인한 사망률은 인구 10만 명당 850명에 달했다. 전반적인 전염병으로 인한 사망은 1900년 인구 10만 명당 약 650명에서 1970년에는 인구 10만 명당 약 20명으로 96% 감소하였다. 반면 만성질환으로 인한 사망자는 1900년 인구 10만 명당 약 350명에서 1970년에는 인구 10만 명당 약 690명을 차지하여 97% 증가했다. 1970년 이후 특히 1980년경부터 후천성면역결핍증후군으로 인한 사망이 일시적으로 증가했지만, 만성질환으로 인한 사망 추세는 비교적 안정된 상태에서 지속적으로 증가하고 있다. 이러한 질병 발생 패턴의 전환은 농업사회에서 산업사회로 이행되어 오늘날 한국을 포함하여 대부분의 선진국에서 관찰할 수 있다.

그 개략적인 질병 발생 추이의 특성을 감염병모형(infectious disease model), 만성질환모형(chronic disease model) 및 사회변혁질병모형(social transformation disease model)으로 나누어 살펴보았다.

① 감염병모형에 의한 질병 발생

전형적인 농경사회는 감염병모형(A)에서 묘사되는 일련의 사건들을 만들어냈다(그림 1-2-5). 농업중심 시대는 대부분 국가에서 토지에서 식량을 수확하기 위해 대가족이 필수적이었기 때문에 출산율이 매우 높았다. 따라서 1900년에는 당시 세계인구의 52%가 21세 미만이었고, 65세 이상 인구는 3%에 불과했다. 이러한 유형의 인구피라미드는 오늘날의 (선진국의) 도시 빈민가나 개발도상국에서 볼 수 있는 전형적인 모습으로 이런 곳에는 여전히 감염병 발생 모형을 적용할 수 있다. 항생제가 개발되기 전인 120여 년 전에는 특별한 치료법이 없었기 때문에 기생충질환[parasitic diseases; 현재의 소외열대질환(neglected tropical disease, NTD)에 해당], 전염성질환(infectious diseases), 영양실조 등으로 인한 영유아 사망률이 높았다. 당시 5세 미만의 영·유아 사망률이 전체 사망률의 34%를 차지했다.

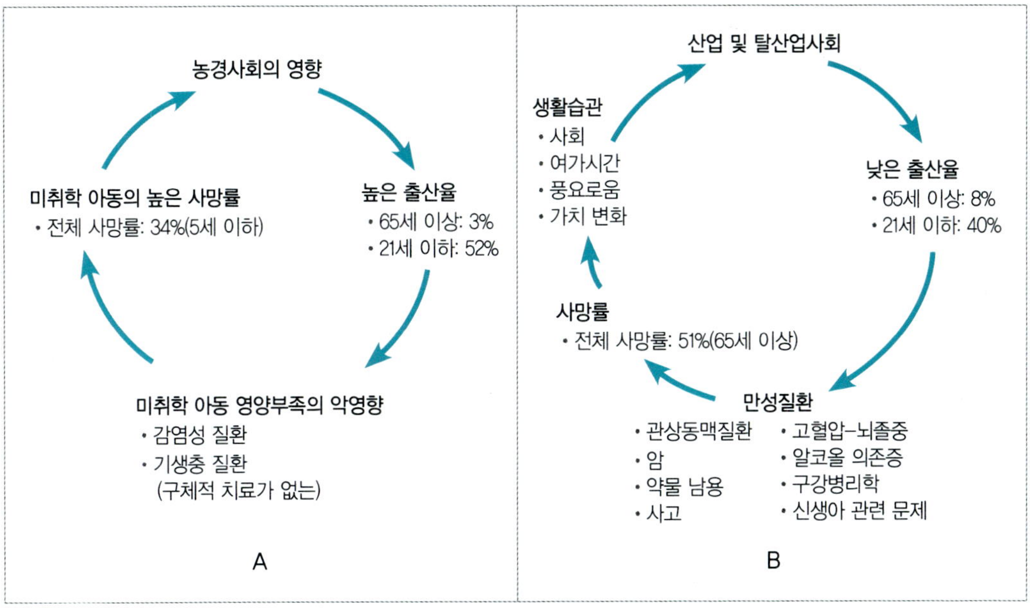

그림 1-2-5 감염병모형(A)과 만성질환모형(B)에 의한 질병 발생

출처: Alan Dever GE. The pursuit of health. Soc Indic Res 1977;4:475-497. p.485-6.
(Alan Dever GE. Community Health Analysis: Global Awareness at the Local Level. 2nd ed. Maryland; An Aspen Publication. 1991. p.9-10를 재인용)

② 만성질환모형에 의한 질병 발생

산업화시대의 질병 발생은 만성질환모형(B)으로 설명할 수 있다(그림 1-2-5). 건강하지 않은 사회적, 신체적, 정서적, 환경적 생활양식은 풍요, 가치 변화 및 여가가 늘어난 결과로 흔히 나타난다. 이러한 전반적인 사회 변화와 더불어 출산율이 하락하였다. 1970년에는 21세 미만 인구가 40%로 감소하였고, 65세 이상 인구가 8%로 증가했다. 이에 따라 고령층의 질병이 더욱 두드러져 전체 사망의 51%가 65세 이상에서 발생하였다. 3대 만성질환인 심장병, 암, 뇌졸중으로 인한 사망은 1970년 당시 주요 선진국 전체 사망의 60%를 상회하였고, 1985년에는 거의 70%에 달했다.

현대사회는 지식 자본이 권력, 번영, 사회복지의 열쇠가 되는 지식 · 정보혁명을 겪고 있다. 이는 산업혁명을 특징짓는 원자재 중심의 산업, 노동집약적 제조품의 공정과정과 극명한 대조를 이룬다. 이러한 변화로 전염성질환이나 만성질환 모형과 몇 가지 차이가 있는 새로운 순환주기 모형이 등장하였다.

③ 사회변혁질병모형에 의한 질병 발생

정보통신기술(information and communication technology, ICT)을 중심으로 한 정보화

시대와 제4차 산업혁명을 맞이한 오늘날에는 과거의 감염병 또는 만성질환모형을 뛰어넘는 새로운 개념적 모형이 필요해졌다. 이런 새로운 질병 패턴을 반영하기 위해 사회변혁질병모형이 고안되었다(그림 1-2-6). 사회변혁질병모형은 사회적 병리를 생성하는 사회적 및 인구통계학적 패턴을 설명한다. 즉, 이 모형은 우리 미래가 점점 더 많은 사회적 기능 장애, 환경적 혼란과 재난, 그리고 (저출산 · 고령화의) 주요 인구통계학적 도전에 직면하게 될 것이라고 가정한다. 이 모형의 순환주기에 크게 영향을 미치는 요인으로는 사회적 가치와 윤리적 딜레마를 들 수 있다.

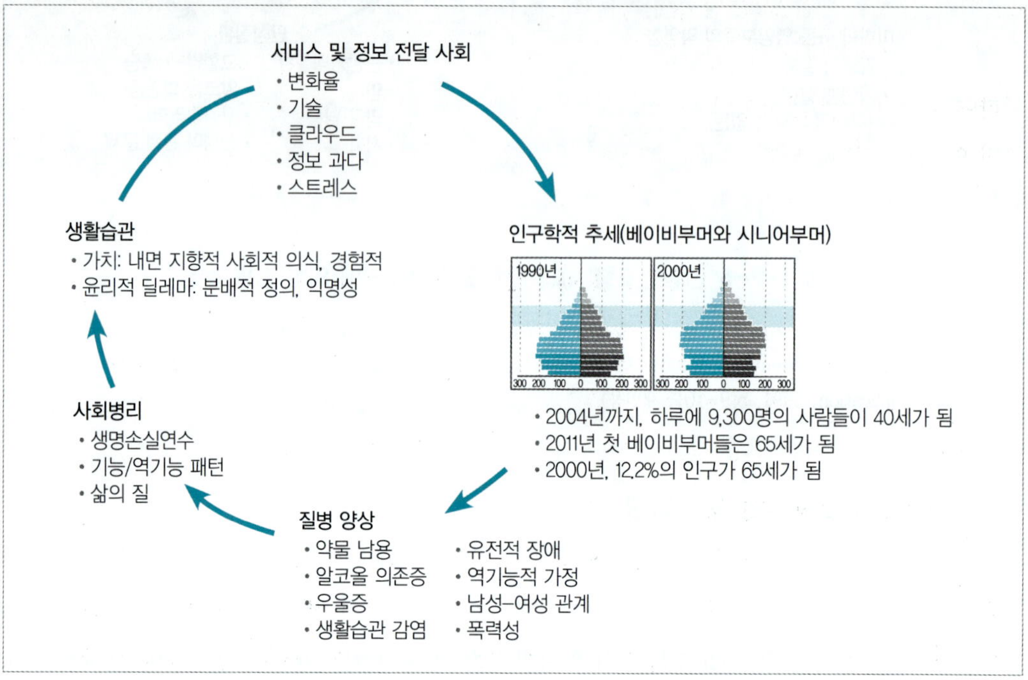

그림 1-2-6 사회변혁질병모형에 의한 질병 발생

출처: Alley JW et al. Social Transformation Model: Human Development and Disease Patterns. Datalog File No.87-1153. Stanford Research International 1986:1-29. p.9.
(Alan Dever GE. Community Health Analysis: Global Awareness at the Local Level. 2nd ed. Maryland; An Aspen Publication. 1991. p.11를 재인용)

(2) 지역사회 보건사업의 미래 방향

오늘날 국제사회는 포스트 코로나시대를 맞이하여 과거 그 어느 때보다도 신종감염병과 만성질환에 의한 이중부담에 직면할 것으로 예측된다. 즉, 국가의 보건체계에 단기적으로 미칠 COVID-19 유행에 즉각 대응할 수 밖에 없는 사회적 압박이 만성질환이나 장기요양으로 인한 기존 부담에 추가되어 '질병의 포스트팬데믹 이중부담(post-pandemic double burden of disease)'을 유발할 실제 위험을 안고 있다(Chan AHY et al, 2021). 결국 대부분 사람들이 기저질환 상태의 관리를 이전보다 더 집중하지 못한 채 미룸으로써 대유행 이후 초래될 건강 위기에 놓이게 된다. 더욱이 ICT 기반의 제4차 산업혁명시대임에도 불구하고 한국 사회는 코로나 블루(Corona Blue, 코로나 우울)에 더불어 사회변혁질병모형에서의 예견처럼 정신건강질환이 만연하여 더 큰 위기에 처할 수 있다(이소희, 2021; 김동진, 2022).

따라서 지난 코로나 대유행 시기에 한국 정부는 COVID-19 감염자의 격리 준수, 감염자와 접촉자의 동선 추적, 질병 전파 흐름의 모델링 분석, 원격의료 등에서 디지털 의료기술을 활용하여 개인과 사회의 안전을 확보하는 데 크게 도움을 받은 바 있다(김도경, 2021). 또한 코로나-19 유행이 시작된 2020년 상반기부터 한 농촌지역의 고혈압 · 당뇨병등록교육센터는 유튜브(YouTube) 비대면 자가-관리교육(non-face-to-face self-management education)을 운영하여 등록자인 노인 고혈압 환자들의 건강 · 여가 패러다임의 변화를 주도하였을 뿐만 아니라 국민 안전에 지지대 역할을 하고 있음을 실증적으로 밝혔다(손효림 등, 2021). 이렇듯 우리 국가는 세계 어느 국가보다 디지털 인프라, 경제성, 사용성, 기술 및 혁신에서 앞서 있기에 이러한 ICT 환경을 기반(OECD, 2021)으로 ODA 수여국에서 공여국으로 탈바꿈해 온 지난 70여년 동안 축적된 지역사회 보건사업의 유산과 노하우를 접목하여 선도적으로 대응할 필요가 있다. 2022년 5월에 출범한 윤석열정부의 110대 국정과제(제20대 대통령직인수위원회, 2022)에 '국민이 아프지 않고 건강하게 생활할 수 있도록 ICT 혁신 기술 기반의 건강 · 의료서비스 확대'를 담은 '예방적 건강관리 강화' 목표가 제시되어 있어 제5차 국민건강증진종합계획(HP2030)의 달성과 함께 지역사회는 이를 적극 반영하여 보건사업의 미래를 힘차게 열어나가야만 한다.

참고문헌

일차보건의료와 한국의 지역사회 보건사업

김춘배, 정무권, 박은영, 이규재, 이서현, 최정란 등. 일차보건의료: 티카풀네팔이 강화대한민국를 만나다! -국제개발과 지역개발의 연계와 성과-. 박영사. 2019.

대한예방의학회. 예방의학과 공중보건학. 제2판 수정증보판. 계축문화사. 2015. p.861.

박윤재. 1940-60년대 농촌위생연구소의 설립과 활동. 역사와 현실 2009;72:253-287.

이무식, 이경수, 이중정, 황태윤, 이진용, 유원섭 등. 우리나라 고혈압·당뇨병 예방관리사업 정책 동향과 분석 그리고 한국형 만성질환 예방관리 모형. 농촌의학·지역보건 2020;45(1):13-40.

지정옥, 신유선. 새로운 건강사업을 위한 간호와 시범사업 -강화지역사회 보건의료사업을 중심으로-. 대한간호 1976;15(2):15-18.

Brown TM, Fee E. The Bandoeng Conference of 1937: A milestone in health and development. Am J Public Health 2008;98(1):42-43.

Chen PC, Tuan CH. Primary health care in rural China: Post-1978 development. Soc Sci Med 1983;17(19):1411-1417.

Cueto M. The origins of primary health care and selective primary health care. Am J Public Health 2004;94(11):1864–1874.

Fatović-FerenčićS, Kuhar M. Imagine All the People: Andrija Štampar's ideology in the context of contemporary public health initiatives. Acta Med Hist Adriat 2019;17(2):269–284.

Foets M, Berghmans F, Janssens L. The Primary Health Care Project in Belgium: A survey on the utilization of health services. Soc Sci Med 1985;20(3):181–190.

Friedrich MJ. Declaration of Astana emphasizes primary care as key to world health. JAMA 2018;320(23):2412.

Idler EL. Religion as a Social Determinant of Public Health. Oxford Scholarship Online. 2014. Braley MB. 21. The Christian Medical Commission and the World Health Organization.

Johnson KG. Analyzing your health delivery system. Yonsei Med J 1970;11(2):208–219.

Lawn JE, Rohde J, Rifkin S, Were M, Paul VK, Chopra M. Alma-Ata 30 years on: Revolutionary, relevant, and time to revitalise. Lancet 2008;372(9642):917–927.

Liao S. The health station of the first inner ward, Peiping: Its history and legacy. Zhonghua Yi Shi Za Zhi 2015;45(5):286–294.

Litsios S. Selskar Gunn and China: The Rockefeller Foundation's other approach to public health. Bull Hist Med 2005;79(2):295–318.

Litsios S. The long and difficult road to Alma-Ata: A personal reflection. Int J Health Serv 2002;32(4):709–732.

Muller F. Primary health care programs in Latin America. Rev Sanid Hig Publica (Madr). 1980;54(11–12):1277–1289.

Rasanathan K, Evans TG. Primary health care, the Declaration of Astana and COVID-19. Bull World Health Organ 2020;98(11):801–808.

Sich D, Kim IS, Kim YK, Yang JM. The health post project: An approach to improve health care delivery at the grass-roots in rural Korea. Yonsei Med J 1975;16(1):50–60.

Walraven G. The 2018 Astana Declaration on Primary Health Care, is it useful? J Glob Health 2019;9(1):010313.

World Health Organization. Hospitals and Health for All, Report of a WHO Expert Committee on the Role of Hospitals at the First Referral Level, Technical Report Series, No.744. 1987.

World Health Organization. The World Health Report for 2008. Primary Health Care: Now More Than Ever. 2008.

World Health Organization West Pacific Regional Office. 70 Years Working Together for Health: The World Health Organization and The Republic of Korea. 2016.

Zhang QN, Liao SS, Zhang KL. The establishment of Ting Hsien Experimental Project of rural health service and its influence. Zhonghua Yi Shi Za Zhi 2016;46(4):221-228.

지역사회 보건사업의 역사적 변천 및 미래 방향

관계부처합동. 제5차 국민건강증진종합계획. 2021.
김도경. 디지털 의료기술의 두 얼굴 -공공의 안전과 갈등하는 개인의 권리-. 한국의료윤리학회지 2021;24(1):17-29.
김동진. 2022년 건강정책 전망과 과제. 보건복지포럼 2022;303:25-41.
김춘배, 박종구, 최헌, 신계철, 함수근, 김은미. 소규모 지역간 결핵관리사업 성과에 대한 시계열분석 -전국 234개 시·군·구 보건소의 환자등록자료를 중심으로-. 결핵및호흡기질환 2000;48(6):837-852.
보건복지부·한국건강증진개발원. 2021년 지역사회 통합건강증진사업 안내. 2021. Available from: URL: http://www.mohw.go.kr/react/index.jsp
손효림, 박소윤, 용희정, 고예진, 정다운, 원은숙 등. 코로나 팬데믹시대에 지역사회 기반의 YouTube 비대면 자가교육 프로그램 운영과 고혈압 환자의 만족도. 보건교육건강증진학회지 2021;38(5):85-101.
윤매옥. 한국인을 위한 간호선교사 엘리자베스 쉐핑(Elizabeth J. Shepping, RN)의 교육과 전인적 간호. 지역사회간호학회지 2016;27(1):60-71.
이꽃메, 김화중. 일제강점기 '간호부규칙(春詞語親明)'에 관한 연구. 지역사회간호학회지 1998;9(2):291-302.
이봉숙, 한영란, 양숙자. 근대 보건간호의 역사적 고찰. 농촌의학·지역보건 2018;43(2):114-124.
이소희. 코로나19 팬데믹과 정신건강. 신경정신의학 2021;60(1):1.
이순형. 우리나라 기생충 질환의 변천사. 대한의사협회지 2007;50(11):937-945.
이승익. 한국 가족계획 사업에 관한 소고. 예방의학회지 1977;10(1):138-141.
이주열, 박천만, 서미경, 최은진. 지역사회 보건교육. 보건교육건강증진학회지 2007;24(4):239-247.
정백근. 지역 건강불평등 완화를 위한 정책 수립 방안과 지역보건의료계획의 의의. 보건복지포럼 2018;6:50-61.
정준호, 김옥주. "모든 것은 기생충에서 시작되었다" -1960-1980년대 한일 기생충 협력 사업과 아시아 네트워크-. 의사학 2018;27(1):49-88.
제20대 대통령직인수위원회. 윤석열정부 110대 국정과제. 2022. Available from: URL: http://www.korea.kr
차경미. 지역사회보건간호학 세트. JMK. 2017.
한국건강증진개발원. 국내외 건강정책 분석을 통한 국민건강증진종합계획 추진 방향. 2018.
한국건강증진개발원. 지역보건의료계획 수립 및 활성화 지원. 2021. Available from: URL: https://www.khealth.or.kr
Alan Dever GE. Community Health Analysis: Global Awareness at the Local Level. 2nd ed. Maryland; An Aspen Publication. 1991.

Alan Dever GE. The pursuit of health. Soc Indic Res 1977;4:475–497.

Alley JW, Alan Dever GE, Wade TE. Social Transformation Model: Human Development and Disease Patterns. Datalog File No.87–1153. Stanford Research International 1986:1–29.

Bae SS, Lee SW, Kim JW, Lee SM. New approach to strengthening of local public health system. Seoul: Research Institute for Healthcare Policy. 2010.

Chan AHY, Horne R. Preventing a post–pandemic double burden of disease in the COVID–19 pandemic. Glob Adv Health Med 2021;10:1–3.

OECD. Development Co–operation Report 2021: SHAPING A JUST DIGITAL TRANSFORMATION. 2021. Available from: URL: http://www.oecd–ilibrary.org

기본문제

1. WHO의 일차보건의료 접근이 한국의 지역보건사업과 어떻게 연계되며, 지역보건사업에 어떤 영향을 끼쳤는지 설명하시오.
2. 한국 지역사회 보건사업의 역사적 변천을 설명하시오.

심화문제

1. (한국) 지역사회 보건사업의 역사적 확산과정에서 일차보건의료의 철학과 개념이 왜 중요한지를 설명하시오.

제2장

근거 기반 보건사업관리

편집위원 | 강은정
검토위원 | 박남수
집 필 자 | 김영복, 김춘배, 이주열

1 보건사업관리의 개념

학습목표

- 보건사업관리의 개념 및 영역을 설명할 수 있다.

1.1 보건사업관리의 정의

보건사업관리는 사업을 실행하는 데 필요한 보건의료자원을 관리 · 운영하고, 여건에 적합한 방법을 활용하여 사업목표가 달성되도록 지원하는 활동이다.

보건사업관리에는 보건사업에 대한 관리뿐만 아니라 조직 및 인력의 운영에 대한 조직관리 영역의 일부가 포함된다. 프로그램 개발과정은 엄밀한 의미에서 사업관리 영역과는 구분된다. 사업관리는 사업이 결정된 이후부터 실행계획을 수립하고, 필요한 인적 · 물적 자원을 동원하고 예산을 확보하고 정보를 관리하는 활동과 관련된다. 실행과정에서는 사업 홍보, 지역사회 네트워크 구축, 주민참여 등 다양한 접근전략이 모색되어야 한다. 이 부분은 실행계획에 포함해야 할 세부내용이라고 할 수 있다. 계속사업의 경우에는 그 실행결과를 평가하여 그다음 사업계획 및 실행계획에 반영하여야 하므로 보건사업관리에서는 성과평가 이외에 실행에 대한 과정평가도 중요하게 고려된다.

1.2 보건사업관리와 보건의료관리의 개념 비교

보건사업관리(health program management)와 보건의료관리(health care management)는 개념적으로 분명히 구분할 수 있다. 먼저, '보건사업관리'는 통상 보건사업을 실행하는 데 필요한 보건의료자원을 관리 · 운영하고, 그 여건에 적합한 방법을 활용하여 사업목표가 달성되도록 지원하는 활동이다. 즉, '보건사업관리'는 전통적으로 사업 주체(일반적으로 보건소에 해당)가 보건사업을 효율적으로 추진하기 위해 그 보건행정을 합리적으로 조직 · 운영하려는 모든 활동으로 정의할 수 있다. 따라서 성공적인 보건사업관리의 몇 가지 핵심 기능으로 모든 수준에서 효과적인 리더십과 감독, 지속적인 정책적 및 재정적 보장, 물리적 자원의 신뢰성 있는 공급 및 조정, 데이터와 정보의 효과적인 관리, 적절한 인센티브, 일관된 책무성 등을 매우 중요하게 강조한 바 있다(Gosling J et al., 2015).

반면에 '보건의료관리'는 국민의 건강을 보호 · 증진하기 위하여 국가 · 지방자치단체 · 보건의료기관 또는 보건의료인 등 누구나 자신에게 부과된 책임, 예컨대 국가와 지방자치단체의 경우 필요한 법적 · 제도적 장치를 마련하고 이에 필요한 재원(財源)을 확보하며 기본적인 보건의료 수요를 형평에 맞게 충족하고, 보건의료인의 경우 자신의 학식과 경험, 양심에 따라 환자에게 양질의 적정한 보건의료서비스를 제공하는 노력을 일컫는다. 이런 맥락에서 이미 국내 학계에서는 '보건의료관리'를 보건의료와 관련된 제반 현상을 연구대상으로 하는 과학의 한 분야로 일명 '보건관리학' 또는 '의료관리학(health policy and management)'으로 통칭하기도 한다(신영수 등, 2013). 하지만, 이 장에서는 구분이 필요하지 않는 한 광의의 개념인 '보건의료관리'나 협의의 개념인 '보건사업관리'를 '보건사업관리'로 통일해서 사용하고자 한다. 이는 보건의료관리 또는 보건사업관리의 대상자(subject)인 환자(patient)나 지역주민(community residents)이 환자나 지역주민임을 뛰어넘어 시장경제 중심의 국민 주권을 요구하는 고객(customer)이나 소비자(consumer)로서 눈높이가 높아진 즉, 공급자 중심에서 수요자 중심으로 바뀐 보건의료서비스 산업의 특성을 반영해야 하는 시대를 맞이하고 있기 때문이다.

1.3 보건사업관리의 구성요소

보건사업관리의 구성요소는 대상 사업의 유형이나 규모에 따라 다소 차이는 있지만, 경제성장과 함께 제반 보건의료제도 여건의 성숙으로 현재 정부(보건복지부, 시 · 도, 시 · 군 · 구) 차원에서 주관하는 보건사업은 신종감염병의 유행 등으로 인한 특별한 사업을 제외하고는 대부분이 정형화되어 있다. 이에 따른 우리나라 보건사업의 수행 절차를 『2021년 지역사회 통합건강증진사업 안내』를 참고하여 살펴보면, 〈그림 2-1-1〉과 같다. 통상 모든 사업은 국고보조금으로 수행되기 때문에 매해 9월경에 중앙정부(보건복지부, 질병관리청)는 국고보조금을 광역지방자치단체(시 · 도)를 거쳐 기초지방자치단체(시 · 군 · 구)에 사전통보(임시통보, 가내시)한다. 이에 보건사업담당자(시 · 군 · 구)는 국고보조금을 토대로 다음 연도의 사업계획을 수립하고 예산(국비에 따른 지방비는 50% 이상 보조율 대응)을 편성한다. 이렇게 작성된 사업계획을 시 · 도에 제출하면, 지침(안내서)에 따라 사업내용의 적정성, 합리적 성과목표 설정, 예산 편성의 유

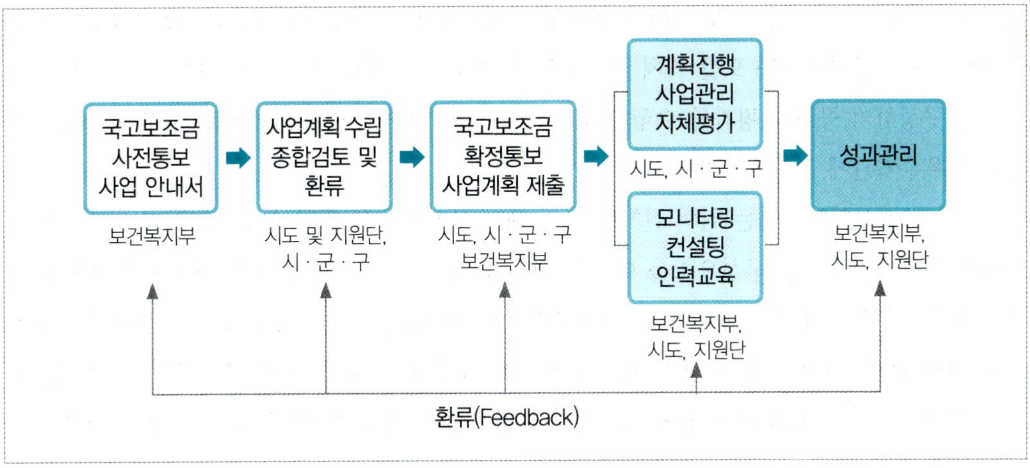

그림 2-1-1 보건사업 수행 절차

출처: 보건복지부, 한국건강증진개발원. 2021년 지역사회 통합건강증진사업 안내. 2020. p.7

의사항 등은 (시 · 도)지원단의 협조를 받아 종합검토되어 그 환류 결과가 중앙정부에 보고된다.

중앙정부가 그해 연말(12월)에 다음 연도의 국고보조금을 확정통보하면, 지방정부는 확정된 예산에 따라 지역적 특성, 주민요구, 평가지표 등을 고려하여 최종 사업계획서를 작성하여 시 · 도를 거쳐 중앙부처에 제출한다. 사업담당자는 사업계획에 따라 해당 기간 동안 사업을 수

표 2-1-1 보건사업관리의 공통 구성요소

구성요소	개념
사업대상자 선정에 의한 중재	지침이나 (이론적) 모형의 초점에 따라 (위험이 있는) 대상자 선정(예: 고령노인집단, 특정 질병에 의한 고위험군이나 환자)
대면/비대면 접촉	환경적 사항을 고려하여 지역주민(고객)과는 통상 대면(코로나-19의 경우 비대면)으로 접촉하여 대상자를 사정(assessment)하거나 사업을 수행
대상자에 대한 포괄적 최초 사정(평가)과 모니터링	(특정 사업) 지침에 따라 대상자의 의학적, 사회적 지지 및 심리사회학적 요구를 포괄적으로 최초 사정하고, 필요 시기마다 주기적으로 모니터링
팀 접근법과 자원 연계	지역사회(생활터)의 한계를 극복하고, 통합적 서비스(사업내용)를 제공하기 위해 다학제 간의 팀 접근법 활용과 지역자원 연계
주민-중심의 참여 접근	서비스 이용을 제고하여 효과를 극대화하기 위해 주민-중심의 참여 접근방법을 도모
지역사회 기반 서비스 제공	특정 (임상)치료를 목적으로 한 의료기관(보호시설) 기반 이용을 피하거나 지연하기 위해 지역사회 기반 서비스에 초점을 두어 제공, 가정 또는 지역사회 친화적인 이용자(주민)의 욕구를 충족하기에도 용이

출처: 지역보건연구회(역). 만성질환 통합관리 프로그램 -포괄적 케어조정 소개 및 사례-. 계축문화사. 2014. p.104를 인용하여 재구성

행하고 그 운영 현황 및 성과에 대해 내외부 모니터링과 자체평가를 실시한 후 결과보고서를 차차년도 2월 말까지 시 · 도를 거쳐 중앙부처에 제출한다. 이때 시 · 도 및 중앙정부는 각각 평가단을 구성하여 공정한 평가를 수행하여 그 결과를 해당 지자체에 환류하고, 우수기관을 선정하거나 우수기관에 포상을 한다.

따라서 보건사업담당자는 위의 절차에 따라 해당 보건사업을 원활하게 수행하기 위해서는 보건사업관리의 기본적인 구성요소를 이해할 필요가 있다. 다양한 차원에서 개발되고 운영된 보건사업임에도 불구하고, 성공적인 보건사업의 관리를 위한 공통 구성요소로는 사업대상자 선정에 의한 중재, 대면/비대면 접촉, 대상자에 대한 포괄적 사정(평가)과 모니터링, 팀 접근법과 자원 연계, 주민-중심의 참여접근, 지역사회 기반 서비스 제공 등(표 2-1-1)을 들 수 있다.

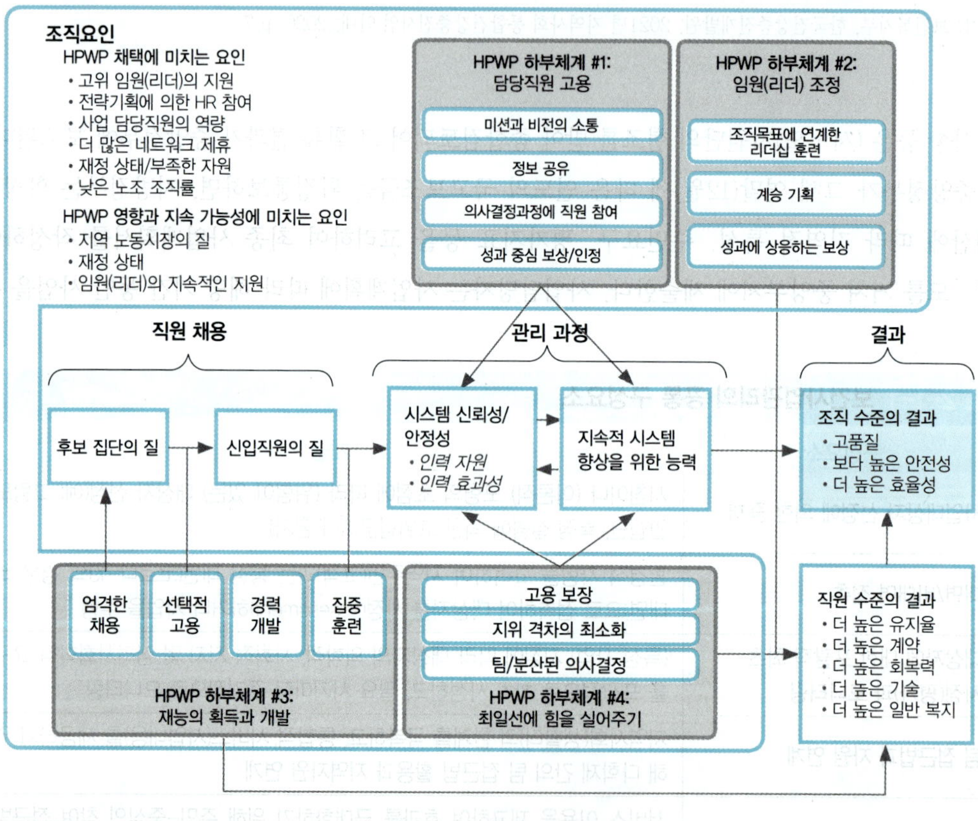

HPWP: high-performance work practice(고성과업무실행(안), 高成果業務實行(案))
HR: human resource(인적자원)

그림 2-1-2 보건의료관리에서 고성과업무체계: 사전-근거 모형의 개발

출처: Garman AN et al. High-performance work systems in health care management, part 1: development of an evidence-informed model. Health Care Manage Rev 2011;36(3):201-213.

더 나아가 보건사업관리를 수행하는 모든 주체(보건의료기관이나 사업담당자)는 자신의 조직 생존과 직결되는 보다 나은 품질의 보건의료서비스를 제공하기 위해 즉, 〈그림 2-1-2〉와 같이 높은 성과를 산출할 수 있는 제반 업무체계를 구축해야 한다. 보건의료기관은 자신의 조직요인뿐만 아니라 내부고객인 직원의 참여, 조직목표를 지향하는 리더, 역량 있는 인재의 확보 및 개발, 고객과 대면하는 직원에게 권한 이양 등의 하부체계로 이루어진 고성과업무체계(high-performance work systems)하에 해당 조직과 직원 수준에서 결과를 평가하고 환류해야 한다(Garman AN et al., 2011).

참고문헌

신영수, 김용익. 의료관리. 개정판. 서울대학교출판문화원. 2013.

이주열, 이무식, 유광수, 이진용. 보건사업관리. 군자출판사. 2011.

이주열. 보건행정학. 제2판. 계축문화사. 2021.

이주열. 보건교육학. 제3판. 계축문화사. 2021.

지역보건연구회(역). 만성질환 통합관리 프로그램 -포괄적 케어조정 소개 및 사례-. 계축문화사. 2014. (Schraeder C, Shelton P. Comprehensive Care Coordination for Chronically Ill Adults. John Wiley-Blackwell. 2011.)

Garman AN, McAlearney AS, Harrison MI, Song PH, McHugh M. High-performance work systems in health care management, part 1: Development of an evidence-informed model. Health Care Manage Rev 2011;36(3):201-213.

Gosling J, Case P, Tulloch J, Chandramohan D, Wegbreit J, Newby G, et al. Effective program management: A cornerstone of malaria elimination. Am J Trop Med Hyg 2015;93(1):135-138.

Porta M. A Dictionary of Epidemiology. 5th ed. International Epidemiological Association. Oxford University Press. 2008.

기본문제

1. 보건사업관리와 보건의료관리의 개념 차이는 무엇인가?

심화문제

1. 보건사업관리 영역의 주요 내용은 무엇인가?

2 근거 기반 보건사업관리의 개념과 역할

학습목표

- 근거 기반 보건사업관리의 개념을 설명할 수 있다.
- 근거 기반 보건사업관리의 역할을 설명할 수 있다.

2.1 '근거' 또는 '증거'의 개념 대두

과학적 진보는 이미 기존 학계에서 일반적으로 수용된 사실과 이론의 '축적에 의한 발전'으로 인식되었다. 하지만, 토머스 쿤(Thomas Samuel Kuhn, 1922–1996)은 『과학혁명의 구조』의 저술을 계기로 정상 과학에서의 진보에 대한 일반적인 인식을 비평하면서 그 개념적인 연속성이 혁명적인 과학의 시기에 의해 도전을 받는 불연속적인 모형을 제안하였다. 즉, 과학혁명의 기간에 발견된 '이상 현상'은 새로운 패러다임을 불러일으키며, 이는 오래된 데이터에 대하여 새로운 질문과 함께 이전 패러다임의 '수수께끼 풀기'를 넘어 게임의 법칙과 새로운 연구의 방향을 지시하는 학문의 '지도'를 변경하게 된다는 것이다(조형, 1980).

1885년부터 2020년까지 지난 135년 동안 보건의료 분야는 페니실린(penicillin)과 스트렙토마이신(streptomycin) 등 항생제와 함께 백신(vaccine)의 개발로 이 지구상에서 감염병을 곧 모두 뿌리 뽑을 수 있다고 암시하였다. 또한, 초음파검사(ultrasonography), 컴퓨터단층촬영(computed tomography, CT), 자기공명영상(magnetic resonance imaging, MRI) 등의 진단방법 발명이나 개방심장수술(open heart surgery), 고관절치환술(hip joint replacement), 신장이식(renal transplantation), 시험관내 수정(in vitro fertilization) 등의 치료방법의 도입은 인간의 수명을 극적으로 늘려 주었을 뿐만 아니라 불행을 끝낼 수 있다는 희망을 불러일으켰다. 지난 한 세기가 넘도록 가속화된 이러한 의학혁명으로 서구 유럽 선진국의 영아사망률은 천 명당 140명에서 5명으로 감소했으며, 평균수명 역시 50세 이하에서 80세 가량으로 증가하였다. 그러나 오늘날 임산부 입덧 치료제인 탈리도마이드(Thalidomide)에 의한 신생아 팔다리 결손의 선천성기형 발생과 같은, 각종 치료시술의 예기치 않은 위해사고, 사스(severe acute respiratory syndrome, SARS), 메르스(Middle East respiratory syndrome, MERS), 코로나바이러스감염증-19(COVID-19)을 포함한 신종감염병(new emerging infectious diseases)의 발현으로 공중보건위기, 비만, 당뇨병, 심혈관계질환 등의 만성질환의 유병률 증가, 매년 급증하는 의료비 부담으로 인한 경제적 위협, 계층 간 또는 지역 간 건강격차로 인한 건강불평등(health inequalities)의 심화 등은 고전적인 의학의 접근방식에 대한 회의를 야기하였다. 물론 수명 증가와 영아사망률의 감소가 의학적 처치보다 경제적 여건의 개선에 더 기인한다는 토마스 맥코운(Thomas McKeown, 1912-1988)의 주장이나 의학이 이득(benefit)보다는 위해(harm)를 더 많이 가져왔다는 이반 일리치(Ivan Illich, 1926-2002)의 일침은 현실과는 약간 동떨어질는지는 몰라도 많은 임상의사들에게 자신들의 기존 처방과 치료법의 가치에 대해 스스로 반문하게 만들었다. 더구나 병상의 환자들의 상태가 예상치 않게 악화될 때는 지혜의 보고라 믿어온 몇몇 교과서의 지식으로는 별 도움이 되지 않기에 수없이 발표되는 다양한 논문들에 눈을 돌리게 되었다(전현우 등, 2018).

1997년 이후로는 의학도서관뿐만 아니라 인터넷을 통해 일반인도 무료로 쉽게 접속 가능한 펍메드(PubMed: 미국 국립보건원 산하 미국립의학도서관의 정보검색시스템으로 생명과학과 생의학 분야의 논문서지 정보데이터베이스의 검색엔진)의 대중화, 통계학적 측면에서의 체계적 문헌고찰(systematic review)이나 메타분석(meat-analysis)의 접근용이성을 한 축으로 1993년 코크란 연합(The Cochrane Collaboration)의 창립에 따른 관련 근거/기반의 제공이 보다 더 활발해졌다. 이에 근거중심의학 또는 증거기반의학 또는 근거기반의료(evidence-based medicine)(김수영 등, 1998; 임지혜, 2008; 박현아, 2010; 전현우 등, 2018), 근거기반간호(evidence-based nursing)(최명애 등, 2011), 근거중심진료 또는 근거기반실무(evidence-based practice)(이정권 등, 2000; Ollendick TH, 2014; 오의금 등, 2016; McMenamin A et al., 2019), 근거기반보건의료(evidence-based healthcare)(황정해, 2008), 근거중심보건정책 또는 근거중심보건의료정책(evidence-based health policy)(이선희, 2001; 김남순, 2013), 근거중심공중보건사업(evidence-based public health program)(Koh H, 2014) 등의 개념 확산과 학문 영역이 출현하면서 최근 그 활용이 더욱 가시화되었다.

2.2 보건사업관리에 '근거 기반'의 개념 적용

1990년대 중반부터 한국 보건의료계에도 'evidence-based'란 용어가 '근거 중심'으로 번역되어 처음 도입하면서 학계나 전문가에 따라 '증거 기반' 또는 '근거 기반' 등 다양한 표현을 혼용하였다. 우선 '근거'나 '증거'의 두 국문용어 모두 어떤 주장을 담고 있는 가설 · 이론 · 판단을 옹호하기 위해 쓰이는 자료를 뜻하는데, 법률적 효력과 같이 뒤집기 어려운 경우에 '근거'보다는 '증거'라는 용어를 더 흔히 사용하기도 한다. 하지만 현재 의과학이 제시한 연구결과가 가설을 확실히 뒷받침한다고 주장하기 어렵고, 원리상 최선의 판단도 뒤바뀔 수 있다고 묵인하기 때문에 보건의료계에서는 영문용어 'evidence'를 '증거'보다 '근거'라는 국문용어를 더 선호한다. 또한 'based'라는 용어는 '중심'이나 '기반'으로 표현되는데, 이 용어는 ① 근거와 개별 보건의료인의 의사결정이나 ② 보건당국의 (임상진료 또는 보건사업) 지침과 같은 보건의료 실무 사이의 관계를 의미한다. 물론 '기초가 되는 바탕 또는 사물의 토대'라는 '기반'과 '사물이나 행동에서 매우 중요하고 기본이 되는 부분'이라는 '중심'의 (국립국어원 표준국어대사전의) 사전적 풀이를 감안할 때, 보건사업관리 영역에서는 '중심'보다는 '기반'을 우선 고려할 수 있다(전현우 등, 2018).

통상 환자를 대상으로 의료행위를 제공하는 (보건)의료기관보다는 지역주민 대상의 특정 보건의료서비스의 중재 효과뿐만 아니라 지역사회 구성원들이 수용하는 사회적 가치와도 부합해야 하기 때문에 본 교재에서는 '보건사업관리'에다 '증거 중심'이란 용어보다는 더 적합하다고 판단되는 용어 '근거 기반'을 적용하여 '근거 기반 보건사업관리'로 통일하여 사용하고자 한다.

2.3 근거 기반 보건사업관리의 정의와 영역

1) 근거 기반 보건사업관리의 정의

이미 제1절에서 보건사업관리는 '보건사업을 실행하는 데 필요한 보건의료자원을 관리 · 운영하고, 지역사회 여건에 적합한 방법을 활용하여 사업목표가 달성되도록 지원하는 활동'이라고 정의한 바 있다. 그렇다면 '근거 기반 보건사업관리(evidence-based health program management)'를 무엇이라고 정의할 수 있을까?

우리 한국 사회는 1945년 해방 이후 현재까지 정치, 경제를 포함한 삶의 모든 영역이 급성장으로 인해 급격하게 변화했다. 또한 감염병에서 만성질환으로 질병 발생의 역학적 변천을 겪으면서 1995년 「지역보건법」과 「국민건강증진법」 등이 제정되었다. 이와 함께 지방자치시대가 도래함에 따라 삶의 질 향상 차원에서 건강수명 연장 및 지역격차 해소를 통한 건강형평성 제고를 위해 지역사회 또는 인구집단 기반의 각종 보건사업의 홍수시대를 맞이하고 있다. 또한 정보통신기술의 발전 및 빅데이터의 축적에 따른 자료의 범람과 분석기법의 변화 속도가 매우 빨라 지역사회 현장에서 관리자가 기존의 교과서나 지침에만 의존하여서는 보건사업을 원활하게 운영할 수 없게 되었다.

〈그림 2-2-1〉과 같이 지역사회 내에서 비만관리를 위한 중재(사업)에 따른 질병부담, 예방, 연구 및 결과를 중재(사업)에 다시 환류하는 이행과정에서 과학적 근거를 적극 활용할 것을 권장받고 있다. 즉, 사업관리자는 각 사업 현장에서 비만관리를 수행하면서 현재의 의료이용 단계에서 비만의 임상치료, 임상진료지침(clinical guide)과 지역사회지침(community guide)을 적절하게 적용하고 실천함으로써 얻는 예방적 부담 영역(preventable burden)의 크기를 늘려갈 수 있어야 한다. 특히 효과적인 임상진료지침이나 지역사회지침을 준수하지 못해 발생할 실패를 줄이도록 즉, 중재의 이행 격차(translation gap)를 최소화하여 질병부담(burden of illness)을 줄여야 한다. 더욱이 가까운 미래에 수많은 임상 또는 지역사회 중재연구로 검증되거나 밝혀질 영역(research gap)을 적극 찾아서 기본적인 지식에 유용하게 통합한 예방(의료)서비스를 제공해야 한다(최중명 등, 2011).

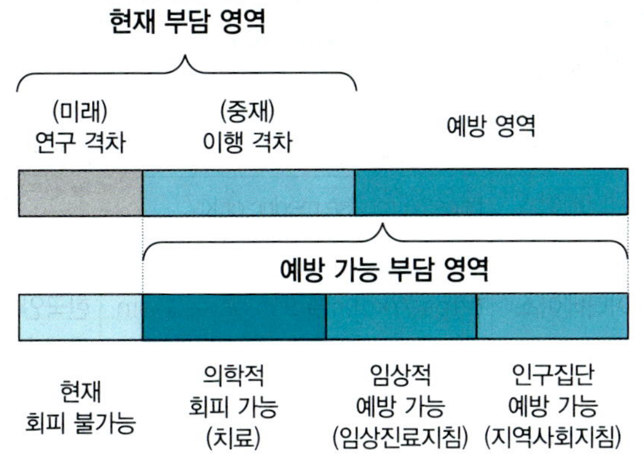

그림 2-2-1 비만관리사업에서의 과학적 근거의 활용

출처: Ockene JK et al. Integrating evidence-based clinical and community strategies to improve health. Am J Prev Med 2007;32:244-252. p.245

이에 본 교재에서는 '근거 기반'을 두 가지 측면에서 접목한 보건사업관리를 개념화하고자 한다. 현장 관리자가 보건사업의 근거를 '법(률)적' 성격을 띤 (중앙 또는 지방)정부의 지침(조례 포함)을 우선으로 하되, 지금 이 순간에도 실시간으로 올려지는 국내외 (보건의료)정보데이터베이스의 검색엔진에서 학문적 연구성과(논문)를 찾아 활용할 수 있도록 그 정보와 방향을 제공하는 데 있다. 따라서 '근거 기반 보건사업관리'는 '지역사회 현장 또는 대상 인구집단에서 보건사업을 실행하는 데 필요한 관련 법(률)적 또는 이론적 모형의 지역중재연구를 통해 검증된 학술적 근거를 기반으로 가용할 수 있는 보건의료자원을 관리 · 운영하고, 지역사회 여건에 적합하고 적절한 방법을 활용하여 사업목표가 달성되도록 지원하는 모든 활동'으로 정의하고자 한다.

2) 근거 기반 보건사업관리를 위한 근거의 영역

우선 보건사업 관리자는 현장에서 보건사업을 적절하게 실행하기 위해서는 사업내용상의 근거라고 할 수 있는 중재연구결과에서 제시되는 근거뿐만 아니라 보건사업관리의 행정적 근거가 되는 법(률)을 명확히 이해할 필요가 있다.

보건사업관리와 관련되는 각종 이론적 모형을 활용한 지역중재연구의 결과를 찾아볼 수 있는 국내외 (보건의료)정보데이터베이스의 검색엔진을 요약하여 제시하면 다음 〈표 2-2-1〉과 같다.

표 2-2-1 국내외 (보건의료)정보데이터베이스의 주요 검색엔진 찾아보기

국내 · 외	홈페이지명	홈페이지 주소	정보 제공 영역
국내	의과학연구정보센터(MedRIC)	https://www.medric.or.kr/	의학, 간호학, 치의학, 보건학 분야 등에서 발간되는 저널과 해외저널에 발행되는 한국연구자의 논문정보
	한국의학논문데이터베이스(KMBASE)	https://kmbase.medric.or.kr/	
	한국임상연구데이터베이스(KCTBASE)	https://kct.medric.or.kr/Main.aspx?menu=01&d=RCTLINKOUT	한국인 연구자가 한국인을 대상으로 수행된 임상연구 관련 논문을 주제별, 연구대상별, 연구설계 및 중재방법별로 분류
	한국간호학논문데이터베이스(KNBASE)	https://knbase.medric.or.kr/	MedRIC에서 운영 구축하는 한국 간호학 영역의 논문
	간호학연구정보센터	https://nursing.medric.or.kr/	한국간호학 연구영역의 논문
	한국치의학논문데이터베이스(KDBASE)	https://kdbase.medric.or.kr/	대한치의학회에서 주관하고 MedRIC에서 운영하는 치의학 분야 저널 제공
	한의약융합연구정보센터(KMCRIC)	https://www.kmcric.com/member/signup	한의약융합연구 관련 정보 제공
	근거중심임상질문 답변(EVIPEDIA)	http://www.evipedia.org/	근거중심임상 질문과 답변을 진료과별 및 주제별로 분류하여 제공
	의학전자도서관	http://www.medlis.kr/index.do	한국의학도서관협회에서 운영
	KoreaMed*	https://www.koreamed.org/	Korean Association of Medical Journal Editors(KAMJE)에서 운영
	학술연구정보서비스	http://www.riss.kr/index.do	한국교육학술정보원에서 운영
	과학기술학회마을	http://society.kisti.re.kr/index.jsp	과학기술 관련 정보 제공
	한국과학기술정보연구원(SCIENCE^{ON})	https://scienceon.kisti.re.kr/main/mainForm.do	과학기술 관련 정보 제공
	Google Scholar	https://scholar.google.co.kr/	일반 학술검색
국외	PubMed*	https://pubmed.ncbi.nlm.nih.gov/	MEDLINE, 생명과학저널 및 온라인서적의 생의학 문헌에 대한 3,300만 건 이상의 인용자료 보유
	Crossref*	https://www.crossref.org/	연구대상을 쉽게 찾고, 인용하고, 연결하고, 평가하며, 재사용도 가능

* '영어'로만 검색 가능, 나머지 검색엔진은 국어(한글)와 영어 모두 사용 가능

또한 대한민국 건국 이후 지난 70여 년 동안의 보건의료 분야 법률의 제 · 개정의 이유나 연혁을 파악하는 것이 보건사업을 수행하는 데 도움이 된다. 법제처 국가법령정보센터(https://www.law.go.kr/LSW/main.html)를 방문하면, 우리나라의 모든 법률정보를 한눈에 확인할 수 있는데, 법령뿐만 아니라 자치법규, 행정규칙과 판례 · 해석례 등도 이용할 수 있다. (지역사회) 보건사업 관련 연대기별 법(률)의 현황을 통합영역, 생애주기, 취약계층, 생활터, 건강위험요인 및 질병관리 측면에서 상세히 구분하여 〈그림 2-2-2〉에 제시하였으므로 적극 활용하면 된다.

3) 근거 기반 보건사업관리 실천을 위한 사업관리자의 핵심 역량

보건사업관리자가 근거 기반 보건사업관리를 실천하기 위해서 갖추어야 할 (잠재적) 핵심역량이 무엇보다도 중요해지고 있다. 이와 관련해서는 2003년 미국 존스홉킨스 블룸버그 보건대학원(Johns Hopkins Bloomberg School of Public Health)과 인도 킹조지 의과대학(King George Medical University)이 인도 우타르 프라데시주(Uttar Pradesh)에서 공동 시행한

표 2-2-2 근거 기반 보건사업관리 실천을 위한 사업관리자(팀 리더)의 리더십 역량

리더십 특성	개념(정의)
① 정밀성(scrutiny)	현장 업무에 대한 상세한 지식
② 운영 계획(operational plan)	현장 업무의 필요(needs)를 개념화할 수 있는 능력
③ 목표 달성(target achievement)	목표의 신뢰성 있는 실현
④ 모니터링(monitoring)	현장에서 팀원을 추적 관리하는 능력
⑤ 개념 정리(concept clearance)	현장 업무에 사용되는 모든 도구에 대한 이해
⑥ 기록 유지(record keeping)	매일매일 (업무와 관련해 생성되는) 정보의 관리
⑦ 기술 품질(technical quality)	엄격한 데이터의 수집과 자료의 완전성
⑧ 의사소통(communication)	지역주민 및 선임 팀원과의 커뮤니케이션 품질
⑨ 타인과의 관계(rapport with others)	팀원 간의 평판
⑩ 의사결정(decision making)	입증된 판단력과 자신감
⑪ 인력관리(manpower management)	소속 팀원의 장단점 인식 및 적절한 활용
⑫ 성실성과 정직성(sincerity and honesty)	모든 데이터에 대한 솔직하고 신뢰할 수 있는 보고
⑬ 열심히 일하는 능력(hardworking)	불만 사항을 표현하고, 느슨한 기간을 인정하며, 어려움이 결과에 영향을 미치지 않도록 하는 능력
⑭ 소유의식(ownership)	업무에 대한 주도권 및 개인적 헌신의 입증
⑮ 접근(approach)	일반적인 성격과 업무(일)에 대한 태도

출처: Thomas A et al. Neonatal health program management in a resource-constrained setting in rural Uttar Pradesh, India. Int J Health Plann Manage 2009;24(2):173-184.

영역 ╲ 연대	1950~60년대	1970~80년대	1990년대	2000년대	2010~20년대
통합					
지역사회 건강증진 (건강보장)	• 지방자치법(1949) • 보건소법(1956) • 국민체육진흥법(1962) • 의료보험법(1963)	• 농어촌보건의료를 위한 특별조치법(1980) • 지방자치법(1988, 전부 개정)	• 농어촌 등 보건의료를 위한 특별조치법(1991) • 지역보건법(1995) • 국민건강증진법(1995) • 국민의료보험법(1997) • 국민건강보험법(1999)	• 보건의료기본법(2000) • 공공보건의료에 관한 법률(2000)	• 생활체육진흥법(2015)
생애주기					
여성/어린이/청소년		• 모자보건법(1973)	• 영유아보육법(1991)	• 청소년복지지원법(2005)	
노인		• 노인복지법(1981)		• 고령친화산업진흥법(2006) • 노인장기요양보험법(2007)	• 고독사 예방 및 관리에 관한 법률(2020)
취약계층					
장애인		• 심신장애자복지법(1981) • 장애인복지법(1989)			• 장애인 건강권 및 의료접근성 보장에 관한 법률(2015)
취약계층 등 (농어업인)		• 의료보호법(1977)	• 고엽제후유의증환자진료등에관한법률(1993) • 장애인 · 노인 · 임산부등의 편의증진 보장에 관한 법률(1997)	• 의료급여법(2001) • 농어촌주민의 보건복지증진을 위한 특별법(2004) • 국가보훈대상자 의료지원에 관한 규칙(2009)	• 고엽제후유의증 등 환자지원 및 단체설립에 관한 법률(2012)
생활터					
가정				• 건강가정기본법(2004) • 가족친화 사회환경의 조성 촉진에 관한 법률(2007)	
학교	• 학교신체검사규정(1951) • 학교보건법(1967)	• 학교급식법(1981)		• 학교폭력예방 및 대책에 관한 법률(2004) • 학교건강검사규칙(2006) • 학교안전사고 예방 및 보상에 관한 법률(2007)	• 학교체육진흥법(2012) • 학교 밖 청소년 지원에 관한 법률(2015)
사업장		• 산업안전보건법(1981) • 진폐의 예방과 진폐근로자의 보호 등에 관한 법률(1984)	• 산업안전기준에 관한 규칙(1990)		• 산업안전보건기준에 관한 규칙(2011) • 군보건의료에 관한 법률(2012) • 소방공무원 보건안전 및 복지 기본법(2012) • 중대재해 처벌 등에 관한 법률(2022)

영역 \ 연대	1950–60년대	1970–80년대	1990년대	2000년대	2010–20년대
건강위험 요인					
식품위생 영양	• 식품위생법(1962)	• 위생분야종사자 등의 건강진단 규칙(1984)	• 의료기관 세탁물관리 규칙(1994) • 공중위생관리법(1999)		• 국민영양관리법(2010) • 식품위생 분야 종사자의 건강진단 규칙(2013)
환경 (기후변화)	• 풍수해대책법(1967)		• 대기환경보전법(1990) • 수질환경보전법(1990) • 자연재해대책법(1995, 전부 개정)	• 재난및안전관리기본법(2004) • 수질 및 수생태계 보전에 관한 법률(2007) • 환경보건법(2008)	• 물환경보전법(2017)
(국가 지정) 질병관리					
감염병	• 전염병예방법(1954) • 해공항검역법(1954) • 결핵예방법(1967)	• 검역법(1963) • 후천성면역결핍증예방법(1987)		• 감염병의 예방 및 관리에 관한 법률(2009)	• 성매개감염병 및 후천성면역결핍증 건강진단 규칙(2013)
만성질환				• 암관리법(2003) • 건강검진기본법(2008)	• 치매관리법(2011) • 희귀질환관리법(2015) • 심뇌혈관질환의 예방 및 관리에 관한 법률(2016) • 호스피스 · 완화의료 및 임종과정에 있는 환자의 연명의료결정에 관한 법률(2016)
정신질환			• 정신보건법(1995)		• 자살예방 및 생명존중문화 조성을 위한 법률(2011) • 정신건강증진 및 정신질환자 복지서비스 지원에 관한 법률(2016)
구강질환				• 구강보건법(2000)	

그림 2-2-2 연대기별 및 주요 영역별 (지역사회) 보건사업을 위한 법(률) 찾아보기

출처: 법제처. 국가법령정보센터. 2022.

신생아보건 연구사업에서 보건사업관리자들에게 역량강화('Akshay': 'empowered')를 강조한 결과를 재고할 필요가 있다(Thomas A et al., 2009).

(과거나 현재 또는 선진국이든 개발도상국이든 보건사업을 수행할 지역사회 내) 가용 자원이 제한된 환경에서 보건사업관리를 실천할 때에는 비용 기획(cost planning) 및 예산 극대화(budget maximization), 전담인력 고용 및 교육 · 훈련, 사업 수행과정에서 수집되는 각종 자료의 완전성을 확보하기 위한 팀 조직, 보건사업팀의 관리, (보건사업) 파트너 관리전략의 5가지 기존 영역을 반드시 참작해야 한다. 특히 보건사업기획에 따른 거버넌스 구축과 사업책임자(팀 리더) 선정 과정에서 근거 기반 보건사업관리를 충족하려면 다음 〈표 2-2-2〉와 같은 팀 리더를 포함한 보건사업관리자의 역량을 한층 더 끌어올리도록 경주해야 한다.

참고문헌

김남순. 근거중심보건정책과 지식확산체계의 발전과제. 의료정책포럼 2013;11(4):43-50.

김수영, 최윤선. 근거중심의학과 문헌검색. 가정의학회지 1998;19(11):1318-1329.

박현아. 근거중심의학과 이차문헌 검색. 가정의학회지 2010;31(12):897-903.

법제처. 국가법령정보센터. 2022. Available from: URL: https://www.law.go.kr/LSW/main.html.

오의금, 이현주. 근거의 실무 적용과 확산을 위한 이론적 모델과 플랫폼. 근거와 간호 2016;4(1):1-3.

이선희. 근거중심 보건의료 정책의 활성화를 위한 논의. 건강보장연구 2001;5:159-163.

이정권, 박훈기. 가정의학에서 근거중심진료. 가정의학회지 2000;21(6):735-744.

임지혜. 의료 질 측면에서의 환자중심진료와 근거기반의료. HIRA 정책동향 2008;2(10):66-70.

전현우, 천현득, 황승식(공역). 증거기반의학의 철학: 의학의 새로운 패러다임. 생각의힘. 2018. (Howick JH. The Philosophy of Evidence-Based Medicine. 1st ed. Oxford, A John Wiley & Sons, Ltd. (BMJ Books). 2011.)

조형(역). 과학혁명의 구조. 이화여자대학교출판부. 1980. (Kuhn TS. The Structure of Scientific Revolutions. 1st ed. University of Chicago Press. 1962. p.172.)

최명애, 방경숙, 박연환, 강현주. 국내 근거기반간호의 현황과 발전 방향. 간호학의 지평(Perspectives in Nursing Science) 2011;8(2):129-138.

최중명, 김춘배. 비만관리와 과학적 근거. 대한의사협회지 2011;54(3):250-265.

황정해. 근거중심 보건의료의 실천. HIRA 정책동향 2008;2(7):57-61.

Koh H. The teen pregnancy prevention program: An evidence-based public health program model. J Adolesc Health 2014;54(3 Suppl):S1-2.

McMenamin A, Sun C, Prufeta P, Raso R. The evolution of evidence-based practice. Nurs Manage 2019;50(9):14-19.

Ockene JK, Edgerton EA, Teutsch SM, Marion LN, Miller T, Genevro JL, et al. Integrating evidence-based clinical and community strategies to improve health. Am J Prev Med 2007;32:244-252.

Ollendick TH. Advances toward evidence-based practice: where to from here? Behav Ther 2014;45(1):51-5.

Thomas A, Kumar V, Bhandari M, Ahuja RC, Singh P, Baqui AH, et al.; Saksham Study Group. Neonatal health program management in a resource-constrained setting in rural Uttar Pradesh, India. Int J Health Plann Manage 2009;24(2):173-184.

기본문제

1. 근거 기반 보건사업관리의 개념을 설명하시오.

심화문제

1. 비만관리보건사업의 수행과정에서 과학적 근거가 왜 중요한지를 설명하시오.

3 보건사업관리와 보건교육사의 직무

학습목표

- 보건교육사의 보건사업관리 직무와 역량을 설명할 수 있다.
- 미국 사례를 통해 보건교육사가 강화해야 할 보건사업관리 역량을 설명할 수 있다.

3.1 보건교육사의 직무

1) 보건교육사 전문직의 정의

보건사업관리자는 보건사업을 실행하는 데 필요한 보건의료자원을 관리·운영하고, 여건에 적합한 방법을 활용하여 사업목표가 달성되도록 지원하는 활동을 수행하는 전문가를 말한다. 지금까지 보건사업관리는 국내에서 의사, 한의사, 치과의사, 간호사 등의 의료인뿐만 아니라 영양사, 물리치료사, 치과위생사, 보건교육사 등의 보건의료인을 포함한 여러 직종의 보건전문가들이 담당하고 있다. 이 중 보건사업관리를 담당하는 대표적인 직종인 보건교육사의 직무를 소개하고자 한다. 보건교육사 국가자격제도에서는 보건교육사의 직무에 보건사업관리에 필요한 능력을 구체적으로 기술함으로써 보건교육사의 사업관리자로서의 역할 정립 및 전문성 강화를 위해 노력하고 있다. 그러므로 보건교육사의 직무를 통해 보건사업관리의 핵심 역량을 살펴보는 것은 매우 의미 있는 일이다.

보건교육사 직무기술서에 정의된 보건교육사는 국민건강증진 및 보건교육에 관한 전문지식을 가진 자로서, 개인 · 집단 · 산업체 및 지역사회가 체계적이고 효율적인 보건교육을 통하여 그들이 건강상 바람직한 행동을 자발적으로 하도록 교육하고 환경을 조성하며 사전 예방적 건강관리사업을 수행함으로써 국민의 질병을 예방하고 건강을 증진하는 전문직업인이다(김명 등, 2009). 또 보건교육사는 개인, 집단, 산업체 및 지역사회가 체계적이고 효율적인 보건교육을 통하여 그들이 건강상 바람직한 행동을 자발적으로 하도록 교육하고 환경을 조성하며 사전 예방적 건강관리사업을 수행함으로써 국민의 질병을 예방하고 건강을 증진하는 전문직업인을 말한다(한국보건의료인국가시험원, 2022).

2) 보건교육사의 직무

보건교육사 직무기술서(2009)에 따르면, 보건교육사의 직무는 임무 11개, 일 49개, 일의 요소 259개로 구성된다. 임무는 개인 · 집단 · 산업체 · 지역사회의 보건교육 요구도 조사 및 진

표 2-3-1 보건교육사의 직무

임무(duty)	일(task)
보건교육 요구도 진단	요구도 진단과정 기획하기, 관련 자료 검색하기, 자료 수집하기, 자료 분석하기, 분석결과 해석하기
보건교육 프로그램 기획	관계자 참여시키기, 기획이론 활용하기, 목표 설정하기, 프로그램 설계하기, 중재전략 구성하기, 평가 계획하기, 수행 계획하기
보건교육 방법 및 자료 개발	교수 설계하기, 교육방법 개발하기, 교육매체 개발하기, 교육자료 개발하기
보건교육 프로그램 수행	프로그램 채택하기, 세부 계획 세우기, 관리체계 수립하기, 수행단계 적용하기, 계획 실행하기, 프로그램 지속하기
보건교육 프로그램 평가	평가 준비하기, 프로그램 이론의 타당성 평가하기, 과정 평가하기, 효과 평가하기, 경제성 평가하기, 평가 결론 도출하기, 평가결과 활용하기
보건교육 프로그램 관리	예산 관리하기, 자원 관리하기, 건강서비스 연계 · 조정하기, 모니터링하기, 리더십 발휘하기
건강증진 환경 조성	정책 제안하기, 지역사회 수준의 건강환경 조성하기, 조직 수준의 건강환경 조성하기, 개인 간 수준의 건강환경 조성하기
보건의사소통	보건의사소통 개발하기, 건강메시지 개발하기, 의사소통하기, 보건의사소통을 전략적으로 활용하기
보건교육 정보관리	정보 생성하기, 정보 관리 및 활용하기
연구 수행	과학적 연구 수행하기, 연구결과 활용하기
전문성 향상	보건교육인력 지원하기, 전문역량 강화하기, 자기관리하기

출처: 김명 등. 보건교육사 직무기술서. 이화여자대학교 · 한국보건의료인국가시험원. 2009.

단, 보건교육 · 건강증진 프로그램 기획, 보건교육 · 건강증진 프로그램 수행, 보건교육 · 건강증진 프로그램 평가 및 관리, 보건교육 방법 및 자료 개발, 개인 · 집단 · 산업체 · 지역사회의 건강증진 환경조성, 보건의사소통, 보건교육 정보관리, 연구 수행, 전문성 향상이다(표 2-3-1).

표 2-3-2 보건사업관리 실천을 위한 보건교육사의 직무능력

보건교육사의 직무[1),2)]			2020 핵심역량[3)]
임무(duty)	일(task)	일의 요소(task elements)	
보건교육 프로그램 관리	예산 관리하기	재원 확보하기	수행 및 관리 (자원관리)
		프로그램 예산 관리하기	
		예산 확보 제안서 작성하기	
	자원 관리하기	관련 법규에 따른 인력정책 반영하기	
		필요인력의 자격기준 확인하기	
		인력 관리하기	
		시설 및 장비의 법적 적합성 확인하기	
		물적자원 관리하기	
		감독 및 보고시스템 구축하기	
	건강서비스 연계 · 조정하기	국가 및 지역 보건행정망 활용하기	수행 및 관리 (연계체계 확보, 모니터링)
		관련 조직 간의 협력방안 개발하기	
		관련 서비스 조정하기	
		관련 인적자원과 협력하기	
		관련 조직의 자원 활용하기	
		관련 조직의 네트워크 활용하기	
	모니터링하기	국가 모니터링시스템 활용하기	
		평가 보고시스템 활용하기	
		프로그램 수행과정 모니터링하기	
		프로그램 결과 모니터링하기	
		프로그램 사후관리 모니터링하기	
	리더십 발휘하기	조직문화 분석하기	리더십
		조직문화 강화 또는 변화시키기	
		프로그램 수행의 관련 규정 확인하기	
		관계자 간의 갈등 해결하기	

출처: [1)] 김명 등. 보건교육사 직무기술서. 이화여자대학교 · 한국보건의료인국가시험원. 2009.
[2)] 김영복 등. 지역사회 건강증진사업의 활성화를 위한 보건교육사의 역할 강화와 능력 개발, 보건교육건강증진학회지 2019;36(4):31–42.
[3)] 김혜경 등. 보건교육사 법정 교과목의 표준교육내용 개정연구. 이화여자대학교 · 한국건강증진개발원. 2020.

이에 관한 직무 능력을 배양하기 위해 보건교육학, 보건학, 보건프로그램 개발 및 평가, 보건교육방법론, 보건교육실습, 조사방법론, 보건사업관리, 보건의사소통, 보건의료법규가 법정 보건교육 관련 필수 교과목으로 지정되어 있다.

3.2 보건교육사의 보건사업관리 역량

보건교육사 직무분석(2009) 및 재분석(2018)을 통해 기술된 보건교육사의 직무 중 보건사업관리 역량을 임무에 기반한 일과 일의 요소로 구분하여 살펴보면, 일(task)은 예산관리, 자원관리, 건강서비스 연계 · 조정, 모니터링, 리더십으로 구성되어 있고, 표준교육과정의 핵심역량은 자원관리, 연계체계 확보, 리더십으로 구분하고 있다(표 2-3-2). 보건교육사는 보건사업관리를 위해 사업 수행을 준비하고, 사업에 필요한 자원을 확보하여 관리하며, 체계적인 수행을 통해 사업의 질을 개선하기 위한 지속적인 모니터링을 수행할 수 있어야 한다.

한편 2010년에 개발된 보건교육사 표준교육과정에 기초한 보건교육사 필수과목 개요 및 2020년에 개정된 표준교육과정은 보건교육사의 보건사업관리에 관한 역량을 인적자원 확보와 교육, 예산 및 물적자원 확보와 관리, 모니터링으로 제안하였고, 이에 필요한 지식과 기술, 태도를 구체화하여 교육과정에 포함해야 할 세부 학습내용을 보건프로그램 실행과정, 관리기법, 자원관리, 연계체계 확보로 제안하였다(표 2-3-3).

① 건강증진 활동에 필요한 인적자원을 확보하고 교육한다.

② 건강증진 활동에 필요한 예산 및 물적자원을 확보하고 관리한다.

③ 수행과정의 질을 지속적으로 모니터링한다.

3.3 보건사업관리자의 직무에 관한 미국 사례

보건사업관리자의 역량을 미국과 한국 사례를 통해 살펴보면, 보건사업관리와 관련된 직무를 구체적으로 기술한 인력양성제도는 미국의 보건교육전문가(CHES) 제도이다. 미국은 1990년부터 국가보건교육인증위원회(National Commission for Health Education Credentialing, NCHEC)를 통해 보건교육전문가(Certified Health Education Specialists, CHES)를 양성해 왔다. 보건교육전문가(CHES)의 직무 역량을 강화하기 위해 보건교육사 직무분석(The Health Educator Job Analysis 2010, HEJA-2010) 프로젝트를 수행하였고, 2010년에 CHES와 (석사)보건교육전문가(Master Certified Health Education Specialists, MCHES)로 자격제도를 개편하였고, 2011년부터 2개 급수의 보건교육전문가를 양성하고 있다.

보건교육전문가의 책무에 보건교육 요구 · 자산 · 역량 진단, 보건교육 기획, 보건교육 수행, 보건교육 관련 평가 및 연구, 보건교육 행정과 관리, 보건교육 인적자원으로서의 서비스 제공, 건강과 보건교육에 관한 의사소통 · 옹호를 포함했다. CHES는 33개 역량, 162개 세부영역으

표 2-3-3 보건교육사의 보건사업관리 실천을 위한 역량: 핵심 지식, 기술, 태도

역량	보건교육사 필수과목 교과목 개요[1]	2020 표준교육과정[2]
지식	• 보건사업의 정의와 특징, 사업의 주체 • 보건사업의 논리적 모형 • 보건사업에서 활용 가능한 자원의 유형 • 보건사업에서 활용 가능한 자원의 관리방법 • 보건사업에 있어 자원 연계의 중요성 • 보건사업에 필요한 정보의 종류 및 관리방법 • 보건사업에 필요한 정보의 획득 및 활용방법 • 보건사업의 질 관리 필요성과 관리 과정 • 보건사업의 과학적 근거의 축적, 탐색과 활용 • 보건사업 평가결과의 활용방법	• 프로젝트/프로그램 관리 원칙 • 성과관리 및 위험관리 등 효과적인 인적 · 물적 자원 관리 원칙 • 프로그램 수행과 관련된 기본 원칙 및 이의 적용에 필요한 지식 • 사회문화적 다양성에 대한 이해 • 질 보장, 지속적 모니터링 및 과정 평가 • 형평성, 역량 강화, 지역사회 참여와 관련된 기본 원칙과 이의 적용에 필요한 지식
기술	• 보건사업의 논리적 모형의 작성과 활용 기술 • 과학적 근거를 산출하고, 수집하며, 활용할 수 있는 능력 • 사업 수행에 지지적인 대인관계 형성 능력 • 사업팀의 지휘, 통제에 필요한 능력 • 보건사업 수행 조직 간의 업무 조정 능력 • 인적 및 물적 자원을 확보, 개발 및 유지하는데 필요한 능력 • 보건사업의 질 관리에 필요한 기술	• 참여형 프로세스 사용 • 프로젝트/프로그램 관리도구 사용 • 자원 관리 • 협력적 작업 • 건강증진활동에 참여하는 조직과 지역사회, 이해당사자 및 파트너와의 협업 • 모니터링 및 과정 평가
태도	• 논리적 모형을 보건사업의 기획, 실행, 평가에 이용하며, 사업평가의 결과를 활용하여 사업을 개선하려는 태도 • 보건사업의 수행에 필요한 자원을 연계하고, 관리하고자 노력하는 태도 • 보건사업의 필요한 정보와 과학적 근거를 수집하고, 활용하려는 태도	• 자원의 사용법을 정확하게 알고 사용하려는 태도 • 대상에 알맞은 매체와 자료를 선택하려는 태도 • 비관료적이고, 경직되지 않은 개방적 자세 • 재원 조달과 관련된 요인을 파악하려는 노력 • 인적자원 관리와 관련된 요인을 파악하려는 노력 • 물적자원 관리지침 활용과 관련된 요인을 파악하려는 노력

출처: [1] 한국보건복지인력개발원. 보건교육사 필수9과목 교과목 개요. 한국보건복지인력개발원 보건교육사자격관리사무국. 2014.
[2] 김혜경 등. 보건교육사 법정 교과목의 표준교육내용 개정연구. 이화여자대학교 · 한국건강증진개발원. 2020.

로, MCHES는 34개 역량, 223개 세부영역으로 구성되었다. 반면 보건교육과 건강증진의 역량을 강화하기 위해 '보건교육전문가실무분석(Health Education Specialist Practice Analysis, HESPA) 2015' 프로젝트를 수행하여 직무능력을 기본 역량과 상급(상급 1, 2) 역량으로 구분하였고, '2차 보건교육전문가실무분석(HESPA II) 2020' 프로젝트를 통해 보건교육전문가의 책무를 요구 및 역량 진단, 기획, 수행, 평가 및 연구, 옹호, 의사소통, 리더십과 관리, 윤리의식과 전문성으로 재정립하였다(NCHEC, 2022).

보건사업관리와 관련된 리더십과 관리 영역의 역량은 파트너 및 이해관계자들과의 관계 조정,

표 2-3-4 미국 보건교육전문가(CHES, MCHES)의 보건사업관리 역량

역량	하위 역량	기본 역량	상급 역량
파트너 및 이해관계자와의 관계 조정	잠재적 파트너와 이해관계자 확인	○	
	잠재적 파트너와 이해관계자의 역량 진단	○	
	의미 있고 지속가능한 보건교육 · 건강증진 과정에 파트너와 이해관계자 참여	○	
	파트너 및 이해관계자와의 공식적 및 비공식적인 협정 수행		○
	파트너 및 이해관계자와의 관계 평가	○	
보건교육 · 건강증진 제공을 위한 준비	문화적 반응형 콘텐츠 개발	○	
	수행에 필요한 참여자 모집	○	
	교육 · 훈련 요구 진단		○
	기술 지원을 포함한 교육 · 훈련 계획		○
	교육 · 훈련 수행		○
	교육 · 훈련 과정 전반에 대한 적절한 평가		○
인적자원 관리	다양한 문화, 가치, 전통에 관한 이해 및 감수성 촉진		○
	긍정적인 조직문화와 분위기 조성		○
	직원의 요구를 반영한 직무기술서 개발		○
	자격을 갖춘 직원 채용 및 자원봉사자 모집		○
	직원 및 자원봉사자의 공식적 및 비공식적 수행 평가		○
	직원 및 자원봉사자를 위한 전문성 개발 및 교육 · 훈련 제공		○
	직원 및 자원봉사자의 참여 및 유지 촉진		○
	팀 구성 및 적절한 갈등 해결 기술 지원		○
물적자원 관리	내부 및 외부의 재정적 필요와 재원 평가		○
	예산 및 계획 수립		○
	예산 실행 모니터링		○
	경제성 분석 등을 통한 보건교육 · 건강증진의 가치 확립		○
	보조금 및 기금 조성 제안서 작성		○
	보조금 및 기금 조성 제안서 검토		○
	기금 수혜자의 실적 또는 규정 준수 모니터링		○
	최신의 기술 인프라 유지		○
	현재와 미래의 시설 및 자원 관리		○
이해관계자와의 전략적 계획 수행	보건교육 · 건강증진에 관한 미션, 비전, 목표 설정 시스템을 활용한 전략적 개선 계획 개발 촉진		○
	전략적 개선 계획에 관한 조직의 승인 획득		○
	전략적 계획 및 통합, 개선의 적절한 수행		○

출처: NCHEC. Areas of Responsibility, competencies and sub-competencies for health education specialist practice analysis II 2020. 2021.

보건교육 · 건강증진 제공을 위한 준비, 인적자원 관리, 물적자원 관리, 적절한 이해관계자와의 전략적 계획 수행이다. 각 역량의 하위역량은 기본 역량과 상급 역량으로 구분하고 있다(표 2-3-4). 기본 역량은 잠재적 파트너와 이해관계자 확인 및 역량 진단, 참여, 관계 평가, 콘텐츠 개발 및 수행 참여자 모집이고, 이외의 대부분의 하위 역량은 상급 역량으로 구분하고 있다.

참고문헌

고용노동부, 한국산업인력공단, 대한보건협회. 2013 국가직무능력표준-보건지원. 2013.

김명, 김영복, 김완수, 김혜경, 남용옥, 박혜련 등. 보건교육사 직무기술서. 이화여자대학교·한국보건의료인국가시험원. 2009.

오영아, 김광기, 김명, 김영복, 김윤희, 김혜경 등. 보건교육 관련 교과목의 표준 교육과정 개발에 관한 연구. 한국보건복지인력개발원·건강증진사업지원단. 2010.

김영복, 이주열, 고광욱, 박남수, 오영아, 임은실. 지역사회 건강증진사업의 활성화를 위한 보건교육사의 역할 강화와 능력 개발, 보건교육건강증진학회지 2019;36(4):31-42.

김혜경, 김영복, 송현종, 윤난희, 안정훈, 안성복 등. 보건교육사 법정 교과목의 표준교육내용 개정연구. 이화여자대학교·한국건강증진개발원. 2020.

한국보건복지인력개발원. 보건교육사 필수9과목 교과목 개요. 한국보건복지인력개발원 보건교육사자격관리사무국. 2014.

National Commission for Health Education Credentialing. Health Education Job Analysis Projects. 2021. Availale from: URL: https://www.nchec.org/HESPA

National Commission for Health Education Credentialing. Areas of responsibility, competencies and sub-competencies for health education specialist practice analysis II 2020 (HESPA II 2020). 2021. Availale from: URL: https://www.nchec.org/health-education-responsibilities

기본문제

1. 보건교육사의 직무 중 보건사업관리와 관련된 일(task)을 설명하시오.
2. 보건사업관리를 실행하기 위해 보건교육사가 갖추어야 할 역량을 설명하시오.

심화문제

1. 미국의 사례와 비교하여 향후 한국의 보건사업관리자가 강화해야 할 핵심 역량을 제안하시오.

2

PART 2

건강보장과 보건 의료체계의 이해

제3장

사회보장과 보편적 건강보장

편집위원 | 황병덕
검토위원 | 윤병준
집 필 자 | 남영희, 배성권, 최 령, 황병덕

1 사회보장제도의 이해

학습목표

- 사회보장의 개념을 설명할 수 있다.
- 사회보장의 기능을 설명할 수 있다.
- 한국의 사회보장체계를 설명할 수 있다.

1.1 사회보장의 개념

사회보장이란 용어가 1935년 미국이 「사회보장법(Social Security Act)」을 제정하면서 법률명으로 처음 사용되었다. 이후 제2차 세계대전 동안 영국 베버리지(Beveridge WH, 1879-1963)의 보고서 『사회보험과 관련 서비스(Social Insurance and Allied Services, 1942)』와 국제노동기구(International Labour Organization, ILO)의 『사회보장의 길(Approach to Social Security, 1942)』이 발표되면서 용어로써의 사회보장은 일반화되고 각국에서 구체적인 사회정책으로 제도화되었다. 한국은 1962년 제5차 개정헌법에서 처음으로 사회보장을 국가 의무로 규정하였고, 1963년에 「사회보장에 관한 법률」을 제정하였다.

사회보장의 개념은 국가마다 사회적 · 환경적 · 시대적 · 학문적 관점에 따라 약간씩 다르게 인식되고 정의되어 왔다. 각국의 정의를 종합한 사회보장의 특징은 ① 모든 국민을 대상으로, ② 질병, 재해, 실업, 사망 등으로 소득이 감소 또는 중단될 때 그리고 출산, 교육, 결혼, 장애, 사망 등으로 추가비용이 지출될 때, ③ 사회보험, 공공부조, 사회서비스를 제공하는 제도로 구성되어 있기에, ④ 국가가 법으로 보장하며, 공공기관을 통해 관리되고 있다는 것이다.

1) 미국 사회보장법에서의 정의

미국의 「사회보장법」에서는 사회보장을 "일반복지를 증진하기 위해 연방정부가 관장하는 노령급여제도를 실시하고, 주정부가 관장하는 노인, 맹인, 요보호아동, 장애아동을 위한 복지, 모자복지, 「공중보건 및 실업보상법」의 관리운영을 지원하며, 사회보장청의 신설과 재정 조달 및 기타 목적을 추진하기 위한 법"으로 정의하고 있다. 미국 사회보장청(Social Security Administration, 2012)이 국제사회보장협회와 협력하여 정기적으로 발간하는 『세계 각국의 사회보장 프로그램』에서는 사회보장을 "생계능력의 중단 또는 감소, 결혼, 출생과 사망 등의 특별한 지출로부터 개인을 보호하는 법정 프로그램"이라고 정의하였다.

2) 영국 베버리지의 정의

영국의 베버리지 보고서에서는 사회보장을 "실업 · 질병 혹은 재해로 수입이 중단된 경우의 대처, 노령으로 퇴직이나 본인 이외의 사망에 의한 부양 상실의 대비, 그리고 출생 · 사망 · 결혼 등과 관련된 특별한 지출을 감당하기 위한 소득을 보장해주는 제도"라고 정의하고 있다.

3) 국제노동기구의 정의

국제노동기구(ILO)는 사회보장을 "질병, 출산, 재해, 실업, 장애, 노령, 사망에 따른 소득의 상실 또는 실제적 감소로 야기되는 경제적 · 사회적 고통을 사회가 공공대책으로 보호하고, 의료보호와 아동수당 등을 제공하는 것을 의미한다."라고 정의하고 있다.

4) 한국 사회보장기본법에서의 정의

우리나라 「사회보장기본법」에서는 사회보장을 "출산, 양육, 실업, 노령, 장애, 질병, 빈곤 및 사망 등의 사회적 위험으로부터 모든 국민을 보호하고 국민 삶의 질을 향상시키는 데 필요한 소득 · 서비스를 보장하는 사회보험, 공공부조, 사회서비스를 말한다."라고 정의하고 있다.

1.2 세계 주요국의 사회보장 발달

사회보장은 자본주의의 발전과 함께 자연스럽게 자리 잡았음에도 불구하고, 그 범위와 방법이 시대와 국가에 따라 각기 다르고, 그 나라의 정치적 · 경제적 · 사회적 · 문화적 상황과 밀접하게 관련되어 있다. 이에 제한적으로나마 영국, 독일, 미국 및 한국에서 발달한 과정을 살펴본다.

1) 영국

14세기 영국의 「구빈법(Poor Law)」은 각 지역의 교구가 그 지역 내의 가난한 주민들을 돌보고 근로능력이 있으면서 무위도식하는 빈민들에 대해서는 노동유인책을 제공하는 목적을 두고 제정되었다. 그후 구빈법의 원리로 1601년 엘리자베스 1세(1533-1603) 시기에 지방행정조직과 구빈행정이 일치되고, 구빈을 위한 국가의 지원 체제와 내용이 완성되었다.

1834년 중앙집권적 행정체제로 통합하고자 「신구빈법(The Poor Law Amendment)」을 제정하였다. 주요 내용은 첫째, 구빈행정체제를 교구단위에서 중앙집권화하고, 둘째, 빈곤하지만 노동이 가능한 사람은 작업장에 배치하는 등 구제 수준을 최소화하며, 셋째, 빈민구제를 작업장 내 수용구제로 제한하며, 넷째, 전국적으로 노동자를 동등하게 처우한다는 것이다.

1942년 발간된 베버리지 보고서에서는 현대사회에서 진보를 가로막고 있는 궁핍(want), 질병(disease), 무지(ignorance), 불결(squalor), 나태(idleness)를 '다섯 가지 악'으로 제시하면서 국가가 사회보험제도를 정비하여 이를 해소해야 하며, 불가능할 경우에는 공공부조를 설계해야 한다고 강조했다. 사회보장의 궁극적인 목표는 궁핍의 해소이며, 궁핍의 원인으로서 실업·질병·노령·사망 등에 의한 소득의 중단을 들었다. 이에 대처하기 위해서 기본적 수요를 충족하기 위한 사회보장보험을 마련하고, 특별히 긴급한 수요를 충족하기 위해서 공공부조를 제안하고, 그 외 개별적인 수요는 자발적 저축에 기대해야 한다고 하였다.

2) 독일

독일은 빌헬름 1세 시대에 오토 폰 비스마르크(Otto von Bismarck, 1815-1898) 복지모델을 기반으로 세계 최초로 사회보험을 도입하였다. 1883년 「의료보험법」, 1884년 「산재보험법」, 1889년 「노령 및 장애연금법」을 차례로 제정하였다. 1911년에는 유족보험이 도입되어 장애, 유족을 포괄하는 연금보험의 형태를 갖추었고, 1927년에는 실업보험의 도입으로 4대 사회보험의 틀을 마련하였다.

권위적 전제정치 시기에는 사회보험의 핵심요소인 자치행정제도가 폐지되고, 사회보험조합들이 국가기구로 전환되었다. 2차 대전 이후 새롭게 형성된 민주공화정 아래에서 사회보험은 지속적으로 발전하여 1950년대에는 전문직을 위한 연금제도와 농민연금제도가 도입되었다. 1970년대에는 생산직 노동자연금, 사무직 노동자연금, 광업노동자연금, 수공업자연금, 자유직업인연금, 공무원연금 및 농민연금 등 7개의 법체계로 구성되었다. 1995년에는 가족주의의 영향, 사회서비스 미발달, 수발서비스에 대한 사회적 욕구 증대 등을 반영하여 수발보험이 도입되었다.

3) 미국

1910년 몇몇 주에서 산업재해보상제도, 아동이 있는 빈곤한 부모 가구에 대한 부조프로그램을 도입하였으나 실패하였다. 20세기 초반 일부 주정부에서 공적인 구호가 필요하다고 인식하여 「주정부법」이 제정되어 빈곤자를 지원하는 공공복지기관이 설치되기도 하였다.

1929년 세계 대공황(Great Depression)은 빈곤에 대한 시각을 개인주의적 관점에서 공공의 책임적 관점으로 옮겨놓는 데 중요한 역할을 하였다. 1935년 제정된 「사회보장법」은 사회보험과 공공부조프로그램을 중심으로 연방정부 차원에서 노령보험과 실업보험체계를 보장하였으며, 이에 따라 빈곤인, 고령자, 맹인, 아동에 대한 공공부조가 마련되었다. 1956년 장애보험이 추가되었으며, 1965년 빈곤층에 대한 의료부조(Medicaid)와 연금수급자를 대상으로 한 의료보험제도(Medicare)가 도입되었다. 1967년에는 현재의 모습과 유사하게 배우자가 사망하여 홀로 된 50세 이상의 사람에게 보험금을 지급하도록 개정되었다.

1972년 기존의 노령부조와 맹인부조, 장애인프로그램을 대체할 수 있는 보충소득급여(supplemental security income, SSI)를 신설하였다. 보충소득급여는 노인, 장애인을 대상으로 하는 공공부조제도로 사회보장제도에서 독립한 연방정부 프로그램이다. 1986년 보건복지부(U.S. Department of Health & Human Services) 산하에 가족서비스청이 신설되고, 1990년에는 장애인법을 제정하여 15인 이상의 근로자를 상시 고용하는 회사에서 장애인을 채용할 때 차별할 수 없도록 하였다.

4) 한국

우리나라 사회보장은 1950년대 전쟁이재민 수용보호시설로써 구빈사업에 중점을 두었으며, 1960년 산업화 이후 본격적으로 사회보장체계가 마련되기 시작하였다. 1961년에는 생활유지능력이 없거나 생활이 어려운 자에게 필요한 보호를 하여 최저생활을 보장하고 자활을 조성하기 위한 「생활보호법」 입법으로 최초의 공공부조제도가 도입되었다. 「아동복지법(1961)」, 「재해구호법(1962)」, 「선원보험법(1962)」에 이어 1963년에는 「사회보장에 관한 법률」, 「산업재해보상보험법」, 「군인연금법」, 「의료보험법」이 제정되었다.

1970년 사회복지의 증진을 도모함을 목적으로 「사회복지사업법」이, 그리고 「국민복지연금법」과 「모자보건법(1973년)」, 「의료보호법(1977)」, 「노인복지법(1981)」, 「심신장애복지법(1981)」이 각각 제정되었다. 1991년 「영유아보육법」, 1993년 「고용보험법」과 「사회보장기본법」, 1997년 「국민의료보험법」과 「장애인 · 노인 · 임산부 등의 편의증진 보장에 관한 법률」, 그리고 1999년에는 질병 · 부상에 대한 예방 · 진단 · 치료 · 재활과 출산 · 사망 및 건강증진에 대하여 보험급여를 실시함으로써 국민보건을 향상하고 사회보장을 증진함을 목적으로 한 「국민건강보험법」이 제정되었다.

2001년 근로자 복지정책의 수립 및 복지사업의 수행에 필요한 사항을 규정함으로써 근로자의 삶의 질을 향상하고 국민경제의 균형 있는 발전에 기여함을 목적으로 한 「근로자복지기본법」에 이어 「농어촌주민의 보건복지증진을 위한 특별법(2004)」, 「건강가정기본법(2004)」, 「청소년복지지원법(2004)」, 「국가보훈기본법(2005)」, 「저출산 · 고령사회기본법(2005)」도 제정되었다.

2007년에는 고령이나 노인성 질병 등으로 일상생활을 혼자서 수행하기 어려운 노인 등에게 제공하는 신체활동 또는 가사활동 지원 등의 노후의 건강증진 및 생활안정을 도모하고 그 가족의 부담을 덜어줌으로써 국민의 삶의 질을 향상하도록 함을 목적으로 한 「노인장기요양보험법」과 노인의 생활안정을 지원하고 복지를 증진함을 목적으로 한 「기초노령연금법」이 제정되었다.

2010년에는 중증장애인의 생활 안정 지원과 복지 증진 및 사회통합을 도모하는 데 이바지함을 목적으로 한 「장애인연금법」, 2014년에는 노인에게 안정적인 소득 기반을 제공함으로써 노인의 생활안정을 지원하고 복지를 증진함을 목적으로 한 「기초연금법」이 제정되었다.

1.3 사회보장의 목적과 기능

1) 사회보장의 목적

사회보장의 목적은 시대의 변화에 따라 바뀌어 왔다. 1961년 세계노동조합연맹 제5차 회의에서 채택된 『국제사회보장헌장』에서는 노동능력이 감소되거나 일시적 · 영구적으로 상실된 경우의 노동자에 대한 완전한 생계보장, 불의의 사회적 재앙에 대비한 노동자의 보호 및 예방적 대책 마련이 사회보장의 목적이라고 하였다.

한국의 사회보장은 출산, 양육, 실업, 노령, 장애, 질병, 빈곤 및 사망 등의 사회적 위험으로부터 모든 국민을 보호하고 국민 삶의 질을 향상하는 데 필요한 소득 · 서비스를 보장하는 것을 목적으로 하고 있다.

2) 사회보장의 기능

사회보장의 기능은 기본생활보장, 사회적 안전망, 경제성장, 사회연대 및 소득재분배로 나누어볼 수 있다.

(1) 기본생활보장 기능

인간이 살아가는 데 가장 이상적인 상태는 자기가 원하는 안정된 직업을 가지고 일정한 수입이 있어 기본생활보장이 가능한 것이다. 경제활동 이전 시기에는 국가가 사회수당을 주어 사회구성원들이 자립할 수 있는 성인으로 성장할 수 있도록 지원하는 등 전 생애에 걸쳐 안정적인 삶을 살도록 기본생활을 보장한다.

(2) 사회적 안전망 기능

사회보장은 질병 · 부상 · 실업 · 노령 · 산업재해 등 다양한 사회적 위험에서 개인과 가족을 보호하는 사회적 안전망 기능을 한다.

(3) 경제성장

사회보장은 경제적 지원을 통한 경제성장에 순기능적 역할을 한다. 건강보험은 질병을 예방하고 치료하여 노동자의 생산성 향상에 기여하고, 고용보험은 실업수당을 제공하여 기본적 생활 유지를 가능하게 한다. 산업재해보상보험은 산업재해를 예방하고 재활을 통해 산업재해장애인의 능력을 노동시장에서 활용할 수 있도록 생산요소인 인적자원을 확보하는 데 기여한다.

(4) 사회연대 기능

사회보장제도는 위험분산을 통한 사회연대 기능을 수행한다. 즉 개개인의 생활상의 위험에 대하여 보험료의 공동갹출과 공동사용이라는 위험분산을 통해 사회연대 기능을 한다.

(5) 소득재분배 기능

자본주의 사회에서의 소득분배는 개인의 능력과 시장의 기능에 따라 차이가 난다. 시장기능에 의한 소득분배는 일반적으로 불평등하기에 소득의 불평등을 완화하기 위하여 정부가 개입한다. 소득재분배 기능은 고소득층에서 저소득층으로의 수직적 재분배, 동일한 계층 간의 수평적 재분배, 건강한 사람에게서 건강하지 않은 사람에게 이전되는 건강기준 재분배로 구분할 수 있다.

1.4 사회보장의 원칙

각 국가의 사회보장제도 발전에 영향을 준 베버리지 보고서와 국제노동기구(ILO)의 『사회보장의 최저기준에 관한 조약』에서 흔히 인용되는 사회보장의 원칙은 다음과 같다.

1) 베버리지의 원칙

베버리지 보고서에서 제시하는 사회보험의 원칙은 다음과 같다.

(1) 균일한 생계급여 원칙

가족 수나 연령, 성별과 같은 인구학적 차이나 소득수준, 직업, 재산과 같은 사회경제적 수준에 관계없이 모든 사람들에게 동일한 액수의 급여를 제공한다.

(2) 정액 기여금 원칙

인구학적 차이나 사회 · 경제적 수준의 차이를 고려하지 않고 모든 사람이 동일한 액수의 기여금을 부담한다.

(3) 행정책임의 단일화 원칙

모든 사회보장제도의 관리운영을 국가가 담당한다.

(4) 급여의 적절성 원칙

급여의 양은 다른 도움이 없이 최저생계를 보장하기에 적절해야 하며, 급여기간은 충분해야 한다.

(5) 포괄성의 원칙

전 국민을 사회보험의 대상으로 한다.

(6) 적용대상의 분류 원칙

사회보험의 대상자를 경제적 혹은 사회적 의미의 계층이 아닌 다양한 욕구나 상황, 삶의 방식을 고려하여 분류해야 한다.

2) 국제노동기구의 원칙

다음은 국제노동기구가 1952년 『사회보장의 최저기준에 관한 조약』에서 제시한 원칙이다.

(1) 적용대상의 보편성 원칙

인종, 국적, 종교, 성별, 연령, 직업에 관계없이 전 국민을 사회보장의 대상으로 한다.

(2) 비용부담의 공평성 원칙

비용은 국가 또는 사용자 혹은 양자가 공동으로 부담하여야 하며, 노동자로부터 일정 수준이상의 기여금을 받아서는 안 된다.

(3) 보험급여 수준의 적절성 원칙

누구에게나 동일하게 법정최저액이 확보되는 균일급여의 원칙과 과거의 소득과 비례하여 지급해야 한다는 비례급여의 원칙을 적용해야 한다.

(4) 행정체계의 단일화 원칙

모든 사회보장 프로그램은 단일한 행정체계로 운영되어야 한다.

(5) 요구(위험) 대상의 포괄성 원칙

모든 재해(질병, 장애, 노령, 재해, 직업병, 실업, 사망)로부터 보호해야 하며, 자녀의 교육과 부양이 가능하도록 부조해야 한다.

(6) 무료 의료급여에 관한 원칙

모든 국민에게 무료로 의료를 제공해야 한다.

(7) 노동불능자에 대한 자립 지원의 원칙

병자와 노동불능자에게는 재교육과 재활을 통하여 고용 · 재고용의 보장을 원조해야 한다.

(8) 급여의 적절성 및 물가 · 경제성장 연동제에 관한 원칙

급여는 상당한 생활을 유지할 수 있는 수준이어야 하며, 생활비와 임금 인상에 따라 자동적으로 조정되도록 해야 한다.

1.5 한국의 사회보장체계

우리나라 사회보장체계는 다음 〈그림 3-1-1〉과 같이 「사회보장기본법」에 따라 사회보험, 공공부조, 사회서비스, 평생사회안전망 등으로 구성되어 있다.

1) 사회보험

사회보험은 국민에게 발생한 사회적 위험을 보험방식으로 국민의 건강과 소득을 보장하는 제도로서 「사회보장기본법」에서 "국민에게 발생하는 사회적 위험을 보험의 방식으로 대처함으로써 국민의 건강과 소득을 보장하는 제도"로 정의하고 있다.

사회보험의 장점은 다음과 같다.

첫째, 사회적 위험으로 소득이 중단될 때 이전의 생활 수준을 유지하게 할 수 있다.

둘째, 해당 프로그램을 운영하는 데 소요되는 재정을 확보하기 쉽다.

셋째, 가입자가 보험료를 납부하기 때문에 가입자는 급여를 받을 권리가 있다.

사회보험의 단점은 본인의 기여금에 근거하여 급여를 받기 때문에 공공부조에 비해 소득재분배 효과가 낮다는 것이다.

사회보험은 소득보장기능과 의료보장기능을 가지고 있다. 소득보장기능에 해당되는 제도는에는 산재보험, 연금보험, 고용보험이며, 의료보장기능에 해당되는 제도는 건강보험, 산재보험, 노인장기요양보험이다.

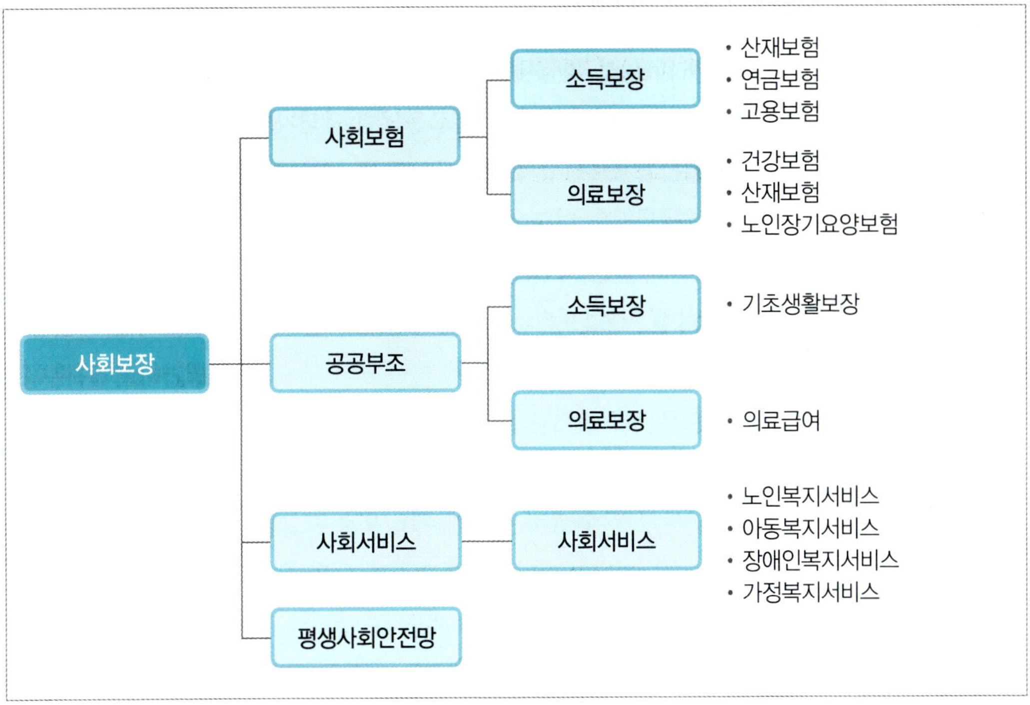

그림 3-1-1 한국의 사회보장체계

출처: 대한예방의학회. 예방의학과 공중보건학. 제4판. 계축문화사. 2021.

국민연금은 1973년 「국민복지연금법」의 제정 후 1986년 「국민연금법」으로 변경되어 1988년부터 시행되었다. 가입자 및 사용자가 납부한 정률의 보험료를 재원으로 사회적 위험에 노출되어 소득이 중단되거나 상실될 가능성이 있는 사람들이 다양한 급여를 받을 수 있는 제도이다. 제공되는 급여에는 노령으로 인한 근로소득 상실을 보전하기 위한 노령연금, 주 소득자의 사망에 따른 소득 상실을 보전하기 위한 유족연금, 질병 또는 사고로 인한 장기근로능력 상실에 따른 소득 상실을 보전하기 위한 장애연금 등이 있다. 국민연금은 ① 모든 국민이 가입 대상으로 강제성이 전제되고, ② 소득재분배로 사회통합에 기여하며, ③ 노령연금 이외에도 장애연금, 유족연금 등 다양한 혜택을 보장하며, ④ 물가가 오르더라도 실질 가치를 항상 보장하는 특징이 있다.

고용보험의 도입 목적은 적극적 고용정책으로 근로자의 실업예방, 고용안정, 직업능력개발 및 고용기회의 확대 등을 도모하고, 근로자의 실업으로 인한 경제적 · 사회적 어려움을 해소하여 근로자의 생활의 안정 및 경제적 · 사회적 발전에 기여하는 것이다. 고용보험은 1993년 12월 「고용보험법」이 제정되어 1995년 7월부터 실업급여는 30인 이상 사업장을, 고용안정사업 및 직업능력개발사업은 70인 이상 사업장을 당연적용 대상으로 하여 실시되었다.

고용보험은 적용 대상에 따라 당연적용사업과 임의가입사업으로 구분한다. 당연적용사업은 근로자를 고용하는 모든 사업 또는 사업장의 사업주는 원칙적으로 고용보험의 당연가입대상이다. 단, 사업장의 규모 등을 고려하여 일부 사업장은 고용보험 당연가입대상에서 제외된다. 임의가입사업은 사업의 규모 등으로 고용보험법의 당연가입대상 사업이 아닌 사업의 경우 근로복지공단의 승인을 얻어 보험에 가입할 수 있다. 고용보험의 사업내용으로는 고용안정 · 직업능력개발사업, 실업급여, 육아휴직 및 출산전후휴가 급여 등이 있다.

국민건강보험, 노인장기요양보험, 산업재해보상보험 등은 제3절 한국의 건강보장체계와 보편적 건강보장에서 다루기로 한다.

2) 공공부조

공공부조는 자력으로 생활할 수 있을 때까지 국가가 재정으로 보호해 주는 일종의 구빈제도로서 「사회보장기본법」에서 "국가와 지방자치단체의 책임하에 생활 유지 능력이 없거나 생활이 어려운 국민의 최저생활을 보장하고 자립을 지원하는 제도"로 정의하고 있다.

공공부조의 장점은 첫째, 기여 없이 대상자에게 급여를 제공하기 때문에 소득재분배 효과가 크다. 둘째, 경제적 문제로 사회보험제도를 채택하기 어려운 대상자에게 원조프로그램으로 중요한 역할을 한다는 것이다. 반면에, 공공부조의 단점은 첫째, 소득과 자산이 일정액 이하인 사람에게 급여를 제공하기 때문에 근로의욕이나 저축동기를 약화시킬 수 있다. 둘째, 수급 조건을 맞추기 위해 소득과 재산을 낮게 신고하거나 부양의무자를 신고하지 않는 등 오용과 남용의 소지가 있다. 셋째, 기여금 없이 급여를 받기 때문에 급여 받는 것을 권리가 아니라 자선(charity)으로 생각하기 쉽다는 것이다.

3) 사회서비스

사회서비스는 현대인의 사회관계 및 역할에 대한 욕구를 충족하기 위한 사회적 방안으로서 가족생활을 보호하거나 회복하게 하고, 개인이 자신의 내적 · 외적 문제에 대처하도록 도와주고, 개인의 성장 · 발달을 돕고, 정보 제공과 안내, 구체적 도움으로 사회자원에 접근하는 것을 촉진하는 기능을 한다. 「사회보장기본법」에서는 사회서비스를 "국가 · 지방자치단체 및 민간부문의 도움이 필요한 모든 국민에게 복지, 보건의료, 교육, 고용, 주거, 문화, 환경 등의 분야에서 인간다운 생활을 보장하고 상담, 재활, 돌봄, 정보의 제공, 관련 시설의 이용, 역량 개발, 사회참여 지원 등을 통하여 국민의 삶의 질이 향상되도록 지원하는 제도"로 정의하고 있다. 사회서비스에 해당되는 제도로는 노인복지서비스, 아동복지서비스, 장애인복지서비스, 가정복지서비스 등이 있다.

4) 평생사회안전망

소득 수준에 관계없이 모든 국민의 행복추구권을 보장하기 위한 생애주기별 맞춤형 사회보장제도로서 영유아기, 아동청소년기, 청년기, 중장년기, 노년기 등 생애주기에 따라 탄생의 순간부터 평생 출산, 양육, 질병, 노후생활 안정 등에 필요한 각종 서비스를 제공한다. 「사회보장기본법」에서 평생사회안전망이란 "생애주기에 걸쳐 보편적으로 충족되어야 하는 기본욕구와 특정한 사회위험에 의하여 발생하는 특수욕구를 동시에 고려하여 소득 · 서비스를 보장하는 맞춤형 사회보장제도를 말한다."라고 정의하고 있다.

참고문헌

대한예방의학회. 예방의학과 공중보건학. 제4판. 계축문화사. 2021.

신영수, 김용익 등. 의료관리. 개정판. 서울대학교출판문화원. 2017.

원석조. 사회보장론. 제5판. 양서원. 2020.

이규식. 의료보장과 의료체계. 제3판 수정본. 계축문화사. 2014.

채구묵. 사회보장론. 제5판. 양서원. 2020.

Beveridge WH. The Beveridge Report in Brief: [A Summary of] Social Insurance and Allied Services. H.M. Stationery Office. 1942.

International Labour Organization. The Social Security (Minimum Standards) Convention. (no. 102). International Labour Office. 1952.

Social Security Administration (USA). Social Security Programs Throughout the World: Europe, 2012. ISSA. 2012.

〈관련 인터넷 홈페이지〉

고용보험. 고용보험제도. 고용보험 홈페이지 Available from : https://www.ei.go.kr/ei/eih/cm/hm/main.do#

국민건강보험공단. 정책센터. 국민건강보험공단 홈페이지 Available from : https://www.nhis.or.kr/nhis/index.do

근로복지공단. 산재보상. 근로복지공단 홈페이지 Available from : https://www.comwel.or.kr/comwel/main.jsp

국민연금. 연금정보. 국민연금 홈페이지 Available from: https://www.nps.or.kr/jsppage/main.jsp

법제처 국가법령정보센터. 고용보험법, 국민건강보험법, 국민연금법, 노인장기요양보험법, 사회보장기본법, 산업재해보상보험법. 2021. Available from : https://www.law.go.kr/

기본문제

1. 우리나라에서 시행하고 있는 사회보장제도를 제시하시오.
2. 사회보장의 기능을 설명하시오.
3. 사회보험과 공공부조의 차이를 설명하시오.

심화문제

1. 한국 사회보장제도의 발전과정을 설명하시오.

2 의료보장제도의 이해

학습목표

- 의료보장제도의 개념을 설명할 수 있다.
- 국민건강보험 방식과 국민보건서비스 방식의 특징을 비교, 설명할 수 있다.
- 진료비 지불방법의 종류와 특징을 설명할 수 있다.

의료보장제도를 이해하기 위해서는 의료보장의 개념과 유형별 특성을 파악하고, 의료보장의 적용대상의 범위에 따른 급여의 범위와 급여지급방법, 제도 운용을 위한 재원 마련, 진료비 지급 방식을 숙지해야 한다. 이에 따라 한국 의료보장제도의 형태와 운용 현황을 필수로 이해해야 한다.

2.1 의료보장제도의 개념과 목적

의료보장제도는 국민의 건강권을 보호하는 데 필요한 보건의료서비스를 국가 제도 내에서 제공하는 소득보장과 더불어 사회보장이 이루어지는 것이다. 즉, 의료보장은 개인의 능력으로 할 수 없는 의료문제를 국가가 개입하여 사회적 연대책임으로 해결하고자 하는 것이다. 의료보장제도 협의의 범위는 '의료비의 보장'이며, 광의의 범위는 '의료 그 자체 및 건강의 보장'이다.

우리나라는 2010년 전문개정된 「보건의료기본법」에서 "보건의료를 통하여 모든 국민이 인간으로서의 존엄과 가치를 가지며 행복을 추구할 수 있도록 하고 국민 개개인이 건강한 삶을 영위할 수 있도록 제도와 여건을 조성하며, 보건의료의 형평과 효율의 조화를 기함으로써 국민의 삶의 질을 향상시키는 것을 기본이념으로 한다."라고 규정하여 국가의 책임을 의료비 보장에 국한하지 않고 보건의료서비스를 통한 국민의 행복과 삶의 질 향상이라는 광의의 관점을 보여주고 있다. 의료보장이 건강의 보장이라는 광의의 관점에서 볼 때 보건의료서비스 이외에 개인의 생활습관 및 생활환경에 대한 사회적 개입이 필요하며, 이를 위해서는 보건의료분야뿐만 아니라 환경, 교통, 교육, 경제 등 다양한 사회 분야에서의 건강한 환경 조성을 위한 노력이 요구된다.

의료보장제도는 그 사회의 한정된 자원을 이용하므로 필연적으로 제도의 효율성을 도모하게 되며, 계층 간에 의료이용의 격차가 존재하기 때문에 형평성 있는 의료이용을 추구하게 된다. 또한, 보건의료서비스에 대한 접근성이 높아져 국민의 의료비가 과다하게 증가할 우려가 있으므로 의료비를 적정수준으로 유지하기 위한 노력도 매우 중요하다. 이에 따른 의료보장제도의 목적은 예기치 못한 의료비 부담으로부터 사회구성원들을 재정적으로 보호하고 필요에 따른 의료이용의 형평성을 높이며, 국민의료비를 적절한 수준으로 유지하고, 의료수급의 효율성을 높이는 데 있다.

2.2 의료보장제도의 유형

의료보장제도의 유형은 그 나라의 보건의료체계의 성격을 결정짓는 가장 중요한 요소이다. 이는 의료보장의 유형에 따라 국가, 국민, 의료공급자 간의 역학관계가 달라지며, 국가 개입 정도, 시장기능의 정도 등이 달라지기 때문이다. 각국의 의료보장제도 형태는 국가별로 조금씩 다르고, 한 국가에서도 여러 유형을 혼용하여 사용하기도 하는데, 크게 다음의 세 가지 유형으로 구분한다. 우리나라를 비롯한 독일, 프랑스, 일본, 대만 등에서 적용한 국민건강보험(national health insurance, NHI) 방식, 영국, 스웨덴, 이탈리아 등에서 적용한 국민보건서비스(national health services, NHS) 방식, 그리고 미국 등에서 적용한 민간보험방식(consumer sovereignty model, CSM)이 있다.

대표적인 의료보장제도인 국민건강보험 방식과 국민보건서비스 방식은 국민의 의료를 보장한다는 점은 같으나, 재원조달방법, 의료의 소유형태(사유화, 공유화)에 따른 의료공급의 방법 등에서 차이를 보인다.

1) 국민건강보험 방식

국민건강보험(NHI) 방식은 독일의 비스마르크가 1878년 노동계급을 포용하기 위하여 비스마르크형 사회보험을 창시하여 비스마르크 방식이라고도 불린다. 의료비에 대한 국민의 자기책임의식이 따르며, 피보험자가 낸 보험료와 정부가 지원한 일정 부분으로 재원을 마련한다. 이는 사회보험으로서의 특징을 가지며, 정부가 지원 및 감독의 기능을 가진다는 것을 뜻한다. 따라서 국민의 일차적 부담의무가 전제된 비용 의식적 제도이며, 국민의 정부 의존화를 최소화할 수 있다.

이 방식은 사회적으로 어떤 동질성이 있는 국민이 보험집단을 형성하여 보험료를 갹출함으로써 질병으로 인한 경제적 손실을 방지하고자 한 것이다. 처음에는 노동자를 중심으로 보험집단이 형성되었으나, 제도가 성숙하면서 점차 그 적용이 국민 전체로 확대되어 오늘에 이른다.

독일에서는 수공업, 광산, 공장의 노동자를 대상으로 국민건강보험방식의 공제제도가 19세기 후반에 성립되었고, 2차 세계대전 후에는 노동자를 비롯한 국민 각계각층을 대상으로 한 사회보장제도의 일환으로서 의료보장제도가 정비되어 오늘날에 이른다. 프랑스에서는 19세기 직업별 상호공제제도로부터 2차 세계대전 후 피보험자를 대상으로 한 국민건강보험방식 제도가 창설되었고, 자영자, 농업자는 별도의 제도를 구성하여 1960년대부터 전 국민이 건강보험의 혜택을 보게 되었다. 한국은 1963년 「의료보험법」이 제정되어 300인 이상 사업장에 임의적용하던 '임의 의료보험기'를 거쳐 1977년에 개정된 의료보험법이 적용되면서 500인 이상의 사업장에 강제로 적용하던 때를 지나 1989년 전 국민 의료보험시대를 맞았다.

NHI 방식은 의료공급자가 국민과 보험자 간의 보험급여를 대행하게 된다. 이는 국민의 일차적 부담의무가 전제되므로 국민의 정부에 대한 의존을 최소화할 수 있고, 국민이 양질의 의료혜택을 받을 수 있다는 장점이 있다. 하지만 소득 유형 등이 다른 구성원에 대한 단일 보험료 부과기준 적용의 어려움, 의료비 증가에 대한 억제기능이 취약하여 보험재정의 안정화를 위해 노력해야 한다는 단점이 있다.

2) 국민보건서비스 방식

국민보건서비스(NHS)는 '국민의 의료문제는 국가가 책임져야 한다'는 관점에서 정부가 일반조세로 재원을 마련하여 모든 국민에게 무상으로 의료를 제공(universal type)하는 국가의 직접적인 의료관장 방식으로, 조세 방식 또는 베버리지 방식이라고 한다. 이 경우 의료기관의 상당부분이 사회화 또는 국유화되어 있다. 국민보건서비스 방식은 재원의 대부분이 국세 및 지방세로 조달되고, 의료공급체계도 국가가 책임지며 전 국민이 동등하게 이 제도의 혜택을 받는다.

영국은 1942년 발표된 베버리지의 『사회보험 및 관련 서비스』라는 보고서에 근거하여 1948년 제정된 「국가보건서비스법」에 따라 대부분의 병원을 국유화하였다. 스웨덴에서는 2차 세계대전 후 의료공영제를 시행하여 공비(公費)를 중심으로 재원을 마련하고 이로써 전 국민에게 일률적으로 적용하는 국민보건서비스제도를 수립하여 오늘날에 이른다.

NHS 방식은 소득 수준과 관계없이 모든 국민에게 포괄적이고 균등한 의료를 보장하고, 국가가 직접 관리운영을 전담(주로 사회보장청 또는 사회보험청 등)한다. 의료의 사회화를 전제로 국립의료기관에서 직접 보험급여를 제공하며, 부분적으로 사유화(개원의 중심)를 인정, 병행하는 예도 많으나, 이 경우에도 병원급 이상은 대부분 공공화되어 있다. 정부의 일반재정에서 의료비를 부담하므로 국가의 막대한 재원이 소요된다. 그리고 조세제도를 통한 재원 조달은 비교적 소득재분배 효과가 강하다는 장점이 있다. 반면에 의료의 사회화가 상대적으로 의료의 질을 떨어뜨리며, 조세에 의한 의료비 재원조달에 어려움이 많아 정부의 과다한 복지비용 부담의 문제가 있다. 또한, 의료수용자 측의 비용의식 부족과 민간보험의 확대, 그리고 장기간 진료 대기 등의 부작용으로 제도 개혁이 필요하다. 이러한 차이점은 〈표 3-2-1〉과 같다.

표 3-2-1 국민건강보험(NHI)과 국민보건서비스(NHS) 방식의 비교

구분	국민건강보험(NHI)	국민보건서비스(NHS)
기본이념	• 의료비에 대한 국민의 일차적 자기 책임 의식 견지(국민의 정부 의존 최소화)	• 국민의료비에 대한 국가 책임 견지 (국민의 정부 의존 심화)
적용대상	• 전 국민 (근로자, 자영자, 공무원 등으로 구분하여 적용)	• 전 국민 (일괄 적용, 즉 집단 구분 없음)
재원 조달	• 보험료 • 일부 국고 지원	• 일반 조세
진료보수방법	• 행위별수가제 또는 총액계약제 등	• 1차 의료: 인두제 • 2~3차 의료: 봉급제
관리기구	• 보험자	• 국가(사회보장청 등)
적용 국가	• 독일, 프랑스, 한국, 일본, 대만 등	• 영국, 스웨덴, 이탈리아, 호주, 뉴질랜드 등
국민의료비	• 의료비 억제기능 약함	• 의료비 억제기능 강함
의료서비스	• 상대적으로 양질의 의료 제공 • 첨단의료기술 발전에 긍정적 영향	• 의료의 질 저하 초래 • 입원 대기 급증 – 대기 기간 장기화 – 개원의의 입원 의뢰 남발 • 민간의료보험 가입 경향 증가로 국민의 이중 부담 초래
연대의식	• 가입자 간 연대의식 강함	• 가입자 간 연대의식 약함

출처: 문상식 등. 보건행정학. 보문각. 2019. 인용하여 재편집

3) 민간보험 방식

민간보험 방식은 주요 선진국의 의료보장에서 그 역할이 상당히 크다. 특히 미국의 경우, 공적 의료보장은 메디케이드(Medicaid), 메디케어(Medicare), 그리고 아동건강보험(Children's Health Insurance Program, CHIP) 등으로 전체 인구의 약 26%에 한정되어 민간의료보험에 의존하는 정도가 매우 높다. 미국의 민간의료보험은 생명보험회사, 손해보험회사 등의 영리단체와 지역주민의 의료보장을 목적으로 하는 블루크로스(Blue Cross), 블루실드(Blue Shield) 등 비영리단체, 영리와 비영리가 혼용된 새로운 형태의 건강유지조직(Health Maintenance Organization, HMO), 공급자선호조직(Preferred Provider Organization, PPO), 공급자독점조직(Exclusive Provider Organization, EPO) 등이 있다.

공적 의료보장이 발달한 유럽에서도 민간의료보험의 역할은 크다. 영국에는 대표적인 비영리단체 민간보험으로 보증유한책임회사(British United Provident Association, BUPA)가 있다. 영국에서 사보험에 의한 의료서비스는 전체 서비스의 약 20%를 담당하고, NHS와는 매우 유기적으로 운용되며, 서로 비슷한 의학의 기술적 수준을 유지하면서 상호보완적 관계를 형성하고

있다.

프랑스는 국민 전체가 공적 의료보험에 가입하고 있으나, 급여율이 낮다. 그러므로 프랑스 국민은 건강보험이 의료비를 지불해 주지 않는 항목들에 대해서 자신이 자발적으로 가입한 민간영리 보험회사나 상호부조조합이 지불하는 방식의 보충형 민간보험을 가지고 있다. 이에 따른 대표적 보충형 민간보험은 비영리기구로 「상호부조법(Mutual Insurance Code)」에 의해 관리되는 상호부조조합(mutuelles)이 있다. 따라서 법정 건강보험은 보건의료비용을 후불로 상환해 주는 제도를 채택하고, 후불 상환이 되지 않는 부분에 대해서는 환자가 직접 임의로 가입한 보충형 민간보험이 부담한다.

2.3 의료보장제도의 운용과 실제

의료보장제도의 개념과 원칙이 국가마다 실제로 구현하고 운영하는 시스템에 따라 다르다. 따라서 실제로 운영되는 여러 국가의 의료보장제도에서 도출한 주요 특징인 적용대상, 급여방법과 범위, 재원조달 및 진료비 지불방법, 관리운영체계, 의료공급체계를 사전적으로 살펴볼 필요가 있다.

1) 적용대상

의료보장제도 적용대상의 범위는 국가의 이념적 지향과 경제발전 정도에 따라 차이가 있지만, 국민보건서비스의 경우에는 전 국민을 대상으로 하며, 건강보험의 경우 보험료를 부담하는 사람을 그 대상으로 한다.

대부분 국가에서 국민건강보험 또는 국민보건서비스 방식의 의료보장제도를 운용하는 점을 고려할 때 민간보험방식의 의존도가 높은 미국의 의료보장제도는 일반적이지 않다고 할 수 있다. 미국의 의료보장제도 원칙은 고용에 근거한 의료보장(employment-based insurance)으로, 이는 근로자와 사업주가 복수의 민간보험이 제공하는 프로그램 중 하나에 가입하고, 보험료를 공동으로 부담하는 형태이다. 즉, 국민 대다수는 민간보험에 의료보장을 맡기고 있으며, 정부는 빈곤층 대상의 메디케이드(Medicaid)라는 공적 의료부조 방식의 제도를, 노인과 장애인 대상의 메디케어(Medicare)라는 사회보험 방식의 의료보장제도를 운용하고 있다.

한국의 경우 의료보장 적용대상은 경제 수준의 향상에 따라 비교적 단기간 점진적으로 확대되었다. 국민건강보험 방식의 의료보험제도가 1977년에 500인 이상을 고용하는 사업장의 근로자를 대상으로 시작하여 1989년부터 농어촌 주민과 도시지역 자영업자를 건강보험 대상에 포함하는 전 국민 건강보험을 실시하였다.

2) 급여방법과 범위

한 국가의 의료보장제도가 제공하는 급여의 범위와 내용은 기본적으로 의료보장 재정과 밀접한 관련이 있다. 민간보험의 경우 개인이 지불하는 보험료에 따라 급여 수준이 달라지지만, 사회보험의 경우에는 개인이 지불하는 보험료의 크기와 관계없이 필요에 따라 동일한 급여가 제공된다. 의료보장 비용은 무한하지 않고, 의료보장 비용 조달에는 한계가 있으므로 개인에게 필요한 모든 의료서비스를 보장하는 것은 불가능하다.

보험급여의 종류는 기능, 형태, 법적인 강제성에 따라 분류할 수 있는데, 기능별로는 질병이나 사고로 인한 소득손실을 보상하기 위하여 현금으로 지급하는 상병수당, 의료급여(질병이나 사고로 인한 치료와 관련하여 지급하는 요양급여, 요양비, 건강검진, 본인부담액 보상금 등), 질병이나 사고로 사망하는 경우 현금으로 지급하는 장제급여가 있다. 급여형태에 따라 현물급여, 급여에 대한 법적 강제 여부에 따라 법정급여와 부가급여로 분류한다. 우리나라의 건강보험은 법정급여로 요양급여, 요양비, 건강검진, 장애인보장구급여비를 제공하고 있으며, 부가급여로 본인부담상한액과 임신 · 출산진료비를 규정하고 있다.

일반적인 재화와 서비스를 구매할 때에는 이용자가 그 가격을 전부 지불하지만, 건강보험 제도는 비용 일부를 지불하거나 무료로 이용하므로 보험가입자의 도덕적 해이(moral hazard)가 나타날 수 있다. 즉, 건강보험에 가입한 사람이 필요 이상으로 많은 의료를 이용하거나 값비싼 의료서비스를 요구할 수 있다. 즉, 가입자가 스스로 건강증진 행위를 하여 의료서비스의 이용을 최소화하려고 노력하지 않을 수 있다는 것이다. 따라서 국민건강보험 방식의 의료보장 제도를 채택한 대부분 국가에서는 건강보험 가입자라 하더라도 그 금액에 차이는 있지만, 의료서비스 이용에 따른 소비자의 비용부담(cost sharing)을 요구하고 있다. 이를 통해 불필요한 의료서비스 이용을 억제하고, 더욱 낮은 가격의 의료서비스를 찾도록 하며, 의료서비스의 도움 없이 해결할 수 있는 건강문제는 스스로 해결하도록 경제적인 동기부여를 제공한다.

그러나 본인일부부담은 소득계층 간 의료이용의 형평성을 저해할 수 있다. 고소득계층은 비용부담 수준이 의료를 이용하는 데 장애가 되지 않지만, 저소득계층은 경제적 부담이 의료이용에 장애 요인으로 작용할 수 있다.

비용부담 방식으로 일정액 공제제(deductibles), 정률제(co-insurance), 급여상한제(limit), 정액부담제(co-payment), 정액수혜제(indemnity)가 있다. 일정액 공제제는 일정 한도까지는 이용자가 의료비를 부담하고, 그 이상에 해당하는 의료비만 건강보험 급여 대상으로 하는 제도이다. 정률제는 의료서비스를 이용할 때마다 발생하는 의료비의 일정 비율을 이용자가 부담하는 방식이며, 급여상한제는 일정 한도(상한액)까지는 보험자가 지불하고, 그 이상의 의료비는 이용자가 부담하는 방식이다. 정액부담제는 의료이용의 내용과 의료비의 많고 적음에 관계없이 의료서비스 이용 건당 일정액만을 이용자가 부담하고, 나머지는 보험자가 부담하는 방식이다. 정액수혜제는 이용하는 의료서비스 건강 일정액만을 보험자가 부담하고, 그 나머지는 이용자가 부담하는 방식이다.

3) 진료비 지불방법

의사에 대한 진료보수의 산정 및 지불방법은 각국의 보건의료제도 및 의료보장방식에 따라 다르다. 진료비 지불방법은 크게 다섯 가지로 진료행위별수가제, 인두제, 봉급제, 포괄수가제, 총액계약제 등이 있다. 그에 대한 개념과 장단점은 다음과 같다.

(1) 진료행위별수가제(fee for service)

진료행위별수가제는 진료에 소요된 약제 또는 재료비를 별도로 산정하고, 의료인이 제공한 진료행위 하나하나에 일정한 값을 정하여 의료비를 지급하는 제도이다. 대부분 자본주의 경제체제 국가에서는 이 진료행위별수가제를 많이 채택하고 있다. 이는 의료인이 제공한 시술 내용에 따라 값을 정하여 의료비를 지급하는 것으로 전문의의 치료방식에 적합하다.

장점으로는 의료서비스의 양과 질이 극대화되고, 의료인의 재량권을 최대로 보장하며, 환자에 대한 진료 책임도 극대화하며, 첨단 의과학기술의 발달을 유도하고, 전문적인 의료의 수가 결정에 적합하다는 것이다. 반면, 단점으로 국민의료비의 상승과 과잉진료 우려가 있고, 진료비 청구 · 심사 및 지불의 복잡화로 간접비용이 증가하며, 의료기술 지상주의적 사고의 팽배, 의료인과 보험자 간의 마찰요인이 발생하며, 예방사업에 소홀할 수 있다. 적용 국가로는 한국, 일본, 미국 등이 있다.

(2) 인두제(capitation)

인두제는 의료인이 맡은 환자 수 즉, 환자가 될 가능성이 있는 지역 내의 주민 수에 일정금액을 곱하여 이에 상응하는 보수를 의료인 측에 지급하는 것이다. 이는 기본적으로 단순한 1차 보건의료에 적용하게 된다. 따라서 1, 2, 3차로 분류되는 의료전달체계의 확립이 선행되어야 한다. 인두제는 의사들이 받는 일정한 금액에서 자기에게 할당된 주민의 진료비용을 충당하고 남은 돈이 실제 자기의 수입이 되므로 적은 진료비용을 쓸수록 의료인들에게 유리하다.

장점으로는 환자와 의사 간 지속적 관계 유지로 진료의 계속성(referral system)이 유지되고, 행정업무가 간편하여 행정비용이 감소하며, 예방의료에 관한 관심이 증대하고, 1차 의료에 적합하며, 의료인 수입의 평준화를 유도하며, 타 지불제도보다 비용이 저렴하다는 것이다. 반면, 단점으로 과소 진료의 우려가 있고, 서비스양의 최소화 경향, 이송의뢰 환자의 증가, 전문의료에 부적합하고, 의사의 자율성 저하, 의료서비스에 대한 가격경쟁의 배제와 환자의 선택권 제한이 따른다. 적용 국가로는 영국, 덴마크, 이탈리아 등이 있다.

(3) 봉급제(salary)

봉급제는 의료인 각자의 근무경력, 기술 수준, 근무하는 의료기관의 종별 및 직책에 따라 보수 수준을 결정하고 그에 따라 월 1회 또는 일정 기간에 한 번씩 의료인에게 봉급을 지급하는 방법을 말한다. 대체로 사회주의 국가에서 이 제도를 택하고, 자본주의 국가에서도 병원급 의료기관에서 근무하는 의사에게 봉급제를 채택하고 있다. 우리나라에서는 보건소와 보건지소에 근무하는 공중보건의사에게 봉급제를 적용한다.

장점으로는 동료감시가 가능하고, 평가로 의료의 질 유지에 도움이 되고, 의사는 진료량과 관계없이 보수를 받으므로 안정된 수입이 보장되며, 의사 간의 불필요한 경쟁의 소지가 작다는 점이다. 반면, 단점으로 의료의 관료화, 형식화로 진료 생산성이 저하될 소지가 크고, 의료인의 자율성 저하로 소득 감소가 우려되며, 외부기관의 압박이 증가할 수 있다. 적용 국가로는 사회주의 국가가, 적용 의료기관으로는 시장경제체제의 2차, 3차 의료기관이 있다.

(4) 포괄수가제(diagnosis related groups, DRG; case payment system)

포괄수가제는 진료행위의 양에 따라 보수가 지불되는 행위별수가제도와 비교하여 진단명별(질환별)로 일정한 액수가 지급되는 방식이다. 미국에서는 의료비의 급격한 상승을 억제하기 위하여 1983년부터 진단명 기준 환자군에 기초한 선불상환제도(prospective payment system)를 개발하여 연방정부 부담환자의 진료비 지급방법으로 사용하고 있다. 우리나라는 2013년 7월부터 전국 모든 의료기관에서 안과(수정체수술), 이비인후과(편도 및 아데노이드 절제술), 일반외과(항문 및 항문주위 수술, 서혜 및 대퇴부탈장수술, 충수절제술), 산부인과(자궁 및 자궁부속기 수술, 제왕절개분만) 등 4개 진료과의 7개 질병군에 이 제도를 운영하고 있다.

장점으로는 진료비 산정의 간소화로 행정비용이 절감되고, 의료자원의 활용에 의료인의 관심 증대로 경제적 진료가 유도되며, 진료의 표준화 유도가 가능하다는 것이다. 반면, 환자에 대한 의료서비스가 최소화, 규격화되어 과소진료의 우려가 있으며, 의료행위에 대한 자율성 감소와 행정직의 진료직에 대한 간섭요인이 증가하고, 합병증 발생이나 신의료기술 시 적용이 곤란하다는 단점이 있다. 한편 포괄수가제는 발생된 합병증에 적용하기가 어려워 신포괄수가제가 도입되었고 2009년 4월부터 건강보험공단 일산병원을 시작으로 많은 병원이 시범사업에 동참하고 있다. 포괄수가제 적용 국가로는 미국, 네덜란드, 한국 등이 있다.

(5) 총액계약제(global contracting)

총액계약제는 의료비 지불자와 의료공급자 간에 진료보수총액에 대하여 사전에 계약을 체결하는 방식으로, 적용 국가로 독일이 대표적이다. 독일의 경우 보험자와 의사회가 계약을 체결하고, 계약에 따라 보험자가 의사회에 진료보수를 지불하면, 의사회는 각 의사의 진료량에 비례하여 의사에게 이를 배분한다. 즉 독일은 주단위로 계약된 총액을 개별 개업 의사에게 배분하기 위해서 행위별수가제를 사용하고 있다는 것이다. 이때 행위별수가제 산정은 우리나라와 같이 자원기준상대가치(resource based relative value system, RBRVS)를 사용한다.

장점으로는 과잉진료 및 과잉청구에 대한 시비가 감소되고, 진료비 심사, 조정과 관련된 공급자의 불만이 감소되며, 의료비 지출을 사전에 예측할 수 있으므로 보험재정의 안정적 운영과 의료공급자의 자율적 규제가 가능하다는 점이다. 반면 단점으로 보험자와 의사단체 간 계약 체결이 어려우며, 의료공급자단체의 독점성 보장으로 폐해가 발생할 수 있다. 또한, 전문과목별, 요양기관별로 진료비를 배분받기 위해 갈등이 발생할 소지가 있으며, 신의료기술 개발 및 도입, 의료의 질 향상을 위한 동기가 저하될 수 있다.

4) 관리운영체계

관리운영 주체와 관리운영 조직의 다원화 여부에 따라 관리운영체계를 분류할 수 있다. 국민건강보험 방식을 운영하는 국가들은 보험자가, 국민보건서비스를 운영하는 국가들은 정부(중앙정부, 지방정부)가 관리운영의 주체가 된다. 이들 방식은 모두 정도의 차이는 있지만, 국가의 개입과 책임이 뒤따른다.

특히, 국민건강보험 방식의 경우 보험자의 다원화 여부를 두고 논란이 있었다. 관리운영 방식에 따라 보험자를 통합하여 관리하는 일원화 방식(통합방식)과 다수의 보험자를 두고 운영하는 다원화 방식(조합방식)이 그것이다. 이들은 각각 장단점이 있는데, 우리나라도 긴 진통 끝에 2000년부터 단일 보험자(국민건강보험공단) 체계의 통합방식을 운영하고 있다. 즉, 1977년 의료보험제도가 시작된 이후 다수의 보험자를 허용하는 방식을 채택하였으나, 2000년 7월부터 직장과 지역의료보험이 통합되면서 현재와 같은 단일보험자 체계로 전환되었으며, 2003년 7월부터는 직장과 지역의 재정도 통합됨으로써 완전한 통합일원화에 의한 의료보장관리체계가 성립되었다.

5) 의료공급체계

의료공급체계는 환자의 의료공급자 선택권, 의료제공의 지역화 및 단계화에 따라 그 구체적인 형태는 국가마다 다르지만, 의료보장제도 본연의 목적을 달성하기 위해서는 의료서비스를 제공하는 공급체계가 필수적으로 존재해야 한다.

주요 국가들의 의료공급체계를 살펴보면, 영국의 1차 의료는 일반의(general practitioner, GP)가 제공하고, 일반의는 집단개업이나 진료소에 근무하며, 모든 국민은 일반의에게 등록할 권리가 있으며, 응급의료를 제외한 진료는 일반의에게 예약하고, 방문하여 받은 진료의 진료비는 무료이다. 민간보험 가입자는 대기시간 없이 의료서비스를 이용할 수 있다. 독일은 대부분

보건의료서비스를 이용자가 자유롭게 선택할 수 있지만, 병원의 진료를 받기 위해서는 개원의에게 의뢰해야 한다. 독일의 의료보험은 의뢰된 환자를 가장 가깝고, 적절한 치료를 제공할 수 있는 병원에서 진료를 받을 수 있도록 연계하는 역할을 담당한다. 우리나라는 일정 자격을 갖춘 의료기관을 상급종합병원으로 지정하여서 질 높은 의료서비스 제공과 의료자원을 효율적으로 사용하도록 법제화하고 있다. 따라서 1단계 요양기관은 가입자 등에게 필요한 경우 의사 소견이 기재된 건강진단 · 건강검진결과서 또는 요양급여의뢰서를 발급하여 상급종합병원에서의 2단계 적절한 요양급여를 받을 수 있도록 하고 있다.

참고문헌

강공언, 남영희, 류효선, 문영전, 박경렬, 박재원 등. 건강보험론. 메디시언. 2019.
건강보험심사평가원. 포괄수가제. 2022. Available from : https://www.hira.or.kr/main.do
대한예방의학회. 예방의학과 공중보건학. 제4판. 계축문화사. 2021.
문상식, 최만규, 소재진, 정상진, 박용필. 보건행정학. 보문각. 2019.
문상식, 최만규, 김창태, 박종영. 보건사업관리. 보문각. 2017.
이규식. 의료보장과 의료체계. 제3판 수정본. 계축문화사. 2014.
Bupa. Health Insurance. 2022. Available from : https://www.bupa.com.au/

기본문제

1. 의료보장제도의 개념을 설명하시오.
2. 국민건강보험 방식과 국민보건서비스 방식의 개념과 특징을 비교하여 설명하시오.
3. 진료비 지불방법의 종류와 특징을 설명하시오.

심화문제

1. 주요 선진국의 민간보험제도에 관해 설명하시오.

3 한국의 건강보장체계와 보편적 건강보장

학습목표

- 한국의 건강보장체계를 설명할 수 있다.
- 국민건강보험과 의료급여를 설명할 수 있다.
- 노인장기요양보험 및 산업재해보상보험을 설명할 수 있다.
- 보편적 건강보장을 설명할 수 있다.

한국의 건강보장체계는 1977년 의료보험제도가 부분적으로 도입되고, 1989년 전 국민의료보험제도로 확대됨으로써 전 국민이 건강보장을 누리는 기반을 마련하였다. 짧은 기간 동안 건강보장체계를 정착시키기 위하여 한계점과 문제점이 많을 수밖에 없었지만, 최빈국 상태에서 국민들의 기본적 건강보장체계를 구축한 것은 국제적으로도 주목받을 만한 정책적 성과로 평가된다.

우리나라 대표적 공적 건강보장체계는 국민건강보험, 의료급여, 노인장기요양보험, 산업재해보상보험으로 구분된다. 건강보험은 소득계층을 대상으로 사업장 근로자, 지역주민, 공무원 및 사립학교 교직원으로 구성되고, 의료급여는 영세민이나 자활보호대상자 계층을 대상으로 한다. 노인장기요양보험은 65세 이상의 노인 및 65세 미만의 노인성 질환을 앓는 국민을 대상으로 하며, 산업재해보상보험은 근로자 중 업무상 재해를 당한 자가 대상이 된다.

3.1 국민건강보험

1) 의의

국민건강보험은 우리나라의 의료보험제도를 일컫는 용어로, 국민의 질병, 부상, 분만 또는 사망 등에 대하여 보험급여를 실시함으로써 국민보건을 향상시키고 사회보장의 증진을 도모하는 데(「국민건강보험법」 제1조) 그 목적을 두고 있다. 국민건강보험은 원칙적으로 의료서비스 형식의 현물급여로 급여를 제공하고, 보험자(공단), 가입자(피보험자), 의료기관(요양기관)의 3자 관계를 중심으로 운영된다. 구체적으로 보험자는 의료기관에 진료비를 지급하고, 의료기관은 피보험자에게 의료서비스를 제공하며, 피보험자는 보험자에게 보험료를 납부한다. 2019년부터 국민건강보험제도의 효율적이고 효과적인 지속적 운영을 위해 제1차 국민건강보험종합계획(2019~2023)을 수립하여 운영하고 있으며, 〈그림 3-3-1〉과 같은 목표하에 추진되고 있다.

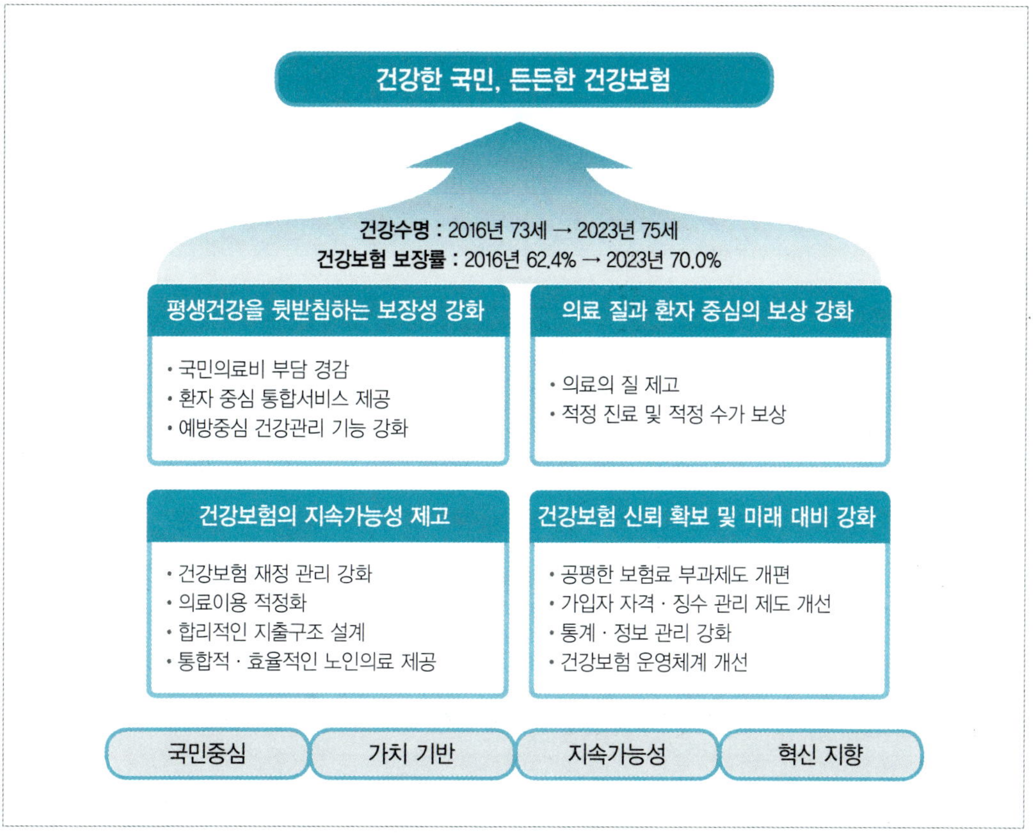

그림 3-3-1 제1차 국민건강보험종합계획(2019~2023) 비전 및 체계도

출처: 보건복지부. 제1차 국민건강보험종합계획(2019~2023). 2019.

2) 운영

국민건강보험은 보건복지부, 국민건강보험공단, 건강보험심사평가원, 보험가입자, 요양기관이 함께 체계를 운영하기 위해 상호협력과 역할분담을 하고 있다. 국민건강보험의 운영체계를 도식화하면 〈그림 3-3-2〉와 같다.

보건복지부는 건강보험사업의 관장자로서 건강보험 관련 정책을 결정하고, 건강보험업무 전반을 총괄한다. 국민건강보험공단은 건강보험의 보험자로서 가입자 자격관리, 보험료의 부과 · 징수 및 보험급여비용 지급 등의 업무를 수행하고 있다. 그리고 건강보험심사평가원은 요양기관에서 청구한 요양급여 비용을 심사하고, 요양급여의 적정성을 평가한다.

보험가입자는 국민건강보험공단에 보험료를 납부하고, 의료서비스를 이용한 기관에 본인일부부담금을 지급하고 있다. 그리고 요양기관은 보험가입자에게 의료서비스를 제공하고, 제공한 의료서비스에 대해 건강보험심사평가원의 심사평가를 받으며, 심사평가가 확정된 요양급여비용을 국민건강보험공단에 급여청구를 하여 기관을 운영한다.

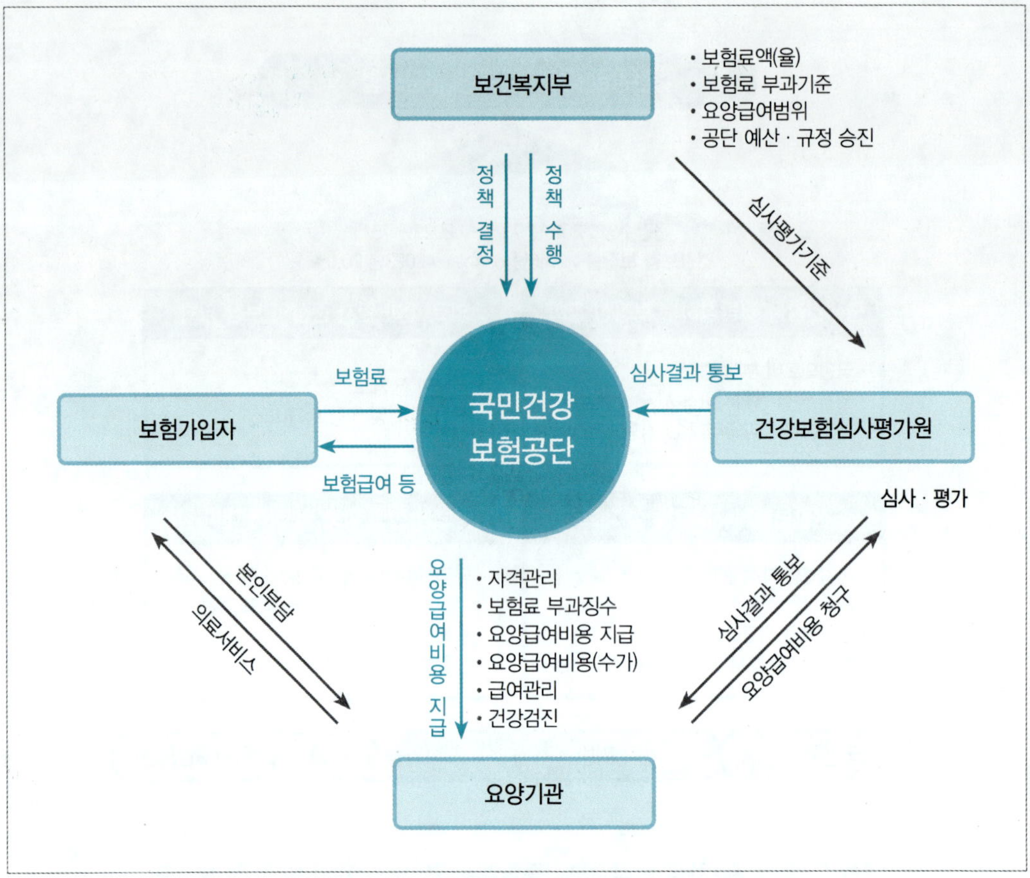

그림 3-3-2 국민건강보험 관리운영체계

출처: 보건복지부. 건강보험: 보험정책, 관리운영체계. 2022.

3) 재원 조달

국민건강보험은 사회보험 방식으로 운영되며, 보험가입자 및 사용자에게서 징수한 보험료와 국고 및 국민건강증진기금 등 정부지원금을 재원으로 한다. 보험가입자는 크게 직장근로자로 구성된 직장가입자와 농어민 · 도시자영업자 등으로 구성된 지역가입자로 구분할 수 있다(표 3-3-1).

보험료는 직장가입자의 경우에는 소득비례정률제가 적용되며, 지역가입자의 경우에는 대상 범위가 광범위할 뿐 아니라, 소득의 형태가 다양하고 정확한 소득을 파악하기가 어려워 소득비례정률제 대신 보험료부과점수(소득, 재산, 자동차 등의 등급별 점수의 합)에 점수당 단가를 곱하여 산정한 금액을 적용하고 있다.

표 3-3-1 국민건강보험의 재원 조달체계

구분	직장가입자	지역가입자
보험료 부담방법	가입자 50%, 사용자 50%	가입자(소득 · 재산, 생활수준 등 고려, 세대별로 부과)
보험료 부과기준	보수월액 소득월액(보수 외 종합소득)	보험료 부과점수 (소득 + 재산 + 자동차)
보험료율	보수월액 × 보수월액비례보험료율 소득월액 × 소득월액비례보험료율	보험료 부과점수 × 부과점수당 금액

3.2 의료급여

1) 의의

의료급여제도는 생활유지 능력이 없거나 생활이 어려운 저소득 국민의 의료문제 즉, 개인의 질병, 부상, 출산 등에 대해 의료서비스(진찰 · 검사, 치료 등) 제공을 국가가 보장하는 공공부조제도로서 건강보험과 함께 국민 의료보장의 중요한 수단이 되는 사회보장제도이다. 의료급여는 생활이 어려운 사람에게 의료급여를 함으로써 국민보건의 향상과 사회복지의 증진에 이바지함을 목적으로 한다(「의료급여법」 제1조).

우리나라의 의료급여는 「국민기초생활보장법」에 의한 수급권자와 이재민, 의사상자, 국가유공자 및 중요무형문화재 보유자 등 타 법에 의한 대상자 및 법령상 일정한 조건을 갖춘 행려환자를 의료급여 수급권자로 하고 있다(표 3-3-2). 이 중 「국민기초생활보장법」에 의한 수급자는 1종 및 2종 수급권자로 구분하여 본인부담금에 차등을 두고 있다. 1종과 2종을 구분하는 근거는 근로능력의 유무인데, 기초생활보장수급자 중 근로능력이 없는 가구의 구성원은 1종, 근로능력이 있는 가구의 구성원은 2종이 된다.

2) 운영

의료급여는 국가 차원에서 의료급여대상자에 대한 예산을 확보하고, 시 · 군 · 구에서 대상자를 선정하여 이를 국민건강보험공단에 수급자의 자격정보를 전송하여 서비스 급여를 제공하도록 한다. 병의원 및 약국 등에서는 의료급여서비스를 의료급여 대상자에게 제공하고, 건강보험심사평가원의 심사를 거쳐 국민건강보험공단에서 의료급여서비스를 제공한 병의원 및 약국에 비용을 지급하는 체계로 운영된다. 간략하게 그 운영체계를 도식화하면 〈그림 3-3-3〉과 같다.

의료급여 수급권자는 의료급여 관련 법령에 따라 제1차 의료급여기관(의원, 보건소, 약국, 보건의료원 등), 제2차 의료급여기관(병원, 종합병원), 제3차 의료급여기관(보건복지부장관 지정기관)에서 단계적으로 진료를 받는 것을 원칙으로 하고 있다.

3) 재원 조달

의료급여는 공공부조제도의 하나로, 생활유지 능력이 없거나 경제능력을 상실한 의료급여 수급권자에게 국고에서 지원하는 것을 원칙으로 하며, 저렴한 수준의 법정본인부담금을 부담하도록 하고 있다.

표 3-3-2 의료급여 종별 대상자 및 선정기준

구분	수급권자
1종	① 「국민기초생활보장법」에 따른 의료급여 수급자 ㉮ 다음 각 항목의 어느 하나에 해당하는 자 또는 근로능력이 없거나 근로가 곤란하다고 인정하여 보건복지부장관이 정하는 자만으로 구성된 세대의 구성원 ⓐ 18세 미만인 자 ⓑ 65세 이상인 자 ⓒ 「장애인고용촉진 및 직업재활법」 제2조제2호에 해당하는 중증장애인 ⓓ 「국민기초생활보장법 시행령」 제7조제1항제2호에 해당하는 자 ⓔ 임신 중이거나 분만 후 6개월 미만의 여자 ⓕ 「병역법」에 의한 병역의무를 이행중인 자 ㉯ 「국민기초생활보장법」 제32조에 따른 보장시설에서 급여를 받고 있는 자 ㉰ 보건복지부장관이 정하여 고시하는 결핵질환, 희귀난치성질환 또는 중증질환을 가진 사람 ② 「재해구호법」에 따른 이재민 ③ 「의사상자 등 예우 및 지원에 관한 법률」에 따라 의료급여를 받는 사람 ④ 「입양특례법」에 따라 국내에 입양된 18세 미만의 아동 ⑤ 「독립유공자예우에 관한 법률」, 「국가유공자 등 예우 및 지원에 관한 법률」 및 「보훈보상대상자 지원에 관한 법률」의 적용을 받고 있는 사람과 그 가족으로서 국가보훈처장이 의료급여가 필요하다고 추천한 사람 중에서 보건복지부장관이 의료급여가 필요하다고 인정한 사람 ⑥ 「무형문화재 보전 및 진흥에 관한 법률」에 따라 지정된 국가무형문화재의 보유자(명예보유자를 포함한다)와 그 가족으로서 문화재청장이 의료급여가 필요하다고 추천한 사람 중에서 보건복지부장관이 의료급여가 필요하다고 인정한 사람 ⑦ 「북한이탈주민의 보호 및 정착 지원에 관한 법률」의 적용을 받고 있는 사람과 그 가족으로서 보건복지부장관이 의료급여가 필요하다고 인정한 사람 ⑧ 「5 · 18 민주화운동 관련자 보상 등에 관한 법률」 제8조에 따라 보상금등을 받은 사람과 그 가족으로서 보건복지부장관이 의료급여가 필요하다고 인정한 사람 ⑨ 「노숙인 등의 복지 및 자립 지원에 관한 법률」에 따른 노숙인 등으로서 보건복지부장관이 의료급여가 필요하다고 인정한 사람 ⑩ 일정한 거소가 없는 사람으로서 경찰관서에서 무연고자로 확인된 사람 ⑪ 그 밖에 생활유지 능력이 없거나 생활이 어려운 사람으로서 대통령령으로 정하는 사람(보건복지부장관이 1종 의료급여가 필요하다고 인정하는 자)
2종	① 국민기초생활보장 수급권자 중 의료급여 1종 수급자 기준에 해당하지 아니하는 자 ② 그 밖에 생활유지 능력이 없거나 생활이 어려운 사람으로서 대통령령으로 정하는 사람(보건복지부장관이 2종 의료급여가 필요하다고 인정하는 자)

출처: 법제처 국가법령정보센터. 의료급여법[법률 제16374호, 2019. 4. 23., 일부개정]. 2022.

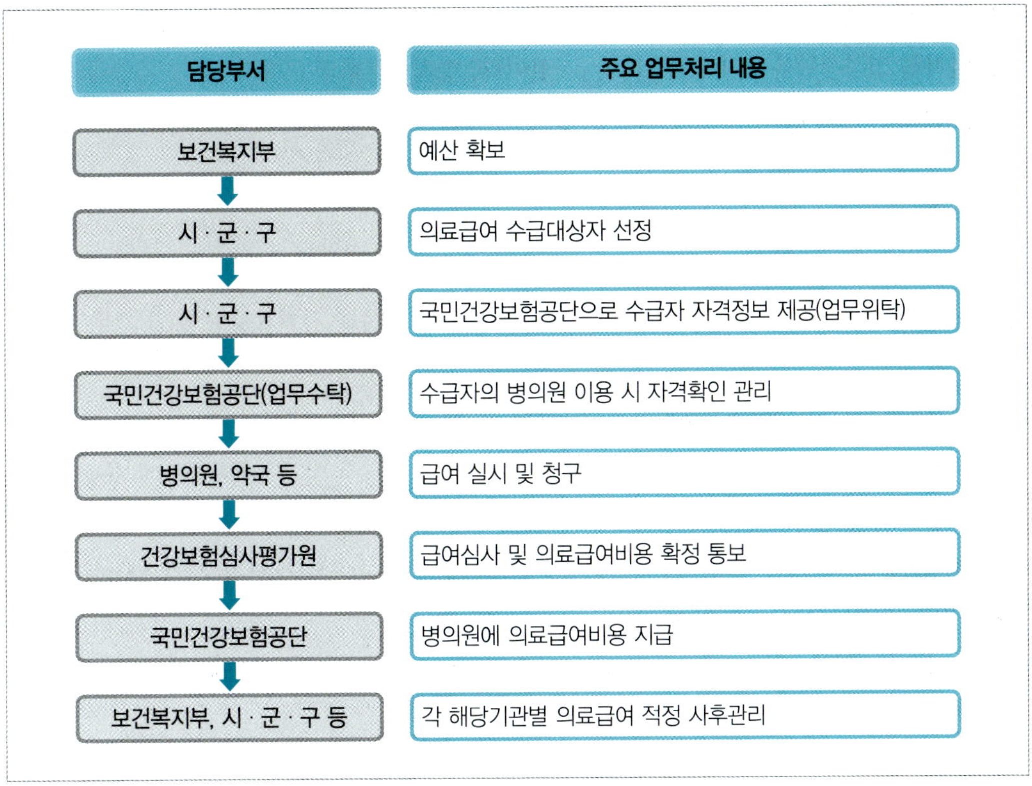

그림 3-3-3 의료급여 시행 절차

출처: 보건복지부. 의료급여사업안내(2021). 2021. p.9-10.

3.3 노인장기요양보험

1) 의의

2008년부터 시행된 우리나라 노인장기요양보험제도는 고령이나 노인성 질병 등의 사유로 일상생활을 혼자서 수행하기 어려운 노인 등에게 신체활동 또는 가사활동 지원 등의 장기요양급여를 제공하여 노후의 건강증진 및 생활안정을 도모하고, 그 가족의 부담을 덜어줌으로써 국민의 삶의 질을 향상하도록 함을 목적으로 시행하는 사회보험제도이다.

우리나라 노인장기요양보험제도는 건강보험제도와는 별개의 제도이기는 하나, 현재 제도를 효율적으로 운영하기 위하여 보험자 및 관리운영기관을 국민건강보험공단으로 일원화하였다. 또한 국고 지원이 가미된 사회보험 방식이며, 수급대상자에 만 65세 미만의 장애인이 제외되어 노인을 중심으로 운영된다.

신청대상은 소득 수준과 상관없이 노인장기요양보험 가입자(국민건강보험 가입자와 동일)와 그 피부양자, 의료급여 수급권자로서 만 65세 이상 노인과 만 65세 미만 노인성 질병이 있는 사람이며, 급여대상자는 65세 이상 노인 또는 치매, 중풍, 파킨슨병 등 노인성 질병으로 6개월 이상 혼자서 일상생활을 수행하기 어려운 사람이다. 장기요양등급에 따라 1등급~5등급과 인지지원등급으로 구분된다.

2) 운영

노인장기요양보험제도는 국민건강보험공단과 지방자치단체가 역할을 분담하여 운영하고 있다. 노인장기요양보험 서비스를 제공받기 위해서는 우선 다음의 장기요양인정 및 서비스 이용 절차를 거쳐야 한다.

우선 장기요양보험 급여대상자가 되고자 하는 사람은 국민건강보험공단 각 지사별 장기요양센터를 방문하여 급여 신청을 하여야 한다. 급여 신청을 받은 국민건강보험공단에서는 공단직원을 파견하여 급여대상자를 방문조사하고, 조사내용을 등급판정위원회에 제출하여 장기요양인정 및 등급판정을 받도록 한다. 국민건강보험공단은 장기요양등급 판정에 기초하여 급여대상자에게 이용가능한 서비스를 안내하며, 이를 기초로 수급권자가 장기요양인정서 및 표준장기이용계획서를 장기요양기관에 제출하고, 서비스를 이용하는 과정을 거친다(그림 3-3-4).

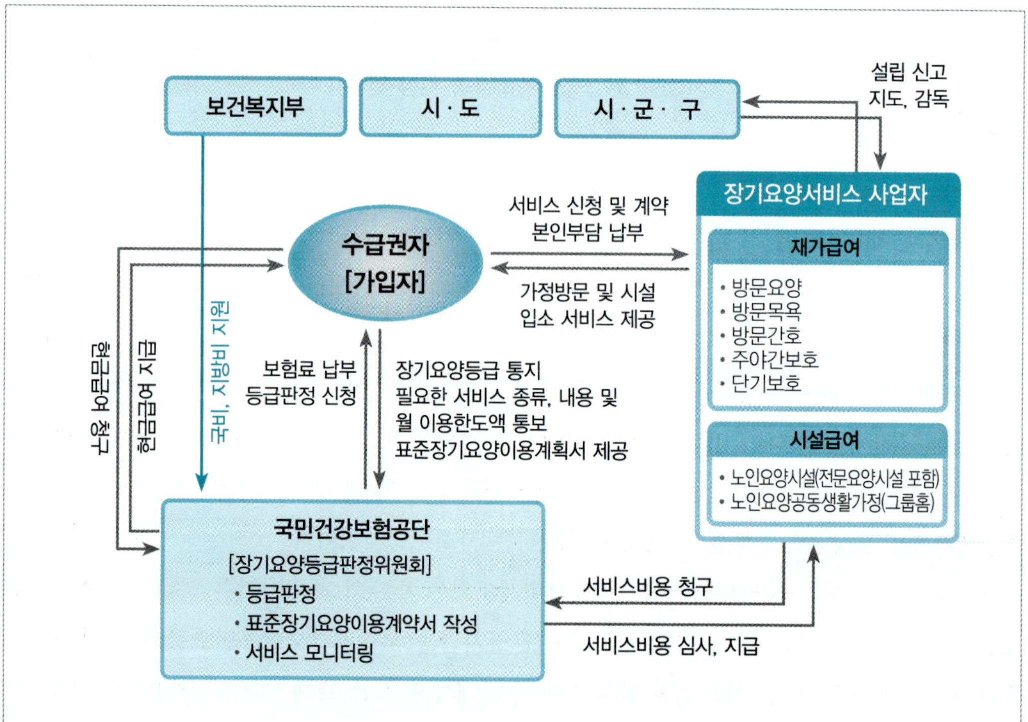

그림 3-3-4 노인장기요양보험제도의 운영체계

출처: 보건복지부. 2021 노인보건복지사업안내(1권). 2021. p.303.

급여내용은 시설급여와 재가급여, 그리고 특별현금급여로 구분된다. 시설급여는 장기요양기관에 입소한 수급권자에게 요양기관에서 신체활동 지원 등의 서비스를 제공하며, 재가급여는 서비스 제공기관에서 수급권자의 가정을 방문하여 신체활동, 가사활동, 목욕, 간호 등을 제공하거나, 주간보호센터 이용, 단기보호이용, 복지용구 구입 또는 대여 등의 서비스를 제공하는 경우를 말한다. 그리고 특별현금급여는 섬 · 벽지지역 거주자 등에게 가족요양비를 지급하는 형태로 제공되는 서비스이다.

장기요양기관은 시설급여 시설 및 재가급여 시설(「노인복지법」상 시설)이 해당되며, 시 · 군 · 구청장이 지정한다. 장기요양기관에서 근무하는 인력을 장기요양요원이라고 하는데, 요양보호사, 간호사, 사회복지사 등이 대표적 직종이다.

3) 재원 조달

노인장기요양보험의 재원 조달 방식은 장기요양보험료, 국가 지원, 본인부담금으로 구성된다. 노인장기요양보험의 가입자는 국민건강보험 가입자와 동일하다.

장기요양보험료는 현재 건강보험료액의 일정비율(장기요양보험료율)을 부담하는 것으로 되어 있으며, 건강보험료와 통합징수하고 있다. 장기요양보험료 예상수입액의 20%에 해당하는 금액을 국가가 부담한다. 본인부담금은 시설급여 20%와 재가급여 15% 수준으로 부담하도록 하고 있다. 의료급여 수급권자 등 저소득층은 생활 수준에 따라 저렴한 비용 또는 무료로 의료급여를 제공받는다.

3.4 산업재해보상보험

1) 의의

산업재해 근로자를 보호하기 위하여 1964년에 도입된 우리나라 최초의 사회보험제도로서 「고용보험 및 산업재해보상보험의 보험료징수 등에 관한 법률」에 근거하여 사용자의 「근로기준법」상 재해보상 책임을 보장하기 위하여 국가가 사업주로부터 소정의 보험료를 징수하여 그 기금(재원)으로 사업주를 대신하여 산재근로자에게 보상하는 제도이다. 산업재해보상보험은 고용노동부가 담당하고 있으며, 업무와 관련된 실제 업무는 고용노동부장관의 위탁을 받은 근로복지공단에서 수행하고 있다. 보험의 적용범위는 일부 소규모 사업장을 제외하고, 원칙적으로 근로자를 사용하는 모든 사업 또는 사업장이다. 산업재해보상보험의 급여 종류에는 요양급여, 휴업급여, 상병보상연금, 장해급여, 간병급여, 직업재활급여, 유족급여 및 장례비 등이 있다.

2) 운영

산재보험의 보험관계는 관리 주체인 고용노동부장관과 산재보험 업무를 실제로 담당하는 일선 집행기관인 근로복지공단, 「산업재해보상보험법」, 「산업재해보상보험의 보험료징수 등에 관한 법률」에 따라 보험료 납부 등 제반 의무를 이행하는 보험가입자, 그리고 보험급여를 받을 권리가 있는 수급권자 등으로 기본구조가 형성된다(그림 3-3-5).

산업재해가 발생하였을 때, 사고 및 질병의 경우와 사망의 경우로 구분된다. 사망인 경우에는 유족급여 및 장의비 청구로 종료되지만, 사고 및 질병의 경우에는 요양급여 신청을 통해 재해근로자의 상황에 알맞은 급여서비스가 제공된다. 산업재해보상보험 요양급여에 대한 구체적인 운영과정은 〈그림 3-3-6〉과 같다.

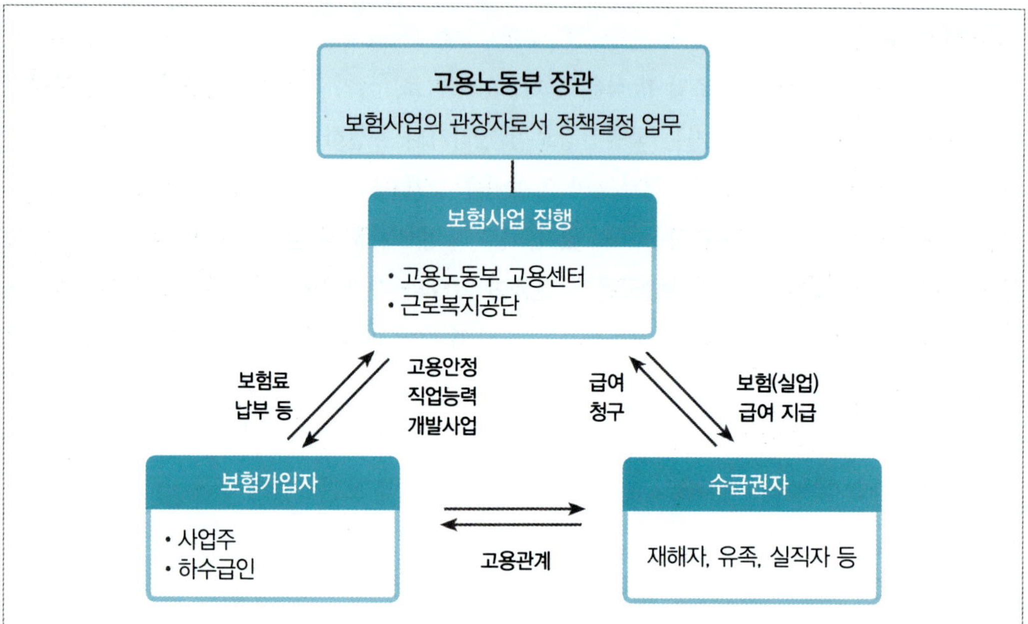

그림 3-3-5 산업재해보상보험의 운영체계

출처: 근로복지공단. 산재고용보험 가입 및 부과업무 실무편람. 2022. p.3.

3) 재원 조달

산업재해보상보험 보험료는 사업주가 전액을 부담하는 것이 원칙이다. 일부 특수형태 근로종사자는 사업주와 근로자가 보험료의 1/2을 각각 부담하도록 하고 있다. 산업재해보상보험의 보험료는 근로자 개인별 월평균 보수에 보험료율을 곱하여 산정한 산재보험료는 매월 근로복지공단에서 부과하고, 국민건강보험공단이 통합징수하고 있다(표 3-3-3).

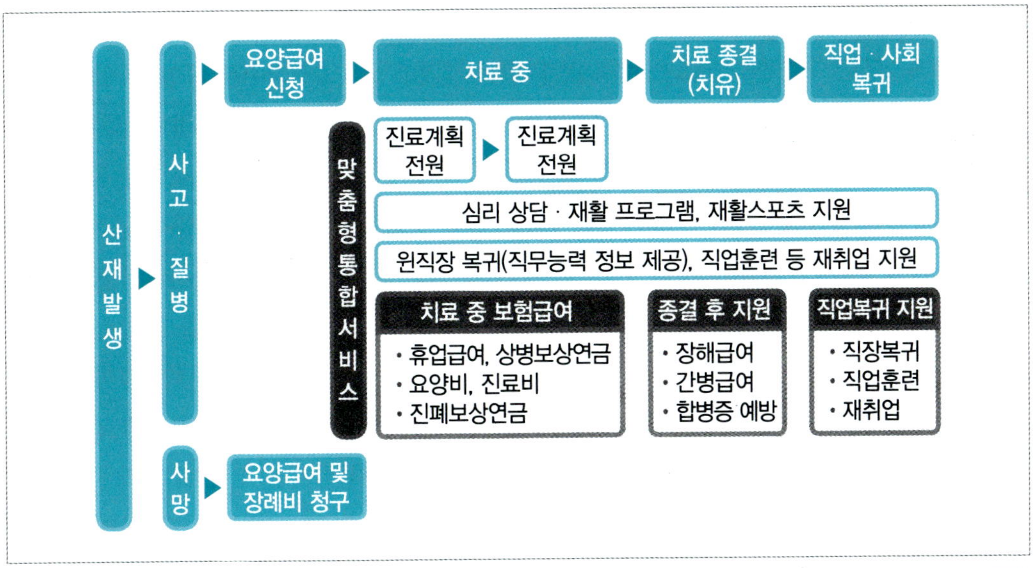

그림 3-3-6 산업재해보상보험의 요양 절차

출처: 근로복지공단. 산재보험업무매뉴얼(의료기관용). 2019.

표 3-3-3 산업재해보상보험의 보험료 산정기준

구분	보험료 산정기준
일반근로자	개인별 월평균 보수 × (사업종류별 보험료율 + 출퇴근재해 보험료율)
건설업과 벌목업	당해연도 보수총액의 추정액 × (사업종류별 보험료율 + 출퇴근재해 보험료율)

3.5 보편적 건강보장

보편적 건강보장(universal health coverage, UHC)이란 모든 인류가 자신에게 필요한 보건의료서비스를 자신이 원하는 시간과 장소에서 재정적인 어려움 없이 이용할 수 있도록 보장하는 것이다. 보편적 건강보장에는 필수적 보건의료서비스의 모든 범위가 포함되므로, 보편적 건강보장은 건강증진서비스부터 질병예방, 치료, 재활, 완화의료서비스 등의 광범위한 의료보장을 의미한다.

현재 우리 인류의 절반은 자신에게 필요한 서비스를 제공받지 못하며, 1억 명 정도의 인구는 과다한 보건의료비의 지출로 말미암아 매년 절대적 빈곤에 내몰리고 있는 실정이다. 이러한 문제는 반드시 해결되어야 하는 선결과제로, 모든 인류의 보편적 건강보장을 실현하기 위해서는 양질의 보건의료서비스를 제공할 수 있는 개개인과 지역사회가 필요하며, 수준 높은 서비스를 제공할 수 있는 역량 있는 보건의료인과 보편적 의료서비스에 투자를 할 수 있는 정책결정자가 필요하다.

보편적 건강보장은 강하고 인간중심적인 기본적 보건의료서비스에 근간을 두고 있다. 좋은 보건의료시스템은 그러한 서비스를 제공할 수 있는 지역사회에서 시작된다고 할 수 있다. 이제 인류는 질병과 고통의 치료와 예방뿐만 아니라 삶의 질과 웰빙(well-being) 증진에 관심을 가질 필요가 있다.

세계보건기구(WHO)에서는 2030년까지 모든 인류에게 보편적 의료보장을 제공하기 위해 UHC2030 프로그램을 운영하고 있다. 보편적 의료보장을 달성하려면, 여러 사회적 조직의 연계된 노력과 건강결정요인을 개선하기 위한 강력하고 지속적인 건강시스템의 개발이 필요하다는 인식을 전 세계가 공유하고 있다. 이를 위해 국제적으로 민간부문, 시민사회, 국제기구, 학계 및 정부조직이 협력하여 전 세계와 각 국가에서 보편적 의료보장 및 건강시스템 강화를 향한 평등하고 지속가능한 발전을 가속화하기 위한 사업을 창출할 플랫폼 제공에 관심이 높다.

우리나라는 보편적 건강보장 활동에서 수준 높은 결과를 창출하고 보편적 건강보장과 관련한 사업들을 추진하고 있다. 이에 기본적인 예방 및 건강증진서비스부터 의료시설과 인력, 의료정보, 그리고 재정적인 부분에서도 바람직한 방향으로 나아가고 있다. 물론 우리 사회에서도 보편적 건강보장은 저소득층과 건강 사각지대에 속한 사람들에게는 여전히 해결해야 할 문제이며, 이를 극복하기 위한 다양한 활동이 지속적으로 필요하다.

동시에, 전 세계가 정보통신 및 기술 발전으로 더 높은 수준의 공동체를 지향하는 현실에서 우리나라의 보편적 건강보장에 대한 역량과 기술적인 능력을 국제사회에서 여전히 어려움을 겪는 개발도상국들과 공유하고 그 나라들에 지원하는 인류애적 나눔을 실천하는 것도 매우 중요하다고 하겠다.

참고문헌

고용노동부. 2021년도 산재보험제도 개요. 2021.
근로복지공단. 2019 산재보험업무매뉴얼(의료기관용). 2019.
근로복지공단. 2022년도 산재 고용보험 가입 및 부과업무 실무편람. 2022.
근로복지공단. 한눈에 알아보기 쉬운 고용산재보험 토탈서비스 100% 활용하기. 2021.
보건복지부. 건강보험: 보험정책, 관리운영체계. 2022. Available from : https://www.mohw.go.kr/images/react/policy/medi02_04.gif
보건복지부. 노인장기요양보험 기본계획. 2012.
보건복지부. 제1차 국민건강보험종합계획 2022년 시행계획. 2021.
보건복지부. 제2차 노인장기요양보험 기본계획(2018-2022). 2018.
보건복지부. 2021 노인보건복지사업안내(1권). 2021. p.302-305.
보건복지부. 2021 의료급여사업안내. 2021.
보건행정학교재편찬위원회. 보건행정학. 에듀팩토리. 2018.

〈관련 인터넷 홈페이지〉

국민건강보험공단 홈페이지 Available from : https://www.nhis.or.kr

노인장기요양보험 홈페이지 Available from : https://www.longtermcare.or.kr

보편적 건강보장 사업기구 홈페이지 Available from : https://www.uhc2030.org/

세계보건기구 보편적 건강보장 관련 홈페이지 Available from : https://www.who.int/news-room/fact-sheets/detail/universal-health-coverage-(uhc)

기본문제

1. 한국의 건강보장체계의 종류와 내용을 설명하시오.
2. 국민건강보험과 의료급여의 운영체계를 설명하시오.
3. 노인장기요양보험제도의 급여종류를 설명해 보시오.
4. 보편적 건강보장을 설명해 보시오.

심화문제

1. 한국이 국제사회의 보편적 건강보장을 위해 기여할 수 있는 영역을 제시해 보시오.

제4장

보건의료체계의 모형과 실제

편집위원 | 송현종
검토위원 | 윤병준
집 필 자 | 김재현, 김정임, 송현종, 윤병준, 전상남, 차선미

1 보건의료체계의 이해

학습목표

- 보건의료체계의 개념을 설명할 수 있다.
- 보건의료체계의 구성요소를 설명할 수 있다.
- 보건의료자원의 종류와 중요성을 설명할 수 있다.

1.1 보건의료체계의 개념

보건의료체계(health care system)의 개념을 파악하기 위해서는 우선 체계를 이해해야 한다. 사전적인 의미로 체계 또는 시스템(system)이란 전체를 구성하며 상호 관련이 있는 구성요소들의 집합체이다. 구체적으로 살펴보면, 체계 또는 시스템은 기능적인 관점에서는 특정한 목적을 달성하기 위하여 여러 가지 관련된 구성요소들이 상호작용하는 유기적인 집합체로, 행위적 관점에서는 투입물을 받아 조직화된 변화과정을 통해 목표에 부합되는 산출물을 만들어 내는 데 관여하는 요소들의 집합체로 정의된다.

시스템이론(system theory)에 따르면, 모든 자연과 사회부문은 시스템, 하위시스템(subsystem), 차하위시스템(subsubsystem)으로 구성되어 계층화할 수 있고, 각 시스템들은 각각의 목표와 기능을 가진 실체로서 상호 영향을 주고받는다는 것이다. 따라서 체계(시스템)란 상호작용을 하는 구성요소들의 집합체로 일정한 양상으로 다른 요소와 관계를 맺고 있어 한 요소의 상태 변화가 다른 요소의 상태 변화를 가져오는 연관된 요소들의 집합체라고 할 수 있다.

이를 종합하면, 보건의료체계란 한 국가나 사회가 그 구성원의 건강 수준을 향상하기 위한 보건의료서비스의 생산, 분배, 소비에 관련되는 요소들 간의 구조적, 기능적인 집합체를 총칭하는 것이라 할 수 있다. 다시 말해 '국민이 보건의료서비스를 이용하고, 이를 통해 건강 수준을 높이기 위해 보건의료기관은 어떠한 종류의 서비스를 생산해야 하는가?, 보건의료서비스를 생산하기 위한 보건의료기관의 조직은 어떻게 하며, 생산요소의 생산이나 조직은 어떻게 해야 하는가?, 이러한 서비스와 생산요소들과 관련하여 제도나 법적 장치는 어떻게 해야 하는가?, 이러한 요소들이 외부환경의 변화와는 어떠한 관련을 맺어야 하는가?'와 같은 일련의 유기적인 연결체계가 바로 보건의료체계라고 할 수 있다.

한편 세계보건기구에서는 보건의료체계를 국민의 건강을 증진하고, 회복하며, 유지하는 데 필요한 모든 활동이라고 정의하고 있다. 그리고 보건의료체계의 기본적인 목표는 보건의료체계 하부구조 구성요소들의 종합적인 활동을 통하여 보건의료서비스가 필요한 지역사회 주민들에게 건강증진을 위한 예방, 치료, 재활서비스에 걸친 일련의 활동을 전개함으로써 지역사회 주민의 건강을 확보하는 것이다.

보건의료체계가 제대로 구축되지 않은 저개발국가에서는 각종 질병에 대한 예방 및 치료가 제대로 이루어지지 못하여 질병 발생률 및 사망률이 선진국에 비하여 매우 높다. 이처럼 한 사회의 건강 수준을 향상하고 유지하기 위해서는 의료기술의 발달만이 아니라 보건의료체계를 구성하는 모든 구성요소들을 개발하고, 이를 의미 있게 조직하는 것이 무엇보다도 중요하다.

1.2 보건의료체계의 구성요소

보건의료체계의 목적과 이를 달성하기 위한 구성요소들 간의 기능을 명확하게 보여주는 대표적인 개념 틀은 클레츠코브스키(Kleczkowski BM) 등(1984)이 제시한 모형이다(그림 4-1-1). 이 모형에 따르면, 한 국가의 보건의료체계의 주요 구성요소는 ① 보건의료자원의 개발(development of health resources), ② 자원의 조직화(organized arrangement of resources), ③ 보건의료서비스의 제공(delivery of health care)으로 구성되는 3개의 주축 분야와 이를 지원하는 ① 경제적 지원(economic support)과 ② 관리(management)의 2개 분야로 구분하는데, 이 요소들은 직간접적으로 상호 관련되어 있다.

국가 보건의료체계 모형에서 보듯이 건강에 영향을 미칠 수 있는 모든 사회 · 환경적 요인들을 고려하면, 보건의료체계는 농업, 공업, 교육, 교통 등의 다른 여러 체계와 밀접한 관계가 있음을 알 수 있다. 이와 같이 보건의료체계는 지역사회 자체뿐만 아니라 서로 연관된 많은 구성부분들로 이루어진 하나의 일관적인 전체로 간주되어야 한다.

국가 보건의료체계 모형의 점선 윗부분에 있는 물리적, 사회적 환경은 인구집단, 가족 또는 개인과 같은 대상자들의 건강에 영향을 주며, 이로 인한 대상 인구집단의 건강 관련 요구가 나타나 있다. 그림의 중간에 제시된 건강증진, 질병예방, 보건교육, 질병치료, 재활 및 중증 장애자와 불치병자의 보건의료 등은 보건의료체계의 활동으로, 대상 인구집단 주민에게 직접 제공되는 서비스이다. 이러한 제반 활동은 보건의료체계 하부구조에 의하여 그 기능을 발휘하게 된다. 그림의 점선 부분은 보건의료체계의 하부구조인 다섯 가지 주요 구성요소를 나타낸 것이다. 보건의료체계의 하부구조를 보면, 하부구조에서는 보건의료자원을 개발하고 자원의 조직화를 통하여 보건의료서비스가 필요한 인구 대상집단에게 보건의료서비스를 제공하게 된다. 그런데 이는 경제적 지원에 영향을 받는다. 즉 총 자원은 새로운 투자와 현재의 경비 지출에 대한 예산의 한계 때문에 보건의료체계가 성취하고자 하는 목표를 달성하기 위한 우선순위가 결정되어야 한다.

그리고 보건활동의 결과인 보건의료서비스 생산의 양, 분배, 질 및 주민들에 대한 효과는 평가하여 그 정보가 관리에 환류되어야 한다. 이러한 환류 기전을 통하여 관리는 조절기능을 수행한다.

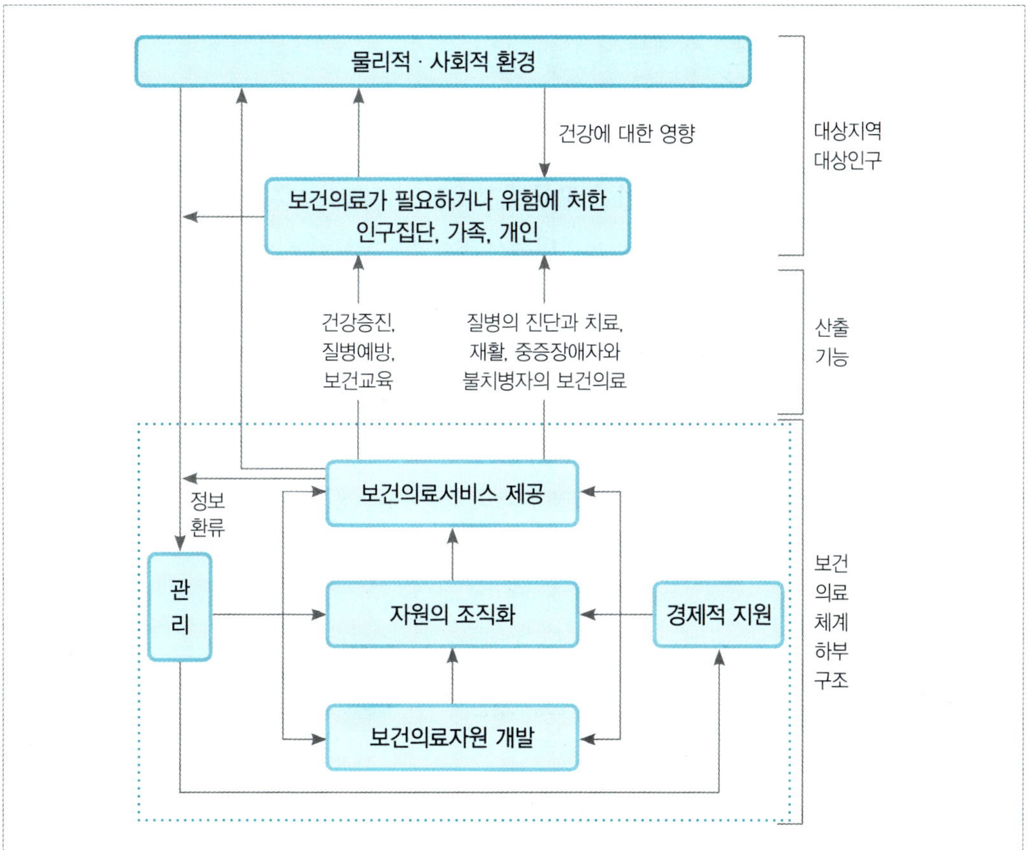

그림 4-1-1 클레츠코프스키의 국가 보건의료체계의 모형

출처: Kleczkowski BM et al. National Health Systems and Their Reorientation towards Health for All. WHO. 1984.

1) 보건의료자원의 개발

(1) 보건의료자원의 종류

① 보건의료인력

보건의료인력은 「의료법」에 따른 의료인(의사, 치과의사, 한의사, 조산사, 간호사) 및 간호조무사, 「약사법」에 따른 약사 및 한약사, 「의료기사 등에 관한 법률」에 따른 의료기사(임상병리사, 방사선사, 물리치료사, 작업치료사, 치과기공사, 치과위생사), 보건의료정보관리사 및 안경사, 「응급의료에 관한 법률」에 따른 응급구조사, 「국민영양관리법」에 따른 영양사, 「공중위생관리법」에 따른 위생사, 「국민건강증진법」에 따른 보건교육사로 총 19개 직종으로 규정된다. 한 국가의 보건의료인력을 이해하기 위해서는 각 인력의 기능, 관련 업무, 교육 유형, 인력의 수와 분포 상태, 다른 보건의료인력과의 관계, 인력의 대체 가능성과 같은 속성을 파악하는 것이 중요하며, 모든 보건의료인력은 의료체계의 운영 내에서 상호 연관되므로 이론적으로는 하나의 팀을 이루나, 실제로 나타나는 협력의 정도는 보건의료체계마다 다르다.

② 보건의료시설

보건의료시설은 보건의료서비스가 제공되는 물리적 공간으로 모든 국가는 질 좋은 보건의료서비스를 제공하기 위하여 적절한 보건의료시설을 개발하고 있다. 보건의료시설은 설립과 운영의 주체가 조직이냐, 개인이냐에 따라 기능과 성격이 다르게 나타난다. 입원치료를 위한 (종합)병원, 의원 · 보건소 등 통원치료를 위한 시설, 특정 인구나 질병에 대해 통원치료서비스를 제공하는 특수클리닉(여성, 소아, 노인 등), 요양병원과 같은 장기요양시설, 약국, 혈액은행 등의 기타 특수 보건의료시설로 분류된다. 필요한 의료서비스가 포괄적이고 지속적으로 제공되기 위해서는 보건의료시설 간의 연계와 협력이 필수적이고, 의료시설의 위치, 규모, 설계는 의료시설의 효율성에 큰 영향을 미치므로, 이를 기반으로 보건의료전달체계(health care delivery system) 내에서 전체 과정을 적절하게 조정할 필요가 있다.

③ 보건의료장비 및 물자

보건의료인력이 보건의료서비스를 생산하는 데 필요한 다양한 의약품, 물자, 장비도 질환의 치료와 예방에 필요한 국가보건의료체계의 의료자원이다. 오늘날에는 과학기술의 발달로 의료자원이 빠르게 발전하면서 많은 중증질환을 초기 단계에서 효과적으로 진단하고 치료하게 되었으나, 보건의료장비와 물자 중에는 효과나 편익에 비해 비용이 매우 높은 경우도 있으므로 자원의 상대적 가치를 고려하여 기술을 적절히 사용해야 한다. 특히, 전산화단층촬영장치(computed tomography, CT), 자기공명영상촬영장치(magnetic resonance imaging, MRI), 양전자단층촬영장치(positron emission tomograaphy, PET)의 도입으로 진단기술이 급격히 발전되었으나, 이러한 의료장비를 적정하게 사용하지 않을 경우 과잉진료를 유발하고, 국민의료비를 높이는 원인이 되므로 특수의료장비의 효율적 활용방안이 매우 중요한 보건의료정책 과제가 되고 있다.

④ 보건의료기술 및 정보

보건의료인력이 역할을 수행하는 데 필요한 지식과 기술도 보건의료자원에 포함된다. 지식(knowledge)을 특정한 목적에 적용하는 것을 기술(technology)이라고 하며, 개인 또는 집단의 건강 수준을 향상하기 위하여 보건의료 지식을 건강증진이나 의료에 적용한 것을 보건의료기술(health and medical service technology)이라고 한다. 고령화와 만성질환자 증가로 의료비의 사회적 부담이 가중되는 상황에서 보건의료기술을 효율적으로 사용하기 위해 보건의료기술평가(health technology assessment)를 한다. 보건의료기술평가를 수행하려면 정보가 필요하다. 시행한 시술 및 처방한 치료의 규모와 비용에 대한 자료를 제공하는 정보시스템의 개발은 보건의료기술평가를 발전시키기 위한 선결 조건이다. 보건의료기술평가는 보건의료기술의 성질, 효과 및 그 적용으로 발생하는 장단기 사회적 결과를 검토하고, 기술과 관련된 의사결정에 대한 정보를 제공하는 역할을 하는 등 보건의료정책 결정의 근거가 된다. 우리나라에는 2022년 현재, 이 업무를 담당할 조직으로 「보건의료기술진흥법」에 따라 2009년에 설립된 보건복지부 산하기관인 한국보건의료연구원(National Evidence-based Healthcare Collaborating Agency, NECA)이 있다. 이 연구원은 보건의료기술 및 제품에 대한 경제성분석, 임상성과평가 등을 담당하고 있다.

2) 자원의 조직화

보건의료체계의 여러 가지 자원을 보건의료활동으로 전환하고 적절히 기능을 수행하게 하려면 사회적인 조직이 필요하다. 조직화는 보건의료자원이 효과적인 관계를 맺고 개인이나 지역사회 인구집단이 보건의료 제공 기전을 통하여 보건의료자원과 접촉할 수 있도록 하는 것이다. 조직화의 공식성과 상호 관계는 국가의 보건의료체계에 따라 상이하다.

자원의 조직화는 다섯 가지 범주로 즉, 국가보건당국, 건강보험조직, 기타 보건 관련 정부기관, 민간기관, 독립된 민간부문으로 구분할 수 있다. 우리나라의 경우 보건복지부는 보건의료를 담당하는 국가 보건당국에 해당하며, 다른 정부기관으로는 교육부, 국방부, 고용노동부, 행정안전부 등이 보건의료체계와 직접 관련되어 있다. 건강보험조직으로는 국민건강보험공단, 건강보험심사평가원 등이 있다. 민간기관으로는 대한적십자사나 건강관리협회 등이 있으며,

독립된 민간부문으로는 조직화된 프로그램에 속하지 않고 활동하는 외국의 전통치료사 등이 있다.

3) 보건의료서비스의 제공

보건의료서비스의 제공은 다양한 서비스가 생산되는 과정이며, 조직화된 보건의료자원을 통해 보건의료와 관련된 욕구가 충족되는 과정이다. 보건의료서비스는 우선 보건의료서비스의 목적에 따라 건강증진, 질병예방, 치료, 재활서비스, 심한 불구나 치료가 불가능한 환자에 대한 사회의학적 서비스 등으로 나누어진다. 한편 의료서비스를 복잡성의 정도나 인구집단의 의료필요의 순차성에 따라 분류하면, 1차 의료, 2차 의료, 3차 의료로 나눌 수 있다. 그리고 보건의료서비스를 예방적 차원에서 분류하면, 건강증진이나 질병예방은 1차 예방, 질병의 초기단계에서 조기진단 및 치료는 2차 예방, 적절한 보건의료 처치를 통하여 신체적, 정신적, 사회적 기능의 복구를 목표로 하는 재활서비스는 3차 예방에 해당한다.

보건의료체계에서 제공되는 보건의료서비스는 건강증진, 질병예방, 질병치료 및 재활서비스 등의 포괄적인 보건의료서비스(comprehensive health care service)가 되어야 한다.

4) 경제적 지원

보건의료서비스를 생산하고 배분하기 위해서는 경제적 지원이 필요하다. 대부분의 국가에서 국가 경제력 중 일부를 보건의료체계에 조달하는 지원체계를 마련하고 있다. 보건의료 이용을 개인의 능력에만 맡겨 두면, 소득에 따라 이용의 불평등이 생기게 된다. 이러한 이유로 많은 국가에서 보건의료에 대한 경제적 지원은 순수 경쟁시장의 원리를 따르지 않고 해결하려는 경향이 강하다. 국가가 부담하는 경제적 지원의 비중이 점차 커지고 있는 것이 세계적인 추세이다. 세계보건기구에서는 재원의 성격에 따라 경제적 지원을 ① 공공재원: 정부(중앙 및 지방) 재정, 건강보험 재정, ② 고용주: 산업체, ③ 조직화된 민간기구: 자선단체, 임의보험, ④ 지역사회의 기여: 지역사회 내의 자발적인 공동조달(금전적인 기부나 자원봉사), ⑤ 외국의 원조: 종교적 자선사업, 외국의 지원, 국제연합과 같은 국제기관의 지원, ⑥ 가계: 이용자 본인의 개별부담, ⑦ 기타 가용자원: 복권, 기부금 등으로 제시하였다.

WHO에서는 재원을 보건의료자원이 아니라 보건의료의 지원요소로 보고 있다. 즉, 경제적 지원으로서의 재원 그 자체는 보건의료 부문에 투자된 후에 보건의료자원으로 전환되어야 한다는 것을 의미한다.

5) 관리

국가 보건의료체계의 관리는 해당 국가의 정치, 경제체제에 따라 다르다. 즉 자본주의 시장

경제체제냐 사회주의 경제체제냐 또는 중앙집권적이냐 지방분권적이냐에 따라 크게 달라진다.

세계보건기구에서는 보건의료체계의 관리에서 중점을 두어야 할 세 가지 주요 범주로 지도력(leadership), 의사결정(decision-making), 규정(regulation)을 제시하였다.

첫째, 지도력은 조직의 목적을 달성하기 위해 구성원을 일정한 방향으로 이끌어 성과를 창출하는 능력이다. 지도력은 상급자가 명령을 내리면 하급자는 명령을 수행하고 보고하는 권위적 지도력과 모든 조직구성원들이 조직의 원활한 운영에 관심을 갖고 의사결정과정에 참여하는 민주적 지도력이 있다. 보건의료체계가 바람직한 방향을 설정하고, 동기를 유발하며, 자원을 동원하는 데 지도력은 매우 중요하다.

둘째, 의사결정은 어떤 문제를 해결하기 위해 여러 대안 중 가장 적절한 대안을 선택하는 것이다. 보건의료체계 내에서 의사결정은 다양할 수 있다. 한 곳에 집중될 수도 있고, 여러 곳으로 분산될 수도 있다. 따라서 의사결정 구조의 네 가지 측면 즉, 기획, 실행 및 달성, 감시 및 평가, 정보 지원들을 고려해야 할 것이다.

기획은 체계적이고 지속적인 과정으로서 의사결정자들에게 향후 예측이나 선택권을 제공한다. 실행 및 달성은 세부계획이나 프로그램을 집행하고, 계획대로 진행되고 있는지를 확인하기 위해 추후 관리함을 의미한다. 그리고 체계적인 감시 및 평가를 통하여 보건의료체계의 프로그램들이 어느 정도까지 달성했는지를 결정하게 된다. 가능한 한 계량화된 평가가 이루어지도록 해야 한다. 보건의료체계 관리에 정보 지원은 필수적이다. 특히 기획, 정책 입안, 감시 및 평가에 필요한 관련 정보를 입수하여야 한다.

셋째, 보건의료체계 관리에서 또 하나의 중요한 요소인 규정은 법률, 규칙 등을 활용하여 일정한 한도를 정하고 그 이상을 넘지 못하도록 제한하는 것이다. 법적 규제로는 의료인에 대한 면허 부여, 보건의료기관에 대한 인허가, 의약품의 통제, 의료서비스 이용에 대한 조건 등이 있다. 규제는 보건의료체계가 형평성, 효율성을 달성하기 위한 것이어야 한다.

참고문헌

대한예방의학회. 예방의학과 공중보건학. 제4판. 계축문화사. 2021. p.908-912.

보건복지부. 2020 보건복지백서. 2020.

보건복지부. 보건의료기술개발. 2021. (Available from: URL: https://www.mohw.go.kr/react/policy/index.jsp?PAR_MENU_ID=06&MENU_ID=06340201&PAGE=1&topTitle=).

위키백과. Available from : https://ko.wikipedia.org/

이규식. 의료보장과 의료체계. 계축문화사. 2004.

장욱, 한승진. OECD 통계로 본 한국 의료자원 현황과 주요 이슈. HIRA 정책동향 2018;12(4):7-16.

전국한의과대학 예방의학교재 편찬위원회. 예방한의학과 공중보건학(수정판). 푸른솔. 2019. p.404-

409.
Kleczkowski BM, Romer MI, van der Werff A. National Health Systems and their Reorientation towards Health for All. Guidelines for Policy-making. Geneva, WHO: 1984.

기본문제

1. 국가 보건의료체계 하부구조의 구성요소를 설명하시오.
2. 보건의료자원의 종류를 설명하시오.

심화문제

1. 국가 보건의료체계 하부구조의 구성요소 중 지원 분야(2개)에 대하여 설명하시오.

2 보건의료체계의 모형과 특성

학습목표

- 보건의료체계의 모형을 설명할 수 있다.

보건의료체계 구성요소들의 조합으로 각국의 보건의료체계 성격을 규정할 수 있다. 보건의료체계의 성격을 규정하는 데에는 각 국가의 역사적 배경, 문화 등이 영향을 미치지만, 가장 중요한 것은 정부가 보건의료체계에 개입하는 정도이다. 정부의 개입이 많다는 것은 시장의 보이지 않는 손이나 자유거래 대신 정부가 기획하여 자원을 배분한다는 것을 의미하며, 개인의 재원 대신 집단이 재원을 조달한다는 의미이다. 보건의료체계의 유형은 학자들마다 다르게 분류하고 있으므로, 여기서는 여러 이론 중 가장 많이 인용되는 테리스(Terris M)와 로머(Roemer MI)의 모형을 제시하였다.

2.1 테리스(Terris M, 1978) 모형

1) 공적부조형(public assistance)

완전한 자본주의 경제로 전환되기 이전 상태의 아시아, 아프리카, 남미 국가들이 여기에 해당된다. 주로 조세에 의존하지만, 보건재원 조달이 여의치 못하여 국민의료 대부분이 공적부조의 일환으로 제공되고 있다.

2) 사회보험형(social insurance)

서구와 북미대륙의 자본주의 국가가 이 유형에 속한다. 국가 간에 차이가 있으나, 주 재원은 사회보험료이며, 일부 민간의료보험과 조세의 혼합형이 많다. 대체로 본인일부부담제도를 도입하고 있으며, 의료 수준이 높다.

3) 국가보건서비스형(national health service, NHS)

국가보건서비스 유형의 국가에서는 보건의료서비스를 국민이 누려야 할 기본적 생존권의 하나로 하는데, 이는 소위 건강권의 보편화와 관련이 깊다. 이 유형에서의 보건의료서비스 대상은 전체 국민 또는 외국인을 포함하는 국내 거주자가 되며, 전 국민을 하나의 제도에 포괄하여 적용한다는 이점이 있다. 원칙적으로 모든 보건의료서비스는 무료이다.

2.2 로머(Roemer MI, 1991) 모형

로머는 경제개발의 정도와 의료행정체계와의 관계를 기준으로 의료체계를 분류하였다. 이에 따라 1960년에는 자유기업형, 사회보험형, 공적부조형, 의료사회화형으로, 1976년에는 자유기업형, 복지국가형, 저개발국가형, 개발도상국형, 사회주의국가형으로 분류하였다. 이 절에서는 1991년에 개정한 분류를 소개하였다(표 4-2-1).

1) 자유기업형(entrepreneurial & permissive)

비교적 역사가 짧은 자본주의 국가로서 고도로 산업화된 국가에서 볼 수 있다. 보건의료비를 개인이 조달하는 것이 가장 큰 특징이며, 보건의료 전문직에 대한 면허나 자격인정을 전문직 단체에서 관장하는 것이 일반적인 관례이다. 민간의료보험제도가 활성화된 것도 두드러지는 현상이다.

2) 복지지향형(welfare-oriented)

의료재정을 주로 사회보험으로 조달하는 국가에서 볼 수 있다. 복지지향형에는 모든 국민을 의료보장권의 범위에 포함하는 형태와 일부 부유한 계층을 제외하고 대부분의 국민을 의료보장권의 범위에 포함하는 형태가 있다. 의료서비스를 제공하는 의료기관의 상당수는 공공기관이지만, 대부분의 의료기관은 민간이 소유하는 것이 특징이다. 가정의의 경우에는 병 · 의원 개업이 허용되며, 전문의도 개업은 가능하지만 주로 병원에서 근무한다.

3) 보편 또는 포괄형(universal & comprehensive)

보건의료서비스를 의료 필요도(needs)에 일치시켜야 한다는 이념하에 지방정부나 중앙정부의 일반 재정으로 재원을 충당하여 의료서비스를 제공하는 모형이다.

이에 따라 모든 국민이 의료를 보장받는데, 이 모형에 속하는 국가는 대부분 서구 국가들이다. 정부가 적극적으로 개입하여 의료의 질과 비용을 통제한다. 병원은 중앙정부나 지방정부 소유이며, 병원 의사는 전문의로서 봉급제를 적용받고, 일반의는 개업을 한다. 경제개발 수준이 낮아 국민 대부분이 보건의료비를 지불할 능력을 갖추지 못한 개발도상국에서도 채택하는데 이러한 국가에서는 의료전문인력이 부족하여 보조인력에 의해서 서비스가 제공된다.

4) 사회주의적 또는 중앙기획형(socialistic & centrally planned)

사회주의 국가들은 사유 재산을 인정하지 않는 체제이기 때문에 모든 보건의료인력은 국가에 고용되고, 보건의료시설은 국유화되어 있다. 사회주의형은 공산주의 경제체제의 산물이므로 의료서비스도 무상 배급방식으로 분배된다. 이 체계에서도 매우 제한적이지만, 일부 개인적인 의료의 거래가 가능하다. 그러나 이 모형은 사회주의 붕괴 이후 상당수 사라져 현재는 거의 존재하지 않는다.

표 4-2-1 보건의료체계 유형별 국가 사례

경제수준	보건의료에 대한 정부 개입		
	자유기업형	복지지향형	보편(포괄)형
선진국	미국	독일, 일본, 한국	영국, 뉴질랜드, 노르웨이
개발도상국	태국, 필리핀, 남아프리카	브라질, 이집트, 말레이시아	니카라과

출처: 대한예방의학회. 예방의학과 공중보건학. 제3판. 계축문화사. 2020. p.806.

참고문헌

대한예방의학회. 예방의학과 공중보건학. 제3판. 계축문화사. 2020.

문옥륜. 세계 의료제도의 비교. 병원약사회지 1994;11(2):81-89.

이규식. 의료보장과 의료체계. 계축문화사. 2004. p.248-256.

정영일, 강성홍. 보건의료체계에 대한 소고. 한국보건교육학회지 1992;9(2):89-102.

Roemer MI. National Health Systems of the World. New York: Oxford University Press. 1991.

Terris M. The three world systems of medical care: Trends and prospects. Am J Public Health 1978;68(11):1125-1131.

기본문제

1. 테리스 모형에 의한 보건의료체계를 분류하여 설명하시오.
2. 로머 모형에 따른 복지지향형 보건의료체계와 보편(포괄)형 보건의료체계를 비교하여 설명하시오.

심화문제

1. 선진국과 개발도상국의 보편(포괄)형 보건의료체계를 비교하여 설명하시오.

3 OECD 주요국의 보건의료체계 실제

학습목표

- OECD 주요국의 보건의료체계를 설명할 수 있다.

3.1 독일의 보건의료체계

1) 건강보장제도

독일에서는 1883년 비스마르크가 「사회복지법」을 제정하면서 건강보험제도가 시작되었다. 이에 국민은 직역별 · 지역별 조합 방식의 건강보험과 강제 가입을 채택하였다. 현재 건강보험은 법정건강보험(GKV: gesetzliche Krankenversicherung)과 민영건강보험(PKV: private Krankenversicherung)으로 구성되며, 일정 소득 이상인 사람 또는 공무원 등 특정 직업이 있는 사람은 법정건강보험이나 민영건강보험 중 하나를 선택할 수 있다. 공적건강보험 의무가입 한도 이하의 소득이 있는 사람은 공적건강보험에 강제 가입해야 한다. 법정질병보험의 운영 주체는 질병금고(Krankenkassen)로 지역별 · 직역별로 109개의 질병금고가 있어 인구의 86%가 질병금고를 통해 건강보험 급여를 받는다. 11%는 41개 민영질병보험 중 하나를 통해 건강보험 급여를 받으며, 나머지 군인, 경찰 등(3%)은 별도의 제도를 통해 의료서비스 급여를 받는다(윤진아, 2019; European Commission, 2019; 김남순 등, 2020).

2) 의료자원과 인프라

독일은 2017년 인구 한 명당 4,300유로(GDP의 11.2%)를 지출하여 유럽연합(European Union, EU) 내에서 인구당 건강에 대한 지출 규모가 큰 나라에 속한다. 연방통계청이 2018년 발표한 2017년 기준 통계에 따르면, 독일 내 전체 병원 수는 1,942개, 총 병상 수는 497,182개(재활치료시설, 요양시설, 군병원 미포함)이다. 2017년 병상 수는 인구 1,000명당 8.0개로 2000년 이후 11% 감소하였다. 의사는 외래진료전담의사와 병원전담의사로 구분된다. 대부분의 외래진료전담의들은 병원에서 환자를 처치할 수 없으며, 대부분의 병원전담의사 역시 외래환자를 치료하기 위해 개인 사무실을 소유할 수 없다. 의사 및 병원에 대한 지불제도는 외래진료전담의사들은 지역사회 의료연합에 대부분 가입한다. 질병금고에서는 이 연합회에 총액을 기준으로 지불하면, 연합회에서 진료요금량을 기준으로 비용을 지불한다. 병원은 질병금고에서 질병군 중심으로 비용을 지불한다(Thomas SB et al., 2020). 2017년 기준 의사 수는 약 18만 6천만 명이며, 월급제로 고용되어 일하는 전문의는 약 5천 명이다. 또한 약 44만 명의 간호인력이 있으며, 이 중 386,000명의 전문인력은 보건 및 간호를, 3천여 명은 의료기술서비스를, 34,000명은 기능직 업무를 담당하고 있다. 인구 1,000명당으로 환산하면, 의사 수는 4.3명, 간호사 수는 12.0명으로 유럽연합(EU) 평균 3.6명과 8.5명보다 많다. 병상 수가 많고, 의료이용이 많기 때문에 의사와 간호사 수가 적지 않음에도 불구하고 의료인력이 상대적으로 부족하다(European Commission, 2019; 김남순 등, 2020).

3) 의료서비스 전달체계

독일은 의료서비스의 전달 측면에서 문지기제도(gate keeping)와 환자의 자유 선택이 혼합되어 있지만, 1차 의료기관 등록에 따른 인센티브 부여와 2차, 3차 의료기관에서의 외래진료 축소 등으로 환자가 먼저 1차 의료를 이용하도록 유도한다. 만성질환이 확대됨에 따라 질병관리프로그램(disease management program)을 운영하여 이 프로그램에 참여한 의사와 환자에게 인센티브를 부여하는 제도를 운영한다. 또한 의료기관 종별 기능을 분명히 규정하고, 이를 바탕으로 한 의료전달체계를 명확히 하고 있다. 의료기관 종별 기능은 「사회보장법」 제5권(SGBV: Sozialgesetzbuch V–Gesetzliche Krankenversicherung)에서 포괄적으로 규정하고 있는데, 종별 의료기관의 유형을 바탕으로 연방공동위원회에서 병원진료지침(Krankenhausbehandlungs-Richtlinien)을 통해 그 기능을 구체적으로 명시하면, 의료보험조합과 보험의사회 간의 계약으로 의료서비스 전달체계가 현실화된다. 즉, 병원에서 입원진료를 받기 위해서는 의원에서 먼저 외래진료를 받아야 한다. 또한, 병원에 입원한 후 추가 외래진료가 필요한 경우, 그 외래진료는 다시 의원에서 받아야 한다. 이는 의료기관의 기능을 의원은 외래진료, 병원은 입원진료로 분명히 구분하는 것 외에도 의원에서 진료를 받아야만 병원에 입원하여 진료를 받을 수 있음을 뜻한다(임금자 등, 2013).

3.2 영국의 보건의료체계

1) 건강보장제도

영국의 의료보장제도는 1911년 국가보건의료보험제도 실시 이후 1948년에 현재의 국민보건서비스(NHS) 제도로 변천하였다. 1911년 「국민보험법」 제정을 통해 국민의 건강은 국가의 책임이라는 철학을 바탕으로 의료서비스의 무료 이용, 보편성, 포괄성의 세 가지 원칙하에 모든 보건의료서비스를 중앙정부가 제공하고 있다. 베버리지 보고서를 통해 1946년 「NHS법(NHS Act)」의 제정으로 NHS는 1948년 7월부터 도입되었다. 이후 많은 변화를 거쳐 2011년 「보건의료와 사회적 돌봄 법안(Health and Social Care Bill)」의 발효로 환자관리의 성과를 중점적으로 다루는 새로운 모형이 제시되었다(정기혜 등, 2012). 오늘날 보건의료구조는 〈그림 4-3-1〉과 같다.

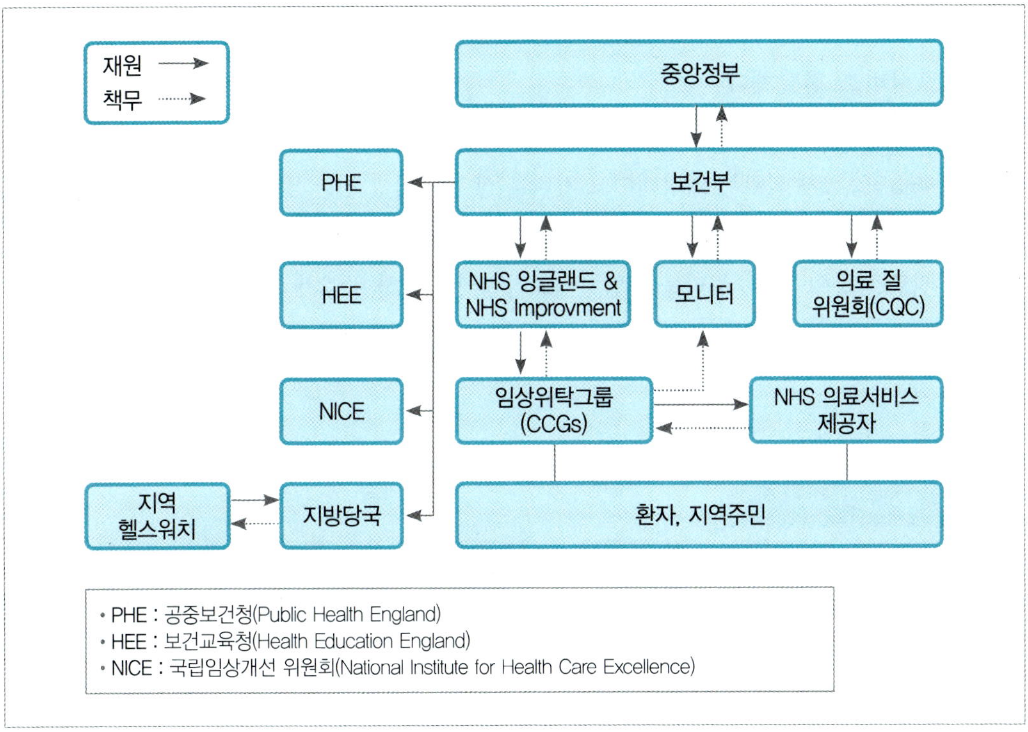

그림 4-3-1 영국의 보건의료구조

출처: 손동국 등. 2019년도 주요국의 건강보장제도 현황과 개혁 동향. 국민건강보험공단연구 보고서. 2019.

2) 의료자원과 인프라

2018년 기준 기대수명은 81.3세로 경제협력개발기구(Organization for Economic

Cooperation and Development, OECD) 평균 80.7세보다 높으며, 영아사망률은 3.9명으로 OECD 평균 4.3명보다는 낮다. 총 병원 병상 수는 인구 1,000명당 2.5개로 OECD 평균 4.5개 보다는 적었다. 임상의사 수는 인구 1,000명당 2.8명으로 이 역시 OECD 평균 3.5명보다는 낮은 수치지만, 증가하는 추세를 보이고 있다(보건복지부, 2021). 그러나 인구 1,000명당 간호사 수는 2005년 9.2명에서 2018년 7.8명으로 감소하였으며, 이 기간 동안 유럽 평균은 7.3명에서 8.5명으로 증가하였다(OECD, 2019). 한편 2004년 일반의(general physician, GP)에 대해 성과중심의 새로운 지불제도가 시작되었다(Thomas & Kevin, 2020). 개인당 보건의료 지출은 2017년도 기준 2,900€(유로)로 EU 평균(2,884€)보다 조금 높은 편이며, GDP의 9.6%를 차지한다. 보건의료 지출의 수준은 안정적인 편이기는 하나, 보건의료서비스에 대한 수요가 증가하는 것에 맞추지는 못하고 있다. 전체 보건의료 재원 중 78.8%가 일반 조세로 충당되며, 개인보험이 3.1%, 본인부담(out-of-pocket, OOP)이 16%를 차지한다(OECD, 2019). NHS를 보완하는 민간보험의 운영 및 가입을 허용하고 있다(Thomas SB et al. 2020).

3) 의료서비스 전달체계

영국 보건의료전달체계의 대표적인 특징은 1차 의료인력인 일반의(GP) 또는 문지기시스템이다(그림 4-3-2). 1차 의료는 일상적이고 가벼운 상처나 질병 진단 및 치료뿐 아니라 예방접종, 금연 보조 등 광범위한 보건정책을 포괄한다. 이외에 치과, 안과, 약사, 예약 없이 진료가 가능한 상설 진료소 등이 있다. 주민들은 일차의료기관에 등록하며, 2차 기관을 이용하기 위해서는 주치의인 일반의의 소견서가 반드시 필요하다. 2014년 현재 211개의 지역임상그룹이 있으며,

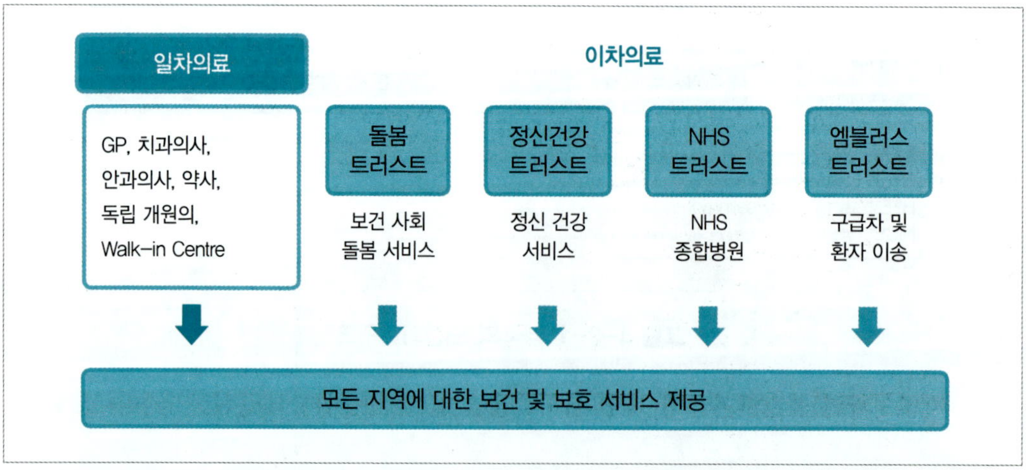

그림 4-3-2 영국의 의료서비스 전달체계

출처: 손동국 등. 2019년도 주요국의 건강보장제도 현황과 개혁 동향. 국민건강보험공단연구 보고서. 2019.

일반의는 이 그룹 중 하나를 선택하게 된다(Thomas SB et al., 2020). 2차 의료는 병원 단위에서 제공되고 있으며, 지역병원에서 중앙병원에 이르는 병원 간 네트워크를 중심으로 이루어진다. 병원은 인구 12만~30만 지역마다 1곳이 설치되어 일반의가 의뢰한 환자에 대한 입원 진료 기능을 담당하고, 외래 환자는 진료하지 않는다. NHS 트러스트, 돌봄 트러스트, 응급의료 트러스트가 있고, 모든 종합병원은 수련병원으로 대학과 연계되어 연구와 진료를 병행한다(김남순 등, 2020).

3.3 프랑스의 보건의료체계

1) 건강보장제도

프랑스의 사회보장제도의 목표는 1945년 완전고용이라는 전망에서 모든 시민이 피용자가 되어 사회보장의 보편적 혜택을 향유할 수 있는, 즉 국민연대를 실현하는 것이었다. 이에 국가주도형의 보험제도를 가지고 있는 의료보험체계는 우선 국민 전체가 의료의 혜택 속에 있어야 한다는 기본 전제에서 시작한다. 이에 건강보장제도는 강제 가입 방식의 공적 건강보험과 임의 가입 방식의 보충적(민간) 건강보험의 2중 구조로 운영되고 있다. 2018년 기준으로 공적 건강보험제도가 진료비의 83% 정도를 보장하고, 나머지 비용을 환자가 부담하는 데서 보충적(민간) 보험제도가 발전하였다. 보충적 건강보험은 민간부문이긴 하지만, 주로 비영리적 성격으로 운영된다. 건강보험과 별도로 보충적 보편의료보장제도가 있는데, 이 제도는 가족 수를 기준으로 연 소득 상한액 이하의 사람들을 대상으로 하며, 고용 상태에 상관없이 의료서비스를 무료로 제공하는 제도이다. 근로소득자, 고용인, 자영업자 등 소득이 있는 사람은 소득의 약 30%를 갹출하여 자신의 사회보장제도에 대한 권리를 획득하며, 저소득층은 소득계층으로부터 조성된 사회보장기금을 바탕으로 사회보조 혜택을 얻게 된다. 프랑스에서는 기본적으로 환자가 치료비를 지불하고, 환자가 정부로부터 치료비를 보상받는다. 정부에서 지원하는 의료보험을 살펴보면, 외래환자들의 경우 처방료를 포함한 진료비의 70%를, 입원 시에는 80%를 국가에서 환급해 준다. 초음파검진 등의 검진에 대해서도 60%를 국가에서 보조해 주고 있다.

2) 의료자원과 인프라

2018년 기준으로 인구 1,000명당 임상의사 수는 3.2명으로 OECD 평균(3.5명)에 비해 적었다. 즉, 다른 대부분의 EU 국가에서 인구당 의사 수가 증가한 반면, 프랑스의 인구당 의사 수는 지난 10년 동안 상당히 안정되어 있지만, 현재 EU 평균에 미치지 못하고 있다(OECD, 2019). 간호사 수는 인구 1,000명당 7.6명에서 2017년 10.5명으로 증가했으며, EU 평균을 상회하고 있다. 총 병원 병상 수는 5.9개로 OECD 평균 4.5개보다 높았다. 하지만 급성기 병원

병상 수는 3.0개로 OECD 평균 3.6개보다는 낮았다(보건복지부, 2021). 한 연구 분석에 따르면, 향후 10년 안에 상당수 의사들이 은퇴할 것이기 때문에, 의사 부족이 앞으로 더욱 악화될 수 있다는 우려도 제기된다. 유럽연합통계국(EuroStat, 2017)에 따르면, 프랑스는 45세 이상 된 의사의 비율이 63.0%에 이른다.

3) 의료서비스 전달체계

프랑스는 피보험자의 85%, 만성질환자의 96%가 주치의에게 등록되어 있다. 전문의에게 진료를 받기 전에 일반의사(GP)에게 진료받을 것을 권장한다. 1년에 한 번씩 주치의를 변경할 수 있다. 환자가 진료비용을 지불한 뒤에 보험자에게 비용을 돌려받는데, 주치의에게 진료를 받으면 수가의 70%를 환불받으며, 그렇지 않으면 30%만 환급받는다.

2005년 「건강보험법」 개정으로 일반의사(GP)는 '세미 게이트키핑시스템(선호의사제도)'을 실시하였다. 이 제도는 전문의에게 진료받는 것을 제한하기 위해 일반의사(GP)를 통한 진료 조정에 강력한 역할을 부여하였다. 이는 환자 행동에 거의 영향을 미치지 않는 것으로 보이지만, 전문의 상담에 앞서 GP를 방문하는 사람들에게 재정적 인센티브를 제공한다(Dumontet M et al., 2017; 김남순 등, 2020).

3.4 일본의 보건의료체계

1) 건강보장제도

일본의 건강보장제도 역사를 보면, 1922년 직장건강보험을, 1938년 지역건강보험을 실시하였다. 일본의 사회보험방식은 직장건강보험과 지역건강보험제도로 이원화되어 있으며, 75세 이상 노인 등을 대상으로 한 후기고령자의료제도가 2008년 4월부터 시행되고 있다. 일본의 보건의료제도는 독일과 유사하게 고용과 연계된 사회보험프로그램이 설계되어 있다. 즉, 고용인이 많은 회사는 사회관리보험으로, 작은 회사는 정부가 운영하는 보험에 가입하는 것으로 구분할 수 있다(Thomas SB et al., 2020). 건강보험의 재원은 직장건강보험의 경우 피보험자는 피용자의 급여에 따라 고정비율을 적용하여 보험료를 납부하며, 사용자와 피용자가 각각 보험료의 절반씩을 부담한다. 지역건강보험의 경우 피보험자는 지역건강보험세 또는 개인 및 세대별 수입 · 재산에 따른 정액보험료를 내며, 국고와 시정촌국보에서 급여비 등의 43%, 국보조합에서 급여비 등의 52%를 보조하고 있다. 후기고령자의료제도에서 피보험자는 개인 단위로 산정하여 부과하고, 산정방법은 피보험자 균등부분(50%)과 소득비례부분(50%)으로 이루어져 있다. 전체 소요 재정의 10%를 보험료로 충당한다. 국고에서는 급여비 등의 50%(중앙정부 2/3, 도도부현 1/6, 시정촌 1/6)를 부담하고, 40%는 직장 · 지역건강보험의 지원금에서 부담하고 있다. 보험관리기구는 후생노동성 보험국으로, 의료보험제도 전반에 대한 감독과 운영을 책임진다. 보험자는 다보험제도이므로 보험자 유형별로 가입자격이 다르며, 동일 보험 내에서도 복수의 보험자가 존재한다.

2) 의료자원과 인프라

병원은 병상 수 20개를 기준으로 그 이상은 병원, 그 이하는 진료소로 구분하고 있으며, 구성면에서 민간의료기관이 대부분을 차지한다. 2018년 기준 병원 병상 수는 인구 1,000명당 13.0개로 OECD 평균(4.5개)의 3배에 다다른다. 급성기 병원 병상 수도 7.8개로 OECD 평균(3.6개)의 2배를 상회하고 있다. 임상의사 수는 인구 1,000명당 2.5명으로 OECD 평균 3.5명보다 낮으나, 임상간호사의 수는 11.8명으로 OECD 평균 8.9명보다 높다(보건복지부, 2021). 특이한 것은 우리나라와 다르게 의사가 직접 약을 조제하는 것도 허용한다(Thomas SB et al., 2020). 병원에는 정신병원, 결핵병원(요양소), 일반병원 등이 있고, 병상은 정신병상, 감염성질환병상, 결핵병상, 일반병상으로 구분할 수 있다.

3) 의료서비스 전달체계

일본은 출생에서 사망까지 생애에 걸쳐 질병, 상해, 개호, 실업, 노령 등의 각종 불안한 상황에 대처하기 위한 포괄적인 서비스를 제공하는 시스템을 구축하고 있다. 이를 위하여 예방, 진단, 치료, 재활서비스를 제공하는 시설과 제도 등을 정립하기 위해 노력하고 있다. 일본은 형식적으로 1차, 2차, 3차 의료기관을 구분하고 있지만, 환자가 의료기관을 선택할 때에는 병원 유형, 위치, 진료의뢰시스템의 유무 등에 따른 일체의 제약을 받지 않는다. 구체적으로 진료소는 일반적인 외래 및 초기의료를 담당하며, 예방접종, 건강진단 및 상담 등을 실시하고 있다. 진료소는 의사나 치과의사가 개설할 수 있으며, 19개 이하의 병상 시설을 갖추고 있다. 일본은 주치의제도가 법제화되지 않았기 때문에 환자는 자신이 원하는 의료기관에서 진료를 받을 수 있다. 일차의료 영역은 진료소가 담당하고 있으나, 진료소에 문지기 역할을 강제하지는 않는다(이근정 등, 2020). 병원은 20병상 이상 시설을 갖춘 시설을 뜻하며, 지역의료지원병원, 특정기능병원, 임상연구중핵병원 등으로 분류된다. 지역의료지원병원은 200병상 이상의 병원으로 지역의료의 확보를 위해 의뢰환자 중심으로 의료서비스를 제공해야 하고, 지역의료종사자에 대한 연수 실시 등을 수행하여야 한다. 특정기능병원은 고난도 의료 제공 및 기술의 개발, 평가, 연수 및 안전관리체계 확립 등을 수행하는 400병상 이상의 병원이다. 임상연구중핵병원은 400병상 이상의 병원 중에서도 임상연구 수행의 핵심 역할을 담당하는 병원이다. 1차, 2차, 3차 의료기관 간의 이용상의 제한을 두지 않음에 따라 경증환자가 소견서 없이 종합병원에서 진료받는 경우에 일정 부분 본인부담금을 부담한다(이근정 등, 2020).

3.5 미국의 보건의료체계

1) 건강보장제도

미국의 의료보장체계에서 가장 특징적인 점은 우리나라의 국민건강보험제도와 같은 사회보험 형태가 아닌 민간의료보험이 의료보장체계의 중심적인 지위를 차지한다는 점이다. 이러한 이유는 미국 사회정책의 특수성을 사례를 통해 일부 파악할 수 있는데, 일차로 왜소한 사회복지 지출에서 드러난다. 미국은 OECD 국가 가운데 가장 잘사는 국가군에 속하면서도 사회 지출은 가장 낮은 수준에 머물러 있다. 민간의료보험은 주로 직장의료보험을 중심으로 발전하였다. 대부분의 민간의료보험은 고용기반방식(employment-based system)으로써 고용주가 의료보험을 직원들에게 부가급여 형태로 제공한다. 정부는 이러한 고용기반방식으로 인해 의료서비스에서 소외되는 사람들을 지원하기 위하여 실업상태이면서 저소득층 가정을 위하여 메디케이드 프로그램을, 65세 이상 은퇴한 노인들에 대하여는 메디케어 프로그램을, 그리고 저소득층 자녀들을 위한 주정부 어린이의료프로그램(State Children's Health Program) 등을 제공하고 있다.

2) 의료자원과 인프라

병원에서는 급성기 진료와 장기요양서비스의 구분이 뚜렷하고, 의료시설도 구분되어 있다. 구체적으로, 병원은 최소 6개의 병상을 갖추고 입원한 환자를 24시간 의료전문인이 진료하는 시설로써 일반병원, 특수병원, 재활병원, 정신병원 등으로 구분된다. 병원의 영리 여부에 대한 높은 관심에도 불구하고, 병원은 전통적으로 비영리 지역사회 병원의 형태로 운영되어 온 것이 대부분이고, 현재도 영리병원보다 비영리병원이 많은 편이다. 이는 민간병원이 대부분 지역사회에 기반을 두고 있고, 지역사회와의 연계가 크기 때문으로 보인다. 아울러 비영리에 대한 실질적인 세제 혜택이나 기부를 받을 수 있는 조건도 무시할 수 없다. 2018년 기준 총 병원 병상 수는 인구 1,000명당 2.9개로 OECD 평균(4.5개)보다도 낮다. 급성기 병상 수도 2.5개로 OECD 평균(3.6개)보다는 낮은 수치이다. 반면, 컴퓨터단층촬영(CT) 스캐너 보유 대수는 인구 1,000,000명당 44.6대로 OECD 평균(27.4대)을 상회한다. 또한 자기공명영상(MRI) 장비 보유 대수도 39.2대로 OECD 평균 17.0대를 상회하고 있다. 평균 재원 일수는 6.1일로 OECD 평균(8.1일)보다는 낮았다(보건복지부, 2021).

임상의사 수는 인구 1,000명당 2.6명으로 OECD 평균 3.5명보다도 낮다. 보건의료인력의 종류는 매우 다양하여 직접 의료서비스를 담당하는 의료인력만도 다른 국가보다 그 종류가 많다.

3) 의료서비스 전달체계

미국은 개인의 경제 사정에 따라 의료를 선택할 수 있는 자유가 보장되기에 단계별 진료전달체계가 정립되어 있지 않다. 이에 따라 의료기관 간의 역할분담이나 서비스의 통합 및 조정기능이 매우 미약하고, 각 의료기관은 기본적으로 경쟁관계에 있다. 다만, 퇴역군인 및 인디언 원주민을 위한 의료서비스, 보험회사의 의료상품(건강유지조직: health maintenance organization, HMO) 등에 진료전달체계가 적용되는 정도이다. 환자는 통상적으로 1차 진료로써 개업한 전문의나 가정의 또는 병원의 응급실을 선택하여 방문하며, 필요할 경우 병원에 입원할 수 있다. 미국의 전문의는 고용의사가 아니라 병원에다 자신의 사무실을 연 개방형병원(open hospital)의 독립 사업주인 경우가 많다. 의료서비스의 경우 의원은 외래, 병원은 입원위주의 서비스를 제공한다. 개원의는 의뢰해야 할 환자가 있을 경우 자신이 속한 네트워크에 소속된 다른 전문의나 계약을 맺은 병원급 의료기관에 의뢰한다. 병원도 개방병원체계인 경우가 대부분으로 전문의는 자신이 계약한 병원의 의료기기, 병상을 사용해 치료를 하고, 퇴원 후에는 자신의 사무실에 환자를 통원시키든지 그 외 재활시설에 통원시키고 있다. 의료서비스공급체계와 관련하여 최근 주목받는 것은 오바마케어 이후 등장한 책임의료조직(accountable care organization, ACO)이다. ACO는 일차의료-전문의료-의료기관(병원)이 네트워크화된 협력조직이라고 할 수 있는데, 정부는 이를 통해 급증하는 국민의료비 부담의 완화와 의료서비스 공급의 비효율성 감소를 목표로 한다(이왕준, 2014).

참고문헌

김주영. 영미권 3국의 의료제도 비교. 국제노동브리프 2012:36-42. Available from: URL: (Available from : https://www.dbpia.co.kr/journal/publicationDetail?publicationId=PLCT00001766)

문상식, 김명중, 용왕식. 국민건강보험론. 보문각. 2018.

보건복지부. OECD Health Statistics 2021. 2021.

손동국, 이수연, 임슬기, 류재현. 2019년도 주요국의 건강보장제도 현황과 개혁동향. 국민건강보험공단 연구보고서. 2019.

윤진아. 건강보험의 보장성 강화를 위한 법제도의 개선방안. 한국과 독일의 건강보험법제 비교를 중심으로. 법학논총 2019;36(4):535-565.

이근정, 서은원, 위세아, 신양준. 주요국의 지불제도 개편 동향 연구: 지속가능한 의료보장을 위한 지불제도 개별을 중심으로. 건강보험심사평가원 연구보고서. 2020.

이왕준. 한국병원 경영위기의 본질과 의료전달체계의 혁신: 한국형 책임진료기구(ACO)모델을 제안하며. 대한병원협회지 2014;348:38-47.

임금자, 임선미, 신의철. 의료전달체계의 현황 및 문제점과 개선방안: 한국과 독일의 비교를 중심으로. 경상논총 2013;31(3):1-20.

정기혜, 김용하, 이지현. 주요국의 사회보장제도. 한국보건사회연구원 연구보고서. 2012.

최병호. 외국의 의료전달체계로부터의 시사점. 건강보험심사평가원 정책동향 2016;10(2):13-23.

Dumontet M, Buchmueller T, Dourgnon P, Jusot F, Wittwer J. Gatekeeping and the utilization of physician services in France: Evidence on the Médecin traitant reform. Health Policy 2017;121(6):675-682.

European Commission. State of Health in the EU. Germany Country Health Profile 2019. 2019.

OECD/European Observatory on Health Systems and Policies. France: Country Health Profile 2019. State of Health in the EU, OECD Publishing, Paris/European Observatory on Health Systems and Policies, Brussels. 2019.

OECD/European Observatory on Health Systems and Policies. United Kingdom: Country Health Profile 2019. State of Health in the EU, OECD Publishing, Paris/European Observatory on Health Systems and Policies, Brussels. 2019.

OECD. Health Care Resources [Data]. 2021. Available from: URL: https://stats.oecd.org/Index.aspx?DataSetCode=HEALTH_REAC

Thomas SB, Kevin G. Understanding Health Policy: A Clinical Approach. 8th ed, Norwalk (CO): Appleton & Lmge. 2020.

기본문제

1. OECD 주요국의 보건의료체계에 대해 설명하시오.

심화문제

1. OECD 주요국의 보건의료체계의 문제점과 해결방안에 대해 설명하시오.

4 한국의 보건의료체계 현황과 과제

학습목표

- 한국의 보건의료체계를 설명할 수 있다.
- 한국의 보건의료자원 현황을 설명할 수 있다.
- 한국 보건의료체계의 정책 방향에 대해 설명할 수 있다.

4.1. 한국의 보건의료체계 실제

1) 보건의료전달체계

(보건)의료전달체계란 가용한 의료자원을 효율적으로 운영함으로써 필요한 경우 적시에 적합한 장소에서 적정 의료인에게 적정 서비스를 받을 수 있게끔 제도화하여 건강증진을 도모하는 제도라고 할 수 있다. 즉, 의료기술의 향상, 의료인력의 전문화 및 고급화, 지역 간 의료 불균형, 제한된 의료자원, 의료비 증가 등 의료환경의 변화에 따라 서비스 이용의 불균형을 해소하기 위해 마련된 것이다. 우리나라는 의료기관을 병상 규모와 서비스 특성에 따라 1차, 2차, 3차 기관으로 구분하고 있다. 질병의 위중도에 따라 경증의 질환은 1차, 2차 의료기관을, 위급하거나 중증질환의 경우 3차 의료기관을 이용하게 하여 의료서비스 이용의 효율을 높이고자 하는 것이다.

한국의 경우 자유방임형으로, 민간이 주도하여 의료를 전달하는 방식으로 정부의 간섭과 통제가 최소화되는 전달 유형이다. 이 경우 국민의 자율적인 선택권을 보장하고, 의료의 질적 수준이 높으며, 의료제공자의 재량권이 높아진다는 장점이 있으나, 의료비 상승을 유발하고, 의료자원의 편중 현상이나 과잉진료를 단점으로 꼽을 수 있다. 자유방임형 전달체계에서도 법률에 따라 규정해놓은 단계가 있는데, 먼저 1차, 2차 의료기관을 이용하고, 보다 전문적인 진료가 필요한 경우에는 3차 의료기관을 이용하는 형태이다. 3차 의료기관을 이용할 때에는 1차, 2차 의료기관에서 발행한 진료의뢰서가 있어야 하고, 이를 지참하여야 국민건강보험 급여가 가능하게 하였다.

그러나 실제로는 1차, 2차 의료기관은 진료의뢰서 발급 창구 역할을 하고, 서울을 비롯한 수도권의 대형병원으로 환자가 몰리고 있다. 정부는 이러한 문제를 개선하기 위한 노력을 지속적으로 기울여 왔다. 대표적으로 의료기관 기능의 재정립 기본계획을 제시하였지만, 정책적 의도와 달리 의료자원의 비효율적 이용은 줄지 않고 오히려 왜곡 현상이 고착화되고 있다. 정부가 의도한 의료전달체계의 순기능은 효율적인 자원 활용, 의료기관의 기능 분화, 서비스 제공에 대한 보상 및 이용자의 형평성과 같은 요소를 균형적으로 달성하는 것이다.

최근에는 저출산, 고령화, 코로나19 감염병의 장기화와 같은 사회적 변화뿐 아니라 기술의 발전으로 원격의료의 도입 등으로 보건의료체계가 지속가능하려면 지속적으로 대안을 마련해야 한다는 의견이 나오고 있다. 보건의료체계가 미래에도 지속가능하려면, 보건의료에 투입되는 재원과 의료비에 대한 부담이 균형을 이루어야 하고, 이를 위해서는 보건의료체계가 뒷받침되어야 한다는 것이다. 이에 대한 개혁안으로 한국형 '지역사회 기반 사람중심 통합보건의료체계'가 제시되었다. 지역사회를 기반으로 보건의료의 1차, 2차, 3차가 통합되는 보건의료체계와, 사람 중심은 예방과 기능에 초점을 두어 환자의 역량을 강화하는 것을, 공급 차원의 통합보건의료는 연속성과 통합성을 전제로 디지털기술의 도움을 받아 개개인의 필요에 맞는 서비스를 제공하자는 것이다. 그러나 이런 혁신 의료체계로 나아가기 위해서는 의료기관의 역할 재정립, 의료전달체계의 개선 등의 여러 문제를 해결해야 한다.

2) 건강보험 재원조달체계

사회보험방식으로 운영되는 건강보험은 가입자와 사용자에게서 징수한 보험료와 국고(당해연도 보험료 예상수입액의 14%) 및 국민건강증진기금(당해연도 보험료 예상수입액의 6%) 등 정부지원금을 재원으로 하고 있다. 보험료는 임금근로자가 대상인 직장가입자의 경우에는 소득비례정률제가 적용되며, 보수월액에 보험료율을 적용하여 산정한 금액을 가입자와 사용자가 각각 1/2씩 부담하고 있다. 농 · 어민과 도시자영자 등 지역가입자의 경우에는 대상 범위가 광범위할 뿐만 아니라, 소득의 형태가 다양하고 소득을 파악하기 어려워 소득비례정률제 대신 보험료부과점수(소득, 재산, 자동차)에 점수당 단가를 곱하여 산정한 금액을 적용한다.

경제협력개발기구(OECD)에서 발표하는 『OECD 보건통계(Health Statistics) 2021』의 의료이용 지표분석 결과에 따르면, 국민 1인당 외래 진료횟수가 연간 17.2회로 OECD 평균(6.8회)을 상회하여 OECD 국가 중 가장 높았다(그림 4-4-1). 경상의료비는 국내총생산 대비 8.2%로 OECD평균(8.8%) 보다 낮았다. 하지만 지난 10년간 평균 증가율을 살펴보면, 연평균 7.3%로 OECD 평균(3.1%)보다 2배 이상 빠르게 증가하고 있다.

인구 노령화에 따른 생산가능인구 감소와 잠재경제성장률 하락으로 건강보험 재원 마련에 한계가 있다. 또한 저출산 고령화로 보험료 부과 대상이 점차 줄어드는 상황이다. 장기적 관점에서 건강보험료만으로는 안정적인 제도 운영에 한계가 올 수 있으므로, 건강보험의 지속가능성과 재정의 건전성을 위한 정책과 대안 마련이 필요하다.

3) 일차보건의료와 지역보건

일차보건의료는 전 국민을 대상으로 하는 전체 보건의료전달체계에서 가장 기초가 되는 역할

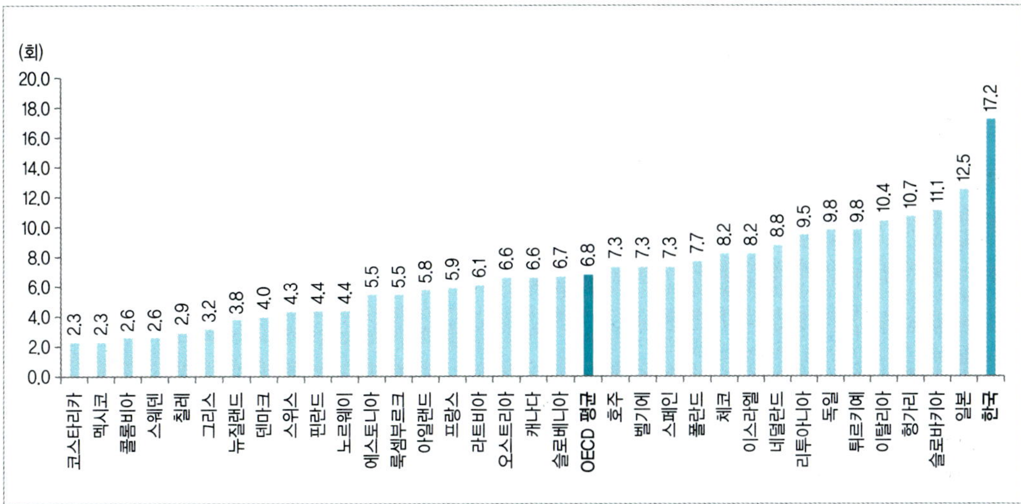

그림 4-4-1 국민 1인당 의사 외래 진료횟수(2019)

주: 뉴질랜드, 스페인, 스위스는 2017년 수치, 프랑스, 일본은 2018년 수치
출처: OECD. OECD 보건통계(Health Statistics) 2021. 2021.

과 기능을 하며, 지역사회 내에서 보건의료기관과 주민의 적극적인 참여로 이루어지는 보건의료 활동이다. 1차보건의료의 기본 개념은 지역사회의 구성원의 적극적 참여가 전제되어야 한다는 것이고, 이 개념이 1차보건의료의 성공을 위한 가장 중요한 요건이다. 이 외에도 기본적이고 보편적이면서 포괄적 지역사회 건강문제를 관리하고, 접근성이 높아야 하며, 지역 구성원들의 기본적인 건강 요구에 기본을 두어야 한다. 또한 지역사회에서 제공되는 기본적인 서비스인 만큼 질병예방에 중점을 두고, 전문적인 의료서비스가 필요한 경우를 위해 후송(의뢰)체계가 잘 구축되어야 한다.

1978년 WHO에서 전 인류의 기본권인 건강 향상을 위해 알마아타선언을 채택함에 따라 우리나라는 1980년 「농어촌 등 보건의료를 위한 특별조치법」을 제정하고, 1981년에 의료취약지[이(里), 벽지, 오지]에 보건진료소를 개설하였다. 1995년에 「지역보건법」을 제정하여 감염병 예방, 모자보건, 학교보건, 기타 공중보건과 관련한 업무를 수행하였으나, 급성기에서 만성기로 질병 양상이 변화하고, 치료 중심에서 예방 중심으로 패러다임이 변화함에 따라 보건소의 주요 업무가 다양해지고 다변화되었다.

「지역보건법」에 따르면, 지역보건의료기관은 지역주민의 건강을 증진하고, 질병을 예방, 관리하기 위하여 법에 따라 설치, 운영하는 보건소, 보건의료원, 보건지소 및 건강생활지원센터를 말한다. 보건소는 우리나라 1차 공공보건의료기관으로 건강증진, 질병예방, 진료에서 의약관리까지 지역의 보건의료를 총괄하는 기관이다. 2019년 12월 말 기준으로 보건소(보건의료원) 256개소, 보건지소 1,340개소, 건강생활지원센터 64개소, 보건진료소 1,904개소가 있다.

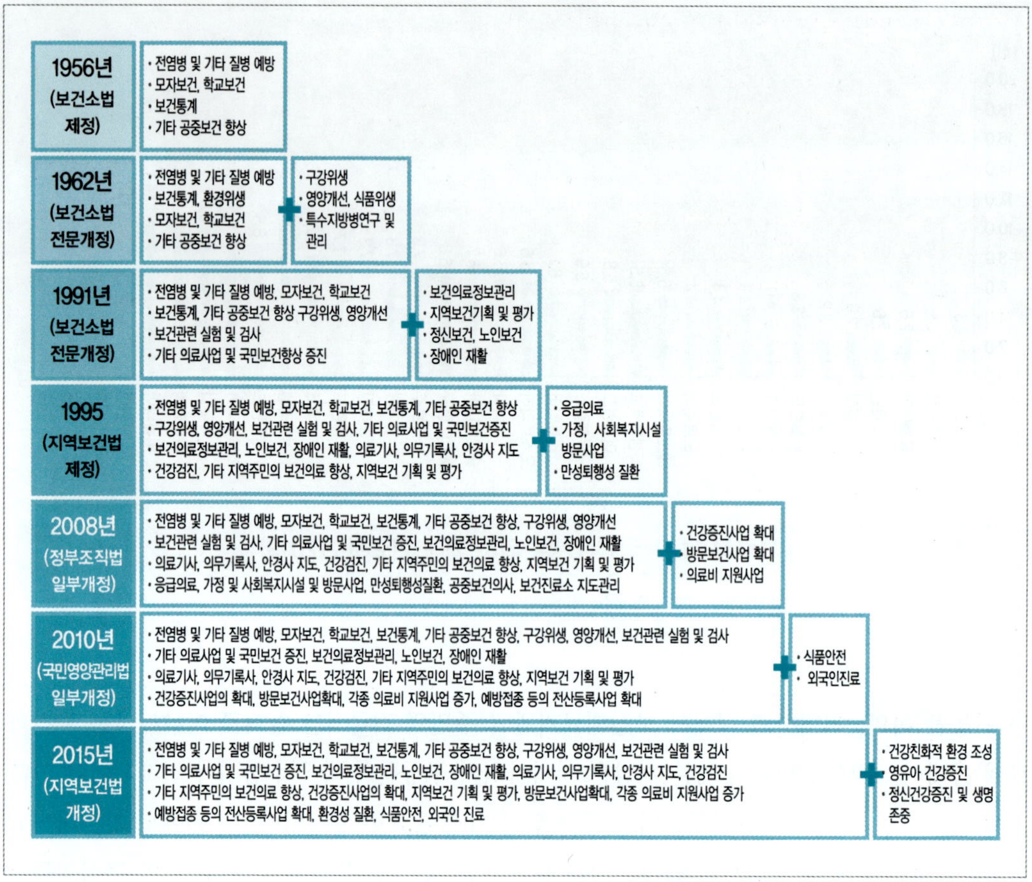

그림 4-4-2 보건소 기능의 시대적 변화

출처: 손창우 등. 향후 위기 대응을 위한 공공보건 의료조직의 혁신 –보건소 조직의 메르스 대응을 사례로. 병원경영학회지(혁신연구회) 2016;특별호:96-106. p.98.
(배상수 등. 보건소 기능 개편방안. 의료정책연구소. 2010. 재구성)

표 4-4-1 보건소 등 설치 근거 및 기준

구분	설치근거	설치기준
보건소	「지역보건법」 제10조 「동법 시행령」 제8조	시 · 군 · 구별 1개소 (필요한 경우 시장 · 군수 · 구청장이 추가 설치)
보건지소	「지역보건법」 제13조 「동법 시행령」 제10조	읍 · 면별 1개소 (필요한 경우 시장 · 군수 · 구청장이 추가 및 통합 설치 · 운영)
건강생활 지원센터	「지역보건법」 제14조 「동법 시행령」 제11조	읍 · 면 · 동별 1개소 (보건소 설치 읍 · 면 · 동 제외)
보건진료소	「농어촌 등 보건의료를 위한 특별조치법」 제15조 「동법 시행규칙」 제17조	동 · 리(里) 단위의 오 · 벽지에 설치

출처: 보건복지부. 보건복지백서. 2019.

1996년부터 전국의 기초 및 광역자치단체는 4년마다 지역보건의료계획을 자체적으로 수립하고, 매년 연차적 시행계획을 수립하도록 하였다.

〈근거-기반 현장 사례: 통합건강증진사업과 지역보건의료계획(서울시)〉

1996년부터 4년마다 지역보건의료계획을 자체적으로 수립하고 연차 시행계획을 지자체별로 수행하고 있다. 2013년에 기존 획일적인 국가주도형 하향식 방식을 탈피하여 지자체의 선택권과 자율성을 제고하여 지역 여건에 맞는 건강증진사업을 추진할 수 있도록 제도를 개선하여 지역사회 통합건강증진사업을 추진하였다.

주요 사업내용으로는 지자체(보건소)별 예산액을 기준으로 다양한 건강증진사업 분야에서 지역 여건에 따라 단위사업을 자율적으로 기획하고 추진한다. 사업 분야에는 금연, 절주, 신체활동, 영양, 구강보건, 심뇌혈관질환관리, 한의약건강증진, 치매예방, 방문건강관리 등이 있다.

위의 사업들을 각 지자체 상황에 맞게 추진하고자 지역사회 현황분석과 정책방향 및 추진체계, 중장기 추진과제, 성과관리계획 등을 담은 지역보건의료계획을 수립하도록 한다. 2019년 제7기 지역보건의료계획이 발표됨에 따라 2019년~2022년까지의 계획을 수립하여 연차별 추진계획에 따라 추진하고 있다.

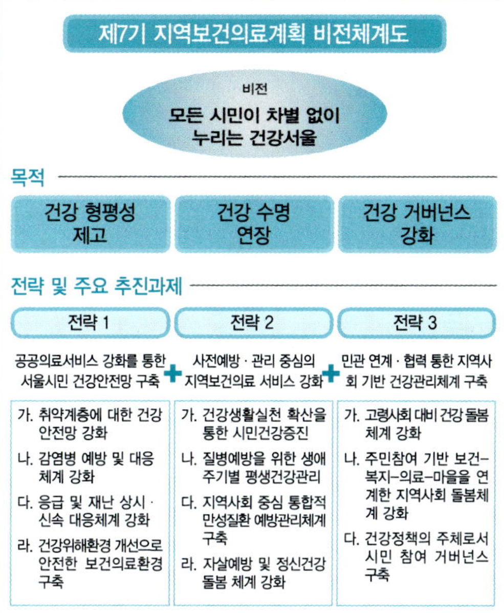

출처: 보건복지부. 통합건강증진사업. 2020.
서울특별시. 제7기 지역보건의료계획(2019-2022). 2019.

4.2. 한국의 보건의료체계 현황

1) 보건의료자원 현황

(1) 보건의료인력

보건의료인력은 「보건의료인력지원법」 제2조(정의) 및 시행령 제2조(보건의료인력)에서 "법령에 의한 각 목의 면허 · 자격 등을 취득한 사람을 말한다."라고 정의된다. 보건의료인력은 「의료법」에 따라 면허를 받는 의료인과 「약사법」에 따른 약사와 한약사, 「의료기사 등에 관한 법률」에 따른 의료기사 등으로 구성되며, 구체적인 구성 범위는 다음 〈표 4-4-2〉와 같다. 보건의료인력의 범위는 다양하지만, 실제로 보건의료서비스를 제공하는 핵심인력을 의료인이라고 할 수 있다.

보건의료인 국가시험 현황을 살펴보면, 1992년에 개원한 한국의사국가시험원이 1998년에 확대된 한국보건의료인국가시험원에서 2020년을 기준으로 10개 법률에 근거한 의사 등 26개 직종의 보건의료인에 대한 면허 및 자격시험을 시행하고 있다.

표 4-4-2 보건의료인 국가시험 직종과 관계 법령

직종	관련 법령
의사, 치과의사, 한의사, 조산사, 간호사, 의사예비, 치과의사예비	의료법
약사, 한약사, 한약조제사	약사법
영양사	국민영양관리법
위생사	공중위생관리법
임상병리사, 방사선사, 물리치료사, 작업치료사, 치과기공사, 치과위생사, 보건의료정보관리사, 안경사	의료기사 등에 관한 법률
1급/2급 응급구조사	응급의료에 관한 법률
1급/2급/3급 보건교육사	국민건강증진법
요양보호사	노인복지법
간호조무사	간호조무사 및 의료유사업자에 관한 규칙
의지 · 보조기기사, 1급/2급 언어재활사, 1급/2급/3급 장애인재활상담사	장애인복지법
보조공학사	장애인 · 노인 등을 위한 보조기기 지원 및 활용촉진에 관한 법률

출처: 한국보건의료인국가시험원. 보건의료인국가시험 안내. 2022.

보건의료인력 양성에는 장기간의 준비기간과 많은 투자가 필요하며, 수급대책 또한 전체적인 보건의료계획안에서 장기적인 목표 수립으로 이루어진다. 보건의료 관계 인력의 양성기관 및 2020년 기준 입학 정원은 〈표 4-4-3〉과 같다.

표 4-4-3 보건의료 관계 인력의 양성기관 및 2020년 기준 입학 정원 (단위: 개, 명)

대학	학교 수	정원
의과대학	40	3,058
치과대학	11	750
한의과대학	12	750
약학대학	35	1,700
간호대학(간호전문대학 포함)	203	20,762

출처: 보건복지부. 2020 보건복지백서. 2020.

공공의료인력에 대한 중요성이 커지면서 「공중보건장학에 의한 특례법」에 따라, 공공의료에 사명감이 있는 학생을 선발하여 양성하고 향후 지역에 근무하게 함으로써 지역의료격차 해소에 기여할 목적으로 공중보건장학제도를 운영하고 있다. 1977년부터 1996년까지 공중보건장학의사 · 간호사 1,519명을 배출했으나, 이후 지원자 감소 등으로 20여 년간 이 제도가 중단되었다. 2019년부터 의대생(의전원생 포함)을 대상으로 장학생을 다시 선발하고 있으며, 2021년부터는 선발 대상을 간호대생까지 확대하였다.

보건의료인력의 관리 실태 및 현황은 보건복지부가 발행하는 '보건의료실태조사' 보고서를 통해 살펴볼 수 있다. 2019년 「보건의료인력지원법」과 시행령이 제정되면서 보건의료실태조사는 5년에서 3년 주기로 짧아졌다. 보건의료실태조사에서는 보건의료인력 양성과 공급, 활동 현황 등을 심층적으로 파악한다. 조사는 현지조사, 서면조사, 전화, 전자우편 등의 방법으로 진행되며, 실태조사 결과는 보건복지부 누리집 등을 통해 공표되고 있다.

표 4-4-4 연도별 주요 보건의료인력 면허등록 현황 (단위: 명)

연도	의사	한의사	치과의사	약사	조산사	간호사	간호조무사	의료기사	보건의료정보관리사	안경사	응급1급	응급2급
2011	104,332	19,846	26,087	62,245	8,562	282,656	508,113	199,538	16,453	34,791	9,616	8,239
2012	107,221	20,600	26,791	63,647	8,528	295,254	539,962	212,069	17,689	35,934	10,577	8,789
2013	109,500	21,287	27,398	63,292	8,422	307,797	571,736	225,912	18,821	37,225	11,594	9,831
2014	112,407	22,007	28,123	63,150	8,382	323,041	601,941	240,496	20,662	38,482	12,742	11,182
2015	115,976	23,178	28,942	65,510	8,387	338,629	637,513	255,364	21,679	39,914	13,955	12,474
2016	118,696	23,845	29,632	66,991	8,328	355,772	660,125	270,400	22,754	41,060	15,251	13,835
2017	121,571	24,560	30,333	68,616	8,297	374,990	681,276	285,075	23,907	42,297	16,638	15,681
2018	123,106	24,861	30,910	69,366	8,266	394,662	729,264	301,151	24,608	43,376	18,618	17,696
2019	126,724	25,524	31,926	70,905	8,247	414,983	752,920	316,602	25,590	44,736	19,731	19,029
2020	129,242	26,096	32,335	72,530	8,220	436,340	788,247	333,053	27,637	45,846	21,223	20,158

출처: 보건복지부. 보건복지백서. 2020.

① 의사

2020년도 말 의사면허자 수는 129,242명으로 2011년 대비 10년 만에 23.9% 증가하였고, 2018년 기준 인구 천 명당 활동의사 수(한의사 포함)는 2.4명으로 같은 해 OECD 평균 3.5명에 비해 상대적으로 의사 수가 부족하다. 그러나 한국의 의사 수 연평균 증가율은 3.1%로 OECD 평균(1.2%)보다 높다.

의사인력에 대한 수요는 노인요양보험제도 시행 등 새로운 보건의료정책의 시행, 국민 의료이용행태의 변화, 코로나19와 같은 감염병 확산 등 환경 변화 요인에 영향을 많이 받으므로 이러한 요인들을 고려하여 의사인력의 적정 공급 수준을 유지하는 것이 필요하다. 아울러 의사인력의 양적 관리와 함께 의사국가시험이나 면허제도 개선 등을 통한 의사인력의 질적 수준 제고 및 의사인력의 효율적 활용방안을 지속해서 마련해야 한다.

전문의는 의사면허를 가진 자로서 「의료법」 제77조 및 「전문의의 수련 및 자격 인정 등에 관한 규정」에 따라 보건복지부장관이 지정하는 수련병원(기관)에서 인턴 1년(가정의학과 제외)과 레지던트 4년(가정의학과, 결핵과, 예방의학과, 내과, 외과 3년)의 수련과정을 이수하고, 대한의학회에서 시행하는 해당 전문의 자격시험에 합격한 후 보건복지부장관에게서 전문의 자격을 인정받은 자이다. 2020년도 말 전문의 자격등록자는 26개 전문과목에 103,379명으로 전체 의사의 80.0%에 이른다.

② 치과의사

2020년도 말 치과의사 수는 32,335명이다. 최근 10년간 치과의사 수의 연평균 증가율은 우리나라가 2.1%로 OECD 평균(0.7%)과 비교 시 타 회원국에 비해 비교적 높다. 인구 천 명당 치과의사 수는 의사 직종과 마찬가지로 지역적으로 불균형하므로 중 · 장기적인 인력 추계 및 수급계획이 필요하다. 한편, 2004년에 치과의사 전문의제도를 도입하여, 인턴 1년 및 레지던트 3년의 수련과정 이수 후 2008년 첫 치과의사 전문의가 배출되었다. 2020년에는 3,796명이 배출되어 2020년까지 배출된 치과의사 전문의 수는 총 12,538명이다.

다만, 향후 국민소득 증가 등으로 인한 치과의료 수요 증가요인, 치과의사 전문의 등 인력 수급 변동요인, 고령 인구증가로 인한 실제 치과의료시장의 상황 등을 전반적으로 고려하여 적정 수준의 치과의사가 공급되도록 신축성 있는 대응이 필요하다.

③ 한의사

우리나라 한의사 수는 2011년 19,846명, 2015년 23,178명, 2018년 24,861명, 2020년 26,096명으로 매년 증가하고 있다. 한의사는 의사, 치과의사와 마찬가지로 대학교육을 통해서 배출되는 고유 의료인력이다. OECD 주요 선진국과 비교했을 때 우리나라에서는 한의사를 의사 수에 포함하므로 한의사의 증가율이 매년 증가하고 있으나, 인구 천 명당 한의사 수는 부족한 실정이다.

한의사인력은 의사인력과의 관계 등 그 특성상 적정인력 수준을 정하기가 어려울 뿐만 아니라 건강보험 적용 범위가 제한되어 수급체계를 위한 기초자료가 매우 미흡하여 의료이용량의 변화를 예측하기가 매우 어렵다.

④ 간호관계인력

간호관계인력은 조산사, 간호사, 간호조무사로 나눌 수 있다. 조산사가 되려면 간호사 면허가 있으며 보건복지부장관이 인정하는 의료기관에서 1년간 조산의 수습과정을 마치고, 조산사 국가시험에 합격한 후 보건복지부장관의 면허를 받아야 한다. 2020년 말 현재 조산사는 8,220명이 등록되어 있다.

간호사는 환자의 간호 요구에 대한 관찰자료 수집, 간호 판단 및 요양을 위한 간호 또는 진료의 보조 및 대통령령이 정하는 보건활동에 종사한다. 간호사 수는 2020년도 말 기준 436,340명으로 2011년(282,656명) 대비 54.4%로 많이 증가하였다. 인구 천 명당 활동 간호사(간호조무사 포함)는 7.2명으로 OECD 국가 평균(8.9명)에 비하면, 부족한 실정이다('18년 기준, OECD Health Data 2020). 간호사는 의료기관의 수요에 따라 활동자 수가 결정되며, 현재 의료기관의 활동자 수는 225,462명(2020년 12월 건강보험심사평가원 신고 기준)이다.

지난 10년간 우리나라 간호사 수의 연평균 증가율은 5.8%로 OECD 평균(1.2%)을 감안해 볼 때 23개 OECD 국가 중 가장 높았다. 간호대 졸업생의 수는 OECD 평균을 웃돈다. 지난 10년간 간호사 수의 연평균 증가율은 높지만, 간호사 수는 인구 천 명당 3.5명으로 여전히 OECD 평균 7.2명의 절반 수준이다. 최근 의료기관의 간호사 부족 현상 등을 고려할 때, 경력단절 유휴 간호인력을 활용하는 방안을 모색할 필요가 있다.

간호사 중 특정 분야에 대한 교육과 훈련을 받고 실무경력을 쌓은 자에 대해서 2000년부터 전문간호사자격제도를 운영하고 있다. 전문간호사제도는 국민의 의료서비스 기대 수준의 상승에 부응하면서, 보다 효과적이고 전문적인 간호서비스를 제공하는 것을 목적으로 한다. 보건 · 마취 · 정신 · 가정 · 감염관리 · 산업 · 응급 · 중환자 · 호스피스 · 종양 · 임상 및 아동의 13개 분야로 구분되며, 2020년에는 16,054명이 전문간호사 자격을 인정받았다.

간호조무사는 특성화고등학교, 간호조무사양성소(국 · 공립병원 내 설치), 간호학원, 평생교육시설에서 양성하는 간호보조인력으로 간호사를 보조하여 간호 및 진료보조에 관한 업무를 수행한다. 의료기관, 특히 의원급 의료기관 및 만성기 병상(요양병원, 정신병원)에서도 간호사 대신 간호조무사를 의료기관에 충당할 수 있어 향후 의료현장에서 간호조무사 인력 수요는 증가할 것으로 보인다. 2020년 말 현재 등록 인원은 788,247명이다.

⑤ 의료기사 등

「의료기사 등에 관한 법률」에서는 의사 · 치과의사의 지도하에 진료나 의화학적 검사에 종사하는 인력을 의료기사로, 의료 및 보건지도 등에 관한 기록을 주된 업무로 하는 인력을 보건의료정보관리사로, 시력 보정용 안경의 조제 및 판매를 주된 업무로 하는 인력을 안경사로 각각 규정하고 있으며, 의료기사에는 임상병리사, 방사선사, 물리치료사, 작업치료사, 치과기공사 및 치과위생사가 있다.

노인인구 및 요양병원 증가로 현장에서 물리치료사, 작업치료사 등의 수요는 계속 늘 것으로 전망된다. 또한, 수도권 중심으로 치과병 · 의원 보조인력 구인난이 심각하여 당분간 치과위생사에 대한 수요도 늘 것으로 예상된다. 2020년 말 현재 등록인원은 임상병리사 63,453명, 방사선사 48,593명, 물리치료사 75,714명, 작업치료사 20,292명, 치과기공사 36,579명, 치과위생사 88,422명, 보건의료정보관리사 27,637명, 안경사 45,846명 등이다.

⑥ 보건교육사

보건교육사란 응시자격을 갖춘 자가 국시원에서 시행하는 보건교육사 시험에 합격하여 보건복지부장관이 발급하는 자격증을 받은 자를 말한다. 학력 및 경력에 따라 1급, 2급, 3급으로 자격등급이 나누어진다. 보건교육사는 개인, 집단, 산업체 및 지역사회가 건강상 바람직한 행동을 자발적으로 할 수 있도록 체계적이고 효율적인 보건교육을 실시하고 환경을 조성하며, 사전예방적 건강관리사업을 수행함으로써 국민의 질병을 예방하고 건강을 증진하는 역할을 한다.

보건교육사는 2021년 제12회 국가시험이 시행되었으며, 12회 시험까지 보건교육사 1급은 36명, 2급은 402명, 3급은 14,711명이 합격하였다. 「국민건강증진법」에서는 국가 및 지방자치단체가 대통령령이 정하는 국민건강증진사업 관련 법인 또는 단체 등에 대하여 보건교육사를 그 종사자로 채용하도록 권장하라고 하고 있으나, 국민건강증진사업 관련 법인이나 단체가 보건교육사를 반드시 채용해야 하는 것은 아니다. 「지역보건법 시행규칙」에서는 보건소에 두어야 하는 전문인력의 면허 또는 자격 종류에 따른 최소배치 기준에 보건교육사가 포함되어 있다. 그러나 『2020 보건복지통계연보』 보건소 인력 현황에 따르면, 실제 보건교육사 직렬 채용 실적은 매우 저조하다. 따라서 향후 효율적 보건교육과 국민의 질병예방과 건강증진 사업을 적절하게 수행하기 위해서는 보건교육사 인력의 적절한 양성과 배치가 필요하다.

(2) 보건의료기관 현황

「의료법」 제58조(의료기관 인증)에는, 보건복지부장관이 의료의 질과 환자 안전 수준을 높이기 위하여 병원급 의료기관에 대한 인증을 할 수 있도록 정하고 있다. 2020년 12월 기준으로 병원급 의료기관 중 1,903개소에 대한 인증조사를 완료하여 1,671개소가 인증을 획득하였다. 종별로 보면 상급종합병원 45개소, 종합병원 188개소, 병원 119개소, 치과병원 12개소, 한방병원 20개소, 요양병원 1,204개소, 정신병원 83개소였다. 지역별로는 경기 344개소, 부산이 199개소로 가장 많았고, 서울, 경남 등의 순서였다. 의료기관의 소재지별 인증 현황은 〈표 4-4-5〉와 같다.

표 4-4-5 소재지별 의료기관의 인증 현황(누계) (2020.12. 기준, 단위: 개소)

구분	계	서울	부산	대구	인천	광주	대전	울산	경기	강원	충북	충남	전북	전남	경북	경남	제주	세종
계	1,671	195	199	77	77	69	62	39	344	34	48	74	86	91	115	142	16	3
상급종합병원	45	14	3	5	3	2	1	1	5	2	1	2	2	1	–	3	–	–
종합병원	188	32	20	5	12	4	8	1	43	7	9	6	7	7	13	8	6	–
병원	119	31	13	13	10	6	2	–	26	1	2	1	1	5	2	4	2	–
치과병원	12	5	–	–	–	2	–	–	1	–	–	–	–	3	–	1	–	–
한방병원	20	8	1	1	1	–	1	1	4	–	–	–	1	–	–	2	–	–
요양병원	1,204	103	150	53	50	51	49	36	241	23	32	57	74	69	97	109	7	3
정신병원	83	2	12	–	1	4	1	–	24	1	4	8	1	6	3	15	1	–

출처: 보건복지부. 2020 보건복지백서. 2020.

보건의료기관은 민간 주도의 민간의료기관과 국가 주도의 공공보건의료기관으로 구성되어 있다. 2020년 기준 공공보건의료기관은 3,801개소로, 전체 의료기관의 5.2%, 병상 수는 전체의 8.9%, 의사인력은 10.6%를 차지하고 있다. 공공보건의료기관 현황은 〈표 4-4-6〉과 같다.

표 4-4-6 공공보건의료기관 현황(2020.12. 기준) (단위: 개소, 병상, 명)

구분	공공보건기관[1] (A)	공공의료기관 (B)	공공보건 의료기관[2] (C=A+B)	민간의료기관 (D)	전체[3] (E=C+D)	공공/전체 (C/E)
기관수	3,571	230	3,801	69,713	73,514	5.2%
병상수	458	63,417	63,875	653,049	716,924	8.9%
의사인력	3,772	12,912	16,684	140,605	157,289	10.6%

주: [1] 공공보건기관 : 보건소(보건의료원 포함) · 보건지소 · 보건진료소 · 건강생활지원센터 포함
[2] 공공보건의료기관 : 공공보건의료에 관한 법률 제2조 및 같은 법 시행령 제2조에 따른 기관
[3] 전체 : 의료법 제3조에 따른 의료기관(조산원 제외) 및 보건소(보건의료원 포함) · 보건지소 · 보건진료소 포함
출처 : 건강보험심사평가원. 요양기관 현황자료. 건강정책과(공공보건기관), 공공의료과 내부자료(공공의료기관). 2020.
보건복지부. 2020 보건복지백서. 2020.

2020년 기준으로 기능별 및 관할 지역에 따른 공공병원 분류는 <표 4-4-7>과 같다. 35개 지방의료원 및 6개 적십자병원 등 지역 공공병원이 양질의 공공보건의료를 제공할 수 있도록 노후 시설보강사업, 장비보강사업, 미충족 필수의료서비스(응급, 중환자실, 심뇌혈관 등) 제공에 필요한 시설, 장비 확충 예산을 지속적으로 확대, 지원하고 있다. 지역 공공보건기관을 확충하기 위한 지역 공공병원 인프라 연도별 지원 현황은 <표 4-4-8>과 같다.

표 4-4-7 기능 및 관할 지역에 따른 공공병원 분류 (2020.12. 기준)

기능 구분	광역 이상			단일 혹은 복수 기초자치단체	
일반진료 중심 (65)	국립중앙의료원(1), 국립대학병원(10) 국립대학병원분원(6), 건보공단일산병원(1)		18	지방의료원(35), 지방의료원분원(2) 적십자병원(6), 시립일반병원 · 의원(4)	47
특수질환 중심 (123)	국립결핵병원(2) 국립정신병원(5) 국립법무병원(1) 국립재활원(1) 국립교통재활병원(1) 국립암센터(1) 국립소록도병원(1) 국립대치대병원(6) 국립대학전문센터(1)	시립장애인치과병원(1) 시립서북병원(1) 시립어린이병원(1) 도립재활병원(4) 원자력병원(2) 시도립정신병원(11) 국립대 · 시립한방병원(2) 시도립노인병원(37)	78	시군구립노인병원(45)	45
특수대상 중심 (42)	경찰병원(1) 근로복지공단병원(13)	보훈병원(7)		군병원(21)	42

출처: 보건복지부. 2020 보건복지백서. 2020.

표 4-4-8 지역 공공병원 인프라 연도별 지원 현황 (단위: 백만 원)

구분		계	시설보강사업	장비보강사업	기능특성화사업
지방의료원	2018년	50,347	20,092	22,685	7,570
	2019년	92,179	46,929	28,595	16,655
	2020년	102,630	50,660	30,436	21,534
적십자병원	2018년	3,089	–	3,089	–
	2019년	7,045	560	6,485	–
	2020년	7,045	2,780	3,165	1,100

출처: 보건복지부. 2020 보건복지백서. 2020.

(3) 보건의료기기와 기술

「의료기기법」 제2조에 따르면, 의료기기는 사람이나 동물에게 단독 또는 조합하여 사용되는 기구, 기계, 장치, 재료, 소프트웨어 또는 이와 유사한 제품으로서 다음의 어느 하나에 해당하는 제품을 말한다. 질병을 진단, 치료, 경감, 처치 또는 예방할 목적으로 사용되는 제품, 상해(傷害) 또는 장애를 진단, 치료, 경감 또는 보정할 목적으로 사용되는 제품, 구조 또는 기능을 검사, 대체 또는 변형할 목적으로 사용되는 제품, 임신을 조절할 목적으로 사용되는 제품이다.

의료기기가 인체에 미치는 잠재적 위해성을 바탕으로 의료기기의 인체 삽입 여부, 인체 삽입 · 이식기간, 의약품이나 에너지를 환자에게 전달하는지 여부, 환자에게 국소적 또는 전신적인 생물학적 영향을 미치는지 여부, 체내(구강 내를 제외한다)에서의 화학적 변화 유무의 4개 등급으로 분류된다.

모든 의료기기는 식품의약품안전처의 인허가 과정을 거친 후에 시장에 유통된다. 인체 위해성이 낮은 1등급 품목은 단순 신고만으로 허가를 받고, 인체 위해성이 있거나 유효성이 요구되는 2~4등급 품목은 일련의 심사과정을 거친 후 의료기기 품목허가를 받아야 한다. 의료기기 등급 분류기준은 〈표 4-4-9〉와 같다.

표 4-4-9 식품의약품안전처의 의료기기 등급 분류기준

등급	내용	비고
1	잠재적 위해성이 거의 없는 의료기기	의료용 칼, 가위, 영상 저장/조회용 소프트웨어 등
2	잠재적 위해성이 낮은 의료기기	전동식침대, 영상전송/출력용 소프트웨어 등
3	중증도 잠재적 위해성을 가진 의료기기	엑스선촬영장치, CT, MRI 등
4	고도의 위해성을 가진 의료기기	심장박동기, 흡수성 봉합사 등

출처: 한국보건산업진흥원. 2019 의료기기산업 분석보고서. 2019.

2007년 4월부터 신의료기술평가제도를 도입하여 시행하고 있는데, 이 제도는 과학적, 객관적으로 해당 기술의 안전성 및 유효성을 평가하여 의과학적으로 입증된 의료기술을 국민에게 사용할 수 있는 여건을 마련함으로써 국민의 건강권을 보호하고, 아울러 신의료기술의 발전을 촉진하는 데 그 목적이 있다. 2010년 6월부터는 보건의료기술의 안전성 및 적정성 등에 대한 정보의 수집, 평가 기능을 수행하는 한국보건의료연구원으로 업무를 이관하여 신의료기술평가 사업의 효율성과 전문성을 높이고 있다. 혁신의료기술 대상 심의기준은 〈표 4-4-10〉과 같다.

2) 보건의료체계의 정책 방향

보건의료정책 과학화의 일환으로 2000년 제정된 「보건의료기본법」 제55조 및 시행령 제41조에서는, 보건복지부장관이 보건의료자원조사를 5년마다 주기적으로 실시토록 규정하고 있다. 보건의료자원의 수급 불균형은 보건의료시장 특성상 심각한 문제를 초래한다. 특히 과잉공급은 의사 등 공급유인수요(supply induced demand) 및 과다 경쟁을 창출하여 국민의료비 증가

표 4-4-10 혁신의료기술 대상 심의기준

구분	심의항목	심의 시 검토 사항
기술적 속성	맞춤형 의료기술	개별 환자의 상황에 따른 맞춤형 진단 및 치료 솔루션을 제공함으로써 의료결과의 향상이 기대되는 의료기술인가?
	혁신 · 첨단기술(기기) 활용	기술 집약도가 높고, 기술혁신 속도가 빠른 혁신 · 첨단기술 또는 기기를 활용한 의료기술인가? ※ 3D 프린팅, 로봇, 이식형 장치, 가상/증강현실, 나노기술, 인공지능, 정밀의료, 첨단재생의료 및 디지털치료 등 혁신/첨단기술을 활용한 의료기술, 신개발 의료기술 탐색활동 및 보건신기술(NET) 등 공공기관에서 인정된 유망 의료기술
사회적 속성	사회적 요구도가 높은 질환	신체적 · 정신적 · 경제적 부담으로 사회에 미치는 영향이 상당한 질환을 대상으로 하는 의료기술인가?
	대체기술 부재	해당 적응증에 대한 대안으로 진료지침(가이드라인) 등에서 권고하는 표준(비교)치료 또는 선행치료법이 없는 의료기술인가?
의료적 속성	환자중심 기술	검사/치료 시 침습도 저하, 시간 단축 등 환자의 불편감을 줄여 질병관리의 수용성을 높임으로써 환자 만족도의 향상이 기대되는 의료기술인가?
	의료결과 향상	진단 정확성, 시술 성공률 증진 및 오류 감소 등 의료행위의 질과 의료결과의 향상이 기대되는 의료기술인가?

출처: 보건복지부. 2020 보건복지백서. 2020.

등 사회적 비용을 유발하고, 과소공급은 의료시장의 경쟁 저하 및 의료이용의 접근성 저하를 초래하므로 적정수준을 관리하기 위하여 보건의료자원에 대한 지속적인 모니터링이 필요하다.

보건의료체계와 보건의료인력의 중심 역할을 차지하는 의사인력에 대한 핵심과제로 OECD와의 비교에서도 언급하였듯이 인구 대비 의사 수가 적은 것과 관련하여 국내 보건의료계에서도 최근에 의사를 증원하기 위해 의대를 신설하자는 주장이 제기되고 있으나, 총량적 관점에서 의사 수가 지속적으로 증가하고 있기에, 가파른 국민의료비 증가에 따른 건강보험 재정의 만성적인 불안상태를 감안하여 신중하게 검토하고 대응해야 한다. 한편, 당뇨병, 고혈압, 암 등 만성질환의 증가에 따른 커진 질병부담으로 의료비가 급격히 증가할 가능성이 높으므로, 다양한 만성질환관리에 대응하기 위해 의사 수요를 반영한 공공보건의료체계를 강화하여 공공보건의료인력과 제공체계 및 기반을 확충할 필요가 있다. 간호인력의 경우, 간호인력 배출 및 보유 수준은 OECD 평균 또는 그 이상 수준인 반면, 실제 임상에서 활동하는 간호사는 상대적으로 부족하다. 인구 고령화 및 만성질환 증가로 간호수요가 증가할 뿐 아니라, 간호 · 간병통합서비스 및 방문간호 확대 등 신규 간호 일자리 수요 증가가 예상되는 상황에서 유휴인력 활용 등 적정 간호인력을 확보하기 위한 정책을 개발해야 한다. 이에 따라 보건복지부에서는 간호인력의 의료기관 활동률을 높임으로써 적정 간호인력을 확보하고, 궁극적으로 의료서비스 질을 향상하기 위해 간호사 근무환경 및 처우 개선 대책을 마련하여 추진하고 있다. 앞으로 의료 및 사회복지 부문의 고용은 계속 증가할 것으로 보인다. 인력 개발을 포함한 보건의료제도에 대한 투자는 건강한 인구를 보호하고, 혁신 및 건강안보와 같은 경로를 통해 경제성장을 촉진할 수 있다. 그러나 의료 및 사회복지 종사자의 기술과 역할 분포는 인구 고령화에 따라 크게 변할 것으로 예상된다. 노인인구가 늘어날수록 의료 및 사회복지서비스에 대한 수요 패턴은 특히 노동 집약적인 장기요양 보호 및 관련 사회복지서비스에 대한 수요 증가로 전환될 것이다. 이러한 인구통계학적 변화에 대응하거나 이를 예상하여 많은 국가가 의료와 사회복지서비스를 통합하는 새로운 의료제공 모델을 도입하기 시작하였다. 의사 이외의 제공자의 역할을 확대하거나 다양한 보건의료전문가 팀과 치료구조를 도입하는 정책은 보건의료인력의 생산성을 높이고 환자 진료의 지속성과 질을 향상할 수 있다.

한국은 다른 OECD 국가와 비교할 때 의료장비의 양적인 과잉 공급이 우려되며, 의료장비의 질적 관리를 위한 품질관리체계의 보완이 필요하다. 의료장비의 과잉 공급은 의료이용의 과잉을 유도할 소지가 있으므로, 의료장비의 공급 과잉을 제어할 수 있는 정책이 필요하다. 현재 의료장비의 공급 과잉을 제어하기 위해 「의료법」(제38조)에 근거하여 특수의료장비를 지정 · 고시하고 있다. 또한 특수의료장비의 질 관리를 위해 품질관리검사를 받도록 하고 있으나, 낮은 부적합률 등이 지적되어 기준 강화가 요구되어 왔다. 이에 따라 보건복지부에서는 「특수의료 장비의 설치 및 운영에 관한 규칙」을 개정하여 특수의료장비 품질기준의 강화를 추진하는 등 대책을 마련하였다.

새로운 의료기술은 의료 및 사회복지 부문의 급격한 변화를 이끄는 또 다른 요소이며, 기술발전과 영향은 예측하기 어렵다. 정보기술 및 빅데이터, 자동화, 인공지능 분야에서 기술적 변화가 예상된다. 이는 의료 및 사회복지 종사자에게 새로운 전문성이나 기술을 요구하는 동시에 다른 전문적 역할의 중요성이 감소할 수 있다.

의료자원의 지역 불균형 분포로 인한 의료서비스의 공급 불균형이 초래됨으로써 필수적인 의료이용을 받지 못하는 의료취약지가 생긴다. 2021년 기준 응급의료기관이 없는 시 · 군 · 구는 32개에 달하고, 2019년 인구 천 명당 활동의사의 경우 서울이 3.1명인데 반해, 경북은 1.4명에 그치고 있다. 지역 내 의료이용률(급성기 입원)의 경우 서울 83.2%에 비해 충남은 65.0%로 지역에 따라 의료자원 이용의 격차가 크다. 따라서 필수적인 의료서비스에 대한 접근성을 확보하기 위해 비수도권의 의료인력 부족 원인을 고려한, 균형 있는 의료자원 배분정책이 필요하다. 보건복지부는 이러한 문제점을 해결하기 위해 응급, 심뇌혈관질환 등 필수의료에 대한 인프라를 확충하기 위해 2021년 제1차 보건의료정책심의위원회를 개최하고 보건의료발전계획을 수립하여 어디서든 항상 최적의 치료를 받을 수 있도록 정책을 추진하고 있다.

〈근거-기반 현장 사례: 어디서든 믿고 이용할 수 있도록 공공보건의료 강화한다〉

- 코로나19를 겪으면서 보건의료 전반에 대한 국가 책임을 강화하고, 공공병원 등 공공의료를 확충해야 한다는 사회적 요구가 커지고 있다.
  - 그러나 전반적 공공의료 제공 기반이 취약(공공병상 한국 10.0%, OECD 평균 71.6%, 2018년 기준)한 가운데, 의료자원의 지역 격차에 따라 응급 · 심뇌혈관질환 등 필수의료의 자체 충족이 어려운 상황이다.
  - 또한 대표적 지역 공공병원인 지방의료원의 인프라 및 인력이 부족하고, 공공보건의료에 대한 협력 · 지원 기반 미흡 등도 지적되고 있다.
- 기본계획 관련 5년간 총 재정 규모는 약 4.7조 원(국비기준, 추계치)으로 공공의료 확충에 필요한 투자가 차질 없이 이뤄지도록 할 계획이다.
  - 분야별로는 ① 지역 공공병원 신 · 증축, 응급 · 심뇌혈관질환 등 필수의료 제공체계 확충, ② 국립중앙의료원 이전 · 신축, 지역 공공병원 시설 · 장비 보강 등 공공보건의료 역량 강화, ③ 책임의료기관 확대 · 운영 등 공공보건의료 제도 기반 강화가 포함된다.

〈제2차 공공보건의료 기본계획(2021-2025)〉

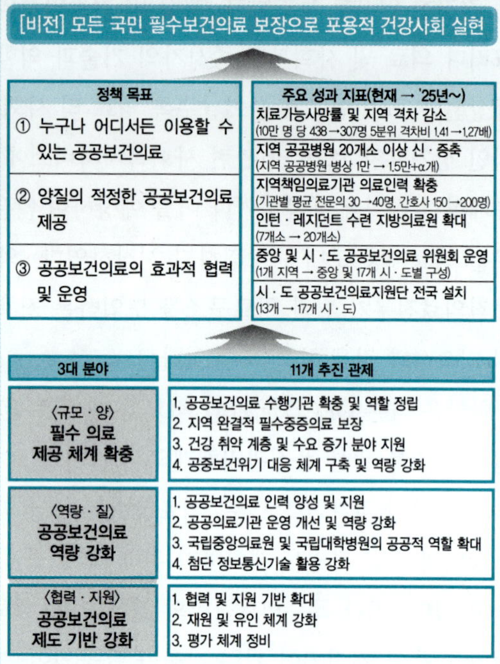

출처: 보건복지부. 제2차 공공보건의료 기본계획(2021~2025). 보도자료. 2021. 6. 2.

참고문헌

한국의 보건의료체계 실제

국가법령정보센터. 지역보건법. 2021. Available from: URL: https://www.law.go.kr/LSW/lsInfoP.do?efYd=20200604&lsiSeq=211955#0000

김계현, 이정찬, 서경화, 김석영, 이진석. 의료전달체계 현황 분석 및 개선방안. 의료정책연구소 Working Paper 2015-2. 2015.

김대중, 이난희, 오영인. 의료서비스산업의 경쟁구조 및 경영효율성에 관한 연구. 한국보건사회연구원. 2013.

데일리메디. 한국형 보건의료체계 풍전등화, 지속가능 혁신 필요. 2021. Available from: URL: http://www.dailymedi.com/detail.php?number=876918&thread=22r03

배상수, 이승우, 김재원, 이세미. 보건소 기능 개편방안. 의료정책연구소. 2010.

보건복지부. 건강보험 정책. 2021. Available from: URL: http://www.mohw.go.kr/react/policy/index.jsp?PAR_MENU_ID=06&MENU_ID=063201)

보건복지부. 의료기관 기능 재정립 기본계획. 2011.

손창우 유명순. 향후 위기 대응을 위한 공공보건 의료조직의 혁신 -보건소 조직의 메르스 대응을 사례로. 병원경영학회지(혁신연구회) 2016;특별호:96-106.
윤강재, 하솔잎, 여지영, 김진호, 신영석, 이수형. 의료전달체계 개선 논의의 경향과 과제. 한국보건사회연구원. 2014.
의협신문. 한국 의료 미래 '전달체계 확립'에 달렸다. 2015. Available from: URL: http://www.doctorsnews.co.kr/news/articleView.html?idxno=101666
청년의사. 한국의료, 이대로면 망한다. "한국형 보건의료체계" 찾아야. 2021. Available from: URL: http://www.docdocdoc.co.kr/news/articleView.html?idxno=2016717
OECD. OECD Health Statistics 2021. 2021.

한국의 보건의료체계 현황

건강보험심사평가원. 국민건강보험 보건의료자원 현황 통계 분석(2016년~2020년). 2021.
김춘배, 김판석. 한국 보건의료인력의 현황과 정책 과제. 대한의사협회지 2012;55(10):940-949.
대한예방의학회. 예방의학과 공중보건학. 제4판. 계축문화사. 2021.
박수경, 조경미, 이예진, 유성복, 박정선, 김영식, 김수민, 곽미숙, 이태호. 특수의료장비 설치기준 개선방안 마련 연구. 한국보건산업진흥원. 2016.
보건복지부. 간호사 근무환경 및 처우 개선대책. 2018.03.20.
보건복지부. 보건의료기술개발. 2021. Available from: URL: https://www.mohw.go.kr/react/policy/index.jsp?PAR_MENU_ID=06&MENU_ID=06340201&PAGE=1&topTitle=).
보건복지부. 제2차 공공보건의료 기본계획(2021~2025). 2021.
보건복지부, 한국건강증진개발원. 전국 지역보건의료기관 운영 현황. 2020.
이주열. 보건행정학. 제2판. 계축문화사. 2021
장욱, 한승진. OECD 통계로 본 한국 의료자원 현황과 주요 이슈. HIRA 정책동향 2018;12(4):7-16.
OECD. 한 눈에 보는 보건의료 2019: OECD 지표. 2019.
Wennberg JE. Time to tackle unwarranted variations in practice. BMJ 2011;342:d1513.

기본문제

1. 한국의 보건의료체계에 대해 설명하시오.
2. 한국의 보건의료자원 현황을 설명하시오.

심화문제

1. 한국의 (보건)의료전달체계 및 강화 방안을 설명하시오.
2. 우리나라의 보건의료체계 안에서 보건교육사의 역할을 설명하시오.

제5장

보건의료정책의 이론과 현황

편집위원 | 김진경
검토위원 | 윤병준
집 필 자 | 김진경, 신의철, 이상영

1 보건의료정책의 이해

학습목표

- 보건의료정책의 개념을 설명할 수 있다.
- 정책의 구성요소와 유형을 설명할 수 있다.
- 정책 참여자를 구분하여 설명할 수 있다.

1.1 보건의료정책의 개념과 특성

1) 보건의료정책의 개념

라스웰(Lasswell)은 "인간이 사회에서 맞닥뜨리는 근본 문제를 해결하고 인간 존엄성을 보다 충실하게 실현하기 위한 프로그램"을 정책(policy)으로 정의하였다(Lasswell HD, 1951). 현대 사회에서 신체적 · 정신적 건강은 행복의 중요한 요건이 되기에 인류의 보편적인 권리로 인식되고 있다. 국민의 건강 유지 및 증진은 현대사회의 궁극적인 목표가 되며, 이 목표를 달성하기 위해 공식 권한을 가진 정부, 공공기관 등이 계획을 수립하고 실행하는 일련의 과정이 필요하다. 따라서 보건의료정책(health care policy)은 "조직화된 노력을 통하여 국민의 건강 회복과 유지 · 증진을 도모하려는 국가의 목적 달성에 귀결될 수 있도록 하는 데 허용되는 활동의 윤곽(한국의학원, 2002)" 또는 "한 사회의 구성원에게 발생하는 보건의료문제를 예방하거나 의료보건문제에 대응하기 위한 공식적인 결정 및 행동 방침(강민아, 2017)"으로 정의할 수 있다.

2) 보건의료정책의 특성

보건의료분야의 고유성으로 말미암아 우리나라 보건의료정책은 다음과 같은 특성을 지닌다(이동모, 1993). 첫째, 시장경제원리 적용에 한계가 있다. 수요공급법칙에 따르면, 공급이 과잉일 때 가격이 하락하여 전체 비용이 감소해야 하나, 보건의료시장 현실은 그렇지 않다. 둘째, 보건의료정책의 대상은 국민 모두를 포함하고, 보건의료서비스는 외부효과가 있다. 즉, 보건의료정책의 파급 효과가 광범위하고 장기간 발생하기 때문에 국가의 적극적인 개입이 정당화된다는 것이다. 셋째, 보건의료정책은 인간 생명에 중심을 두기 때문에 형평성을 강조한다. 넷째, 소득증가와 함께 보건의료에 대한 국민들의 요구가 증가하고 있다. 따라서 국민들의 다양하고 높은 보건의료서비스 요구에 부응하는 정책이 개발되어야 한다. 마지막으로 보건의료정책은 사회의 제반 정책들과 연결되어 있다.

1.2 보건의료정책의 구성요소와 유형

1) 보건의료정책의 구성요소

정책을 구성하는 3대 구성요소는 정책목표, 정책수단, 정책대상집단이다(문상식 등, 2019). 정책목표란 정책을 통해 달성하고자 하는 바람직한 상태를 말한다(정정길 등, 2003). 바람직한 상태에 대한 판단은 주관적이며, 규범적인 가치에 의존하게 된다. 정책목표는 이해관계자의 의견이 모아지고 합리적인 근거에 기준을 두고 설정되어야 한다. 정책목표를 설정할 때에는 정책문제에 대한 정확한 정의와 함께 여러 목표들 간의 우선순위가 정해져야 한다. 또한, 정책목표 설정은 정책수단을 선정, 집행, 평가하는 기준으로 작용한다. 보건의료정책의 목표설정은 현실인식과 더불어 사회적 가치 및 정치적 가치의 영향을 받는다(한국의학원, 2002). 대부분의 국가는 공통적으로 의료이용의 적절성 및 형평성 증진, 의료서비스 효율성 제고, 국민의료비 지출 적정화를 보건의료정책의 목표로 한다. 여러 현실 문제와 여건에 대한 객관적 판단과 보건의료에 대한 사회구성원의 가치, 태도, 인식 등의 주관적 판단을 고려하여 보건의료정책을 결정하고, 정책달성의 우선순위를 결정해야 한다.

정책수단은 정책목표를 달성하기 위한 행동방안으로 실현가능성이 전제되어야 한다. 정책 수단의 종류는 정부 직접 생산, 규제, 민간 위탁, 조세 지출, 보조금 등으로 다양하다(Salamon LM, 2002). 정책수단의 선택은 과거 및 해외 우수사례, 전문가 의견, 주관적이나 직관적인 방법 등의 다양한 방법으로 이루어질 수 있다(강민아, 2017). 정책수단은 국민들에게 직접적인 영향을 미치므로 당사자들 간에 이해충돌이 발생할 수 있다. 보건의료정책 목표를 추구하는 과정에서 소비자의 자유로운 선택과 공급자의 적절한 자율성을 보장하여야 한다. 보건의료서비스 공급체계와 재원조달체계의 구성 및 운영방안이 주요 정책수단으로 사용될 수 있다.

정책대상집단은 정책집행으로 영향을 받는 집단을 말한다. 정책의 긍정적인 수혜를 받는 집단은 정책에 순응하려 할 것이며, 비용을 부담하는 집단은 정책집행에 저항할 가능성이 높다. 어떠한 정책이든 정책대상집단에게 부담을 줄 수 있기 때문에, 정책집행으로 부담에 상응하는 개선이나 성과를 입증할 근거가 있을 때 정책 수용성이 높아질 수 있다.

2) 보건의료정책의 유형

정책 유형은 흔히 분배정책, 규제정책, 재분배정책, 구성정책으로 분류된다(Lowi TJ, 1972). 분배정책(distributive policy)은 국가가 국민에게 이익과 서비스를 분배해주는 정책을 말한다. 의료취약지역에 보건의료서비스 제공, 정부의 도로건설, 항만사업, 지방자치단체의 국고보조금 등이 있다. 규제정책(regulatory policy)은 개인 또는 일부집단의 권리와 자유를 제한하여 반사적으로 다른 많은 사람을 보호하려는 목적을 지닌 정책이다. 환경오염 규제, 공공요금 규제, 의료영역 과대광고 규제 등이 있다. 재분배정책(redistributive policy)은 소득을 고소득집단에서 저소득집단으로 이전하는 것을 목적으로 한다. 예를 들어, 소득에 누진세를 적용하여 고소득층에게서 많은 조세를 징수하여 사회보장 지출의 재원으로 확보함으로써 저소득층에게 소득을 재분배할 수 있다. 사회적으로 상대적 불이익 집단을 위해 고소득층이 재산 및 권력의 손실을 감수해야 하기 때문에 집단 간의 이해관계가 대립되고, 갈등이 유발될 수 있기 때문에 정책과정이 공개되어야 한다. 구성정책(constitutional policy)은 사회 전체를 위한 이익과 정부 자체를 대상으로 하는 정책이다. 새로운 정부기관 또는 기구의 설립 · 변경 · 조정과 관련된 정책을 말한다. 정부의 새로운 기구 신설, 공직자 보수 책정, 군인퇴직연금에 관한 정책 등이 그 예이다(Lowi TJ, 1972). 또한 구성정책은 선거구 조정과도 관련이 있어서 모든 정당이 관심을 가지고 영향력을 행사하려고 한다(류지성, 2007).

1.3 보건의료정책 수립 시 고려사항

보건의료정책은 국가의 근본적이고 필수적인 정책이다. 국민들이 생산활동을 하기 위해서 국가는 국민보건 향상을 위한 전략을 수립해야 하며, 전략 수립 시 고려해야 할 사항은 다음과 같다(문재우, 2013). 첫째, 인구 및 인구구조의 변화이다. 출산율이 감소하고 노령화는 가속화되는 인구구조에 적합한 정책을 형성해야 한다. 둘째, 보건의료 수요의 변화이다. 신종감염병 유행, 생활습관 및 환경에 기인한 질병과 사망의 원인 등의 새롭고 다양한 보건의료서비스에 대한 수요가 증가하고 있다. 셋째, 의료보장체계의 지속성이다. 수요의 다양화 및 증가, 공급의 전문화, 의료보장체계의 재정건전성 등이 어우러진 의료보장체계를 지속하여 개선하고 운영할 수 있는 정책 결정 및 집행이 필요하다.

1.4 보건의료정책 환경과 참여자

1) 정책 환경

정책 환경은 정책체계를 둘러싸고 있으며, 밀접한 영향을 주고받는 외부요소 전체를 지칭한다(문재우, 2013). 정책은 정책 환경과의 상호작용 속에서 이루어진다. 정책 환경은 기존 정책의 내용과 과정에 제한과 수정을 요구하기도 하고, 정책이 수용될 수 있는 가능한 여건을 조성하며, 새로운 정책을 요구하는 정책 수요를 창출하기도 한다. 정책이 환경에 변화를 일으키는 효과를 정책효과라고 한다(문재우, 2013). 정책과정 참여자 및 정책대상자는 정책효과를 고려하면서 정책을 형성, 집행, 평가하여야 한다.

정책은 환경요소의 영향과 제약을 받는다. 정책 환경의 요소로는 인구학적 특징, 정치 · 경제체제, 행정 · 법체제, 사회구조 등이 있다. 보건의료정책은 인구규모, 구조, 분포 등 국가와 사회의 인구학적 특징과 상호 영향을 주고받는다. 또 정당 및 이익집단의 활동, 정치과정 성격 등 정치체제도 정책과 영향을 주고받는다. 자유시장체제와 계획경제체제의 양극 선상에서 보건의료정책은 수립되고 집행된다. 국가의 법체제는 정책의 성격과 내용을 결정하는 중요한 변수가 되며, 행정체제 역시 정책을 실제 집행하는 데 영향을 준다. 사회구성원들이 오랫동안 공유해온 행동유형, 관습 등의 사회구조 또한 정책에 직 · 간접적 영향을 준다.

2) 정책 참여자

보건의료정책 과정의 참여자는 정책 대상집단과 정책 결정집단으로 나눌 수 있다(강민아, 2017). 정책 대상은 정책의 효과가 미치는 집단을 의미한다. 정책과정에서 정책 대상의 특성과 이해관계를 파악하는 것이 중요하다. 정책 집행으로 혜택을 받는지, 비용을 부담하는지에 따라 집단 간의 이해관계가 대립할 수 있다. 정책 유형 또는 범위에 따라 정책대상자의 범위가 구체화될 수 있다. 정책 대상집단이 자신들의 부담이 크다고 느낄수록 정책 결정 및 집행에 크게 저항하게 된다.

정책 결정집단은 정책과정에서 얼마만큼의 영향력을 행사하는가에 초점을 둔다(강민아, 2017). 정책 결정을 하는 주체를 공식 권한을 가진 참여자와 비공식 참여자로 구분하기도 한다(문재우, 2013). 공식적 참여자에는 대통령, 국회, 공무원, 사법부 등이 포함된다. 비공식적 참여자는 정당, 이익집단, 전문가와 학자, 언론, 일반 국민 등을 포함한다. '철의 삼각(iron triangle)' 개념은 행정관료조직, 이익집단, 입법부의 삼자 간의 밀접한 관계를 유지하면서 하위체제의 관계를 형성하고, 이들이 실질적으로 정책 결정과 집행을 주도한다고 설명한다(강민아, 2017). 개방적인 정치체제일수록 정책과정의 참여자가 다양해질 가능성이 높다.

참고문헌

류지성. 정책학. 대영문화사. 2007.
문상식, 최만규, 소재진, 정상진, 박용필. 보건행정학. 제8판. 보문각. 2019.
문재우. 보건정책론. 제3판. 계축문화사. 2013.
강민아. 보건의료정책. In: 신영수, 김용익 등. 의료관리. 개정판. 서울대학교출판문화원; 2017. p.703-747.
이동모. 보건정책의 결정과정. 대한의학협회 제27차 종합학술대회. 1993.
정정길, 최종원, 이시원, 정준금. 정책학원론. 대명출판사. 2003.
한국의학원. 21세기 한국보건의료정책 개혁방향. 한국의학원총서. 2002.
Lasswell HD. Policy Sciences: Recent Developmnets in Scope and Method, Policy Orientation. Stanford University Press. 1951.
Lowi TJ. Four systems of policy, politics, and choice. Pub Admin Rev 1972;32(4):298-310.
Salamon LM. The Tools of Government: A Guide to the New Governance. Oxford University Press. 2002.

기본문제

1. 한국 보건의료정책의 특성을 설명하시오.
2. 보건의료정책 참여자를 구분하여 설명하시오.

심화문제

1. 21세기 한국 보건의료정책을 수립할 때 고려해야 할 사항을 설명하시오.

2 보건의료정책의 과정

학습목표

- 보건의료정책의 과정을 설명할 수 있다.
- 보건의료정책의 결정모형을 설명할 수 있다.

2.1. 보건의료정책의 과정

정책과정은 정책 형성에서 정책 종결에 이르기까지 정부가 시행하는 일련의 연속적이고 동태적인 과정을 말한다. 문재우(2013)는 정책과정을 "정책환경 속에서 유발된 문제의식부터 정책의 형성, 집행, 평가, 그리고 종결에 이르는 일련의 결정과 행동의 과정을 말한다."라고 정의하였다. 정책과정의 단계는 크게 정책의제 설정, 정책 형성, 정책 집행, 정책 평가, 정책 변동 등으로 구분될 수 있으나, 구체적인 정책과정의 단계 구분에 대해서는 학자에 따라 견해가 다양하다(남궁근, 2021). 라스웰(Lasswell HD, 1951)은 정책과정을 정보 수집, 주장, 처방, 행동화, 적용, 종결, 평가의 7단계로 이루어진다고 보았으며, 앤더슨(Anderson C, 1978)은 정책과정을 문제 규명, 정책 형성, 채택, 집행, 평가의 5단계로 구분하였다. 존스(Jones CO, 2001)는 정책문제의 정부귀속단계, 정부 내의 행동단계, 정부의 문제해결단계, 추진정책의 재검토단계로 구분하였으며, 던(Dunn WN, 2018)은 의제 설정, 정책 형성, 정책 채택, 정책 집행, 정책 평가, 정책 적응, 정책 승계, 정책 종결의 8단계로 분류하였다.

이러한 정책과정의 단계는 반복, 생략, 순환되기도 하며, 상호 유기적으로 연계되어 분리가 불가능할 수도 있다(문재우, 2013). 나카무라 등(Nakamura RT et al, 1980)에 의하면, 정책 형성, 정책 집행, 정책 평가가 순환적인 관계하에서 서로 영향을 주고받는다.

최근 우리나라 보건의료정책 과정에서는 국민의 참여와 근거에 기반한 정책결정이 강조된다. 「국민건강보험법」 제4조에 따라 건강보험 요양급여 기준, 요양급여비용, 보험료 등에 관한 사항을 심의 · 의결하는 건강보험정책심의위원회에 가입자, 의약계, 공익계를 대표하는 위원이 동수(각 8명)로 참여하도록 함으로써 균형 있는 의사결정을 도모하고 있다. 일반 국민이 건강보험 보장성 강화정책에 대한 의견을 개진하도록 하기 위해 국민건강보험공단이 운영하고 있는 건강보험국민참여위원회도 또 다른 국민참여형 제도의 하나이다. 또한, 최근 새로운 보건의료정책 추진에 필요한 근거를 확보하기 위해 일정 기간 시범사업(pilot project)을 수행한 후 시범사업 평가 결과에 따라 본 사업 추진에 대한 의사결정을 내리거나 사업모형을 조정하는 경우가 많다. 지역 내 의원 대상 왕진수가 시범사업, 장애인 건강주치의 시범사업, 정신질환자 지속치료 지원 시범사업, 중증소아 재택의료 시범사업 등 재택의료 관련 다양한 시범사업을 예로 들 수 있다(보건복지부, 2020).

1) 보건의료정책 의제 설정

의제(agenda)는 의제화가 진행되는 수준에 따라 의제모집단(agenda universe), 공공의제, 정부의제, 결정의제로 구분되며(남궁근, 2021), 정부의제와 결정의제가 정책의제에 해당한다.

정책의제(policy agenda)는 "수많은 사회문제 중에서 정부가 그것에 대한 정책적 해결을 의도하여 공식적으로 채택한 문제"이며, 정책의제 설정이란 "사회문제가 정책문제로 전환되는 과정을 말한다"(문재우, 2013).

사회의 내재적이거나 외생적인 보건의료문제 중 정책의제로 설정되는 보건의료문제는 문제의 크기나 심각성, 이해집단의 요구, 보건의료정책의 목표나 가치 등에 영향을 받는다. 엘리트 이론(elite theory)에 의하면, 엘리트의 의식과 가치관, 이해관계 선호 등이 정책의제 설정에 결정적 영향을 미치며, 다원주의(pluralism)에서는 어떤 사회문제이든 무작위로 정책의제로 설정된다고 본다(문재우, 2013).

정책의제 설정은 문제의식의 형성 및 쟁점화, 문제의 제기, 공공의제의 형성, 정책의제의 형성 등의 과정을 통해 이루어진다. 존스(Jones CO, 2001)는 의제 설정과정을 문제 인지 및 정의, 결집 및 조직화, 대표(representation), 의제 채택 등으로 보았으며, 켄드릭(Kendrick F, 1974)은 문제 진술, 의사전달, 조직화, 의제 채택 등으로 보았다.

의제가 설정되는 과정에는 민간집단이 이슈를 제기하여 정부의제에 이르는 외부주도 모형, 정책결정자가 제기하여 정부의제가 되고 성공적 집행을 위해 공공의제로 전환되는 동원 모형, 공공의제화를 거치지 않고 정부 내부기관이나 정책결정자와 밀접하게 접촉하는 집단의 제안에 따라 정부의제로 채택되는 내부접근모형, 국민의 지지가 높은 정책문제가 정부가 주도하여 동시에 공공의제와 정부의제로 설정되는 공고화모형 등의 유형이 있다(남궁근, 2021).

정책의제 형성에 영향을 미치는 요인으로는 보건의료정책의 이념과 가치, 정부의 정책 기조, 문제 제기 집단의 영향력, 보건의료문제의 특성, 촉발 기제, 대중매체 등이 있다.

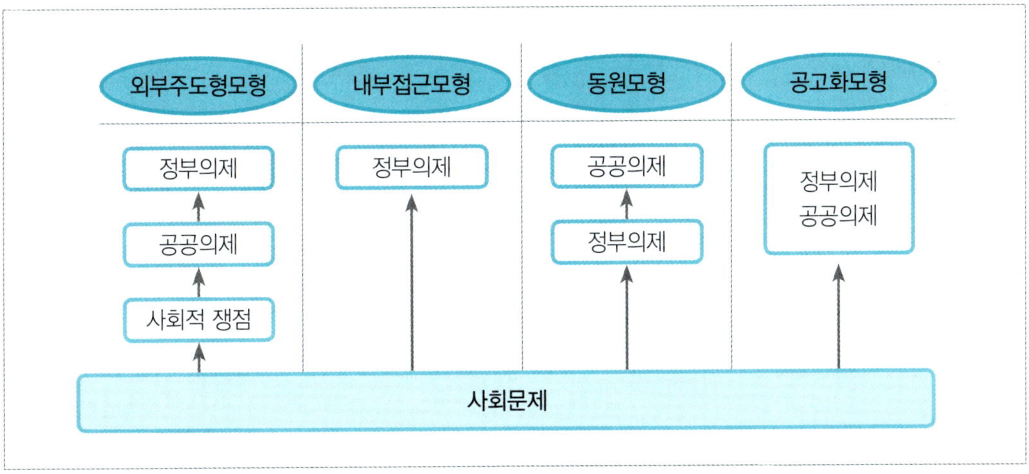

그림 5-2-1 정책의제 설정의 유형

2) 보건의료정책 결정

정책결정은 넓은 의미로는 공공의 이익 실현이나 문제 해결을 위한 대안을 탐색 · 선택하는 일련의 동태적인 과정이며, 좁은 의미로는 개발된 정책대안 중에서 최종적으로 대안을 선택하는 절차를 말한다. 문재우(2013)는 정책결정을 "정책문제를 해결하기 위해 대안을 개발, 평가하고 선택하는 것과 관련된 정부의 모든 활동"으로 정의하였다.

보건의료정책의 결정은 다음과 같은 특성이 있다. 첫째, 보건의료 분야의 국정운영 철학과 방향에 따라 이루어진다는 점에서 정치성을 띠며, 둘째, 이해관계를 달리하는 개인과 이익집단에게 보건의료정책이 추구하는 가치를 형평성 있게 보장하여야 한다는 점에서 공공성이 있다. 셋째, 사회구성원의 보건의료 욕구 변화, 의료기술의 발전 등 보건의료 여건 변화에 신축적으로 대처할 수 있어야 한다는 점에서 동태적이며, 넷째, 미래의 여건을 전망하고 선제적으로 대응함으로써 미래에 발생할 사회적 편익을 극대화하려 한다는 점에서 미래지향적이다.

정책결정의 기준으로는 규범적 · 당위적 기준으로서 공익, 정책철학, 정책이념이 있으며, 현실적 · 경험적 기준으로 가치, 유권자 및 이익집단, 여론, 결정 규칙 및 선례와 관행 등이 있다(문재우, 2013).

정책결정은 정책분석(policy analysis)을 통해 정책문제의 파악과 정의, 정책목표의 설정, 정보의 수집과 분석, 정책대안의 탐색과 개발, 정책대안의 결과 예측, 정책대안의 비교 · 평가, 정책대안 선택의 과정을 거친다. 정책문제의 파악에서 대안 선택에 이르기까지의 정책분석에서는 경제적 합리성 및 자원배분의 효율성뿐 아니라 사회적 가치 및 정치적 합리성을 포함한 질적 측면도 분석하게 된다(그림 5-2-2).

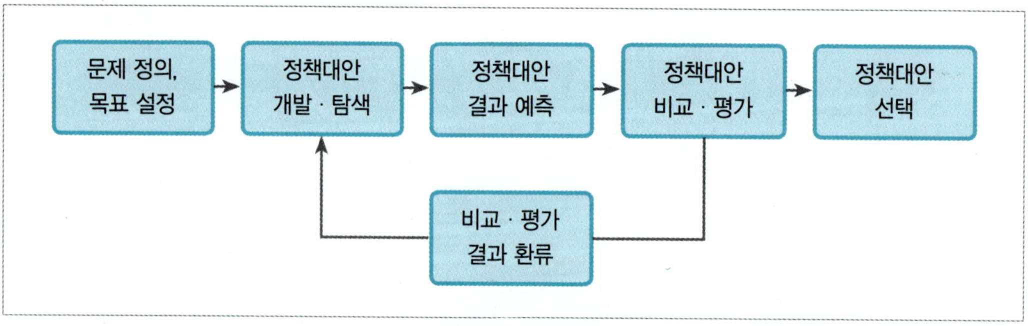

그림 5-2-2 정책결정 과정

정책결정자의 역량, 정보자원의 가용성, 정책대안의 탐색 · 개발 범위 및 수준, 정책대안의 검토 수준, 대안 선택기준 및 선택방법, 정책결정 참여자 등에 따라 다양한 정책결정모형이 활용된다. 즉, 정책결정모형은 기술적 · 실증적 모형과 처방적 · 규범적 모형으로 분류할 수 있으며, 기술적 · 실증적 모형으로는 만족모형, 쓰레기통모형, 처방적 · 규범적 모형으로는 순수합리모형, 혼합주사모형, 최적모형 등이 있다. 정책결정모형을 합리성 중심으로 분류하면 합리모형과 인지모형으로 구분할 수 있으며, 합리모형에는 순수합리모형, 혼합주사모형, 최적모형이 해당되고, 인지모형에는 만족모형, 점증모형, 쓰레기통모형 등이 해당된다(남궁근, 2021).

3) 보건의료정책 집행

정책집행은 정책목표를 달성하기 위해 결정된 정책의 실행활동을 의미한다. 정책집행은 일방적이고 하향적인 과정이 아니라 정책집행기관과 정책집행 대상 간에 쌍방적이고 상호 협조적인 과정이다(문재우, 2013). 정책집행은 정부에 이미 부여된 권한에 따라 이루어지기도 하며, 정책집행의 효과성 제고를 위해 별도의 합법화(legitimation) 과정이 필요한 경우도 있다.

현대적 정책집행은 다음과 같은 의미가 있다(문재우, 2013). 첫째, 정책집행은 정책집행 단계에서 지속적인 정책집행 상황과 정책집행 대상의 기대와 요구에 적합하도록 재해석되고 재설정될 필요가 있다는 점에서 정책형성과정의 연장이라는 성격이 있다. 둘째, 개인과 집단은 정부와의 협상, 설득, 조정 등으로 정책집행에 자신의 의사를 반영하려 하며, 이에 따라 당초의 정책 의도와는 다른 결과를 초래할 수도 있다. 셋째, 정책집행 상황과 국민의 기대와 욕구에 유연하게 대처할 수 있도록 정책담당자의 재량권을 중시한다. 넷째, 정책집행은 개괄적, 전체적 맥락하에서 형성된 기본정책을 특정한 구체적 상황과 정책대상의 기대와 욕구를 고려하여 행동화하는 것이다.

정책집행자의 재량권에 따른 유형으로는 고전적 기술관료형(classical technocrats), 지시적 위임형(instructed delegates), 협상형(bargainers), 재량적 실험가형(discretionary experimenters), 관료적 기업가형(bureaucratic entrepreneurs) 등이 있다(Nakamura RT et al., 1980). 전통적 기술관료형에서는 정책결정자가 목표를 수립하고 목표달성을 위한 기술상의 문제는 집행자에게 권한이 위임되며, 지시적 위임형에서는 정책결정자가 목표를 수립하고 집행자에게 광범위한 권한을 위임한다(남궁근, 2021). 협상형에서는 정책결정자와 집행자가 협상을 통해 정책목표와 정책수단을 결정하고, 재량적 실험자형에서는 정책결정자가 목표를 구체화하고 정책수단을 강구하기 위해 집행자에게 광범위한 재량권을 부여하며, 관료적 기업가형에서는 집행관료들이 정책 결정권과 집행권을 전적으로 통제한다(문재우, 2013).

정책집행에 대한 순응의 확보는 정책집행에서 핵심적 과제의 하나로서, 정책집행이 의도하는 효과를 올리기 위한 필수조건이다. 정책집행에 대한 불응의 원인으로는 불분명한 의사전달, 부족한 자원, 정책에 대한 회의, 순응에 수반하는 부담, 권위에 대한 불신 등이 있다(남궁근, 2021).

정책집행의 성공요인으로 정책목표, 자원, 조직구조, 집행자의 성향 등 내부적 측면과 정책문제 및 집단의 특성, 사회경제적 여건 및 기술, 문화적 특성, 대중매체의 관심과 여론의 지지, 정책결정기관의 지원 등 외부적 측면을 강조하였다(문재우, 2013). 이와 달리 관리체계의 확립, 조직관습과 새로운 정책의 통합, 결정자와 집행자 간의 합의, 협상과정의 지속 여부 등이 정책집행의 성공에 영향을 미치기도 한다(Elmore RF, 1978).

4) 보건의료정책 평가

정책평가는 자원 투입과 정책집행 과정의 적절성, 정책효과 및 정책목표 달성도, 정책추진 효율성 등을 분석·판단하는 활동을 의미한다. 정책평가는 향후의 정책 자원 및 가치 배분의 조정, 정책추진체계 및 추진방법 개선 등 미래의 정책 개선으로 이어질 때 의의가 더 크다.

정책평가의 유형은 사전평가·사후평가·계속적 평가, 전략평가·실적평가·결가평가, 과정평가·효과평가, 산출평가·성과평가·임팩트평가, 목표확정평가·목표중립평가·다목표평가 등 다양하다(유훈, 2016). 평가 절차는 정책목표의 식별, 영향모형의 작성, 평가연구설계의 개발, 측정과 표준화, 자료수집, 분석과 해석 등으로 이루어진다(문재우, 2013).

평가기준으로는 일반적으로 효율성(efficiency), 효과성(effectiveness), 대응성(responsiveness), 만족도(satisfaction), 형평성(equity), 적정성(adequacy) 등이 고려될 수 있으나, 정책평가의 목적과 범위, 대상 정책의 특성 등에 따라 기준이 달라질 수 있다. 평가기준으로서 나카무라 등(Nakamura RT et al., 1980)은 목표달성, 능률성, 주민의 만족, 수혜자 대응성, 체제 유지를, 던(Dunn WN, 1994)은 효과성, 능률성, 충분성, 형평성, 대응성, 필요성 등을 제안하였다.

정책평가가 지속되는 과정에서 정책결정자와 집행자가 평가에 맞추어 정책을 설계·집행하려는 경향이 발생할 수 있다는 점에서 정책평가는 향후의 정책 개발, 결정 및 집행에 영향을 미친다. 이런 측면에서 정책평가는 평가 그 자체를 넘어서는 중요한 의미가 있으며, 평가모형 및 평가방법 개발, 평가지표 설정 등에서 정책대상자, 이해관계자, 관련 전문가, 정책관계자 등의 의견을 광범위하게 수렴·반영할 필요가 있다.

5) 정책 종결

정책목적이 달성되었거나 더 이상 정책목적 달성이 불가능할 경우 등 정책을 지속할 타당성이 사라질 경우 정책은 종결된다. 유훈(2016)은 정책 종결을 "특정한 정책을 의도적으로 종식시키거나 중지하는 것"으로 정의하였다. 정책 종결의 원인으로 문제의 소멸, 환경적 무질서(environmental entropy), 정치적 취약성 등을 들 수 있다(문재우, 2013).

정책 종결에는 정책의 수혜집단이 정치적 저항을 할 수 있다. 점증모형에 기반을 두고 장기간 진화해 온 정책의 경우 종결에 대한 저항이 더 거셀 수 있다. 이러한 저항을 회피하기 위해 일시적으로 정책을 전면 중단하지 않고, 부분적으로 정책을 종결하는 전략이 채택되기도 한다. 정책의 부분 종결은 선형적 승계, 정책의 통합, 정책의 분할, 비선형적 승계, 우발적 승계 등과 함께 정책 승계(policy succession)의 한 유형으로, 정책의 감축과 달리 정책의 양적 변화뿐 아니라 기존 정책과 기본적인 특성을 달리하는 질적 변화를 초래할 수도 있다(문재우, 2013). 정책의 종결은 폭발형(big-bang type), 점감형(long-whimper type), 혼합형(bang-andwhimper type)이 있으며, 점감형과 혼합형의 경우 정책의 완전한 종결 이전 단계에서 부분 종결이 발생한다(유훈, 2016).

2.2 보건의료정책의 결정모형

보건의료정책의 결정은 다음의 다양한 이론적 모형을 적용하여 문제인식 및 정의, 정책의제 형성, 정책목표 설정, 정보 수집 · 분석, 정책대안 탐색 및 개발, 정책대안의 기대효과 예측 및 평가, 대안선택의 우선순위 설정, 대안에 대한 종합적 판단과 대안 선택 등의 과정을 통해 이루어진다.

1) 순수합리모형

순수합리모형(pure rational model)에서는 정책결정자가 정책대안의 결과를 정확하게 예측하여 최적의 결정을 내린다고 전제한다(남궁근, 2021). 정책결정자는 고도의 합리적 의사결정을 내릴 수 있는 역량과 정보 자원을 바탕으로 정책목표를 가장 효율적으로 달성할 수 있는 정책대안을 선택한다. 절대적 합리성을 추구한다는 점에서 이상적이고 규범적 모형이라 할 수 있으며, 연역적 논리구조에 따라 최종적인 정책결정에 도달하려 한다. 관리과학(operational research)이나 체제분석, 정책분석 등 과학적 접근방식에 크게 의존하며, 경제적 효율성을 중시하여 비용 · 편익분석 등 미시경제학적 분석방법을 적극 활용한다(문재우, 2013).

보건의료문제를 둘러싼 사회경제적 여건을 총체적으로 고려하여 최적해(optimal solution)를 구하고, 이를 바탕으로 정책목표를 설정한다. 이렇게 설정된 정책목표는 주어진 것으로 간주하여 정책대안의 제약 등에 따른 목표 수정을 허용하지 않는다는 특징이 있다. 이 모형은 소수의 엘리트가 정책의 개발과 집행을 주도하고, 단기간에 혁신적 성과를 올리려는 개발도상국에서 흔히 채택되는 모형이지만, 한편으로는 공공선택이론(public choice theory) 등 공공부문에서의 비시장적 집단의사결정모형 등으로 발전해 왔다.

순수합리모형은 지나치게 이상을 추구한 나머지 기존 정책의 변경이나 폐기에 따른 매몰비용을 무시하거나, 이익집단의 이해관계 변화에 대한 저항 등을 충분히 고려하지 않는다는 한계가 있다. 또한 절대적 합리성을 뒷받침할 수 있는 완벽한 정보의 확보가 불가능하고, 정책결정자의 역량도 한계가 있다는 점에서 비현실적 모형이며(문상식 등, 2019), 더욱이 정책목표에 대한 사회적 합의 도출이 곤란한 경우가 많고, 가용한 모든 대안의 탐색과 분석이 현실적으로 불가능하거나 막대한 시간과 비용이 소모된다는 비판이 있다.

2) 제한적 합리모형(만족모형)

제한적 합리모형(bounded rationality model)에서는 완전무결한 합리성은 현실에서 구현되기 어렵기 때문에 합리성이 제한되더라도 정책결정자가 만족하는 수준에서 정책결정이 이루어진다(March JG et al., 1995). 이런 측면에서 만족모형(satisficing model)이라고도 하며, 순수합리모형에 비해 대안이 신속하게 결정될 수 있으나 정책결정자가 대안을 순차적으로 검토하다가 만족할만한 대안을 찾으면, 대안의 탐색과 개발을 거기서 중단하기 때문에 최적의 혁신적 대안이 선택될 가능성은 낮다(남궁근, 2021). 정책결정자 개인의 심리적 만족이라는 주관적 기준에 의해 대안이 선택되며, 조직적 측면의 정책결정을 설명하기 곤란하다는 단점이 있다(문상식 등, 2019). 제한적 합리모형은 점증모형이나 조직모형인 연합모형 등으로 발전하였다.

3) 점증모형

점증모형(incremental model)에서는 기존 정책에 다양한 이익집단의 이해를 반영하여 새로운 내용을 추가 또는 조정하는 형태로 정책결정이 이루어진다(Lindblom CE, 1959; Wildavsky A, 1984). 한번 채택된 정책은 장기간 존속할 가능성이 높고 기존 정책이 점증적으로 수정 · 보완됨에 따라 혁신적이고 창의적인 정책대안이 채택될 가능성이 낮다. 기존 정책보다 약간의 개선 효과가 있는 한정된 수의 정책대안만을 검토하게 되고, 기존 정책의 방향을 근본적으로 수정하기가 어렵다(문재우, 2013). 다양한 이익집단이 존재하는 선진국에서 자주 활용되며, 이상적 · 규범적 합리성보다는 다양한 이해관계의 조정 · 합의 등 정치적 합리성을 중시한다.

4) 혼합주사모형

혼합주사모형(mixed scanning model)은 순수합리모형과 점증모형이 통합된 모형이다(Etzioni A, 1967). 이상적이지만 비현실적인 순수합리모형과 현실적이기는 하나 비혁신적인 점증주의의 단점을 상호 보완한 모형이다. 정책결정을 근본적 결정과 지엽적 결정으로 구분하여 근본적 결정에 대해서는 순수합리모형을 적용하고, 기본 방향이 결정되고 난 이후 세부적인 사항에 대한 지엽적 결정에는 점증모형을 선별적으로 적용하는 절충 모형이다(문재우, 2013). 이에 특정 의사결정에 관련이 있는 광범위한 영역을 개괄적으로 탐색하고, 그중 집중적 관심이 필요한 일정한 영역에 대해서는 면밀히 탐색한다. 순수합리모형의 규범적 접근과 점증모형의 실증적 접근을 동시에 고려한다는 장점이 있으나, 이론적 독창성이 부족하고 근본적 결정과 부분적 결정을 구분하는 기준이 불분명하다는 단점이 있다(남궁근, 2021).

5) 최적모형

최적모형(optimal model)은 순수합리모형에 초합리성을 결합한 모형이다(Dror Y, 1967; Dror Y, 1968). 정책결정에 타협적이고 보수적인 점증모형에 대한 비판으로 대두되었으며, 경제적 합리성과 정치적 합리성의 조화를 추구한다(문재우, 2013). 대안 비교, 검토, 선택, 집행 등 모든 정책과정에서 합리성에 기초한 최적의 결정을 내리려 하며, 정책에 대한 선례가 없거나 정보가 부족하여 비정형적 정책결정을 해야 하는 상황에서는 정책결정자의 직관이나 통찰력 등 초합리적 요소를 중시한다. 정책결정 이후 합리성의 기준에 따라 정책집행 결과를 평가하여 환류하고 조정한다.

6) 쓰레기통모형

쓰레기통모형(garbage can model)은 집합모형의 일종으로, 조직화된 무질서(organized anarchy)의 혼돈 상태에서 보건의료문제, 해결책, 선택 기회, 참여자 등 네 가지 요소가 무작위로 섞여 있다가 우연히 만나 정책결정이 이루어진다(Cohen MD et al., 1972). 정책결정자는 자신의 선호를 분명하게 인식하지 못하며, 대안과 결과 간의 인과관계에 관한 지식과 분석기술도 불분명하며, 참여자도 유동적이어서 지속적 참여가 곤란한 무정부 상태에서 의사결정이 이루어지며(남궁근, 2021), 상하관계가 없는 대학교 동아리 등 일부 조직에서 그 사례를 찾아볼 수 있다.

참고문헌

남궁근. 정책학. 제4판. 법문사. 2021.

문상식, 최만규, 소재진, 정상진, 박용필. 보건행정학. 보문각. 2019.

문재우. 보건정책론. 제3판. 계축문화사. 2013.

보건복지부. 제1차 국민건강보험 종합계획 2021년 시행계획. 2020.

유훈. 정책집행론. 개정판. 대영문화사. 2016.

Ashford DE, (ed.). Comparing Public Policies: New Concepts and Methods. Beverly Hills: SAGE. 1978. [Anderson C. The Logic of Public Problems: Evaluation in Comparative Policy Research.]

Cohen MD, March JG, Olsen JP. A garbage can model of organizational choice. Adm Sc Q 1972;17(1):1-25.

Dunn WN. Public Policy Analysis: An Integrated Approach. 6th ed. New York: Routledge. 2018.

Dunn WN. Public Policy Analysis: An Introduction. Prentice Hall, 1994.

Dror Y. Muddling Through: Science or Inertia? Public Adm Rev 1967;24(3):153-157.

Dror Y. Public Policy Making Reexamined. San Francisco: Chandler Publishing. 1968.

Elmore RF. Organizational Models of Social Program Implementation. Public Policy. 1978.

Etzioni A. Mixed-scanning: A third approach to decision making. Public Adm Rev 1967;27(5):385-392.

Jones CO. An Introduction to the Study of Public Policy. 4th ed. Harcourt College Pub.

2001.

Kendrick F. Strategies for Political Participation. 2nd ed. MA: Winthrop Publishers. Inc., 1974.

Lerner D, Lasswell HD, (eds.). The Policy Sciences: Recent Development in Scope and Method. Stanford University Press. 1951. [Lasswell HD. The Policy Orientation. p.3-6.]

Lindblom CE. The science of muddling through. Public Adm Rev 1959;19(2):79-88.

March JG, Simon HA. Organizations. 2nd ed. Cambridge, Blackwell. 1995.

Nakamura RT, Smallwood F. The Politics of Policy Implementation. New York: Martin's Press. 1980.

Wildavsky A. Speaking Truth to Power: The Art and Craft of Policy Analysis, Boston, MA: Little Brown. 1984.

기본문제

1. 보건의료정책의 결정모형에 대해 설명하시오.
2. 보건의료정책의 과정에 대해 설명하시오.

심화문제

1. 정책과정에서 보건의료정책의 특성에 대해 설명하시오.

3 한국의 보건의료정책 변화

학습목표

- 한국 보건의료정책의 역사적 변천과정을 설명할 수 있다.
- 보건의료정책 주요 이슈의 변화 단계를 설명할 수 있다.

3.1 한국 보건의료정책의 변천

여기서는 우리나라의 보건의료정책의 역사적 변천과정을 조선시대 이후의 근대사 중심으로 살펴보되, 대한민국정부 수립을 기준으로 이전과 이후로 나누어 기술한다.

1) 조선시대 이후부터 해방 직후까지

조선시대 이후부터 해방 직후 대한민국정부 수립 이전까지 보건의료 역사를 약술하면(유승흠 등, 1988), 서양의학의 도입과 함께 일제 강점기의 혼란기를 거치게 된다. 조선시대에는 천연두, 장티푸스, 성홍열, 콜레라 등 전염병이 유행하면서 많은 사상자가 발생하였으며, 이는 유랑민 발생, 인력 상실 등으로 국가체계의 위협적 요인이 되었다. 그러나 전염병에 대한 근본적 해결책은 없었으며, 유행지역에서 멀리 피하거나 기복 차원의 제사, 귀신 쫓는 의식 등 보건의료적 접근 이외의 방법이 일반적인 대책이었다. 조선시대의 의료기관으로는 한의학 기반의 중앙의료기관과 지방의료기관이 있었으며, 이곳에서 의료행정과 구호목적의 의료업무를 시행하였다.

당시 주요한 일은 허준이 선조의 명을 받아 의약을 집대성한 『동의보감』(1956~1608)을 저술한 것이었다. 그러나 조선말기 서양의학이 도입되면서 한의학은 쇠퇴하기 시작하였다. 또한 갑오개혁(1894)을 전후로 서양병원이 설립되었으며, 의학교육 및 보건행정 등도 서양의 제도를 따르게 되어 기존의 체계와는 다른 새로운 접근방식의 보건의료체계가 생성되기 시작하였다. 갑오개혁 이후 보건의료조직으로 내부(內部)에 위생국이 신설되어 전염병과 종두의 예방, 일체의 공중위생에 관한 사항과 검역, 의사와 약제사의 관리에 대한 업무를 담당하였다. 조선말기 최초의 관립병원이자 근대적 병원인 광혜원도 설립되었다. 이러한 변화에는 국내에 진출한 선교사의 의료활동이 영향을 미친 것으로 보인다.

일제 강점기의 보건의료정책은 식민지 정책의 하나로써 일본인 거류민의 건강 유지를 중심으로 실시되었으며, 검역, 예방접종, 발병자 색출, 격리 등을 통해 주로 전염병의 예방과 관리에 주력하였다. 경찰국에 위생과를 두어 보건위생업무가 행해졌으며, 식민지 인력 유지정책의 하나로서 시행되었다. 일제 강점기에도 서양의료를 중심으로 보건의료업무가 행해졌고, 병원의 수 또한 많이 증가하였다.

해방 이후에는 미군정이 시작되면서 미국의 보건의료행정체계와 복지행정의 개념이 도입되었으며, 공중보건의 사업 범위가 확대되었다.

2) 대한민국정부 수립 이후

1948년 대한민국정부 수립 이후 보건의료 관련 법률 제정의 변천으로 살펴본 주요 보건의료정책의 변천은 다음 〈그림 5-3-1〉과 같다. 정부 수립 당시 보건의료정책은 해방 후 미군정의 영향을 받아 단지 「국민의료법」(1951), 「약사법」(1953) 및 「보건소법」(1956)의 제정으로 매우 단순한 이슈만을 다룬 것으로 보이며, 외형적으로 일부 조직의 형태를 갖추기 시작하였다.

1950년대는 한국전쟁으로 전국이 폐허가 되어 모든 것이 전무한 상태였다. 즉, 보건의료부분은 물론 국가가 전반적인 혼돈상태였다. 이 시기에는 급성전염병과 더불어 결핵이 심각하게 유행하였지만, 그러한 절박한 보건의료문제도 해결하기 벅찬 수준이었다. 따라서 미국 등 외국의 원조를 받으면서 국가의 필수적인 기초를 다지는 즉, 아무것도 없는 데서 서서히 그 체계를 잡아가는 시기였다.

1960년대는 박정희 정부의 경제개발 5개년계획 등 적극적인 경제 및 산업 육성정책으로 비록 국민은 가난했지만, 그나마 국가는 재정적으로 숨통이 트인 상황이었다. 모두가 잘살기 위해 국가 중심으로 모든 국력을 기울일 때 보건의료정책도 거기서 예외일 수 없었다. 당시 주요 보건의료정책으로는 경제개발에 장애물이 될 만한 다산을 제한하는 가족계획, 급·만성 전염병관리, 환경개선사업을 통한 후진국형 질병구조의 통제에 본격적으로 나선 것이 대표적인 예이다.

1970년대는 전 국민적 새마을운동의 전개와 함께 국가의 경제적 여건이 호전되어 건강과 의료에 사회적 관심이 생기기 시작한 시기이다. 또한, 경제발전으로 집적된 부의 사회적 배분이 서서히 이슈가 되었다. 이를 해소하기 위한 하나의 대책으로 정부는 1977년 500명 이상 근로자의 사업장을 중심으로 의료보험제도를 도입하였다. 그 이전까지 보건의료서비스 제공은 철저히 민간자본이 주도하였으나, 국가는 이러한 자유방임적 보건의료 방치정책을 철회하고, 사회적 접근방식의 의료보험제도를 통해 마련된 자금을 근간으로 보건의료정책을 기획하고 수행하는 단계로 진입하였다.

1989년에는 의료보험의 대상자가 모든 국민으로 확대, 적용되어 전국민 의료보험시대를 맞이하였다. 전국민 의료보험의 완성에 따라 의료수요가 급격히 늘어나게 되었다. 이를 충족하기 위해 의료기관의 신설과 증가, 보건의료인력 및 시설, 장비의 비약적인 양적 확대를 통해 의료 접근성을 개선하기 위한 노력이 지속되었는데, 이는 대부분 민간부분이 주도하였다.

지속적인 사회경제 발전과 더불어 1990년대 김영삼 정부의 세계화와 삶의 질 개선이라는 두 정책 모토로 국민의 삶의 질이 민간영역에서 국가의 관심 대상으로 본격적으로 옮아가게 되었다. 즉, 의료서비스의 질에 대해서도 일반대중과 사회가 관심을 갖게 되었다. 또한, 급증하는 의료이용에 따라 국민의료비가 급속히 늘어나 의료이용을 억제해야 한다는 논의가 사회적으로 주목을 받았으며, 보건의료체계의 비효율성, 건강보험재정의 건전성 확보 등도 보건의료정책의 주된 관심사가 되었다.

3.2 보건의료정책의 이슈 및 가치관

한 국가의 보건의료정책은 그 나라에서 중요하게 다루어지는 보건의료 이슈와 개인들이 바라보는 건강에 대한 가치관 등에 복합적으로 영향을 받는다. 이 절에서는 이러한 보건의료정책에 영향을 미치는 주요 이슈와 보건의료정책에 대한 국민의 가치관의 변화와 함께 우리나라의 정책 사례를 덧붙여 기술하였다.

총칙

- 대한민국헌법(1948)*
- 지방자치법(1949)
- 대한민국헌법(1987)
- 사회보장기본법(1995)
- 보건의료기본법(2000)
- 지방자치분권 및 지방행정체제개편에 관한 특별법(2013)

국민의 권리와 의무

- 보건범죄 단속에 관한 특별조치법(1969)
- 의료관계 행정처분 규칙(1994)
- 재난 및 안전관리기본법(2004)
- 의료사고 피해구제 및 의료분쟁 조정 등에 관한 법률(2011)
- 자살예방 및 생명존중문화 조성을 위한 법률(2011)
- 환자안전법(2015)
- 호스피스 · 완화의료 및 임종과정에 있는 환자의 연명의료결정에 관한 법률(2016)
- 농어업인의 안전보험 및 안전재해예방에 관한 법률(2016)
- 지진 · 화산재해대책법(2016)
- 군 사망사고 진상규명에 관한 특별법(2018)
- 재난적의료비 지원에 관한 법률(2018)
- 고독사 예방 및 관리에 관한 법률(2020)

보건의료발전계획의 수립 · 시행

- 보건소법(1956)*
- 농어촌 등 보건의료를 위한 특별조치법(1991)
- 지역보건법(1995)
- 국민건강증진법(1995)
- 농어촌주민의 보건복지증진을 위한 특별법(2004)

보건의료자원의 관리 등

- 국민의료법(1951)*
- 약사법(1953)
- 접골사 · 침사 · 구사 · 안마사자격시험규정(1960)
- 보건의료요원장학금규정(1961)
- 의료법(1962)
- 혈액관리법(1970)
- 공중보건장학을 위한 특례법(1976)
- 전문의의 수련 및 자격 인정 등에 관한 규정(1976)
- 서울대학교병원 설치법(1977)
- 경찰병원 임상연구비 지급규칙(1979)
- 한국보훈복지의료공단법(1984)
- 간호조무사 및 의료유사업자에 관한 규칙(1990)
- 국립대학병원 설치법(1991)
- 보건환경연구원법(1991)
- 의료기관 세탁물관리 규칙(1994)
- 의료기사 등에 관한 법률(1995)
- 구급차의 기준 및 응급환자이송업의 시설 등 기준에 관한 규칙(1995)
- 시체해부 보존에 관한 법률(1995)
- 환경부 소관 비상대비자원 관리법 시행규칙(1995)
- 보건복지부 소속 국립병원 및 국립재활원 임상연구비 지급규칙(1997)
- 한의사전문의의 수련 및 자격 인정 등에 관한 규정(1999)
- 마약류 관리에 관한 법률(2000)
- 국립소록도병원 운영규칙(2002)
- 치과의사전문의의 수련 및 자격 인정 등에 관한 규정(2003)
- 특수의료장비의 설치 및 운영에 관한 규칙(2003)
- 서울대학교치과병원 설치법(2003)
- 지방의료원의 설립 및 운영에 관한 법률(2005)
- 전문간호사 자격인정 등에 관한 규칙(2006)
- 국립대학치과병원 설치법(2007)
- 한국산업안전보건공단법(2008)
- 국립중앙의료원의 설립 및 운영에 관한 법률(2009)
- 보건복지부 소관 비상대비자원 관리법 시행규칙(2010)
- 보건복지부와 그 소속기관 직제(2010)
- 전문병원의 지정 및 평가 등에 관한 규칙(2011)
- 상급종합병원의 지정 및 평가에 관한 규칙(2011)
- 식품의약품안전처 소관 비상대비자원 관리법 시행규칙(2013)
- 전공의의 수련환경 개선 및 지위 향상을 위한 법률(2015)
- 한국보건의료인국가시험원법(2015)
- 병원체자원의 수집 · 관리 및 활용 촉진에 관한 법률(2016)
- 위생용품 관리법(2017)
- 보건의료인력지원법(2019)
- 보건복지부 및 질병관리청 소관 비영리법인의 설립 및 감독에 관한 규칙(2020)
- 한국보건복지인재원법(2021)

보건의료의 제공과 이용

■ 보건의료의 제공 및 이용체계

- 의료법(1962)
- 응급의료에 관한 법률(1994)
- 구급차의 기준 및 응급환자이송업의 시설 등 기준에 관한 규칙(1995)
- 국민건강보험법(1999)
- 국민건강보험 요양급여의 기준에 관한 규칙(2000)
- 공공보건의료에 관한 법률(2000)
- 의료급여법(2001)
- 고용보험 및 산업재해보상보험의 보험료징수 등에 관한 법률(2005)
- 노인장기요양보험법(2007)
- 건강검진기본법(2008)
- 식품위생 분야 종사자의 건강진단 규칙(2013)
- 사회보장급여의 이용 · 제공 및 수급권자 발굴에 관한 법률(2014)
- 장애인 · 노인 등을 위한 보조기기 지원 및 활용촉진에 관한 법률(2015)
- 노인 · 장애인 등 사회복지시설의 급식안전 지원에 관한 법률(2021)

■ 평생국민건강관리체계

- 식품위생법(1962)
- 산업재해보상보험법(1964)
- 학교보건법(1967)
- 모자보건법(1973)
- 노인복지법(1981)
- 산업안전보건법(1981)
- 선원의 안전 및 위생에 관한 규칙(1986)
- 장애인복지법(1989)
- 대기환경보전법(1990)
- 산업안전보건기준에 관한 규칙(1990)
- 장애인 · 노인 · 임산부 등의 편의증진 보장에 관한 법률(1997)
- 근로자참여 및 협력증진에 관한 법률(1997)
- 공중위생관리법(1999)
- 건강기능식품에 관한 법률(2002)
- 학교건강검사규칙(2006)
- 의사상자 등 예우 및 지원에 관한 법률(2007)
- 수질 및 수생태계 보전에 관한 법률(2007)
- 환경보건법(2008)
- 국가보훈대상자 의료지원에 관한 규칙(2009)
- 국민영양관리법(2000)
- 축산물 위생관리법(2010)
- 보훈보상대상자 지원에 관한 법률(2011)
- 군보건의료에 관한 법률(2012)
- 소방공무원 보건안전 및 복지 기본법(2012)
- 경찰공무원 보건안전 및 복지 기본법(2012)
- 장애인 건강권 및 의료접근성 보장에 관한 법률(2015)
- 물환경보전법(2017)
- 중대재해 처벌 등에 관한 법률(2022)

■ 주요 질병관리체계

- 검역법(1963)
- 결핵예방법(1967)
- 진폐의 예방과 진폐근로자의 보호 등에 관한 법률(1984)
- 후천성면역결핍증예방법(1987)
- 마약류중독자 치료보호규정(1990)
- 구강보건법(2000)
- 암관리법(2003)
- 감염병의 예방 및 관리에 관한 법률(2009)
- 고엽제후유의증 등 환자지원 및 단체설립에 관한 법률(2012)
- 성매개감염병 및 후천성면역결핍증 건강진단 규칙(2013)
- 희귀질환관리법(2015)
- 정신건강증진 및 정신질환자 복지서비스 지원에 관한 법률(2016)
- 심뇌혈관질환의 예방 및 관리에 관한 법률(2016)

보건의료의 육성 · 발전 등

- 국제과학기술협력 규정(1991)
- 한국국제협력단법(1991)
- 보건의료기술진흥법(1995)
- 한국보건산업진흥원법(1999)
- 한의약육성법(2003)
- 의료기기법(2003)
- 한국국제보건의료재단법(2005)
- 고령친화산업진흥법(2006)
- 가족친화 사회환경의 조성 촉진에 관한 법률(2007)
- 신의료기술평가에 관한 규칙(2007)
- 국제개발협력기본법(2010)
- 경제자유구역 내 외국의료기관의 개설허가절차 등에 관한 규칙(2012)
- 의료기기 유통 및 판매질서 유지에 관한 규칙(2013)
- 의료 해외진출 및 외국인환자 유치 지원에 관한 법률(2015)
- 첨단의료복합단지 육성에 관한 특별법(2019)
- 체외진단의료기기법(2019)
- 의료기기산업 육성 및 혁신의료기기 지원법(2019)
- 첨단재생의료 및 첨단바이오의약품 안전 및 지원에 관한 법률(2019)
- 혁신의료기기 지원 및 관리 등에 관한 규칙(2020)
- 국제협력요원 제도 폐지에 따른 순직 심사 등에 관한 법률(2020)
- 재난안전산업진흥법(2022)

보건의료 통계 · 정보관리

- 통계법(1962)
- 공공기관의 정보공개에 관한 법률(1996)
- 개인정보 보호법(2011)

그림 5-3-1 보건의료 관련 법률 제정으로 살펴 본 보건의료정책의 변천

* [밑줄 친 법률(규칙)]은 보건의료 환경의 변화에 따른 과거 법률(규칙)의 변경 또는 새롭게 제정된 법률(규칙)

출처: 법제처. 국가법령정보센터. 2022.

1) 보건의료정책 주요 이슈의 변화

보건의료정책의 주요 이슈는 일반적으로 국가의 사회경제적 발전단계에 영향을 받는데, 세 단계로 구분할 수 있다. 초기에는 질병문제를 해결하기 위해 의료서비스를 찾아나서는 의료접근성이 쟁점이 되고, 사회는 이를 제고하기 위한 보건의료정책 수행에 초점을 맞춘다. 그 다음 단계에서는 의료접근성의 문제가 해결, 완화된 이후 상승된 의료이용과 의료비를 완화하기 위한 보건의료정책에 집중한다. 그리고 마지막 단계에는 의료비 상승 억제정책들로 발생된 의료의 질 저하 등의 부작용을 줄이기 위한 보건의료정책으로 구분할 수 있다.

(1) 초기단계: 의료접근성 향상을 위한 정책

어느 국가이든 발전 초기에는 국민의 의료이용 접근성이 열악하다. 예를 들어 건강문제 발생 시 이용할 수 있는 의료기관이 없거나(가용성 문제), 의료기관이 있더라도 멀리 있어 의료이용이 어렵거나(지리적 접근성 문제) 혹은 궁핍하여 의료이용을 할 수 없는 경우(경제적 접근성 문제)가 발생한다. 따라서 이러한 시기에 국가는 의료자원의 가용성과 접근성을 높이기 위한 보건의료정책의 개발에 집중한다.

의료접근성 문제를 해결하기 위해 국가들은 우선, 의료자원의 가용성을 높이기 위한 정책을 개발, 수행한다. 즉, 새로운 보건의료기관을 설립하고, 보건의료인력의 정원을 늘리고, 보건의료인력을 배출하기 위한 교육시설을 늘리는 정책을 실행한다. 우리나라의 경우 전두환 정부 당시 의과대학 정원과 수를 급격히 늘리는 정책을 수행한 바 있다. 이로써 보건의료인력은 지속적으로 증가하며, 직종에 상관없이 대부분의 직종에서 보건의료인력이 초과로 공급되는 양상을 보이고 있다. 이러한 보건의료자원의 양적 확대정책을 통해 의료자원의 가용성이 늘어나며, 지리적 접근성도 완화되는 효과가 있다.

의료자원의 가용성과 지리적 접근성이 완화되었음에도 불구하고 국민 개인의 경제적인 궁핍은 의료이용을 제한하는 요소로 작용한다. 이에 많은 국가들은 의료이용의 경제적 장벽을 해소하기 위한 노력으로 의료보장제도를 도입하는 정책을 실시하며, 국가마다 다양하지만 일반적으로 사회보장 방식의 접근을 한다. 우리나라도 1970년대 이후 경제발전이 시작되면서 부의 사회적 재분배 이슈를 해소하기 위한 일환으로 1977년 의료보험제도를 도입하였고, 1989년에는 전 국민을 대상으로 하는 의료보험을 달성하였다. 이를 통해 국민들의 의료이용의 경제적 장벽이 상당 부분 완화되었으며, 이는 곧 의료수요의 증가로 이어졌다.

(2) 중간단계: 의료비 상승 억제를 위한 정책

의료자원의 증가, 의료보험의 도입으로 의료이용의 지리적 장벽, 경제적 장벽이 해소 혹은 완화되면서 의료이용이 급속도로 늘어나고, 이는 국민의료비가 급속히 증가하는 부작용을 낳게 되었다. 우리나라의 최근 국민의료비의 증가 속도는 OECD 국가 중 가장 높은 것으로 나타났다.

따라서 보건의료정책 변천의 중간단계에서는 급증하는 의료비용을 사회적 부담으로 인식하면서 국민의료비 증가를 억제하는 정책들에 관심을 가지기 시작한다. 즉, 의료비용의 상승을 완화, 억제하기 위해 순차로 다음 세 가지 정책이 등장한다.

먼저 의료서비스의 가격을 낮춘다. 비용(cost)은 상품이나 서비스의 가격(price)과 제공량(quantity)의 곱으로 나타나기 때문에 상품 혹은 서비스의 가격을 낮추는 접근이 우선 고려되는 방법이다. 이러한 가격인하정책에 대해 의료서비스 제공자의 반발이 있었으나, 의료제공자는 가격 감소로 인한 수입의 감소분을 의료서비스의 종류와 제공량을 늘려 보상하는 방식으로 대처하였다. 이런 양상이 가능한 이유는 의료서비스가 일반 상품이나 서비스와는 다른 특이한 사회경제적인 특성 즉, 소비자 무지, 제공자 유인 수요, 퇴거 장벽 등이 있기 때문이다. 또한 목표소득가설(target income hypothesis)이라고 전문가들은 그들이 기대하는 수입을 일정 수준 유지하고자 하는 특성이 있는데(Contandriopoulos D et al., 2013), 이 특성이 의료서비스의 종류와 양을 늘리는 데 작용한다. 결국, 의료서비스 가격인하정책 도입 후 국가의 의료비 지출은 그 상승폭이 일정기간 완화 혹은 감소되었으나, 결국에는 상승 폭이 다시 증가하는 것으로 나타났다. 우리나라도 의료비 지불방식으로 행위별수가제를 사용하고 있기 때문에 정부는 의료보험 도입 이후 의료비 상승 폭을 억제하기 위한 첫 번째 수단으로 의료급여 (서비스)의 가격을 인하하는 정책을 수행하였다. 그러나 앞서 기술한 바와 같이 의료서비스 제공자들은 서비스 종류와 제공량을 늘리는 방식으로 대처하였기 때문에 의료비용 증가는 지속되었다.

의료비용의 상승을 억제하기 위한 두 번째 단계의 정책 수단은 제공된 의료서비스의 종류와 양이 적절한 지를 검토하는 것이다. 즉, 의료서비스 가격인하에 대해 의료서비스 제공자들이 서비스 종류와 양을 늘리는 양상을 보였기 때문에 제공된 의료서비스에 대해 적절성을 검토하는 것이다. 만약, 제공된 서비스가 부적절한 것으로 판단될 경우에는 비용상환을 제한함으로써 의료비 증가의 상승 폭을 완화하는 방식이다. 그러나 이 정책 또한 효과가 지속적이지 않았다. 의료제공자들은 적정성 심사에 저촉되지 않는 비급여 의료서비스를 개발하고, 그 양을 늘림으로써 의료기관의 수입 감소에 대응하였기 때문이다. 결국, 비급여 의료서비스의 양과 비용이 급증하여 결국에는 의료비용의 증가가 지속되었다. 한국의 경우 2000년도에 설립된 건강보험심사평가원을 통해 제공된 의료서비스의 종류와 양을 검토하는 정책이 그 사례이다. 이에 대해 의료서비스 제공자들은 다양한 비급여 의료서비스를 개발하였으며, 그 대표적인 예가 선택진료, 상급병실료, 간병비 등이었다.

의료비 상승을 억제하는 마지막 단계는 지불되는 의료비의 총체적 상한을 제한하는 정책이다. 즉, 제공되는 의료서비스의 가격, 종류와 양과는 무관하게 의료비용의 총체적 상한액을 책정하여 그 이상의 의료비용 지출을 막는 것이다. 의료비용의 총체적 상한의 단위는 다양한데, 가입자인 경우는 인두제, 질병군인 경우는 질병군별 포괄수가제, 의료기관이나 일정 회계기간의 경우는 총액계약제 등이 있다. 의료서비스 비용의 총체적 상한을 고정할 경우에는 해당 금액 이상의 의료비 지출이 발생하지 않을 뿐더러, 의료제공자 주도의 효율적인 의료서비스 제공 행태가 수립되고, 의료비용의 상환과 관련한 과정이 단순하여 행정처리 비용이 감소하는 등의 부수적인 이점도 있다. 그러나 의료서비스 제공자 입장에서는 이익 극대화를 위해 최소의 의료서비스만을 제공할 가능성이 있어 의료서비스의 질 저하의 부작용이 우려되기도 한다. 질병군별 포괄수가제의 경우에는 청구되는 질병군의 건수를 늘리고, 입원서비스를 외래서비스로 전이시킴으로써 의료비용의 상승 억제효과가 장기적으로는 상쇄되는 경우도 발생한다. 한국의 진료비 상한제 정책으로는 2012년도에 도입된 7개 입원 질병군을 대상으로 실시한 포괄수가제, 그리고 정신질환의 경우는 입원 일당제를 예로 들 수 있다. 질병군별 포괄수가제 시범사업 실시 이후 재원일수가 감소하였으며, 실제 외래서비스 전이효과 등도 발생하였으나(Lee C et al, 2019), 재입원율 증가 등의 의료서비스 질 저하의 이슈도 주장되고 있다.

(3) 성숙단계: 의료의 질 향상을 위한 정책

성숙단계의 보건의료정책들은 의료의 질을 높이는 데 관심을 둔다. 이는 중간단계에서 의료비 상승억제 정책 특히, 진료비 지불상한제가 의료서비스의 양과 질을 낮추는 유인으로 작용하기 때문이다. 의료의 질과 비용은 동전의 양면과 같아서 동시에 달성하기 어렵다고 한다. 즉, 의료비용을 절감하여 비용측면의 이득이 생기면, 의료의 질이 감소하는 희생이 발생되고, 반대로 의료의 질을 향상하기 위해 다양한 활동을 하면 비용이 증가하는 상황이 발생한다. 의료서비스 질을 높이기 위한 다양한 정책과 수단들로 질 보장(quality assurance), 질 향상(quality improvement), 총체적 질관리(total quality management, TQM), 지속적 질향상(continuous quality improvement, CQI), 최종결과지표(health outcome), 과정지표, 만족도조사, 중증도 보정, 프로파일, 임상진료지침(clinical practice guideline, CPG), 적정성 기준, 균형성과표(balance scorecard), 그리고 식스시그마(Six-sigma) 등이 있다.

한국의 의료 질 향상 정책들을 살펴보면, 최초의 시도로는 1981년 병원표준화심사제도를 들 수 있다. 이는 수련병원의 전공의 정원 책정에 초점을 둔 것이어서 실질적 질 개선으로 이어지지 못했다는 평이 있다. 그 이후 개선방안으로 1995년 의료기관서비스평가 시범사업이, 이어 2004년에는 보건복지부 주도의 의료기관평가가 각각 시행되었다. 정부 주도의 의료의 질 평가사업에 대한 부작용(구조 중심 평가, 순위발표 등)이 심화되자 의료전문가가 자발적으로 과정 중심의 질 향상에 노력을 기울여야 한다는 의견이 의료계 전반에서 나타났으며, 이에 따라 2010년 의료기관인증평가원이 설립되었다. 그 외 1990년도 중반 이후부터 각 병원들은 개별적인 질 향상 사업들을 수행하였는데, 대부분의 종합병원급 의료기관에서는 질 관리 전담부서를 설치하였다. 이의 배경에는 의료기관 간 경쟁 심화, 의료소비자의 기대 수준 증가 등의 요인이 작용하였다.

2) 보건의료정책 가치관의 변화

(1) 보건의료정책의 가치관

한 국가의 보건의료정책의 모습은 사회와 개개인이 건강을 바라보는 집단적 가치관에 영향을 받는다. 이러한 보건의료정책의 가치관은 서로 다른 두 가지 방향성을 가지는 것으로 알려져 있다(이규식, 2018). 이러한 두 가지 가치관은 어느 가치관이 우세하고 어느 가치관이 덜 작용하는가의 선택적 상황이라기보다는 그 나라의 역사, 사회, 문화, 정치적 배경과 당시의 시대적 상황이 역동적으로 함께 작용하면서 선택되며, 선택된 가치관이 보건의료정책 형성에 보다 더 큰 영향을 미치게 된다.

그중 한 가지는 형평적 가치관으로, 건강과 의료를 사회가 보장해야 할 개인의 기본 권리로 바라보는 시각이다. 일반 상품의 경우는 개인이 구매력이 없어 소비할 수 없을 경우 효용을 제약하는 문제는 있어도 소비를 못 하여 위해한 상황이 발생하거나 사망하는 문제는 발생하지 않는다. 그러나 건강을 일반 상품과 같이 시장거래에 맡겨 수요 접근에 따를 경우, 구매력이 없는 사람들이 의료이용을 못 하게 되면, 치명적인 건강결과가 초래될 수 있다. 결국 이러한 문제를 해결하기 위해 국가나 지방정부가 보건의료서비스를 기획, 제공하는 보건의료체계를 구축함으로써 사회구성원의 건강을 확보해야 한다고 생각하는 가치관을 말한다.

다른 하나는 효율과 경쟁의 가치관으로, 의료서비스를 시장의 거래 대상으로 바라보는, 따라서 개인이 책임지는 시각이다. 이 경우 의료서비스는 소비자의 효용과 소득, 그리고 가격에 따라 그 수요가 결정되고, 시장에서의 공급 상황과 마주하여 이용량(거래량)이 결정되며, 이로써 보건의료정책과 체계가 형성된다고 보는 가치관이다.

(2) 한국 보건의료정책의 가치관 현황

우리나라의 보건의료정책의 가치관도 시대적 흐름에 따라 변천되어 왔다. 우선, 1950년대 한국전쟁으로 모든 것이 폐허가 된 후 국가는 1960년대 경제개발 5개년계획을 통해 오로지 경제발전에 집중하였다. 이로 인해 국가와 사회는 개인의 건강과 보건의료부문에 전혀 신경을 쓰지 못하는 상황에 처하였고, 결국 의도적이지는 않지만 의료를 개인과 시장이 전적으로 책임질 수밖에 없는, 이른 바 자유방임적 보건의료정책 가치관의 상황으로 분류될 수 있다. 따라서 이 당시 우리나라 대부분의 보건의료시설은 외국의 원조를 포함하여 주로 민간자본으로 설립되었고, 환자 본인이 비용을 직접 부담하면 의료서비스가 제공되는 보건의료체계가 형성되었다. 즉, 한국 보건의료정책의 기반에는 시장경쟁적 가치관이 보건의료체계의 형성에 기여했다고 본다.

그러나 1960년대 이후 정부의 지속적이고 성공적인 경제개발정책으로 국가에 부가 축적되고 부의 재분배방식의 하나로 사회방식의 의료보험이 도입되면서, 의료보험은 국가가 개인의 건강과 의료문제에 개입하는 최초의 시작점으로 작용하였다. 1977년에 시작된 의료보험은 1989년, 12년 만에 전 국민 의료보험으로 그 대상이 확대되었고, 2000년에는 통합된 단일 운영체계(국민건강보험)로 전환됨으로써 그야말로 국가가 전 국민의 진료비 조달과 의료비용 지불뿐 아니라 일부 의료서비스의 제공에도 직간접으로 관여하는 보건의료체계 모습을 갖추게 된 것이다. 즉, 건강보험 도입을 기점으로 국가가 국민의 건강에 관여하는 보건의료정책의 형평적 가치관이 이제는 보건의료체계와 정책 전반에 상당한 영향력을 미치게 되었다.

이를 종합하면, 우리나라의 보건의료정책 가치관은 시장경쟁적 가치관 위에 민간부문에 의해 의료제공체계가 구성되었고, 이후 국가 주도의 사회보장체계에 의해 운영되는 형평적 가치관이 혼합된 형태를 취하고 있다(Fried BJ et al., 2012). 이러한 혼합적 가치관적 구조로 인해 새로운 보건의료 이슈가 논의되고 정책이 형성될 때는 항상 상반된 두 가치관이 작용하여 주요 구성원들 간에 이견과 충돌이 발생하고 있다. 이는 보건의료체계의 주요 구성원들인 의료제공자, 환자(소비자), 건강보험자 및 정부 간에 보건의료 이슈들을 바라보는 시각과 이해관계가 서로 다르기 때문이다. 향후 보건의료정책은 상기한 주요한 보건의료정책 이슈와 가치관의 역동적인 상호작용을 통해 진화될 것이다.

참고문헌

법제처 국가법령정보센터. 2022. (Available from : https://www.law.go.kr/)

유승흠, 고성진, 김기훈, 김동석, 김영훈, 남상요 등. 보건행정학강의. 수문사. 1988.

이규식. 보건의료정책: 의료보장 패러다임. 개정판. 계축문화사. 2018.

지역보건연구회(공역). 세계 각국의 보건의료체계-도전과 전망-. 계축문화사. 2003.

Contandriopoulos D, Perroux M. Fee increases and target income hypothesis: Data from Quebec on physicians' compensation and service volumes. Healthc Policy 2013;9(2):30-35.

Fried BJ, Gaydos LM. World Health Systems: Challenges and Perspectives. 2nd ed. Health Administration Press. Chicago, AUPHA Press. 2012.

Lee C, Kim JM, Kim YS, Shin E. The effect of diagnosis-related groups on the shift of medical services from inpatient to outpatient settings: A national claims-based analysis. Asia Pac J Public Health 2019;31(6):499-509.

기본문제

1. 한국 보건의료정책의 역사적 변천과정을 설명하시오.

심화문제

1. 한국 보건의료정책의 성장과정을 주요 이슈 중심으로 설명하시오.

3

PART 3

보건사업의 접근과 관리

제6장

보건사업의 조직관리에 대한 접근

편집위원 | 이윤현, 최 헌
검토위원 | 전상남
집 필 자 | 김영택, 박지혜, 엄기봉, 이윤현, 이현숙

1 보건사업의 조직관리

학습목표

- 보건사업의 목표 달성을 위해 조직의 개념과 원리를 설명할 수 있다.
- 보건사업조직의 유형과 보건사업 수행에서의 보건사업 관리자의 역할을 설명할 수 있다.
- 보건사업 관리자의 지역사회 내 리더십과 갈등관리 역량을 설명할 수 있다.

1.1 보건사업 조직의 개념

1) 조직의 정의

인간은 조직을 활용하여 분업과 협업을 통해서 개인과 공동의 목표를 달성한다. 현대사회는 조직사회이며, 인간은 조직인(organization man)이다. 조직은 고도로 분화되고 복잡한 현대사회에서 인간이 자신의 욕구를 질서 있는 체계 속에서 충족하고 생활하게 하는 수단이며, 동시에 사회를 발전시키는 동태적인 요인이다. 인간처럼 조직도 유기체로서, 조직원이 없는 조직은 존속할 수 없다. 인류사적 측면에서 조직과 인간은 불가분의 관계를 형성하여 왔다. 조직은 구성원의 협력과 참여로 특정 목표를 달성하려는 인간의 집합체이자 협력체계라 할 수 있다. 개인은 조직을 통해서 자신의 목적을 달성하고, 조직 또한 개인에 의해 구성된다. 개인은 조직의 목표 달성에 큰 영향을 미치는 가치관, 태도, 지식과 기술을 가지고 조직에 참여하고, 조직은 개인에게 지위, 역할, 자격, 보상을 부여하여 조직의 목표와 개인의 목표가 일치하는 행동을 유발하게 한다.

2) 조직의 이론

(1) 고전적 조직이론: 과학적 관리론

고전적인 이론은 공식적이고 합리적인 조직에 관심을 두는 기계조직 모형(machine model)으로 접근한다. 과학적 관리법(scientific management)으로 대변되는 고전적인 이론은 조직을 기계나 도구로 보고 설정한 목표를 달성하기 위해서 인간을 인위적으로 구성한다는 측면에서 접근한다. 즉, 조직을 근본적으로 외부 환경과 단절된 폐쇄적인 구조로 인식하고 오직 목표 달성에 집중하기에 분업화, 전문화, 능률화, 구조와 전통 규범, 계층제 등에 중점을 두는 특성이 있다고 보는 것이다.

과학적 관리론은 테일러(Taylor FW)의 주창으로 고전적인 조직이론의 기초가 되었으며, 테일러시스템을 창안하여 공장 개혁과 경영합리화에 큰 공적을 남겨 전통적인 조직이론으로 발전하는 계기가 되었다. 테일러시스템은 노동자의 표준작업량을 과학적으로 결정하기 위한 시간연구, 과업의 달성을 자극하기 위한 성과급제인 차별적 임금, 계획 부문과 현장감독 부문을 전문화한 기능별 조직 등을 축으로 한 관리시스템이다. 테일러는 노동자가 시간과 동작으로 분석한 과학적 원리에 따라 삽질부터 금속가공까지 다양한 작업에 예외 없이 적용하였고, 그 결과 생산성을 2~4배까지 끌어올리는 성과를 냈다.

그 과학적 원리는 첫째, 특정 작업에 능숙한 노동자 10~15명을 선발한다. 둘째, 작업동작을 세분화하고, 도구의 효율적 사용방법을 연구한다. 셋째, 초시계로 각 동작을 마치는 데 필요한 시간을 측정하고 분석해 '최적의 동작'을 발견해낸다. 넷째, 부자연스럽거나 불필요한 작업동작을 없앤다. 다섯째, 최적의 동작과 도구를 조합해 하나의 연속동작을 만드는 5단계를 거쳐 개발되었으며, 이는 표준 작업방식으로 활용되었다.

이런 과학적 관리법은 고용주와 노동자 모두가 '최대 번영'을 이루는 데 기본 목적이 있다(방영호, 2010). 이를 위해서는 모든 노동자에게 명확하고 충분한 과업을 주어야 하며, 노동자가 과업을 확실히 수행할 수 있도록 표준화된 조건을 주어야 한다. 노동자가 과업을 완성한 경우에 그 성공에 대해 높은 대가를 지불하여야 하며, 과업 달성에 실패한 경우에는 그 손실을 받아들여야 한다. 이에 과학적 관리법은 비능률적인 인간유기체(人間有機體)를 가능한 한 최선의 방법으로 생산과정에 활용하는 기술과 지식을 체계화하는 데 기여하였으나, 인간을 기계적 원리에 따라 관리하는 데는 한계가 있음을 드러냈다. 즉, 감정적 · 비합리적 · 정서적 성격을 지닌 인간을 단순히 기계적 · 합리적 · 비인간적인 도구로 취급하고 관리함으로써 오히려 자발적인 생산성을 저하시킨다는 비판을 받았다(조일형, 2016).

(2) 신고전적 조직이론: 인간관계론

신고전적 조직이론은 고전적인 이론이 인간을 생산에 필요한 도구나 기계로써 인식하고 기계적 효율성을 강조하면서 발생하는 문제점을 보완해야 한다는 인식에서 출발한다. 이러한 비판에 따라 구성원의 개인이나 사회관계가 생산과정에서 목표를 달성하는 데 매우 중요하다는 점에서 신고전적 조직이론으로 인간관계론이 대두하였다.

신고전적 조직이론은 조직 내의 인간적 요소를 중시하는 인간관계론적 조직이론으로, 폴레(Follett MP), 메이요(Mayo E), 뢰슬리스버거(Roethlisberger F), 바너드(Barnard CI) 등이 주요 학자들이다(하동석 등, 2010). 즉, 고전적 조직이론에 기반을 두고 있으므로 조직 내에서 개인적 노력을 조정하는 주요 수단으로서 계층제의 역할을 부정하지 않고, 단지 비공식조직의 존재와 이 비공식조직들이 구성원 사이의 권력관계를 형성한다는 측면을 부각한다. 신고전적 이론은 따라서 동기부여의 유인으로 비경제적 · 사회적 유인이 더 효과적이라고 주장했으며, 가치 기준으로는 사회적 능률성을 중시했다. 이러한 인간관계론도 관리자가 일반 직원과의 관계에서 인간관계의 관리기술을 적용하면, 모든 문제가 해결된다는 가정에서 문제점이 많다. 인간과 조직을 분리해서 보는 이원적인 입장에서 조직의 목표 달성을 개인의 감정에 초점을 맞추고 있어서 조직 전체를 아우르기보다는 제한된 좁은 관점에서 조직의 효율성을 판단한다는 비판이 있다.

(3) 현대조직이론

① 의사결정모형

조직은 조직의 문제를 해결하고 조직의 목표를 효과적으로 달성하기 위해서 최적의 대안을 선택하여야 한다. 이에 의사결정자는 여러 대안 중에서 최적 방안의 선택과정을, 즉 문제의 인식, 대안의 마련, 대안 평가 및 선택의 절차를 거치게 된다.

첫 단계는 의사결정자가 직면한 상황이나 선택해야 하는 문제가 무엇인지 명확하게 인식하는 것이다. 이후 선택 가능한 여러 대안들을 나열하고 기준을 설정한다. 기준은 주어진 상황에서 어떤 대안이 자신에게 최선인지를 결정하는 데 사용되는 근거로서 조직마다 다를 수 있으며, 상황에 따라 바뀔 수도 있다. 설정된 기준에 따라 각 대안에 대한 장단점을 분석하고 평가하여 예상되는 결과를 예측한다. 최종적으로 평가결과에 따라 대안을 선택한다. 대안 선택은 논리적이고 합리적인 기준이나 직관 등에 따른다.

연구초점이나 방향에 따라 달라지기도 하지만, 일반적으로 의사결정모형은 크게 개인적 차원에서 합리적 의사결정모형, 만족화모형, 직관적 의사결정모형으로 구분된다. 또한, 사이먼(Simon HA)은 의사결정을 두 가지 유형으로 구분하였는데, 첫 번째 정형적 의사결정은 반복적으로 발생하는 일상적이며, 보편적인 문제나 상황, 즉 구조화된 문제에 관한 의사결정을 말한다. 이때 의사결정을 위한 표준절차(standard of procedure, SOP)와 방침이 조직의 내규 또는 규정 등에 문서로 기록되어 있다. 정형적인 의사결정은 운영연구(operations research, OR) 기법과 컴퓨터를 활용한 의사결정 알고리즘을 개발하여 매우 능률적으로 이루어지고 있다. 두 번째 비정형적 의사결정은 일회적이고 이례적이며, 매우 특이한 문제나 상황에 관한 의사결정이다. 이런 경우에는 여러 가지 조건의 변화로 의사결정을 위한 절차를 표준화하기가 어려워 관리자의 개인적인 경험이나 판단, 창의력과 직관에 영향을 많이 받는다.

② 체계모형

1947년 오스트리아 베르탈란피(von Bertalanffy L)의 '일반체계이론'에서 출발한 체계모형은 대부분의 체계(system)가 여러 하위체계(sub-system)를 가지지만, 한편으로 그보다 큰 전체 체계(total-system)의 일부인 하위체계로도 존재하기에 전체 체계 또는 다른 체계와 상호관계를 갖는다. 〈그림 6-1-1〉의 체계이론에서는 한 체계는 다른 체계와의 투입(input) · 산출(output)의 관계에서 존속한다고 파악하고 있다. 예컨대 행정체계의 경우 행정 밖의 환경(사회체계 · 정치체계 등)에서 오는 국민의 요구나 정치적 압력이 투입되면, 전환과정(conversion process)(행정기관에서의 심사 · 조정 등)을 거쳐 구체적인 정책으로 산출된다. 그 정책을 실시한 결과, 그 영향이 다시 투입으로 작용하는 환류(feedback)가 계속 반복될 때 그 체계는 존속성을 유지할 수 있다(하동석 등, 2010).

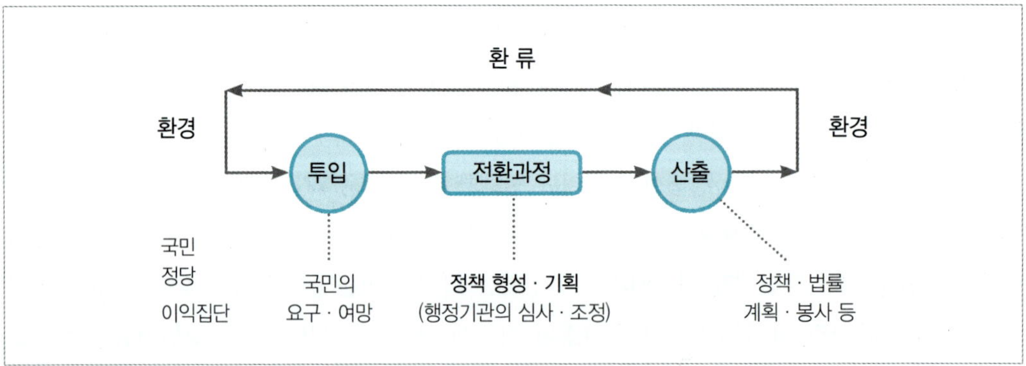

그림 6-1-1 체계이론의 모형

③ 관료제모형

프랑스의 중농주의 경제학자 구르네(de Gournay V)가 1745년경에 처음 사용한 관료제란 용어의 의미는 집단 또는 조직 내에서의 직무를 합리적 · 계층적으로 나누어 대규모적인 행정관리 활동을 수행하는 조직의 유형 내지 그 관리운영의 체계이다. 관료제의 이론은 독일의 사회학자 막스 베버(Max Weber)가 제시한 모형으로, 실제로 존재하는 것이 아니라 추상적으로 가상할 수 있는 이념형에 관한 것이다. 베버는 이념형의 입장에서 조직을 지배하는 정당성(legitimacy)을 기준으로 권위(authority)의 유형을 전통적 권위, 카리스마적 권위, 합법적 권위로 구분하였다. 이 중 근대사회에서 정당성을 인정받을 수 있는 합법적 권위를 관료제적 권위라 하였다. 합법적 권위 아래에서 합법적으로 제도화된 질서에 따라 계층제가 이루어지며, 그 권위가 그대로 반영된 조직이 관료제이다. 이러한 이념형의 관료제를 흔히 근대관료제라 부른다(하동석 등, 2010). 성공적인 관료제를 운영하기 위해서 합법적 권한과 전통적 권한, 카리스마적 권한이 조직에 적용되어야 한다. 이상적 관료제의 핵심적인 구성요소로서 명령체계 및 분업, 공개 채용, 임명직 관료, 경력에 따른 고정급, 사용자와 종업원 구분, 통합제도의 원칙이 있다. 관료제의 한계로는 사회적인 관계의 유형을 지나치게 이분법적이고 양극화적으로 합리와 비합리로 구분하고, 오차 수준을 고려한 합리성을 배제했다는 점을 들 수 있다.

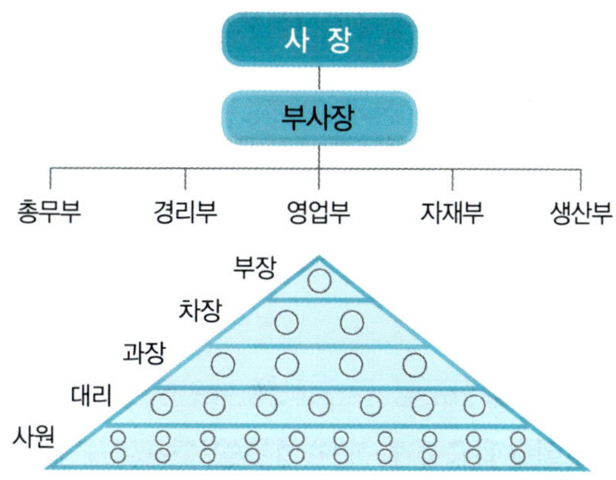

그림 6-1-2 관료제의 조직 구성

④ 사회체계모형

파슨스(Parsons T, 1951)가 제시한 사회체계(social system)의 정의는 조직을 싸고 있는 물리적, 환경적 요소와 행위자가 상호작용하며, 자신의 만족을 최대화하려는 다수의 개인적인 행위자로 설명된다. 또한 사회체계는 행위자 상호 간과 행위자와 환경과의 관계가 문화적으로 구조화되고 공유되는 상징을 통해서 규정되고 매개된다. 주요 단위는 집합체와 역할이며, 이러한 단위들을 연결하는 주요한 유형이나 관계는 가치와 규범이다. 파슨스의 모형은 규범적인 규제에 대한 지나친 강조와 체계적인 관점 때문에 사회갈등을 고려하지 않았다는 점에서 비판을 받고 있다. 하지만, 파슨스는 사회체계에 대한 일반적인 개념을 발전시킴으로써 사회학을 보다 과학적이며 체계적으로 만들었다. 즉, 베버(Weber)가 행위를 이끄는 것으로서 규범적인 요소를 강조했지만, 파슨스는 베버의 이론이 행위의 전체 개념 체계와 이론을 통합하는 정교한 전개가 없다는 점을 지적하고, 사회체계를 구성하는 사회적 행위를 설명하는 개념적 도식을 만드는 노력을 하였다.

3) 보건사업조직의 정의

보건사업조직은 지역사회주민의 건강 향상이라는 목적을 달성하기 위해서 보건의료인력을 중심으로 보건사업 단위 혹은 보건의료조직체계 내 상호협력체를 구축하여 보건사업의 목적을 달성하기 위한 필수적인 도구이자 수단이다. 보건사업을 수행하는 주체는 사업 수행의 효과성을 높이기 위해서 사업이 진행하는 지역사회의 환경과 여건에 적합한 조직체계를 구성하여 운영하는 것이 매우 중요하다,

1.2 보건사업 조직의 원리

1) 조직의 원리

(1) 압력이론(push theory, 고전적 이론)

① 전문화(specialization)의 원칙

전문화는 한 사람에게 동일한 업무를 맡게 하여 개인의 작업능률을 향상하는 것을 목적으로 한다. 장점은 한 가지 일에 집중하게 하여 업무의 숙련도를 높여 작업의 효율성을 극대화하는 것으로, 업무를 세분화하고 업무의 표준화 및 동질화로 반복적이고 기계적인 작업이 가능하도록 하는 데 초점을 맞추고 있다. 단점으로는 지나치게 기계화되고 반복적인 작업으로 인하여 조직원의 다양한 능력 배양의 기회를 빼앗고 사기를 저하시키므로 조직 내의 갈등이 유발되어 오히려 그 조정비용의 증가 등 부작용이 많다는 것이다. 조직 내에서 전문화를 너무 강조하면, 분업화(전문화)에 익숙해져 급변하는 상황에 적응력이 떨어지는 '훈련된 무능(trained incapacity)'이 발생하기 쉽고 업무에 대한 만족도가 낮아진다.

② 조정(coordination)의 원리

조정의 원리는 조직구성원이 공동된 목적을 달성하기 위해서 업무를 조정하고 권한을 적절

히 배분하며 갈등을 해결하는 등의 기능을 한다. Mooney JD(1939)는 조정의 원리를 조직의 원리 중에서 제1의 원리로, 공공목표를 달성하기 위해 행동을 통일하도록 하는 것이라고 정의하였다. 조직은 유기체와 같은 기능을 하기 때문에 목표 달성을 위해 조직 여러 부분의 상이한 업무를 원활하게 조정해야 한다. 접근방법은 목표 명확화, 의사전달 촉진, 상위계층의 권위적 조정, 위원회 혹은 회의로 조정, 상설조정기구 설치, 인사이동으로 조정, 계획과 환류에 의한 조정, 자율적인 조정 등이 있다.

③ 계층(hierarchy) 단축의 원칙

계층제 간의 권한과 책임의 정도에 따라 직무를 계급화한 피라미드 구조이며, 상하계층 간의 직무상 지휘 · 감독관계를 맺게 하는 것을 말한다(문상식 등, 2020). 계층제는 조직을 질서 있게 지휘하고 감독하는 통로로서 그 역할을 수행하는 긍정적인 면도 있는 반면에, 지나친 계층화로 의사결정이 늦어지거나 의견수렴이 어려워 조직원이 창의성을 발휘할 수 없는 상황을 초래하기도 한다. 따라서 조직의 경직성을 해소하고 원활한 의사소통을 위해서는 조직 내 최고경영자로부터 말단직원까지 계층을 가급적 단축하는 것이 보다 효율적이다.

④ 통솔범위(span of control)의 원칙

통솔범위의 원리는 한 사람의 상관이 감독하는 부하의 수가 그 상관의 통제 능력범위 내에 한정되어야 한다는 것이다. 조직의 능률성을 확보하기 위해서 상관이 부하를 효과적으로 통솔할 수 있도록 그 수를 일정 한도로 제한할 필요가 있다. 계층제의 원리와 통솔의 범위는 상반관계에 있다. 즉 통솔의 범위를 좁게 하면 계층이 늘어나고, 계층 수를 적게 잡으면 통솔의 범위가 늘어난다(이철수, 2009). 통솔범위란 한 관리자가 효율적으로 통제할 수 있는 부하직원의 수로, 주로 조직의 상위계층에서는 4-8명, 하위계층에서는 8-15명 수준이다.

⑤ 권한위임(delegation of authority)의 원칙

상사가 부하직원에게 직무를 위임할 경우 자신의 권한도 이양해야 하고, 책임은 상사가 진다는 원칙이다. 중요한 업무를 부하에게 할당하고, 결정에 대한 책임을 위임한다. 업무 수행에서 범위와 판단의 자율성을 증대하고, 관리자의 승인 없이 행동할 수 있는 권한을 부여하는 조직관리방법이다.

⑥ 명령통일(unity of command)의 원칙

한 사람의 부하는 어떠한 직무 수행에서 한 사람의 상사에게 명령과 지시를 받아야 한다는 원칙이다. 조직의 각 구성원은 누구나 한 사람의 직속 상관에게만 보고하고, 또 그에게서 명령을 받아야 한다. 따라서 명령통일의 원리는 계층제의 원리에 포함되는 것으로 조직 내의 혼란을 방지하고, 책임의 소재를 분명히 하고자 하는 데 목적이 있다(이종수, 2009).

⑦ 분업(division of work)의 원칙

조직 내에 수많은 과업을 분할하여 업무를 수행하는 것을 의미한다. 물품을 생산할 때, 각 노동자가 일정한 작업에 종사하면서 그 작업에만 전문화되어서 일을 하는 것이다. 분업이 지속되면 해당 작업에 숙련도가 올라가기 때문에 빠르게 물품을 생산할 수 있는 장점이 있으나, 노동자 스스로는 동일한 작업을 반복해야 하므로 단조로움을 느낄 수 있다는 단점이 있다.

(2) 견인이론(pull theory, 수정이론)

수정이론은 고전적인 이론이 조직을 운영할 때 조직의 경직을 고착화하고 조직의 발전을 저해한다는 비판에서 출발한다. 고전적인 이론이 조직구성원이 고통스러운 결과를 피하기 위해 일하도록 만든 이론이었다면, 견인이론은 자유로운 분위기에서 보람과 만족을 통해서 동기가 부여됨으로써 조직의 성과를 달성하게 하는 데 그 목적이 있다.

① 조직 통합의 원칙

고전적 원칙은 분업을 강조했으나, 견인이론에서는 조직의 발전에 유익하도록 통합을 중요시한다.

② 행동 자유의 원칙

고전적 원칙은 지나친 억압이 많은 조직으로 많은 문제점이 노출되었으나, 현대적 조직에서는 행동의 자유를 확대하여 조직구성원이 스스로 판단하여 업무를 자율적으로 수행하여 성과를 내도록 한다.

③ 창의성의 원칙

고전적인 원칙에서는 조직의 안정성을 강조하다 보니 조직구성원이 창의적인 아이디어를 제시하기가 어려워 조직의 효율성이 떨어지는 결과를 가져온다. 반면에 수정이론에서는 구성원이 창의적으로 사고할 수 있는 역량을 존중하며 조직 내에서 발휘하도록 여건을 마련해준다.

④ 업무 흐름의 원칙

고전적 원칙에서는 직능을 중시하였으나, 수정이론에서는 업무 흐름을 중심으로 조직을 편성해야 한다고 한다.

2) 조직의 특징

(1) 조직은 사회체계의 일원이다.

조직은 개인이라는 기초단위가 모여서 집단을 이루어 사회체계를 구성한다. 체계란 환경과 끊임없이 상호작용을 하는 복수의 구성요소나 변수가 특정한 관계성을 가지고 상호작용을 하면서 질서를 유지하고 통일성을 이루어가는 것을 의미한다.

(2) 조직은 목표 지향성이 있다.

모든 조직은 특정한 목적을 기반으로 탄생된다. 조직은 특정 목표를 추구하는 사회적 단위로서 개인과 끊임없이 상호작용하여 목표를 실현하고자 한다. 동시에 조직을 둘러싸고 있는 환경과 모든 단계에서 상호의존적인 관계를 유지하면서 조직의 목표 달성을 추구한다.

(3) 조직은 규모가 크고 복잡하다.

조직은 일반적으로 규모가 크고 체계가 복잡하다. 조직구조의 복잡성뿐만 아니라 기능과 내부의 구성요소들이 매우 복잡하게 연결된 유기체와도 같다. 따라서 조직은 어느 정도 합리성이 지배하지만, 대부분 비합리적인 요소에 의해서 움직이는 경우가 많다.

(4) 조직은 계속성이 있다.

조직은 조직구성원이 바뀌더라도 새로운 조직원이 충원되면서 계속 유지된다. 이 과정에서 신입 조직원의 적응을 높이기 위해 교육을 계속하고 신입 조직원은 기존 조직원과 의사소통하며 조직의 목표를 달성하기 위해서 활동한다. 조직이라는 구조는 구성원이 변화하더라도 당초의 목표를 달성하기 위한 도구로써 지속적으로 존재하게 된다.

(5) 조직은 계획을 세운다.

조직은 제한 자원을 동원하여 효과적으로 조직의 목적을 달성하기 위해 다양한 단계별 계획을 수립하여 운영한다. 조직을 둘러싼 환경이 급변하고, 미래에 대한 불확실성이 높아감에 따라서 충실한 계획의 수립이 매우 중요하게 되었다. 중장기 발전계획을 비롯한 월간 및 연간계획에 이르기까지 다양한 계획의 수립은 조직의 발전에 매우 중요한 과정이다.

(6) 조직에는 비공식조직이 공존한다.

조직에는 공식조직과 비공식조직이 동시에 존재한다. 공식적인 조직 내에 자연발생적으로 비공식조직이 생겨나서 조직 발전에 긍정적 역할을 수행하기도 하지만, 때로는 비공식조직의 이익을 보존하기 위해서 다른 조직과 갈등을 초래하기도 한다. 일부 비공식조직은 조직 내의 권력을 독점하여 조직의 생산성을 악화시키고 갈등을 일상화하여 조직의 발전을 크게 저해한다.

3) 조직의 구조

(1) 기능별 조직(테일러식 기능조직)

인사, 생산, 재무, 회계, 마케팅 등 비슷한 직무별로 관리자를 배치하여 분업 전문화한 조직의 형태로서, 제품의 수가 많지 않은 단순한 사업조직에 유리하다. 일반적으로 기업이 조직을 나눌 때 가장 흔하게 사용하는 즉, 업무기능에 따라 조직을 구분하는 기능별 조직이다. 영업부, 구매부, 인사부, 홍보부 등 담당업무별로 조직을 나누는 직능별 조직이라고도 한다. 기능별 조직은 해당 업무별로 전문성을 살릴 수 있어서 매우 효율적이지만, 사업 규모가 커지고 취급하는 상품의 종류가 늘어나면 운영에 한계가 발생한다.

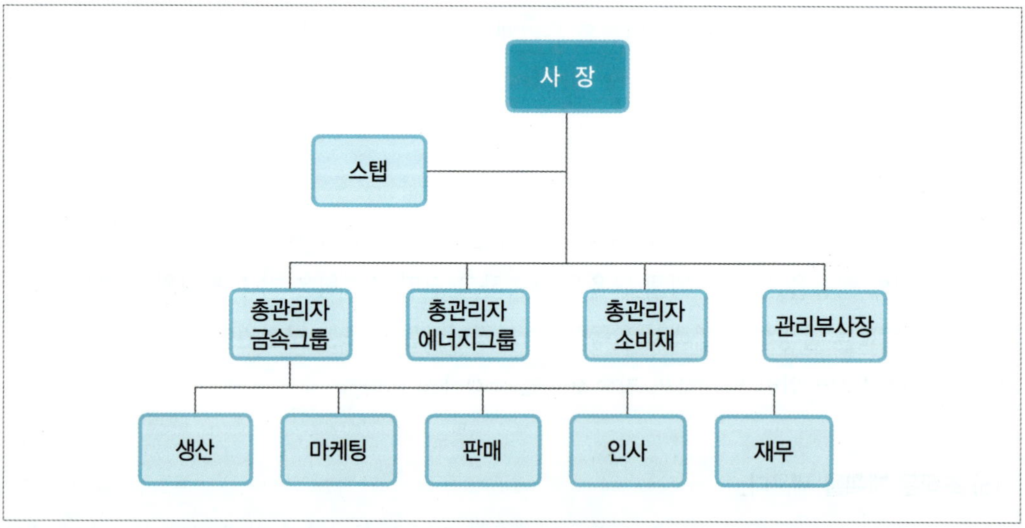

그림 6-1-3 기능(사업부)별 조직

(2) 라인조직(계선조직)

직선적, 직계식 상하조직으로 책임과 권한이 명확하고 업무의 흐름을 이해하기 쉽다. 조직의 산출에 직접적으로 공급하는 활동들의 조직구조로서 각 조직구성원은 바로 위 상급자의 지휘명령만 따르고, 또 그 상급자에 대해서만 책임을 진다. 이것은 일원적 지휘명령과 단일관리로 인해 질서 유지가 쉽고 견고하다. 그러나 이 조직은 주로 소규모 조직에 적용 가능하다.

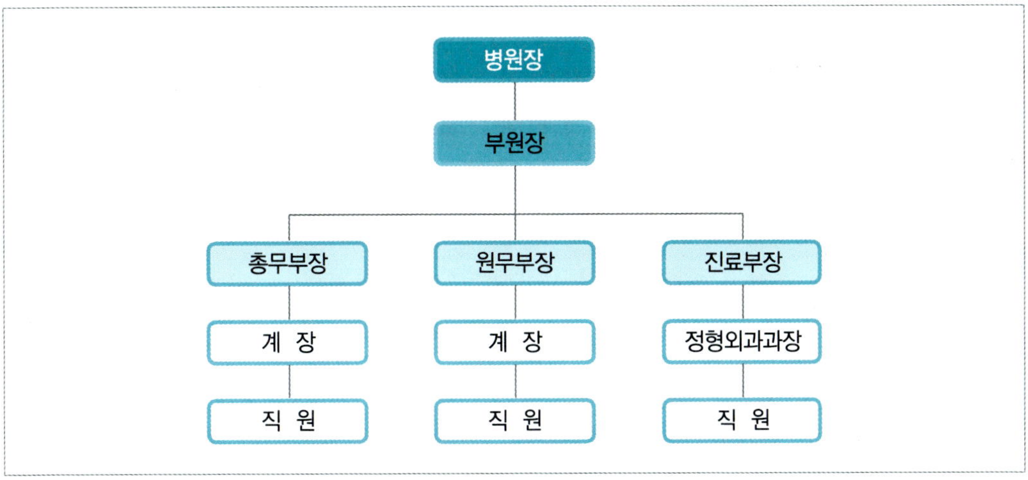

그림 6-1-4 라인조직

(3) 라인스태프(형)조직

작업부문을 담당하는 라인과 연구기획 등 지원부문을 담당하는 스태프를 분리하여 직능형 조직의 단점을 보완한 조직으로, 직계조직과 참모조직이 복합된 경영관리조직의 형태이다. 라인은 직계조직 · 계선조직을 의미하는데, 상급직원에서 하급직원의 순으로 연결되는 조직으로 경영에 명확한 책임과 권한을 가지며, 영업부 · 생산부 등이 여기에 속한다. 스태프는 참모조직으로서 주요 역할은 전문적인 지식을 활용해 라인에 조언을 하는 것이며, 기획실 · 총무부 · 인사부 등이 속한다. 기업규모가 작을 때는 라인만으로도 충분하지만, 규모가 확대됨에 따라 직능이 분화하여 스태프를 두게 된다.

(4) 사업부형 조직

조직의 규모가 방대해지고 최고경영자가 조직의 모든 업무를 관리할 수 없게 되면서 제품별, 지역별, 시장별로 사업부를 분화한 조직이다. 각 사업부는 독립적인 경영권한과 책임을 위임받는다. 사업부형 조직은 기업 규모가 커지고, 최고경영자가 기업의 모든 업무를 관리하기에 어려움이 따를 때 생겨났다. 인재육성 측면에서 우수한 조직이지만, 인재의 교류가 경직화되거나 전사적인 차원에서 투자연구가 어렵다.

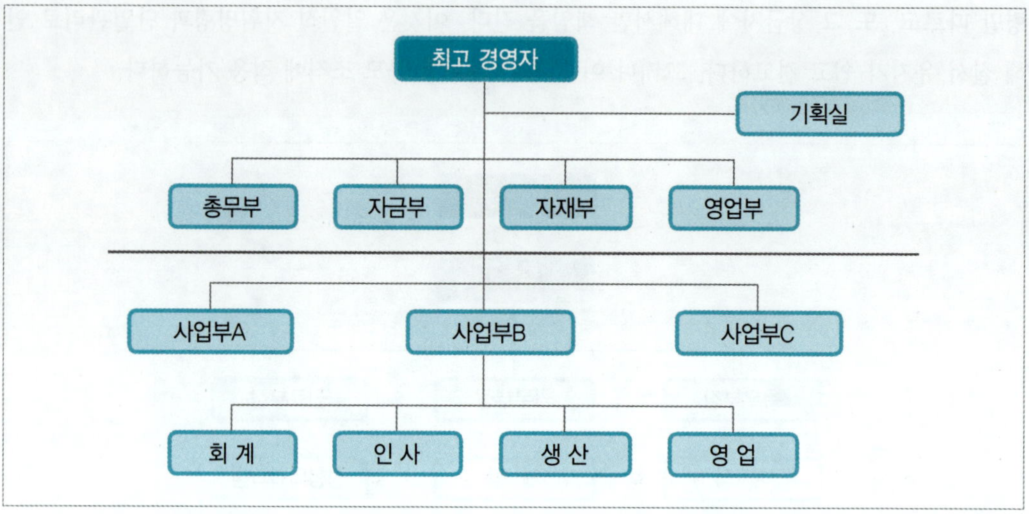

그림 6-1-5 라인스태프조직

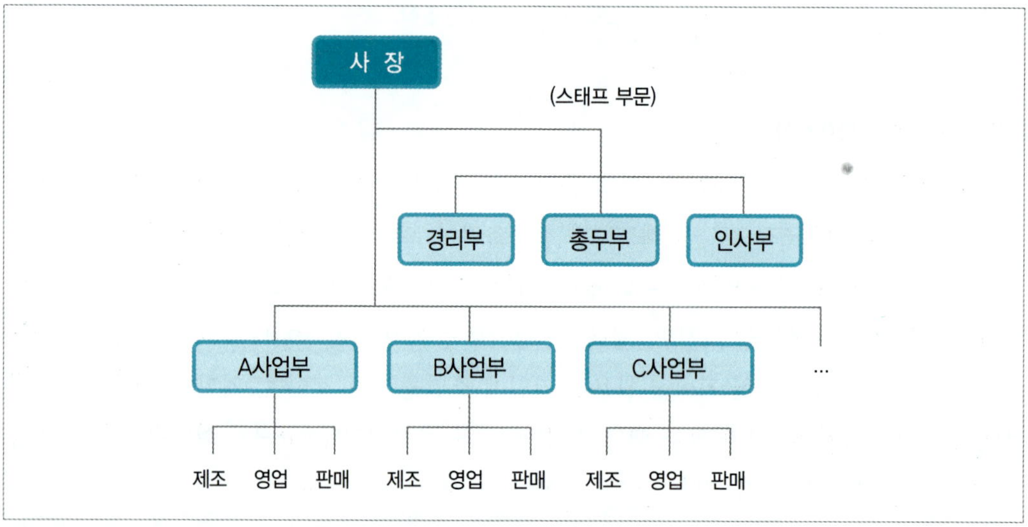

그림 6-1-6 사업부제 조직

(5) 프로젝트조직

조직 환경의 빠른 변화에 대응하기 위해서 여러 부서에서 파견된 사람들로 구성된 임시 조직이다. 특정한 사업 목표를 달성하기 위해 임시로 조직 내의 인적 · 물적 자원을 결합하는 조직 형태를 말한다. 프로젝트 자체가 시간적 유한성을 지니므로 조직도 임시적 · 잠정적이다. 즉, 프로젝트조직은 해산을 전제로 하여 임시로 편성된 일시적 조직이며, 혁신적 · 비일상적인 과제를 해결하기 위해 형성되는 동태적 조직이다. 우리나라의 경우 건설교통부의 신도시건설기획단, 내무부의 지방자치기획단, 총리실의 국정감사지원단, 외무부의 태평양정상회담특별반, 그리고 경찰청의 각종 사건전담반, 행정안전부의 중앙재난안전대책본부 등이 그 예에 속한다(이종수, 2009).

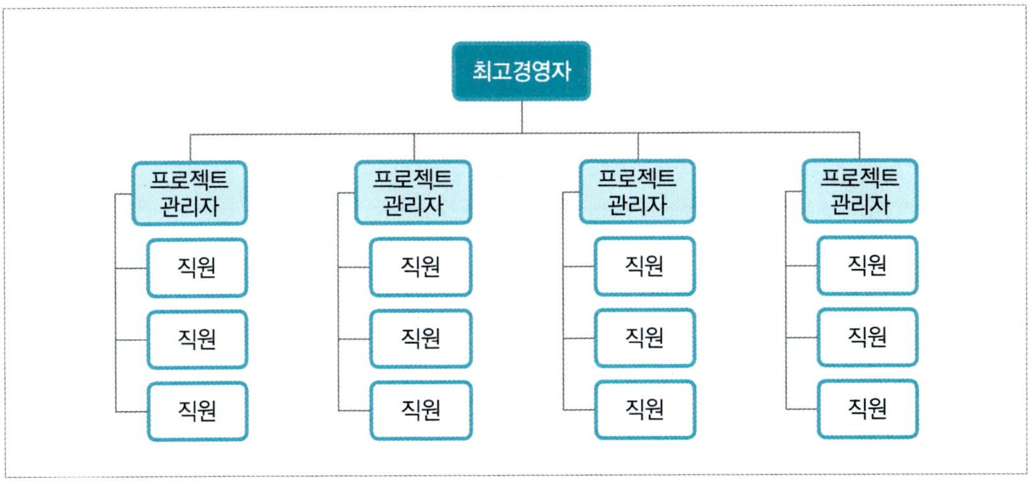

그림 6-1-7 프로젝트조직

(6) 매트릭스조직

기능별 조직구조의 효율성과 프로젝트조직의 유연성을 절충한 형태로 여러 부서에서 선발된 인원으로 임시적인 프로젝트 팀을 구성한다. 조직원은 둘 이상의 프로젝트에 참여하며, 여러 권한계통이 중첩되는 이중 권한구조를 갖는 특징이 있다.

〈그림 6-1-8〉은 A-기능부서(functional units)에서 비즈니스 사례를 작성했거나 프로젝트의 내용을 가장 잘 알고 있는 경우로서 A-기능부서의 직원을 프로젝트관리자(project manager, PM)로 임명하여 PM 역할을 수행하게 한다. PM은 프로젝트 팀원을 확보하기 위해 다른 기능부서의 부서장에게 팀원 요청을 할 수 있으며, 프로젝트 팀원들은 본인이 속한 기능부서 본연의 일을 수행하며, 동시에 프로젝트의 일을 수행하는데 이런 구조를 매트릭스(matrix) 조직구조라고 한다. 이때 기능 부서장은 부서원의 업무 할당을 조정해서 프로젝트에 적절히 투입함으로써, 프로젝트에 100% 투입하는 경우보다 훨씬 더 효율적으로 인적자원을 활용할 수 있다. 프로젝트에 투입된 직원은 PM에게도 업무보고를 하고, 자신의 기능 부서장에게도 업무보고를 하게 되는데 대개는 자신의 기능 부서장과 더 긴밀한 관계를 유지하게 된다. 이런 매트릭스 조직구조로 프로젝트를 수행하는 경우에 PM은 각 팀원들의 역할 배정이나 중요한 의사결정 시에, 팀원들이 속한 기능부서의 부서장과 먼저 의사소통을 해야만 혼란과 갈등을 예방할 수 있다.

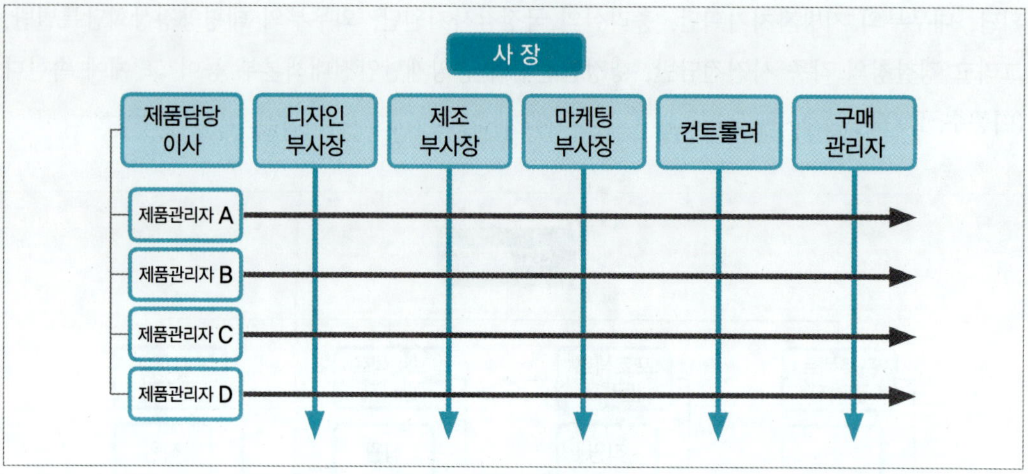

그림 6-1-8 매트릭스조직

(7) 네트워크조직

현재의 조직기능을 경쟁력 있는 핵심 역량을 중심으로 합리화하고, 여타 기능은 외부기관과 상호 전략적 제휴나 아웃소싱을 통해 효율적인 목표 달성을 추구하는 수평적, 유기적 조직인 네트워크조직은 경영자가 조직적 장벽을 제거하거나 최소화하기 위해 선택하는 조직구조이다. 네트워크조직에서는 각 사업부서가 자신의 고유기능을 독자적으로 수행함과 동시에 제품 생산이나 프로젝트 수행과 같이 유기적 연계가 필요한 경우에는 상호 협력한다. 다시 말해, 네트워크조직은 생산, 판매, 회계 등 조직의 전통적인 여러 기능들이 독립적 조직으로 분산되어 있음과 동시에 이들이 본사와 계약으로 상호 연결되어 있는 조직구조이다. 조직 구성단위 간의 유기적 연계성을 극대화한 조직이 바로 네트워크조직이다. 제조업 분야에서는 '모듈형조직(modular organization)'이라고도 불린다.

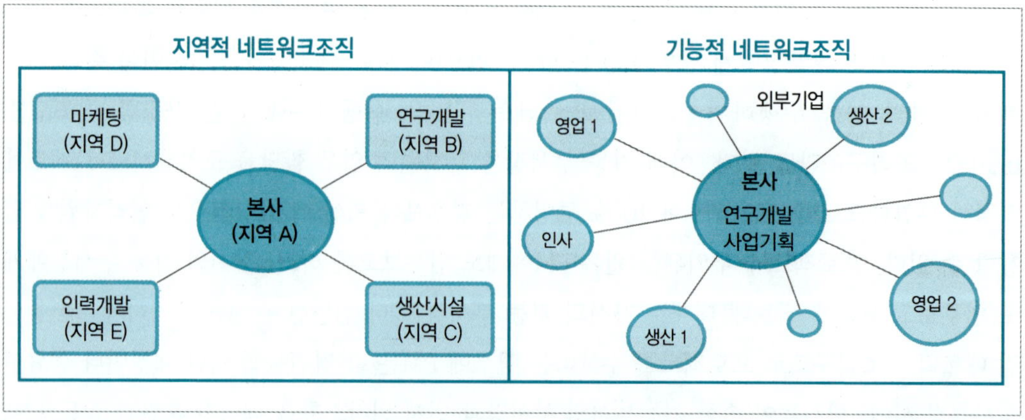

그림 6-1-9 네트워크조직의 유형

1.3 보건사업 조직의 운영 사례

보건사업은 건강증진 및 질병예방 프로그램을 통하여 국민 또는 지역주민의 건강을 유지하기 위하여 직접 보건서비스, 지역사회 동원(community mobilization), 연구, 평가, 감시, 정책 개발, 실험실 진단 및 커뮤니케이션 캠페인 등을 포괄하는 조직화된 (공중)보건활동(Schell SF et al., 2013)을 일컫는다. 이에 보건사업 관련 서비스를 제공할 대상이나 접근방법에 따른 우리나라 조직의 운영 사례를 보면 다음과 같다.

1) 지역사회건강조사사업을 위한 추진체계

지역사회건강조사는 「지역보건법」 제4조에 근거하여 전국 255개 보건소에서 주민의 건강실태를 파악하기 위해 2008년부터 만 19세 이상을 대상으로 보건소당 약 900명의 표본을 추출하여 매년 8–10월에 조사하는 법정조사이다. 조사내용은 총 21개 영역 211개 문항(공통) 및 지역선택 80개 문항으로 이루어져 있다. 이 사업을 통해 시 · 군 · 구 단위 건강통계와 지역 간 비교통계를 생산하여 지역보건의료계획 수립 및 시행을 위한 기초자료로 활용한다(보건복지부, 2021). 지역사회건강조사 결과는 또한, 지역 간 건강지표별 격차를 해소하기 위한 정책과 사업

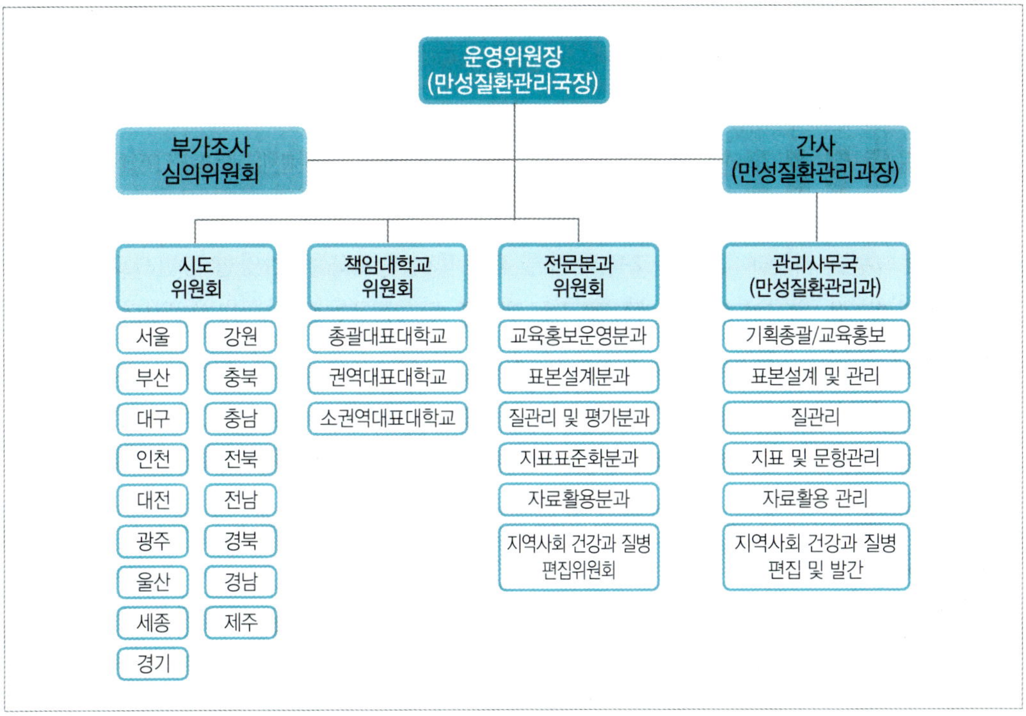

그림 6-1-10 지역사회건강조사사업의 운영 조직

출처: 질병관리청. 지역사회건강조사사업 개요: 추진체계. 2022.

을 추진하는 데 매우 중요한 이차자료가 된다. 특히 지역주민의 건강상태를 파악하고, 지역사회의 요구에 부합하는 지역사회보건사업을 수행할 수 있는 기초자료로 활용되며, 조사 항목에는 건강행태(흡연, 음주, 운동 및 신체활동, 식생활 등), 만성질환 이환(고혈압, 당뇨병 등), 사고 및 중독, 활동제한 및 삶의 질, 의료이용 등이 있다. 지역사회건강조사사업은 질병관리청이 기본계획을 수립하고, 운영위원회 및 전문분과위원회에서 운영 지원 및 자문을 수행하고 있다(그림 6-1-10). 따라서 이 사업은 라인스태프(형)조직 구조를 띤다.

2) 고혈압 · 당뇨병 등록관리사업의 제공체계

고혈압 · 당뇨병 등록관리사업은 1차 의료기관의 고혈압 · 당뇨병환자 등록에서 시작되며, 등록 시 의료기관에 환자 등록비를 제공하고 있다. 또한 환자의 건강행태 개선과 지속치료 유도를 위해 등록 환자에게는 진료비, 약제비의 본인부담금에 대해 인센티브를 제공한다. 이 프로그램에 참여하는 1차 의료기관은 사전에 관할지역 보건소에 신청하여 지정을 받아야 한다. 별도로 설치된 등록교육센터에서는 등록된 환자에게 진료 예약일 기준으로 치료순응도를 주기적으로 판단하여 수진을 격려하기 위하여 매달 의료기관 방문 날짜를 안내하고, 방문이 지연되면 전화와 문자서비스(리콜 · 리마인드 서비스)를 통해 상담한다. 자기 혈압 · 혈당 조절상태를 안내하고 스스로가 관리할 수 있도록 교육을 제공한다. 등록된 환자는 2회 표준화된 프로그램에 따라 질병관리에 필요한 교육을 이수한 후 수료증을 받고, 지역사회에서 실시하는 당뇨환자 걷기대회, 음식만들기대회 등 각종 질병 예방관리 행사에 참가하여 활동할 수 있다. 고혈압 · 당뇨병 등록교육센터는 보건소에서 관리 · 운영하는 환자 교육 · 상담 및 관리기관으로, 예방의학 전문의, 간호사, 영양사, 운동치료사 등 관련 전문가를 통한 질환 이해, 식이관리, 운동요법 등의 교육프로그램을 기본교육, 심화교육과 이론 강좌 및 실습교육 등 다양한 방법으로 제공하여 환자가 생활습관을 개선하고 건강생활실천을 향상할 수 있도록 지원한다(그림 6-1-11). 등록교육센터에서는 지역사회 보건교육을 통한 인식 개선을 위해 등록관리자 외에도 지역주민을 대상으로 다중이용시설 등을 통한 상설교육 및 직장 순회보건교육, 상담서비스를 제공하고 있다. 고혈압 · 당뇨병 등록교육센터는 다양한 교육 모듈과 맞춤식 교육프로그램을 개발하여 단순한 정보 제공의 수준을 넘어 이해하기 쉽고 실천할 수 있는 교육을 제공하여 지역주민의 건강관리 정보욕구 수요를 충족함으로써 점차 교육 만족도를 높여가고 있다(서영순 등, 2021). 고혈압 · 당뇨병 등록교육사업은 전형적인 지역적 네트워크조직에 해당한다.

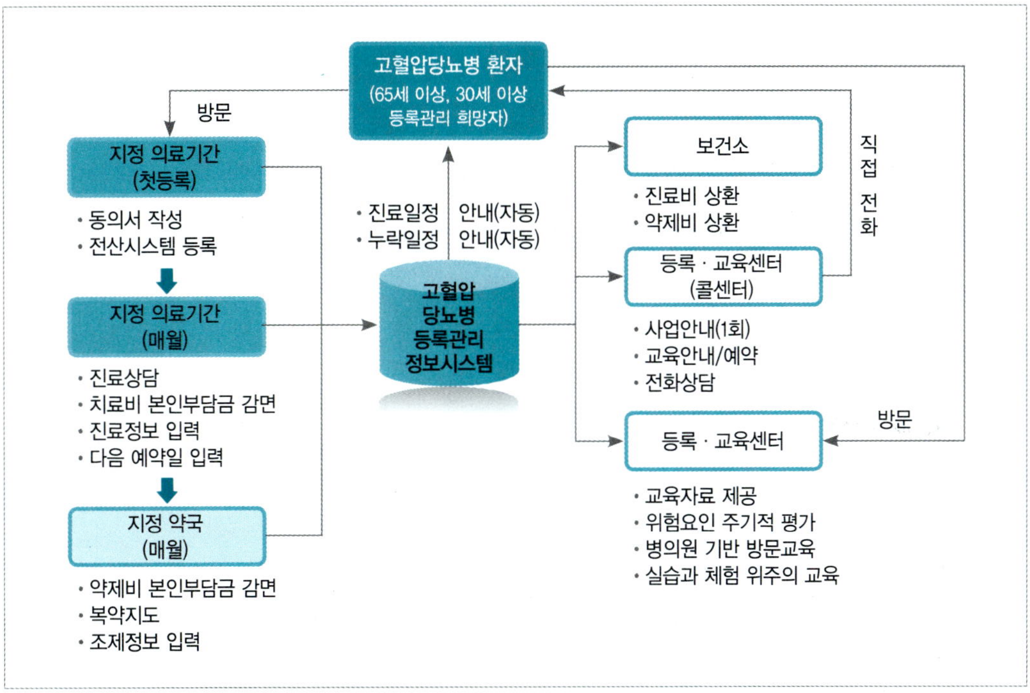

그림 6-1-11 고혈압 · 당뇨병 등록관리사업의 서비스 제공체계

출처: 서영순 등. 고혈압 · 당뇨병 등록관리사업 추진현황. 주간 건강과 질병 2021;14(21):1414-1421.
질병관리청. 2022년 고혈압, 당뇨병 등록관리사업 표준 실무지침. 2022.

3) 코로나19 대응을 위한 국가방역사업 운영체계

(1) 중앙재난안전대책본부의 신종감염병 대응체계

2020년 3월 WHO가 코로나19 팬데믹을 선언함에 따라 그에 대응하기 위해 우리나라 방역사업은 행정안전부에 설치한 중앙재난안전대책본부(이하 중앙대책본부)가 주관이 되어 범정부 차원에서 운영되고 있다. 이는 일정한 규모 또는 피해 이상의 대규모 재난이 발생하였을 때 그 재난을 소관하는 특정 기관(부처)의 역량만으로 대처하기에 한계가 있어 대통령령으로 대규모 재난의 기준을 정하고, 범정부 차원의 통합지원 및 총괄기능을 담당하는 비상대책기구를 설치하여 대처토록 한 「재난 및 안전관리 기본법」 제14조에 근거한다. 대유행 초기에 임상적 특성을 전혀 예상할 수 없이 전 세계적으로 빠르게 퍼져나간 코로나19를 대처하기엔 보건복지부나 질병관리청의 역량만으로는 한계가 있는 신종감염병 발생의 재난환경하에서 범정부적 역량을 총동원하여 신속하게 제반 피해 및 파급 영향에 대처할 수 있도록 통합지원 및 총괄 조정하는 것은 무엇보다도 중요하며, 바로 여기에 〈그림 6-1-12〉와 같은 중앙대책본부의 운영과 역할이 부각되었다(행정안전부, 2021). 이 중앙대책본부는 프로젝트조직의 구조와 특성을 갖고 있다.

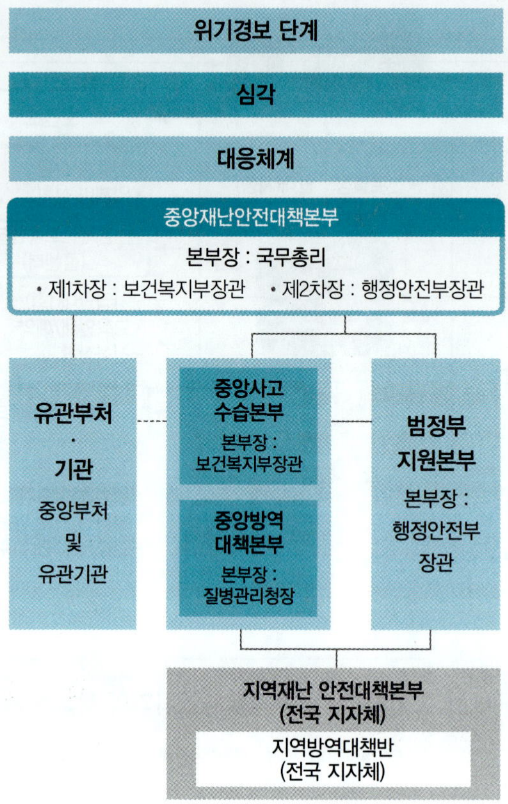

그림 6-1-12 중앙재난안전대책본부 조직의 운영체계

(2) 지역사회 선별진료소의 운영체계

코로나19의 국내 유입에 따른 확산을 예방하고 의료기관 내 감염전파를 차단하기 위해서 의료기관 진입 전 감염 의심환자를 선별 분류하여 감염 의심환자와 의료기관에 있는 환자의 접촉을 최소화하는 것은 무엇보다 중요하며, 가장 효과적인 수단이다. 특히 대구·경북과 같은 지역적인 대규모 유행, 구로콜센터, 이태원클럽, 부천의 물류센터, 여의도의 학원가 밀집건물에서의 집단 발병으로 대규모의 전수조사가 진행되면서 선별진료소의 역할이 매우 중요해졌다. 선별진료소의 운영에서 의원급은 개별 신청을 통한 급성호흡기발열클리닉을 구성하고, 병원급은 병원 내 코로나19와 같은 신종호흡기감염병 환자를 선별하기 위해서 호흡기안심외래 및 선별진료소를 통합한 급성호흡기발열클리닉을 의무적으로 신설하여 운영하였다. 보건소에서는 컨테이너를 보건소 자체에 설치하거나 여러 개 보건소가 연합하여 체육시설이나 공원 같은 넓은 공간을 활용하여 대규모 선별진료소를 구축하여 운영하기도 하였다(질병관리청, 2020). 일례로 경기도는 대규모 코로나19 선별검사센터를 설치하여 운영한 바 있다.

4) 산업보건사업의 운영체계

사업장에서 보건상의 유해성을 배제하여 근로자가 건강을 유지하도록 하는 것이 산업보건사업에 해당한다. 즉, 근로자로 하여금 취업과정에서 그 업무에 기인해서 건강장해를 일으킴으로써 질병에 걸리거나 사망하게 하는 유해·위험인자를 제거하는 것 또는 유해·위험인자가 제거된 상태를 말하며, 궁극적인 목적은 직업성 질병과 재해가 없는 건강하고 쾌적한 사업장을 만드는 것이다. 이를 위해서는 작업방법, 근로시간, 온도, 습도, 환기, 광선, 전리방사선, 소음, 진동, 기압 등의 여러 가지 환경조건과 근로자의 체력, 영양, 피로, 작업 적성과 그 밖의 생활문제 등의 유해·위험요인 또는 인자를 관리하는 것이 필요하다. 이를 위한 한국의 안전보건관리체계(safety and health management system)의 운영 흐름은 〈그림 6-1-13〉과 같다.

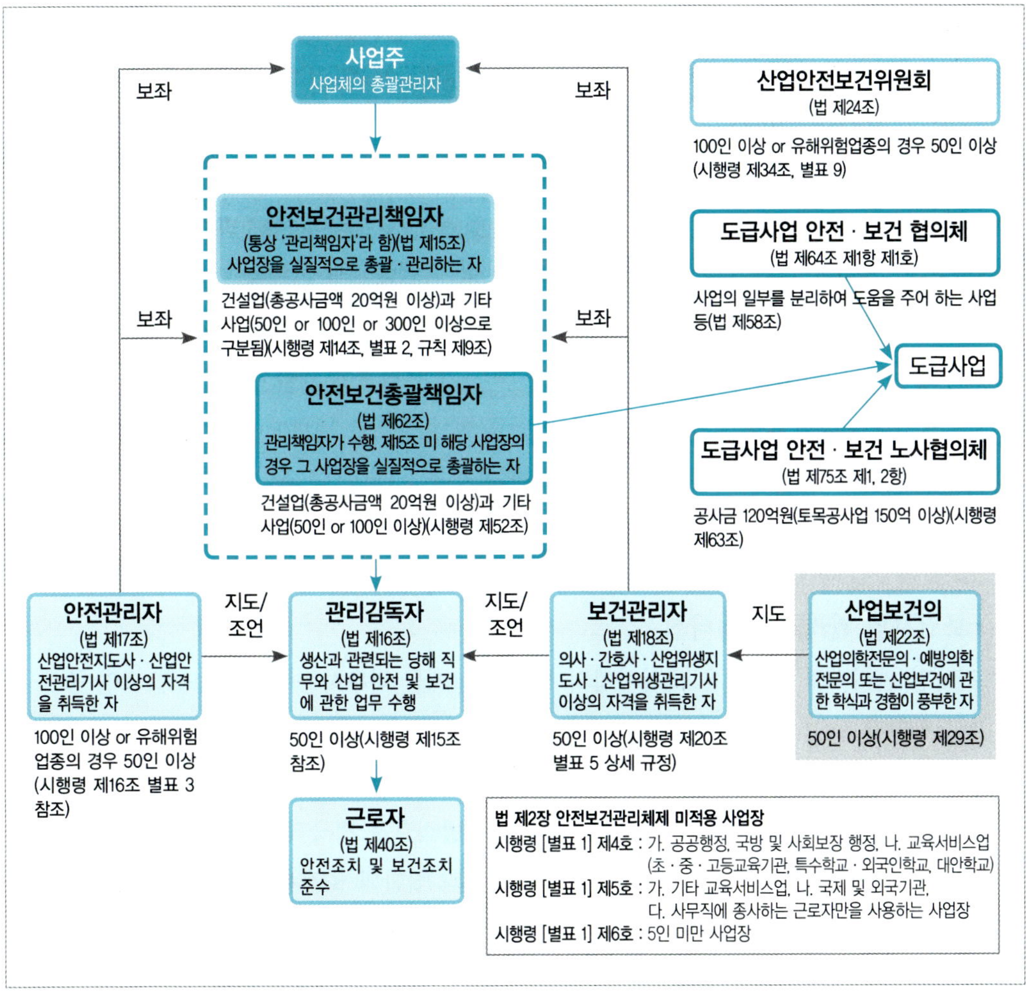

그림 6-1-13 안전보건관리체계*의 조직 운영

* 「산업안전보건법」(법률 제18426호, 2021. 8. 17., 일부개정)에 따라 재구성

1.4 보건사업 관리자의 리더십

1) 보건사업관리

보건사업관리는 조직의 성과를 높일 의도로 여러 관련 프로젝트를 관리하는 과정이다. 보건사업의 실재와 목표라는 측면에서 보건사업관리는 시스템 엔지니어링, 산업 공학, 변경관리 및 비즈니스 변환과 밀접하게 관련된다. 보건사업에서 프로그램의 관리기법은 매우 크고 광범위한 프로젝트를 관리하는 데 지배적인 접근방식이다. 정부나 지방자치단체와 계약으로 지역사회 건강증진사업을 수행하는 기관은 위탁을 준 정부나 지방자체단체로부터 계약 프로그램 관리라는 측면에서 감독을 받는다.

2) 보건사업 관리자

보건사업 관리자는 프로그램의 프로젝트 목적과 상태를 감독할 수 있으며, 이 감독 권한으로 프로젝트 수준에서 달성할 수 없는 사업에 대한 판단 능력을 제공함으로써 프로그램 목표가 충족되도록 프로젝트 수준 활동을 지원한다. 또한 보건사업 관리자는 프로그램의 향후 전망을 예측하거나, 프로그램에 영향을 미치는 다양한 이슈를 해결하기 위한 아이디어와 접근방식을 제공하는 등을 수행한다. 보건사업 관리자는 대규모 또는 복잡한 프로젝트에서 특정 역할이 요구될 수 있지만, 프로젝트 관리자에게서 관련된 정보를 적극적으로 구함으로써 통찰력을 제공할 수 있는 좋은 위치에 있을 수 있다. 보건사업 관리자가 통찰력에 지나치게 의존하게 되면 보건사업의 성공에 핵심적인 요소인 지역사회주민의 참여와 옹호를 확보할 수 없는 한계에 이를 수 있다. 따라서 보건사업 관리자는 전체 프로그램 목표를 달성할 수 있다고 확신하기 위해 보건사업관리에 대한 이해와 역량이 필요하다.

3) 보건사업 관리자의 리더십

보건사업 관리자의 리더십은 보건사업의 성공과 실패를 좌우하는 매우 중요한 요인 중에 하나이다. 관리자는 리더십을 발휘하여 자신과 다른 사람들이 원하는 목표나 옳은 일을 하도록 이끌고 도움을 주어 특정 목표를 달성한다. 따라서 보건사업 관리자로서 리더는 프로그램의 목표 달성을 위해서 프로그램에 참여하는 구성원이 자발적으로 적극적 행동을 하도록 동기를 부여하고 프로그램 참여자에게 영향력을 미치며, 개인과 집단의 조정을 통하여 협동적인 행동을 촉진하고 유도하는 쇄신적이고 창의적인 능력과 기술을 발휘하여야 한다.

(1) 리더(leader)와 관리자(manager)

리더는 조직구성원들에게 자발적으로 참여하도록 적절한 동기를 부여하고 조직의 변화와 혁신을 추구하며 모험적인 의사결정을 한다. 반면에 관리자는 이미 주어진 과업에 대하여 관리만을 하는데, 목표 달성을 위해서 계획을 수립하고 사람과 물자를 동원하여 조직을 지휘, 조정 통제하는 사람을 말한다. 리더는 구성원에게 조직의 비전을 제시하여 구성원에게 동기를 부여하여 조직을 원활하게 이끌어가는 것에 중점을 둔다면, 관리자는 조직의 목표 달성을 위해서 공식적이고 사무적이며 기계적인 의사결정을 내리는 데 초점을 두고 있다(표 6-1-1). 현실적으로 조직 내에서 리더와 관리자가 따로 존재한다기보다는 보건사업 수행에서 목표를 수월하게 달성할 수 있도록 사업의 책임자는 리더와 관리자의 역할을 모두 감당한다. 즉 최고 의사결정자는 리더로서의 역량을 발휘하면서 현장 업무 수행에서는 관리자의 특성을 조화롭게 활용하여 운영하는 것이 조직의 발전에 중요하다.

표 6-1-1 지도자와 관리자의 차이

영역	리더(leader)	관리자(manager)
의사결정 태도	• 과정과 결과 동시 고려	• 과정보다 결과 중시
조직의 운영	• 자발적인 참여 유도	• 권한과 권위를 중시
목표 설정과정	• 하의상달	• 상의하달
복지	• 구성원의 복지 중시	• 관리자의 복지 중시
운영수단	• 자발적인 참여	• 권한과 직위
주요 특징	• 혁신에 관심 • 도전 추구 • 사람에 관심 • 장기적 안목 • 창조적 태도 • 신뢰 중심	• 관리에 관심 • 현상 유지 • 조직구조에 관심 • 단기적 안목 • 모방 태도 • 통제 중시

(2) 리더십(leadership)과 헤드십(headship)

리더십은 조직이 추구하는 목표를 달성하기 위하여 리더가 조직의 목표와 방향을 정하고 영감을 주는 비전을 세우고 새로운 것을 창조하는 역할을 한다. 즉, 리더십은 팀이나 조직이 '승리'하기 위해 어디로 가야 하는지를 파악하는 것으로 조직구성원에게 매우 역동적이고 흥미롭고 영감을 준다. 반면에 공적인 제도상의 권위에만 의존하는 통제 헤드십(headship, 우두머리형)은 직위에 따른 권력에 의한 통제라고 볼 수 있다. 권위주의적인 조직에서 흔히 볼 수 있는 지도자상으로 일방적인 의사소통과 상의하달식의 조직 운영이 이루어진다(표 6-1-2).

표 6-1-2 리더십과 헤드십의 차이

영역	리더십	헤드십
권위	• 하위자에게 권한을 위임	• 통제와 권위로 상급자에게 권한 집중
목표	• 구성원이 조직의 목표설정에 적극 참여	• 조직의 장이 목표를 수립하여 운영
귀속감	• 공동체에 헌신	• 공동체에 불신
사회성	• 상하 간의 사회적 간격이 없음	• 상하 간의 사회적인 간격이 큼
체제 유지	• 리더의 지도성을 자발적으로 인정하고 유지함	• 전제주의적인 조직의 장으로 유지함

4) 리더십의 이론

(1) 자질론(traits theory)

1800년대 후반부터 1930년경까지 리더십 이론은 권력의 통제와 중앙집중화를 강조하면서 위인이론(great man theory)으로 설명되었다. 즉, 리더는 타고나는 것이 아니라 만들어지는 것이라는 위인이론에서는 리더로서 선택된 개인이 타고난 불가사의한 리더의 자질도 있다고 인정하였다. 하지만, 1930년대와 1940년대에 위인이론이 퇴색하면서 개인이 리더십을 발휘하는 특정 특성을 식별하려는 특성이론 또는 자질론이 등장하였다. 스토그딜(Stogdill RM, 1948)은 역량, 성취, 책임, 참여, 지위 및 상황을 포함하여 리더십과 관련된 여섯 가지 특성으로 리더십을 정리하였다. 그러나 이러한 특성은 리더십을 충분히 설명하지 못한다는 비판이 있었다. 1940년대 후반에는 그룹과 조직의 역할에 대한 관심이 증가하면서 개인이 특정 리더를 이끌거나 따르도록 동기를 부여받는 이유를 탐구하는 정신분석이론이 등장했다.

(2) 행태론(behavioral theory)

1950년대에는 자질론적인 접근에서 벗어나 리더십을 관찰이 가능한 과정의 행동으로 보려는 경향이 있었다. 행태론은 리더의 능력은 타고난 자질에 의한 것이 아니라 리더를 둘러싸고 있는 상황에 따라서 달라질 수 있다는 것이다. 행태론적인 접근에는 리더십연구와 관리격자(managerial grid) 이론이 있다. 관리격자 이론은 미국 미시건대학교와 오하이오주립대학교 리더십행동연구에 기초를 두고, 과업에 대한 관심(concern for performance)이 사람에 대한 관심(concern for people)과 어떻게 연관되는지를 보여주고 있다(Blake RR et al., 1993).

관리격자모형은 리더가 다양한 리더십을 발휘할 때 특정 핵심 리더십 접근 방식이나 스타일을 예측하는 데 유용하다. 사람과 과업에 대한 두 가지 태도를 조합하여 블레이크(Blake RR)와 무톤(Mouton JS)(1993)은 다섯 가지 핵심 리더십을 보여주고 있다.

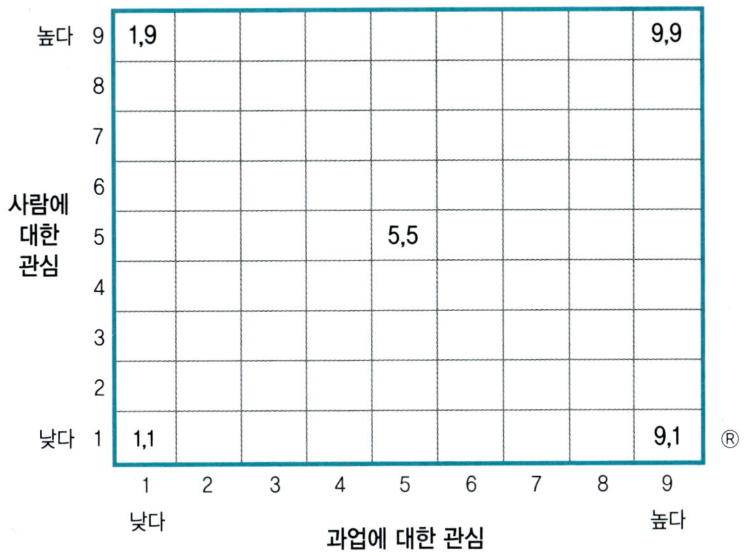

그림 6-1-14 관리격자모형

출처: Molloy PL. A review of the managerial grid model of leadership and its role as a model of leadership culture. Aquarius Consulting 1998:1-31. p.4.

① **무관심형**(1,1: impoverished management): 리더는 다른 사람의 결정을 무관심하게 받아들인다. 리더는 의견, 태도나 아이디어를 드러내지 않고 편을 드는 것을 피하고, 갈등이 발생하면 중립을 유지하려고 노력한다. 참여하지 않기 때문에 동시에 리더는 거의 무엇을 얻지도 못한다. 여기서 리더는 일종의 자유방임의 무능력형이라고 볼 수 있다.

② **친목형**(1,9: country club management): 리더는 좋은 인간관계를 촉진하는 결정을 지지하고 업무를 밀어붙이는 것보다 다른 사람들과 갈등을 일으키지 않는 것에 우선순위를 둔다. 조직구성원을 하나로 묶거나 구성원 간의 긴장이 생길 수 있는 일에 대하여 관심을 갖고 늘 따뜻한 태도로 구성원의 화합에 집중한다. 일종의 컨트리클럽형 혹은 인간관계형으로 볼 수 있다.

③ **중간형**(5,5: middle-of-the-road management or organization man management): 리더는 완벽하지는 않지만, 늘 실행 가능한 결정을 찾는다. 다른 사람들이 아이디어나 의견에서 이견이 있을 때 중간적인 태도를 취한다. 갈등이 생겼을 때도 공정함을 추구한다. 다른 사람의 의견을 수용하는 선에서 해결방안을 찾고 구성원 간의 긴장 속에서 어떻게 해결할지 확신이 서지 않고 불안한 위치에 선다. 일종에 중간형이다.

④ **팀워크형**(9,9: team management or teamwork): 리더는 구성원의 이해와 동의로 이어

지는 건전하고 창의적인 결정에 높은 가치를 둔다. 리더는 자기와 다른 생각, 의견, 태도를 경청하고 이를 업무에 반영하고 자신에 대해 확고한 신념이 있다. 그러나 결정적일 때 리더는 자신의 생각보다 더 합리적인 생각을 가진 의견에 반응하여 마음을 바꾸고, 조직 내의 갈등이 생겼을 때 리더는 이를 해결하기 위해 노력한다. 갈등의 원인을 파악하고 근본적인 원인을 해결하기 위해 노력하며, 흥분하지 않고 자신을 잘 억제한다. 리더의 유형 중에서 팀워크형이 가장 이상적일 수 있다(Molloy PL, 1998).

(3) 상황적 리더십이론(situational leadership theory)

이 이론은 사회적 상황과 부하직원의 특성이 성공에 필요한 리더의 특성에 영향을 미친다는 가정에서 출발했다. 지시적(과업 지향적), 성취 지향적, 지원적, 참여적이라는 리더의 네 가지 중요한 행동과 두 가지 상황적 변수, 즉 부하의 개인적 특성과 조직의 규칙 및 절차와 같은 환경적 요구가 강조된다(House RJ, 1971).

(4) 현대적 리더십

1970년대에는 사회심리학에서 조직행동 및 관리과학으로 전환되었다. 리더십과 관리 역할은 일반적으로 혼동되고 통합되었으며, 추종자가 특정 자질을 리더에게 귀속시키는 방법을 살펴보기 위해 귀인이론(attribution theories)이 등장했다. 여기서 변혁(transformation)은 리더십을 설명하는 용어가 되었고, 거래적(transactional)은 관리(management)와 연관을 지었다(Burns JM, 1978). 1980년대 이후 리더십 개념은 매우 다양하게 제시되었고, 범위도 광범위한 분야를 다루게 되어 위인이론 및 사회적 · 조직적 행태 사고와 같이 사용되었다. 그러나 리더십은 영향력, 변혁적, 서번트(servant) 및 협업구조와 혼용되었다. 지도자는 지도자와 추종자 사이에 보다 영적 가치와 원칙을 바탕으로 한 관계를 통해 구성원에게 더 많은 책임을 지게 된다. 그리고 새로운 리더십 특성으로 비전이 도입되었고, 조직의 미션관리 또는 비전이 리더의 책무가 되었다(Bennis WG, 1989). 오늘날 기능적 리더십(functional leadership)은 영구적인 위치가 아니라 상황의 변화에 따라 개인이 리더십 책임을 지우거나 면제하는 임시 서비스 역할로 간주된다. 개인은 상황, 관심, 전문성에 따라 리더십과 추종자 역할을 동시에 수행할 수 있다.

5) 리더십의 유형

리더십의 유형은 조직과 집단의 구성원에 대한 지도자의 전형적인 행동양식을 의미한다. 일반적으로 리더십은 권한과 참여를 기준으로 권위형, 민주형, 자유방임형으로 나뉜다(김규정, 1987).

(1) 권위형(authoritarian style)

지도자가 주요한 결정을 내리고 구성원들이 이에 따르도록 하는 계층제적인 조직에서 흔히 볼 수 있는 유형으로 상의하달의 의사결정이 이루어진다. 지도자는 독선적이며 조직원들을 보상과 처벌로 통제하고 관리한다. 권위형은 구성원이 의사결정에서 소외됨으로써 구성원의 자발적이고 적극적인 참여를 통해서 조직의 목적을 효과적으로 달성해야 하는 현대적인 조직에서는 조직의 성과를 극히 저하시킬 수 있다. 다만 조직이 위기에 처할 경우는 권위형이 위기에 대한 대응능력을 높여 문제를 신속하게 해결하는 데 도움이 된다.

(2) 민주형(democratic style)

민주형 리더는 구성원이 의사결정에 적극적으로 참여하도록 하여 주요한 정책이 조직 내의 현안을 해결하는 데 함께 참여하게 하여 조직에 대한 자발적인 충성심을 끌어내도록 한다. 강점은 개인의 중요성을 강조하고 구성원의 자발적인 참여를 유도하기 위한 동기부여에 관심이 높다.

인간의 근본적인 가치관을 기반으로 리더와 구성원 간의 신뢰로 효과적으로 조직의 목표를 달성해 가는 데 유용한 리더십이다. 다만 리더의 의사결정에 예산과 시간이 소요됨으로써 신속한 결정으로 조직의 위기에 대처하는 데 한계가 있다.

(3) 자유방임형(laissez-faire style)

자유방임형 리더는 결정권을 대폭적으로 위임하여 구성원이나 부하가 업무 수행에 목표를 확립하도록 하는 유형이며, 사실상 리더십으로는 의미가 없다. 이러한 조직의 유형은 고도로 전문화된 조직에서 의사결정을 할 경우에는 어느 정도 의미가 있지만, 그렇지 못한 경우는 규율이 바로 서지 못하고 조직이 혼란에 빠질 수 있다.

6) 리더십 유형의 이원론

리더십이론은 많은 유형으로 제시되고 매우 복잡하다. 일반적으로 리더십 행태가 업무 수행과 조직목표를 지향하는 것인가에 따라 권위형 계열은 동기부여에 관한 X이론에, 민주형 계열은 Y이론에 기초를 두어 대별하기도 한다.

1.5 보건사업의 갈등관리

1) 갈등의 개념

(1) 갈등의 정의

갈등(conflict, 葛藤)의 어원적 의미는 '갈'이 칡을, '등'이 등나무를 뜻한다. 칡과 등나무가 같은 나무에 감아 올라가게 되면, 칡은 왼쪽으로, 등나무는 오른쪽으로 감아 올라가기 때문에 서로 얽히게 된다. 이렇듯 갈등은 칡 덩굴과 등나무 덩굴이 서로 얽힌 모습에서 출발한다. 조직에서 갈등이란 일반적으로 의사결정의 선택 기준이 명확하지 못하여 개인이나 집단조직이 대안을 선택하는 데 곤란을 겪는 상황을 의미한다. 의사결정은 여러 대안을 평가하여 하나의 대안을 선택해야 하는 갈등상태의 해결이라 할 수 있다. 보건사업을 수행하는 과정에서 일어나는 갈등은 매우 다양한 직종의 전문가들이 협업하는 과정에서 각 사업 수행의 주체, 이해관계자, 비공식집단 등 행동주체 간의 대립적인 행동이나 심리적인 대립의식과 각 조직 단위의 목표, 자원, 업무, 절차 등에 관한 의견 대립에서 기인된다.

(2) 갈등과 경쟁

갈등은 경쟁과 동의어처럼 사용되기도 하지만, 구별할 필요가 있다. 경쟁은 목표가 양립될 수 없는 경우에 일어나며, 경쟁자 간의 대립적, 적대적 상호작용 없이도 있을 수 있다. 반면에 갈등은 목표가 양립될 수 있는 경우에도 일어나며, 경쟁을 내포하지 않을 수도 있다. 그러나 조직에서 불공정한 경쟁이 지속된다면, 갈등은 폭발할 것이며 파괴적으로 변할 것이다. 조직의 발전을 위해서는 공정한 경쟁을 기반으로 조직구성원에게 기회를 균등하게 보장해야 한다.

(3) 갈등과 협력

갈등과 협력은 정반대되는 개념은 아니며, 갈등이 없다고 하여 반드시 협력이 일어나는 것은 아니다. 공동의 목표를 달성하기 위해 조직구성원이 끊임없이 협력하는 과정에서 갈등이 초래되기도 한다. 따라서 갈등과 협력은 마치 동반자와 같은 존재이기도 하다.

2) 갈등의 유형

(1) 개인심리적 기준

밀러(Miller NE, 1937)와 돌라드 등(Dollard J et al., 1950)은 개인의 심리적 갈등에 중점을 두고, 갈등을 다음과 같이 분류하였다.

① **접근-접근 갈등**: 바람직한 가치를 가진 두 가지 대안 중에서 선택해야 하는 경우로 조직의 문제를 해결해야 하는 입장에서 최선의 대안을 선택하여야 할 때 각각 다른 의견을 제시한 사람이나 집단 간의 갈등이다.

② **회피-회피 갈등**: 바람직하지 못한 가치를 가진 회피하고 싶은 두 가지 대안 중에서 선택해야 하는 경우는 조직이 불법이나 편법으로 이익을 취하고자 하는 과정에서 이를 회피하고자하는 조직구성원 간의 이견에서 나오는 갈등이다.

③ **접근-회피 갈등**: 바람직한 가치와 바람직하지 못한 가치를 함께 가진 대안 중에서 선택하여야 하는 경우는 한마디로 선과 악의 싸움이 되는 것이다. 양자 간의 의견 차이가 분명하고, 극단적인 경우가 대부분으로 파괴적인 결과를 초래하기도 한다.

(2) 갈등 주체의 기준

마치(March JG)와 사이먼(Simon HA)의 이론에 따라 갈등의 주체 또는 단위를 기준으로 갈등의 종류를 분류하면, 다음과 같다.

① **개인적 갈등**: 의사결정자로서 개인이 대안 선택에 어려움을 겪는 경우로서 갈등의 조건은 첫째, 수락 불가능성으로 의사결정자가 각 대안의 결과는 알지만, 만족 기준을 충족하지 못하여 수락할 수 없는 경우로 새로운 대안을 모색해야 한다. 둘째, 비교 불가능성으로 의사결정자가 각 대안의 결과를 알지만, 최선의 대안이 어느 것인지 비교할 수 없는 경우로 대안이 수락 가능한 것이면 선택해야 한다. 셋째, 불확실성으로 각 대안의 결과를 예측할 수 없는 경우로 결과를 알기 위해 탐색활동을 강화해야 한다.

② **이해관계자 간 갈등**: 이해관계자 간의 갈등을 초래하는 경우는 첫째, 공동의사결정의 필요성으로 공공으로 결정을 해야 할 필요가 있을 경우 갈등이 일어나며, 주요한 요인은 한정된 자원의 공동사용이나 자원 사용의 주도권 등에 기인한다. 둘째, 목표의 차이로 각 사업단위별로 목표에 차이가 있으면, 갈등이 발생한다. 셋째, 인지의 차이로 사업을 진행하는 과정에서 파악한 사실에 대한 인지의 차이로 갈등이 발생한다.

3) 갈등의 원인

조직 내 갈등의 근본적인 원인은 개인적인 가치관이나 성격의 차이에서 출발한다. 개인의 성격 중에서 거만함과 자존심은 조직 내 갈등을 유발하는 가장 중요한 원인이다. 인간은 자아를 만족시키고 스스로를 내세우려 하고, 타인의 공격에 대하여 방어적인 태도를 견지하는 과정에서 갈등은 촉발된다. 이러한 과정에서 분노가 폭발하고 불쾌한 말이 오가면서 결국은 충돌이 일어나게 된다. 이처럼 조직 내 갈등을 일으키는 원인은 매우 다양하고 복합적이다.

(1) 목표 상충과 한정된 자원

개인과 사업 단위가 추구하는 목표가 대립하거나 양립할 수 없을 경우 갈등을 빚게 된다. 목표 달성에 어떤 수단, 자원이 적합한가에 대한 의견 대립이 있는 경우에도 갈등이 일어난다. 또한 목표 달성에 필요한 한정된 자원을 더 많이 확보하여 배분하려는 경쟁이 벌어지는 경우도 갈등이 발생하게 된다.

(2) 상호 의존성

조직단위의 주체성 · 자율성이 높은 경우에는 갈등이 일어날 가능성이 적으나, 자주성이 줄어들고 상호의존성과 상호기대가 높을수록 갈등이 초래될 가능성이 많다. 조직에서 지위는 변동될 수 있으며, 이에 수반되는 부조화의 갈등이 일어날 수 있다. 보건사업조직은 일반 조직과 달리 매우 높은 상호 의존성으로 갈등이 상존할 수 있는 구조이다.

(3) 인지의 차이

동일한 사실이나 대상이라도 사회적인 배경이나 교육정도 등 주변의 환경에 따라서 영향을 받는 가치관, 신념, 동기가 다르면, 인지 · 지각에 차이가 있으므로 갈등이 초래된다. 업무의 내용이나 기능이 다른 조직단위에 속하면 인지나 태도 등에 차이가 있게 되며, 이에 따라서 갈등이 발생할 가능성이 높아진다.

(4) 의사소통의 장애

의사소통의 모체인 언어의 상징적 · 추상적 성격으로 말미암아 갈등이 발생될 수 있다. 정보가 충분히 교류되지 않았거나 왜곡된 정보가 잘못 전달되면, 갈등 발생의 원인이 된다.

4) 갈등의 해소방법

조직 내에서 발생하는 갈등을 해소하는 방법은 혼재된 개인 간 갈등과 집단 간 갈등을 구분하되 개인적인 차원의 갈등관리가 우선되어야 한다. 한번 깨어진 인간관계와 신뢰는 쉽게 회복되지 않는다는 점을 인지하고, 갈등을 최소화하는 방안을 수립해야 한다. 따라서 갈등이 시작되기 전에 상대방의 의중을 분명히 파악하고, 물밑 작업으로 조율해나가는 방안이 해법이 될 수 있다. 갈등이 시작되면 싸움의 목적이 무엇인지 늘 상기하면서 대응해야 하고, 갈등의 원인과 목적을 분명히 하여야 갈등이 오래가지 않고 해소될 수 있다. 특히 갈등의 원인이 어디에 있느냐와 조직이 수행하려는 사업의 종류에 따라서 갈등 해결의 전략도 다르게 적용되어야 한다.

(1) 문제해결(problem solving)

갈등의 당사자가 직접 접촉하여 공동으로 갈등을 유발한 문제에 대한 해결책을 제시한다. 가장 합리적인 방법이기는 하지만, 문제해결을 위해서는 상황에 적합한 수단을 동원하는 능력이 필요하다. 본격적인 협상을 시작하기 전에 사전에 의견을 조율하거나 대면회의를 통해서 소통을 확대하여 오해의 소지가 있는 부분을 해소하고, 공동의 이익을 추구하는 등의 전략이 필요하다.

(2) 상위목표 제시(superordinate goals)

갈등의 당사자가 추구하는 개별적인 목표의 대립을 극복하기 위해서 공동으로 추구해야 할 상위목표를 제시함으로써 갈등을 완화할 수 있다. 예를 들면 노사 간의 갈등이 극심해지면서 회사의 존폐가 염려되는 수준에 이르면, 결국은 협력체로 전환이 되는 경우나 내부의 갈등을 극복하기 위해서 외부의 적을 부각하는 사례가 있다.

(3) 자원의 증대(increase in resources)

한정된 자원으로 갈등이 초래된 경우는 자원을 늘림으로써 갈등을 해소하는 것이다. 현대 조직사회에서 가장 흔한 갈등의 사례로서 한정된 자원을 더 소유하고자 하는 욕망에서 비롯된다. 승진이나 보수로 인한 갈등이 발생하면 결국은 필요한 자원을 더 확보하여 제공하는 방안이 있지만, 한정된 예산 등으로 그렇지 못하는 경우가 많다.

(4) 회피(avoidance)

갈등을 초래할 수 있는 결정을 보류하거나 유보하여 갈등 당사자의 접촉을 피하거나 갈등행동을 억제하는 방법이며, 단기적인 해결방법이다. 가장 쉽게 잠시 갈등의 해소방법 중 하나가 회피하는 전략이다. 다만 갈등이 유발된 요인이 근본적으로 해소되는 것이 아니기 때문에 언제든지 갈등이 재발할 수 있는 임시방편적인 해법에 해당한다.

(5) 완화(smoothing)

갈등 당사자 간의 대립적인 의견이나 이해관계를 모호하게 하고, 공통적인 요인을 내세우려는 잠정적 해결책이다. 완화는 대체로 우호적인 집단 간의 갈등에서 신속하게 갈등을 마무리하고자 하는 경우에 효과적인 방안이다. 그러나 갈등의 근본적인 해소라기보다는 갈등의 요인을 잠시 묻어두는 해법이기에 상황에 따라서 언제든지 갈등이 재발될 수 있다.

(6) 타협(compromise)

완전한 승자도 패자도 없이 대립적인 주장을 부분적으로 양보하여 공동결정에 도달하려는 방법이다. 타협의 방법에는 당사자 간의 협상(bargaining), 제3자에 의한 중재(arbitration), 설득(persuasion), 위협(threat)이 있다. 타협은 갈등을 해소하는데 가장 흔하고 효과적인 방법으로 활용된다. 타협을 통해서 상대방이 갈등의 유발요인을 분명하게 인지하고, 이에 대응하는 해법을 제시하면서 상호 신뢰를 바탕으로 양보를 통해 공동의 목표를 달성하게 된다.

5) 보건사업조직과 갈등

보건사업조직은 일반 조직과 달리 의료인을 비롯하여 관리자 등 매우 다양한 역할과 임무를 가진 이질적인 전문가들이 참여하여 보건사업의 업무를 수행한다. 보건사업조직에서 갈등의 주 원인으로는 다양한 분야의 전문가들이 협업을 이루어가는 과정에서 비롯된 의사소통의 장애로 인한 경우가 많다. 특히 보건의료조직에서는 각 구성원들의 업무가 인간의 생명과 건강과 직결되어 있고, 환자나 지역주민의 상태가 예상하지 못한 방향으로 갈 수 있다. 이처럼 긴급한 상황이 상존하는 가운데 보건사업 관련 조직구성원들은 다른 조직과 달리 매우 긴장되는 분위기에서 업무를 수행하면서 다양한 유형의 갈등에 직면한다. 즉, 갈등의 원인 측면에서 다양한 직종의 전문가들로 구성된 조직에 의해 보건사업이 수행되므로 그 과정에서 많은 이해관계자들과 긴밀하게 협업을 통한 의사결정을 신속히 내려야 사업의 성과를 낼 수 있기 때문에 의사소통이 원활하지 못하면 일반 조직과 달리 더욱 심각한 갈등이 발생한다. 갈등을 해소하는 방법에 있어서도 일차적으로 갈등의 발생 원인을 신속히 파악하여 대처하는 것이 무엇보다도 중요하다. 갈등의 원인이 파악되면 이어서 이해관계자를 대상으로 협상, 설득, 위협, 중재자의 개입 등 다양한 갈등 해소전략을 통하여 조직을 안정시키고 효과적으로 조직의 목표가 달성되도록 구성원의 역량을 집중한다.

참고문헌

김규정. 행정학연구. 법문사. 1987.
김대환. 사회학. 법문사. 1985.
문상식, 최만규, 김창태, 박종영. 보건사업관리. 보문각. 2020.
방영호(역). 프레드릭 테일러 과학적 관리법. 21세기북스. 2010.
배상수. 보건사업기획. 계축문화사. 2015.
보건복지부, 2019년 지역사회건강조사 결과 발표, 보도자료, 2021.5.22.
서영순, 김지혜, 오현경, 이선규. 고혈압·당뇨병 등록관리사업 추진현황. 주간 건강과 질병 2021;14(21): 1414-1421.
이종수. 행정학사전. 대영문화사. 2009.
이철수. 사회복지학사전. 2009.
전국대학보건학교육협의회. 보건사업관리. 한미의학. 2016.
조일형(역). 프레드릭 테일러 과학적 관리법. 모디북스. 2016.

질병관리청. 2022년 고혈압, 당뇨병 등록관리사업 표준 실무지침. 2022.

질병관리청. 지역사회건강조사사업 개요: 추진체계. 2022. Available from: URL: https://chs.kdca.go.kr/chs/bsnsIntrcn/bsnsSumryMain.do.

하동석, 유종해. 이해하기 쉽게 쓴 행정학용어사전. 새정보미디어. 2010.

행정안전부, 중앙대책본부 운영 및 역할체계 정립에 관한 연구, 정책보고서, 엘아이지엔설팅, 2011

Bennis WG. Managing the dream: Leadership in the 21st century. J Organ Change Manag 1989;2(1):6-10.

Bethlehem Central School District. Coordinated Health Team (Coordinated School Health Program). NY, USA, 2022. Available from: URL: https://www.bethlehemschools.org/about-us/coordinated-health-team/

Blake RR, Mouton JS, Barclay W. Gridworks. Austin, TX: Scientific Methods Inc. 1993.

Burns JM. Leadership. New York: Harper & Row. 1978.

Dollard J, Miller NE. Personality and Psychotherapy. New York: McGraw-Hill. 1950.

Fred Luthans. Organizational Behavior, 7th edtion. Singapole: McGraw_Hill Book Company. 1995:271-290.

House RJ. A path goal theory of leader effectiveness. Admin Sci Q 1971;16(3):321-339.

March JG, Simon HA. Organizations. New York, NY: John Wiley (Oxford: Balckwell). 1958(1993).

Miller NE. Analysis of the form of conflict reactions. Psychol Bull 1937;34:720.

Molloy PL. A review of the managerial grid model of leadership and its role as a model of leadership culture. Aquarius Consulting 1998:1-31.

Mooney JD, Riley AC. The Principles of Organization. New York, London: Harper & Brothers. 1939.

NHS Confederation. Infographic: What are community health services? 2022. Available from: URL: https://www.nhsconfed.org/articles/what-are-community-health-services.

Parsons T. The Social System. Glencoe, IL: Free Press. 1951.

Schell SF, Luke DA, Schooley MW, Elliott MB, Herbers SH, Mueller NB, Bunger AC. Public health program capacity for sustainability: A new framework. Implement Sci 2013;8:15.

Stogdill RM. Personal factors associated with leadership: A survey of the literature. J Psychol 1948;25:35-71.

기본문제

1. 과학적 관리방안이 현대 조직이론에 미친 영향을 설명하시오.
2. 보건사업별로 적합한 조직의 유형을 설명하시오.
3. 보건사업 수행 시 바람직한 리더를 리더십이론에 기초하여 설명하시오.
4. 보건사업 수행에서 이해관계자 간의 갈등을 해소하기 위한 방안을 설명하시오.

심화문제

1. 농촌지역에서 만성관리를 위한 보건사업의 수행에서 지역주민과 사업기관 간의 갈등이 발생한 경우 이에 대한 해결방안을 리더십과 갈등해소전략 중심으로 설명하시오.

2 보건사업의 인적자원관리

학습목표

- 보건사업 인적자원관리의 개념에 대하여 설명할 수 있다.
- 보건의료인력 관리의 한계와 문제점을 설명할 수 있다.
- 보건정책 등 환경 변화에 따른 인적자원관리 방안을 설명할 수 있다

2.1 인적자원관리의 의의

1) 인적자원관리의 개념

보건사업을 위해 투입되는 자원은 자본, 시설과 장비, 기술, 정보, 인력 등 다양하다. 이 중 가장 중요하면서도 기본적인 요소는 인적자원일 것이다. 보건사업의 성패는 인적자원관리의 효율성에 달려 있으며, 특히 최근에는 보건사업 전반에서 코로나19 등 감염병 확산에 따라 인적자원관리에 큰 어려움을 겪고 있다.

보건의료에서 "의료인력계획(인적자원관리)은 적절한 기술을 가진 의료인력이 적정한 시간과 장소에서 서비스가 필요한 사람들에게 서비스를 제공할 수 있도록 보건의료인력의 수와 종류를 확보하는 것"이라고 말한다. "병원 인사관리란 병원조직의 목표를 달성하기 위한 인적자원의 확보, 개발, 보상, 유지를 여러 환경적 조건과 관련하여 계획, 조직, 지휘, 조정 및 통제하는 관리체계"라고 정의할 수 있다. 조직운영에서 핵심요소인 인력을 다루는 인사관리(personnel management)는 최근에 인적자원관리(human resource management)라는 말로 불리고 있다. 이것은 사람을 자본이나 물질과 같은 소모적인 비용의 개념보다는 자원으로서의 사람의 가치를 중요시한다는 관점을 반영한 것이다.

보건(의료)사업은 노동집약적이라는 산업 특성상 평상시에도 인적자원의 중요성이 클 수밖에 없으며, 특히 최근에 신종플루, 메르스, 코로나바이러스감염증-19 등 세계적 감염병 확산 시에는 인적자원의 수요가 크게 증가하여 인적자원 관리에 큰 어려움이 발생한다. 또한 다음의 사

례에서 보듯이 최근의 경영환경에서는 인적자원관리가 점점 중요해지고 있다.

사례 1. "전경련, K-ESG 백서 발간"

전국경제인연합회가 2021년 12월에 발간한 'K기업 ESG 백서'에 따르면, ESG 분야 가운데 사회 이슈도 적극 다뤄졌다. 주요 사회 이슈는 인적자원관리, 다양성 제고, 안전보건, 헬스케어 접근성 등과 관련된 사업내용이 포함되었다. 또한, 올해 국내 30대 그룹의 사업재편 등 투자 키워드는 'ESG(환경 · 사회 · 지배구조)'에 집중됐다고 한다. 최근 가장 주목받는 ESG 경영에서는 인적자원관리의 중요성이 점점 커지고 있다는 의미이다.

출처: 시사포커스(http://www.sisafocus.co.kr/). 2021. 12. 6.

2) 인적자원관리의 기능

전통적으로 조직에서 인사관리의 기본 기능은 조직의 목적을 달성하는 데 필요한 인력을 확보하고, 교육 훈련을 통해 직원들의 능력을 개발하며 근로에 대한 보상을 통해 동기를 유발하는 것이다. 또한, 육체와 정신이 손상되지 않고 건강을 유지하고, 개인 간, 부서 간, 노사 간 통합을 통하여 시너지 효과를 내는 것이다. 마지막으로 정신적, 신체적 기능이 현저히 저하된 인력을 일정한 절차를 거쳐 조직 밖으로 내보내는 이직관리 기능도 있다.

보건의료분야에서 인적자원관리의 주요 기능도 크게 다르지 않다.

(1) 확보관리

인적자원관리에서 가장 중요한 기능 중 하나가 적정한 인력을 채용하고 정원관리를 하는 것이다. 우리나라는 보건의료인력의 수요가 OECD 평균보다 낮으므로 의료기관의 필요에 따라 적정한 시기에 적정한 보건의료인력을 채용하는 것이 어렵다. 특히 아래 사례에서 나타나듯 보건의료 현장에서는 평상시에도 인력이 부족한 상황이지만, 코로나19 등 감염병 확산 시기에는 보건의료인력에 대한 수요가 급증하여 한정된 보건의료인력이 공급되는 현실에서는 더욱 인적자원을 채용하기 어렵다.

사례 2. "의료현장 만성적 인력 부족, 코로나 후 더 끔찍해졌다."

"절반 이상(55.7%)의 보건의료노동자가 코로나19로 인해 노동조건이 나빠졌다고 답했다. 정기조사에서 매년 80% 이상의 응답자가 고질적인 인력 부족을 느끼고, 그로 인해 노동강도가 강해지고 있다고 호소해 온 상황에서, 이보다 더 노동조건이 나빠졌다는 응답은 코로나19 대응 의료현장의 열악한 노동실태를 확연히 드러낸다."

출처: 오마이뉴스(www.ohmynews.com). 2021. 8. 3.

(2) 개발관리

보건의료사업의 특성상 의학기술의 발달, 보건의료 관련 법령과 정책의 변화, 신의료기술과 새로운 장비 개발, 의료정보시스템의 개발과 업그레이드 등 환경 변화가 매우 심하다. 이에 따라 채용한 직원을 조직의 필요에 따라 잘 육성하는 것이 인적자원관리의 중요한 기능이다.

다양한 직종과 전문성을 가진 직원들로 구성되어 있으며, 각각의 분야에 각종 인증평가 및 적정성 평가, 관계 법령에 따른 현장점검 및 관리·감독 등 수 많은 외생 변수가 존재하기에 시의 적절하고 효율적인 보건의료 교육훈련 프로그램을 운영하기도 쉽지 않다. 결국, 각 직종과 환경 변화 상황에 맞는 맞춤형 교육프로그램을 개별적으로 운영할 수 있는 기능을 개발하고 유지하는 것이 중요하다.

(3) 보상관리

인적자원에 대해 적정하고 공정한 보상을 해주어야 한다. 보상관리는 좁은 의미로 기본급, 수당, 인센티브 등의 임금 개념과 함께 복지후생, 퇴직금 등의 넓은 의미의 보상을 모두 포함한다. 직원 개인의 임금 결정은 본인의 승진, 보직 임명, 인사고과와 중요하게 연관되기 때문에 사실상 개발관리와 밀접하게 관련된다.

직원들에 대한 보상관리 기능도 점점 복잡해지고 다양해지고 있다. 실례로 전공의 주 80시간, 전공의 수급 부족 등으로 인해 전문의 당직제도 운용 등에 따른 당직비, 진료과 전문의 수급 불균형에 따른 진료과별 전문의 급여 추가 인센티브, 추가 진료 및 판독에 대한 보상, 3교대 근무자 인수인계 수당, 타 직무 수행 및 직무조정에 따른 보상 등 지금까지와는 다른 다양한 부분까지 적절하게 관리되어야 한다. 그뿐만 아니라 복리후생제도에서도 기존의 진료비 감면, 학자금과 숙소 지원, 하계휴양지 운영 등 이외에도 안식년 휴가, 근무복 세탁지원 등 새로운 요구사항에 대한 적절한 관리가 필요하다.

(4) 유지관리

조직에서 확보한 인재를 육체적으로나 정신적으로 잘 유지하는 기능이다. 유능한 노동력을 잘 유지할 때 성과의 향상을 기대할 수 있다. 또한, 조직 내부의 원활한 의사소통이 이루어질 때 직원의 자발적 헌신을 기대할 수 있다. 직원들이 정신적으로 만족하고 의욕을 갖고 일할 수 있는 여건을 마련해주는 것이 필요하다. 그러기 위해서는 조직의 미션과 비전에 맞는 조직문화를 정착하는 것이 중요하다. 최근에 많은 조직에서 인적자원관리의 한 가지로 조직문화를 꼽고 있다. 직원들이 공감하고 시대의 흐름을 반영하는 조직문화가 형성된다면, 인적자원을 유지하기가 수월하다.

(5) 통합관리

통합관리는 직원 개인과 조직 및 사회 사이에 이해관계와 합리적 조화를 이루도록 하는 것이다. 보건의료조직은 다양한 직종과 여러 개의 부서로 구성되어 운영됨에 따라 직종 간 갈등, 부서 간 갈등이 다른 조직보다 많이 발생할 수 있다. 또한, 이러한 갈등으로 인해 조직의 발전이 저해되고 목표 달성이 어려워지고, 나아가 인간관계 등의 갈등으로 인해 어렵게 채용한 직원이 이직하거나 사직하는 경우도 빈번하게 일어나고 있다. 특히 간호부서 내 인간관계 갈등이 빈번하게 발생하고, 이로 인한 간호사들의 이직이나 사직이 증가하고 있어 보건의료 현장에서의 인력 통합관리가 점점 중요해지고 있다. 최근 언론에서 이슈가 된 모 대학병원 간호사 자살사건 등도 간호사 태움 문화의 대표적인 사례이다.

또한, 조직 내부통합의 미숙으로 발생한 노사갈등과 같은 문제는 사회적으로도 큰 영향을 미치게 된다. 그 때문에 인적자원관리 부서는 조직에 대한 원칙을 확립하고, 고충 처리, 징계 및 노사관계 등의 관리에도 주의를 기울여야 한다.

(6) 이직관리

이직은 고용관계를 종결하는 것으로 사직, 해고 또는 퇴직 등이 이에 해당한다. 전통적으로는 사용자가 주도한 징계 등을 통한 해고관리나 인적 쇄신을 위한 명예퇴직, 정년퇴직 등이 중요한 이직관리 기능이었으나, 최근에는 직원들이 주도하는 사직이 늘어 이에 대한 관리 기능이 점점 중요해지고 있다.

최근 간호사 수급의 어려운 환경 속에서 간호사 사직 등으로 의료기관에서 간호사 채용관리에 어려움을 겪고 있다. 이와 더불어 코로나19 등 감염병 확산 등으로 간호사의 수요는 더 늘고 있으나, 간호사 공급에는 한계가 있으므로 사직에 대한 적절한 관리가 필요하다. 따라서 의료기관에서 해당 부서장이 사직자를 면담함과 동시에 인사관리 부서에서도 사직자에 대한 면담과 사직 동기 등에 대한 모니터링과 지속적 관리가 필요하다.

사례 3. "병원 간호사 이직률 심각, 일부 병원 이직률 45%"

"보건의료노조가 6월 15일 공개한 자료에 따르면, 이직률이 가장 높은 병원은 전북지역 A군립병원으로 간호사 11명 중 5명이 퇴사해 이직률이 무려 45.5%였다. 그 뒤를 이어 민간중소병원인 서울의 B병원이 간호사 175명 중 75명이 퇴사해 42.9%로 2위, 경기도 소재 C병원이 간호사 86명 중 30명이 퇴사해 34.9%로 3위, 인천의 D병원이 간호사 249명 중 86명이 퇴사해 34.5%로 4위를 기록한 것으로 나타났다.

병원 특성별로 1위에서 5위까지 간호사 이직률을 보면, 민간중소병원의 이직률이 22.6~42.9%로 가장 높았고, 지방의료원과 지방 사립대병원의 이직률도 각각 17.6~22.7%, 14.9~28.3%로 지방병원 간호사의 이직률이 매우 높았다."

출처: 병원신문(Available from: http://www.khanews.com). 2021. 6. 15.

2.2 보건의료인력 관리의 한계 및 문제점

1) 보건의료인력 수급의 한계

보건의료인력은 국가가 법으로 그 자격을 엄격하게 규정하고 면허, 자격소지자가 아니면 보건의료서비스를 할 수 없도록 규제하며, 의사를 비롯한 보건의료인력의 양성에는 장기간의 준비 기간과 많은 투자가 필요하므로 보건사업에서 보건의료인력의 원활한 수급과 관리는 더욱 중요할 수밖에 없다. 장기적인 목표 아래 대책이 수립되고 전체적인 보건의료계획 내에서 이루어져야 한다.

국가에 따라 의료인 종별에 대한 정의 및 업무 내용이 조금씩 다르므로 비교가 정확할 수 없으나, 보건의료인력의 국제비교는 일반적인 경향을 파악하는 데 도움이 많이 된다. 한국의 보건의료인력은 지난 10여 년간 양적으로 많이 증가하였을 뿐 아니라 기술적 수준도 많이 향상되었다. 그러나 선진국에 비하면 양적으로 미흡한 수준인 것으로 평가된다. 반면 의료인력의 연평균 증가율은 선진국보다 매우 높다.

우리나라는 그동안 경제성장과 더불어 국민소득과 교육 수준 및 생활 수준이 향상되면서 국민의 건강에 관한 관심 고조, 인구의 지속적인 증가와 평균수명 연장으로 인한 노령인구의 증가, 그리고 1989년 7월 1일부터 전국민 의료보험 실시로 의료수요가 계속 늘고 있다. 날로 증가하는 보건의료 수요에 대응하는 적정 서비스 공급과 이를 위한 의료인력의 확충은 국민복지 차원의 필수불가결한 요소이다.

하지만, 보건의료인력의 면허신고율이 매우 낮은 수준인데, 〈표 6-2-1〉과 〈표 6-2-2〉에서 보듯이 의료인 면허신고율 평균은 72.7%에, 의료기사 등의 면허신고율은 평균 47.9%에 불과하였다. 특히, 간호사와 의료기사 등의 면허신고율이 낮았으며, 보건의료인력의 면허, 자격 취득 이후 관리의 한계가 나타나고 있다. 향후 급증하는 보건의료 수요를 감당하기 위해서는 보건의료인력 양성과 수급이 중요하지만, 기존 보건의료인력의 유휴인력이 증가한다면 아무리 보건의료 관련 대학의 정원을 늘린다 해도 수요를 감당하기는 어렵다. 이에 따라 유휴 보건의료인력의 적극적인 활동을 유도하고 지원하는 방안을 검토해야 한다.

면허를 받은 보건의료인력의 현재 취업상황의 정보 부재, 자질 향상을 위한 보수교육의 낮은 이수율 등 보건의료인력의 면허관리체계가 부실한 실정이다. 이에 2009년 7월부터 면허자의 사후관리체계 마련을 위해 정부, 의료계, 학계 등에서 참여하는 협의체를 구성, 운영하고 있다. 그 결과 「의료법 시행령」 개정을 통해 의료인이 2014년 4월부터 3년을 주기로 보수교육 이수 후의 실태와 취업 상황 등을 신고하는 면허신고제도가 시행되었다. 이 제도가 시행된 후 1년간 일괄신고를 시행하였으며, 신규면허취득자는 면허발급일부터, 면허신고자는 면허신고일부터 3년마다 신고하는 정기신고체계로 전환하였다.

의료기사 직종 등은 2014년 11월부터 일괄신고를 시행하고, 간호조무사 자격신고제는 2017년부터 시행하였으며, 면허신고제를 통해 보건의료인력의 실태를 파악하고 보수교육을 강화하고 있다. 그동안 보건의료인력의 근무환경 개선, 전문성 제고, 인력 수급 등 종합적이고 효율적인 정책 수립에 어려움을 겪었던 것이 사실이다. 이에 보건복지부는 보건의료인력의 원활한 수급 및 근무환경 개선, 우수 보건의료인력 양성 등에 필요한 사항을 규정한 「보건의료인력지원법」을 시행(2019. 10. 24.)하였다. 이를 통해 실태조사, 종합계획, 보건의료인력정책심의위원회(2021년 1월 구성), 보건의료인력지원전문기관(2020년 12월 지정) 등 보건의료인력정책에 적합한 기반시설과 제도적 틀을 마련하여 보다 근본적이고 체계적인 정책 추진이 가능할 것으로 기대된다.

표 6-2-1 2020년 의료인 면허 신고 현황 (단위: 명, %)

구 분	면허등록자[1]	면허신고자[2]	미신고자	면허신고율
계	633,278	423,458	199,820	72.7
의사	134,033	92,532	41,501	69.0
치과의사	33,118	25,931	7,187	78.2
한의사	27,473	19,639	7,834	71.4
간호사	419,278	284,058	135,220	67.7
조산사	9,376	1,298	8,078	13.8

주: [1] 2020. 12. 기준. 보건복지부 면허등록대장 통계(사망자 제외).
[2] 자료: 각 의료인협회 면허신고센터.
출처: 보건복지부. 보건복지백서. 2020.

표 6-2-2 2020년 의료기사 등 면허 신고 · 접수 현황 (단위: 명, %)

구 분	면허등록자[1]	면허신고자[2]	미신고자	면허신고율
계	406,536	194,702	211,834	47.9
임상병리사	63,453	33,256	30,197	52.4
방사선사	48,593	30,926	17,667	63.6
물리치료사	75,714	46,215	29,499	61.0
작업치료사	20,292	11,359	8,933	56.0
치과기공사	36,579	12,700	23,879	34.7
치과위생사	88,422	30,312	58,110	34.3
보건의료정보관리사	27,637	6,807	20,830	24.6
안경사	45,846	23,127	22,719	50.4

주: [1] 2020. 12. 기준. 보건복지부 면허등록대장 통계(사망자 제외)
[2] 자료: 한국보건의료인국가시험원 면허신고시스템.
출처: 보건복지부. 보건복지백서. 2020.

2) 인적자원관리의 문제점

국내 보건의료인력 전반에 걸쳐 드러난 문제점은 다음과 같다.

첫째, 노동시장 측면에서 보건의료 분야의 비정규직 문제, 일 · 가족 양립 문제로 인한 보건의료인력 관리에 어려움이 있다.

둘째, 보건의료 측면에서 직역별 업무범위 갈등 및 종별 불균형, 과목 쏠림 현상이 증가하고 있다. 의사와 간호사, 의사와 한의사, 간호사와 간호조무사 등 각 직역별 업무범위로 인한 갈등과 관련 법 개정 등에 따른 각 직능단체별 갈등도 심하다. 또한, 여러 가지 의료환경과 보험수가 등의 영향으로 진료과목별 전문의 쏠림 현상이 매년 증가하고 있으며, 이로 인해 최근에는 외과계열 전문의 지원자가 매우 부족한 실정이다.

셋째, 교육체계 측면으로 양성과정에서 지도 · 감독하는 관리기관 및 교육평가 프로그램이 부족하고, 민간자격증으로 인한 서비스 질 하락이 우려된다. 양질의 보건의료인력 확보 및 교육 · 재교육 인프라 구축 등은 환자의 건강 수준과 직접 연계되므로, 시급하게 해결해야 한다.

우리나라는 보건의료인력 관련 종합적인 검토를 충분히 하지 못했을 뿐 아니라 직종별로 지적되는 각종 현안을 파악하기 위한 근거자료가 부족한 실정이다.

보건의료인력에 대한 포괄적 관리체계의 수립과 운영을 위해 중장기적으로 적정인력 수급을 위한 체계를 확보하고, 개별 직종별 현안(제도, 법, 근무형태, 근무문화 등)을 해결할 방안을 시급히 마련해야 한다.

2.3 인적자원관리의 환경 변화와 전망

1) 인적자원관리의 환경 변화

(1) 법률과 제도의 변화

보건의료 부문에는 공공의 이익 확보라는 명분으로 정부의 개입이 증가하고 있다. 특히 병원은 비영리조직으로서 일반 조직보다 정부의 통제를 더 많이 받고 있다. 이러한 정부의 개입은 법률이나 행정제도의 형태로 각종 조직의 인사관리에 큰 영향을 미친다.

대표적인 법률은 「의료법」, 「근로기준법」, 「남녀평등과 일 · 가정 양립 지원에 관한 법률」, 「파견근로자보호 등에 관한 법률」, 「산업안전보건법」, 「산업재해보상보험법」, 「최저임금법」, 「노동조합 및 노동관계조정법」, 「근로자참여 및 협력증진에 관한 법률」, 「노동위원회법」, 「기간제 및 단시간 근로자 보호 등에 관한 법률」, 「근로자퇴직급여보장법」 등이 있으며, 특히 인적자원관리 측면에서 해당 법령에 관심을 가지고 개정 사항에 따라 적절하게 대응해 나가야 할 것이다. 관련 법령이 많기도 하지만, 정부의 노사공동문화 추진에 따라 관계 법령이 직원(근로자) 중심으로 많이 개정되어 이에 대한 관리 대책이 필요하다. 관련 법령 위반 시 조직이나 기관장에 대한 페널티(과태료, 벌금 등)가 커지고 있고 직원들의 관련 법령에 대한 관심도와 요구사항도 높아지고 있다.

(2) 경제적 환경의 변화

경제란 인간의 생활에 필요한 재화나 서비스를 생산, 분배, 소비하는 모든 활동을 말하며, 더 나아가 그것을 통해 이루어지는 사회적 관계를 말한다. 이런 경제환경의 변화는 병원의 인사관리에 많은 영향을 미친다.

보건의료조직을 비롯한 경영 여건을 변화시키는 중요한 요인 중의 하나는 1990년대 이후 시장 특성의 변화이다. 즉, 대부분 시장이 판매자 중심에서 구매자 중심으로 변화하였다는 점이다. 이러한 변화에 따라 고객 중심 문화에 모든 조직의 역량이 집결되고 있다. 특히나 노동집약적인 보건의료서비스에서 고객 만족은 최우선시되고 있으며, 인력의 개발이나 역량도 그에 초점이 맞추어지고 있다. 이러한 현상은 보건의료서비스업에 종사하는 감정노동자들의 정신적 고통이 커지는 원인이 되고 있다. 이는 보건의료인력의 이직이나 사직 등에도 영향을 미치고 있다. 따라서 최근 병원들의 고객존중 조직문화에서는 환자와 보호자 등 외부고객 존중캠페인과 더불어 내부직원 간의 존중문화를 실천하기 위해 노력하고 있다.

(3) 노동시장 특성의 변화

최근 근로자 보호를 위한 각종 노동 관련 법령의 제·개정이 활발해지면서 노동시장에는 큰 변화가 불고 있다. 이러한 노동시장의 변화는 보건의료인력 관리에도 영향을 미친다.

「전공의 수련환경 개선 및 지위 향상을 위한 법률」(전공의 특별법)을 통한 전공의 주 80시간 근무제, 「근로기준법」 개정을 통한 주 52시간 근무제, 최저임금의 상승, 「파견근로자 보호법」 강화 등에 따라 보건의료시장은 큰 변화를 겪고 있다. 사례를 살펴보면 2015년 제정한 전공의 특별법으로 인한 전공의 수급 부족, 근무시간 단축을 해결하기 위해 별도의 임상의사나 병동전담의사 등을 채용하고 있으나, 현실적으로 의사인력을 수급하기는 여전히 어려운 실정이다. 2018년 시행한 주 52시간(법정근로 40시간 + 연장근로 12시간) 근무제에 따라 보건의료인력 수요는 많이 늘어났으나, 공급의 한계로 채용에도 어려움을 겪고 있다. 이외에도 여러 가지 노동시장의 변화는 즉시 보건의료인력 전반에 영향을 미치고 있으며, 이에 따른 인적자원관리에 어려움이 따른다.

(4) 기술의 발달

기술의 발달은 지식근로자에 대한 수요를 높이고, 고도기술 산업에 대한 취업 비중을 증가시키며 다양한 노동형태를 초래한다. 보건의료에서 의료영상저장전송시스템(picture archiving communication system, PACS), 전자의무기록(electronic medical record, EMR), 처방전달 시스템(order communication system, OCS)의 도입은 업무의 효율성을 가져오고 일부 보조 인력이 축소되기도 하였으나, 고도화된 전산정보기술을 유지 · 관리하기 위한 인력은 더욱 늘고 있다.

이외에도 무인수납시스템이나 무인주차시스템 등 기술의 발달은 경영혁신의 기회가 되고 있으며, 이로 인해 인력도 감축되었지만 다른 분야에서는 새로운 필요 인력이 나타나기도 한다. 기술 발달과 도입에 따라 적절한 인력에 대한 채용, 퇴직, 정원 조정 등 인적자원관리 차원에서 대응이 필요하다.

(5) 가치관의 변화

근로자 개인의 가치관 변화는 조직의 인사관리에 중요한 영향을 미친다. 개인의 가치관 변화는 조직과 개인의 심리적 계약관계에 변화를 초래한다. 오늘날 사회 전반에 일어나고 있는 개인의 가치관 변화를 살펴보면 다음과 같다.

첫째, 개인의 평등 욕구의 증대이다. 최근 입사하고 있는 MZ세대는 개인과 개인 간의 관계에서 과거의 수직적 관계보다는 수평적 관계에 대한 열망이 강하다. 그에 따라 조직문화는 민주성과 자율성, 공정성 등이 강화되고 있다.

둘째, 노동윤리관의 변화이다. 경제 수준이 높아짐에 따라 직무를 떠난 여가생활, 종교 및 친교활동에 부여하는 의미가 커지고 있다. 근로자들은 일 이외의 대상에서 자아실현을 추구하며, 보다 높은 수준의 욕구충족을 추구한다. 따라서 시간 외 수당 등 금전적 보상보다는 여가를 갖고 자신의 삶을 가꾸는 데 더 큰 비중을 두고 있다.

셋째, 근로자 개인들의 독특한 개성 추구 현상이다. 승진이나 임금 상승, 전문적 능력을 향상하거나 평생 고용을 원하기보다는 자신의 취미생활을 즐기면서 시간제근무 또는 자유계약자로서의 직장생활을 선호하는 경향도 늘고 있다.

넷째, 근로자들이 주관적으로 느끼는 공정성 의식에도 변화가 있다. 요즘 젊은 세대들은 능력에 따라 차별적으로 대접받는 것을 당연시하며, 과거의 사회적 태만행위는 용납하지 않으려고 한다. 따라서 인사관리에서도 집단보다는 개인의 중시, 개인화 직무설계, 공정한 평가제도 확립, 승진 및 보상기준의 재정립이 필요하다.

2) 향후 전망과 과제

(1) 보건의료인력의 확장

보건의료인력은 대부분 직역의 경우 '면허'라는 자격 제도하에 타 부문과 비교하면 경쟁이 제한됨으로써 배타적 시장의 독점 또는 과점의 성격이 있고, 면허를 부여하여 자격을 관리함으로써 면허 획득을 위한 교육에 장시간이 소요된다. 면허를 획득하면 평생 관련 분야에 종사하므로 인력 수급에 정부 차원의 관리가 지속되어야 한다.

또한, 면허를 취득했더라도 시장에서 주어지는 보상이 종사하는 일의 업무량에 비해 기대에 미치지 못하면, 시장 환경이 더 좋은 다른 시장으로 전직하거나 면허를 이용하지 않는 일에 종사할 수도 있다. 실제 의료서비스 제공의 주도자이면서 시장 장악력이 높은 의사의 경우 면허 대비 현직에 종사하는 비율(90% 이상)이 높지만, 약사(약 50%), 간호사(약 50%), 의료기사(직종에 따라 다르나 대부분은 50% 내외임) 등은 상대적으로 낮게 나타나고 있다.

보건의료인력의 확장은 보건의료 관련 학과의 정원 확대 등의 인력 수급 증가뿐만 아니라 기존 보건의료인력의 현장 복귀를 늘리는 것도 중요하다. 따라서 보건의료인력의 수급에 정부 차원의 지속적인 관리가 필요함과 더불어 이미 면허 및 자격을 부여받은 보건의료인력에 대한 지속적인 관리와 현업 활동률을 높이기 위한 대응방안도 마련해야 한다.

(2) 의료환경 및 보건사업 시스템 변화에 대응

보건의료 인적자원관리에서 중요한 점은 의료서비스에 대한 수요를 정확하게 분석하는 것이다. 이를 통해 의료서비스 분야의 시장 현상을 분석할 수 있으며, 미래의 의료서비스 시장의 변화를 예측할 수 있다.

의료서비스 수요에 영향을 미치는 요인을 파악하는 것이 중요한데, 일반적으로 의료수요에 미치는 영향요인은 크게 다섯 가지로 나눌 수 있다(표 6-2-3).

표 6-2-3 의료서비스 수요에 미치는 영향요인

구분	요인
인구통계학적 특성	연령, 성, 인구성장
경제 여건	보건복지, 개인의 경제 수준
건강상태 및 구조	질환(감염성, 만성), 새로운 질환
의료정책 및 제도	건강보험 적용인구와 급여범위, 의료비 부담, 진료비 지불방식, 건강증진 및 질병예방 프로그램
의료기술	새로운 진단 및 치료법 개발

또한, 보건의료인력의 국내 현황을 과거 대비 증가 및 감소 추세를 분석하고, 보건의료인력을 OECD 국가들의 지표와 비교함으로써 국내 수요를 추정할 수도 있다. 건강에 필요한 미래의 기술과 역량에 대한 평가가 보건의료인력 확보에 중요하고, 「보건의료인력지원법」 등 관련 법령을 통한 지속적인 모니터링과 지원 등도 필요하다.

보건의료인력의 직종별 면밀한 수급구조를 판단하고, 이를 토대로 장기적인 관점에서 필요한 의료인력을 확보할 수 있도록 중장기 이행안을 구축할 필요가 있다. 특히, 의료서비스 제공의 주도자 역할을 수행하는 의사의 경우 타 직종의 수급과 밀접한 관계가 있으므로 국민의 의료수요를 기반으로 적정공급량을 확보할 수 있는 계획을 시급히 수립해야 한다. 중장기 로드맵을 구축하기 위하여 보건의료인력에 대한 정교한 추계모형의 도출이 필요하다. 추계모형에는 인구의 변화, 예측되는 경제성장률 등 보건의료의 수급에 영향을 미치는 외생 변수를 반영해야 한다.

보건의료체계의 효율성 및 합리성 그리고 의료의 질 제고 등 우리가 추구하는 보건의료체계의 성패는 양질의 적정한 보건의료인력의 확보에 달려 있다. 따라서 최소 3년마다 각 직역별 인력현황에 대한 실태를 조사하고, 이를 토대로 5년 단위 중기인력계획을 만들도록 법제화할 필요가 있으며, 「보건의료인력지원법」 등 기존 관련 법령이 유명무실하지 않게 실행하는 것도 매우 중요하다.

또한, 지금까지 보건의료인력은 이론적 근거나 주요 선진국 사례를 가지고 수요치를 예측하거나 관리됐다. 그러나 앞으로 더욱 체계적이고 주기적인 보건의료인력 실태조사 등을 통한 실제 보건의료 현장의 데이터를 바탕으로 인력을 관리해야 한다. 실제 데이터에 근거하여 보건의료인력을 관리할 때 국민은 적정하고 질 높은 의료서비스에 만족하고, 합리적이고 효율적인 보건의료체계를 유지할 수 있을 것이다.

참고문헌

김상호, 정해식, 임성은, 김성아. OECD 국가의 복지 수준 비교 연구. 한국보건사회연구원. 2016.

문상식, 최만규, 김창태, 박종영. New 보건사업관리. 2판. 보문각. 2020.

보건복지부. 2019 보건복지백서. 제6장 보건의료정책. 2020.

보건복지부. 2020 보건복지백서. 제6장 보건의료정책, 2021.

보건복지부. 2020 보건복지통계연보 제66호. 2020.

신영석, 윤강재, 김소운, 이나경, 임재우, 이진형, 김진호. 보건의료인력 실태조사. 한국보건사회연구원. 2018.

안상윤, 권용현, 김석환, 신성목, 하호수. 현대병원인사관리. 제3판. 보문각. 2021.

기본문제

1. 한국 보건의료인력의 수급과 의료수요의 현황을 설명하시오.

3 보건예산관리

학습목표

- 정부의 예산 개념을 설명할 수 있다.
- 중앙정부 및 지방자치단체의 보건예산관리를 설명할 수 있다.

3.1 정부 예산의 개념

1) 재정과 예산

(1) **재정**: 가계와 기업과 더불어 국민경제를 구성하는 주체인 정부가 가계와 기업에서 거두어들인 조세 수입 등을 기반으로 공공재와 공공서비스를 제공하기 위해 지출 활동을 하는, 모든 부문의 경제활동을 통칭한다.

(2) **재정활동**: 정부가 수행하는 경제활동으로서 화폐단위로 표시되는 정부의 수입 · 지출활동을 의미한다.

(3) **예산**: ① (실질적 의미) 국가의 재정수요와 이를 충당하는 재원을 추정하여 작성한 특정 회계연도의 세입 · 세출에 대한 예정적 계산서이다. ② (형식적 의미) 「대한민국헌법」, 「국회법」 및 「국가재정법」에 따라 정부가 일정한 형식에 따라 편성하고 국회의 심의 · 의결을 거쳐 확정된 한 회계연도의 국가재정 계획이다.

(4) **기금**: 예산과 구분되는, 예산과 유사한 형식으로 편성하고 국회의 심의 · 의결을 거친다는 점에서 동일하나, 계획 변경이나 집행 절차 등에서 예산보다 넓은 재량권이 인정되는 재정수단이다.

2) 재정의 분류

우리나라 재정을 분류하면, 〈그림 6-3-1〉과 같다.

(1) **주체에 따른 구분**: 중앙정부 재정과 지방정부 재정으로 구분, 지방정부 재정은 지방자치에 기초한 자치단체의 재정 활동과 교육자치에 기초한 지방 교육재정을 포괄한다.

(2) **수단에 따른 구분**: 예산과 기금으로 나뉜다(표 6-3-1).

(3) **성격에 따른 구분**: 수입과 지출, 「국가재정법」에서 예산(일반회계 및 특별회계)의 수입은 세입, 지출은 세출로 규정함으로써 기금의 수입 · 지출 활동과 구분한다.

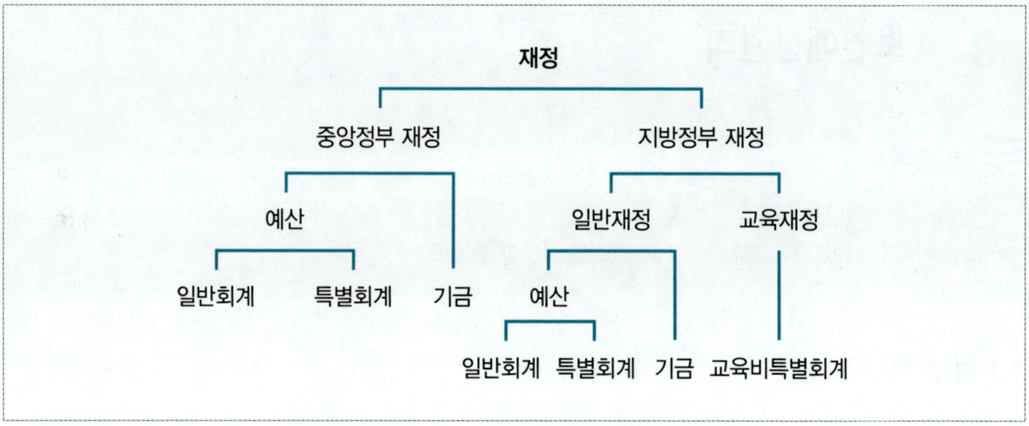

그림 6-3-1 한국 재정의 분류

출처: 국회예산정책처. 2021 대한민국 재정. 2021.

표 6-3-1 기금과 예산의 비교

구분	기금	예산	
		일반회계	특별회계
설치 목적	특정목적을 위해 특정자금을 신축적으로 운용(법률로써 설치)	국가 고유의 일반적 재정활동	특정사업 운영 특정세입으로 특정세출 충당
조달 재원	부담금, 이자수입, 정부출연금 등	일반 조세 수입	목적세, 부담금 등
수입, 지출 연계	특정수입과 지출사업 간 연계		
확정 절차	기금관리주체가 계획(안) 요구 기획재정부 협의 · 조정 국회 심의 · 의결로 확정	부처의 예산 요구 기획재정부가 정부예산안 편성 국회 심의 · 의결로 확정	
계획 변경	주요 항목 지출금액의 20% 이상 변경 시 국회 심의 · 의결 필요	이용, 전용, 이체예비비 예산 증감 시 추경예산 편성, 국회 심의 · 의결 필요	
결산	국회의 결산 심의와 승인		

3) 재정의 기능과 예산 법률주의

(1) **재정의 기능**: 자원 배분(효율성), 소득분배(형평성), 그리고 경제 안정 및 성장(경기 조절) 세 가지로 분류되는 재정 기능은 국민경제에서 재정이 수행하는 역할을 보여주고 있을 뿐 아니라, 재정 활동의 총체적 성과를 평가하는 기준이며, 개별적인 조세 정책과 재정지출의 타당성을 판단하는 준거가 되기도 한다.

(2) **예산 법률주의**: 재정과 예산은 「대한민국헌법」 제54조~제58조 등을 기본 근거로 「국가재정법」, 「지방재정법」 등 법률에 의거 편성되고 집행된다. 재정 및 예산 제도는 나라마다

다를 수 있다(표 6-3-2).

표 6-3-2 각국(미국, 영국, 일본)의 예산 제도

구분	미국	영국	일본
정부 형태	대통령제	의원내각제	의원내각제
예산 형식	예산법률주의	예산법률주의	예산비법률주의
회계연도	10월 1일~9월 30일	4월 1일~3월 31일	4월 1일~3월 31일
정부예산안 제출 기한	2월 첫째 월요일	세입예산안 - 3월 본세출예산안 - 4~5월	1월
심의 기간	2~6월	3~8월	1월말~3월 31일
예산 제출	의회	내각(재무 장관)	내각(재무성 장관)
예산심의-수정권한	예산 증액 및 삭감 가능	예산 삭감만 가능	세입 증액과 세출 삭감만 가능
예산 구조	연방펀드, 신탁펀드	통합국고자금, 국가대부자금, 기타기금	일반회계, 특별회계

4) 예산의 종류와 원칙

(1) 예산의 종류

국가 예산의 종류는 크게 다음 네 가지로 구분한다.

① **본예산**(「대한민국헌법」 제54조, 「국가재정법」 제32조): 당초 예산편성절차에 따라 정상적으로 성립된 예산

② **수정예산**(「대한민국헌법」 제56조, 「국가재정법」 제35조): 정부가 예산안을 국회에 제출한 후 국회의결 전에 수정한 예산

③ **추가경정예산**(「대한민국헌법」 제56조, 「국가재정법」 제89조): 예산이 성립된 이후에 생긴 사유로 인하여 변경을 가한 예산

④ **준예산**(「대한민국헌법」 제54조, 「국가재정법」 제55조): 국회에서 부득이한 사유로 회계연도 개시 전까지 예산안이 의결되지 못한 경우 편성하는 예산

추경예산 편성요건으로는 ① 전쟁이나 대규모 자연재해가 발생한 경우, ② 「재난 및 안전관리 기본법」 제3조에서 정의한 자연재난과 사회재난의 발생에 따른 피해, ③ 경기침체, 대량실업, 남북관계의 변화, 경제협력과 같은 대내외 여건에 중대한 변화가 발생하였거나 발생할 우려가 있는 경우, ④ 법령에 따라 국가가 지급하여야 하는 지출이 발생하거나 증가하는 경우의 네 가지를 들 수 있다.

(2) 예산의 원칙

① **예산통일의 원칙**: 모든 수입이 하나의 공통적인 일반재원으로 들어와서 모든 지출이 이루어져야 한다는 원칙, 특별회계와 목적세는 예외로 한다.

② **회계연도 독립의 원칙**: 회계연도의 경비는 그 연도의 세입 또는 수입으로 충당하여야 한다는 원칙, 이월, 계속비는 예외로 한다.

③ **예산총계주의 원칙**: 모든 세입 · 세출을 예산에 계상하여야 한다는 원칙, 수입대체경비, 전대차관 상환은 예외로 한다.

④ **예산의 목적 외 사용금지 원칙**: 예산이 정한 목적 이외의 경비에 사용하거나 계상된 금액 이상의 지출을 금지하는 원칙, 이용, 전용, 이체는 예외로 한다.

⑤ **예산 사전의결의 원칙**: 「대한민국헌법」 제54조 규정으로 예산은 집행에 앞서 국회의 의결을 얻도록 하는 원칙, 준예산, 재정상의 비상조치는 예외로 한다.

재정의 세원과 예산의 편성 및 집행 주체 등에 따라 〈표 6-3-3〉처럼 국가예산과 지방예산으로 구분된다.

표 6-3-3 국가예산과 지방예산의 차이점

제 목	국 가	지방자치단체
예산의 내용	예산총칙, 세입 · 세출예산 명시이월비, 계속비, 채무부담행위	국가와 동일
예산편성규정 (기준경비 등)	기획재정부 (3월 31일까지)	행정안전부장관 (7월 31일까지)
예산심의 확정	국회	지방의회
특별회계 설치	법률	조례
예산의 과목구분	법정(국가재정법)	법정(지방재정법)
예산의 전용	기획재정부장관	지방자치단체의 장

3.2 보건예산 관련 재정제도의 이해

1) 교부금

국가는 국세수입의 일부를 지자체 행정운영(지방교부세) 및 교육자치단체의 운영(지방교육재정교부금)에 필요한 재원으로 교부한다. 이러한 교부금은 일반지자체의 행정운영에 필요한 일반재원을 지원하고, 지자체 간 세원 분포의 불균형으로 인한 재정력 격차를 조정한다.

〈근거-기반 현장 사례: 국민건강증진기금 현황〉

급속한 고령화와 함께 감염성 질환에서 비감염성 질환으로 질병 양상이 변화함에 따라 이로 인한 질병부담에 정부는 적극 대응하고 있다. 그 정책과제의 하나로써 1995년 「국민건강증진법」을 제정하여 국가와 지방자치단체로 하여금 국민건강증진을 위한 교육홍보와 생활여건 조성, 질병예방서비스 개선 등 여러 가지 건강증진사업을 추진하도록 하였다. 건강증진사업 추진에 필요한 예산확보를 위하여 1997년 이 법에 근거하여 담뱃세를 재원으로 건강증진기금이 조성되었다. 법 제22조에서는 "국민건강증진사업의 원활한 추진에 필요한 재원을 확보하기 위하여 기금을 설치한다."라고 국민건강증진기금의 설치목적을 규정하고 있으며, 제25조에서는 기금사용의 범위를 규정하고 있다.

건강증진기금의 재원인 담배부담금은 제도 초기 궐련 20개비(1갑)당 2원에서 2002년에는 건강증진부담금으로 개칭함과 함께 궐련 20개비(1갑)당 150원으로 인상되었으며, 2005년에 궐련 20개비(1갑)당 354원, 2015년 궐련 20개비(1갑)당 841원으로 대폭 인상되었다. 건강증진기금은 기금의 조성 초기부터 2000년까지는 꾸준한 증가를 보였으나, 2001년 담배판매량 감소로 담배부담금이 줄어들며 기금수입의 총액이 다소 감소하였다. 그러나 담배부담금 증가에 따라 기금의 규모가 크게 증가하며, 2002년 수입이 5,000억 원을 넘게 되었고, 2005년에는 1조 원을, 그리고 2017년에는 3조 7,342억 원에 이르는 큰 규모로 성장하게 되었다.

이렇게 조달된 건강증진기금의 지출목적에 따른 비율을 보면, 건강보험 지원 목적으로 2002년 4,390억 원(82.2%), 2005년 9,250억 원(60.2%), 2014년 약 1조 190억 원(43.7%), 2017년 1조 9,940억 원(53.4%)으로 기금의 절반 이상을 차지하였다. 그 밖에 예방접종관리사업, 여유자금운용사업, 보건의료연구개발사업, 금연사업 순으로 예산이 사용되었는데, 금연사업에 2017년 기준 전체 기금의 3.9%만이, 또한 그 밖의 사업에 지출된 예산도 미미한 수준임을 알 수 있다.

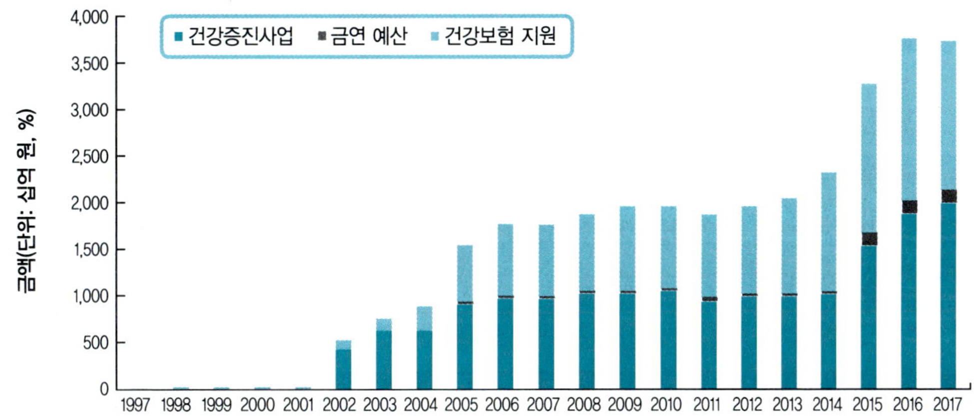

	1997	1998	1999	2000	2001	2002	2003	2004	2005	2006	2007	2008	2009	2010	2011	2012	2013	2014	2015	2016	2017
■ 건강증진사업	19	25	38	30	34	91	117	271	605	777	774	842	926	885	904	934	1,032	1,291	1,610	1,736	1,594
■ 금연 예산		1	1	2	4	8	7	8	26	32	31	31	28	25	25	23	23	22	148	137	147
■ 건강보험 지원						439	645	626	925	966	968	1,024	1,026	1,063	957	1,007	999	1,019	1,519	1,891	1,994

출처: 김주영 등. 국민건강증진기금 현황. 보건행정학회지 2017;27(4):366-371.

2) 국고보조금

국고보조금은 「보조금 관리에 관한 법률」 규정에 의거 국가위임사무, 국가시책사업 등 용도와 조건이 지정되어 특정목적 재원으로 사용범위를 정하여 경비의 일부 또는 전부를 지원하는 돈이다.

(1) 법적 성격

보조금에 관한 일반적인 사항을 규정한 일반법적 성격과 보조금에 대한 예산편성 및 교부절차 등을 규정한 절차법적 성격이 있고(법 제1조, 제3조), 법적으로 ① 좁은 의미의 보조금, ② 부담금(負擔金), ③ 급부금(給付金)을 포괄하는 개념(법 제2조) 등이 있다.

(2) 보조금의 종류

보조금법에서는 보조금의 종류를 명시하고 있지 않으며, 예산편성실무에서 활용되는 분류는 다음과 같다.

① **지원방식**: ⓐ 정액보조, ⓑ 정률보조, ⓒ 수지차보조

② **지급대상**: ⓐ 민간보조, ⓑ 자치단체보조

③ **지원내용**: ⓐ 경상보조, ⓑ 자본보조

(3) 주요 보조금의 유형

우리나라 정부의 예산편성 관련 기준, 「예산안 편성 및 기금운용계획 작성지침」에 따르면, 민간경상보조(320-01목), 민간자본보조(320-07목), 자치단체경상보조(330-01목), 자치단체자본보조(320-03목) 등이 주요 보조금 유형이다.

3) 지방재정조정제도

일반지방재정에 대한 재원 이전은 중앙정부가 지방자치단체에 이전하는 지방교부세 및 국고보조금과 광역자치단체가 기초자치단체에 이전하는 시 · 도비 보조금 및 조정교부금으로 구성된다. 일반지방재정에 대한 재원 이전의 추이는 〈표 6-3-4〉와 같다.

지방자치단체의 재정자립도(자체수입/자치단체 예산규모 × 100)는 2020년 기준 45.16%로, 충북, 강원 등 상당수 지자체가 30% 미만의 재정자립도를 보이고 있다. 지방자치단체의 부족한 재정은 교부금이나 국고보조금으로 주로 충당하여 지방자치제 도입에도 불구하고 재정분야의 독립성은 취약하다.

4) 예비비

(1) 예비비의 정의

예산의 사전의결 원칙에 대한 예외로서 예측할 수 없는 예산 외의 지출 또는 예산초과지출에 충당하기 위하여 세입세출예산에 계상하는 예산이다.

표 6-3-4 일반지방재정에 대한 재원 이전 추이(총계 기준) 단위: 조원, %

구분			2015	2016	2017	2018	2019	2020
총계예산(A+B+C)			270.4	290.7	304.5	324.5	357.7	345.0
자체재원(지방세+세외수입)(A)			91.2	96.7	102.6	108.0	114.0	118.6
의존재원	의존재원 합계(B)		134.4	140.9	146.8	163.6	194.7	184.6
	중앙 → 지방	소계(a)	112.5	117.4	127.2	136.8	164.3	155.9
		지방교부세	34.2	37.3	43.4	47.9	56.2	49.4
		국고보조금	78.3	80.1	83.8	88.9	108.1	106.5
	광역 → 기초	소계(b)	21.9	23.4	19.6	26.8	30.4	28.7
		자치구 조정교부금	4.4	4.9	5.5	5.7	6.1	5.4
		시 · 군 조정교부금	5.2	5.6	6.1	6.0	6.7	5.6
		시 · 도비 보조금	12.3	13.0	13.9	15.1	17.6	17.8
기타(지방세+보전수입등 및 내부거래)(C)			44.7	53.2	47.6	50.9	59.0	41.8
총계예산 대비 비중		중앙 → 지방(a)	41.6	40.4	41.8	42.2	44.7	45.2
		광역 → 기초(b)	8.1	8.0	6.4	8.3	8.3	8.3
		의존재원(B)	49.7	48.5	48.2	50.4	53.0	53.5

출처: 국회예산정책처. 2021 대한민국 재정. 2021.

(2) 예비비의 이용 제한

국회의 예산심의권에 대한 예외임을 고려하여 예측가능성, 시급성, 보충성을 충족하는 경우에만 집행할 수 있다.

(3) 예비비의 법적 근거

* 「대한민국헌법」 제55조 ② 예비비는 총액으로 국회의 의결을 얻어야 한다. 예비비의 지출은 차기 국회의 승인을 얻어야 한다.
* 「국가재정법」 제22조(예비비) ① 정부는 예측할 수 없는 예산 외의 지출 또는 예산초과지출에 충당하기 위하여 일반회계 예산총액의 100분의 1 이내의 금액을 예비비로 세입세출예산에 계상할 수 있다. 다만, 예산총칙 등에 따라 미리 사용목적을 지정해 놓은 예비비는 본문의 규정에 불구하고 별도로 세입세출예산에 계상할 수 있다.

(4) 예비비 종류

일반회계 예비비와 특별회계 예비비가 있고, 일반회계 예비비는 일반적인 국가 활동에서 예측할 수 없는 소요에 충당하기 위한 경비인 일반예비비와 재해대책, 인건비 및 환율변동 등 특정 목적에 충당하기 위한 경비인 목적예비비로 구성된다.

3.3 한국 보건예산의 현황 및 특성

1) 보건예산의 예산과정

보건예산도 다른 분야와 기본적으로 동일한 재정구조와 동일한 예산과정을 거친다. 즉, 우리나라의 예산은 편성, 심의, 집행, 결산 과정이 주기적으로 반복되는 과정을 거친다(그림 6-3-2). 예산안 편성권은 행정부에, 심의 · 확정권은 국회에 부여(「대한민국헌법」 제54조)되어 있다.

정부의 예산안의 세부 편성과정은 「국가재정법」 제2장 제2절의 예산안의 편성에 규정되어 있으며, 기본적으로 정부의 예산안 편성(중기 재정계획 수립, 재정 분담방안 결정, 중앙관서별 소요예산안 마련), 정부의 예산안 국회 제출과 국회 예산심의, 국회 의결과정을 거친다.

우리나라의 회계연도는 역년과 동일하게 1월 1일에 시작하여 12월 31일에 종료되며, 국회는 회계연도 개시 30일 전(12월 2일)까지 예산안을 의결해야 한다.

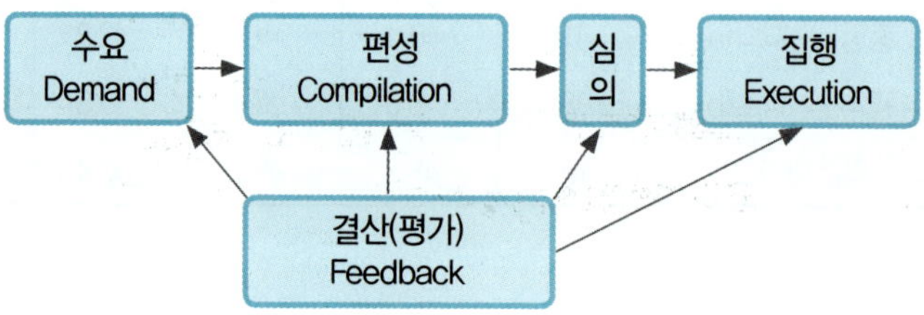

그림 6-3-2 예산 편성 및 집행 과정

2) 보건복지부의 예산 현황

중앙관서의 하나로서 우리나라 보건정책을 관장하는 보건복지부의 '보건'부문에 대한 예산은 2020년 기준으로 15조 3,957억 원이고 전체 예산 89조 316억 원의 17.3%이며, 세부적으로는 보건의료 4조 9,345억 원, 건강보험 10조 4,612억 원이다. 건강보험을 제외한 순수 '보건의료'에 대한 예산 비중은 보건복지 전체 예산의 4.1% 수준이다(표 6-3-5).

3) 지방자치단체(시 · 도 및 시 · 군 · 구) 보건예산 현황

지방자치단체 재정 규모는 매년 증가하고, 2016년 250조 원에 비해 2020년 재정규모는 345조 원으로 약 95조 원(16년 대비 38% 증가) 늘어났고, 전년 대비 증가하는 재정규모 또한 크게 늘어나는 추세이다. 전체 세출예산액 중 보건분야예산 지출비는 약 2%로 2016년 이후 2020년까지 변동이 없다.

표 6-3-5 보건복지 예산 현황: 2016-2020 단위: 억원, %

구 분	2016		2017		2018		2019		2020	
	예 산	구성비	예 산	구성비	예 산	구성비	예 산	구성비	예 산	구성비
계	562,211	100.0	585,333	100.0	632,869	100.0	728,103	100.0	890,316	100.0
〈사회복지〉	461,077	82.0	485,796	83.0	529,062	83.6	611,994	84.1	736,359	82.7
기초생활보장	92,022	16.4	98,894	16.9	101,235	16.0	110,102	15.1	138,856	15.6
취약계층 지원	22,336	4.0	23,568	4.0	24,709	3.9	28,853	4.0	33,700	3.8
공적연금	192,509	34.2	201,984	34.5	218,790	34.6	237,793	32.7	274,129	30.8
보육 · 가족 및 여성	54,240	9.6	55,115	9.4	62,967	9.9	81,498	11.2	108,994	12.2
노인 · 청소년	92,304	16.4	98,206	16.8	110,385	17.4	140,833	19.3	167,257	18.8
사회복지일반	7,666	1.4	8,029	1.4	10,976	1.7	12,916	1.8	13,423	1.5
〈보건〉	101,134	18.0	99,537	17.0	103,807	16.4	116,109	15.9	153,957	17.3
보건의료	23,274	4.1	23,726	4.1	24,373	3.9	25,921	3.6	49,345	5.5
건강보험	77,860	13.8	75,811	13.0	79,434	12.6	90,187	12.4	104,612	11.7

출처: 보건복지부. 2020 보건복지통계연보. 2021.

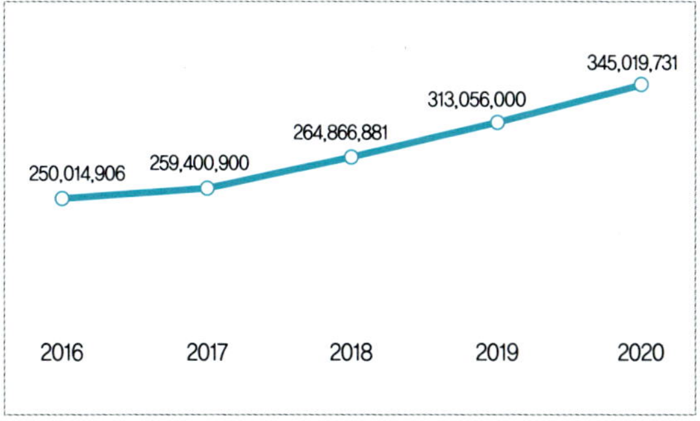

그림 6-3-3 전국 지방자치단체 예산액 추이 (2016~2020)

지방자치단체 예산 총규모(일반회계+특별회계)
출처: 행정안전부. 지방재정365. 2021.

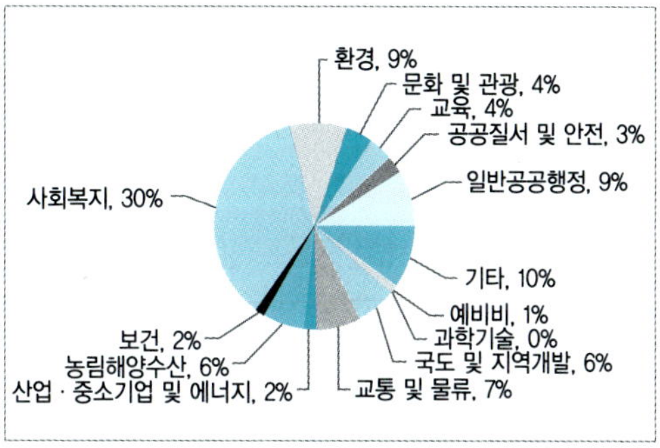

그림 6-3-4 2020년 지방자치단체 세출 예산 구성

출처: 행정안전부. 지방재정365. 2021.

3.4 보건예산의 집행

1) 중앙정부의 예산 집행과정

중앙정부 예산 집행과정은 예산 배정, 내부 예산 재배정, 지출원인행위, 지출로 구성된다.

(1) 예산 배정

예산 배정이란 중앙예산기관이 일선 부처가 사용할 수 있는 예산의 한도를 정해주는 작업으로, 각 행정부처에 지출할 수 있는 권한을 부여하는 행위를 의미한다.

(2) 예산 재배정

각 행정부처의 장이 실무부서에 지출을 할 수 있는 권한을 부여하는 것으로, 지출원인행위와 지출 시기를 조정하기 위함이다.

(3) 지출원인행위

예산 집행은 통상 계약 체결 또는 재화 주문이라는 형태로 이루어지는데, 궁극적으로 지출하게 하는 원인행위를 하는 것이다.

(4) 지출

지출원인행위 이후에 실질적으로 계약 체결 당사자에게 계좌 이체 또는 현금 지급 행위가 수반된다.

2) 예산집행과정의 신축성과 통제

(1) 예산의 이용

기관, 장(분야), 관(부문), 항(프로그램) 등 입법과목 간의 예산 융통(국회의 승인 또는 재정당국의 승인 필요)을 의미한다.

(2) 예산의 전용

세항(단위사업), 목 등 행정과목 간의 예산 융통(원칙적으로 재정당국의 승인 필요)을 의미한다. 현재 일정한 범위 내에서 자체 전용할 수 있도록 각 부처에 위임하고 있다.

(3) 예비비

예측할 수 없는 지출 또는 초과지출 소요 발생 시 일반회계 총액의 1% 수준을 계상하여 사용한다.

3) 이용 · 전용 및 이체 · 이월

(1) 이용

입법과목[기관 및 각 장(분야) · 관(부문) · 항(프로그램)] 상호 간 예산을 변경하여 사용하는 것으로, 원칙적으로 국회 의결이 필요하다, 다만, 예산집행상 필요에 따라 미리 예산(예산총칙 제10조)으로서 국회의 의결을 얻은 경우에는 행정부 자체로 이용 가능하다.

(2) 전용

동일 항(프로그램) 내에서 행정과목인 각 세항(단위사업) 또는 목의 금액을 상호 변경하여 사용, 기획재정부장관의 승인을 얻거나, 기획재정부장관이 정하는 범위 내에서 자체 전용, 세출예산집행지침에서 광범위하게 위임하고 있다. 단, 봉급, 수당, 복리후생비 등 인건비는 타 비목으로 전용하는 것을 제한하고 있다.

(3) 이체

정부조직 등에 관한 법령의 제정 · 개정 또는 폐지로 직무와 권한에 변동이 있을 때 예산이 정한 기관 간 또는 기관 내 예산을 상호 변경하여 사용한다.

(4) 이월

세출예산 중 연도 내 미지출액을 당해연도를 넘겨 다음연도에 지출하는 것으로, 회계연도 독립의 원칙의 예외조항, 이월의 종류는 다음과 같다.

① **명시이월**: 명시이월비는 '예산의 형식'으로 계속비 등과 함께 『예산총칙』에 포함하여 국회의 의결을 받아야 한다.

② **사고이월**: 연도 내에 지출원인행위(계약 등)를 하였거나, 불가피한 사유로 연도내에 지출하지 못한 경비를 다음연도에 넘겨 사용할 수 있게 하는 제도이다.

③ **경상적 경비(기본경비) 이월**: 기본경비의 이월범위는 각 중앙관서의 기본경비(각 기관 또는 시설의 유지 · 운영에 소요되는 경비) 총액의 100분의 15이다.

④ **계속비 이월**: 계속비는 총액을 이미 국회의결을 얻어 계속 사업으로 집행하는 예산이므로, 그 연부액 중 미지출 경비는 당해 사업이 완성되는 연도까지 이월 가능하고, 계속비 사업연도까지 체차로 이월 가능하다.

참고문헌

국회예산정책처. 2021 대한민국 재정. 2021.

국회예산정책처. 주요국의 재정제도. 2016b.

기획재정부. 2021년도 예산 및 기금운용계획 집행지침. 2021.

김주영, 이주은, 박은철. 국민건강증진기금 현황. 보건행정학회지 2017;27(4):366-371.

보건복지부. 2020 보건복지통계연보. 2021.

행정안전부. 2021년도 지방자치단체 예산편성 운영기준 및 기금운용계획 수립기준. 2020.

행정안전부. 지방재정365. 2021. Available from: URL: https://lofin.mois.go.kr/websquare/websquare.jsp?w2xPath=/ui/portal/theme/vslz/sd006_th001_01.xml.

기본문제

1. 예산 법률주의의 의미와 한국의 재정구조 및 편성단계를 설명하시오.

심화문제

1. 한국의 전체 재정 규모에 대비한 보건예산의 특성을 설명하시오.

4 보건사업의 물류 및 구매관리

학습목표

- 보건사업조직의 물류관리에 대한 개념을 설명할 수 있다.
- 보건사업조직의 구매관리에 대한 개념을 설명할 수 있다.
- 보건사업조직의 최신 공동물류시스템의 개념을 설명할 수 있다.

4.1 보건사업의 물류관리

1) 물류의 개념

(1) 한국에서의 물류 개념

① 「물류정책기본법」 제2조(정의)

물류(物流)란 재화가 공급자로부터 조달 · 생산되어 수요자에게 전달되거나 소비자로부터

회수되어 폐기될 때까지 이루어지는 운송 · 보관 · 하역(荷役) 등과 이에 부가되어 가치를 창출하는 가공 · 조립 · 분류 · 수리 · 포장 · 상표부착 · 판매 · 정보통신 등을 말한다.

② 위키백과

물류(distribution)란 원래 물적유통(physical distribution)의 줄임말이었으나, 그 의미가 확장되어 물품의 시간(time)적 가치와 공간(place)적 가치를 창출하는 제반 경제활동을 말한다.

③ 매경시사용어사전

물류란 생산자로부터 소비자까지의 물(物)의 흐름을 가리킨다. 물류는 소유의 효용을 만족시켜주는 거래를 제외한 장소와 시간의 효용을 창출하는 부분으로 정의를 내리고 있다. 구체적으로 생산된 상품을 수송 · 하역 · 보관 · 포장하는 과정과 유통가공이나 수송 기초시설 등 물자유통 과정을 모두 포함한다. 또한 통신기초시설과 정보망 등 정보유통 개념도 모두 여기에 들어간다. 물류는 따라서 수송기초시설, 통신기초시설 등 국가기관 산업활동과 관련된 부분과 기업이 자체적으로 관리할 수 있는 수송, 보관, 하역, 포장, 유통, 가공, 정보기능을 총체적으로 나타내는 말이다.

④ 한국생산성본부의 개념

유형재의 공급자에서 수요자에 이르는 공간적, 시간적 간격을 극복하는 물리적인 경제활동을 말하며, 구체적으로는 운송, 보관, 하역, 포장, 유통가공 및 정보라는 여러 활동의 유기적 구성으로 이루어져 있다.

⑤ 대한상공회의소의 개념

생산과 소비 간에 존재하는 장소적, 시간적인 거리를 연결하는 활동으로 물류기능 중 수송, 보관, 하역, 포장, 유통가공의 5대 기능으로 보며, 이를 토털시스템화하기 위해서는 정보시스템이 필수적이다.

(2) 외국에서의 물류 개념

① 미국마케팅협회(American Marketing Association, AMA, 1948)

물적유통이란 생산단계로부터 소비 또는 이용단계에 이르기까지의 재화 이동 및 취급을 관리하는 것을 말한다. 물적유통에는 물자유통 이외에 정보유통이 포함한다.

② 국가물류관리협의회(National Council of Physical Distribution Management, NCPDM, 1960)

완제품을 소비자에게 이동시키고 원자재를 생산라인까지 이동시키는 것을 말한다.

③ 미국 로지스틱스관리협의회(National Council of Logistics Management, NCLM, 1985)

원자재의 조달에서부터 생산과정을 거쳐 완제품이 최종 소비지점에 이르기까지의 원자재와 중간제품 및 완제품의 효율적인 물자 흐름을 계획하고, 이행하고, 관리하기 위한, 하나 또는 두 가지 이상의 활동의 통합이다.

④ 마케팅핸드북(Marketing Handbook)

마케팅핸드북에서는 "물류란 광의로 보아 재화 및 서비스가 최초의 생산자로부터 최종 소비자에 이르기까지의 물리적인 흐름과 관련된 활동이며, 그 재화 및 서비스를 잠재사용자에게 필요한 시간과 장소에 전달하는 데 중요한 역할을 수행한다. 그리고 물류는 재화의 소유권 이전을 취급하는 물류활동과 연관되면서 국내외 유통활동에서 중요한 분야를 차지하고 있다."라고 그 이전의 정의와는 달리 수정된 정의를 하고 있다. 마케팅핸드북의 용어 정의는 판매물류뿐 아니라 원재료의 조달물류도 포함하는 동시에 국제물류(國際物流)까지 그 범위를 확대하고 있다는 데 그 의의가 있다.

⑤ 보워삭스 등(Bowersox DJ et al.)의 정의

현재 물류이론을 선도하는 미시간주립대학교 보워삭스 교수, 시카고대학 스미케이 교수와 오하이오주립대학 라 론다 교수는 공동저서인 『물류관리(Physical Distribution Management)』에서 "물류란 제조 면에서의 노력이 판매의 최종 목표에 합치되도록 필요한 측면적 원조를 행하는 활동으로서 제품을 적절한 가격에, 적절한 장소에 공급하는 데 목적이 있다. 이를 위해서는 창고의 장소, 수송방법, 보관방법 및 통신 등의 적절한 조합이 필요하다."라고 설명하고 있다.

(3) 물류활동의 원칙

① 3S1L의 원칙

모든 조직에서는 소비자(consumer) 또는 사용자(user)에게 필요한 물품을 필요한 장소에 필요한 시기에 적정한 가격으로 전달하는 신속성(speedy), 정확성(surely), 안정성(safely), 경제성(low)을 모두 고려하는 것을 원칙으로 한다.

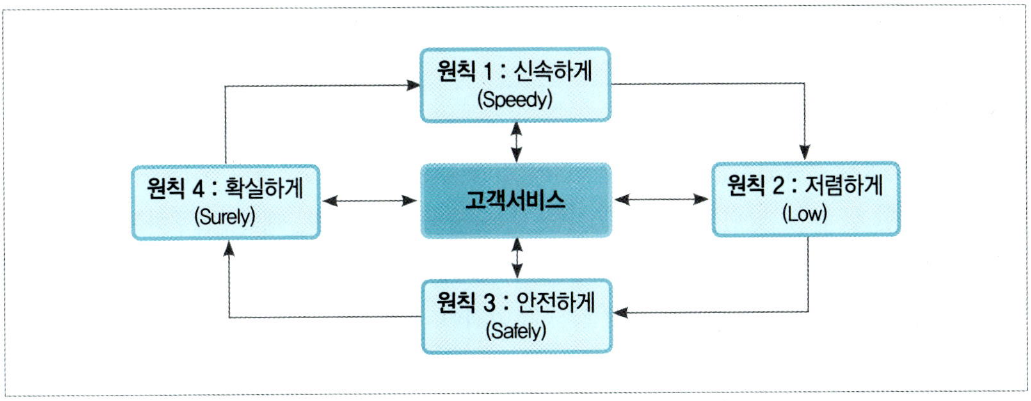

그림 6-4-1 3S1L의 원칙

출처: Bowersox DJ et al. Physical Distribution Management: Logistics Problems of the Firm. New York: The MacMillan Company. 1968.

② 7R의 원칙

적절하다는 말의 의미는 바로 고객이 요구하는 서비스를 잘 실행하기 위해서는 하역, 포장, 보관, 수송, 정보, 유통가공 등 물류 하부시스템을 적절하게 통합하는 작업이 필요한 것을 말한다. 즉, ⓐ 적절한 상품(right commodity), ⓑ 적량(right quantity), ⓒ 적절한 품질(right quality), ⓓ 적시(right time), ⓔ 적정 가격(right price), ⓕ 좋은 인상(right impression), ⓖ 원하는 장소(right place)의 7개 조건을 모두 충족해야 한다.

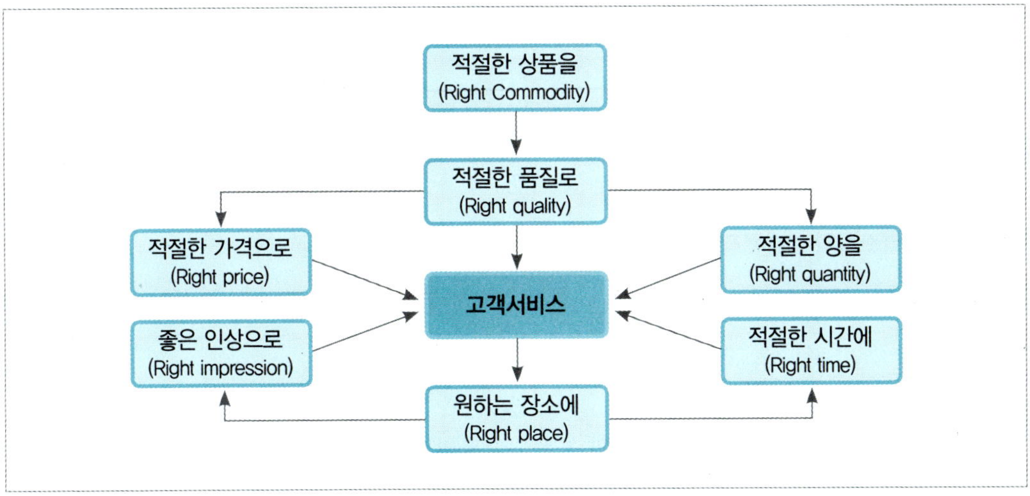

그림 6-4-2 7R의 원칙

출처: Bowersox DJ et al. Physical Distribution Management: Logistics Problems of the Firm. New York: The MacMillan Company. 1968.

2) 보건사업조직의 물류관리

(1) 보건사업조직의 물류관리 개념

보건사업조직의 물류관리는 국민들의 건강증진을 위해 보건사업조직의 모든 부서에서 소비자에게 필요한 물품 및 장비들을 사전조사를 통해 시장조사, 입찰, 계약, 발주하는 과정으로, 물품 및 장비 선정, 소요 판단, 구매, 저장, 분배, 처분 등의 기능을 통해 합리적, 최적화하여 물류비를 절감하고, 고객을 더 만족하게 하는 과학적인 관리기술이라고 할 수 있다.

(2) 보건사업조직의 물류관리 목적

보건사업조직의 물류관리의 목표는 다음과 같다.

① 물류의 구매에서 처분까지의 전 과정의 관리, 통제

② 물류관리에 가치분석(value analysis), 원가분석(cost analysis), 소모실적분석 등의 관리기법의 적용

③ 통제 및 비용 절감을 위한 구매기능 일원화

④ 진료의 질 저하 및 물자의 낭비를 방지하기 위한 물자 소모의 표준화 및 소모실적 평가제도의 도입

⑤ 사용부서별, 청구 및 불출 절차 등의 통일

⑥ 재고의 최소화

⑦ 사용부서에 물자의 청구, 소비, 교환방법, 불출방법 등 필요한 정보 제공

⑧ 신중한 구매자로서의 자질 구비

⑨ 각 부서별로 불출된 자산에 대해서는 재고관리, 소모, 기장 등 모든 물자관리 기능을 해당 부서장에게 위임하고 추후 관리

(3) 보건사업조직의 물류관리 절차

물품의 취득, 보관, 사용, 처분 등을 규정함으로써 물품의 효율적이고 적정한 관리를 도모한다.

① **취득**

물품수급관리계획: 매년 해당연도의 물품수급관리계획을 수립하여 제출, 정수관리 물품을 대상으로 계획을 세운다.

② **보관**: 수납, 출납, 보존, 저장, 정비 등을 포함한다.

③ **사용**: 물자 절약, 관리 전환, 양여, 대부, 출자 등을 포함한다.

④ **처분관리**: 불용 결정, 감정, 매각, 폐기 등을 포함한다.

평면적		입체적
취득	정수책정 · 배정, 수급관리계획, 내 · 외자구매 등	수급관리
↓		↓
보관	수납, 출납, 보존, 저장, 정비 등	재고관리
↓		↓
사용	물자절약, 관리전환, 양여, 대부, 출자 등	재물 · 활용
↓		↓
처분	불용결정, 감정, 매각, 폐기 등	불용처분

그림 6-4-3 물품관리과정

출처: 이정희. 무선인식시스템을 적용한 공공기관 물품관리시스템 개선방안 연구. 서울시립대학교 도시과학대학원 석사학위논문. 2005.

3) 보건사업조직의 입고 및 보관관리

보건사업조직에서 필요한 물품을 취득한 후 보관하고 관리하는 것 역시 중요한 물자관리의 한 부문이다. 필요한 물자의 구입이 끝나면, 구입할 물자를 어떻게 보관, 관리, 분배할 것인가에 대하여 고려해야 한다. 연간 사용량과 재고 수준을 조사하여 물자의 보관, 관리비용의 절감 방안을 모색하여야 한다. 재고관리의 핵심적인 기능은 필요한 때에 필요한 만큼의 자재가 공급될 수 있도록 적정 재고량을 보유하는 데 있다.

구매한 물류를 합리적으로 보관, 관리하기 위해서 준수해야 할 사항은 다음과 같다.

① 보관위치를 쉽게 식별할 수 있도록 한다.

② 구매한 물류의 보관은 종류별, 규격별로 분류하여 공간 활용을 최대화한다.

③ 출고 시에는 선입 · 선출법을 준수한다.

④ 수불카드의 정리는 합리적으로 한다(일별, 월별, 정리).

구매한 물류를 보관할 때 보관창고의 관리를 중앙화하는 방법과 분산화하는 방법이 있다. 창고관리의 중앙화란 창고관리 전담부서에서 물자의 입 · 출고 및 재고관리 등 모든 창고관리업무를 담당하는 것을 말하며, 분산화란 각 사용부서별로 창고를 관리하며, 각 창고의 입 · 출고 및 재고관리 및 이에 대한 사무처리 등을 각 부서장이 책임지는 것을 말한다.

4) 보건사업조직의 물품의 종류

(1) 비품

내용연수가 1년 이상인 물품으로서 소모성 물품에 속하지 아니하는 물품

(2) 소모품

① 한번 사용하면 원래의 목적에 다시 사용할 수 없는 물품(예: 약품, 유류, 수선용 재료 등)

② 내용연수가 1년 미만으로 사용에 비례하여 소모되거나 파손되기 쉬운 물품(예: 시험용품, 사무용품, 공구 등)

③ 다른 물품의 수리, 완성 제작(생산)하거나 시설공사에 투입 사용됨으로써 그 본성을 상실하는 물품(예: 수리용 부속품, 생산원료, 재료 등)

④ 내용연수가 1년 이상이며 취득단가가 10만 원 이하의 물품으로 사용에 비례하여 소모되거나 파손되기 쉬운 물품

4.2 보건사업조직의 구매관리

1) 구매 및 구매관리의 개념

(1) 구매의 개념

구매는 단순히 필요한 자원을 구입하는 것이 아니라 기업이 경영활동을 하는 데 필요한 자원들을 외부의 공급자로부터 적정품질 · 적정수량을 적정 시기에 유리한 가격으로 전략적으로 구입하는 전 과정이다.

(2) 구매의 3요소

① **품질**(Q, quaility): 분석력(물품 사양, 해당 법률), 시장조사능력(공급업체, 산업)

② **비용**(C, cost): 협상력(단가 협상), 분석력(협상금액의 적합성 분석)

③ **납기**(D, delivery): 분석력(최적 납기 일정을 위한 공급업체 제작 시기, 현장 투입 시기)

2) 보건사업조직의 구매관리

보건사업조직이 생산활동을 원활히 할 수 있도록 해당 부서에서 요구하는 진료에 필요한 약품이나 진료소모품 등 자원을 품질, 비용, 납기에 맞게 조절하여 적절한 공급자부터 필요한 수량만큼 구입할 수 있도록 계획, 실행. 평가, 통제하는 과정을 말한다. 특히 확장된 개념은 보건

사업조직에서 내부 고객과 이해당사자들의 요구사항을 분석한 후 공급자로부터 필요한 자원교환을 통하여 조직이 추구하는 가치가 증대되도록 관리하는 것이다.

(1) 보건사업조직의 구매관리 기능

보건사업조직의 물품을 구분하는 첫 단계부터 구매계획, 구입처 발굴과 선정, 거래조건 협정, 발주관리, 가격관리, 원가절감 활동, 납기관리, 품질관리, 매입관리, 구입처관리, 리스크관리, 구매업무 규정의 정비 등 전 과정이 포함된다.

(2) 보건사업조직의 구매관리 필요성

① 진료에 필요한 약품이나 진료소모품 등을 적시에 공급할 필요가 있다.
② 원가 절감(cost saving) = 단가 절감(cost reduction) + 원가 회피(cost avoidance), 원가 통제(cost containment)가 필요하다.
③ 공급업체와 공존공영의 관계를 구축할 필요가 있다.
④ 보건사업조직의 원활한 경영활동을 지원할 필요가 있다.
⑤ 보건사업조직의 이익 적정화에 공헌할 필요가 있다.
⑥ 공급업체의 각종 정보 채널을 활용할 필요가 있다.
⑦ 수가에 대한 정밀한 조사로 적정한 원가에 구입할 필요가 있다.

(3) 보건사업조직의 구매관리 기본원칙

① 효과적인 관리와 감독이 이루어져야 한다.
② 건전한 구매가 이루어져야 한다.
③ 효과적인 구매시스템을 수립하여 모든 구매업무를 표준화 및 단순화해야 한다.
④ 재고품목수는 최소화하여야 한다.
⑤ 결과 지향적인 구매관리가 이루어져야 한다.
⑥ 구매정책과 구매절차 등을 세밀하게 명문화하여 누가 구매관리를 담당하더라도 혼란이 야기되지 않아야 한다.
⑦ 물자관리 기능이 전문화되어 견제와 균형이 이루어져야 한다.

(4) 보건사업조직의 구매업무 프로세스

보건사업조직의 구매업무 프로세스는 구매의뢰서 작성과 접수, 구매 품의, 계약 순으로 진행된다.

① 구매 요청: 진료에 필요한 약품이나 진료소모품 등 타 부서와 협업 또는 자체 계획

② 공급업체 물색: 기존 공급업체 또는 신규 공급업체 발굴
③ 비교분석을 통한 최적의 공급업체 선정
④ 가격 및 기타 제반조건 협상
⑤ 계약 체결
⑥ 구매 요청(purchase request, PR) 및 구매 발주(purchasing order, PO)
⑦ 납품 및 납기 확인
⑧ 진료에 필요한 약품이나 진료소모품 및 품질 검사/검수
⑨ 인수 및 대금 결제
⑩ 계약 종료

(5) 보건사업조직의 구매 방식

① 입찰자재
㉠ 시장에 다수의 공급자가 존재하므로 경쟁입찰을 통해 원가절감 가능
㉡ 업체를 선정하여 견적 접수(전자입찰 /밀봉입찰)

② 단가계약자재
㉠ 시장에 소수의 공급자가 존재하므로 특정기간의 물량을 기준으로 할인을 받아 특정업체와 공급계약
㉡ 계약된 업체와 계약 단가로 구매품의 및 계약(입찰업무 제외)

③ 수의계약자재
㉠ 현장/프로젝트팀의 요청에 따라 특정업체와 단독으로 구매
㉡ 요청받은 업체와 금액 협의 후 구매품의 및 계약

3) 보건기관의 구매관리 사례: A보건소

(1) 구매과정

① 구매계획
물품수급관리계획서 작성(「공유재산 및 물품관리법」 제57조): 매년 해당연도의 물품의 취득 · 사용 및 처분에 관한 수급관리계획을 수립하여야 한다.

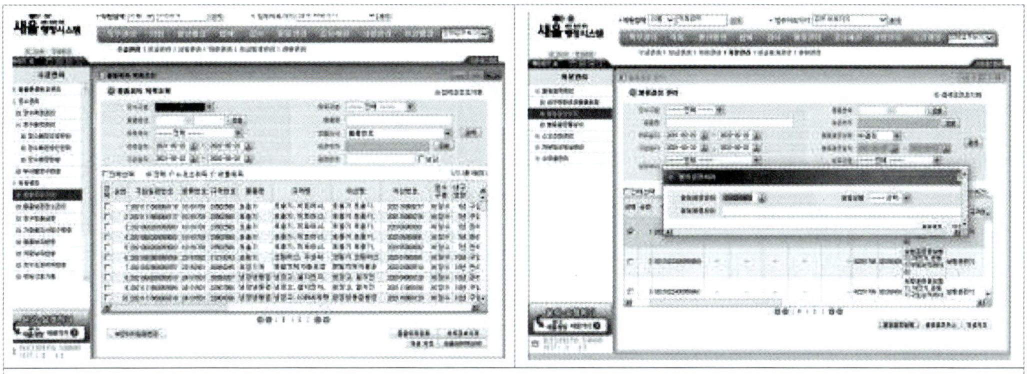

물품관리시스템

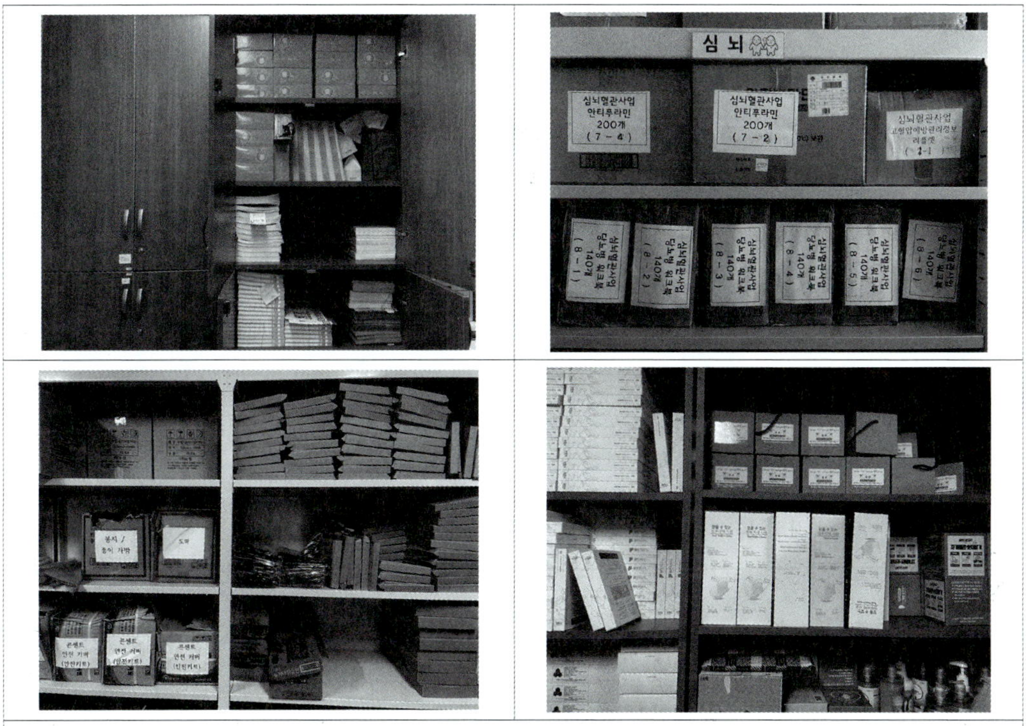

물품창고

그림 6-4-4 A보건소의 물품관리시스템과 물품창고

② 조달 구입

취득하고자 하는 물품이 「조달사업에 관한 법률」 제2조의 규정에 의한 조달물자일 때

③ 자체 구입

취득하고자 하는 물품이 표준화되어 있지 않는 경우 일반업체를 통해 구매하는데, 대다수

보건사업이 이에 해당한다.

(2) 취득

① 검수조서: 품질이나 수량 등 계약내용과 일치하면, 입고 후 검수과정을 거쳐 취득한다. 검수관은 해당 물품의 상태와 함께 이상 유무를 확인한다.
② 구매대금 지급: 신용카드, 현금영수증, 계좌입금 등 상황에 따른 지급

4.3 통합물류시스템과 의료기관의 물류관리 사례

1) 최신 공동물류시스템 – 통합물류시스템(supply chain management, SCM)

(1) 통합물류시스템의 개념

① SCM은 기업에서 공급사슬 전체의 최적화를 추구하기 위해 도입한 경영혁신기법이다. 이를 추진하는 기업들은 정보자원을 공유하고 이를 기반으로 공급체인 파트너 간에 효율적으로 업무를 처리함으로써 업무성과를 개선하여 지속가능한 경쟁우위를 창출한다.
② 병원에서의 SCM은 병원의 이윤을 높이기 위해 물류비용은 절감하고 물류서비스를 개선하기 위한 경영전략적 공급사슬로 생산자에서 소비자까지 제품의 재고와 서비스, 기타 관련 정보에 대한 효율적이고 효과적인 흐름을 계획하고 실행하고 통제하는 과정이다.

(2) 통합물류시스템의 이점

① SCM의 도입으로 물류업무의 편리성 증진, 질 높은 의료서비스 제공, 간호물품 청구 및 처치 수행, 수가 발행의 업무적 효율화, 간호업무에 전념, 시스템의 일원화로 원활한 정보교류, 정확한 원가분석, 병원의 물류현황 파악과 물류량 조정 용이, 물류관리비용을 낮춘다.
② SCM의 성공적 도입 및 평가를 위한 성공요인은 정보기술을 활용한 시스템 품질, 정보의 관리, 물류서비스 품질, 물류비용과 고객만족이다.
③ 공동물류시스템을 이용한다면, 부서별 업무 중복을 제거하고 업무의 효율화를 도모할 수 있고, 병원 간의 정보 공유가 가능한 표준 분류체계를 실시할 수 있다. 또한, 병원별 공동구매를 통해 구매비용을 절감하기 위해 전자상거래시스템을 정의하고, 시스템의 연동을 위해 시스템 간 I/F를 설계한다. 마지막으로 물류창고시스템을 도입하여 물류비 절감 및 재고비용 절감을 도모한다.
④ 복잡한 단계(as-is)를 해결하기 위해 병원 공동물류시스템(to-be)을 이용한다면, 재고관리의 효율화, 공정 개선 및 물류관리 정보화 등 전체적인 물류비 절감과 물류 운영의 효율

성을 제고할 수 있다(그림 6-4-5).

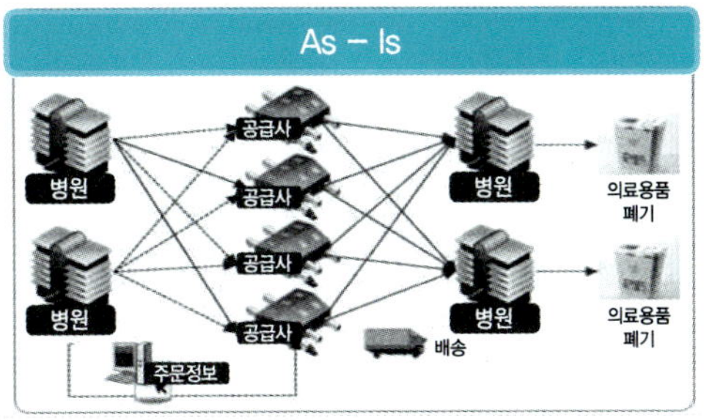

- 도매상 거래와 직거래 등 주문 및 배송 단계 복잡
- 병원 내부 주문비용 증가
- 중복 배송 및 폐기처리 비용 증가
- 사용된 의료용품의 병원 직접 폐기처리

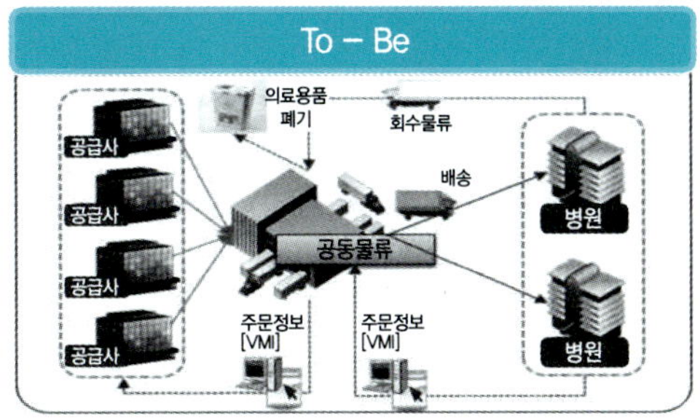

- 발주에서 물품공급, 폐기처리까지 실시간 정보 구축
- 물류비 절감 및 서비스 향상에 따른 질적 역량 강화
- 주문 및 재고관리 효율 향상(최소 안전재고 유지)
- 회수물류 일원화에 따른 폐기처리 효율 향상

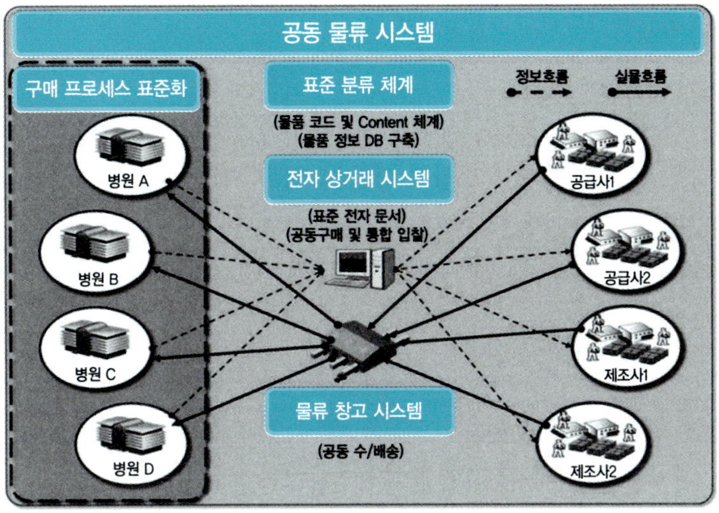

그림 6-4-5 공동물류시스템

출처: 박종석 등. 병원물류 공동화를 위한 통합물류시스템 구축에 관한 연구. 대한안전경영과학회지 2014;16(2):139-146.

2) 의료기관의 물류관리 사례

사례 대상의 병원들은 확대되는 병원 규모와 직원들의 편의성을 도모하기 위해 자발적으로 병원의 상황에 맞게 경영을 개선하고, 비용절감 차원에서 물류관리 개선을 위해 노력하고 있다. 또한, 업무처리 효율성과 비용절감을 극대화하기 위해 전산시스템을 이용해 물류관리 업무를 처리하는 비중이 점차 증가하고 있다.

특히 이 병원들은 비용절감보다는 관리효율성, 편의성, 업무 간소화 등의 측면을 강조하고 있다. 이는 공급사슬관리가 아닌 공급자와의 상호작용을 통해 전반적 프로세스가 이루어지는 공급자관계관리가 물류관리에서 더 적합하다. 현재 대형병원은 '업무대행'이라는 관점에서 협력업체를 관리하는 방식을 적용하고 있다.

(1) A병원

① **물류 전략 및 프로세스**: A병원은 차세대 솔루션과 전사적 자원관리(enterprise resource planning, ERP) 등과 관련된 태스크포스팀(기획팀, task force team, TFT)을 구성하여 철저한 재고관리를 통해 비용절감이라는 목적을 달성하였다. 이를 위해 구매부터 재고관리까지 통합물류관리 형태를 지향하고 있다.

② **외주용역**: A병원은 자체적으로 통합구매를 한다. 하지만 연구소와 진단검사의학과만 예외적으로 협력업체를 통해 구매하고 있다. A병원은 여러 협력업체와 물류시스템을 공유하며 의사소통하며 업무를 수행하고, 이를 스마트폰으로 연계하여 구매한다. 이를 통해 협력업체는 불필요한 문서업무가 줄어들고, 점차 프로그램에 적응하며 높은 호응을 얻고 있다.

③ **전산시스템**: 원내 물류관리를 물품 선정, 구매, 검수, 공급, 재고관리, 폐기까지 모든 과정을 관리한다. 이로써 많은 서류작업과 병원 내 업무공간 등의 문제가 해결되었을 뿐만 아니라 구매DB의 축적이 장점으로 꼽힌다. 또한, 수술실 물류관리는 소요물품 코드를 표준화하고, 재고관리 프로세스를 구축하는 등 물류시스템을 개선하고 있다.

(2) B병원

① **물류 전략 및 프로세스**: B병원은 의료물품, 약품, 진료재료 등은 표준화된 코드를 사용하고 있지만, 대부분의 품목들은 자체 물류시스템으로 운영하고 있다.

② **외주용역**: 병원 내 연구소에서 사용하는 물류는 협력업체와 함께 운영하고 있으며, 의료폐기물도 제3자가 관리하고 있다. 진료에 필요한 물품의 경우, 협력업체들이 대부분 진료물품들을 관리하고 있으며, 새로운 물품의 도입이 결정된 후에는 물류프로세스가 안정적으로 물품을 관리한다.

③ **전산시스템**: B병원은 물류관리에 대한 인력의존도가 높지 않은 편이다. 구매가 필요한 물품은 코드표준화나 결제를 위한 청구 프로세스에 대해 협력업체와 공유하고 있다. 이를 통해 각 부서가 발주부터 소요량 파악이 용이하고, 물류에 대한 수요관리에 효과적이다. 현재 협력업체에게 위탁한 업무에 대해서도 병원이 운영하고 있는 전산시스템을 적극적으로 도입하여 물류업무를 지속적으로 개선하고 있다.

(3) C병원

① **물류 전략 및 프로세스**: C병원은 구매와 물류에 대한 중요성을 인식하여 물류담당 조직과 직원을 별도로 구성하였다. 또한, 새로운 물품을 구매해야 할 경우 임시코드를 부여한 후 표준화 작업을 진행한다. 물류관리의 대부분을 시스템으로 운영하고 있기에 각 진료부서의 사용량을 전산으로 분석, 관리하고 있으며, 정확한 수요 파악이 가능하다.

② **외주용역**: C병원은 구매해야 할 경우, 협력업체 중 합리적인 업체를 선정한 뒤 구매, 공급 등의 업무를 위탁하는 방식으로 운영하고 있다. 추가적으로 전자상거래 방식으로 전자결재시스템과 연계하여 운영하고 있다. 물류관리 측면에서는 협력업체의 물류창고를 전산으로 연결하여 각 부서에서 필요한 수요량을 측정하여 물품을 전산을 통해 관리한다. 하지만 수술실의 경우 물품의 종류가 방대하기 때문에 수술실로 바로 배송하는 방식을 취하고 있다.

③ **전산시스템**: 물품의 코드표준화와 전산시스템 구축으로 실질적인 비용절감까지 가능하다.

(4) D병원

① **물류 전략 및 프로세스**: D병원은 직원들이 본인의 담당업무에 집중할 수 있도록 물류작업을 개선하였다. 이는 협력업체와 계약을 체결하여 필요한 물품 등을 협력업체에 요청하면 각 부서에 배송까지 위임하는 방식이다. D병원의 물류관리부서는 자재부서와 구매부서로 구분하여 운영된다.

② **외주용역**: 구매물품의 배송방식은 천장트랙, 전용 엘리베이터, 협력업체 직원 배송 등 세 가지 방법을 사용하는데, 일상적이고 수시로 사용하는 물품에 대해서는 모두 전산으로 발주 및 관리하고 있다. 하지만 카테터(catheter)와 같이 환자당 1개씩 사용하는 재료는 사용부서가 직접 청구하고 있다.

③ **전산시스템**: D병원은 구매업무의 효율화와 집중화를 위해 공급망 포털과 같은 차세대 전산시스템 개발을 하고 있다. 또한, 자재명세서(bill of material, BOM)의 데이터 기반 구매관리 시스템 도입을 고려하고 있다.

(5) E병원

① **물류 전략 및 프로세스**: E병원은 100% 통합물류관리 시스템으로 운영되는 병원으로 병원에서는 구매관리 기능만 있는 구매관리 부서를 운영하고, 중앙조직에서 물류관리회사를 자회사로 독립해서 설립했다. 물류관리회사에 물류관리 업무를 위탁하는 형태이다. 이는 병원들이 재고관리를 할 필요가 없기 때문에 병원의 자산관리업무에 유용하다.

② **외주용역**: E병원은 물류관리회사에 구매업무를 위탁하는 형태로 각 부서에서는 필요한 물

품의 코드로 필요한 수량을 청구한다. 또한, 전자상거래 방식으로 운영하며, 전자결재 시스템과 연동한다. 병원의 물류관리의 기본 프로세스는 모두 물류관리회사를 통해 진행하며, 의료폐기물의 경우 병원의 물류담당부서에서 폐기를 진행한다.

③ **전산시스템**: E병원은 물품의 코드표준화가 되어 있다. 코드표준화의 과정은 각 산하 병원들의 업무절차 재설계(business process reengineering, BPR)를 통합하여 전산시스템을 개발하고 적용하였다.

참고문헌

김성호, 성동효. 한국 병원의 물류관리 및 공급사슬관리(SCM)에 대한 실태 연구: 5개 종합병원을 중심으로. 한국디지털콘텐츠학회논문지 2020;21(1):195-203.

문상식, 최만규, 정민수, 김창태. New 보건사업관리. 보문각. 2017. p.239-240.

박종석, 김한성, 이재건, 최훈영, 강경식. 병원물류 공동화를 위한 통합물류 시스템 구축에 관한 연구. 대한안전경영과학회지 2014;16(2):139-146.

이정희. 무선인식시스템을 적용한 공공기관 물품관리시스템 개선방안 연구. 서울시립대학교 도시과학대학원 석사학위논문. 2005.

전국대학보건관리학교육협의회. 보건사업관리. 한미의학. 2014. p.202.

Bowersox DJ, Smykay EW, La Londe BJ. Physical Distribution Management: Logistics Problems of the Firm. New York: The MacMillan Company. 1968.

Ehrlich E, Fanelli D. The Financial Services Marketing Handbook: Tactics And Techniques That Produce Results. (2nd). New Jersey: Wiley & Sons. Hoboken. 2012.

기본문제

1. 보건사업조직의 구매 3요소를 설명하시오.

심화문제

1. 보건사업을 위한 물류활동의 원칙을 설명하시오.

제7장

보건사업 기획의 이해와 활용

편집위원 | 박남수, 백경원
검토위원 | 손애리
집 필 자 | 김민경, 김혜숙, 박남수, 백경원

1 보건사업의 기획

학습목표

- 보건사업 기획의 개념과 기획과정을 설명할 수 있다.
- 보건사업 기획방법과 유형을 설명할 수 있다.

1.1 보건사업 기획의 개념

1) 보건사업 기획의 정의

기획(planning)은 조직이나 개인이 달성해야 할 목표를 설정하고, 이를 효율적으로 달성하기 위한 실행계획을 수립하는 과정이다. 또한 기획은 목표 지향적이고, 미래지향적으로 목표에 도달하기 위한 최적의 수단을 계획한다. 기획은 수립 시 권한과 자원을 동반하므로 행동 지향적이며, 기획의 여러 단계가 상호 영향을 미치므로 체계적으로 연결된 의사결정 과정이다(배상수, 2015).

따라서 보건사업에 기획을 적용하는 것은 조직의 목표와 전략적 요소에 대해서 조직 내의 주의를 집중시키므로 지휘의 수단이 되고, 수행해야 할 업무와 시간 · 공간의 범위를 명확히 하여 효과적 통제가 가능하도록 한다. 그리고 가용자원 상태와 사용계획을 통해 가용자원을 효율적으로 사용할 수 있고, 보건사업의 평가를 통해 관련자들의 동기부여를 제공함으로써 업무수행 역량을 높이는 역할을 하며, 미래에 발생할 가능성이 높은 사태에 대해 전략을 준비할 수 있도록 한다.

보건사업 기획은 국민의 건강을 지키기 위한 합리적인 보건 목표, 정책, 절차, 수단들을 선택하고 결정하는 제반 보건활동의 과정이다. 즉, 보건에 관한 실제적인 프로그램, 정책, 서비스를 성공적으로 수행하여 국민건강이라는 목적을 달성하기 위해 필수적이다.

2) 보건사업 기획의 필요성

최근 보건의료의 중요성이 강조되고, 지방자치제 실시에 따라 지역사회의 보건문제를 파악하여 해결할 수 있는 보건사업이 필요하게 되었다. 이에 따라 지역보건의료계획 및 통합건강증진사업 시책에 따른 보건기획이 요구되고 있다.

보건사업 기획의 필요성은 다음과 같다.

(1) 기획은 제한된 시간과 공간에서 지위 및 통제의 수단이 되어 업무를 효율적으로 실행하게 함으로써 조직의 목표 달성을 가능하게 한다.

(2) 기획은 조직의 내적, 외적 환경변화 등 불확실한 미래와 변화에 따른 위험을 최소화하고 적절히 대처하는 데 기준이 된다.

(3) 기획은 가용자원을 최소의 비용으로 최대의 효과를 얻도록 효율적으로 사용하게 하여 예산 절약 및 통합적인 활동으로 업무과정을 개선할 수 있다.

(4) 기획은 업무수행 의욕 상승 및 의사전달 촉진, 구성원 교육을 지속하게 하여 성과를 증진하고, 구성원들의 업무수행 역량을 강화한다.

1.2 기획과정

기획이란 행동하기 전에 무엇을 어떻게 해야 하는지를 결정하는 것이며, 미래를 예측하는 것이라고 정의할 수 있다. 기획과정에서는 전제를 세우며, 예측을 하고, 목표를 설정 또는 재설정하고, 구체적 행동계획을 전개하는 과정을 거치게 된다.

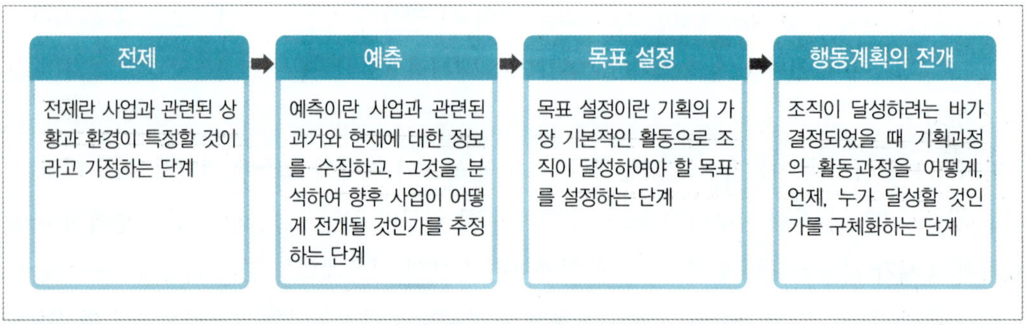

그림 7-1-1 기획과정

출처: 류황건 등. 알기 쉬운 공중보건학. 수문사. 2017.

1.3 기획방법

기획은 미래를 예측하고 이에 대한 의사결정을 하는 것인데, 이에 도움이 되는 기획방법들이 개발되어 활용되고 있다.

1) 기획예산제도(planning programming and budgeting system, PPBS)

1954년 「랜드연구소(Rand corporation)」 노빅(Novick D)의 보고서에서 처음으로 제안되었고, 1961년 맥나마라(McNamara R) 장관이 미국 국방성에 적용하였다. 그 후 존슨 대통령이 1965년 전 행정부에 도입한 방법으로, 이 제도는 한 국가의 운영기획을 세우고, 그 기획을 실천할 수 있는 구체적인 사업을 마련하는 동시에, 필요한 예산자원까지 함께 설계하는 방법이며, 목표 달성보다 능률적인 자원을 배정하기 위한 방법이다.

2) 목표에 의한 관리(management by objectives, MBO)

상급자와 하급자가 공동으로 목표를 확인하고, 효과적인 관리를 통해 이 목표를 달성하고자 하는 것으로 목표 달성을 관리적 측면에서 다루는 전략 · 관리기법인 동시에 예산기법, 즉 구성원이 참여하는 예산편성 기법이다. 이 기법은 참여적 관리, 결과지향적 관리로 최종 결과를 평가하여 목표와 대비하는 환류(feedback) 활동을 중요시한다.

3) 성과평가검토기법(performance evaluation review technique, PERT)

1950년대 말 미국 해군에서 미사일 잠수함 개발사업을 기획할 때 사용한 방법으로, 현재 산업체에서 많이 활용한다. 이 방법은 활동들을 순서적으로 배열하고 그 활동에 필요한 소요시간을 추정하여 빠른 방법으로 선택하는 방법이다. 즉, 연결망을 이용하여 프로젝트를 효과적으로 수행할 수 있도록 프로젝트를 시간 및 비용과 관련하여 합리적으로 계획 · 통제하는 방법이다. 이와 비슷한 방법으로 주경로기법(critical path method, CPM)이 있다.

4) 영기준예산(zero-base budgeting, ZBB)

문자 그대로 전년도의 예산은 무시하고 모든 사업을 영에서부터 평가하여 자원배분을 결정하자는 예산제도이다. 즉, 전년도 예산을 기준으로 점증적으로 예산액을 책정하는 종래의 관행에서 탈피하여 계속된 사업이지만, 불요불급하거나 신규 사업에 비하여 경제성이 떨어지면 이를 폐지하거나 줄이는 데 제1의 목표를 두고 있다.

1.4 보건사업 기획의 유형

1) 구성 범위에 따른 유형

(1) 단일 보건프로그램

① 특정한 단일 목적을 달성하기 위한 독자적인 활동으로 보통은 1회 활동으로 구성된다.
② 달성 목적 또는 목표가 분명하기 때문에 운영 기간이 비교적 기간이 짧고, 다른 보건프로그램과 연계성은 거의 없다.
③ 고혈압 환자 운동교실, 청소년 금연교실, 흡연예방교육, 청소년 건강캠프 등이 단일 보건프로그램의 사례가 된다.

(2) 연속 보건프로그램

① 연속 보건프로그램은 하나의 주제를 여러 개의 내용으로 나누어 일정한 순서에 따라 실행하는 프로그램이다.
② 동일한 특성의 보건프로그램들이 단일의 목적으로 연속적으로 실시된다.
③ 통일된 체계로 조직되어 있을 뿐만 아니라 서로 연결되어 있다.
④ 연속 보건프로그램을 구성하는 개별 프로그램들은 그 자체로서는 미완성의 활동이기 때문에 독립적으로 존재하기 어렵다.
⑤ 비교적 장기간의 지속적인 훈련이 필요한 생애주기별 건강교실, 초급, 중급, 고급 운동교실 등이 연속 보건프로그램의 사례가 된다.

(3) 통합 보건프로그램

① 비슷한 성격을 가진 여러 활동들을 하나의 체계 속에 연결하여 구성한 것이다.
② 각 활동의 독자성을 어느 정도 유지하면서 적절하게 연결하여 하나의 큰 활동을 구성한다.
③ 통합 보건프로그램은 여러 보건프로그램들이 독립적인 각 개별 보건프로그램으로 독립되어 있으면서도 전체적으로 효과 있게 결합되어 있다.
④ 다양한 보건프로그램들이 수평적인 관계에서 서로가 서로를 보완하고 강화할 수 있도록 조직되어 있다. 통합 보건프로그램의 좋은 사례는 흡연예방교육, 금연상담, 금연실천 지원, 금연 캠페인 등이 있다.

(4) 종합 보건프로그램

① 여러 보건프로그램들을 한곳에 모아서 종합적으로 전개하는 보건프로그램이다.

② 각 보건프로그램의 고유한 목표와 성격을 그대로 유지하면서 그 연계성을 합리적으로 조합하여 하나의 종합적인 기능이 이루어지도록 한다.
③ 편성 규모가 크고 특정기간 진행되는 행사 보건프로그램이 여기에 해당된다. 종합 보건프로그램의 사례로는 건강박람회가 있다.
④ 건강박람회를 개최할 경우에 각 영역별로 다양한 주제의 세부 보건프로그램을 운영하게 된다.

2) 대상 수준에 따른 유형

(1) 개인(intrapersonal) 수준 보건프로그램

개인에게 동기, 가치, 지식 그리고 기술을 제공하여 문제와 위기 상황에 대처할 수 있는 능력을 키워주는 프로그램이다.

(2) 개인 간(interpersonal) 수준 보건프로그램

건강행동에 영향을 주는 가족, 직장동료, 친구 등 공식적, 비공식적 사회적 관계망과 지지 시스템에 초점을 맞춘 프로그램이다. 사회적 네트워크의 강화, 집단규범 변경과 사회적 지지그룹 구성에 역점을 둔다.

(3) 조직(institutional) 수준 보건프로그램

규칙, 규제, 시책, 비공식적 구조를 활용한다. 조직의 구조, 규범, 질서를 건강 지향적으로 만드는 것이 중요한 과제가 된다.

(4) 지역사회(community) 수준 보건프로그램

집단, 조직 간에 공식적 또는 비공식적 네트워크를 활성화하여 지역사회 각 부문들과의 협력 강화, 협조체계 구축 등이 핵심 내용이 된다.

(5) 정책(policy) 수준 보건프로그램

국가 단위에서 주로 시행되기 때문에 국가 수준 보건프로그램이라고도 한다. 법률 제정이나 각종 규제조치를 통하여 건강과 관련된 제도를 확립하는 것이다. 금연구역을 확대하거나 금연구역 내 흡연 단속 등이 정책 수준의 보건프로그램에 해당된다.

3) 내용에 따른 유형

(1) 인식개선 보건프로그램

① 인식(awareness)은 건강에 관한 지식을 획득하는 것으로 건강과 관련하여 대상자의 지식과 관심을 높인다. 계획된 효과는 건강습관 변화나 건강 수준을 향상한다.

② 인식개선 보건프로그램은 다른 보건프로그램과 함께 결합되어 제공될 때 유용하다. 인식개선 보건프로그램의 사례에는 회보, 포스터, 유인물, 건강박람회, 상호 간의 조언(상담) 등이 있다.

③ 인식개선 보건프로그램 하나로는 크게 건강습관을 변화시키기가 어려우며, 다른 보건프로그램과 결합되어 제공될 때 매우 유용하다.

(2) 생활양식 변화 보건프로그램

① 행동 변화와 관련된 생활양식 정착을 도모하는 프로그램이다. 행동이 변화되어 정착되기까지는 최소한의 시간이 필요한데, 이를 위해 생활양식 변화 보건프로그램은 최소한 12주 이상 지속하는 것이 바람직하다. 건강지원 환경을 조성한 후에 생활양식 변화 보건프로그램을 운영해야 한다.

② 금연, 규칙적 운동, 스트레스 관리, 고른 영양 섭취, 체중관리(다이어트) 프로그램이 해당된다.

(3) 건강생활지원환경 프로그램

① 조직 또는 지역사회에 건강한 생활양식을 지원하는 환경을 만드는 프로그램이다.

② 건강지원 환경은 새롭게 획득한 건강생활습관을 유지하도록 지지한다.

③ 건강생활지원환경 프로그램의 사례에는 금연구역 설정, 재떨이 제거, 건강식품을 파는 자동판매기 설치, 운동시설 설치 등 물리적 환경을 조성하는 프로그램이 있다.

4) 지역별 유형

지역별 기획의 수준에 따라 지방기획, 지역기획, 국가기획, 국제기획으로 구분한다. 지방기획은 시 · 군 · 구 단위의 기획으로, 시 · 군 · 구 지역보건의료계획이나 건강증진사업기획이 그 예이다. 지역기획은 광역지역을 대상으로 하며, 시 · 도 지역보건의료계획이나 건강증진사업기획이 그 예이다. 국가기획은 국가 단위의 정책적 특성과 목표를 지닌 보건기획으로, 제5차 국민건강증진종합계획(HP 2030)이 그 예이다. 국제기획은 세계보건기구, 국제개발은행 등 국제기관이 담당하는 기획이다.

5) 기간별 유형

기간별로 단기, 중기, 장기기획으로 구분된다. 단기기획은 보통 1년 내외의 기획으로, 현실과의 괴리가 적어 현실성이 높지만, 여건에 따라서 수정 · 변동되기도 한다. 중기기획은 일반적으로 5년 내외의 기간에 걸친 기획이다. 중기기획의 내용은 이미 설정된 목표와 목적을 달성하기 위해서 어떤 종류의 자원을 어디에 배정해야 할 것인지 그 방법과 수단에 더욱 관심을 기울인다. 장기기획은 보통 10년 또는 그 이상의 기획을 말하며 인력, 하부구조, 투자 등 변화에 오랜 시간이 소요되는 과제를 취급한다. 장기기획은 주로 장래 추계 또는 예후기획이란 용어가 상용될 정도로 장기간에 걸친 여러 조건의 예측에 관심을 쏟는다.

참고문헌

류황건, 배성권, 김혜숙, 김미숙, 김이순, 류지혜 등. 알기 쉬운 공중보건학. 수문사. 2017.
배상수. 보건사업기획. 제3판. 계축문화사. 2015.
이무식, 장주동, 김현숙, 권영채, 임선영. 보건프로그램 개발과 평가. 수문사. 2019.
이수진, 김건엽, 이덕희, 홍남수. 경상북도 건강새마을 조성사업에 주민의 참여 정도와 건강행태 개선 효과. 보건정보통계학회지 2019;44(4):384-393.
지역사회보건간호학 편찬위원회. 최신 지역사회 보건간호학(1권, 2권). 수문사. 2021.

기본문제

1. 보건사업 기획의 개념을 설명하시오.

심화문제

1. 대상 수준에 따른 보건사업 기획의 유형을 설명하시오.

2 보건사업의 기획방법

학습목표

- 보건사업 기획의 순환과정을 설명할 수 있다.
- 현황분석에 사용되는 분석기법을 설명할 수 있다.
- 우선순위 결정방법을 이해하고 활용할 수 있다.
- 보건사업 목표와 전략의 개념을 이해하고, 적합한 목표와 전략을 선정할 수 있다.

2.1 기획의 순환과정

보건사업의 기획과정은 전문가에 따라 조금씩 차이가 있으나, 기획 시 가장 먼저 시행해야 할 단계는 보건사업과 관련된 이해관계자를 참여시켜 기획팀을 조직하는 것이다. 팀을 조직한 이후의 기획과정은 지역사회 현황분석, 우선순위 결정, 목표설정, 전략 및 세부계획, 실행, 평가의 순환과정으로 진행된다. 모든 보건사업의 기획과정은 사업담당자가 독점하지 않고, 기획의 여러 과정에 주요 이해관계자를 지속적으로 참여시키는 것이 중요하다. 기획은 체계적인 일련의 의사결정 과정으로 일회적이거나 단편적인 의사결정들이 아니라 하나의 연속적인 과정으로 이루어지며, 기획과정의 순환단계는 아래 〈그림 7-2-1〉과 같이 체계적으로 연결되어 상호 영향을 미친다.

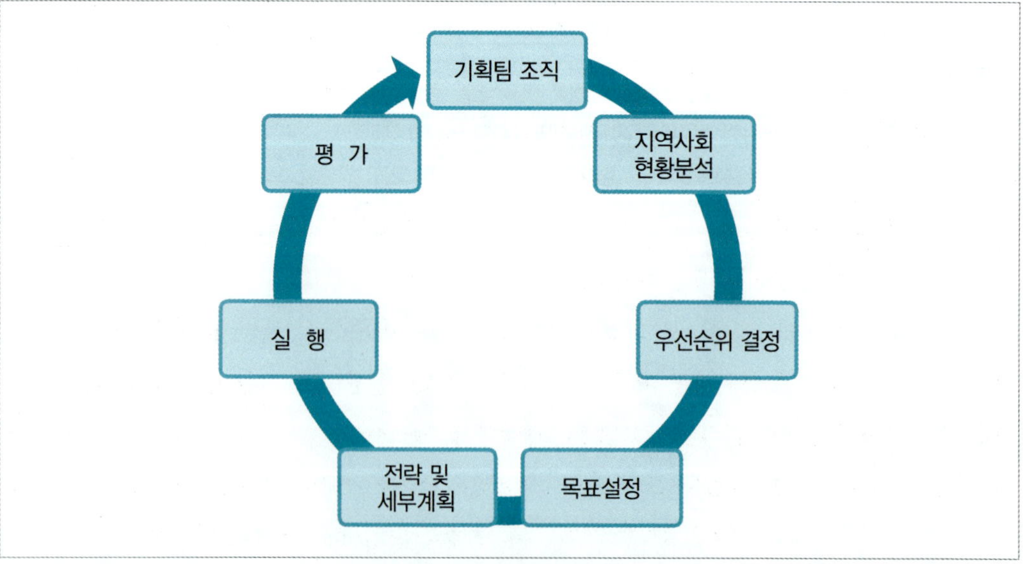

그림 7-2-1 보건사업의 기획 순환과정

2.2 현황분석

1) 현황분석 개념 및 목적

현황분석(situational assessment)은 통상 현황진단이라고도 하는데, 기획을 통해 조직의 업무수행과 추진전략의 선택에 영향을 미칠 수 있는 내부, 외부의 요인을 확인하여 해결하여야 할 문제를 찾아내고, 과거와 현재의 정치적, 경제적, 사회적, 기술적 자료 등을 체계적으로 수집하고 평가하는 과정으로 보건사업을 수행하는 조직이 건강문제를 해결할 능력을 갖추고 있는지를 파악하기 위해서 실시한다. 또한 현황분석을 통하여 변화하는 환경이 보건문제에 어떤 영향을 미치고, 조직에 기회로 작용할지 위기로 작용할지를 예측할 수 있으며, 보건사업의 평가를 위한 기초자료를 확보하기 위해 활용된다.

2) 현황분석에 사용되는 자료

현황분석에 사용되는 자료는 자료원에 따라 1차 자료와 2차 자료로 분류되며, 자료의 성격에 따라 양적 자료와 질적 자료로 분류된다. 1차 자료는 조사 연구의 목적을 달성하기 위해 직접 자료를 수집하므로 비용, 인력, 시간이 많이 소요된다. 따라서 조사목적에 적합한 2차 자료가 없는 경우 1차 자료를 수집하는 것이 경제적이고, 1차 자료는 대표성이 높으나, 자료 획득에 어려움이 있다. 2차 자료는 기존의 조사나 연구자료, 관내 행정자료를 이용하거나 전 국민을 대상으로 한 건강조사자료, 다른 지역자료, 정부자료 등이 있으며, 자료수집 기간과 비용을 절약할 수 있고, 자료 획득이 용이하여 바로 사용할 수 있으므로 2차 자료를 최대한 활용하는 것이 경제적이다.

양적 조사에는 많은 수의 표본을 대상으로 한 대표성을 갖는 자료, 자료수집방법이 구조화되어 있고, 통계 결과를 일반화할 수 있는 자료가 적합하다. 양적 조사에서는 주로 면접, 전화, 우편, 인터넷 등을 활용하여 자료를 수집한다. 질적 조사는 일반적으로 적은 수의 표본을 대상으로 구조화되지 않은 수집방법을 사용한다. 질적 조사에 많이 사용되는 방법은 문제 제기나 양적 연구의 결과를 심층분석하기 위해 표적집단면접(focus group interview), 심층면접(depth interview) 등이다.

3) 보건사업의 역량 분석

(1) 내부역량 분석기법: 7s 모형(7s Model)

7s 모형은 일곱 가지 주요 내부 요소를 조사하여 지역보건체계의 강점과 약점을 분석하는 기법으로 조직의 효과성은 아래의 일곱 가지 요소에 의하여 결정된다는 이론이다.

① **공유가치**(shared values): 조직구성원들의 공동 가치관을 의미하며, 조직에 모든 구성원이 동의하는 비전이 있는지, 조직의 존재 이유에 대해 구성원들이 공통의 이해가 있는지를 평가한다.

② **전략**(strategy): 지속적인 경쟁우위를 획득할 수 있는 조직의 힘과 조직의 전략적 우선순위는 무엇인지를 평가한다.

③ **조직구조**(structure): 전략 수행을 위한 책임과 관리, 의사결정방법, 커뮤니케이션의 틀을 의미하며, 조직구조와 직무설계의 유연성, 집중화와 분권화의 정도, 조직 하부단위의 상대적 지위와 힘 등을 평가한다.

④ **제도**(system): 조직의 일상업무 처리과정과 절차를 의미하며, 성과측정 및 보상시스템, 기획, 예산편성, 자원할당시스템, 정보시스템 등에 대해 평가한다.

⑤ **인적자원**(staff): 조직구성원의 능력과 인적자원 관리방법을 의미하며, 인적자원의 능력, 전문성, 욕구와 동기, 인력채용과 훈련, 경력관리 등을 평가한다.

⑥ **기술**(skill): 조직의 물리적 하드웨어와 소프트웨어 기술, 조직경영에 필요한 기술 등에 대해 평가한다.

⑦ **리더십**(style): 최고경영자의 의사결정 방식이 어떠한가를 평가한다.

(2) 외부환경 분석

외적 환경요인 분석 시 정치(political), 경제(economic), 사회(social), 기술(technological) 등 네 가지에 초점을 맞춘 분석인 PEST를 활용하고, 최근에는 PEST분석에 법(legal), 환경(environmental)을 추가하여 PESTLE분석이라고 한다.

① **정치/정책**: 보건사업에 즉각적으로 미래에 영향을 미칠 수 있는 중앙 및 지방정부의 정책을 분석한다.

② **경제**: 보건사업의 예산 및 앞으로 변화 예측 등을 분석한다.

③ **사회**: 국가와 지역의 현재의 건강수준, 교육수준, 인구성장률, 인구구조, 보건의료에 대한 지식 및 태도 변화 등을 분석한다.

④ **기술**: 사회 전반에 영향을 미칠 기술 변화뿐만 아니라 사업 경쟁자가 보유하게 될 새로운 기술이 우리 조직에 미칠 영향 등을 분석한다.

⑤ **법**: 기존의 보건 관련 법규나 제정 중인 법규와 일정 등이 보건사업에 영향을 미칠 수 있는 영향 등을 분석한다.

⑥ **환경**: 지역 또는 범세계적인 환경 및 생태계의 변화, 환경 보호 및 규제 등이 보건사업에 미칠 영향 등을 분석한다.

(3) SWOT분석

① SWOT의 네 가지 요인

SWOT분석은 보건사업기획 작성 시 내 · 외부 환경분석에 필요한 강점(strength), 약점(weakness), 기회(opportunity), 위협(threat)의 네 가지 요인의 영문 머리글자를 따서 붙인 것으로 매트릭스를 사용하여 분석하는 기법이다.

㉠ **강점**(S): 지역사회 공공보건기관 내부에 초점을 맞추며, 기관의 장점이 되는 요소 및 활동으로 기관의 전통, 직원 간의 응집력, 직원들의 전문화, 재원 확보, 서비스 전달능력 등을 고려하여 분석한다.

㉡ **약점**(W): 내부 업무를 제한하거나 방해하는 요소 및 활동으로 직원들의 사기 저하, 보건프로그램 비전문성과 낙후성, 재원 고갈, 승진 기회의 부족, 부서 간의 조정기능 약화 등을 고려하여 분석한다.

㉢ **기회**(O): 외부와의 환경적 요인이 잘 규합되면 기관의 목적 달성에 혜택을 줄 수 있는 요소 및 활동으로 지역사회에서의 지명도, 입지조건, 교육 성공 등을 고려하여 분석한다.

㉣ **위협**(T): 발생 가능한 외부의 여건과 상황으로 실제로 발생한다면 기관에 피해를 줄 수 있는 여러 가지 요소로 상부기관과의 갈등, 타 기관과의 협조 미흡 및 경쟁력 약화, 지지기반 약화 등을 고려하여 분석한다.

② SWOT분석을 통한 전략 도출

기관의 내부환경을 분석하여 강점과 약점을 도출하고, 외부환경을 분석하여 기회와 위협 요인을 파악한 후 긍정적 요인이 기관이나 보건사업에 미치는 영향은 극대화하고, 부정적 요인의 영향은 최소화하는 방향으로 보건사업의 전략을 구성하여야 한다.

㉠ **강점-기회(S-O) 전략**: 기관의 어떤 강점을 이용하여 기회를 극대화하기 위해 사용하는 공격적 전략으로, 보건사업구조, 사업 영역과 대상 확대 등의 전략을 수립할 수 있다.

㉡ **강점-위협(S-T) 전략**: 기관의 강점으로 외부의 위협을 최소화하기 위한 다각화 전략으로, 새로운 보건사업 개발, 새로운 기술, 새로운 대상집단 등의 전략을 수립할 수 있다.

㉢ **약점-기회(W-O) 전략**: 기관의 약점을 최소화하기 위해 확인된 기회를 활용하는 국면전환 전략으로, 강점 보완, 구조조정, 핵심분야 강화 등의 전략을 수립할 수 있다.

㉣ **약점-위협(W-T) 전략**: 약점을 보완하고 최소화하여 외부의 위협을 회피하는 방어적 전략으로, 보건사업의 축소 또는 폐지 등의 전략을 수립할 수 있다.

위 내용을 적용한 SWOT 매트릭스분석 및 전략 사례는 〈그림 7-2-2〉와 같다.

〈강점: Strengths〉	〈약점: Weaknesses〉
• 민선7기 공약사항으로 공공의료 강화에 대한 경기도 보건정책에 대한 추진력 • 도내 보건의료 관련 지원단 및 센터가 다수 운영되고 있음 • 공공의료 인프라로서 의료원 본부와 6개 공공의료기관, 6개 노인전문병원이 있음	• 공공보건의료 거버넌스체계의 부재 • 도청 내 보건의료조직 및 인력의 부족 • 경기도 보건의료 관련 예산의 부족
〈기회: Opportunities〉	〈위협: Threats〉
• 보건의료 관련 중앙의 정책방향이 확고함(공공의료 강화 등) • 경기도의 지역사회의 인적/물적 자원과 행정기관의 재정 자립이 비교적 좋음	• 경기도 내 시군의 지리적/인구학적 특성이 다양하여 건강수준 또한 격차가 심함 • 보건의료에 있어도 역할에 대한 도민의 낮은 인식 • 민간의료기관에 대한 역향력 한계 • 도 단위에서 가지는 보건의료정책의 한계(중앙사업과 지자체 사업 사이의 역할 부재)

➡

강점–기회 전략	• 중앙의 보건의료정책 방향과 함께 경기도의 보건정책 추진력 강화 • 경기도 지역사회의 인적/물적 자원을 적극 활용하여 정책 추진 효과 극대화
강점–위협 전략	• 도내 공공의료 인프라, 보건의료지원단 및 센터와 협력하여 경기도만의 보건정책 발굴 및 이행 전략 마련 • 공공의료기관의 적극적인 활성화를 통하여 '경기도 보건의료'에 대한 도민의 인식 개선
약점–기회 전략	• 도청 내 보건의료조직 및 인력, 예산 부족을 극복하기 위해 도내 다양한 보건의료 관련 자원들과의 협력체계 구축
약점–위협 전략	• 경기도 내 시군의 자원 격차를 최소화하기 위하여 공공보건의료 거버넌스체계를 강화

그림 7-2-2 SWOT 매트릭스분석과 전략 사례

출처: 경기도. 제7기 지역보건의료계획. 2019. p.31.

2.3 우선순위 결정

우선순위 결정(priority setting)은 여러 가지의 문제나 대안 중에 어떤 것을 먼저 선택할 것인가를 결정하는 것으로 가장 중요한 문제나 대상을 우선 선택하여 집중적으로 관리하는 것이 보건사업의 효과를 높일 수 있다. 기획과정에서 사용되는 우선순위의 결정기준은 학자마다 의견이 다양하나, 일반적으로 사용되는 기준들은 다음과 같다.

1) 사분면 분석

사분면 분석(quadrant analysis)은 의사결정을 위한 두 가지 명백한 판단 기준이 있고, 이 2개의 기준이 양분될 수 있는 경우 사용 가능하며, 순서는 다음과 같다.

첫째, 사분면 분석을 위해 먼저 비교의 잣대로 사용할 두 개의 기준을 선택(수요/공급, 비용/편익 등)한다.

둘째, 기준을 선택한 후 예/아니요, 좋다/나쁘다, 높다/낮다 등과 같이 기준에 대한 응답 항목을 정한다.

셋째, 비교하고자 하는 대안 각각을 선정된 기준으로 분석하여 어느 사분면에 해당하는지를 판단하여 해당되는 사분면에 기록한다.

넷째, 모든 대안에 대한 분석이 끝나면, 각 사분면에 적합한 행동을 제시한다.

2) 필요/효과-기반 기획(Need/Impact-Based Planning, NIBP)

캐나다 토론토보건위원회(Metropolitan Toronto District Health Council, MTDHC)가 개발한 보건프로그램 기획방법으로 건강문제의 크기(need)와 해결을 위한 방법의 효과(impact)를 기준으로 우선순위를 평가하는 방법으로 3점 척도 및 4점 척도로 한다는 점에서 사분면 분석의 변형이라 할 수 있다. 필요의 크기와 추정 효과의 정도에 따라 보건사업을 반드시 수행해야 하는 사업, 수행해야 하는 사업, 연구가 필요한 사업 및 중단해야 할 사업으로 구분한다.

NIBP에서 결정된 우선순위를 사업 실행의 가능성이라는 측면에서 CLEAR라는 기준을 이용하여 보완한다. CLEAR 평가항목은 지역사회역량(community capacity), 합법성(legality), 효율성(efficiency), 수용성(acceptability), 자원의 활용가능성(resource availability) 등의 5개 항목을 이용하여 평가하며, 각 항목들의 영어 앞 문자로 구성된 용어가 CLEAR이다.

지역사회역량은 건강문제에 대한 지역사회의 관심, 사업을 수행할 수 있는 지역사회의 역량, 환경 변화에 대한 지역사회의 대처능력 등을 평가하고, 합법성은 누구에게 위임된 문제인가와 문제를 해결하지 않으면 법적 책임이 발생하는가에 대한 내용이다. 효율성은 비용-효과적인 방법인가에 대한 것을 평가하는 것이며, 수용성은 표적집단이 보건프로그램 전략을 수용하겠는가, 문제 해결을 위한 사업 시행 시 다른 서비스가 중단되거나 제한되는가, 서비스 공급자나 표적집단이 서비스 축소를 수용하겠는가, 만일 사업 수행이 타당하지 않아 사업을 시작하지 않거나 중단한다면, 대상자, 서비스 공급자가 받아들일 수 있는가 등에 대한 내용이다. 자원의 활용가능성은 대상 지역에 사업을 실시하는 것이 실제 가능한가, 사업을 중단할 경우 중단에 필요한 비용을 조달할 수 있는가, 적절한 인력, 재원, 시설이 활용 가능한가 등을 평가하는 것이다.

3) 황금 다이아몬드(Golden Diamond)

미국 메릴랜드(Maryland) 주정부가 사용한 황금 다이아몬드 방식은 두 가지 결정기준을 사용하나, 척도의 측정을 이분법이 아니라 3점 척도로 한다는 점에서 사분면분석의 변형이라 할 수 있다. 자치단체별 건강지표 자료를 확보할 수 있고, 과거의 추세를 알 수만 있다면 쉽게 우선순위를 정할 수 있으며, 형평성을 추구하는 데 매우 적합한 우선순위 결정방법으로, 순서는 다음과 같다.

가장 먼저 기획 관계자들이 우선순위를 결정할 주요 건강문제를 선정한다. 다음으로 건강문제의 이환율과 사망률, 변화 경향을 비교하여 'A 지역이 좋음', '같음', 'A 지역이 나쁨'으로 구분한다. 마지막으로 황금 다이아몬드 상자에 내용을 표시한다. 황금 다이아몬드 상자에 표시한 결과, A 자치단체의 1순위는 비교 대상인 시도에 비해 지역의 지표가 좋지 않고, 변화 추세도 나쁜 경우이다. 건강문제 우선순위를 결정하기 위한 황금 다이아몬드 우선순위 선정 및 사례는 〈그림 7-2-3〉과 같다.

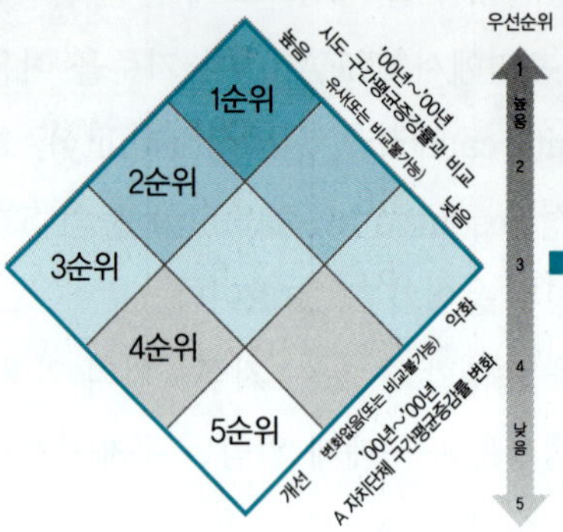

2019년 서울시 결과와 비교[1)]		2020년 전국 중앙값 결과와 비교[1)] 개선 필요	동일	양호
	개선 필요	• 동승차량 뒷좌석 안전벨트 착용률 • 중등도 이상 신체활동 실천율 • 스트레스 인지율	• 당뇨병 진단 경험률(≥30) • 심근경색증 조기증상 인지율	• 자동차 또는 오토바이 운전자의 연간 음주운전 경험률 • 걷기 실천율 • 건강생활실천율 • 뇌졸중(중풍) 조기증상 인지율
	동일	• 아침결식 예방인구 비율	• 고혈압 진단 경험률(≥30) • 고혈압 진단 경험자의 치료율(≥30) • 당뇨병 진단 경험자의 치료율(≥30)	• 운전자석 안전벨트 착용률 • 영양표시 활용률 • 연간 체중조절 시도율 • 연간 당뇨병 신장질환 합병증검사 수진율(≥30)
	양호	• 월간음주율 • 우울감 경험률 • 우울증상유병률	• 어제 점심식사 후 칫솔질 실천율 • 연간 인플루엔자 예방접종률 • 외출 후 손 씻기 실천율	• 현재흡연율 • 남자 현재흡연율 • 현재흡연자의 금연시도율 • 현재비흡연자의 직장실내 간접흡연 노출률 • 연간 음주자의 고위험음주율 • 주관적 구강건강이 나쁜 인구의 비율 • 저작불편호소율(≥65) • 혈압수치 인지율 • 혈당수치 인지율 • 연간 당뇨성 안질환 합병증검사 수진율(≥30) • 연간 미충족 의료율 • 연간 사고 및 중독 경험률 • 주관적 건강인지율

보건사업계획 우선순위 선정 : 1순위 2순위 3순위 4순위 5순위

1) 각 결과(조율)들을 비교한 비(ratio)가 0.97p 미만 또는 1.03p 초과(3% 이상의 변화)하는 경우 '양호' 또는 '개선 필요'로 분류하였으며, 1±0.03p(3%) 이내는 '동일'로 분류함

그림 7-2-3 건강문제 우선순위를 결정하기 위한 황금 다이아몬드 예시 및 사례

출처: 서울특별시. 지역사회 건강통계. 2020. p.21.

4) 격자분석

격자분석(grid analysis)은 선택할 수 있는 대안의 수가 많고, 우선순위를 결정하기 위해 많은 기준을 고려하여야 할 때 유용하고, 의사결정 매트릭스분석(decision matrix analysis)이라고도 불린다. 격자분석을 시행하는 방법은 다음과 같다. ① 우선순위 결정을 위한 기준을 확인하고 척도를 결정한다. 이때 고려해야 할 기준의 수는 10개 이하로 하는 것이 바람직하며, 각 기준을 측정하는 척도는 보통 1~3점 척도, 1~4점 척도 중에서 선택한다. ② 결정기준에 대해 기준들을 중요도에 따라 1~5점 사이의 가중치를 부여한다. ③ 우선순위를 결정할 대안들을 가로줄에 배치하고, 고려해야 할 기준을 세로줄에 배치하여 격자 틀을 완성한다. 기본우선순위체계(basic priority rating system, BPRS)와 BPRS를 보완한 PEARL방법은 격자분석을 활용한 방법이다.

(1) 기본우선순위체계(BPRS)

BPRS는 1970년대 조지 피켓(George Pickett)과 존 핸런(John Hanlon)이 개발한 방법으로 건강문제의 크기와 해결가능성 등에 따라 우선순위를 정하는 방법이다. 핸런 방법(Hanlon method)이라고도 불리며, 주관적 과정의 우선순위를 계량화하여 점수를 구할 수 있다. BPRS 사용 시 인과관계를 고려하여 위계에 따라 구분하여야 하며, 객관적으로 우선순위를 설정하는 것으로 보이지만, '건강문제의 심각성' 지표 중 일부나 사업의 효과 판정에 대한 점수 부여는 여전히 기획가의 주관적 판단에 의존할 수밖에 없으므로 주의하여 사용하여야 한다.

$$BPRS = (A+2B) \times C$$

A: 문제의 크기, B: 문제의 심각성, C: 사업의 개입효과

① 건강문제의 크기

건강문제에 영향을 받는 인구비율을 반영하여 건강문제를 0~10점까지 점수를 부여하며, 만성질환은 유병률, 급성질환은 발생률로 건강문제의 크기를 점수화한 것으로 비율이나 백분율이 클수록 점수는 높아진다.

② 건강문제의 심각성

건강문제의 심각한 정도를 매우 심각에서 심각하지 않음의 정도를 매우 심각함, 심각함, 다소 심각함, 심각하지 않음으로 구분하여 0~10점까지 점수를 부여하며, 점수가 높을수록 보건문제가 심각함을 의미한다. 심각성은 긴급성, 중증도, 경제적 손실, 해결의지 네 가지 세부항목을 고려하여 평가한다.

③ 사업의 개입효과

사업의 최대 효과와 최소 효과를 추정하여 거의 전적으로 비효과적, 상대적으로 비효과적, 다소 효과적, 효과적, 상대적으로 효과적, 매우 효과적으로 구분하여 0~10점까지 점수를 부여하며, 사업 개입효과의 정확한 추정은 어렵다.

④ BPRS 점수 계산

건강문제별로 평가 항목별 점수를 기재하고, BPRS 계산공식으로 최종 점수를 계산하여 점수의 크기에 따라 우선순위를 결정한다.

(2) 기본우선순위체계(BPRS)-PEARL방법

BPRS을 보완한 PEARL방법은 빌뉴스(Vilnius)와 단도이(Dandoy)(1990)가 개발한 방법으로, BPRS 계산 후 사업의 실현가능성 여부를 다섯 가지 기준에 근거하여 사업의 시행 여부를 결정한다. 아래에서 제시한 PEARL의 다섯 가지 기준(적절성, 경제성, 수용성, 자원, 합법성)의 평가항목에 0점(아니요) 또는 1점(예)의 점수를 부여한 후, 다섯 가지 항목의 점수를 곱하여 총점(PEARL=P×E×A×R×L)을 계산한다. 따라서 다섯 가지 기준 중 하나라도 0점을 받는 기준이 있을 경우 사업을 수행하지 못하게 된다.

① **적절성**(propriety): 담당 기관의 업무 범위에 해당되는가?
② **경제성**(economic): 문제를 해결하는 것이 경제적으로 적절한 일인가?
③ **수용성**(acceptability): 지역사회나 대상자들이 문제의 해결이나 사업을 수용할 것인가?
④ **자원**(resources): 사업에 사용할 재원이나 자원이 있는가?
⑤ **합법성**(legality): 법을 위반하지 않고 문제를 해결할 수 있는가?

2.4 목적과 목표 설정

1) 목적

목적(goal)은 보건사업이 궁극적으로 달성하고자 하는 것에 대하여 사업의 포괄적이고 전체적인 방향, 장기적인 방향을 일반적으로 기술하는 것이다. 목적은 일관성이 있어야 하고, 사업이 진행되는 과정에 변경되지 않아야 한다. 목적은 장기적인 방향성을 지니고 있으므로 그 자체가 직접 관리나 평가의 대상이 되는 경우는 드물다.

2) 목표

목표(objectives)는 사업의 영향이나 효과에 대한 상세한 기술을 의미한다. 목적을 달성하기 위해 필요한 변화를 구체적으로 기술하고 언제까지 사업을 완료할 것인지 시간을 정해야 하며, 단기적이고, 측정가능하게 기술해야 한다. 또한 목표는 구체적인 상태를 기술해야 하고, 보건사업의 목표치로 설정되기 때문에 평가에서 활용하는 대상이기도 한다.

목표는 목적이나 문제를 해결하기 위하여 직접적으로 관련성(relevant, R)이 있고, 측정가능(measurable, M)하도록 구체적(specific, S)이며, 적극적으로 성취가능한(achievable, A) 수준인 동시에 목표 달성을 위한 기간(time limited, T)이 명시되도록 SMART하게 기술되어야 한다. 또한 구체적인 목표는 무엇을(what), 언제까지(when), 어디서(where), 누구에게(whom), 얼마나(how much) 등과 같은 다섯 가지 내용을 포함하여 한다.

제5차 국민건강증진종합계획(HP 2030) 목적 및 목표의 예시는 〈표 7-2-1〉과 같다.

표 7-2-1 제5차 국민건강증진종합계획(HP 2030) 목적 및 목표의 사례

총괄목표	• 건강수명을 연장하고, 건강형평성을 제고한다.
세부목표	• 2030년까지 전체 국민의 건강수명을 73.3세가 되도록 한다(2018년 기준 70.4세). • 소득수준 상위 20%의 건강수명과 소득수준 하위 20%의 건강수명 격차를 7.6세 이하로 낮춘다. • 건강수명 상위 20%에 해당하는 지자체의 건강수명과 하위 20%에 해당하는 지자체의 건강수명의 격차를 2.9세 이하로 낮춘다.

출처: 관계부처합동. 제5차 국민건강증진종합계획(Health Plan 2030, 2021~2030). 2021.

3) 목표 유형

(1) 투입, 산출, 결과목표

투입목표(input objectives)는 보건사업 운영 기반 조성에 관한 것으로 인력, 시간, 예산, 시설, 장비 등의 자원이고, 산출목표(output objectives)는 보건사업 운영 결과로 나타나는 활동의 양적 수준으로 교육건수, 이용건수, 사업건수 등이며, 결과목표(outcome objectives)는 보건사업 활동과 산출로 발생하는 건강 수준이나 건강결정요인의 변화로 삶의 질, 사망률, 지식 · 태도 · 행동의 변화 등을 말한다.

(2) 인과관계의 목표

과정목표(process objectives)는 일상적인 과업, 활동, 업무 등에 대한 목표로 사업의 외형적 형태나 골격을 결정하며, 결과목표나 영향목표를 달성하기 위한 보건사업 활동과 관련된 것이다. 결과목표(outcome objectives)는 건강수준(사망률, 유병률, 장애 등)의 변화나 직접적 결정요인의 변화 정도라고 할 수 있다. 영향목표(impact objectives)는 건강수준의 변화나 직접적 결정요인의 변화를 위해 필요한 간접적 결정요인의 변화를 의미한다.

(3) 단기, 중기, 장기목표

단기목표(short-term objectives)는 지속적이고 장기적인 변화에 필요한 단기적인 변화에 대한 목표로 보통 2~3개월부터 2년 안에 달성될 수 있는 목표로 대상자에 대한 직접적인 효과 측정, 지식수준의 변화 등이 포함된다. 중기목표(intermediate objectives)는 3~7년 기간 동안 달성하고자 하는 목표로 지역보건의료계획, 행동의 변화 등이 해당되며, 장기목표(long-term objectives)는 달성에 10년 이상 소요되며 보건사업의 최종목적을 달성하기 위해 필요한 변화로 사망 등 건강상태의 변화, 사회적 가치의 변화 등을 의미한다.

그 외에도 목표 유형은 공식적으로 표명되는 조직의 일반 목표인 공식목표가 있으며, 공식목표와 상관없이 실제로 수행되고 있는 작업목표가 있다. 또한 기관이나 서비스 체계가 그 기능을 높이기 위해 세우는 행정목표와 보건사업 대상자의 어떤 상태에 관련된 보건사업목표가 있다.

4) 목표치 결정방법

목표치를 결정하는 방법은 다양하나, 일반적으로 사용되는 목표치 결정방법은 다음과 같다.

기준값을 유지하는 경우는 사업을 해도 아무런 변화가 발생하지 않는다고 가정하는 것으로 사업의 첫해이고 얼마나 많은 변화가 발생할지 알 수 있는 자료가 없는 경우에 사용한다. 통계적 검증에 따른 목표치를 결정하는 경우는 현재의 값과 비교할 때 통계적으로 유의한 차이가 나타나는 수준을 목표치로 정하는 방법이다. 바람직한 % 변화는 기준값 대비 몇 %의 변화가 바람직한가를 정하고, 이를 근거로 목표치를 정하는 방법으로 계산식은 목표치=현재치±[현재치×바람직한 변화율(%)]이다. 기존의 벤치마크나 기준을 사용하는 경우는 다년간 사업이거나, 장기적으로 결과가 발생할 것이라고 생각되는 사업의 매년도 목표치를 결정하기 위해 사용하며, 계산식은 매년도의 % 변화=[(장기목표−기준값)/기준값]/사업기간(연), 다음 연도의 목표치=기준값±(매년도의 % 변화×기준값)을 사용한다. 여러 지역/집단의 목표치는 평균값, 중앙값, 상위 50%가 달성한 값, 상위 75%가 달성한 값, 인구집단 중 가장 좋은 값을 사용하고, 집단별로 상이한 목표치를 통합하여 결정하는 경우는 다음의 계산식을 사용한다.

- 집단 1의 목표치=집단 1의 현재치±(집단 1의 현재치×바람직한 변화율)
- 집단 2의 목표치=집단 2의 현재치±(집단 2의 현재치×바람직한 변화율)
- 전체 집단의 목표치=(전체 인구 중 집단 1의 구성비율×집단 1의 목표치)+(전체 인구 중 집단 2의 구성 비율×집단 2의 목표치)

(1) 최고 중의 최고(best of the best)

국가나 광역자치단체의 지역별 순위 중 상위 10%에 해당하는 국가 및 광역자치단체의 수준을 목표치로 하는 방법이다. 여러 지역/집단의 상위 50%가 달성한 값, 상위 75%가 달성한 값과 같은 방식을 'Healthy People 2010'에서 목표치를 결정하는 것으로 사용하였으나, 'Healthy People 2020'에서는 사용되지 않았다.

(2) 최고보다 나은(better than the best)

적어도 둘 이상의 인구집단에 대하여 인종별 또는 민족별 데이터가 있는 경우 목표를 설정할 때 사용하는 방법이다. 인종별, 민족별 하위집단의 기준값 중 가장 좋은 값보다 높은 수준에서 목표를 설정하며, 모든 인구 특성별 하위집단에서 향상을 견인하는 수준에서 목표 수준이 결정된다.

(3) (유사한) 이웃 지역사회(peer communities)

지역사회 사이에 재정 상황이나 환경 등에 격차가 심한 경우 해당 지역사회를 주요 특성이 비슷한 이웃 지역사회와 비교하여 목표를 정할 수 있다. 비교 대상으로 이웃 사회를 정하는 기준으로는 연령구조, 인구규모, 빈곤층 분포 등이다. 우리나라에서는 이러한 작업이 되어 있지 않으므로 그에 준하는 몇몇 특성들로 비슷한 지역사회 즉 시 · 군 · 구를 가려내고 건강수준을 파악할 수 있다.

(4) 총 포함량(total coverage) 또는 총 제거량(total elimination)

100%, 0%, 모든 자치단체 등처럼 목표 수준을 설정하는 방법이다. 목표설정 영역이나 대상에 따라서 포함(coverage)될 수도 있고, 제거(elimination)될 수도 있다.

2.5 전략 수립

1) 전략의 개념

전략(strategy)은 군사학에서 나온 용어로 군사적인 개념에서 벗어나 비군사적인 분야에도 응용되어 '기업경영전략', '건강증진전략'과 같은 예로 사용되고 있다. 전략은 어떤 목표에 도달하기 위한 최적의 방법으로 목적이나 목표를 달성하는 데 도움을 주는 유사한 세부 활동들의 집합으로 개입 또는 중재라고도 한다.

2) 사회생태학적 모형에 근거한 전략

건강문제를 해결하기 위해 주로 사용되는 전략으로는 사회생태학적 모형이 있으며, 이 모형은 개인 또는 집단의 건강을 증진하는 모형으로 차원에 따른 적절한 전략방법을 모색할 수 있고, 건강증진의 장애물을 조정하여 건강을 저해하는 요인을 개인과 환경을 분리하여 찾을 수 있으므로 보건사업을 설명하는 데 적합하다. 사회생태학적 모형은 수준별로 개인 차원, 개인 간 차원, 조직 차원, 지역사회 차원, 정책 차원이 상호작용하여 영향을 받으며, 보건사업을 성공적으로 수행하기 위해서는 각 수준에 영향을 미치는 전략을 다양하게 사용하는 것이 필요하다.

(1) 개인 차원의 전략

개인에게 영향을 줄 수 있는 지식, 태도, 행동, 자아 인식과 같은 개인의 특성으로 개인이 가지고 있는 지식, 믿음, 태도 등을 변화시키기 위해 교육, 상담, 유인 제공 등의 전략이 필요하다.

(2) 개인 간 차원의 전략

개인 간 차원은 사회적으로 동질적이고, 지지해 주는 가족, 친구, 이웃 등의 공식적, 또는 비공식적 사회적 관계망 등이 영향을 미친다. 따라서 개인 간 차원은 건강에 문제가 있는 경우 영향을 미칠 수 있는 사람들과 함께 관리할 때 사업의 효과가 높아지며, 건강행동 개선을 위한 전략으로 기존의 사회적 네트워크를 강화하거나 후원자, 자조집단 형성 등의 새로운 네트워크를 만드는 것이 해당될 수 있다.

(3) 조직 차원의 전략

조직 차원은 조직을 대상으로 조직 문화를 변화시키기 위한 활동과 기존의 규범이나 전통을 변화시키기 위한 활동을 말한다. 개인, 공공, 조직 등 개인의 행동에 영향을 미치는 조직으로 학교, 직장 등이 해당되며, 건강행동을 개선하기 위한 조직 차원의 전략으로 학교와 직장 건강증진프로그램 등이 해당된다.

(4) 지역사회 차원의 전략

지역사회 차원은 일정한 경계 안에서 지역사회 일부나 전체를 대상으로 보건사업을 실시하는 전략이다. 접근전략 유형으로 이벤트, 매체 홍보, 사회마케팅, 지역사회 역량강화 등이 있다.

(5) 정책 차원의 전략

정책은 정부가 제정하는 정책, 규제, 법 등이 해당되나, 민간단체의 공식적 또는 비공식적 규정이나 합의도 포함된다. 주요 전략으로 운전 중 안전벨트 착용, 음주운전금지 등 법적인 제재를 통하여 사망률을 낮추는 등의 정책 개발, 옹호 등이 해당된다.

3) 전략의 실제

개인이나 집단의 건강증진을 위한 금연 사업전략의 사례는 〈표 7-2-2〉와 같으며, 교육 · 홍

표 7-2-2 금연 사업전략 사례

HP2030 최종 목표치	구분	전략
• 성인 남성 현재흡연율 25.0%로 낮춘다. (2018년 36.7% 기준)	교육 · 홍보	• 인구집단별 흡연예방 · 금연실천 교육 및 홍보 • 금연구역 준수 교육 및 홍보
	역량 강화	• 보건의료인력 교육
• 성인 여성 현재흡연율 4.0%로 낮춘다. (2018년 7.5% 기준)	규제 및 법규 제정	• 금연구역 지정 및 간접흡연 피해 방지를 위한 조례 및 시행규칙 제정 • 금연구역 확대 강화 및 지도 점검
	지역사회 협력 체계 구축	• 학교, 산업장 등 생활터전과 협력관계 구축 및 협력자원 발굴 • 지역사회 자원을 연계한 금연사업 지원 네트워크 구축

보 전략, 역량 강화 전략, 규제 및 법규제정 전략, 지역사회 협력체계 구축 전략 등 다양한 전략이 포함될 수 있다.

4) 전략 개발

전략 개발은 대체로 다음과 같은 단계를 거친다. 먼저 세부 시장 중 어떤 시장을 우리 사업의 대상으로 할 것인가를 결정하는 시장의 세분화와 표적집단을 선정하고, 다음으로 표적집단의 건강문제의 원인을 분석하고, 마지막으로 원인 해결을 위한 전략의 취합과 적합한 전략을 선정한다.

5) 전략 개발을 위한 유의사항

문제점을 개선하고 효과적인 전략을 개발하기 위해서 첫째, 표적집단을 정하여 집중하라, 둘째, 건강문제의 원인을 분석하여 맞춤식 전략을 개발하라, 셋째, 과학적 이론에 기반을 둔 전략을 개발하라, 넷째, 대상자의 문화와 처한 환경을 고려하여 대상자에게 적합한 전략을 개발하라, 다섯째, 사업대상자를 합리적 행동의 주체로 대하라, 여섯째, 생태학적 모형을 참조하여 복합적 전략을 개발하라, 일곱째, 전략의 과학적 근거를 확보하라, 여덟째, 경쟁자와 차별화된 사업전략을 개발하라, 아홉째, 전략의 실천 가능성을 높여 적합한 전략을 개발하라는 아홉 가지 유의사항을 고려하여야 한다.

참고문헌

경기도. 제7기 지역보건의료계획. 2019.
관계부처합동. 제5차 국민건강증진종합계획(Health Plan 2030, 2021~2030). 2021.
배상수. 보건사업기획. 제3판. 계축문화사. 2015.
서울특별시. 지역사회 건강통계, 2020.
Pickett G. Hanlon J, Public Health: Administration and Practice. Ninth ed. William C Brown Pub. 1989.
Issel LM. Health Program Planning and Evaluation: A Practical, Systematic Approach for Community Health. Third ed. Jones & Bartlett Learning. 2014.
Vilnius D, Dandoy S. A priority rating system for public health programs. Public Health Rep 1990;105(5):463-470.

기본문제

1. 보건사업기획 순환과정을 제시하고 설명하시오.
2. 현황조사에서 사용되는 1차, 2차 자료 수집방법을 제시하고 특징을 설명하시오.
3. 목적과 목표의 차이점을 설명하시오.

심화문제

1. 개인 또는 집단 건강증진을 위한 사회생태학적 모형에 대하여 설명하시오.
2. 우선순위 결정방법 중 황금 다이아몬드 방식을 설명하시오.

3 보건사업 기획의 모형

학습목표

- 보건사업 기획 모형의 개념을 이해할 수 있다.
- 보건사업 기획 모형의 구성요소를 설명할 수 있다.

3.1 PRECEDE-PROCEED 모형

1) 개념

PRECEDE(Predisposing, Reinforcing and Enabling Construct in Educational Diagnosis and Evaluation)-PROCEED(Policy, Regulatory and Organizational Constructs in Educational and Envioronmental Development) 모형은 가장 유용하고 많이 교육하는 보건사업의 프로그램 기획모형 중 하나이다(Green L, et al, 1999). 1970년대에 PRECEDE 진단모형으로 출발하여 1980년대에 PROCEED가 추가되어 확정된 모형이다. PRECEDE-PROCEED 모형은 중재 대상의 상황과 요구를 다단계 방법을 통해 파악한 바탕 위에 보건프로그램을 기획 및 실행하고, 그 프로그램이 얼마나 목적을 달성하였는지를 평가하는 단계로 구성되어 있다. 이 모형은 기본적으로 최종결과를 먼저 결정한 후에 그 결과를 결정하는 원인을 역방향(backward)으로 파악하고, 원하는 결과(desired outcome)를 얻을 수 있도록 개입을 설계하는 것이다. 이 모형은 계획 수립의 순서를 각 요소가 다른 요소에 영향을 미치는 방향과 반대 방향으로 진행한다. 각 요소의 영향은 왼쪽에서 오른쪽으로 화살표 방향으로 진행되나, 계획은 오른쪽에서 왼쪽으로 화살표와 반대 방향으로 진행된다.

PRECEDE-PROCEED 모형에서 1~4단계에 해당하는 PRECEDE 부분은 프로그램 계획에 초점을 두고 있고, 5~8단계에 해당하는 PROCEED 부분은 프로그램의 수행과 평가에 초점을 두고 있다.

PRECEDE-PROCEED 모형의 단계들은 보건교육 프로그램을 계획할 때 사회, 역학, 행위,

교육, 행정에 대한 진단과정을 통해 프로그램을 제작하고 수행 및 평가할 수 있도록 설계하는데 지침이 된다. PRECEDE-PROCEED 모형은 건강과 건강행동에 영향을 미치는 다양한 변수의 상호작용을 보여준다. 지금까지는 어떤 개인이 특정한 건강행동을 하면서 특정한 건강상태에 있을 때, 그 책임을 개인에게 부과하고 건강과 건강행동의 변화에 대한 책임도 개인에게 있다고 보았다. 그러나 PRECEDE-PROCEED 모형은 사회적 맥락(social context)이 개인의 건강과 건강행동에 영향을 미친다는 점을 강조하면서 조직, 법규와 제도 그리고 공공정책의 변화를 중요한 부분으로 부각하였다. PRECEDE-PROCEED 모형은 투입보다는 결과 즉, 삶의 질(quality of life)을 궁극적인 목표로 두고 있다.

2) 구성요소

PRECEDE-PROCEED 모형은 2005년에 진단 단계의 일부를 통합하여 모두 8단계로 구성된다(그림 7-3-1).

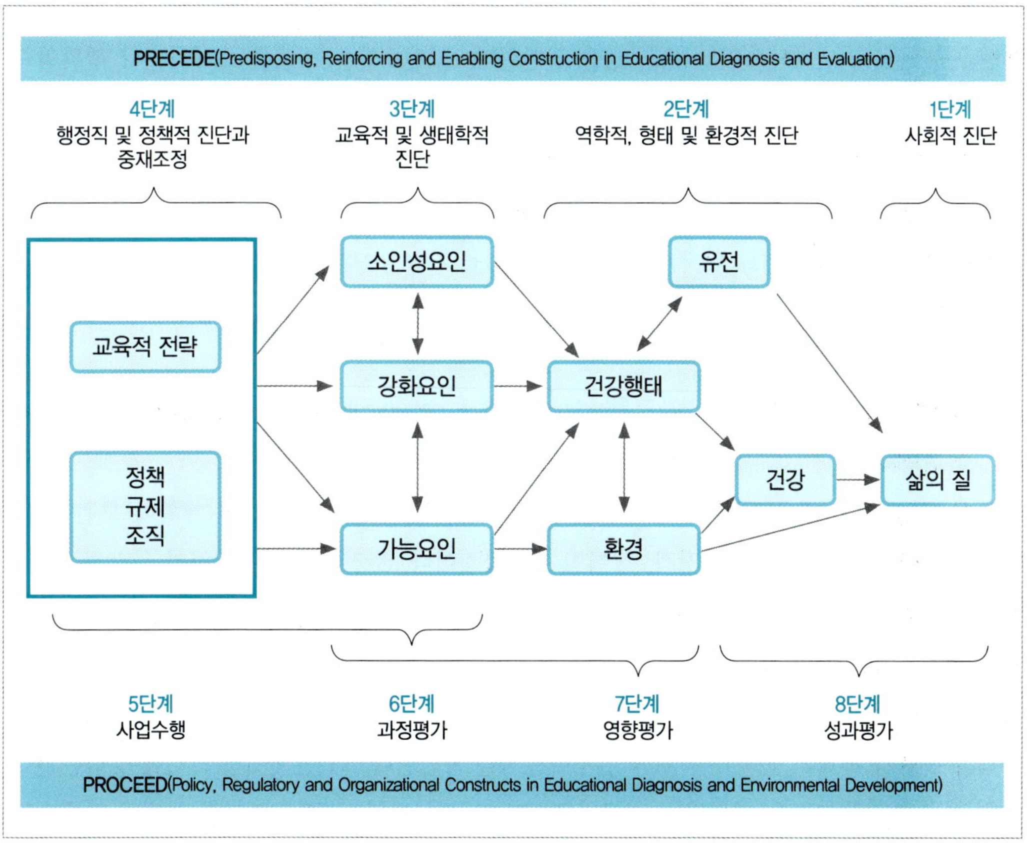

그림 7-3-1 PRECEDE-PROCEED 모형

출처: Glanz K et al. Health Behavior and Health Education. Theory, Research, and Practice. 4th ed. Jossey-Bass. 2008. p.410.

(1) 1단계: 사회적 진단(social diagnosis)

첫 번째 단계에서는 지역사회 주민들의 요구 및 삶의 질을 이해하기 위한 과정으로 건강과 삶의 질에 영향을 주는 주요 건강 관련 사회적 지표들(예: 빈곤수준, 범죄율, 낮은 교육수준 등)을 찾아본다. 예를 들어, 사고 발생률이 높고 의료서비스 수준이 낮은 더럽고 위험한 사업장에서 일하는 사람들은 작업 환경으로 인해 건강하지 못하고 안전하지 못하다고 느낄 수 있다.

(2) 2단계: 역학적 진단: 건강, 유전적 특성, 행위, 환경 진단(epidemiological diagnosis: health, genetics, behavior, & environment assessment)

두 번째 단계에서는 첫 번째 단계에서의 낮은 삶의 질과 연관 있는 구체적인 건강문제를 찾아내고 우선순위를 설정하여 제한된 자원을 사용할 가장 큰 건강문제를 찾는 단계이다.

(3) 3단계: 교육 및 생태학적 진단(ecological and educational diagnosis)

교육 및 생태학적 진단단계에서는 행위에 영향을 주는 요소인 성향요인(predisposing), 강화요인(reinforcing), 가능요인(enabling)을 진단한다. 성향요인은 행위를 초래하거나 행위의 근거가 되는 것으로 개인의 지식, 태도, 신념, 가치, 자기효능 등을 말한다. 강화요인은 보상, 칭찬, 처벌 등을 통하여 행위가 계속되거나 반복되도록 하는 요인으로 사회적 지지, 친구의 영향, 충고와 보건의료제공자에 의한 긍정적 · 부정적 반응 등이 있다. 가능요인은 동기가 실현되도록 하는 요인으로 보건의료 및 지역사회 자원의 이용 가능성, 접근성, 개인의 기술과 자원 등이 포함된다.

(4) 4단계: 행정, 정책 진단 및 중재계획(administrative, organizational, and policy diagnosis and evaluation)

PRECEDE에서 PROCEED로 넘어가는 단계이며, 진단단계에서 규명된 계획이 보건사업으로 전환되어 수행되기 위한 행정적, 정책적 진단과정이다. 보건사업을 촉진하거나 방해하는 정책, 자원 및 조직의 환경을 분석하는 단계이다. 행정적 및 정책적 진단은 보건프로그램을 실행하고 발전시키는 데 필요한 조직과 행정적 능력과 자원을 검토하고 평가하는 과정이다. 행정적 사정에서는 정책, 자원 환경, 조직 상황을 판단하고 실행하며, 정책적 진단에서는 프로그램의 목적과 목표가 조직의 목적과 목표와 일치하는지를 확인한다. 이 단계에서 고려해야 하는 중요한 것은 보건프로그램을 지원할 수 있는 예산과 가능한 자원, 보건프로그램 실행의 장애요인, 현재의 관련 정책과 앞으로의 정책 개선점 등이다. 이 단계를 거치면서 최종적인 보건프로그램의 운영계획이 만들어진다. 중재조정은 사회 · 생태학적 전체에 따라 우선순위 결정요인을 보건프로그램 구성요소에 연계하는 것이다. 중재조정은 목적을 달성하기 위해 적절한 개입과 전략을 만드는 과정으로 조합(matching), 배치(mapping), 공유(pooling), 조화(patching)라는 4개의 과정으로 이루어진다.

(5) 5단계: 사업 수행(implementation)

이전 단계들을 통해 수립한 계획을 수행하는 단계로서 계획, 예산, 조직과 정책을 지지하고 인력 조정과 감독을 포함한다.

(6) 6단계: 과정평가(process evaluation)

실제로 계획한 일을 진행하고 있는지를 평가하는 단계로 사업수행이 정책, 이론적 근거, 프로토콜 등에 맞게 이루어지고 있는지 평가한다.

(7) 7단계: 영향평가(impact evaluation)

사업 수행이 사업 대상자에게 바람직한 영향을 미치고 있는지 확인하는 단계로 대상행위와 선행요인, 촉진요인, 행위에 영향을 미치는 환경요인에 대한 즉각적인 효과를 평가한다.

(8) 8단계: 결과평가(outcome evaluation)

사업 수행이 1단계에서 계획했던 원하는 결과로 이어졌는지, 초기 단계에서 사정된 건강상태와 삶의 질의 변화를 평가하는 단계이다.

3) 이론과 실무의 적용을 위한 PRECEDE-PROCEED 모형

이론과 실무의 적용을 위한 PRECEDE-PROCEED 계획단계 모형은 〈표 7-3-1〉과 같다.

3.2 지역사회 보건기획 지침(PATCH) 모형

1) 개념

지역사회 보건기획 지침(PATCH) 모형은 미국 질병관리본부에서 지역보건요원의 보건사업기획 지침서로 개발한 모형이다. 자원의 한정성 때문에 우선순위 결정에 사용하는 모형이다. PATCH란 "지역사회에서 건강증진 및 질병예방 '사업을 기획, 수행, 평가하는 하나의 과정'을 지칭하는 지역사회 보건기획모형이다."라고 정의하기도 한다.

이 모형의 목적은 지역사회가 우선순위의 건강문제 해결을 목표로 포괄적인 지역사회 건강증진 프로그램을 기획하고, 수행하며, 평가하는 능력을 향상하도록 하는 것이며, 실제로 지역사회에서 다양한 건강관련 문제, 예를 들어 심장질환, AIDS, 손상 및 상해, 10대 임신 등에 적용

표 7-3-1 이론과 실무의 적용을 위한 PRECEDE-PROCEED 모형

변화 수준에 의한 변화 이론과 원리	PRECEDE-PROCEED 계획단계				
	1단계 사회적 사정	2단계 의생태학	3단계 행위와 환경	4단계 교육과 생태학	5단계 행정과 정책
지역사회 수준					
참여와 관련	○	○	○	○	○
지역사회 구성	○		○		
조직의 변화				○	○
혁신의 확산				○	○
개인 간 수준					
사회인식이론			○	○	
성인 학습				○	
개인 간 커뮤니케이션				○	
개인 수준					
건강신념모형				○	
변화의 단계			○	○	
합리적 행동이론				○	
계획된 행위이론			○	○	
정보 처리				○	

출처: 이무식 등. 보건프로그램 개발과 평가. 수문사. 2019. p117.

되고 있다.

PATCH 과정은 보건당국이 지역사회 건강증진 팀을 구축하고 자료를 수집 활용하며, 보건문제의 우선순위를 설정하고 정책을 시행하는 과정 전반을 기획 · 평가하도록 과정 전반에 대한 상세한 방법과 자료를 제공하는 방식으로 진행된다.

2) PATCH의 5단계

(1) 1단계: 지역사회 조직화

지역사회 구성원이 기획과정에 참여하는 단계이다. 주민들이 자료 분석, 우선순위 설정, 예방활동 기획, 의사결정 등에 참여한다. 예를 들면 브레인스토밍, 지역사회 그룹 추진위원회, 지역사회그룹 회의 개최, 실무단 등이 포함된다.

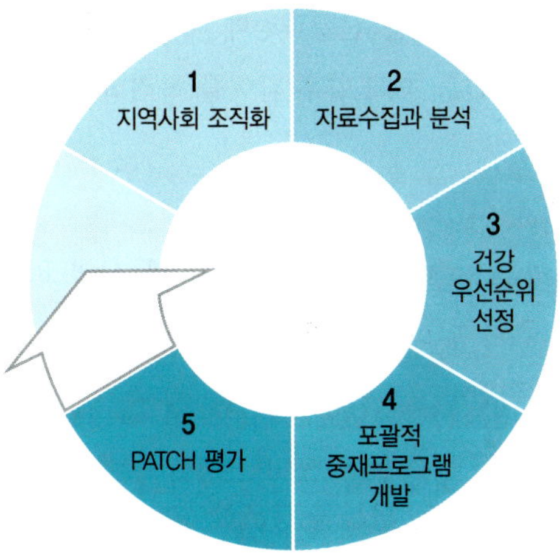

그림 7-3-2 PATCH의 5단계

출처: 지역사회보건간호학. 최신 지역사회 보건간호학. 수문사. 2021. p.118.
Green LW et al. CDC's Planned Approach to Community Health as an application of PRECEED and an inspiration for PROCEED. J Health Edu 1992;23(3):140-147.

(2) 2단계: 자료수집과 분석

지역사회의 주요 건강문제를 파악하기 위하여 사망률, 유병률, 건강 관련 행동, 지역사회의 다양한 의견들에 대한 자료수집 및 분석을 하는 단계이다. 건강수준 및 요구 수준에 대한 다양한 자료를 활용하여 지역사회의 주요 건강문제가 무엇인지 결정하며, 지역사회와 함께 공유할 방법을 확인한다.

(3) 3단계: 우선순위 결정

지역사회 주민을 대상으로 질병, 사망, 장애, 손상의 위험에 처하게 되는 행동요인과 행동에 영향을 주는 사회적, 경제적, 정치적, 환경적 요인에 대한 분석을 실시하여 건강우선순위가 파악되고, 이에 따른 목표가 설정되는 단계이다.

(4) 4단계: 포괄적 중재계획 개발

중재 프로그램을 선정, 설계, 수행하는 단계이다. 참여자들이 보건문제 요인분석, 지역사회 정책, 서비스, 자원 등을 검토하여 전반적 지역사회 건강증진 전략을 개발한다. 중재방법으로 교육, 언론, 정책활동, 환경 조치 등을 도출하여 학교, 병원, 지역사회 등에 적용할 수 있다.

(5) 5단계: PATCH 평가

PATCH 모형의 통합단계이다. 평가는 진행과정에 대한 모니터링과 중재에 대한 평가를 포함한다. 사업결과의 환류(feedback)를 통해 향후 참여를 독려하고 프로그램 개선에 활용한다.

3) PATCH 모형의 성공 요소

PATCH가 성공하기 위해서는 아래와 같은 요소들이 반드시 필요하다.

- 기획과정에 지역사회가 적극적으로 참여하도록 유도한다.
- 자료에 입각한 사업을 계획한다.
- 참여자들은 포괄적인 건강증진 전략을 개발한다.
- 사업평가는 프로그램을 개선하고, 환류를 강조하여야 한다.
- 건강증진을 위한 지역사회 역량을 향상한다.

3.3 MAPP 모형

1) 개념

MAPP(Mobilizing for Action through Planning and Partnerships) 모형은 미국의 전국지방건강공무원협회(National Association of County & City Health Officials, NACCHO)와 질병관리본부(Centers for Disease Control, CDC)에서 개발한 지역사회 건강증진을 위한 접근 모형이다. 공공보건을 수행하기 위해 보건당국의 전략적 기획 능력과 추진 방식으로서 미국 지역 NACCHO가 제안한 공공-민간협력 중심으로 한 포괄적인 보건사업 수행 방안이다. 보건소 중심의 공공-민간모형인 공중보건의 우수성을 위한 평가지침(assessment protocol for excellence in public health, APEXPH)을 발전시킨 모형이며, 지역사회 중심 접근법 사용, 전략적 기획 개념 활용, 공공보건행정의 지도력 증진, 지역사회 공공보건체계의 형성/창의성 및 강화에 초점을 둔다.

보건소 중심의 공공-민간협력이 아닌 지역사회 중심의 공공-민간협력 방식을 도입하여 지역사회 중심의 접근법으로 지역사회의 요구, 역량을 중요시하여 지역사회의 역량 강화의 방향을 제시하는 모형이다. 지역사회 특성 및 강점 파악, 지역사회 공공보건체계 평가, 지역건강수준 파악, 변화 가능성 파악 등 네 가지 평가도구를 사용한다.

2) MAPP의 성공적 실행을 위한 7개 원리(NACCHO)

(1) **시스템 고려**: 공공보건체계 구성요소 간 역동적 관계 설정에 대한 이해 증진

(2) **대화**: 구성원 간의 적극적인 대화

(3) **비전과 공유**: 새로운 건강사회에 대한 기초 마련

(4) **자료**: 각 과정의 단계에 대한 정보 파악

(5) **파트너십/협력**: 자원의 공유, 책임분배를 통한 성과의 최적화

(6) **전략적 사고**: 지역사회체계가 직면한 건강문제와 극복 방안에 대한 긍정적 대안

(7) **성취감 만끽**: 협력에 대한 필요성과 각 단계의 성취감 유지

3) MAPP의 특징

(1) 지역사회 중심의 접근법 사용: 지역사회가 주인의식을 갖도록 한다.

(2) 전략적 기획 개념 활용: 자원 확보, 요구와 자원의 연계, 장기적 접근법 수립 등에 효과적이다.

(3) 지역사회 공공보건체계의 형성, 창의성 및 강화를 목적으로 한다.

(4) 공공보건행정의 지도력을 증진한다.

(5) 지역사회 전략기획 방안 개발을 위한 네 가지 평가(지역의 건강수준 평가, 지역사회의 관심과 장점, 지역보건체계의 평가, 건강문제와 해결능력에 영향을 미치는 환경의 변화) 도구를 활용한다.

(6) 각 단계에서 사용하는 판단 기준은 과거의 연구 성과나 다른 기획모형에서 제시된 기준을 활용한다. 특히, 사업의 우선순위 결정은 PATCH의 기준 등을 활용한다.

4) 지역 현황 평가의 네 가지 평가도구

(1) **지역사회 특성 및 강점 파악**: 지역사회 역량, 주민 의식, 지역사회에 대한 관심 등

(2) **지역사회 공공보건체계 파악**: 지역 공공보건체계의 역량 파악

(3) **지역 건강수준 파악**: 삶의 질 수준, 건강수준, 지역사회의 건강문제 등

(4) **변화 가능성 파악**: 지역사회나 공공보건체계에 영향을 미칠 수 있는 역량

표 7-3-2 MAPP 공공–민간협력의 기획과정

단계	세부 내용
1단계 조직화와 협력체계 개발	Step 1 – 왜 그러한 과정이 필요한가?(necessity) Step 2 – 누가 역할을 수행할 것인가?(participants) Step 3 – 시간에 따라 어떤 일이 일어나야 하는가?(timeline/work plan) Step 4 – 예산과 비용 Step 5 – 준비 정도 파악 Step 6 – 과정 관리 • 어떤 일들이 해결되는 것이 좋겠습니까? • 당신이 기대하는 긍정적 결과 혹은 달성 목표는 무엇입니까? • 누가 후원 혹은 도울 것입니까? • 주요 장애요인은 무엇이고 어떻게 극복할 것입니까?

2단계 비전의 확립	Step 1 – 비전 수립 노력들을 모으고 연결하기 Step 2 – 주민의 비전/전문가의 비전/주요 지도자의 비전 Step 3 – 비전 수립하기 Step 4 – 비전을 구체화하기 Step 5 – MAPP과정 동안 비전 지키기 • 건강한 지역사회, 당신에게 어떤 의미가 있습니까? • 향후 5년 혹은 10년 동안 지역사회 공중보건체계의 목표를 어떤 방향으로 하면 좋겠습니까? • 향후 5년 혹은 10년 동안 비전을 실현하기 위해 공중보건체계 담당기관들과 지역사회 주민들이 시행해야 할 중요 행동들은 무엇인가요?
3단계 지역현황 평가	① 지역의 건강수준 평가 지역사회 주민의 건강수준, 삶의 질, 건강위험 생활습관 등의 자료를 평가한다. Step 1 – 준비: 지역사회주민 미팅/지역사회주민 집단면담/길거리 인터뷰 조사(survey) Step 2 – 시행 step 3 – 결과의 종합 Step 4 – 주요 결과 요약 • 이 지역사회에서 사는 것에 만족하십니까?(안전, 복지, 참여 행정 등) • 이 지역사회 보건의료체계에 만족하십니까?(접근성, 비용, 질, 친절도 등) • 이 지역사회는 아이 키우기에 만족스럽습니까?(학교, 방과후 프로그램, 탁아 등) • 이 지역사회는 노인들이 살기에 만족스럽습니까?(의료 등) • 이 지역사회는 경제적인 기회가 만족스럽게 주어집니까?(주거, 교육 등)
	② 지역사회의 관심과 장점 평가 지역사회의 자산, 지역사회의 강점 등을 평가한다.
	③ 지역보건체계의 평가 지역 공중보건체계의 역량 등을 평가한다.
	④ 건강문제와 해결 역량에 영향을 미치는 환경의 변화 평가 지역사회 건강 혹은 지역 공중보건체계에 영향을 미칠 요소들을 규명, 평가한다.
4단계 전략적 과제의 확립	전략적 과제 확립 • 비전을 달성하기 위한 기본적인 정책적 과제에 대해 전략적 이슈를 정하기 • 왜 이러한 이슈가 필요한가요? • 이러한 이슈가 없다면 어떤 결과가 나타날까요?
5단계 목표와 전략의 개발	Step 1 – 목표 개발 Step 2 – 전략 대안 개발 Step 3 – 장애요인 규명 Step 4 – 실행
6단계 실행	기획–실행–평가

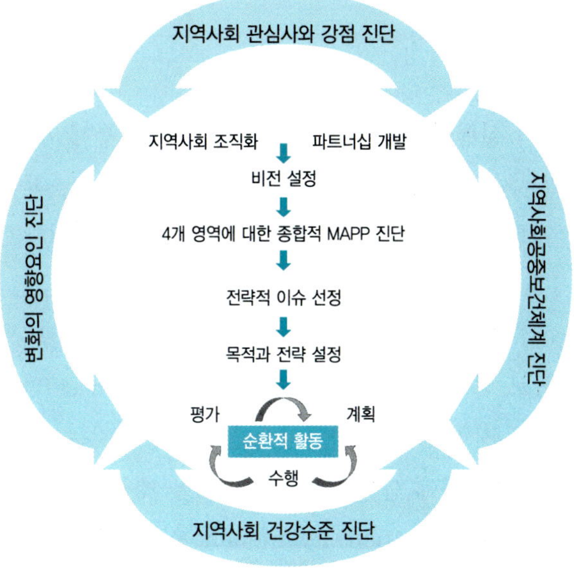

그림 7-3-3 MAPP의 과정

출처: 김춘미 등. 지역사회보건간호학. 제2판. 수문사. 2019. p.184.
National Association of County and City Health Officials. Mobilizing for Action through Planning and Partnerships (MAPP). Community Health Assessment and Improvement Planning. 2022.

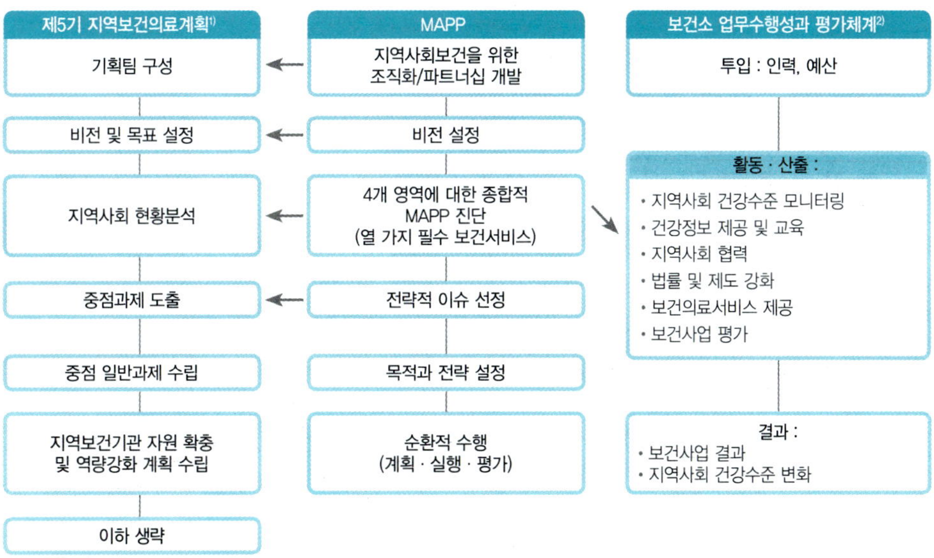

그림 7-3-4 우리나라 지역사회보건에서 MAPP 모형 적용

주: [1] 보건복지부. 제5기 지역보건의료계획 수립 안내. 2010. [2] 한국보건산업진흥원. 보건소 업무수행성과 평가체계 개발. 2007.
출처: 곽민선 등. 지역사회보건기획과 지역보건체계 강화: MAPP 모형의 사례. 보건교육건강증진학회지 2010;27(3):59-66. 재구성

3.4 RE-AIM 모형

1) 개념

RE-AIM 모형은 연구와 실행의 격차를 좁히기 위해 연구를 통해 개발된 프로그램이 현장에 맞게 적용되고 보급되었는지를 확인하는 종합적이고 체계적인 틀로, 지역사회보건사업이 실제 현장에 잘 적용되었는지를 평가하기 위한 목적으로 개발된 모형이다(Glasgow RE et al., 1999).

Abrams DB 등(1996)는 중재방안의 효과를 측정할 때 보통 프로그램 적용 범위(Reach, 중재를 제공받은 대상자의 규모 및 비율)와 그것의 효과성(Effectiveness)의 산출물(I = R × E)로 정의하였다. 이를 기반으로 지역사회보건사업이 공중보건에 미치는 영향을 더 잘 평가하기 위해서 RE(reach × efficacy) 개념에 서비스 및 프로그램을 제공하는 기관에 적용할 수 있는 세 개 영역(AIM; adoption, implementation, maintenance)을 추가하여 확대한 모형이다.

내적타당도와 외적타당도의 관점에서 볼 때, 내적타당도는 과학적인 근거기반의 연구가 실제

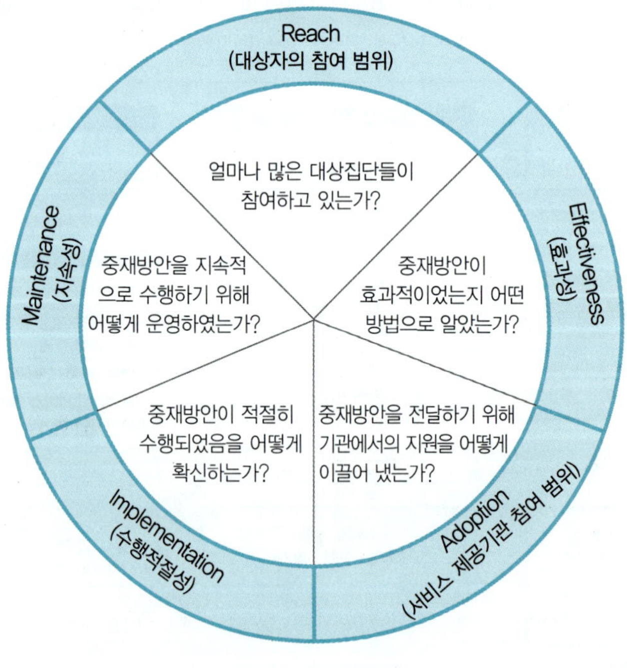

그림 7-3-5 RE-AIM 개념 틀

출처: Glasgow RE et al. Evaluating the public health impact of health promotion interventions: The RE-AIM framework. Am J Public Health 1999;89(9):1322-1327.

현장에 얼마나 잘 맞게 적용되었는지의 효용성, 효과성을 확인하는 것이고, 외적타당도는 프로그램에 조직 및 기관이 참여하여(adoption), 적절하게 프로그램을 수행하고 있으며(implementation), 지속적으로 프로그램을 운영하고 있는지(maintenance)를 확인하고, 목표집단의 얼마나 많은 대상자들이 참여했는지를 종합적으로 평가한다.

2) RE-AIM 모형의 적용

RE-AIM의 다섯 가지 요소가 모두 중요하다. 프로그램의 적용 범위와 대상자가 넓다 하더라도 서비스의 효과성이 매우 낮다면, 전체 목표집단에 미치는 파급효과는 매우 제한적일 것이다. 또한 프로그램의 적용 범위가 넓고 효과성이 높다 할지라도 이를 제공하려는 기관의 전문성이 낮거나 극히 소수의 인력만이 성공적으로 프로그램을 운영할 수 있다면, 이 보건사업에

표 7-3-3 RE-AIM 모형을 적용한 각 영역별 주요 평가 사항

RE-AIM 영역		평가항목
Reach (대상자의 참여범위)	개인단위	참여 자격을 갖춘 대상자 가운데 어느 정도의 비율(%)이 ① 제외되었는가? ② 참여하였는가? ③ 참여자들은 어느 정도 대표성을 확보하고 있는가?
Efficacy/Effectiveness (효용성, 효과성)	개인단위	프로그램은 얼마만큼 영향력을 미치는가? ① 프로그램에 참여한 모든 참여자들에게 ② 과정 및 주요 결과목표에 대해 ③ 긍정적 결과와 잠재적인 부정적 결과 및 삶의 질을 포함한 모든 최종 결과에 대해
Adoption (프로그램 제공기관의 참여 여부)	기관/ 조직 단위	서비스 제공 자격을 갖춘 기관/조직에 종사하는 인력 가운데 어느 정도의 비율(%)이 ① 제외되었는가? ② 참가하였는가? ③ 참가기관과 인력은 어느 정도 대표성을 지니고 있는가?
Implementation (실행 적절성)	기관/ 조직 단위	다양한 프로그램 요소들이 의도한 바와 어느 정도 일치하여 전달하였는가? (정해진 프로토콜 내에서 얼마나 충실하게 따랐는가?) : 특히, 실무현장에서 여러 직원들이 프로그램을 수행할 경우
Maintenance (지속성)	개인단위	① (프로그램 참가 후, 최소 6-12개월 동안) 효과가 어느 정도 지속되었는가? ② 탈락률은 어느 정도인가? ③ 중도 탈락자(drop-outs)와 프로그램 유지 대상자는 대표성이 있는가? ④ 탈락의 영향이 효과성에 대한 최종 평가에 어떠한 영향을 미쳤는가?
Maintenance (지속성)	기관/ 조직단위	① 여러 가지 프로그램 요소들 가운데 지속적으로 운영되는 경우는 어느 정도 비율인가? ② 계획 시 의도했던 설계에서 프로그램이 어느 정도 수정되었는가?

대한 영향력은 매우 제한적이라고 할 수 있다. 공중보건에서 수행되는 보건사업은 개인의 측면과 기관 및 조직의 측면 모두에서 그 효과가 중요하다. RE-AIM모형의 각 요소는 개인단위(individual level) 요소와 기관단위(setting/agent level) 요소로 구분하여 접근하며, 양쪽 모두 평가에서 중요함을 강조하고 있다. 대상자 참여범위, 효과성과 효율성은 공공의 보건사업이 개인에 미치는 영향을 설명하는 요소이고, 서비스 제공기관 참여범위와 수행 적절성은 기관이나 조직 단위에 미치는 영향을 나타낸다. 마지막으로 지속성은 개인과 기관 모두에 미치는 효과를 설명한다. 개인과 기관 모두 보건사업이 미치는 영향에 관한 매우 중요한 정보를 제공하므로 양쪽 모두를 평가하는 것이 타당하다. 또한 개인단위 요소와 기관단위 요소를 모두 평가에 포함하는 모형이므로, 보건사업이 국민 건강에 미치는 영향을 종합적으로 평가하는 데 매우 유용하다.

보건사업 또는 보건정책을 평가할 때 필요한 주요 사항을 RE-AIM 모형에 적용하여 설명하면 다음과 같다(표 7-3-3).

3.5 중재매핑 모형

1) 개념

중재매핑(intervention mapping)은 대상자의 요구를 반영하여 과학적인 이론 및 근거를 기반으로 건강증진 프로그램을 개발하고 수행하기 위해 활용되는 방법론이다.

먼저, 요구도를 진단하고 우선순위를 설정하여 이를 기반으로 효과적인 프로그램을 개발한다. 기존의 기획모형들은 건강문제의 확인과 그 결정요인의 파악, 이들을 변화시키기 위한 목표 설정에 대해서는 구체적인 지침을 제시한 반면, 설정된 목표들이 어떠한 과정을 통해서 성취될 수 있는가에 대해서는 구체적이지 않은 경향이 있었다. 그러나 중재매핑은 이러한 문제를 해결하기 위해 개발된 모형으로 변화를 위해 설정된 목표들을 성취할 수 있는 방법 즉, 목표들이 효과적인 중재전략으로 전환되는 방법에 대해 상세하게 알려주고 있다(Pérez-Rodrigo C et al., 2005). 또한, 행동 변화를 위한 심리사회적 모형의 중요성을 인식하고 행동 변화에는 개인의 동기유발뿐 아니라 환경적 요인(사회적, 환경적 요인)이 중요한 중재요인(mediator)이라는 것을 강조하고 있다.

2) 구성단계

중재매핑은 다음과 같이 총 6단계로 구성된다.

(1) 문제의 논리모형

중재 계획을 실제적으로 기획하기 이전에 건강문제와 관련된 개인적 행동요인과 환경요인을 확인하고, 문제점이 있는 위험 집단과 관련된 결정인자들을 진단한다. 이러한 진단에는 두 가지 구성요소를 포함하는데, 위험에 처한 집단이나 지역사회와 해당 문제에 대한 과학적, 역학적, 행동적, 사회적 요인을 파악하는 것과 지역사회의 성격 및 지역구성원들의 강점을 알거나 이해하려는 노력을 의미한다. 즉, 첫 번째 단계에서 건강문제, 삶의 질에 영향을 미치는 요인, 행동 및 환경의 원인과 이에 대한 결정요인을 파악하며, 개인, 가족, 지역사회 등 생태학적 요인의 강점을 확인하고, 이를 근거로 프로그램의 목적을 구체화한다.

(2) 프로그램 결과와 목적: 변화의 논리모형

2단계에서는 중재 결과, 구체적으로 누가, 무엇이 변화할 것인지에 대한 목표를 구체화하여 중재를 위한 근거를 마련한다. 중재로 기대되는 성과 즉, 프로그램 목표를 구체적으로 진술하고, 이를 달성하기 위한 수행목표(performance objectives)를 세분화하며, 수행목표들은 다른 관련 결정요인(행동요인, 환경요인)과 연결하여 보다 구체적인 중재 목표 즉, 변화목표(change objective)를 작성하여 매트릭스 형태로 제시한다. 따라서 변화목표 매트릭스에서는 생태학적 수준(개인, 개인 간, 지역사회, 환경 등)에 따라 목표 변화와 관련된 요인들을 제시하고, 이를 대상 집단이 성취해야 하는 구체적인 행위(수행목표)와 연결하여 더 구체적인 변화 목표로 기술한다.

(3) 프로그램 설계

3단계에서는 개인과 집단의 건강행동 변화와 환경에 영향을 미치는 조직 및 사회적 요인을 변화시키기 위해 이론에 기반한 방법들과 이를 기반으로 실제 적용할 수 있는 활동들로 구체적인 전략을 개발한다. 따라서 수행목표와 관련 요인이 연결되어 수립된 변화 목표를 달성할 수 있도록 이론에 근거한 적절한 기술이나 방법/전략을 선택하여 실행 가능한 활동으로 전환한다. 방법은 행동이나 환경에 영향을 미치는 이론에 근거한 기술인 반면, 전략은 개입방법을 구성하고 운영하는 방법을 의미한다. 즉, 확인된 개인의 행동이나 환경의 결정요인을 변화시킬 수 있는 가장 효과적인 방법을 찾고 선택하여 실제 활동이 가능하도록 한다.

(4) 프로그램 완성

이 단계에서는 각 단계에서 이루어진 모든 정보를 종합하여 최종결과물로 프로그램을 개발하여 중재요인과 범위, 프로그램 프로토콜 및 프로그램 관련 자료들을 기술한다. 개발된 프로그램 및 자료 등이 프로그램 대상자에게 적합한지와 실행 가능한지를 예비 검증함으로써 완성도를 높일 수 있다.

(5) 프로그램 실행계획

이 단계에서는 프로그램의 실행 및 지속 여부를 계획한다. 즉, 프로그램 수행을 위한 잠재적 대상이 누구인지, 서비스 제공자는 누구인지, 중재는 어떤 틀을 가지고 이루어지는지 등에 대한 구체적인 계획을 수립하게 된다.

(6) 평가

마지막으로 평가계획 단계에서는 프로그램의 과정 및 효과를 평가한다. 과정과 효과를 평가하여 각 단계가 적절히 수행되었는지를 알 수 있으며, 중재방안의 효과를 평가하기 위해서는 건강행위, 건강상태, 삶의 질 등의 변화 분석이 필요하다.

표 7-3-4 중재매핑 모형의 6단계별 과업

단 계	단계별 과업
1단계: 문제의 논리모형 (logic model of problem)	• 대상집단을 결정하고 활동을 시작함 • 문제의 논리모형을 개발하기 위해 요구도를 사정함 • 인구집단, 환경, 지역사회 등을 포함한 중재방안의 내용을 작성함 • 프로그램의 목적을 구체화함
2단계: 프로그램 결과와 목적: 변화의 논리모형 (program outcomes and objectives: logic model of change)	• 행동과 환경에 대한 기대되는 결과를 결정함 • 행동과 환경 결과에 대한 수행목표를 구체화함 • 행동과 환경 결과의 결정요인을 선택함 • 변화목적의 매트릭스를 작성함 • 변화의 논리모형을 개발함
3단계: 프로그램 설계 (program design)	• 프로그램의 주제, 구성요인, 범위, 순서 등을 구성함 • 이론과 근거 기반의 변화방법을 선택함 • 변화방법을 전달하기 위한 실제 적용방법을 선택하고 설계함
4단계: 프로그램 완성 (intervention production)	• 프로그램 구성과 조직을 개선하여 보완함 • 프로그램에 사용할 자료들을 계획하고 준비함 • 프로토콜을 포함한 자료들을 예비조사하고, 개선하며, 개발함
5단계: 프로그램 실행계획 (program implementation plan)	• 잠재적으로 결정한 프로그램의 사용자를 확정함(프로그램 수행자, 채택자, 유지자) • 프로그램을 적용하기 위한 결과목표와 수행목표를 작성함 • 프로그램 적용을 위한 변화 목표의 매트릭스를 구체화함 • 수행할 중재 방안을 구체적으로 설계함
6단계: 평가 (evaluation)	• 효과와 과정 평가 질문지를 작성함 • 평가를 위한 지표와 방법을 개발함 • 평가 설계를 구체화함 • 평가 계획을 완성함

출처: Bartholomew Eldredge LK et al. Planning Health Promotion Programs: An Intervention Mapping Approach. 4th ed. Jossey-Bass: A Wiley Brand. 2016.

3.6 MAP-IT 모형

1) 개념

MAP-IT(mobilize, assess, plan, implement, track)는 지역사회의 보건사업을 계획하고 평가하는 데 사용할 수 있는 단계별 프레임워크로 조직화, 진단, 계획, 실행, 추적에 이르는 5단계로 구성되었으며, 상황에 따라 일부 단계를 여러 번 수행할 수 있다.

조직화(mobilize) 단계에서는 지역사회 보건에 관심이 있는 개인과 조직들을 연합하며, 다음 단계에서 지역사회에서 가장 필요한 영역뿐만 아니라 해당 영역을 해결하기 위해 활용할 수 있는 자원 및 기타 강점 등을 진단(assess)한다. 이후 지역사회의 비전에서 시작, 비전 달성에 필요한 전략과 실행단계를 추가하는 계획(plan)을 수립하며, 모니터링이 가능하며, 결과적 차이를 도출할 수 있도록 구체적인 행동단계를 사용하여 계획을 실행(implement)한다. 마지막으로 시간의 경과에 따른 진행 상황을 모니터링으로 추적(track)한다.

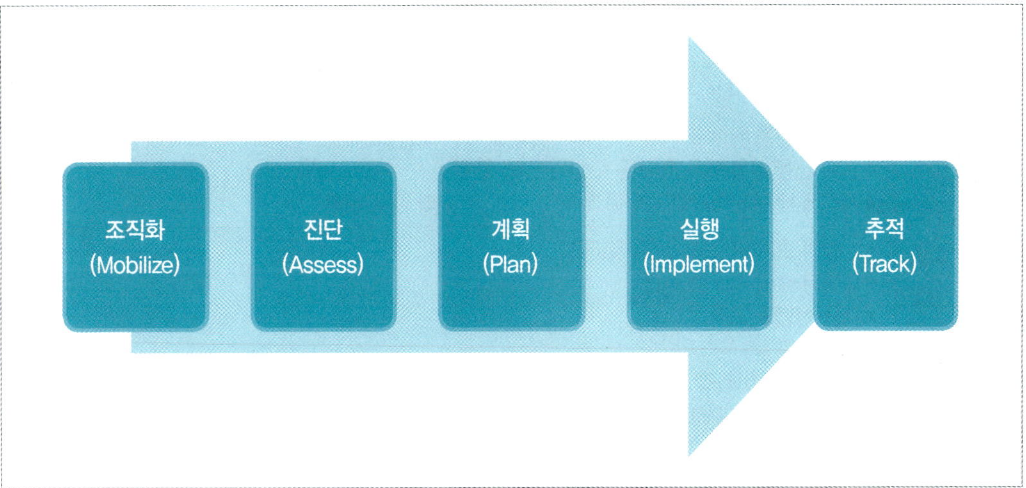

그림 7-3-6 MAP-IT의 5단계

MAP-IT 모형은 지역사회의 요구(need)와 자산(assets)에 맞는 지역보건사업을 기획할 수 있고, 명확한 목표 및 전반적인 전략과 관련된 잘 정의된 실행단계를 통해 포괄적이고 구체적인 계획을 수립할 수 있으며, 기획의 과정에 평가를 포함하여 필요한 경우 조정이 가능한 특징이 있다. 미국 'Healthy People 2020'의 국가 목표 달성을 위한 지역보건사업 기획평가에 활용되었다.

2) 적용

표 7-3-5 MAP-IT 적용 체크리스트

구분	내용
1단계 조직화	■ 연합에 참여하는 개인 조직들이 원하는 사항과 어떻게 연합을 구성할지 고려 ■ 연합의 잠재적 파트너에 대한 브레인스토밍 ■ 연합 구성원 모집 ■ 연합에 대한 비전 수립
2단계 진단	■ 요구와 자원에 대한 지역사회 데이터 수집 ■ 기존 문헌과 공공자료 자료 수집 ■ 지역사회 주민과 주요 이해관계자 대상의 문제 파악 ■ 지역사회 자산 파악: 인력, 기술, 역량 및 역량 구축, 공간, 조직 및 기관, 지식, 기금 등 ■ 데이터와 지역사회 우선순위 합의기준에 따른 요구 우선순위 선정 ■ 기준 데이터 설정
3단계 계획	■ 사업 주제 선택 ■ 명확한 목표 설정 ■ 각 목표에 대해 다음을 포함하는 실행 계획 수립 • 전략과 전술 • 전략의 각 단계별 타임라인 • 책임자(조직) 명시, 책임자(조직)의 역할과 임무 • 지표, 진행률 측정 척도
4단계 실행	■ 사업 실행을 위한 조정의 관점에서 참여할 개인 또는 조직기관 명시 ■ 현재 진행 상황에 대한 모든 구성원 간의 공유 ■ 사업에 대한 지역사회 공유를 위해 미디어 및 기타 채널 활용
5단계 추적	■ 사업의 초기부터 모니터링 및 평가 시작 ■ 데이터 수집 시스템 수립 ■ 다음 사항을 고려 • 데이터 품질 • 자가보고 데이터의 제한점 • 데이터 유효성과 신뢰성 • 데이터 가용성 ■ 적시 사업 활용 가능하도록 정기적인 데이터의 정리 분석 ■ 진행 상황과 성공사례에 대한 지역사회 공유

〈근거-기반 현장 사례: 직장 웰빙 실천을 위한 직원의 MAP-IT 활용 노력〉

① 조직화 단계

린다(Linda)는 최근 가벼운 심장마비를 앓아 3개월 동안 직장을 나가지 못했다. 직장으로 돌아와 몇몇 동료들과 자신의 경험을 이야기하고, 심장병이 남자와 여자 모두의 주요 사인이며, 점심시간에 산책을 하고 요리할 때 소금을 줄이는 등 또 다른 심장마비를 예방하기 위해 하는 간단한 변화에 대한 정보를 공유하였다. 린다와 그녀의 동료들은 다른 회사 직원들의 심장질환 예방을 위해 인사팀과 함께 다른 직원과 건강정보를 공유하는 방법에 대해 논의를 시작하였으며, 그 결과 직장웰빙위원회를 구성하고 직원의 웰빙 향상프로그램을 검토하기 시작하였다.

② 진단 단계

직장웰빙위원회는 먼저 환경 진단을 실시하여 어떤 정보가 존재하는지, 어떤 경우 웰빙프로그램을 직원에게 적용할 수 있는지 확인하였다. 그들의 건강보험회사에서 몇 가지 미리 설계된 프로그램을 찾을 수 있었으나, 이를 관리하기 위한 인력이 필요했다. 이들은 병가 및 단기 장애 휴가에 대한 데이터를 검토해서 직원들이 직장을 그만 둔 이유와 어떤 유형의 웰빙프로그램이 도움이 될지에 대한 회사별 정보가 더 필요하다고 결정하였다. 익명의 온라인 설문지를 만들어 회사 전체 직원에게 조사하여 직원 175명 중 80명 이상의 응답을 받았다. 직원의 75%는 때때로 또는 전혀 운동을 하지 않는다고 응답하였다. 그들이 집에 머무르는 주된 이유는 직원 또는 가족들이 감기 또는 독감에 걸렸기 때문이고, 거의 모든 직원들이 위원회가 해결해주기를 원하는 최고의 건강 문제로 '스트레스'를 선택했다. 위원회가 설문조사에서 받는 이 정보와 기타 정보를 통해 운동, 감기 및 독감 예방 및 스트레스와 같은 프로그램을 해결하기 위한 상위 세 가지 문제에 우선순위를 두었다.

③ 계획 단계

린다와 그녀의 동료들은 심장질환에 초점을 맞추고 싶었지만, 직장웰빙위원회는 조사결과에서 나온 가장 우선순위가 큰 문제를 해결해야 한다는 데 합의하였다. 직장웰빙위원회는 심장질환 위험 감소와 직접적으로 연관된 이번 분기 동안 직원의 신체활동을 증가시키는 데 노력할 것을 결정하였다. 이 프로그램의 성공을 바탕으로 직장웰빙위원회는 분기마다 다른 우선순위 주제를 다루기로 하였다.

건강보험회사로부터 성인이 하루 종일 10분의 운동시간을 3번 통합하여 권장되는 30분의 신체활동을 하도록 권장하는 프로그램을 직장에 적용하기로 하고, 의사소통, 실행, 평가계획을 수립한 후 각 계획별 특정 타임라인과 각 활동을 완료하는 책임자를 선정하였다.

직장웰빙위원회는 회사 경영진의 지원을 받기 위해 직장웰빙과 관련된 'Healthy People 2020' 중 3개의 목표를 찾아내 보고서를 작성하였다. ⓐ 신체활동 영역의 목표 12: 고용주 기반 운동시설 및 운동 프로그램에 접근하고 참여하는 고용된 성인의 비율 증가, ⓑ 교육 및 지역사회 기반 프로그램 목표 8: 직원에게 직원 건강증진 프로그램을 제공하는 작업 사이트의 비율 증가, ⓒ 교육 및 지역사회기반 프로그램 목표 9: 고용주 후원 건강증진 활동에 참여하는 직원의 비율 증가.

해당 목표에는 아직 국가 기준 데이터는 없었지만, 위원회가 자체 데이터 수집에 활용할 수 있는 국가 데이터는 있었다.

경영진은 직장웰빙분야에서 선도적 역할을 할 것이라는 전망에 열정을 가지고 마케팅부서는 고객과 신입사원을 유치하기 위해 잠재적인 긍정적 홍보를 하는 데도 관심이 있었다.

④ 실행 단계

직장웰빙위원회는 직원들이 하루 중 10분 동안 휴식을 취하여 신체활동을 하도록 장려하는 '작은 단계' 프로그램을 시행하였다. 이 프로그램은 엘리베이터 대신 계단을 오르고 점심시간 동안 클럽을 걷는 것과 같은 간단하고 저렴한 활동을 장려했다. 린다는 엘리베이터에 전단지를 게시하여 동료들이 계단을 이용하도록 장려하고 계단에서 직원들이 작은 단계를 찾은 것을 축하하였다. 워킹클럽은 매일 다른 직장웰빙위원회 위원이 이끌고 있으며, 직원들은 워크시트와 발표 시스템을 통해 걷는 것을 지속적으로 고려하게 한다.

⑤ 추적 단계

분기 말에 직장웰빙위원회는 후속 설문조사를 보내 직원들이 점심시간 산책에 참여했는지 또는 계단을 더 자주 사용했는지 확인하였다. 설문조사는 위원회의 '작은 단계' 프로그램에 대한 질문뿐만 아니라 기초조사의 설문과 동일한 문항으로 구성하였으며, 이번에는 100개 이상의 응답이 있었다. 모든 직원은 캠페인에 대해 알고 있다고 보고하면서 대부분은 그것에 대해 긍정적이었다. 직원의 50%는 점심시간 도보 1회 이상, 35%는 점심시간 도보 5회 이상으로 응답하였으며, 언젠가 또는 전혀 운동하지 않는다고 응답한 직원 수에는 큰 변화가 없었지만, 위원회는 분기마다 질문에 질문하여 시간이 지남에 따라 작은 개선을 추적할 수 있는지 확인하고자 하였다.

직장웰빙위원회는 프로그램이 계속되기 위해서는 집중하고 적극적인 상태를 유지해야 한다는 것을 인지하고, 경영진과 인사의 지원과 함께 위원회의 리더들이 웰빙프로그램의 기업 지원을 계속 옹호하고자 한다.

참고문헌

곽민선, 유승현. 지역사회보건기획과 지역보건체계 강화: MAPP 모형의 사례. 보건교육건강증진학회지 2010;27(3):59-66.

김춘미, 이홍자, 최정명, 현혜진, 전경숙, 박은옥 등. 지역사회보건간호학. 제2판. 수문사. 2019.

안양희. Intervention Mapping을 적용한 지역사회기반의 골관절염 자기관리지지 프로그램 개발. 근관절건강학회지 2015;22(3):245-257.

유승현, 김혜경. 건강증진 기획모형의 중재기획 단계 비교: PRECEDE-PROCEED와 Intervention Mapping. 보건교육건강증진학회지 2010;27(2):141-149.

이무식, 장주동, 김현숙, 권영채, 임선영. 보건프로그램 개발과 평가. 수문사. 2019.

지역사회보건간호학 편찬위원회. 최신 지역사회 보건간호학(1권, 2권). 수문사. 2021.

최은진, 김동진, 김공현, 이선희. 근거기반의 건강증진사업 추진 활성화 전략. 한국보건사회연구원. 2007.

Abrams DB, Orleans CT, Niaura RS, Goldstein MG, Prochaska JO, Velicer W. Integrating individual and public health perspectives for treatment of tobacco dependence under managed health care: A combined stepped-care and matching model. Ann Behav Med 1996;18(4):290-304.

Bartholomew Eldredge LK, Markham CM, Ruiter RAC, Fernández ME, Kok G, Parcel GS. Planning Health Promotion Programs: An Intervention Mapping Approach. 4th ed. Jossey-Bass, A Wiley Brand. 2016.

Bull SS, Gillette C, Glasgow RE, Estabrooks P. Work site health promotion research: To what extent can we generalize the results and what is needed to translate research to practice? Health Educ Behav 2003;30(5):537-549.

Glanz K, Rimer BK, Viswanath K. Health Behavior and Health Education: Theory, Research, and Practice. 4th edition. Jossey-Bass. 2008.

Glasgow RE, Nelson CC, Strycker LA, King DK. Using RE-AIM metrics to evaluate diabetes self-management support interventions. Am J Prev Med 2006;30(1):67-73.

Glasgow RE, Vogt TM, Boles SM. Evaluating the public health impact of health promotion interventions: The RE-AIM framework. Am J Public Health 1999;89(9):1322-1327.

Green L, Kreuter M. The PRECEDE-PROCEED Model. Health Promotion Planning: An Educational Approach. 3rd ed. Mayfield Publishing Company, Mountain View. 1999. p.32-43.

Green LW, Kreuter MW. CDC's Planned Approach to Community Health as an application of PRECEED and an inspiration for PROCEED. J Health Edu 1992;23(3):140-147.

National Association of County and City Health Officials. Mobilizing for Action through Planning and Partnerships (MAPP). Community Health Assessment and Improvement Planning. 2022. Available from : URL: http://www.naccho.org/topics/infrastructure/

mapp/framework/index.cfm.

Pérez-Rodrigo C, Wind M, Hildonen C, Bjelland M, Aranceta J, Klepp KI, Brug J. The pro children intervention: Applying the intervention mapping protocol to develop a school-based fruit and vegetable promotion programme. Ann Nutr Metab 2005;49(4):267-277.

Taylor NJ, Sahota P, Sargent J, Barber S, Loach J, Louch G, Wright J. Using intervention mapping to develop a culturally appropriate intervention to prevent childhood obesity: The HAPPY (Healthy and Active Parenting Program for Early Years) study. Int J Behav Nutr Phys Act 2013;10:142.

The Community Tool Box, Center for Community Health and Development, University of Kansas. Section 14. MAP-IT: A Model for Implementing Healthy People 2020. Available from: URL: https://ctb.ku.edu/en/table-of-contents/overview/models-for-community-health-and-development/map-it/main.

기본문제

1. PRECEDE-PROCEED 모형의 단계별 특징에 대하여 설명하시오.
2. MAPP의 특징에 대하여 설명하시오.
3. RE-AIM 모형의 각 구성요소별 평가의 필요성을 설명하시오.
4. 중재매핑 모형의 6단계를 설명하시오.

심화문제

1. 조직 수준과 개인 수준에서 적용할 수 있는 PRECEDE-PROCEED 모형 단계에 대하여 설명하시오.
2. PATCH 모형의 주요 요소에 대하여 설명하시오.
3. 국민건강증진종합계획의 국가 목표와 지역사회 수준의 건강증진사업의 연계방안을 MAP-IT 모형을 적용하여 설명하시오.

제8장

보건사업에서 주민참여와 지역사회 조직화

편집위원 | 손애리
검토위원 | 손애리
집 필 자 | 김민경, 손애리, 장사랑, 조병희

1 보건사업에서 주민참여의 개념

학습목표

- 보건사업에서 주민참여의 개념을 설명할 수 있다.
- 주민참여의 동기요인과 장애요인을 설명할 수 있다.

주민참여(community involvement) 또는 지역사회 참여(community participation)는 지역사회 보건사업의 성과를 올릴 수 있는 핵심적인 요인으로 알려져 있다. 주민 또는 지역사회가 단순히 보건사업의 대상으로만 머물지 않고, 건강증진을 자신의 문제로 인식하고 적극적인 참여 의지를 보일 경우 사업이 잘 진행될 것임을 쉽게 예측할 수 있다. 다만, 그러한 적극적인 주민참여가 쉬운 일이 아니라는 것도 잘 알려져 있다. 이 장에서는 주민참여의 개념과 방법을 소개하고자 한다.

1.1 지역사회 개발 분야에서 주민참여 개념의 태동

주민참여의 개념은 지역사회 개발 분야에서 먼저 태동하였다. 지역사회 개발은 1950년대와 1960년대에 전 세계적으로 시작되었다. 이 시기에 과학기술이 괄목할만하게 발전하여 성과를 내던 상황에서 과학기술을 널리 전파하고 보급하는 것이 중요한 발전 전략이었다. 주민들에게는 이런 과학기술의 지식과 방법을 배우고 수용하여 생활을 개선하는 것이 주된 임무로 간주되었다. 하지만, 1970년대에 하향식 접근(top-down approach)의 과학기술 전수에 대한 의문이

제기된다. 지역을 개발하기 위해 개발도상국에 많은 과학적 지식과 자원이 투입되었으나, 개발은 기대만큼 성과를 내지 못하고, 주민들의 삶이 근본적으로 개선되지 못하였던 것이다. 궁핍한 주민들이 스스로 빈곤의 상황을 성찰하고 여기서 벗어나려 노력하지 않으면, 외부적 지원은 그냥 소모되어 없어질 뿐이고 생산적 변혁으로 이어지지 못한다는 것을 깨닫게 되었다. 이로써 주민들의 성찰에 의한 상향식 개발의 개념이 형성되면서 주민참여라는 개념이 만들어졌다.

1.2 보건사업 분야에서 주민참여 개념과 역사

보건사업 분야도 지역사회 개발과 유사한 발전과정을 거치는데, 1950~60년대에 감염병 예방백신 접종, 구충제 보급, 말라리아 예방을 위한 모기퇴치사업 등이 추진되었다. 이 사업들에 필요한 모든 약품이나 장비, 시행 절차 등을 모두 보건의료 전문가가 결정하였고, 주민들은 사업의 대상으로 간주되었다. 해당 사업들은 일시적으로 효과를 얻기도 하였으나, 빈곤과 불평등이 만연한 상황에서 초래되는 불건강의 문제를 근본적으로 해결하지 못하였다. 1970년대 들어와서 주민참여를 전략으로 하는 새로운 방식의 보건사업들이 시작되었다.

한 예로 1972년 핀란드의 북카렐리아 프로젝트(North Karelia Project)를 들 수 있다. 이 지역은 관상동맥성 심장병으로 인한 사망률이 매우 높아서 주민들이 효과적인 대책 수립을 요구하였다. 이에 따라 중앙정부, 지방정부, 전문가, 그리고 세계보건기구(WHO) 등이 주관하는 보건사업이 시작되었는데, 사업에는 ① 심장병 위험요인에 대한 매스미디어 광고, 모임, 교육캠페인, ② 기존 보건의료기관에 금연클리닉 설치 등 서비스 개선, ③ 보건요원, 교사, 자원봉사자, 지역사회 리더 등에 대한 교육훈련, ④ 금연 규제 및 식품점에 저지방 식품 공급 등 환경 개선, ⑤ 환자 기록관리 및 추적서비스 개발과 같은 세부항목들이 포함되었다(Puska P, 2002).

이 사업은 10년 이상이 경과하면서 성과가 분명하게 나타났다. 중년남자의 흡연율이 1972년 52%에서 1997년 31%로 감소하였다. 1972년에는 90%의 주민이 빵에 버터를 발라 먹었으나, 1997년에는 7% 미만으로 감소하였다. 대신 채소와 식물성 오일의 사용이 증가하였다. 건강습관의 변화는 사망률의 감소로 이어졌다. 1995년까지 심장병사망률은 1972년에 비하여 약 70% 감소하였다. 이렇게 보건사업을 성공으로 이끈 요인으로는 건강위험요인과 예방에 대한 과학적 분석과 주민 중심의 실천 전략의 개발이었다. 특히 지역사회에 존재하는 다양한 주민조직과 모임들이 협력하여 참여했던 점이 주효했던 것으로 밝혀졌다.

질병을 유발하는 역학적 구조가 변화한 점도 지역사회의 참여를 필요하게 만들었다. 20세기 전반기에 감염병이 광범위하게 유행하던 시기에는 감염병의 치료제와 예방백신을 개발하고 보급하는 것이 주요 보건전략이었다. 이는 보건전문가들과 정부가 추진하였고, 그 과정에서 일반 주민들이 참여할 여지는 별로 없었다. 반면 20세기 후반기에 들어서면서 만성질환이 주된 질병부담이 되었는데, 대개의 만성질환은 세균과 같은 특정 원인에 의한 발병이 아니라 음주, 흡연,

과도한 육류 섭취, 운동 부족 등 여러 가지 위험요인에 장기간 노출된 결과로 발생한다고 밝혀졌다. 모든 사람이 일상의 삶의 방식에서 다소간의 이런 위험요인에 드러나지 않은 채 노출되어 있기 때문에 특정 감염군이 아닌 인구집단 전체를 대상으로 위험 감소를 위한 생활방식을 개선하는 노력이 필요하게 되었다. 생활방식의 개선은 강제로 이루어지기 어려운 특성들 때문에 지역사회 구성원들이 스스로 위험을 깨닫고 생활습관 개선에 나서도록 하려면, 개별적 보건교육은 물론 집합적인 노력과 환경 개선도 함께 진행될 필요가 있다. 북카렐리아 보건사업은 이러한 만성질환의 특성을 고려하고 주민참여를 근간으로 사업 전략을 수행하여 성공한 초기 사례에 해당한다.

세계보건기구(WHO)는 1978년에 당시 소비에트 연방에 속한 알마티(Almaty)에서 전 세계 국가의 보건부장관들의 참여로 알마아타(Alma-Ata) 선언을 하였다. WHO는 건강을 전 세계인들이 누려야 할 권리로 규정하고, 2000년까지 모든 사람이 건강하도록 만들자고 주장하면서 그 전략으로 일차보건의료(primary health care)를 제안하였다. 질병 발생 이후 보건의료 전문가가 환자를 치료하는 방식으로는 건강을 달성하기 어렵기 때문에 질병 발생 이전에 생활환경과 습관 속에 내재된 건강위험요인들을 줄여 건강을 유지하는 것이 근본적인 해결책이 될 수 있다. 이를 위해서는 주민들이 주체로 참여할 필요가 있다는 것이다. 즉, 일차보건의료의 철학이나 방법론은 앞서 설명한 북카렐리아 보건사업과 일맥상통한다. 일차보건의료의 개념은 이후 건강증진과 건강도시의 개념으로 발전하였다.

1.3 주민참여의 정의

주민참여를 일반적으로 정의하면, 자신들의 문제를 해결하기 위해 '보건사업에 지역사회의 주민이 관여하는 것'이라고 할 수 있다. 이 개념은 지역사회와 주민, 보건문제, 관여라는 세 가지 요소로 구성된다. 우선 지역사회란 흔히 일정한 지리적 또는 행정적 경계 내에 거주하는 주민을 의미한다. 전통적인 방식의 보건사업은 특정한 건강문제가 있는 주민을 보건사업의 대상으로 충원하여 사업을 실시한다. 예컨대 주민 중 흡연자를 모아서 보건교육을 하고 금연클리닉에 입소시키는 등의 활동을 수행한다. 그런데 지역사회 참여가 반드시 개인만을 대상으로 하지는 않는다. 지역사회에는 다양한 형태의 단체나 주민모임이 있고, 이러한 주민조직 또한 참여가 가능하다. 지역사회에는 향우회, 봉사단체, 종교모임, 환경운동단체 등 여러 형태의 단체와 모임들이 존재한다. 이 조직들은 서로 다른 관심사로 지역주민들을 조직화하고 있다. 어떤 단체는 '환경문제'를 중심으로 주민을 조직화하고, 어떤 단체는 '축구'나 '배드민턴'을 중심으로 회원들을 결속한다. 지역축제 현장에 가 보면, 수많은 지역단체와 모임들이 각자 이름을 내걸고 참가하는 것을 볼 수 있다. 이들은 OO구 주민이라는 '지역사회 인식(a sense of community)'을 공유하고 있다. 이는 자기 지역에 대한 소속감이나 애착을 의미한다. 이러한 공동의 인식은 주민을 하나로 통합하는 데 중요한 요소가 된다. 인터넷 시대가 되면서 '인터넷동호회'와 같은 새로운 형태의 사회적 관계망들도 발전하고 있다. 이들은 조직화된 주민들이기 때문에 개인보다 활동성이 뛰어나고 지역에 대한 애착도 높으며, 지역문제 해결에 적극적으로 나서는 경향이 있다. 따라서 주민단체와 모임을 잘 연결하고 이들과 연대할 수 있다면, 지역사회 참여는 말 그대로 조직적 참여를 실현하게 된다.

보건문제를 개인적 차원으로 규정할 경우 각 개인은 건강위험을 보유하여 도움이 필요한 존재로 파악하기 쉽다. 즉 흡연자는 금연교실사업의 대상자로 간주된다. 이 경우 흡연자는 보건전문가들의 판단에 따라 처방을 받고 건강행동을 실천해야 하는 수동적 존재가 된다. 물론 전문가의 처방을 따르는 것도 보건사업에 관여하는 것으로 볼 수 있다. 그런데 보다 높은 수준의 참여가 되려면, 지역사회가 함께 건강해지도록 정책과 제도를 결정하는 데까지 나아갈 수 있어야 한다. 즉, 낮은 단계에서의 참여는 수동적인 관여 또는 프로그램에 참가만으로 이루어지지만, 보다 높은 수준에서는 주민 모두를 위하여 건강지향적인 환경을 만드는 일에 필요한 의사결정에 나설 수 있어야 한다. 이 단계에서는 주민을 건강위험에 노출되어 도움이 필요한 수동적 존재로서보다는 문제해결에 나설 수 있는 역량을 갖춘 능동적 존재로 본다. 즉 지역사회는 한편으로는 건강위험을 보유한 존재이지만, 동시에 그러한 문제를 스스로 인식하고 해결을 도모할 역량을 내재한 존재이다. 개별적 주민보다는 조직화된 주민의 건강문제 해결역량이 훨씬 큰 셈이다. 이런 점에서 조직화된 주민은 일종의 사회적 자본이란 개념으로 자리잡게 된다.

1.4 주민참여의 원리

지역사회 또는 주민참여의 원리는 다음과 같다. 첫째, 지역사회는 그들이 직면한 문제를 다룰 때 자신들의 우선순위를 결정할 수 있어야 한다. 지역사회가 겪는 건강문제는 여러 가지가 있을 수 있고, 무엇을 먼저 해결해야 하는지에 대한 결정은 주민 스스로 하는 것이 좋다. 어떤 경우에는 보건과의 연관성이 낮은 사업이 우선 해결되기를 주민들은 기대할 수도 있다. 예를 들어 치안이 좋지 않은 저소득층 거주지역 주민들은 음주나 흡연 문제보다는 골목길의 안전을 위한 가로등 설치를 더 중요하고 시급한 과제로 생각할 수 있다. 지방정부는 가로등 설치를 먼저 시행함으로써 주민의 신뢰를 얻을 수 있고, 후속 사업으로 추진될 보건프로그램이 그러한 신뢰를 바탕으로 원만하게 진행된다면, 주민참여의 원리를 충실하게 이행하는 것이다.

둘째, 지역사회에 대한 집합적 경험과 지식이 깊고 넓을수록 변화와 개선을 촉발하는 토대가 될 것이다. 뛰어난 리더 한두 명이 이끄는 방식의 사업 추진보다는 주민 전체가 지혜를 모으고 참여 의지를 동원할 때 진정한 지역사회의 변화가 가능하다.

셋째, 사람들이 문제를 이해할 때 그것을 해결하도록 나서게 될 것이다. 자신이 처한 상황, 즉 건강문제의 구조와 심각성을 제대로 이해하지 못하면, 사람들은 쳐다만 볼 뿐 해결을 위해 나서려고 하지 않는다. 브라질의 교육학자 파울로 프레리(Freire P, 1970)는 우리의 인식과 사고는 지배적 구조의 틀에 갇혀 있기 때문에 자신에게 닥친 문제를 불운이나 자신의 탓으로 인식하기 쉽다고 보았다. 이러한 일상의 틀을 벗어나기 위한 변혁적 사고가 필요하다고 주장하였다. 변혁적 사고란 자신의 일상문제를 구조적 요인과 연관해 생각하는 것을 의미한다. 자신이 비만해지는 것이 자신에게 식탐이 있기 때문만이 아니라 일상적으로 과도한 스트레스를 유발하는 직장생활이나 신체활동을 할 겨를도 없이 바쁘게 살도록 하는 산업사회 구조가 보다 근본적인 원인일 수 있다는 것이다.

넷째, 사람들은 집합적 참여과정을 통하여 자신의 문제를 가장 잘 해소할 수 있다. 건강문제는 개인의 문제이면서 동시에 집단의 문제이기도 하다. 흡연율을 낮추려면 흡연자 개개인을 금연하도록 동기화하는 것도 필요하지만, 동시에 지역사회에 금연구역을 설치하거나 담뱃값을 올려서 담배를 사기 어렵게 만드는 등의 집합적 노력도 필요하다. 건강문제는 문화적으로 구성된 경우가 많기 때문에 이를 해결하기 위해서는 지역사회 구성원들이 집합적으로 참여하여 꾸준히 해결과정을 모색하는 것이 최선의 방법이 된다.

1.5 주민참여의 목적

보건 분야에서 지역사회 참여의 필요성은 지역사회에 존재하는 고유한 보건문제를 해결하는데 외부적 도움이나 개입보다는 자체적으로 해결하자는 자조와 자립(self reliance)의 원리에 기초한다. 자조와 자립의 강조는 지역사회의 건강위험이 다분히 지역공동체의 환경과 삶의 방식에 내재되어 있기 때문에 그것을 근본적으로 해결하려면, 주민 스스로 살아가는 방식을 바꾸어야 한다는 깨달음에 기초한다. 저염식과 저지방 음식이 건강에 좋다고 과학적으로 입증되었지만, 그 실천을 위해서는 주민들의 필요성 인식은 물론 지역사회에서 생산되는 식재료나 식품의 관리가 개선되어야 하고, 식품점이나 음식점에서 실천하도록 방안을 마련해야 한다. 이것은 문화적 변혁이기도 하고, '이윤보다 건강'을 추구하는 정치적 과정이기도 하다. 이러한 과정이 간단치 않고 이에 대한 이해관계자들의 저항도 만만치 않을 수 있다. 더욱이 중앙정부나 보건전문가들이 하향식으로 지침을 내려준다고 해서 해결될 수 있는 문제도 아니다. 지역 스스로 자신들의 건강문제를 해결해야만 한다.

주민참여를 통하여 지역사회는 건강문제에 대한 비판적 인식을 하게 된다. 보통 사람들은 불건강의 원인을 자신의 주변에서 찾게 된다. 어떤 병에 걸렸을 때 그 원인으로 자신의 습관이나 집안 내력(가족력)이나 타고난 체질을 의심하게 된다. 이 경우 스스로 불건강 상태를 해결하기 어렵기 때문에 보건의료 전문가에게 의존하게 된다. 반면 참여지향적 상황에서 주민들은 구조적인 건강위험을 인식하게 된다. 자신이 고지방 식품을 좋아하는 것이 비단 자신의 음식 취향 때문만이 아니라 식품점이나 음식점에서 그런 종류의 식품/음식만을 팔기 때문에 먹지 않을 수 없다고 생각하는 것이다. 또 대기업들이 광고를 통해서 그런 음식이 좋은 음식이라고 지속적으로 홍보하기 때문에 그런 음식을 거부하는 것은 시대에 뒤떨어진 사람으로 취급받을 수도 있기 때문에 그런 음식을 먹는다고 판단하는 것이다. 즉 건강에 도움이 되는 음식을 먹기 위해서는 고지방 식품이 왜 나쁜지에 대한 과학적 근거를 이해하고, 이를 실천하려는 의지를 갖추려는 개인적 노력과 함께 환경적, 제도적 문제를 해결해야만 한다. 즉 보건 분야의 주민참여는 건강 위험의 구조를 밝히는 비판적 관점을 갖출 필요성을 제기한다.

주민참여는 현학적 담론이 아니라, 실천적 방법론이 되어야 한다. 운동 또는 신체활동은 건강 유지와 증진에 필수적인 요소이지만, 이를 실천할 수 있는 구체적 방법론이 제시되지 않으면 주민참여는 어렵게 된다. 신체활동이 위축된 것은 사회생활의 구조와 관련되어 있다. 빠른 이동이 필요한 도시생활에서 걷기보다는 버스나 승용차의 이용이 일상화될 수밖에 없다. 운동을 하고 싶어도 가정이나 직장 근처에 운동을 할 수 있는 시설이 없을 수도 있다. 즉 주민참여를 높이려면, 주민들이 직장이나 가정 등 일상에서 손쉽게 실천할 수 있도록 개인적 차원의 운동기술의 보급도 필요하고, 주변에 운동설비나 기회를 제공하는 것도 필요하다. 주민참여는 건강문제 해결을 위한 기술적 기반의 확보가 필요하다.

이러한 점들을 고려할 때 주민참여는 지역사회가 내재된 자원을 동원하여 건강지향적 활동을 추구할 책무성을 자임하며, 건강지향 정책이나 프로그램 개발과 관련된 의사결정을 공유하는 것을 의미한다. 즉, 지역사회 참여를 통하여 주민들은 자신의 건강에 영향을 미친 요인들 또는 사회적, 환경적 구조들에 대하여 통제력을 확대해 나가는 과정으로 볼 수 있다.

1.6 주민참여의 동기와 장애 요인

지역사회에는 참여를 유발하는 요인과 억제하는 요인이 내재되어 있다. 보건사업은 이윤을 추구하는 비즈니스가 아니라 다분히 인도주의적 목적에서 추진되는 과업이다. 예를 들어 금연구역을 설정하거나 길거리에서 금연을 홍보하는 캠페인에 우리가 참여하는 것은 금전적 이득이나 명시적 보상이 있기 때문이 아니라 서로의 건강을 해치지 않으려는 인도주의를 기반으로 한다. 지역사회 참여는 주민들을 함께 나서게 만드는데, 그 과정에서 지역사회/공동체의 정체성을 인식하게 되고, 그러한 동질감이 일종의 보상처럼 간주된다. 사회적 책임감, 신앙인으로서의 임무, 전통적인 상호부조의 정신 같은 요인들도 주민참여를 촉발하는 요인이 된다. 또한 참여를 통하여 자신과 지역사회의 삶을 개선할 수 있는 기회를 찾게 된다면, 진정한 지역사회 참여가 일어난다. 아울러서 소액이라도 참여에 따르는 보상(incentive)이 주어진다면, 참여는 더 활성화된다.

지역사회 참여를 억제하는 요인들도 있다. 빈곤 또는 자원의 부족, 그리고 불건강은 주민참여를 저해하는 주요한 요인이다. 저소득층일수록 일주일 내내 일할 가능성도 높아 참여할 시간적 여유가 없을 경우가 흔하다. 지역사회가 공감 역량이 낮고 무기력하면 주민참여가 어렵다. 주민들이 집합적 모임에서 의사결정을 해본 적이 없거나, 무기력함을 느끼거나, 타인의 삶에 대해 무감각하거나, 의존적인 경우에 참여를 기대하기 어렵다. 지역사회에 내재된 빈부격차, 젠더격차, 세대격차, 종교 갈등은 주민참여를 어렵게 만든다. 공동체적 정체성이 약하고, 개인주의적 성향이 강한 곳에서는 지역사회 참여가 일어나기 어렵다. 과거의 참여 경험에서 주민들이 주체적 역할을 수행하지 못하고, 단지 '거수기' 역할만 했다고 인식할 경우 주민참여를 어렵게 만든다.

참고문헌

Freire P. Pedagogy of the Oppressed. New York: Continuum. 1970.

Harvey P, Bagharim S, Reed B. Emergencty Sanitation. Loughborough University, 2002.

Puska P. Successful prevention of non-communicable disease – 25 years experiences with North Karelia Project in Finland. Pubic Health Med 2002;4(1):5–7.

기본문제

1. 보건 분야에서 주민참여 개념과 역사를 설명하시오.

심화문제

1. 개인 중심의 참여보다 조직 중심의 참여가 우월한 이유를 '지역사회와 주민', '보건문제', '관여'라는 개념과 연계하여 설명하시오.

2 보건사업을 위한 지역사회 조직화

학습목표

- 보건사업을 위한 지역사회 조직화의 개념을 설명할 수 있다.
- 보건사업에서 지역사회자원 연계의 개념을 설명할 수 있다.

2.1 지역사회 조직화의 개념

1) 지역사회 조직화

보건사업을 위한 지역사회 조직화(community organizing)란 지역사회 인구집단을 대상으로 건강증진, 질병예방, 건강불평등을 해결하기 위해 여러 자원을 활용하는 '지역사회수준'의 조직적인 활동을 의미한다. 조직화는 연계망을 가지고 개인, 개인 간, 조직, 지역사회 내 다양한 수준에서 체계적이고 협력적인 관계를 구축하고, 이를 유지하기 위해 상호작용하여 활동하는 것이다. 지역사회의 건강문제를 해결하기 위한 목표를 설정하고, 효율적인 보건사업을 실시하기 위해 지역의 다양한 자원을 파악하여 유기적인 관계를 맺고, 목표 달성을 위한 효과적인 수단을 검토하며, 계획에 따라 실행 가능한 수단을 동원한다. 지역사회 조직화는 지역사회 분석, 조직설계의 시작, 조직화의 실행, 조직의 유지 · 강화, 조직 평가와 확대 적용 등의 단계로 실시되며, 지역사회의 고유한 특성을 고려하여 지역사회의 자원 및 주민의 역량을 기반으로 추진되어야 한다.

2) 지역사회 조직의 구성

조직은 지역사회의 건강증진 및 건강문제를 해결하기 위한 목표를 설정하고 자원을 개발하며, 공동의 목표를 성취하기 위한 전략들을 개발하고 실행할 수 있도록 구성되어야 한다. 가능한 지역사회를 대표하고, 지역사회의 다양한 집단의 이익을 대변할 수 있도록 기존 조직을 활용하고, 새로운 조직을 개발해야 한다.

또한 지역사회 구성원의 주도적인 참여와 역량 강화는 필수적이다. 전문가와 주민이 상호평등하게 참여하며, 건강결정요인에 대한 통제력을 주민이 가지도록 조직이 구성되어야 한다. 주민의 실제적 참여와 지역사회의 다양한 자원 활용, 관련 조직들이 유기적으로 협력하도록 자생적이며 지속적인 노력이 필요하다.

(1) 기존 조직의 활용

기존 조직의 활용은 새로운 조직을 형성하기 위한 노력, 시간, 비용 등을 절감할 수 있고, 조직의 집단역동(group dynamics)을 유익한 방향으로 활용할 수 있다. 지역사회 조직은 공조직과 사조직으로 나눌 수 있으며, 지역사회 공조직은 반상회, 학교조직 등 조직의 목표 달성을 위한 역할관계, 직무 권한, 책임, 보고 의무를 명백히 규정하고 있는 조직을 말한다. 반면, 사조직은 자생적 조직으로서 각종 자조모임, 부녀회, 종교단체, 각종 직능단체 등이 있으며, 수행할 업무의 특성에 따라 적절한 조직을 선정하여 활용하는 것이 좋다.

(2) 새로운 조직의 개발 또는 개편

지역주민이 자발적이며 적극적으로 보건사업에 참여하도록 새로운 조직을 개발하거나 조직을 개편한다. 새로운 조직의 개발이나 개편은 지역사회가 원하는 시기에 시작하며, 목적을 달성하기 위해 필요한 역량을 갖춘 개인과 집단으로 조직을 구성해야 한다. 또한 민주적 절차에 따라 주민들이 자발적으로 의사를 결정하여 사업 수행에 참여하도록 한다.

지역사회 조직을 개발하는 데는 지역발전적 접근법과 사회적 계획의 접근법, 두 가지가 있다. 지역발전적 접근법은 지역사회 주민의 적극적 참여와 추진력을 바탕으로 건강에 대한 요구 및 보건문제, 사회적인 요구에 관심을 두고 사회경제적 측면에서 창조적인 대안을 계획하고 탐색하는 과정이다. 반면, 사회적 계획의 접근법은 지역사회 진단이나 요구분석을 통해 변화나 수정이 필요한 지역사회 활동이나 제도를 근본적으로 변화시켜 나가는 방식이다.

3) 이해관계자

이해관계자(stakeholder)는 보건사업이나 사업의 결과에 직간접적으로 이해관계가 있는 개인이나 조직을 말한다. 이해관계자의 유형, 역할 및 참여 수준을 분류하여 각각의 이해관계자에 대해 보건사업이 미치는 영향, 사업 성공의 중요성 등을 비교 · 분석한다. 이를 통해 발견된 다양한 이해관계자를 보건사업의 기획, 수행, 평가과정에 참여시킬 필요가 있다.

(1) 이해관계자의 유형

① **보건사업의 기획, 수행, 평가에 없어서는 안 될 개인이나 조직:** 직원, 관리자, 협력자, 재원 조달기관, 연합 구성원 등을 말한다.

② **보건사업을 이용하거나 사업에 의해 영향을 받는 개인이나 조직:** 대상자, 옹호그룹, 지역사회 구성원, 선출된 공무원 등을 말한다.

③ **보건사업에 관심이 있는 개인이나 조직:** 행정당국자, 협력자, 재원 조달기관, 연합 구성원, 옹호자, 기관, 보건사업에 대한 의사결정자 등을 말한다.

(2) 역할 및 참여 수준에 따른 이해관계자의 분류

① **핵심집단**(core group): 참여집단이나 지지집단의 인사 중 지역사회 보건문제에 관심이 매우 높거나 보건사업의 실행과 결과의 확산을 위해 꼭 필요한 인물로 보건사업 기획 시 포함하는 것이 좋다.

② **참여집단**(involved group): 지역의 보건관계 전문단체나 건강 관련 시민단체 등으로 보건사업 기획과 평가과정에 적극적으로 참여시킨다.

③ **지지집단**(supportive group): 보건사업 기획의 필요성에 대한 지지, 사업계획 실행을 위한 지지 등 다양한 형태의 사회적 지지를 제공하는 집단으로 여론 지도층이 포함된다.

④ **주변집단**(peripheral group): 보건사업과 관련한 다양한 정보를 제공해야 하는 이해관계자로 보건사업의 이용자나 보건사업이 시행되는 지역사회의 주민이 포함된다.

2.2 보건사업 책임자의 역할과 책임

보건사업 책임자의 역할과 책임은 수행하는 활동의 수준을 바탕으로 대상자 중심 역할, 서비스 전달 중심 역할, 인구집단 중심 역할로 구분할 수 있다.

1) 대상자 중심 역할

(1) 직접 서비스 제공자

지역사회를 대상으로 요구를 사정하고 진단하여 중재계획을 수립, 실행, 평가하는 일련의 역할을 수행한다.

(2) 교육자

대상자의 지식, 태도, 행위의 변화를 효과적으로 이끌어내기 위해 보건교육을 수행하기 위한 교육자로서의 역할이다.

(3) 상담자

대상자가 행동을 바꾸도록 새로운 인식의 계기를 마련해주는 과정에서 대상자 스스로 가장 적절한 행동을 결정하도록 지원해주는 역할을 수행한다.

(4) 의뢰자

지역사회 자원을 적절히 활용할 수 있도록 대상자를 사정하고 문제해결을 위한 다양한 자원을 고려해 연계자의 역할을 수행한다.

(5) 역할모델

교육자가 대상자를 대하는 태도나 방법, 행동 등은 의식적, 무의식적으로 대상자들에게 영향을 주기에 긍정적인 역할모델을 수행한다.

(6) 사례관리자

대상자가 욕구를 충족하고 적절한 서비스를 선택하고 사용할 수 있도록 조언하며 조정하여 최적의 결과에 도달하도록 하는 역할을 수행한다.

2) 서비스 전달 중심 역할

(1) 조정자

대상자의 상황이나 요구를 충족하기 위해 기존의 서비스를 조직하고 통합하는 과정과 관계되는 역할을 수행한다.

(2) 협력자

지역사회 내 다양한 전문가 및 기관과의 상호 유기적 관계를 구축하고 협력하는 역할을 수행한다.

3) 인구집단 중심 역할

(1) 대상자 발굴자

지역사회 전체 인구집단 중 서비스가 필요한 개인이나 대상자를 발굴하는 역할을 수행한다.

(2) 지도자

다양한 영역의 전문가들이 함께 조직원들의 요구를 파악하고, 바람직한 해결방안을 모색하며, 조직의 목표 달성을 위한 과정에서 지도자로서의 역할을 수행한다.

(3) 변화 촉진자

변화에 대한 필요성을 인식시키고, 개인, 가족, 지역사회 수준의 다양한 건강문제에 대처하기 위한 역량을 증진하며, 대상자의 행위가 바람직하게 변화하도록 돕는 역할을 수행한다.

(4) 옹호자

대상자 스스로 정보를 얻고 자원을 파악할 능력이 생길 때까지 안내하고 돕는 옹호의 역할을 수행한다.

(5) 사회적 마케터

대상자에게 서비스를 원활히 제공하기 위해 촉진 요인과 방해 요인을 분석하여 바람직한 중재활동을 수행한다.

(6) 연구자

통합적인 실무 수행을 위해 자료를 체계적으로 수집 · 분석하며, 문제해결 방안 및 대안을 찾는 역할을 수행한다.

2.3 보건사업에서 지역사회자원 연계

지역사회자원 연계는 대상자들의 다양한 욕구에 대응하기 위해 개인 또는 조직 간 공식적 혹은 비공식적 관계를 바탕으로 자원, 기술, 지식, 사회적 관계 등을 서로 공유하는 연결관계를 말한다. 서비스가 필요한 대상자에게 서비스가 제공되도록 자원 공유, 정보 공유, 서비스 연결 등과 같은 협력적 관계의 증진을 의미한다. 다양한 조직에서 제공하는 각종 서비스를 대상자의 요구에 적합하도록 전달하기 위해 지역사회자원 연계방법 및 연계를 위한 행정활동은 중요하다.

1) 지역사회자원 연계방법

(1) 정보 제공

정보 제공은 지역사회 내 이용 가능한 다양한 서비스를 안내해주는 것으로 실제적인 연계업무의 대부분을 차지한다. 정보제공자는 대상자에게 필요한 시기에 정확한 정보를 제공하기 위해 지역사회자원에 대한 최신 정보 이해가 필수적이다.

(2) 대상자 의뢰

대상자 의뢰는 보건복지서비스 제공기관에서 가장 많이 사용하는 연계방법이다. 대상자에게 필요한 자원을 보유한 해당 기관에 연락을 취해 대상자와 관련된 정보를 전달하고 서비스의 지원을 요청하는 것이며, 대상자는 서비스 지원 내용을 사전에 충분히 확인한 후 의뢰해야 한다.

(3) 사례관리

사례관리는 다양한 욕구를 가진 대상자에게 개별적 상황에 맞는 포괄적인 서비스를 제공하기 위해 서비스 제공자들 간의 긴밀한 협력을 강조하는 방법이다. 지역사회의 자원을 활용하고, 다양한 분야의 전문가와 기관이 협력해 대상자의 복합적 욕구와 문제해결을 지원하기 위한 자원 연계방법이다.

2) 지역사회자원 연계를 위한 행정활동

(1) 기관 간의 협약

서비스를 제공하는 기관이 계약으로 사업 지원을 공유하는 방식이며, 다수의 기관이 협약할 경우 협의체를 구성한다. 다양한 서비스를 제공할 수 있어 접근성이 향상되지만, 책임의 소재에 대한 문제가 발생될 수 있다.

(2) 서비스 제공자들을 동일 장소에 배치

다양한 기관의 서비스 제공자들을 동일한 장소에 배치하는 방법으로 서비스의 접근성을 높여 연계 관련 비용을 줄일 수 있고, 다른 연계전략과 다양하게 결합할 수 있다.

(3) 접수와 사정의 단일화

서비스 지원과 관련하여 접수와 사정을 단일 창구에서 시행해 연계기관에 지원을 의뢰하는 방식이다. 체계적인 연계서비스를 제공할 수 있으며, 서비스에 대한 책임 소재가 명확하다.

(4) 주관기관의 설립

주관기관을 설립하여 연계 운영과 사례관리를 실행하기 위한 방식으로 자원 연계전략을 시행할 수 있는 토대가 된다.

(5) 통합정보관리시스템 구축

통합정보관리시스템은 조직 간 정보 공유를 토대로 자원을 효율적으로 활용하기 위해 서비스 대상자 관련 정보를 공유하고, 통합적인 관리를 지원하는 것이다. 이로써 자원 연계를 위한 행정업무의 효율성을 높이고 관리비용을 절감하여 연계활동의 질을 향상할 수 있다.

〈근거-기반 현장 사례: 지역사회자원의 연계 -지역사회 통합돌봄-〉

• 지역사회 통합돌봄이란?

돌봄이 필요한 주민(노인, 장애인, 정신장애인 등)들이 살던 곳(자기 집, 그룹홈 등)에서 개개인의 욕구에 맞는 서비스를 누리고, 지역사회와 함께 어울려 살아갈 수 있도록 주거, 보건의료, 요양, 돌봄, 일상생활의 지원이 통합적으로 확보되는 지역 주도형 정책이다.

• 통합돌봄을 운영하기 위한 핵심요소

〈통합돌봄의 주요 서비스〉

① 주거: 케어안심주택, 자립체험주택, 주택 개조, 거주시설 전환 등

② 보건의료: 방문건강관리, 방문의료, 방문약료, 만성질환관리 등

③ 복지 · 돌봄: 재가 장기요양, 재가 돌봄서비스, 스마트홈 등

〈공동기반 구축〉

① 공동기반 구축: 통합돌봄창구, 총괄추진단, 민 · 관 협의체 등

② 지역케어회의: 다직종 전문가가 대상자를 중심으로 문제해결을 위한 협의구조

• 지역사회 통합돌봄 비전 및 로드맵

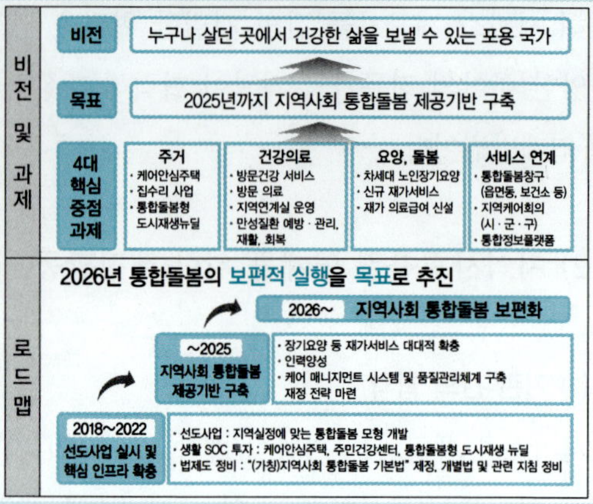

• 통합돌봄 모형

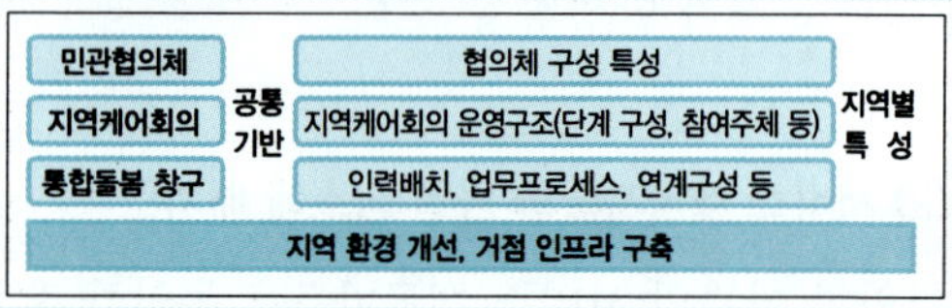

출처: 보건복지부 커뮤니티케어 추진본부. 지역사회 통합돌봄 자체 추진 가이드북. 2021.

2.4 보건사업에서 지역사회자원 유지와 강화

지역사회자원을 유지하고 강화하기 위해 환경적 조건, 연계구조 설정, 연계 내부 운영에 대한 전략 요소가 필요하다. 환경적 조건으로는 안정된 자원의 확보, 민 · 관의 협조적 파트너십이 필수적이며, 연계구조 설정으로는 민간기관의 주도적인 역할, 이해관계자 측면에서 사업의 인식 제고를 위한 다양한 활동이 필수적이다. 그리고 연계 내부 운영에 대한 전략 요소로는 연계 활성화 전략으로 상호적인 정기적 모임, 집단 간의 전문성과 자율성을 바탕으로 하는 대등한 관계 설정, 정보의 공유, 활발한 커뮤니케이션, 서비스 조정과 중재가 필수적이다.

대상자에게 필요한 서비스를 정의하고, 서비스의 접근성, 연속성, 효과성을 보장할 수 있도록 지역사회자원을 유지하고 강화해야 한다. 사례관리자는 연계 활성화를 위해 현장의 연계활동을 방해하는 요인을 이해하고, 지역사회자원의 유지와 강화를 촉진할 수 있는 방안들을 모색해야 한다. 연계의 성공요인과 장애요인을 분석하고, 성공요인의 활용방안을 모색하며, 장애요인을 제거 혹은 최소화하기 위한 방안을 모색한다. 지역사회 연계에는 여러 조직이 참여하기 때문에 각 참여 조직들의 동원 가능한 자원과 아이디어 등을 모으는 것이 중요하다. 때로는 지역사회 연계에 속하지 않은 외부 전문가 또는 지역사회의 중요 인사나 조직의 도움을 받는 것이 좋은 활성화 방안이 될 수 있다. 내부적으로 활성화 방안을 마련하기 어려울 때 객관적인 관

점에서 자문하거나, 정부기관이나 지역 내의 중요한 역할을 하고 있는 조직에 도움을 청할 수 있다.

참고문헌

김춘미, 이홍자, 최정명, 현혜진, 전경숙, 박은옥 등. 지역사회보건간호학. 제2판. 수문사. 2019.
대한예방의학회. 예방의학과 공중보건학. 제4판. 계축문화사. 2021.
문상식, 최만규, 김창태, 박종영. New 보건사업관리. 제2판. 보문각. 2020.
박경수, 김승용, 김용석, 유원선, 이세형, 정병오 등. NCS 학습모듈. 지역사회 네트워크. 0701010104_19v2. 2019.
보건복지부 커뮤니티케어 추진본부. 지역사회 통합돌봄 자체 추진 가이드북. 2021.
이주열. 공중보건학. 계축문화사. 2020.
지역사회보건간호학편찬위원회. 최신 지역사회보건간호학. 수문사. 2021.
Clark MJ. Community Health Nursing: Advocacy for Population Health. 5th edition. Prenhall. 2008.

기본문제

1. 보건사업 수행을 위한 지역사회 조직화의 개념을 설명하시오.

3 지역사회 참여의 유형

학습목표

- 지역사회 참여의 유형을 설명할 수 있다.

3.1 주민 주도와 의사결정에 따른 지역사회 참여의 유형

지역사회 참여에는 여러 유형이 있는데, 주민 주도와 의사결정의 측면에서 수동적 참여, 능동적 참여, 권력적 참여로 나눌 수 있다(Arnstein S, 1969; Rifkin S, 1990; Pretty JN, 1994). 이 유형은 수동적 참여에서 시작하여 능동적 참여를 거쳐 권력적 참여로 발전할 수 있다. 수동적 참여에는 여론 형성(manipulation)이나 주민 욕구나 불만을 특정 사업으로 감당하는 '치료(therapy)' 등이 있다. 즉, 주민들이 보건사업에 등장하기는 하지만, 주민들의 의지가 아닌 정부나 관계당국의 의지대로 프로그램이 만들어지고, 주민은 단순히 프로그램을 이용만

하는 단계로 볼 수 있다. 능동적 참여의 단계로는 정부가 정보(informing)를 제공하거나, 주민 의견 청취(consult) 또는 참여 회유(placation) 등이 있다. 이 단계에서 주민들이 일정한 역할을 수행하지만, 의사결정은 정부 또는 당국이 수행한다. 리프킨(Rifkin S, 1990)에 따르면, 주민들이 보건사업을 위해서 현금이나 현물을 기부하거나, 보건서비스 제공자나 여타 인력으로 보건프로그램에 참여하는 것도 능동적 참여에 해당된다. 권력적 참여(권력적 통제라고도 함)의 단계에서는 정부와 협상 또는 협력(partnership)을 하거나, 주민들이 결정권을 가지고 집행에도 참여하는 권한위임(delegation), 프로그램의 입안, 의사결정, 집행과 평가의 과정에 주민들이 참여하고 영향력을 행사(control)하게 된다.

금연사업을 예로 들어서 주민참여의 단계를 생각해보자. 주민들이 보건소 금연교실에 참가하는 것은 수동적 참여로 볼 수 있다. 주민들이 금연구역을 설정하기 위한 공청회에 참가해서 발언을 한다면, 능동적 참여라고 할 수 있다. 만일 주민들이 동네에서 금연 시도자들이 금연에 성공하도록 동네 주민들이 사회적 지지를 제공하는 방안에 대한 프로그램을 기획하고, 실행을 위한 지원사항이나 예산을 당국과 협상해서 조달하고, 실제 프로그램 작동을 수행 또는 모니터링하고, 사업 종료 후 평가한다면, 이것은 완전한 주민참여를 통한 통제의 단계가 된다(표 8-3-1).

표 8-3-1 권력적 통제에 따른 지역사회 참여 유형과 수준

지역사회 참여 유형	권력적 통제방법	지역주민 참여 수준
수동적 참여	여론 형성	낮다
	대책 치료	↑
능동적 참여	정보 제공	│
	상담	│
	주민 회유	│
권력적 참여	협동	│
	권한 위임	↓
	주민 통제	높다

3.2 지역사회 이해관계자와 참여

지역사회는 다양한 특성이 있는 주민이나 조직단체들로 구성되어 있다. 하나의 건강프로그램이 만들어지고 운영될 때 주민과 조직단체들은 서로 이해관계가 다를 수 있고, 그들이 관심을 갖거나 참여하는 수준은 상이할 수 있다. 일반 주민들은 프로그램에서 제공하는 서비스의 내용에 우선 관심을 가질 것이다. 금연프로그램의 일차적인 이해관계자(primary stakeholders)에는 금연 의지가 높은 중년 남성들과 흡연 충동을 강하게 받는 청소년들이 해당된다. 이들을 금연교실로 이끄는 가족이나 학교 교사들은 2차적인 이해관계자(secondary stakeholders)가 된다. 지역사회 조직단체들은 프로그램의 기획이나 운영에 관심을 가지는 경우가 많다. 시민사회 지도자, 종교지도자, 주민에게 봉사하는 지역사회단체(community-based organizations, CBOs)들도 2차적인 이해관계자들이다. 금연교실에 필요한 물품을 판매하거나 조달하는 사업체들도 2차적 이해관계자들이다. 금연사업의 성공을 위하여 금품을 기부하는 단체들이나 금연사업의 추진과정을 보고 배우고자 하는 타 지역 보건관계자들은 외부 이해관계자(external stakeholders)로 분류할 수 있다.

지역사회 내에 이해관계가 다양할 경우 당면하는 문제는 우선순위의 설정에서 나타난다. 보건사업을 위한 자원은 제한되어 있기 때문에 어떤 사업을 먼저 실시할 것인지, 사업별로 어느 정도의 자원을 투입할 것인지를 두고 지역사회 주민과 조직단체들 사이에 이해관계의 대립이 발생할 수 있다. 보건전문가들이 보건문제의 심각성과 정책적 개입의 효과에 대한 분석을 바탕으로 효과성이나 효율성이 높은 순서로 사업의 순위를 정할 수도 있지만, 의사결정에 참여하는 주민과 조직단체들의 상호 설득과 조율의 정치적 과정을 거쳐서 우선순위가 결정될 수도 있다. 의사결정에 참여할수록 당사자들의 책무성도 커지고, 지역사회에 대한 정체성을 재확인하는 기회가 된다.

지역사회 참여는 지역에 내재된 자원을 동원하는 과정이기도 하다. 보건프로그램은 많은 경우에 기기나 약품 같은 물질적 자원도 조달해야 하지만, 동시에 돌봄과 봉사활동에 나서 줄 자발적 참여자가 필요하다. 약품이나 기기는 세금으로 조달하더라도 돌봄 봉사인력은 지역사회에서 스스로 충원해야만 한다. 돌봄은 영유아나 노인 대상사업에서만 필요한 것은 아니다. 청소년들의 방과후 활동 지원이나 감염병관리사업에서도 자원봉사자들의 참여가 필요하다. 주민 구성원의 한명 한명이 잠재적 자원일 수 있다. 이들의 쓰임새를 어떻게 파악하고 발굴하는가에 따라 주민참여는 질적으로나 양적으로 성장할 수 있다.

주민참여가 이루어지는 길은 다양하다. 의사나 간호사처럼 보건의료 전문자격을 갖춘 주민들이 봉사의 형태로 참여하는 것은 매우 전통적인 방식의 주민참여이다. 보건의료전문가가 아니더라도 참여의 길은 열려 있다. 코딩 능력이 있는 사람이라면, 새로운 방식의 프로그램 개발에 크게 기여할 수 있다. 사람들과 친화력이 있어서 연락업무를 성실하게 잘하는 사람도 프로그램의 운영에 크게 기여할 수 있다. 지역사회 참여는 각종의 의사결정에 주민대표를 보내는 방식으로 이루어지기도 한다. 보다 체계적인 참여는 조직 형태의 참여이다. 지역사회 참여는 지역사회 구성원들을 동원하여 건강프로그램에 연결하는 과정으로 볼 수 있다. 즉 참여 자체가 일종의 지역사회 네트워크를 조직하는 것이다. 그런데 지역사회에는 이미 주민의 복지를 위해서 일하는 조직과 단체들이 존재한다. 이 단체들이 건강프로그램의 개발과 운영에 관여한다면, 건강프로그램은 지역사회 네트워크의 기반 위에서 작동되는 것이기 때문에 보다 안정된 틀 위에서게 된다.

지역사회 참여는 지역사회 발전을 위한 역량을 개발하는 과정이고, 지역사회에 뿌리를 둔 조직들이 이를 매개하는 것으로 볼 수 있다. 역사적으로 보면, 우리나라의 새마을운동처럼 정부의 강력한 지도 아래 지역사회 주민들이 행정조직 단위로 결사체를 만들어서 자조, 자립을 외치면서 근대화된 농촌을 실현하려는 노력을 수행한 예가 있다. 당시 주민들은 잘 살아보자는 희망을 핵심 가치로 수용하면서 하나의 조직으로 합심하여 초가집도 개량하고, 마을 길도 닦았다. 이론적으로 보자면 당시 지역사회는 사회적 합의로 근대화 역량을 키워나간 지역사회 개발의 성공적 사례에 해당한다. 그러나 1990년대 이후 한국 사회에 전혀 다른 사회운동이 등장한다. 협동 대신 옹호(advocacy)를 중시하고, 임파워먼트(empowerment)에 의한 대중의 각성과 의식화에 의한 참여를 핵심적 방법론으로 삼는 사회운동론이 그것이다. 가부장제에 도전하는 여성운동이나 생활방식의 개혁을 주장하는 환경운동 등은 사회구성원들의 성찰적 각성과 능동적 참여를 기반으로 한 사회적 참여로 만들어졌다. 민클러(Minkler M, 2012)에 따르면, 지역사회 조직과 조직역량 개발의 개념은 사회적 합의에 기초한 기능주의론과 갈등과 이해관계 대립에 주목하는 사회적 갈등론이 합쳐진 것으로 볼 수 있다.

지역사회 개발론은 지역발전이란 목표 달성을 위하여 정부와 주민이 함께 나가야 할 필요성을 제기한다. 건강도시 개념에서 지역사회 행정기관장의 참여의 중요성을 역설하는 것도 같은 맥락으로 볼 수 있다. 건강증진의 기술적 방법을 모색하는 것도 기능주의적 관점의 특징이 된다. 반면 사회운동론에서는 권력이 건강불평등을 초래하는 원인이 될 수도 있기 때문에 이에 대한 견제를 중요하게 생각한다. 따라서 여기서는 그 대안으로 주민들의 성찰과 각성을 통한 참여와 조직화를 강조한다. 두 전략의 공통점은 시장 정의에 의한 건강을 넘어서서 사회정의(social justice)로서의 건강을 추구한다는 점이다. 즉 개인이 아닌 집합적 노력을 통한 건강증진을 추구한다는 것이다. 두 전략 모형은 이념형적인 구분일 뿐 두 전략이 함께 사용되는 것이 보통이다. 지역사회 개발을 위한 합의 과정에서 참여 당사자들이 일정하게 의식화되지 않으면, 협의체 구성이 어려울 수밖에 없다. 또한 주민들을 충분히 각성시키는 일은 그 자체로 매우 더딘 과정일 수밖에 없다. 오히려 참여하는 과정에서 의식화도 함께 이루어질 수 있다.

한국의 현실에서 권력은 관변단체들을 엮어서 체제의 안정성을 구축하여 온 오랜 전통이 있다. 이것을 넘어서기 위해서는 시장 정의가 아닌 사회정의에 기초한 건강증진 개념으로 의식화하는 작업이 필요할 것이다. 또한 한국 사회에는 권력에 도전하고 저항한 시민사회의 새로운 전통도 만들어지고 있다. 아직 지역사회 수준에서 충분히 성숙되지는 못했지만, 자생적 비정부기구들(non-governmental organizations, NGOs)이 존재한다. 이들은 각성된 소수이다. 이들도 사회정의로서의 건강 개념에 충분히 노출되지는 못했지만, 상대적으로 쉽게 의식화되는 역량이 있다. 이러한 두 개의 '이질적인' 지역사회 조직들을 지역사회 건강증진이란 목표하에 하나의 네트워크로 끌어모을 수 있다면, 건강증진사업 추진을 위한 새로운 방법론이 될 수도 있다. 즉, 이 네트워크가 건강증진의 전면에 나서도록 유도하는 것이다(조병희 등, 2007).

참고문헌

조병희, 정민수, 민상희. 건강증진과 지역사회 역량. 보건학논집 2007;44(2):95-112.

Arnstein S. A ladder of citizen participation. J Am Plann Assoc 1969;35(4):216-224.

Minkler M. Community Organizing and Community Building for Health. Rutgers University Press: New Brunswick. 2012.

Pretty JN. Alternative systems of inquiry for a sustainable agriculture. IDS Bulletine 1994;25(2):37-48,

Rifkin S. Community Participation in Maternal and Child Health and Family Planning Programs: An Analysis Based on Case Study Materials. Geneva: World Health Organization. 1990.

기본문제

1. 주민 주도와 의사결정에 따른 지역사회 참여의 유형을 설명하시오.

심화문제

1. 지역사회 참여와 지역사회 조직화의 관계를 설명하시오.

4 주민참여의 실행: 지역사회기반 참여연구

학습목표

- 지역사회기반 참여연구의 개념을 설명할 수 있다.
- 지역사회기반 참여연구의 실행 과정을 설명할 수 있다.

4.1 지역사회기반 참여연구의 개념

경제적으로나 사회적으로 취약한 공동체에서는 이환율이나 사망률 등의 건강 격차는 더 크게 발생한다(Smedley BD et al., 2020). 건강불평등을 해소하기 위해 전문가 중심의 지역사회 연구나 중재활동을 펼쳐왔지만, 뚜렷한 효과를 보기 어려웠다. 1990년대 이후 건강 격차를 줄이기 위한 새로운 전략으로 참여적 접근 연구가 보건 분야에 접목되기 시작했다(Hatch J et al., 1993; Wallerstein N, 2006). 특히 지역사회기반 참여연구(community-based participatory research, CBPR)는 주민참여의 실행 측면에서 참여적 접근 연구를 구체화하는 강점이 있다.

1) 지역사회기반 참여연구의 정의

지역사회기반 참여연구(CBPR)는 지역사회의 구성원, 조직 대표, 연구자 등이 동등하게 참여하는 파트너십 접근 연구이다. CBPR는 연구과정에서 모든 협력자가 동등하게 참여하고, 협력자마다 자신의 분야와 위치에서 고유의 능력과 역량에 가치를 두는 연구접근법으로 정의할 수 있다(Kellogg WK, 2001).

CBPR에서 지역사회 구성원은 건강증진사업의 설계부터 평가에 이르기까지 주된 의사결정자이자 수행자로, 높은 수준으로 참여해야 한다(Minkler M, 2012). 또한 이러한 접근법은 지역사회역량, 지역사회자원, 협력관계를 활용하며 실천하는 과정을 포함한다.

2) 지역사회기반 참여연구의 핵심 원리

지역사회기반 참여연구의 수행 경험과 선행 연구를 바탕으로 CBPR 핵심 원리가 제시(Israel BA et al., 2008)되었지만, 지역사회는 각각 다르고, 다양한 맥락을 지니고 있다. 그러므로 우리는 지역사회에 9개의 원칙을 그대로 다 적용할 수 없으며, 적용 시 유연한 사고, 끊임없는 성찰, 비판적 분석이 매우 중요하다. 또한 여기서 제시하는 핵심 원리는 CBPR에서 추구해야 할 이상적인 목표를 의미하며, 각 원리가 별도 항목으로 제시되어 있으나, 실제 CBPR는 이러한 원리들을 통합한 적용이 적합하다.

(1) 원리 1: 지역사회는 정체성의 단위(unit of identity)로 인식해야 한다.

가족, 친구관계, 이웃과 같은 정체성의 단위는 모두 사회적으로 구성된 정체성이자 사회적 상호작용을 통해 재창조된다. 지역사회는 가치 · 규범 · 공동의 이익 등으로 다른 구성원과 동일시되거나, 정서적으로 연결되는 것을 말한다. 정체성의 단위로 인식한 지역사회는 일정한 지역의 이웃을 중심으로 구성된 경우(예: OO구 주민)도 있지만, 지역적 범위를 벗어난 구성원(예: 인종, 성소수자 등)으로도 지역사회를 구성할 수 있다.

(2) 원리 2: 지역사회 내의 강점과 자원에서 시작해야 한다.

CBPR는 구성원의 건강문제를 해결하기 위해 지역사회 내 강점, 자원 및 관계를 파악하고 구축하려 한다. 이러한 자원에는 개인의 기술과 자산 등이 포함될 수 있으며, 네트워크, 신뢰, 협력과 같은 특성이나 지역사회 구성원이 모일 수 있는 조직체(예: 교회) 등이 있다.

(3) 원리 3: 전 과정에서 협력적이고 동등한 파트너십을 지향하고, 역량강화와 권력을 공유한다.

연구자는 CBPR 참여자 간의 불평등과 지역사회 구성원 간의 불평등이 집단연구에 대한 참여와 영향력을 형성할 수 있음을 인정한다. 이러한 불평등을 해결하기 위해 연구 수행 시 구성원이 원하는 범위 내에서 구성원에게 연구의 모든 단계에 참여하고, 영향력을 공유할 수 있도록 하는 권한 부여과정이 강조된다.

(4) 원리 4: 협력자 간의 상호학습과 역량 개발을 촉진한다.

CBPR를 통해 참여자 간 지식, 기술, 역량의 공동 학습과정이 이루어진다. 가령, 연구자는 지역사회 구성원에게서 지역사회를 폭넓게 이해할 수 있고, 지역사회 구성원은 연구자로부터 연구 수행기술 등을 습득할 수 있다.

(5) 원리 5: 협력자 간의 상호이익을 위해 연구와 실천 사이에 균형을 이룬다.

CBPR는 건강뿐 아니라 지역사회 및 사회통합과 균형을 유지해야 할 것이다. 이를 위해 CBPR에 참여한 참여자의 관심사를 다루기 위해서 정보를 수집하고, 가능한 모든 참여자가 혜택을 받을 수 있도록 방향을 모색한다.

(6) 원리 6: 다루고자 하는 건강문제가 지역사회와 관련된 중요한 문제(local relevance)이어야 하고, 생태학적 접근에서 문제해결을 강조한다.

CBPR는 건강 격차를 줄이기 위해 다양한 건강결정요인을 고려하는 노력이 필요하다. 특히 건강을 둘러싼 다양한 수준의 맥락(개인-가족-개인 간-조직-지역사회-국가 등)을 고려하여 해결방안을 모색한다면, 자연스럽게 광범위한 사회적 변화가 추구된다.

(7) 원리 7: 순환적이고 반복적인 과정을 통해 체계 개발이 이루어져야 한다.

CBPR는 순환적이고 반복적인 과정을 통해 파트너십 개발 및 유지, 자료수집 및 분석, 자료해석 및 정책 의미 결정, 결과 확산 등의 능력을 키우는 체계 개발을 포함하고 있다.

(8) 원리 8: 지역사회기반 참여연구에서 얻은 결과와 지식을 참여자에게 모두 나누고, 모든 참여자를 확산과정에 포함한다.

CBPR 과정에서 도출된 모든 지식은 모든 참여자의 소유로 인정하여 수집된 자료에 대한 접근성을 공유하고, 참여자가 서로 도출된 결과를 작성하고 발표하게 한다.

(9) 원리 9: 장기간의 과정과 지속적인 헌신을 요구한다.

CBPR의 노력을 달성하고 건강 격차를 줄이기 위해서는 참여자 간 신뢰가 구축되고 유지되어야 한다. 연구가 중단된다고 해도 계속 협력하겠다는 장기간의 약속이 필요하다.

4.2 지역사회기반 참여연구의 실행 절차

지역사회기반 참여연구(CBPR)는 다양한 건강연구에 적용될 수 있는 연구접근법이며, 지역사회 구성원의 참여를 중요하게 여기는 방법이다. 따라서 연구자가 일방적으로 연구를 수행하는 것은 적절치 않다. 하지만 CBPR에 익숙하지 않은 연구자 혹은 참여자가 CBPR에 대해서 구제적으로 원할 경우 6-STEP 모형에 따라 단계적으로 진행한다(유승현 등, 2009).

6-STEP 모형은 지역사회 구성원이 의사결정과정을 통해 자신의 지역사회 건강계획을 실현하는 과정을 순차적이고 반복가능한 단계로 설명할 수 있다. 이 모형은 CBPR을 조작하여 주민참여 실행을 매뉴얼화할 수 있고, 각 단계별 성취감에 대한 동기부여, 사회생태학적 체계의 도입 등을 포함한다(유승현, 2009). 각 단계의 특징과 방법을 살펴보면, 다음과 같다.

1) 1단계: 지역사회와 동화(entry into community)

지역사회, 연구자, 관련 기관 등이 상호 이해하는 과정을 의미한다. 서로를 이해하기 위해 설명회, 공청회, 지역행사, 반상회, 현장방문 등이 적절하며, 동의한 참여자에 한하여 양해각서(memorandum of understanding, MOU), 합의각서(memorandum of agreement, MOA) 등의 형식으로 협력관계를 문서화할 것을 제안하고 있다. 1단계는 CBPR의 기본과정 중 하나인 동등한 협력과 참여 기반을 마련한다는 측면에서 시간과 노력이 상당히 필요할 수 있다.

2) 2단계: 보건문제 파악(issue identification)

지역사회의 보건문제를 파악하기 위해서 지역사회 구성원을 대상으로 브레인스토밍, 초점집단인터뷰, 명목집단기법, 설문조사 등을 하여 의견을 수렴하고, 토론 등으로 보건문제를 명료한 목록으로 완성할 수 있다. 전문가 중심의 일방적인 건강문제 진단과 달리 문제를 겪는 지역사회 구성원도 문제 파악 과정에 참여한다는 점이 기존의 전통적인 연구방법과 차별화되는 단계이다.

3) 3단계: 보건문제 우선순위 선정(issue prioritization)

파악된 보건문제에 대하여 점수화나 투표 등으로 우선순위를 선정하는 과정이다. 우선순위 선정 단계에서는 순차투표, 동시투표, 점수화방식, 스티커 투표 등을 활용할 수 있다. 이 때 주의해야 할 점은 참여자에게 동등한 기회를 부여하고, 우선순위를 선정할 때에는 참가자의 동의와 합의과정이 필요하다.

4) 4단계: 우선순위 보건문제에 대한 해결전략 수립(strategy development)

선정된 보건문제를 심층적으로 이해하기 위해 CBPR의 참여자 간 집단토의를 통해 해결방안을 모색한다. 이때 사회생태학적 모델링을 해결방안의 구상 도구로 제안하고, 개인/대인/조직/지역사회/제도 차원의 각 맥락에 따른 건강결정요인을 찾고, 해결방안을 수립한다.

5) 5단계: 전략의 실행(implementation)

사회생태학적 모델링을 통해 수립한 해결방안을 중심으로 참여자가 전략을 직접 실행하는 단계이다. 참여자 간 목적 공유와 분명한 역할 분담, 일정표, 정기보고서, 회의 등으로 진행상황 관리 등이 이루어지는 단계이다.

6) 6단계: 전환(transition)

수행내용에 대한 평가를 수행하고 우선순위 선정과정에서 차기 우선순위로 선정된 안건을 주제로 해결전략을 수립하고 실행하는 과정을 반복한다. 이 단계에서는 반복 수행과정에서 참여자 중 외부 참여자의 역할을 점차 줄이고, 지역사회 구성원의 역량을 키워 스스로 문제를 해결할 수 있는 지원과 역량 강화가 중요하다.

4.3 지역사회기반 참여연구의 적용 사례

조병희 등(2012)은 서울시 영구임대아파트 A단지 주민을 대상으로 6-STEP 모형을 활용하여 지역사회기반 참여연구(CBPR)를 수행하였다. 해당 아파트 단지 주민들은 CBPR의 수행 전년도에 보건소와 건강한 아파트사업을 수행한 경험이 있었다. 보건소 직원들은 아파트 단지를 방문하여 12주 동안 일주일에 1회 실내 운동프로그램을 진행하였지만, 주민참여율이 낮아 프로그램 운영에 어려움을 겪었다.

하지만, 1년 뒤 같은 단지 주민을 대상으로 CBPR을 수행한 결과, 걷기코스 개발, 주 1회 이상 주민 걷기모임 유지, 뜨개질 모임 및 바자회 개최, 아파트 단지 환경조성 등의 변화가 이루어졌다.

주민중심 사업은 6-STEP의 '지역사회와 동화', '보건문제 파악', '보건문제 우선순위 선정', '우선순위 보건문제에 대한 해결전략 수립', '전략의 실행', '전환'을 모두 수행했지만, 보건소 중심 사업은 '실행' 단계에서만 주민이 참여하였다. 이처럼 사업 착수부터 평가에 이르기까지 주민들의 참여는 주민역량을 강화하고, 외부인 없이도 자체적으로 걷기모임을 유지할 뿐 아니라 주민자치 바자회 개최, 단지 환경조성 등 지속적인 주민활동으로 이어졌다.

보건소 중심의 건강한 마을만들기 사업	CBPR 과정 (6 STEP)	주민 중심의 건강한 마을만들기 사업
보건소의 '건강한 마을만들기' 아파트단지 선정	지역사회와 동화	아파트 관리소장, 입주자대표회, 보건소 담당자, 주택과 담당자, 생활체육회 등
–	보건문제 파악	주민공동체 조직원 및 주민 전체의 중요 건강문제 파악 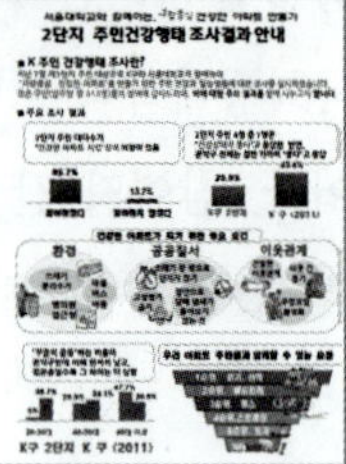
–	우선순위 선정	아파트단지 리더의 조언 및 정보 공유 주민공동체 조직 형성/활용 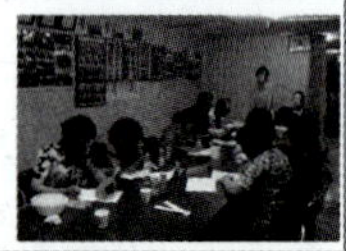
가족중심의 운동사업 (보건소 결정)	해결전략 수립	물리적 환경, 안전, 운동, 영양 등 개인/공동체/제도적 차원 방안
12주 동안 화, 목 저녁 7시~8시 주민 참여 운동프로그램 (소극적 참여)	실 행	걷기 생활화 – 개인 차원: 올바른 걷기 자세 교육 및 운동법 – 공동체 차원: 걷기모임 형성, 걷기지도 제작 – 제도 차원: 구청직원과 인근 보행 환경 개선 요구 간담회 개최 등 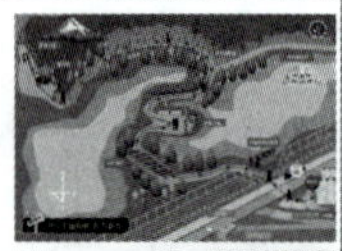 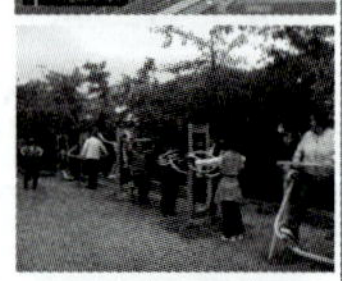
소극적인 참여 및 참여율 저조 사업 종료	전 환	주민 중심, 주민의 적극적인 참여 다음 우선순위로 전이 (주민친목 향상을 위한 뜨개질 및 바자회 개최) 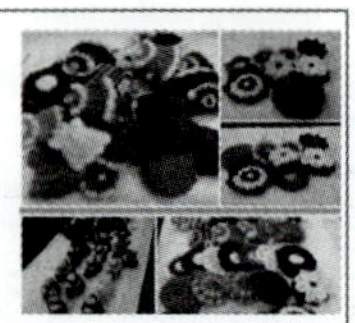

그림 8-4-1 보건소 중심과 주민 중심의 건강한 마을만들기 사업에 대한 CBPR 과정 비교

출처: 조병희 등. 아파트 주민을 위한 지역사회 기반 참여연구 적용방안, 서울대학교 · 한국건강증진재단. 2012.

'지역사회와 동화'와 '지역사회 문제' 단계에서 주민들의 지역사회 참여 수준의 변화를 살펴보면, 외부인인 연구진에게 지역사회 문제점에 대해 설문에 응답하고, 의견을 표명하는 수준의 명목적이고 형식상 참여에 머물렀다. 하지만 주민들의 설문결과를 공유하고 '우선순위를 선정'하는 과정부터 지역사회에 대한 인식이 강화되고 주변의 걷기 환경에 대한 강점을 발견하게 되었다. 이후 '해결전략 수립', '실행', '전환'에 이르기까지 본질적인 참여로 참여 수준이 상승함을 프로그램 종료 후 주민과의 인터뷰로 확인할 수 있었다.

참고문헌

유승현. 건강증진을 위한 지역사회 기반 참여연구의 적용 방안. 보건교육건강증진학회지 2009;26(1):141-158.

유승현, Butler J, Elias TI. 저소득층 노인의 건강증진을 위한 지역사회 참여형 연구에서 지역사회 주민 조직의 구성과 운영. 보건교육건강증진학회지 2009;26(5):15-26.

조병희, 유승현, 곽민선, 윤난희, 장사랑. 아파트 주민을 위한 지역사회 기반 참여연구 적용방안. 서울대학교·한국건강증진재단. 2012.

허현희. 건강불평등 완화를 위한 지역사회 주민 참여 접근. 보건복지포럼 2018;260:62-77.

Hatch J, Moss N, Saran A, Presley-Cantrell L, Mallory C. Community research: Partnership in black communities. Am J Prev Med 1993;9(6 Suppl):27-31.

Israel BA, Schulz AJ, Parker EA, Becker AB, Allen AJ, Guzman JR. Critical issues in developing and following CBPR principles. In Minkler M & Wallerstein N (Eds.), Community-based Participatory Research for Health: From Process to Outcomes. 2008. (p.47-66).

Kellogg WK. Foundation Community Health Scholars Program Stories of Impact. Ann Arbor, MI: Kellogg Foundation Community Health Scholars Program. 2001.

Minkler M. Community Organizing and Community Building for Health. Rutgers University Press: New Brunswick. 2012.

Smedley BD, Syme SL (eds). Institute of Medicine, Division of Health Promotion and Disease Prevention. Promoting Health: Intervention Strategies from Social and Behavioral Research. National Academies Press (US). 2020. (House JS, Williams DR. Understanding and Reducing Socioeconomic and Racial/Ethnic Disparities in Health.)

Wallerstein N. Commentary: Challenges for the field in overcoming disparities through a CBPR approach. Ethn Dis 2006;16(1 Suppl 1):S146-148.

기본문제

1. 지역사회 주민참여의 원리를 설명하시오.

심화문제

1. 지역사회 주민참여의 실행 절차에 주민참여의 원리가 어떻게 반영되었는지를 설명하시오.

제9장

보건사업의 수행과 위험관리

편집위원 | 박남수
검토위원 | 손애리
집 필 자 | 김민경, 오창석

1 보건사업 수행의 관리

학습목표

- 보건사업 수행을 위한 관리의 개념을 설명할 수 있다.
- 보건사업 수행에서의 홍보방법을 설명할 수 있다.

1.1 보건사업 수행의 과정 관리

보건사업의 수행은 기획한 보건사업의 내용을 실현시키는 과정으로, 기획한 전략들과 관련된 일련의 활동들로 구성되어 있다. 보건사업의 원활한 수행을 위해서는 효과적인 사업 실행계획을 수립해야 하며, 수립된 실행계획에는 목표달성을 위한 추진체계와 함께 단계별 업무내용, 구성원의 역할, 소요자원과 확보 방안, 평가계획과 결과에 대한 활용방안 등이 포함되어야 한다.

보건사업을 수행할 때에는 과학적 근거를 토대로 한 조직의 비전, 목적 및 목표 간의 일관성, 연속성, 지속성이 있을 때 사업은 성공할 가능성이 높아진다. 기존의 사업 수행 시 성공요인 및 실패요인을 고려하고, 다른 사업과의 시너지 효과를 창출하여야 한다. 보건사업 수행 시 조직과 지역사회의 역량과 환경을 고려해 지지와 협력체계를 확보하여야 한다. 보건사업 수행은 수행계획에 따라 다음의 활동 전략단계를 실천해 나가야 한다.

1) 보건사업 홍보

보건사업 계획이 수립되면, 정부기관, 지방자치단체, 협력기관 등 주요 기관 및 관계자를 대상으로 프로그램을 홍보하여야 한다. 방송, 뉴스, 공익광고 등을 통한 보건사업의 홍보행사 기획이나 사업 관련 소책자, 포스터, 홍보지를 작성해 배포한다.

2) 지지와 재원 마련

보건사업을 옹호해주는 대상자, 전문가, 실무자의 지지가 필수적이다. 지지와 재원을 마련하기 위해 관련 기관 및 부서의 책임자들과 면담이나 세미나 등을 열어야 한다. 이런 활동은 보건사업의 수행을 위한 정책적 지원과 경제적 재원을 확보하기 위해 필요하다.

3) 지원조직 개발

대상자들의 요구를 반영하여 지역사회 문제를 해결하기 위한 보건사업 수행 시 보건사업 연계 및 협력체제 확보를 위한 지원조직을 개발한다.

4) 보건사업 담당자의 역량 강화

보건사업을 수행하는 기관 또는 담당자는 자원을 효율적으로 사용하여 보다 나은 서비스를 대상자에게 제공할 수 있도록 보건사업 수행 관련 역량을 갖추어야 한다.

5) 시범사업

본격적인 사업 추진에 앞서 결과 예측 및 프로그램 수행 여부를 위한 시범사업을 실시하여 사업의 방향을 설정한다.

6) 협조체계 구축

보건사업 수행 시 관련 기관과의 협조체계의 구축이 필수적이다.

1.2 보건사업 수행을 위한 홍보

홍보(public relations, PR)는 관련 소식이나 정보를 일반인에게 널리 알리는 것으로 보건사업을 수행하기 위해서는 지역사회의 참여가 필수적이기에 홍보전략을 수립하고, 효율적으로 지속적인 홍보를 하여야 한다. 누구를 대상으로, 어떤 정보를, 어느 시점에, 어떻게 전달할 것인가를 포함해야 하며, 다양한 경로로 일관된 메시지를 반복해서 전달하는 전략을 통해 효과적으로 홍보할 수 있다.

1) 홍보방법의 기획과정

(1) 대상자 분석

대상자의 수(개인, 가족 단위, 지역사회), 대상자의 속성(연령, 성별, 건강상태, 장애 정도), 대상자의 수용 능력, 보건사업에 대한 태도 및 동기 정도, 지역사회의 문화적 배경 등을 고려하여 대상자에 적합한 홍보방법을 기획하기 위해 대상자를 분석한다.

(2) 대상자 요구분석

대상자 면담, 설문조사, 관찰 등으로 지역사회를 진단하여 대상자의 요구를 분석한다. 문제 확인 후 문제의 크기, 심각성, 변화 가능성 등을 고려하여 우선순위를 결정하고 투입 가능한 자원의 양을 고려한다.

(3) 홍보의 목표 설정

우선순위가 결정되면, 홍보하는 구체적인 목적을 SMART 원칙(specific, measurable, achievable, relevant, time limited)에 따라 설정한다.

(4) 홍보방법의 모색

목표 달성을 위한 적절한 홍보의 방법을 모색한다.

(5) 평가

기획 단계부터 목표 달성 정도와 과정, 효율, 효과 평가의 기준을 설정해야 한다. 목표를 달성하지 못하였다면, 그 이유를 분석하며 대상자의 만족도를 조사하여야 한다.

2) 보건사업의 홍보방법

(1) 방송매체

① 텔레비전: 단 시간에 광범위한 대상자에게 정보를 전달할 수 있는 방식이다. 공익광고[대중들을 교육하고 사업을 홍보하여 지역사회 변화를 위한 자원을 제공하기 위하여 사용하는 짧은 정보방송(public service announcement, PSA)], 기자회견, 토론방송, 뉴스 등이 있다.

② 라디오: 시공간적 제약을 극복할 수 있고, 비교적 저렴한 비용으로 홍보가 가능하다. 공익광고, 뉴스, 인터뷰, 토론방송, CM 등이 있다.

(2) 인쇄매체

① **신문**: 광범위한 양의 내용을 제공할 수 있고 배부 영역이 넓으며, 적시에 탄력적 홍보를 할 수 있고 기록성, 보존성이 있다. 보도자료[기관과 기관의 활동에 대한 정보를 제공하는 한두 쪽 분량의 서류(news, press release)], 사설, 칼럼 등이 있다.

② **잡지**: 비교적 용이하게 지면을 독점하거나 반복적 홍보가 가능하며, 신문과 같이 기록성, 보존성이 있다.

③ **전단지**: 다양한 디자인으로 구성하고 정보를 충분히 게재할 수 있으나, 반드시 읽힌다는 보장이 없어 신뢰도가 낮다.

(3) 인터넷 매체

방송매체, 인쇄매체에 비하여 저렴한 비용으로 다수에게 빠른 전달과 즉각적 피드백이 가능하다.

① **디렉트 메일**(direct mail, DM): 효과 측정이 용이하며 전략성이 크지만, 비용이 많이 들고 개인정보 동의 절차가 필요하다.

② **보건교육과 관련된 정부 및 기관 누리집**: 검증되고 정형화된 다양한 정보를 제공하지만, 단방향적이고 게시판에 의한 의사소통의 제한이 있으며, 제작과 유지 보수(서버 관리)에 노력과 비용이 많이 든다.

③ **개인 누리집**: 블로그, 카페 등을 통해 정보 교류가 가능한 방식으로 제작 및 유지 보수 노력이 필요하다.

④ **사용자 제작 콘텐츠**(user create contents, UCC): 전문적 지식이나 경험이 없는 사람이 개인적으로 제작한 콘텐츠로 이러한 개인 콘텐츠들에 의한 사용자들의 참여도가 확대되면서 UCC를 통한 홍보범위도 급속도로 넓어지고 있다.

⑤ **애플리케이션**(application): 스마트폰 보급의 확대로 휴대성과 확장성을 고려한 다양한 애플리케이션이 개발되어 홍보도구로 활용되고 있다.

⑥ **소셜 네트워크 서비스**(social network service, SNS): 웹사이트라는 온라인 공간에서 대인관계의 형성 및 유지, 정보의 교류나 활동을 공유하는 사람들 사이의 교호적 관계가 이루어지는 온라인 서비스 또는 플랫폼을 통한 홍보를 실시한다.

(4) 기타 매체

① **교통매체**: 기동성을 활용하여 다양한 디자인과 색체로 홍보의 효과를 기대할 수 있으며, 충분한 설명이 불가능하기에 홍보내용이 짧고 단순하여야 한다.

② **옥외매체**: 시야에 띄기 쉬운 장소에서 전시, 현수막, 벽보, 포스터, 스크린 도어 형태 등으

로 계속적인 광고와 홍보가 가능하지만, 여러 규제와 제약이 있다.

(5) 캠페인

일관된 계획하에 목적을 달성하기 위하여 대중매체, 인쇄매체, 행사 등 다양한 방식으로 호소하는 일련의 운동으로 한정된 기간에 집중적으로 실시하는 활동들을 의미한다.

기본문제

1. 보건사업 수행에서의 홍보방법을 제시하시오.

2 보건사업의 질 관리

학습목표

- 보건사업의 질 관리의 개념을 설명할 수 있다.
- 보건사업 질 관리의 접근방법을 설명할 수 있다.

2.1 질 관리의 개념

1) 보건사업의 질 정의

질 관리는 사업수행자가 지불한 비용에 대한 최적의 질적 서비스를 의미한다. 이러한 질 관리는 질 보장(quality assurance, QA), 질 관리(quality control, QC), 총체적 질관리(total quality management, TQM), 지속적 질향상(continuous quality improvement, CQI) 등의 용어와 혼용된다. 질 관리의 정의는 전문학자의 개개인 및 개인을 넘어 기관 차원의 접근방식(TQM, six

표 9-2-1 질 정의와 강조점

영역	데밍(Deming)	줄란(Juran)	크로스비(Crosby)
질의 정의	지속적 개선	사용자에 맞춤	요구에 대한 일치
적용	제조 혹은 회사	기술 위주 회사	인력 위주 회사
대상	작업자	경영진	작업자
강조	도구와 시스템	측정	동기부여

sigma, design review, failure mode and effect analysis)으로 구분할 수 있다. 데밍(Deming), 줄란(Juran), 그리고 크로스비(Crosby)의 질 정의와 강조점은 다음과 같다(표 9-2-1).

질 보장(QA)은 보건사업의 질을 평가하고 그 문제점을 개선하여 질을 향상하는 관리기법을 의미한다. 질 관리(QC)는 질의 일정 수준을 표준으로 선정한 후 특정 보건사업이 표준에 도달하였는지를 평가하고 감시하는 것을 말한다. 총체적 질관리(TQM)는 과정, 결과, 서비스 전반에 지속적인 향상을 추구하는 질 관리기법을 말하며, PDCA의 순환적 관리기법에 의해 지속된다. 지속적 질 향상(CQI)은 질 향상이 일시적인 활동이 아니라, 지속적인 질 향상을 추구하는 질 관리기법으로 정의할 수 있다(표 9-2-2).

표 9-2-2 질 보장과 질 향상의 개념 비교

영역	QA(질 보장)	QI(질 향상)
질의 정의	불분명한 정의	구체적이고 분명한 정의
활동 중심	서비스 제공 참여자 중심의 활동	업무과정 개선의 활동 시행
문제 접근	발생한 문제에 대응	문제 발생을 사전에 예방
기본 철학	기본적으로 현상 유지	지속적인 질 향상 추구

2) 보건사업의 질 관리

보건사업의 질 관리는 크게 세 가지 요소에서 다루어질 수 있으며, 질에 대한 준비를 하는 질 기획, 질의 결함에 대한 대응으로 질 보증, 그리고 보건사업의 결과물이 질 기준에 맞는지를 식별하고 낮은 질 수준을 향상하는 질 관리로 구분한다.

(1) 질 기획(quality planning)

보건사업에서의 질을 관리하기 위해 질을 기획하는 프로세스이며, 이 프로세스에서 만들어진 질 계획은 향후 QC와 QA의 가이드라인이 된다.

(2) 질 보증(quality assurance)

보건사업에서의 모든 프로세스가 보건사업에 조직적이고, 체계적으로 적용되도록 관리하는 활동을 수행한다.

(3) 질 관리(qality control)

보건사업의 결과 값이 질 표준에 부합하는지 확인하고, 부합하지 않은 경우 그 이유를 확인하며, 그 원인을 제거하는 활동을 수행할 수 있다.

보건사업에서의 질 관리는 보건사업에서의 관리(management of project)와 보건사업의 산출물(products of project)의 관리를 반드시 함께 다루어야 한다. 과정과 결과가 모두 중요하며, 이 중 한쪽에서 실패하면 문제가 발생한다.

3) 현대적 질 관리의 관점

(1) 고객 만족

고객의 요구사항을 반드시 충족해야 하고, 그러기 위해서는 요구사항에 일치해야 하며, 이용자에게 적합하여야 한다.

(2) 보증보다 예방

나쁜 결과를 고치는 것보다 결과상의 오류를 막기 위해 예방에 더 신경을 써야 한다. 그 이유는 일반적으로 결함을 고치는 데 들어가는 비용보다 그것을 예방하기 위한 비용이 더 낮기 때문이다.

(3) 관리자 책임

보건사업의 성공에는 모든 팀원의 참여가 필요하지만, 그러한 활동에 필요한 자원을 제공하는 것은 사업관리자의 책임이다. 보건사업 질 관리에 대한 궁극적인 책임은 사업관리자에게 있다.

(4) 지속적 개선

한 번의 개선으로 끝나는 것이 아니라, 지속적으로 개선하는 것이 바람직하다. 그러한 예로 PDCA 사이클(PDCA cycle)처럼 계속 순환하는 모델로 설명될 수 있다.

〈근거-기반 현장 사례: 감염병관리사업의 질 관리 -예방접종 이상반응 모니터링 절차-〉

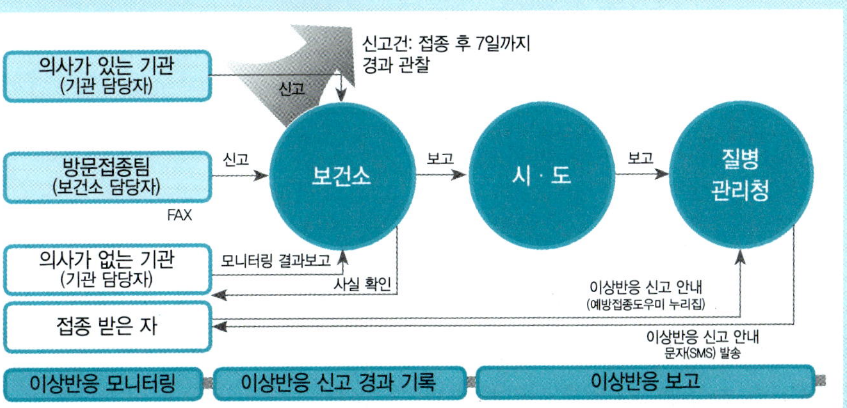

출처: 보건복지부. 코로나바이러스감염증19 예방접종후 이상반응 관리지침(1판). 2021.

4) 질 관리의 구성요소

질 관리의 구성요소는 질 관리의 정의만큼 다양하다. 마이어(Myers)는 질 관리의 구성요소로 접근성, 포괄성, 지속성, 효율성을 들었으며, 뷰오리(Vuori)는 효과성, 효율성, 적합성, 기술 수준의 네 가지를 제시하였다. 도나베디언(Donabedian)도 효능, 효과, 효율, 적정성, 수용성, 적법성, 형평성을 포함하였다(표 9-2-3). WHO에서는 적합성, 효율성, 기술 수준 등 세 가지로 규정하였다.

표 9-2-3 질 관리의 구성요소

연구자	질의 구성요소
마이어 (Myers)	① **접근성**: 재정적, 지리적, 사회적 및 문화적 이유로 보건서비스를 제공받는데 장애를 받지 않음 ② **의료의 질**: 최신의 지식과 기술을 적용하고, 이러한 수행이 환자에게 가장 바람직한 효과를 성취 ③ **지속성**: 각 개인에게 제공되는 보건의료는 시간적, 지리적으로 상관성을 가지고 지속적으로 이루어짐 ④ **효율성**: 보건의료의 목적을 달성하는 데 투입되는 자원의 양을 최소화하거나 일정한 자원의 투입으로 최대의 목적 달성
뷰오리 (Vuori)	① **효과성**: 보건서비스가 이상적 상황에서 모든 잠재적 영향을 발휘하였을 때와 비교하여 실제 운영체계 내에서 영향을 미친 정도 ② **효율성**: 보건서비스가 생산비에 미치는 실제적 영향관계를 나타냄 ③ **적합성**: 인구집단의 요구와 이용가능한 서비스의 관계로 양적 요구에 따른 분배적 측면이 있음 ④ **과학적-기술적 질**: 현재 이용가능한 의학지식과 기술을 실제 적용하는 정도
도나베디언 (Donabedian)	① **효능**: 보건의료의 과학과 기술을 가장 바람직한 환경에서 사용하였을 때 건강이 향상되는 능력 ② **효과**: 현재 가능한 건강개선의 정도에 비해 실제로 취득된 개선의 정도 ③ **효율**: 가능한 한 건강개선을 줄이지 않고 의료비를 낮출 수 있는 능력 ④ **적정성**: 건강개선과 그 건강개선을 얻은 비용 간의 균형 ⑤ **수용성**: 환자 및 그 가족의 희망, 바람, 기대를 의미함 ⑥ **적법성**: 윤리적 가치, 규범, 법과 규제에서 표현된 사회의 선호도 ⑦ **형평성**: 보건의료의 분배와 주민의 혜택 사이에서 공정성을 결정하는 것

2.2 질 관리의 접근방법

질 관리의 접근방법은 문제의 발견, 우선순위의 결정, 문제분석, 개선과제의 규명, 개선과제의 수행, 문제의 재평가 단계로 나누어볼 수 있다. 질 관리는 보건사업기관 단위 또는 부서단위에서 브레인스토밍이나 토론을 통해서 문제점을 발견하게 되면, 이후 질 향상이 필요한 심각성과 시급의 정도에 따라 우선순위를 선정하여 접근하는 방법이 필요하다.

1) 도나베디언의 질 관리

도나베디언은 질 향상 활동의 출발점으로, 보건사업의 질에 대한 다양한 측면을 효과적으로 평가하기 위해 구조, 과정, 결과의 세 가지 측면에서 질 관리 접근을 설명한 바 있다.

(1) 구조(structure)

보건사업(서비스)을 제공하는 시설이나 작업 여건, 환경, 소요 자원을 의미하며, 인적, 물리적, 재정적인 자원이 포함된다. 구조는 보건사업(서비스) 제공과 직접적으로 관련되며, 보건사업의 질과는 간접적인 관계가 있다. 예를 들어, 보건서비스의 인증을 획득한 보건의료기관에서 보건사업을 제공받을 경우, 그렇지 않은 경우보다 보건사업의 질이 좋다고 가정할 수 있다.

구조적 요인을 나타내는 평가지표는 상대적으로 변화의 여지가 적기 때문에 측정하기 쉽고 안정적이지만 지속적인 평가지표로서는 부적당하고, 평가가 실제 수준보다 과대평가될 가능성이 있다. 구조에 대한 질 관리는 보건사업체계가 정비되지 못한 초기 단계에서 보건사업의 질을 관리하기 위한 기본적인 노력으로 우선순위가 높다.

(2) 과정(process)

보건사업 제공자가 실제로 보건사업을 하는 과정과 행위의 적절성을 평가하는 것으로 보건사업의 질을 평가하는 데 관심이 높아지고 있다. 과정에는 서비스 제공과 같은 기술적 측면과 제공자가 대상자들에게 바람직한 태도를 가졌는지에 대한 인간관계의 문제가 모두 포함된다. 과정에 대한 평가지표는 구조지표와 비교하여 보건사업(서비스)의 질과 관련성이 높고, 보건사업의 결과 평가보다 비용과 시간이 적게 소요되는 장점이 있다.

(3) 결과(outcome)

보건사업 대상자에게 실제 제공된 보건사업(서비스)으로 대상자의 건강상태가 어떻게 변화되었는지에 초점을 두는 접근방법이다. 결과는 보건사업의 궁극적인 목표가 되며, 건강 수준이 향상된 결과는 양질의 보건사업이 제공되었음을 보증한다는 전제에서 출발한다. 결과에 대한 접근은 보건사업의 질을 포괄적으로 보여줄 수 있는 지표라는 장점이 있다.

2) 질 관리기법

(1) PDCA

질 관리기법으로 PDCA 기법이 가장 많이 사용되며, Plan-Do-Check-Act의 사이클로 이루어지는 질 개선 방법이다. 각 단계에는 다음의 특성이 있는데, 이 사이클은 질 개선의 기술 및 과정변이의 이해를 도와준다. 그 사이클은 지속적이며, 어떤 지점에서든 들어올 수 있다.

① **계획**(plan): 과정을 이해하고 향상을 제안한다. 최종적으로 개선을 어떻게 테스트할 것인지 결정하고, 데이터가 효과적으로 활용될지를 결정하도록 데이터 수집방법을 결정한다.

② **실행**(do): 작은 단위로 행위를 취해봄으로 테스트해보는 것을 의미한다. 시험방안을 구상하고, 시험방안을 적용하여 시행한다.

③ **검토**(check): 테스트한 행위의 효과를 분석한다. 시험적용한 결과를 평가하고, 개선하고자 하는 방안에 대한 결론을 추론한다.

④ **공식화**(act): 행위를 전체에 적용하거나 실행한 향상 행위를 재평가하는 것이며, 이후 다른 대안을 선택하기도 한다.

(2) FOCUS-PDCA

미국병원법인에서 개발한 의료의 질 향상과정인 FOCUS-PDCA 과정은 9단계로 쉽고 효과적으로 사용할 수 있다.

① **발견**(find): 개선이 필요한 과정을 개발한다.

② **조직**(organize): 그 과정을 파악한 팀을 조직한다.

③ **명확화**(clarify): 그 과정에 대한 현재의 지식을 명확히 한다.

④ **이해**(understand): 과정의 변화가 필요한 이유를 이해한다.

⑤ **선택**(select): 과정의 개선사항을 선택한다.

⑥ **계획**(plan): 개선 및 자료수집을 명확히 계획한다.

⑦ **실행**(do): 개선, 자료수집 및 자료분석을 실행한다.

⑧ **검토**(check): 실행을 통해 배운 과정의 개선과 고객만족도에 관한 자료를 점검한다.

⑨ **공식화**(act): 공식화하고, 개선과정을 지속한다.

3) 질 관리의 비용

질 관리에는 비용이 발생하는데, 예방비용, 평가비용, 실패비용이 있다. 실패비용은 다시 내부실패비용, 외부실패비용으로 나눌 수 있다. 내부실패비용은 보건서비스의 질 저하로 고객에게 서비스되기 전에 그 서비스를 수정하는 데 들어가는 비용을 말한다. 외부실패비용은 서비스가 고객에게 전달된 후 그 서비스의 질적 수준을 수정하는 데 들어가는 비용을 말한다. 대표적인 예방비용에는 질 교육비용이 있고, 평가비용에는 검사비용, 평가비용이 있다.

(1) **예방비용**(prevention cost): 교육, 질 개선 기획 등 서비스 저하를 막기 위해 드는 비용이다.

(2) **평가비용**(appraisal cost): 서비스 평가, 테스트, 내부프로세스 정비 등 프로세스가 고객

에게 얼마나 맞추어져 있는지를 평가하는 데 드는 비용이다.

(3) **내부실패비용**(internal failure cost): 재검사, 일회용주사기의 주사 오류 등 고객이 수용 가능하도록 서비스를 수정하는데 드는 비용이다.

(4) **외부실패비용**(external failure cost): 고객에게 전달된 서비스의 오류와 실패로 고객이 만족하지 않을 때 서비스를 다시 제공해야 하는 데 드는 비용이다. 고객불만평가 등이 여기에 해당한다.

2.3 보건사업의 질 평가

보건의료분야의 의료서비스 질 연구에서 SERVQUAL 모델이 자주 사용되는데, 이 모델에서는 신뢰성(reliability), 반응성(responsiveness), 공감성(empathy), 확신성(assurance), 유형성(tangibility)의 다섯 가지 차원을 활용한다. 이 모형은 갭(Gap) 모델에 근거하여 파라슈라만 등(Parasuraman A et al., 1988)이 개발하였다. 서비스에 대한 고객의 기대를 측정하는 부분과 제공된 서비스에 대한 고객의 지각을 측정하여 그 기대-지각의 차이로 서비스의 질을 측정하는 모형이다. 이 모형에 따르면, 서비스의 질은 서비스에 대한 고객의 기대와 실제로 기관에서 제공한 서비스에 대한 고객의 지각 사이의 차이로 정의하였다. 제공된 서비스에 대한 고객의 지각이 서비스에 대한 고객의 기대와 일치하거나 그 이상일 때 질의 수준이 높고, 기대가 지각보다 클 때 서비스의 질의 수준이 낮다고 판단하였다.

표 9-2-4 질 평가를 위한 SERVQUAL 모델의 개념

차원	정의
신뢰성(reliability)	약속한 서비스를 고객의 입장에서 정확히 제공하는 능력
반응성(responsiveness)	자진해서 고객을 돕고 신 속한 서비스를 제공하려는 능력
공감성(empathy)	고객의 요구를 이해하고, 고객과 의사소통을 하면서 고객에게 기울이는 개별적인 배려, 주의, 접근용이성
확신성(assurance)	지식 수준과 예의, 믿음, 확신을 전달할 수 있는 서비스 제공자의 능력
유형성(tangibility)	고객이 품질을 평가할 수 있도록 설비, 장비, 직원 및 의사소통 도구 등의 필요한 물리적 환경과 유형적인 이미지를 제공하는 것

기본문제

1. 보건사업 질의 정의와 질 관리 접근방법을 설명하시오.
2. 보건사업의 질 평가방법으로 SERVQUAL 모델을 설명하시오.

3 보건사업의 평가

학습목표

- 보건사업 평가의 개념을 설명할 수 있다.
- 보건사업 평가의 유형을 설명할 수 있다.

3.1 보건사업 평가의 개념

1) 보건사업 평가의 정의

보건사업이란 개인이나 인구집단의 건강유지 및 증진을 목적으로 특정 목표 사업에 필요한 일단의 활동을 조직화한 체계라고 할 수 있다. 따라서 보건사업 평가는 보건사업에 관한 의사결정을 지원하기 위해 체계적으로 정보를 수집, 분석, 보고하는 과정이다. 평가의 정의에서 특히 강조할 점은 평가가 궁극적으로 의사결정을 지원하는 목적으로 시행하기에, 체계적으로 이루어져야 한다는 것이다. 즉, 평가 결과는 보다 효과적인 보건사업을 수행하기 위한 활동과 의사결정에 활용되어야 함을 의미한다. 보건사업의 평가는 이미 설정된 목표의 성취와 도달에 관한 성공의 정도와 가치를 판정하는 것이다.

2) 보건사업 평가의 목적

보건사업 평가의 목적은 ① 사업목표의 정당성과 타당성, ② 사업목표의 달성 정도와 수행 여부, ③ 사업의 효율성 정도와 계속성 여부, 그리고 ④ 사업 운영의 결과를 모니터링한다.

3) 보건사업 평가의 내용

보건사업은 평가의 목적에 따라 평가내용에 차이가 있는데, 통상 다음 네 가지 영역을 평가한다.

(1) 보건사업의 산출물(output) 평가

보건사업으로 무엇을 수행했는지를 평가하는데, 주로 사업의 산출물을 평가하는 것으로 사업이 계획대로 진행되었는가를 평가한다.

(2) 사업의 결과(outcome)와 영향(impact) 평가

사업의 최종목표를 달성하였는가를 평가하는 것이다. 예를 들어 건강행동요인의 변화(사업전과 사업 후)에 따른 건강 수준이 향상(outcome)되고 난 후에 향상이 끼치는 영향의 변화를 평가하는 것이다.

(3) 효율성(efficiency) 평가

보건사업에서의 투입 대비 성과 정도를 파악하는 것이다. 이 계량적 평가는 비용효과분석(cost-effective analysis) 혹은 비용편익분석(cost-benefit analysis) 등을 포함한다.

(4) 사업의 성공과 실패에 관한 원인 분석

목표를 달성해도 그 이유를 분석하고, 실패한 경우에도 그 이유를 분석한다. 예를 들면 지역사회에 감염병 예방에 대한 홍보사업 수행 시 내용(contents)은 좋았으나, 주 타깃 층인 노인의 건강정보이해능력이 낮은 점을 고려하지 않고 주로 인쇄매체와 문자로만 메시지를 홍보했다면, 그 성과는 낮을 수 있다.

3.2 보건사업 평가의 유형

평가의 유형은 평가내용, 평가시기, 평가주체, 평가대상, 평가자료 등에 따라 다양하게 구분된다.

1) 평가내용에 따른 구분

(1) 형성평가(formative evaluation)

형성평가는 보건사업의 수행 과정에서 그 활동이 주어진 목표를 달성해가는 진행을 평가하는 것이다. 목표를 기초로 결과나 성과보다는 과정에 초점을 둔 평가이다. 진단적 과정평가의 성격이 강하고, 평가결과는 즉각 보건사업에 환류된다. 형성평가는 과정평가보다 포괄적이고, 모니터링 방법을 수행하여 수시로 필요한 자료를 수집한다. 형성평가는 보건사업 실행에서 나타나는 문제해결이나 어떤 결정을 내리기 위해서 필요한 자료를 확보하기 위해 채택될 수 있다.

형성평가는 다음의 4단계로 구성된다.

① 1단계: 보건사업의 실행에서 무엇이 문제인지, 이 문제에 관심이 있는 사람은 누구인가?

② 2단계: 필요한 정보는 어디서 어떻게 수집할 수 있는가?

③ 3단계: 수집된 정보의 질은 어떠한가?

④ 4단계: 정보를 수집하고 보고한 사람은 누구인가?

(2) 총괄평가(summative evaluation)

총괄평가는 보건사업의 성과를 분석한다. 보건사업 이후 사람들의 행동이 얼마나 변화했는지, 목적이 얼마나 달성되었는지를 분석한다. 총괄평가는 보건사업이 종결된 이후 하는 것으로, 최종평가와 혼동하지 않도록 한다.

총괄평가는 첫째, 대상 집단에 어떤 변화를 가져왔는지, 그 크기는 어느 정도인지를 평가한다. 둘째, 목표 달성을 위해 사용한 여러 사업수단 중에서 어떤 사업수단이 가장 효과적인지를 평가한다. 셋째, 경제학적 관점으로 비용-효과분석을 통한 효율성을 평가한다. 넷째, 정책효과나 비용이 사회계층 또는 집단 간, 지역 간에 공평하게 배분되었는지를 평가하는 공평성을 평가한다.

총괄평가의 6단계는 아래와 같다.

① **1단계**: 기관의 사명과 수혜자 평가

② **2단계**: 보건사업의 목적(goal) 평가

③ **3단계**: 보건사업의 목표(objective) 평가

④ **4단계**: 보건사업의 달성 여부 평가

⑤ **5단계**: 서비스 이용자를 대상으로 목표 달성 여부 평가

⑥ **6단계**: 평가자료를 어떻게 사용할지 설명

(3) 과정평가(process evaluation)

과정평가는 보건사업이 계획대로 수행되는지, 보건사업 실시 이후 수혜자들에게 어떤 변화가 일어나는지, 보건사업의 실행에서 개선되어야 할 점은 무엇인지를 평가하는 것이다. 과정평가로 보건사업의 구성요소들이 실제 목표한 성과를 달성했는지를 확인할 수 있고, 여러 사업 수행의 단위가 보건사업의 목적과 계획에 일치하는지를 증명할 수 있다. 과정평가에는 관찰 중심의 질적 조사가 포함된다(표 9-3-1). 가장 대표적인 평가방법은 모니터링(monitoring)이다.

과정평가의 핵심내용은 다음과 같다.

① 사업계획에 명시된 모든 활동이 이루어졌는가?

② 계획된 자원이 모두 사용되었는가?

③ 계획된 일정대로 사업은 추진되었는가?

④ 보건사업이 원래 의도했던 집단을 대상으로 사업이 실시되었는가?

⑤ 보건사업은 정해진 법률과 규정을 준용하고 있는가?

(4) 영향평가(impact evaluation)

영향평가는 보건사업의 실시 이후 어떤 변화가 있는지를 평가하는 것이다. 이를 통해 보건사

업이 수혜자들의 행동에 변화를 얼마나 초래했는지 또 사업 수행으로 수혜자들에게 어떤 수혜가 전달되었는지를 평가할 수 있다. 영향평가를 위해 시계열자료를 수집하고 분석하게 된다. 어떤 사업 수행이 개입되기 전의 지표와 수행 이후의 지표를 비교함으로써 사업의 성과를 평가하게 된다. 영향평가에는 실질적인 인과관계를 분석하기 위해 다양한 비교방법론이 활용되는데, 그 평가 설계방법에는 무작위 배정 구성 비교집단 실험(experiments with randomized controls), 짝 짓기 구성을 통한 비교집단 실험(experiments with matched controls), 포괄적 비교집단법(generic controls), 통계적 비교집단법(stastistic controls), 재귀적 비교집단법(reflective controls), 잠재적 비교집단법(shadow controls) 등이 있다.

표 9-3-1 보건사업의 평가 영역별 내용 및 방법, 주체

<table>
<tr><th>평가영역</th><th colspan="2">평가항목</th><th>평가방법</th><th>평가주체</th></tr>
<tr><td rowspan="6">계획의 수립</td><td rowspan="2">수립과정의 적절성</td><td>수립 시 이해당사자 참여도</td><td>정성</td><td>외부</td></tr>
<tr><td>중점과제 선정방식</td><td>정성</td><td>외부</td></tr>
<tr><td rowspan="4">계획의 적절성 및 논리성</td><td>목표의 적절성</td><td>정성/정량</td><td>내·외부</td></tr>
<tr><td>중점과제의 적절성</td><td>정성/정량</td><td>내·외부</td></tr>
<tr><td>성과지표의 적절성
• 기준치/목표치의 타당성
• 실적값의 측정가능성</td><td>정성/정량</td><td>내·외부</td></tr>
<tr><td>세부사업 계획의 적절성</td><td>정성/정량</td><td>내·외부</td></tr>
<tr><td rowspan="5">계획의 수행</td><td rowspan="2">계획 수행의 적절성</td><td>예산 투입</td><td>정량</td><td>내·외부</td></tr>
<tr><td>세부사업 추진내용</td><td>정성</td><td>외부</td></tr>
<tr><td rowspan="3">수행과정의 적절성</td><td>모니터링 및 평가 방법 및 내용</td><td>정성</td><td>외부</td></tr>
<tr><td>연차별 실행계획 수립 평가</td><td>정성</td><td>외부</td></tr>
<tr><td>환류 방법 및 내용</td><td>정성</td><td>외부</td></tr>
<tr><td rowspan="4">계획의 성과</td><td rowspan="4">목표달성도를 통한 효과성</td><td>총괄목표의 목표달성 현황</td><td rowspan="4">정성/정량</td><td rowspan="4">내부</td></tr>
<tr><td>대표지표의 목표달성 현황</td></tr>
<tr><td>중점과제별 목표달성 현황</td></tr>
<tr><td>2020년도 추정치 및 목표치 달성가능성 예상</td></tr>
</table>

출처: 김동진 등. 국민건강증진종합계획 2020 평가. 보건복지부, 한국보건사회연구원. 2019.

2) 평가시기에 따른 구분

평가는 사업 설계 전, 사업 수행 전, 사업 수행 중, 사업 수행 후 평가로 구분되며, 각 시기별 평가의 방법, 목적, 내용은 다음과 같다(표 9-3-2).

표 9-3-2 평가 시기에 따른 평가 유형

평가시기	평가방법	목적	내용
사업 설계 전	요구분석 선행연구검토 모범사례검토	기초자료 확보 의사결정권자에게 자료 제공	요구 충족 정도 문제의 이해 벤치마킹
사업 수행 전	수행가능성평가 모델링/시뮬레이션 다특질 효용평가	의사결정 대안선택	결과/비용 예측 경제학적으로 비용/결과 예측
사업 수행 중	산출물평가 형성평가 과정평가 수행평가	투입된 업무량 파악 계획된 활동의 수행 정도 계획된 대로 수행 중인지 파악	투입된 시간과 업무량 수행 중인 과정 및 결과 질 관리 및 과정평가 감사
사업 수행 후	성과평가 영향평가 결과평가	투입된 업무의 결과 파악 목표달성 여부 파악 목적달성 여부 파악	산출물 단기결과 평가 영향력 평가

3.3 보건사업의 평가내용

1) 보건사업의 평가내용

보건사업의 평가내용은 일반적으로 적절성, 효율성, 효과성, 영향력, 효용성, 산출물, 지속가능성이다.

(1) 효율성(efficiency)

효율성은 투입량(input)이 얼마나 경제적으로 사용되어 산출물(output)을 만들었는가를 살펴보는 일이다. 즉, 투입된 비용과 노력에 비해 성과가 어떤지를 평가하는 것이다. 이를 수식으로 표현하면, '효율성 = 산출량/투입량'이다. 효율성 평가에서는 동일한 산출물이나 결과가 보다 적은 투입물을 통해 얻을 수 있는가 혹은 동일한 투입물로 보다 많은 산출물이나 결과를 얻을 수 있는가를 분석하는 것이다. 이 평가를 위해서는 여러 가지 대안을 설정하여 여러 대안과 현재의 보건사업을 평가해야 한다. 따라서 효율성을 파악하기 위해서는 적절한 비교대상을 찾는 것이 중요하다.

(2) 효과성(effectiveness)

보건사업의 효과성은 보건사업을 통해 목표를 얼마나 이루었는가를 파악하는 것이다. 어떤 보건사업이 효율적으로 실행되었다고 하더라도 주어진 보건문제를 해결하는 데 도움이 되지 못할 수도 있다. 즉 효율성과 효과성은 별개이다. 보건사업에서 효과성을 높이기 위해서는 그 보건문제에 대한 목표가 분명하게 설정되어야 한다. 목표가 불분명하거나 일반적인 형태로 제시된 경우에 평가담당자는 이를 검증가능한 형태로 바꾸어 평가를 해야 한다. 보건사업에서 효과성은 긍정적인 효과와 부정적인 효과를 같이 살펴보아야 한다.

(3) 적절성(reliability)

적절성은 보건사업을 해야 하는 정당성에 대한 평가이다. 사업대상의 보건사업을 왜 해야 하는지, 그것이 지금 다른 보건사업보다 왜 우선적이며, 시급한 문제인지를 설명하고, 이 사업으로 그 문제를 해결할 수 있는지에 대한 평가이다. 적절성은 보건사업과 정책과의 부합성, 국가보건전략과의 적합성 등을 포함한다.

(4) 산출물(output)

투입된 노력의 대가로 어떤 결과가 나타났는가를 측정하는 것이다. 환자발견건수, 예방접종건수, 당뇨교육 참가자 수, 건강교실운영횟수 등이 해당한다. 그러나 산출물이 발생했다고 반드시 목적을 이루었다고 볼 수는 없다. 산출물이 목표나 목적과 부합하여 영향력을 발휘하여야 한다.

(5) 지속가능성(sustainability)

보건사업으로 인한 효과가 얼마나 오랫동안 지속되어 긍정적인 영향을 줄 수 있는가를 파악하는 것이다. 보건사업의 지속가능성은 효용성이 얼마나 오래 지속되는가로 이해할 수 있다.

(6) 과정(process)

보건사업에서 과정의 평가는 사업의 목적 달성에 영향을 미치는 요인을 찾아내는 것이다. 즉, 실적이 어떤 원인에 의해, 어떤 과정을 통해 나타났는가를 평가하는 것이다.

과정평가에서는 다음의 네 가지를 평가한다.

첫째, 프로그램 속성 평가: 보건사업의 성패 원인을 보건사업 내에서 찾으려는 것이다.

둘째, 보건프로그램 대상 인구분석: 보건사업의 어떤 계층의 수혜자가 이 사업에서 영향을 많이 받았는지를 평가하는 것이다.

셋째, 환경영향분석: 보건사업의 장소, 시기, 운영 방식에 따른 영향력을 평가한다.

넷째, 보건사업 효과평가: 보건사업의 최종 결과의 어떤 면을 판단의 기준으로 사용할 것인지를 선택한다. 효과의 내용은 단일, 복합효과, 기대했던 효과와 부작용, 효과의 형태(지식, 태도, 행동의 변화) 등으로 분류할 수 있다.

2) 보건사업 평가지표

보건사업을 평가하는 데 기본은 설정된 목표를 어느 정도 달성했는지를 계량적이고 객관적으로 평가해야 한다.

목표 달성의 질, 양 그리고 수준을 평가하는 데 다음의 평가지표들이 이용된다.

① **업무량**: 사업효과와 관계없이 목표 달성을 위해 수행된 업무의 질과 양을 평가

② **성과**: 목표 달성을 위한 활동이 기대했던 만큼의 변화를 초래했는지를 평가

③ **충족도**: 성과가 총 필요량을 얼마나 충족했는지 평가

④ **효율성**: 동일한 업무와 비용을 투입하여 어떤 성과를 나타냈는지를 평가

⑤ **과정**: 몇 가지 대안 중 어느 방법이 주어진 여건하에서 가장 적합했는가를 평가

3) 평가지표의 요건

설정된 평가기준의 달성 여부를 평가하기 위해 평가지표를 선정하는데, 평가지표가 기본적으로 갖추어야 할 요건은 측정가능성, 개선가능성, 관리가능성, 상대적 중요성, 충분성, 비교가능성 등이다.

(1) 측정가능성(measurability)

평가를 수행할 때 계량화할 수 있어야 하며, 계량화가 불가능하거나 질적 측면에서 평가가 요청되는 경우에는 비계량지수를 설정하여 객관화를 확보한다.

(2) 개선가능성(improvability)

개선 잠재력이 높은 분야를 자극할 수 있는 지표이어야 한다.

(3) 관리가능성(controllability)

평가를 받는 기관에서 통제할 수 있고 관리 가능한 지표이어야 한다.

(4) 상대적 중요도(relative materiality)

지표의 관리 및 평가의 목적에 따라 중요도가 높은 지표를 중심으로 지표 수를 제한하는 것이 바람직하다.

(5) 충분성(sufficiency)

지표 내용이 불투명하거나, 지표 간 구분이 모호하여 중복 평가되는 것을 배제하며, 동일한 사항이 지표에 상충되지 않도록 한다.

(6) 비교가능성(comparability)

원칙적으로 계속성을 유지하여, 안전성을 확보함으로써 연도별 개선정도를 비교할 수 있도록 한다.

기본문제

1. 보건사업의 평가방법을 설명하시오.
2. 보건사업의 평가지표를 설명하시오.

4 보건사업의 위험관리

학습목표

- 보건사업의 위험관리 개념을 설명할 수 있다.
- 보건사업의 위험대응전략을 설명할 수 있다.

4.1 보건사업의 위험관리 개념

1) 보건사업 위험관리의 정의

보건사업에서 위험은 항상 존재한다. 위험이란 보건사업의 범위, 일정, 원가, 품질 등의 목표 중 하나 이상에 영향을 미치는 불확실한 사건이나 조건이 발생하는 것을 말한다. 한 위험의 원인은 하나 또는 그 이상일 수 있고, 발생한다면 영향력도 하나 또는 그 이상일 수 있다. 여기서 원인은 프로젝트에 부정적 또는 긍정적 영향을 미치는 요구사항이거나 가정, 제약조건 혹은 다른 조건일 수 있다. 위험조건은 보건사업을 수행하는 조직의 내외부 환경을 들 수 있는데, 보건사업에 경험이 없는 것, 통합관리체계가 갖추어지지 않은 것, 다수의 보건사업이 동시에 수행되는 것, 통제할 수 없는 외부 협력업체의 종속성이 위험조건(조직의 내외부 환경)에 포함된다.

보건사업의 위험은 모든 보건사업에 존재하는 불확실성에 기인한다. 위험에는 알려진 위험과 알려지지 않은 위험이 있다. 알려진 위험은 식별되고 분석된 것들로서 대응이 가능하다. 알려진 위험에 대해서는 위험에 대응전략을 마련하고, 관련된 시간과 비용을 예비로 산정할 수 있는데, 그 비용을 우발사태 예비비(contingency reserve)라고 부른다. 반면 알려지지 않은 위험은 사전에 관리할 수 없으므로 대응전략을 수립하기 어렵다. 그러나 발생가능성에 대해서는 시간과 비용적인 예비(management reserve)를 수립해야 하므로 보건사업에는 비상계획이 필요하다.

조직은 위험을 보건사업과 조직목표에 대한 불확실한 효과로 인식한다. 조직과 이해당사자는 각각 어느 정도의 위험을 수용하는데, 이것을 위험허용한계라고 한다. 보건사업을 위협할 수 있는 위험이라고 인식할 경우 (추정하여) 얻을 수 있는 보상이 적절하고, 또 허용한계 내에 있다면 수용될 수도 있다. 보건사업을 일찍 끝낼 수 있다는 보상 때문에 두세 가지 일정을 동시에 수행하는 것도 그러한 예로 볼 수 있다.

2) 보건사업의 위험관리계획

보건사업을 성공적으로 끝내기 위해 담당조직은 보건사업 전체 기간에 걸쳐 수행될 위험관리를 사전에 마련해 두어야 한다. 보건사업이 종료되기까지 조직구성원은 사업 수행의 모든 단계에서 의식적으로 효과적인 위험관리에 대한 적극적인 식별과 대응을 위해 선택을 해야 한다. 보건사업을 기획하는 순간부터 위험은 존재하고, 미리 위험관리에 대한 대응 과정이 마련되기 전에 보건사업이 진행되면 보건사업에 영향을 미치고, 결국 위험이 실현되면 보건사업의 실패에 이를 수 있다. 위험관리계획의 프로세스는 다음 〈표 9-4-1〉과 같다.

표 9-4-1 위험관리계획의 프로세스

위험관리계획	의미	주요 세부 결과물
관리계획	위험실행단계에 대한 수행계획	위험관리 절차 및 기준, 관리담당자와 예산계획
식 별	개별 위험 사건 식별	위험 원인, 사건 및 효과
정성분석	위험의 우선순위화	우선순위, 위험발생 가능성, 영향력 등급, 긴급위험 등
정량분석	일정, 원가 등의 영향 수치분석	일정, 원가 영향, 보건사업 목표 성공가능성
대응계획	개별 위험에 대한 대응계획	개별 대응계획, 2차 위험, 예비비

4.2 위험식별과 위험분석

1) 위험식별

위험관리에서 관리계획을 수립한 후 첫 번째로 해야 할 일은 위험을 찾아내는 일이다. 보건사업에 영향을 줄 수 있는 위험을 찾아내고, 그 위험의 특성을 위험등록부(risk registery)에 문서화하는 일은 매우 중요하다.

위험은 확률과 영향에 따라 심각도가 결정된다. 확률이 높고, 영향력이 클수록 고위험(high risk), 확률이 낮고 영향력이 낮을수록 저위험(low risk)이라고 한다. 확률과 영향을 곱한 값을 위험점수(risk score)라 하며, 이 점수가 높을수록 고위험으로 분류된다. 이때 확률과 영향에 대한 척도가 있어야 하는데, 이 척도는 표준이 존재하지 않고 보건사업 수행단위에 따라 결정할 수 있다. 왜냐하면 같은 위험이라도 조직에 따라 위험수준을 다르게 정의할 수 있기 때문이다.

확률	0.9	0.05	0.09	0.18	0.36	0.72
	0.7	0.04	0.07	0.14	0.28	0.56
	0.5	0.03	0.05	0.10	0.20	0.40
	0.3	0.02	0.03	0.06	0.12	0.24
	0.1	0.01	0.01	0.02	0.04	0.08
		0.05	0.1	0.2	0.4	0.8
		영향				

그림 9-4-1 확률과 영향에 따른 위험점수

〈그림 9-4-1〉에서 확률의 척도는 선형으로 0.1에서 0.9까지, 영향의 척도는 비선형으로 0.05에서 0.8까지 각각 정해진다. 확률과 영향을 곱한 위험점수는 소수점 둘째 자리에서 반올림하여 가장 진한 회색 칸으로 분류된 위험은 고위험(high risk)으로, 가운데 부분의 흰색은 중간위험(moderate risk)으로, 그리고 중간 회색은 저위험(low risk)으로 각각 분류된다.

2) 위험분석

위험분석은 정성적 위험분석과 정량적 위험분석으로 구분된다. 정성적 위험분석은 식별된 위험의 확률과 영향을 측정하여 위험의 심각성을 파악하는 과정이다. 결과적으로 높은 순위의 고위험부터 낮은 순위의 저위험까지 분류되며, 보건사업관리는 높은 순위의 위험에 집중할수록 효과적인 관리가 된다. 낮은 순위의 위험은 발생하더라도 간단히 처리되므로 단순한 감시목록(watchlist)으로 분류하고, 중간 또는 고위험은 추가분석 혹은 대응전략 수립의 대상이 된다. 정량적 위험분석은 정성적 위험분석을 수행하고, 추가 분석이 필요한 위험을 가지고 위험에 수치 등급(numerical rating)을 지정한다.

정량적 위험분석의 주요 활동은 다음과 같다.

(1) 보건사업에 대한 가능한 결과와 확률을 정량화한다.

(2) 특정 보건사업 목표의 달성 가능성을 평가한다.

(3) 위험에 대한 상대적 기여도를 정량화하고, 가장 주의가 필요한 위험을 식별한다.

(4) 위험을 고려한 상태에서 현실적이고 달성 가능한 원가, 일정, 범위 목표를 정량적으로 식별한다.

(5) 어떤 조건이나 산출이 불확실한 상황에서 최선의 의사결정을 진행한다.

3) 정량적 위험분석 및 모델링기법

(1) 민감도분석(sensitivity analysis)

미래의 상황이 불확실하다면, 이용되는 모든 변수가 확실한 상황임을 가정하고 분석하는 예측에는 오류가 발생하게 된다. 이러한 오류를 줄이기 위해 다른 조건이 일정한 경우 어느 한 투입요소가 변동할 때의 예측치가 어느 정도 민감하게 변동하는지를 분석하는데 이 분석을 민감도분석이라고 한다. 민감도분석의 일반적인 표시방법으로 토네이도도표(Tornado diagram)가 있는데, 이는 불확실성 수준이 높은 변수의 상대적 중요성을 보다 안정적인 변수와 비교할 때 유용하다.

(2) 금전적 기댓값 분석(expected monetary value analysis, EMV)

금전적 기댓값 분석은 발생할 수도 있고, 발생하지 않을 수도 있는 시나리오가 미래에 포함될 때 평균결과를 계산하는 통계적 개념이다. 기회의 EMV는 양수 값으로 표시되는 반면, 위험의 EMV은 음수 값으로 표시된다. EMV는 각 예상 결과 값 발생 확률을 곱한 다음 모든 값을 더하여 계산하여 미래의 사건에 대한 EMV를 산출한다. 일반적으로 의사결정나무분석에서 사용하게 된다.

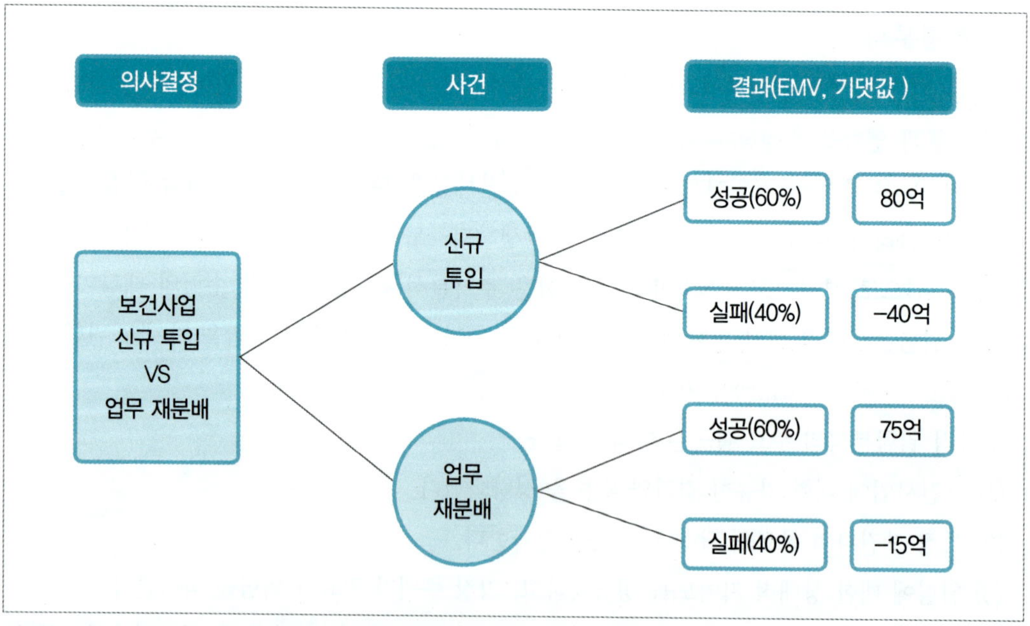

그림 9-4-2 기댓값(EMV)을 통한 프로젝트 위험분석

〈그림 9-4-2〉에서 보면, 인력 투입과 재분배의 의사결정에서 투입에 대한 금전적 기댓값 투입 시 성공 48억, 실패 16억으로 32억의 기댓값을 나타내고, 재분배에서는 성공 시 45억, 실패 시 6억으로 기댓값은 39억이 된다. 따라서 EMV를 통한 분석에서 재분배의 의사결정을 선택하게 된다.

(3) 몬테카를로분석

가능한 원가 또는 기간의 확률분포에서 임의로 선정한 값을 사용하여 프로젝트 원가나 프로젝트 일정을 여러 차례 계산하거나 반복하는 방법이다. 이 분석은 가능한 총 프로젝트 원가 또는 완료 날짜의 분포를 산출하는 기법으로 사용된다.

4.3 위험대응전략

위험대응에는 위협과 기회에 대한 각각 4개의 전략이 가능하다.

1) 부정적 위험대비 전략

부정적 위험에는 회피(avoid), 이전(transfer), 완화(mitigate) 그리고 수용(accept)의 대응전략이 있을 수 있다. 회피(avoid)는 사업 변경을 통해 위험을 완전히 제거하는 방법이다. 이전(transfer)은 영향력의 일부 또는 전체 관리 책임을 제3자에게 넘긴다. 외주계약을 사용하는 방법이 이에 해당된다. 완화(mitigate)는 위험을 수용가능한 수준으로 낮추는 것을 말한다. 수용(accept)은 위험을 받아들이고, 계획을 변경하지 않는 대응 방법이다(표 9-4-2).

표 9-4-2 부정적 위험 대비 전략

위험대응	의미	비고
회피 (avoid)	변경을 통해 위험을 완전히 제거하는 방법으로 목표 달성 실패의 가능성을 '0(제로)'으로 만든다. • 보건사업 목표와 위험을 분리: 전략 변경, 범위 축소 • 실패 가능성이 있는 목표 변경: 일정 연장 등	변경이 수반됨
이전 (transfer)	영향력의 일부 또는 전체 관리 책임을 제3자에게 넘긴다. 외주 계약에서 계약 형태에 따라 원가위험 이전도 가능하다.	영향력 부문에만 미리 관여하며, 위험이 제거되지는 않음
완화 (mitigate)	발생 가능한 영향력을 수용 가능한 수준으로 낮춘다. • 보건사업 프로세스 간소화 등	완화 후에도 남은 위험을 잔여 위험이라고 함
수용 (accept)	사전 대응이 불가능하거나 계획을 변경하지 않기로 결정하고, 위험 발생 시 대응하기로 계획한다. • 수동적 수용: 문서화만 수행하고, 발생 전까지 무대응 • 능동적 수용: 비상계획, 예비비, 예비기간 확보	영향력 수용이 아니라 발생 전 무대응을 의미함

2) 긍정적인 위험인 기회에 대한 전략

긍정적 위험에 대한 대응전략에는 활용(exploit), 공유(share), 증대(enhance) 그리고 수용(accept)이 있다. 활용(exploit)은 일정 단축 등이 실현되도록 자원을 할당하는 방법이고, 공유(share)는 전략적 제휴 등을 통해 책임의 일부를 넘기고 영향력을 공유하는 것을 말한다. 증대(enhance)는 지원 추가를 통한 일정 단축 가능성을 높이는 것을 말한다. 수용(accept)은 대응하지 않고 받아들이는 것을 말한다(표 9-4-3).

표 9-4-3 긍정적 위험에 대한 대응전략

위험대응	의 미
활용 (exploit)	능력 있는 자원 할당을 통한 일정 단축 실현 등 기회가 확실히 실현되도록 변경한다.
공유 (share)	협력 계약, 전략적 제휴, 컨소시엄 등 관리 책임의 일부 또는 전체를 제3자에게 넘기고 영향력을 공유한다.
증대 (enhance)	지원 추가를 통한 일정 단축 시도 등으로 발생 가능성의 영향력을 높인다.
수용 (accept)	기회 발생 시 영향력을 취하나, 전반적으로 대응하지 않는다.

기본문제

1. 보건사업의 위험관리와 위험식별을 설명하시오.
2. 보건사업에서 위험대응전략을 설명하시오.

참고문헌

〈공통〉

김춘미, 이홍자, 최정명, 현혜진, 전경숙, 박은옥 등. 지역사회보건간호학. 제2판. 수문사. 2019.

대한예방의학회. 예방의학과 공중보건학. 제4판. 계축문화사. 2021.

문상식, 최만규, 김창태, 박종영. New 보건사업관리. 제2판. 보문각. 2020.

이주열. 공중보건학. 계축문화사. 2020.

이주열. 보건프로그램 개발 및 평가. 제5판. 계축문화사. 2020.

지역사회보건간호학 편찬위원회 공저. 최신 지역사회보건간호학(1, 2). 수문사. 2021.

〈보건사업 수행의 관리〉

김정혜, 이현영, 장창곡, 전열어, 최순덕, 한영란 등. NCS 학습모듈. 보건교육 홍보. 0601020305_19v2. 2019.

〈보건사업의 질 관리〉
김상미, 김장묵, 오지영, 전봉재, 최보영. 적정진료보장. 제3판. 계축문화사. 2020.
보건복지부. 코로나바이러스감염증19 예방접종후 이상반응 관리지침(1판). 2021.
천자혜, 허영희, 김지인, 고민석, 김미정, 김선희 등. 적정진료보장. 고문사. 2013.
한동화. PMP 이해하기. 한빛미디어. 2018.
Parasuraman A, Zeithmal V, Berry LL, SERVQUAL: A multiple item scale for measuring consumer perception of service quality. J Retailing 1988;64(1):12–40.

〈보건사업의 평가〉
김동진, 윤강재, 정연, 채수미, 최지희, 배정은. 국민건강증진종합계획 2020 평가. 보건복지부, 한국보건사회연구원. 2019.

4

PART 4

근거 기반 보건사업의 실제

제10장

생애주기별 · 특정 인구집단 대상 보건사업과 사례관리

편집위원 | 장주동
검토위원 | 박남수
집 필 자 | 김녹범, 김정임, 김춘배, 김혜경, 김희진, 박명배, 이무식, 이주열, 이진화, 장주동, 현숙정

1 생애주기별 인구집단 대상의 특성

학습목표

- 생애주기별 인구집단 대상의 특성과 주요 건강문제를 설명할 수 있다.

1.1 생애주기별 인구집단의 구분

생애주기(生涯週期, life cycle)는 한 국가나 지역사회의 전체 인구집단을 통상 연령구조에 따라 구분하는 것을 말한다. 즉, 사회에는 생물학적 연령에 기초한 수많은 사회집단이 있다. 개인이 출생에서 사망까지 옮아가는 생애주기 동안은 여러 연령층위의 연속으로 이어져 있다. 이러한 연속은 시대에 따라 사회마다 다양한데, 각각의 사회는 생물학적 연령을 다르게 정의하고 재정의하고 있다. 아동기의 연령층위는 최근 세기에 선진사회에서 점점 더 길어지고, 사춘기라는 새로운 층위가 18세기에 여러 유럽 사회에서 분화되었다. 대부분의 현대 서구사회에서는 생애주기를 영유아기, 아동 · 청소년기, 성인기(청년기, 장년기), 노년기로 대별한다. 이중 WHO, UN이나 통계청 등 국내외 기관의 통계 또는 고유 사업을 위해 영유아기를 신생아기(neonatal period), 영아기(infancy), 유아기(early childhood) 또는 학령전기(preschool period)로, 소아기를 초기 학령기와 중복해서, 청소년기와 청년기를 청소년(adolescents)이나 청년(youth)으로 혹은 후기 청소년기(late adolescence), 성인 초기(early adulthood)나 젊은 성인(young adult)으로 세분하거나 지칭해서 사용하기도 한다(대한예방의학회, 2021). 이렇듯 가족과 관련되는

각 연령층에게는 일련의 행동을 하도록 기대되기 때문에, 이러한 생애주기의 묘사는 여러 분야에서 활용되고 있다(고영복, 2000).

우리나라는 현재 임신 · 출산부터 다문화 · 입양 · 다자녀에 이르기까지 생애주기별 인구집단을 대상으로 한 인구정책에다 학교 · 군대 · 직장 등 생활터 내에서 적절한 건강정책이나 복지정책이 연계될 수 있도록 전 중앙부처가 함께 정책을 설계하여 접근하고 있다(관계부처합동, 2021). 이는 생애주기에 따라 주요 건강문제, 사망원인, 건강목표 및 예방 접근전략이 다르기 때문이다.

1.2 생애주기별 인구집단의 특성

이에 보건사업 측면에서의 생애주기별 인구집단의 특성과 주요 건강문제를 이 절에서 간략히 살펴보았다.

1) 영유아 및 모성 인구집단

우리나라 「영유아보육법」과 「모자보건법」에서 영유아를 각각 법적으로 정의하고 있다. 즉, 영아(infant)와 유아(early childhood, preschooler)가 합쳐진 용어인 영유아란 「영유아보육법」에서는 '6세 미만의 취학 전 아동'을, 그리고 「모자보건법」에서는 '출생 후 6년 미만인 사람'을 말한다. 영아는 별도로 신생아기(「모자보건법」에서 '출생 후 28일 이내'로 정의)와 영아기로 세분하나, 영아기에 대한 분류기준은 그 목적에 따라 차이가 난다. 통상 영아는 공중보건학적으로 '출생 후 1개월에서 1년까지'로 정하지만, 국내 일부 지방자치단체에서는 영아자녀 돌봄이나 영아양육 지원 조례상 '2세 이하'나 '3세 이하'의 아이로 정하고 있다(법제처 국가법령정보센터, 2022). 이 절에서는 영아를 출생 후 24개월까지를, 그리고 유아는 만 5세까지를 말한다. 영유아 시기에는 정상적인 발달을 관찰하고 이상 여부를 확인할 수 있도록 정기적인 검진과 각종 감염병을 예방하기 위한 예방접종이 필요하다. 이 시기에는 개인위생, 식생활, 구강관리 등의 기본 생활습관을 습득하는 시기이기에 올바른 건강행태 학습을 위한 보건교육도 중요하다.

「영유아보육법」에서는 보육시설에서 보육하는 영유아에 대한 건강검진을 1년에 한 번 이상 하도록 규정하고 있으며, 유치원 아동의 경우에도 신체발달 상황과 건강검진을 포함하는 건강검사를 하도록 규정하고 있다.

영유아 관련 보건의료사업은 모자보건사업에 포함된다. 「모자보건법」에서는 모자보건사업을 모성과 영유아에게 전문적인 보건의료서비스 및 그와 관련된 정보를 제공하고, 모성의 생식건강 관리와 임신 · 출산 · 양육을 지원하여 이들이 신체적 · 정신적 · 사회적으로 건강을 유지하게 하는 사업으로 규정하고 있다. 아울러 국가와 지방자치단체에서는 모성과 영유아의 건강을 유지 · 증진하기 위해 필요한 조치를 하여야 한다고 명시하고 있다.

2) 아동 · 청소년 인구집단

아동 · 청소년기는 급속한 신체적 변화에 따라 정서, 자아, 대인관계, 이성에 대한 태도와 행동에 변화가 생기는 발달단계이다. 특히 청소년기에 접어들면 키가 크고 근육이 발달하여 전체적으로 어른의 신체적 형태로 체형이 변화된다. 전 세계적으로 아동 · 청소년기인 6~19세의 사망률은 다른 연령군에 비해 가장 낮아 이 시기의 건강문제는 심각성이 두드러지지 않는다. 일생 중 최고의 건강수준을 유지하는 시기이지만, 잠재적으로 각종 사고 등 건강에 위험이 시작되는 시기이기도 하다. 그러나 학업 및 진학의 문제로 자신의 건강에 관심을 가질 여유가 없으며, 이러한 상황은 스트레스의 원인이 되어 심혈관계질환이나 비만으로 이어지기도 한다. 또한 청소년기는 건강위험행동(health risk behavior)을 시도하고 습관화되는 시기로 또래집단을 통해 흡연, 음주, 약물남용, 폭력, 성문제, 각종 중독 등에 노출된다. 또한 신체활동 부족이나 불규칙한 식생활 등의 생활습관이 형성되어 성인기 건강에 중요한 영향을 미치게 되므로 이런 건강위험행동을 예방하는 보건교육의 역할이 중요하다.

국내의 청소년에 대한 연령기준은 법률별로 차이가 있다. 「청소년기본법」에서는 9세 이상 24세 이하로, 「청소년보호법」에서는 만 19세 미만으로, 「게임산업진흥에 관한 법률」, 「음악산업진흥에 관한 법률」, 「영화 및 비디오물의 진흥에 관한 법률」에서는 18세 미만으로 규정하고 있다. 하지만, 이 절에서는 아동 · 청소년 대상 보건사업이 학교보건사업과 관련되어 있기 때문에 초기 학령기(6~10세)를 포함하는 소아기를 '6~12세'로, 청소년기를 '13~19세'로 구분한다.

3) 성인 인구집단

성인기(adulthood)는 생리적 기능을 기준으로 청년기(20~39세)와 장년기(40~64세)로 구분할 수 있다.

청년기에는 가정과 사회에서 중추적인 역할을 하면서 스트레스와 불규칙한 식사, 운동 부족 등으로 체지방이 증가하기 쉽다. 또한 술, 담배, 약물 등의 건강하지 못한 행동이 발생할 수 있고, 이전 시기에 형성된 건강생활습관에 따라 건강위험요인에 노출이 심해진다.

장년기부터 신체적 능력과 건강이 감퇴되기 시작하는데, 신진대사 활동이 둔화되고 허리둘레와 체중이 증가하며, 질병에 대한 저항력이 약해진다. 감각 능력의 감소로 지각 능력이 약화되고 기억력도 감소하며, 여성의 폐경기와 남성의 갱년기 같은 중년의 위기가 나타난다. 장년기부터 사망률 및 의료이용률이 서서히 증가하기 시작하는데, 40세 중반을 기점으로 체력과 운동능력이 감소하고, 암, 당뇨병, 고혈압, 심뇌혈관질환 등 만성질환이 나타난다.

성인기 대상 보건사업은 군인 대상 건강증진사업, 건강생활실천사업, 건강검진사업, 만성질환 예방관리사업, 사업장 보건사업 등과 관련된다.

4) 노인 인구집단

일반적으로 65세 이상을 노인으로 분류한다. 노년기에는 신체 능력과 감각 · 지각 능력이 쇠퇴하여 의존성이 증가한다. 특히 건강 상실의 결과로 질병 발생이 증가하고, 식사하기, 옷 입기 및 앉기 등의 기본적인 일상생활수행(activities of daily living, ADL)에 제한을 받는다.

노년기의 특성은 2개 이상의 만성질환이 있고, 우울증 등 정신질환의 발생 가능성이 증가한다는 것이다. 성장한 자녀가 곁을 떠나고, 신체적 노화와 질병을 경험하고, 배우자를 포함하여 주변 사람들의 죽음 등으로 소외와 고립감을 느끼면서 우울감이 발생한다. 노인의 건강문제는 노인 혼자서 해결하기 어려운 경우가 많기 때문에 가족이나 보호자도 사업대상에 포함하는 것이 필요하다.

노인 대상 보건사업의 일차적 목적은 현재의 건강상태를 유지하게 하는 것이다. 이를 위해서는 정기적으로 건강수준을 파악하여 질병이 발생하였다면, 개인별 맞춤형 서비스를 제공하여 더 심각해지지 않도록 하거나 재발되지 않도록 해야 한다.

참고문헌

고영복. 사회학사전. 생애주기(life cycle). 사회문화연구소. 2000.

관계부처합동. 제5차 국민건강증진종합계획(Health Plan 2030, 2021-2030). 2021.

대한예방의학회. 예방의학과 공중보건학. 제4판. 계축문화사. 2021.

법제처 국가법령정보센터. 남동구 청각장애인 부모의 영아자녀 돌봄 지원에 관한 조례, 부산광역시 사하구 장애인 가정 출산 및 영아 양육 지원 조례, 충청남도 여성장애인 출산 및 영아양육 지원 조례, 화천군 장애인가정 출산 및 영아양육 지원 조례. 2022. Available from: URL: https://www.law.go.kr/

기본문제

1. 생애주기별 인구집단 대상의 특성을 설명하시오.

2 영유아 및 모성 인구집단: 가족계획사업과 모자보건사업

학습목표

- 가족계획사업의 개념과 한국의 가족계획사업 역사를 설명할 수 있다.
- 모자보건사업 대상자 및 각 사업내용을 설명할 수 있다.

2.1 인구문제와 가족계획사업

1) 가족계획의 개념

가족계획(family planning)은 부부의 생활능력이나 가치관, 연령 등을 고려하면서 출산아의 수나 출산간격을 계획적으로 조절하는 것이다. 알맞은 자녀의 수와 터울을 계획적으로 조절하여 가족 전체의 건강을 도모하여 경제적, 정서적으로 원만한 가정을 이룩하는 데 그 목적이 있다.

자녀를 갖지 못하는 불임증이 있는 부부가 임신을 하도록 하고, 임신을 할 수 있는 부부들에게는 초산의 연령과 원하는 자녀의 수, 터울, 출산의 시기 등을 계획적으로 조절하여 행복한 가정을 이루도록 한다. 가족계획은 순수한 모자보건의 입장에서만 생각할 것이 아니라 인구증가의 조절, 가정 또는 국가 경제, 자녀교육, 주택문제에까지 범위를 넓혀 생각해야 한다.

그동안 우리나라에서는 가족계획을 자녀 수의 제한이나 임신 방지라는 개념의 피임으로 잘못 이해하여 제한되게 받아들이는 경우가 흔했다. 또한 가족계획과 수태조절(conception control)을 혼동해서 사용하기도 하였다. 가족계획은 목적과 결과를 의미하며, 수태조절은 가족계획을 실천하기 위한 방법으로 임신의 성립과정에서 산아 수와 분만 간격, 출산시기 등을 조절하는 것이다. 피임은 임신을 피하는 것이고, 수태조절은 아이가 없는 가정에서 적극적으로 수태할 수 있도록 하는 의미가 있으므로 가족계획 개념과는 차이가 있다.

2) 가족계획의 내용

(1) 결혼

건전한 결혼은 건전한 가정을 이룩할 수 있기 때문에 가족계획은 결혼에서 시작된다고 할 수 있다. 영양생활의 향상으로 여성의 성적 성숙은 빨라지고 폐경기는 늦어지고 있으며, 남성의 경우는 학교, 병역, 경제적 기반을 갖추기 위한 시간이 필요하여 결혼 연령이 늦어지고 있다. 우리나라 남자의 초혼 연령은 1990년 27.9세에서 2020년 33.2세, 여자는 24.8세에서 30.8세로 높아졌다. 결혼이 늦어지면 출산 연령이 늦어져 후천성 불임의 가능성이 높아지거나, 첫째 아이를 낳더라도 둘째와 셋째는 부모의 나이 때문에 낳기 어렵게 된다. 결국 결혼 연령의 증가는 저출산의 원인이 된다.

(2) 초산연령

모성의 건강이나 경제적 이유 등 부득이한 경우를 제외하고는 초산은 빠를수록 좋으며, 단산도 빠를수록 좋다. 결혼 후 2년까지 아이를 갖고자 하는 데도 갖지 못하면, 일단 불임증(infertility)으로 보고 의사의 진단을 받아야 한다.

(3) 출산간격

최근에는 자녀가 1명인 부부가 늘고 있으나, 2명 이상의 자녀를 낳을 때의 출산간격은 연년생이나 5년 이상의 간격을 두는 것이 좋지 않으며, 2~5년 사이가 좋다. 연년생을 낳는 경우 모체의 육체적, 정신적, 건강과 경제면에서도 불리하며, 아이의 성장 발육에도 지장을 초래할 수 있고, 형제간 우애도 적어진다. 터울의 간격이 너무 크면 산모가 난산할 가능성이 높고, 아이의 경우는 정서적 발달이 지연될 수 있다.

(4) 출산횟수

가족계획의 원래 의미가 자기 여건에 맞게 자녀를 두도록 하는 것이므로 자녀 수는 부모의 건강, 경제능력, 양육능력, 가정환경 등에 따라 결정될 문제이다. 한국보건사회연구원의 2018년 전국 출산력 보고에 따르면, 전체 기혼여성(15~49세)의 출생아수는 2명(53.3%), 1명(26.4%), 3명(12.1%), 0명(6.9%), 4명 이상(1.3%) 등의 순이었으며, 그 결과 평균 출생아수는 1.75명으로 나타났다(이소영 등, 2018). 한편 통계청에서는 출산횟수 대신 임신횟수를 보고하는데, 전체 기혼여성(15~49세)의 2018년 평균임신횟수는 2.18회였다. 출생아수별로 평균임신횟수를 세분하면, 0명에서 0.38회, 1명에서 1.40회, 2명에서 2.44회, 3명 이상에서 3.61회였다(통계청, 2022). 이렇게 일부 가정에서 다자녀를 둘수록 여전히 임신횟수가 많은 것은 과거 우리나라의 아들 선호사상(백귀순, 1988)의 직 · 간접적인 영향으로 판단된다.

3) 가족계획방법

가족계획은 피임이나 불임법을 통하여 수태를 방지하여 출산횟수, 간격, 시기 및 단산 등을 조절하는 데 그 의미가 있다. 피임법과 불임법은 그 의미가 달라서 피임법은 수태를 막는 데 목적이 있고, 불임법은 임신할 수 있도록 하는 데 목적이 있다. 인공유산은 출산 수를 줄인다는 점에서는 수태조절과 같으나, 가족계획이 의도하는 목적과는 전혀 다르다.

(1) 피임법의 요건

피임은 가족계획의 목적 달성과 동시에 부부생활에 장애가 되어서는 안 되며, 다음과 같은 몇 가지 피임요건이 구비되어야 한다.

① 피임효과가 확실하고, 원할 때는 임신이 가능해야 한다.
② 육체적, 정신적으로 무해하고, 부부생활에 장애를 주지 않아야 한다.
③ 피임에 실패했다 하더라도 태아에게 무해해야 한다.
④ 실시방법이 간단하고, 부자연스럽지 않아야 한다.
⑤ 비용이 적게 들고, 구입이 쉬워야 한다.

(2) 피임방법

피임의 원리는 배란 억제, 수정 방지, 자궁착상 방지 등이 있으며, 착상 후 중단은 인공임신중절이므로 피임법이 아니다. 피임의 재래식 방법은 성교조절, 질세척, 수유연장법이 있으며, 콘돔법, 다이아프램, 살정자법, 생리주기 이용법 등이 있다. 현재는 주로 경구적 피임약 투약법, 자궁내 장치법, 불임시술법 등이 이용된다. 피임방법은 피임기간에 따라 일시적 방법(수태조절법)과 영구적 피임법(불임시술법)으로 구분된다.

영구적 피임법은 불임법과 거세법이 있는데, 거세법은 남성의 고환, 여성의 난소를 제거하는 방법으로 성선기능을 없애는 것으로 좋은 방법은 못 된다. 불임법은 성선기능을 장해하지 않고, 남자의 수정관이나 여자의 수란관을 결찰하거나 절단하는 방법으로 성호르몬의 분비에는 변화가 없으므로 임신을 하지 못할 뿐이지 신체적 장애는 없다.

4) 인구문제에 대한 국제활동: 가족계획사업

인간이 계획적으로 인구 억제를 시도하고 실천한 것은 인류의 역사와 함께 존재해 왔다. 고대인들이 인구를 억제한 이유는 주로 자원의 부족, 생활의 불안정 등에 따른 것이고, 억제방법도 임신의 사전예방을 통해서가 아니라 인위적인 임신 손실법 및 영아살해와 같은 비도덕적 방법을 이용하였다. 고대 사회에서는 기근, 감염병, 전쟁 등 자연 상태에서 어느 정도 인구조절이 이루어졌다. 그러나 산업혁명 이후 급격한 인구 증가는 1784년 토머스 맬서스(Thomas Robert Malthus, 1766~1834)의 『인구론』 출판을 계기로 어떤 예방적 억제와 적극적 억제를 통해 인구를 사전에 조절하여야 하는 것으로 인식되었다.

이러한 인구의 예방적 억제로서 가족계획에 의한 인구 억제론자들을 신맬서스주의자(new malthusian)라고 한다. 대표적인 학자인 플레이스(Place F, 1771~1854)는 맬서스가 제안한 만혼이나 금욕보다는 결혼생활을 통하여 임신을 예방하여 수태조절을 실천하는 것이 가장 이상적인 방법이라고 주장하였다. 그는 합리적이고 타당성 있는 인구 억제방안을 제시하였다. 이를 계기로 19세기에 들어서면서 서구 선진국에서는 급격히 출생률이 저하되었다. 그러나 각국 정부가 이를 강력히 금지하여 그 명맥을 겨우 유지하게 되었다. 그 이후 미국의 마거릿 생어(Margaret Sanger, 1879~1966)의 인도주의적 산아 제한운동으로 예방적 억제와 적극적 억제는 다시 활성화되었다. 그녀는 보건간호사로서 자신이 근무하던 뉴욕 빈민가에서 많은 부인이 원치 않는 임신에 대한 공포와 비의학적인 방법으로 낙태를 시도함으로써 겪는 육체적, 정신적 고통을 보고, 스스로 자녀의 수조차 조절 못 하는 것은 권리가 아니라고 주장하였다. 이러한 문화를 타파하기 위하여 1914년 산아제한연맹을 창설하였고, 2년 후 1916년에는 미국에서 최초로 산아제한진료소를 개설하였다.

20세기 후반에 들어서면서 생어 여사의 산아 제한적 가족계획운동에 맬서스 이론이 적용되어 가족계획이 단순히 한 가정의 건강과 행복을 추구하는 협의의 개념에서 국가 및 사회 발전에도 필요불가결한 것으로 인식되었다. 1948년 국제가족계획위원회(International Committee on Planned Parenthood)가 런던에 설치되었으며, 이를 모체로 1952년에 국제가족계획연맹(International Planned Parenthood Federation, IPPF)이 발족되었다. 이 기구는 각국의 가족계획사업을 발전시키기 위하여 민간단체에 대한 각종 외원 지원 또는 재단에서 개발도상국의 인구 및 가족계획 분야에 막대한 투자를 하고 있다. 1966년에는 유엔총회에서 인구성장 및 경제개발에 관한 인구 선언문을 통과시켰고, 1974년에는 세계 136개 정부대표가 '세계인구의 해'를 선포하고 세계인구 행동강령을 채택하였다. 유엔에서도 부설기구로서 국제연합 인구활동기금(United National Funds for Population Activities)을 설치하여 세계 인구문제를 해결하기 위한 재정적, 기술적 지원을 하고 있다. 1985년 멕시코시티에서 세계인구대회가 열려 각국의 가족계획사업에 대한 관심과 인구증가 억제를 위한 국제적인 협력을 다짐하였다.

5) 한국에서의 가족계획사업과 저출산시대

(1) 가족계획사업의 필요성과 국제협력

1950년대의 사회경제적 혼란과 빈곤, 그리고 2차 세계대전 및 6 · 25전쟁 뒤의 베이비붐의 영향으로 우리나라 인구증가율(1960년 인구센서스 통계)도 년 3%로 이미 심각한 상태를 넘고 있었다. 이런 상태로는 아무리 경제발전을 이루고 국민보건 향상을 위한 사업을 해도 아무 효과가 없기 때문에 인구문제는 싸워야 할 대상이라는 인식이 팽배해져 가족계획이 사회적 이슈로 대두되었다. 때마침 '세계 인구의 폭발과 식량문제 등을 지적하면서 가족계획사업이 인구정책의 가장 중요한 수단이 될 것임'을 강조하였던 IPPF 총회 의장인 조지 캐드버리(George C. Cadbury)의 방문으로 한국의 IPPF 가입과 함께 전격적인 지원이 결정되어 1961년 대한가족계획협회(Planned Parenthood Federation of Korea, PPFK) 창립으로 가족계획사업이 시작되었다. 그 이후 1970년대 후반까지 우리나라 인구 및 가족계획사업은 미국의 개척자재단(Path Finder Fund)과 미국인구협회(Population Council, PC), 스웨덴국제협력단(The Swedish International Development Cooperation Agency, SIDA) 및 유엔인구기금(United Nations Population Fund, UNFPA)의 재정적, 기술적 지원뿐만 아니라 세계은행에 속한 국제부흥개발은행(International Bank for Reconstruction and Development, IBRD)으로부터 가족계획사업을 위한 차관협정으로 초기의 가족계획 계몽을 넘어서 전국적으로 활성화되었다. 이로 인해 인구증가율은 1960년 3%에서 1990년 1% 이하로 떨어졌고, 피임실천율은 4%에서 77%로 상승하는 성과를 이루었다. 하지만 동일 기간동안 6.0을 기록했던 합계출산율(여자 1명이 평생 낳을 것으로 예상되는 평균 출생아 수)이 1990년에 1.57로 급격하게 떨어져 오히려 저출산 시대에 대비한 인구 · 가족계획 수립을 위한 UNFPA 전문가들이 방한하여 국제적 협력방안을 모색해야만 하는 새로운 전기에 직면하게 되었다(양재모, 2001; 인구보건복지협회, 2022).

(2) 경제개발과 연대기별 가족계획사업의 주요 내용

우리나라 가족계획사업의 특징은 정부 주도형으로 보건조직망을 기반으로 한 가족계획전담인력 중심의 체제이다. 가족계획사업은 국가 경제개발정책의 일환으로 인구성장을 억제하기 위하여 추진되어 왔다. 이러한 사업의 기본 틀은 가족계획사업 기간 동안 큰 변동 없이 지속되었다. 우리나라 가족계획사업의 변천과정은 다음과 같다(보건복지부 · 한국보건사회연구원, 2016).

① 1단계(1961–1965년): 알맞은 자녀 운동기

정부는 급격히 증가하는 출산력을 억제하고 인구증가율을 떨어뜨리기 위해서 1962년도에 최초로 가족계획사업비(7천30만 원)를 주관 부처인 보건사회부에 배정하고, 민간단체인 대한가족계획협회에도 지원금을 제공하여 본격적인 정부 주도의 가족계획사업을 시작하였다. 이를 효과적으로 추진하기 위하여 1962년 제정된 「보건소법」에 가족계획지도 계몽교육을 보건소의 업무로 규정하였다. 각 보건소에 가족계획업무를 담당하는 간호원과 조산원을 훈련 배치하였으며, 「해외이주법」을 제정하여 이민사업도 추진하였다. 1962년부터 대한가족계획협회가 계몽요원의 훈련, 남성, 불임시술의 훈련, 새 피임제의 임상실험 등을 맡게 되었고, 1964년에는 1,473개 읍 · 면에 가족계획계몽요원을 훈련하여 배치하였다. 전통적인 다자녀관을 불식하기 위한 계몽교육을 주로 보건소 조직과 재건국민운동조직 등을 이용하여 실시하였다. 이 시기에는 “알맞게 낳아서 훌륭하게 기르자”라는 표어가 사용되었다(그림 10-2-1).

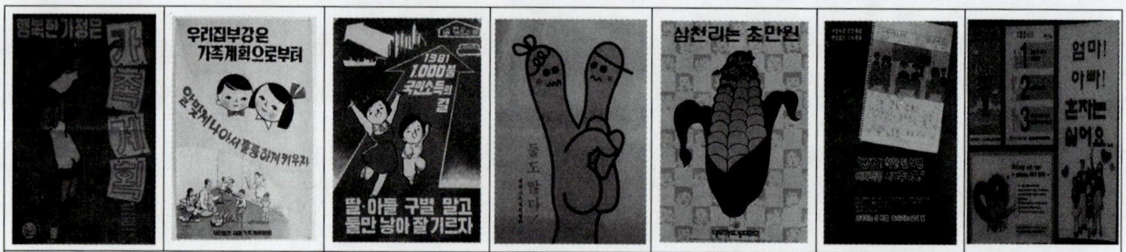

1960년대	1970년대	1980년대	1990년대	2000년대

그림 10-2-1 한국 가족계획사업 표어 및 포스터 내용

출처: 인구보건복지협회. 표어 · 포스터로 보는 협회 역사. 2018.

② 2단계(1966–1970년): 세 자녀 운동기

이 시기의 가족계획사업은 “세 자녀를 3년 터울로 어머니 나이 35세 이전에 단산한다.”로 대변할 수 있다. 자녀의 수를 셋으로 제한하기 위한 최초의 시도가 특징이다. 초창기 진료소 중심 형태의 피임서비스 접근방법에서 가족계획계몽요원 중심, 가족계획 어머니회 중심으로 접근방법이 전환되었다. 홍보 전략도 단순한 피임지식을 제공하는 계몽 위주에서 개인의 동기형성에 중점을 두게 되었다. 이 시기의 특징은 가족계획협회에서 1968년 전국 농촌지역의 리(里) · 동 단위에 조직한 가족계획어머니회의 활동이다. 이 조직도 가족계획사업에서 대중계몽은 물론 사업조직의 확장과 아울러 사업조직을 활성화하는 데도 중요한 계기를 제공하였다. 또한 이때부터 보급되기 시작한 피임약 보급망으로도 활용되었을 뿐만 아니라 지역사회 주민들의 자발적인 가족계획 실천을 위한 기반이 되었다.

③ 3단계(1971–1975년): 두 자녀 운동기

1970년대에 들어서면서 우리나라의 출산력을 떨어뜨리기 위해서는 전통적인 남아선호사상을 불식해야 한다는 공감대가 만들어졌다. 가족계획 표어도 “딸, 아들 구별 말고, 둘만 낳아 잘 기르자”로 변경되었다. 자녀 수를 세 자녀에서 두 자녀로 줄이고, 남아와 여아의 차별을 없애서 장기적으로 인구성장을 억제하려고 노력하였다. 1971년부터 시작된 새마을운동의 영향으로 가족계획이 지역사회로 확산되기 위해서는 타 개발사업과 통합되어야 한다는 주장이 제기되어 새마을사업에 가족계획을 포함하려 했으나, 합리적인 통합모형으로 발전되지 못하였다. 오히려 가족계획어머니회가 새마을부녀회로 통폐합되면서 그 활동이 미미하게 되는 결과를 초래하였다.

④ 4단계(1976–1982년): 가족계획의 생활화

가족계획이나 피임에 대한 홍보 및 교육은 그것이 한 가정의 부부생활이라는 지극히 사적인 내용을 담기 때문에 금기성이 강해서 초기의 가족계획사업은 어려움이 많았다. 그러나 이 시기에 들어서면서 사업전략은 개별 접촉을 통한 피임지식 제공과 실천 유도에서 집단을 대상으로 하여 학교인구교육, 예비군교육 및 각종 훈련기관의 교육을 통하여 보다 공개적으로 추진되었다. 나아가서 각종 방송매체와 대중적인 인쇄매체를 이용하여 전체적인 소자녀관을 확립하기 위한 각종 사회지원 시책이 도입되었으며, 기존 정부주도형 가족계획사업도 점차 타 개발사업과 병행 추진하는 방안들이 마련되었다.

⑤ 5단계(1983–1990년): 한 자녀 운동기

대부분 정책결정자와 학계의 주장은 우리나라 가족계획사업은 큰 성과를 얻었지만, 출산력 수준을 2.1 수준으로 떨어뜨려야 한다는 것이었다. 이를 위해서는 다시 한 번 강력한 인구정책이 뒷받침되어야 하고, 정책목표도 두 자녀 가정에서 한 자녀 가정으로 하향 조정되었다. 이에 따라 1983년부터 조심스럽게 시작된 우리나라의 '한 자녀 낳기 운동'은 정부 차원에서는 정책적으로 뒷받침만 하고, 주도적인 역할은 학계와 민간단체에서 담당하였다. 우리나라의 한 자녀 운동은 중국의 강제적, 규제적 성격보다는 보상, 지원 등을 통한 장려 운동이었다. 모든 가정에 한 자녀를 의무화하는 것이 아니며, 출산력을 조속히 줄이겠다는 취지에서 추진되었다. 정부에서는 이를 위해 각종 사회지원 시책 중 보상 내용을 두 자녀 가정에서 한 자녀 가정으로 전환하였다.

⑥ 6단계(1991년 이후): 저출산기

우리나라는 경제개발5개년계획에 출산억제정책을 포함하여 정부 주도의 강력한 가족계획사업을 추진하였다. 그뿐만 아니라 경제발전, 국민소득 증가, 교육수준 상승, 보건의료 발달, 영양상태 개선 등 사회 현상의 변화로 합계출산율이 급속하게 낮아져 1983년 인구대체 수준인 2.1명 이하로 떨어졌고, 1990년대 중반부터 1.6명 수준에서 유지되었다. 프랑스를 포함한 유럽의 많은 국가에서 1세기 동안 경험한 출산율 감소 추이가 우리나라에서는 단기간에 진행되었다.

(3) 가족계획사업의 성과와 명암: 저출산 · 고령화정책으로 전환

급격한 출생아 감소에 정부는 1996년 인구증가 억제정책을 폐지하고, 인구자질 및 복지증진 정책으로 전환하였다. 그럼에도 불구하고 합계출산율은 더 빠른 속도로 감소하여 2001년부터 1.3명 이하의 초저출산(lowest-low fertility) 현상에 직면하였다. 2005년 합계출산율이 1.08

명으로 급락하자, 정부는 「저출산 · 고령사회기본법」을 제정하고, 5개년 기본계획을 수립하여 본격적으로 저출산 · 고령화정책을 추진하기 시작하였다. 우리나라 저출산 대책은 시작 시기가 다소 늦긴 했지만, 2006년부터 정부 주도로 가속화되는 출산율 감소를 막기 위해서 다양한 정책이 추진되고 있다. 그 정책에는 임신 · 출산 관련 비용 지원(고운맘카드 도입), 1세 미만 아동 의료비 본인부담 경감, 난임시술(신선배아, 동결배아, 인공수정)에 대한 연령제한(만 44세) 폐지를 포함한 건강보험 적용 및 지원횟수 확대, 아동수당 수혜 인원 증가, 영유아 돌봄을 위한 국공립 확충 및 보육지원체계 개편, 초등돌봄 확충 · 개선, 출산휴가 · 육아휴직제도 도입 및 확대, 육아기 근로시간 단축 청구권 도입 등이 포함된다. 그렇지만 출산율은 계속해서 감소하고 있다. 코로나-19 팬데믹의 직간접적인 영향으로 2021년 출생아 수는 26만 5백 명으로 전년(27만 2천3백 명)보다 1만 1천8백 명(-4.3%) 감소하였고, 합계출산율은 0.81명으로 전년(0.84명)보다 0.03명 감소하였다(그림 10-2-2).

최근 저출산은 아프리카와 중앙아시아 일부 지역을 제외하고 전 세계적으로 나타나는 현상이다. 우리나라는 저출산 대책에 좀 더 중점을 두고 있지만, 저출산과 고령화를 동시에 고려하여 대책을 마련하고 있다. 세계적인 경험으로 볼 때 저출산이 사회 현상으로 완전히 고착되기 이전에 효율적인 대응방안을 만들어서 지속적으로 추진해야 출산율 향상을 기대할 수 있다.

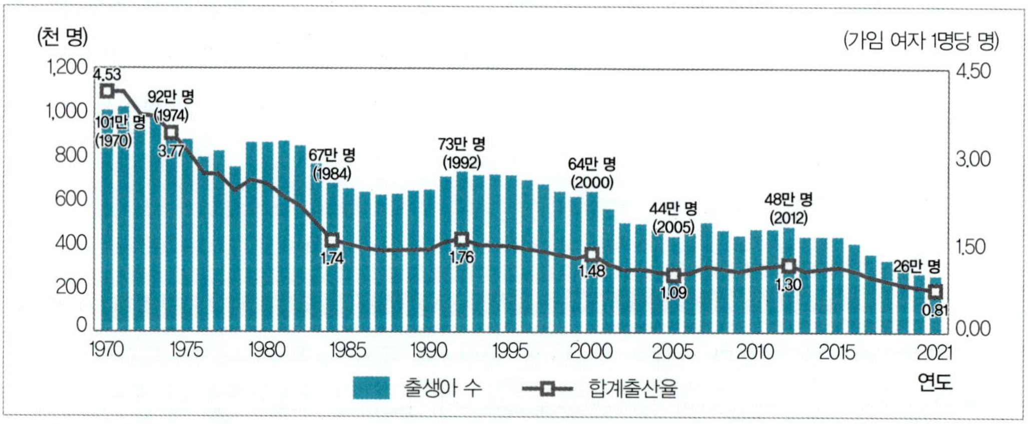

그림 10-2-2 출생아 수 및 합계출산율 추이(1970-2021)

출처: 통계청 사회통계국 인구동향과. 2021년 인구동향조사: 출생 · 사망통계(잠정). 2022.

(4) 한국 인구정책의 당면 과제

지난 15년 동안 세 차례의 저출산고령사회 기본계획 시행에도 불구하고, 2021년 전체 인구의 자연증가(출생-사망)는 -5만7천3백 명으로 전년대비 2만4천7백 명 감소 및 자연증가율(인구 1천 명당 자연증가)도 -1.1명으로 전년보다 0.5명 감소하여 2020년 첫 자연감소 후 지속적으로 자연감소하고 있다(그림 10-2-3).

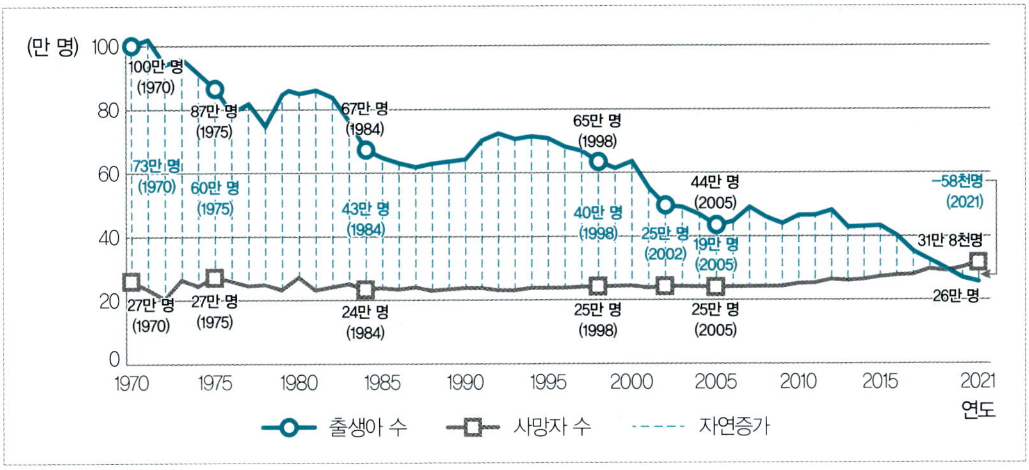

그림 10-2-3 인구의 자연증가 추이(1970–2021)

출처: 통계청 사회통계국 인구동향과. 2021년 인구동향조사: 출생 · 사망통계(잠정). 2022.

과거 가족계획사업의 성과를 뛰어넘어 우리 사회 · 경제 · 구조 · 가치관의 총체적 결과로서 오늘날 초저출산 현상이 장기간 지속됨에 따라 유소년인구가 1972년 1,386만 명을 정점으로 감소 추세로 이어져 2022년 593만 명으로 급감('72년의 43% 수준)하였다. 반면에 기대수명 증가로 고령인구가 증가하여 급속하게 고령화되고 있으며, 2017년부터 고령인구가 유소년인구를 추월하였고, 2025년에는 1천만 명을 돌파할 것으로 전망된다.

이렇듯 저출생 현상의 심화, 인구규모의 감소 및 인구구조의 변화 등 당면한 사회적 변화를 바라보며, 정부는 그간의 저출산 고령화 대응의 성과와 한계를 분명히 하고, 이를 바탕으로 제4차 저출산 · 고령사회 기본계획의 실효적인 접근과 실천을 통해 부정적 영향을 최소화할 것을 천명하였다(관계부처합동, 2020). 하지만, 쓰나미와 같은 코로나-19 대응과정에서 우리 사회의 약한 고리에 속하던 청년의 불안정한 고용, 여성에게 가중된 돌봄부담과 차별적인 노동시장, 고용보험 사각지대, 직종별 일 · 생활 균형의 격차 등 결혼 · 출산 · 아동 양육기 삶의 안정성 관련 위기요인들이 드러나 가족계획 단계를 뛰어넘어 이제 국가 수준에서 일 · 가정 양립 제도에 대한 통합적 사회로의 혁신을 향한 대책을 강화해야 한다.

2.2 모자보건사업

1) 모자보건의 개념

모자보건(maternal and child health)은 모성 및 영유아의 건강증진을 도모하는 활동을 말한다. 우리나라 「모자보건법」에서는 모자보건사업을 모성과 영유아에게 전문적인 보건의료서비스 및 그와 관련된 정보를 제공하고, 모성의 생식건강 관리와 임신 · 출산 · 양육 지원을 통하여 이들이 신체적 · 정신적 · 사회적으로 건강을 유지하게 하는 것으로 규정하고 있다. 모자보건사업은 단순히 분만 전후의 보건의료서비스 차원에서 이해하기보다는 국가의 장래를 이끌어 갈 인구의 질을 결정하는 사업으로 이해해야 한다. 우리나라 「모자보건법」(제2조)에 규정된 모자보건사업 대상자에 대한 정의는 아래와 같다.

(1) **모성**: 임산부와 가임기 여성

(2) **임산부**: 임신 중이거나 분만 후 6개월 미만인 여성

(3) **신생아**: 출생 후 28일 이내의 영유아

(4) **영유아**: 출생 후 6년 미만인 사람

2) 모자보건사업의 내용

모자보건사업을 크게 모성관리와 영유아(신생아)관리로 구분할 수 있다. 흔히 모성관리는 임신과 출산 전후의 관리에 따른 다양한 중재 서비스가 필요하다(그림 10-2-4).

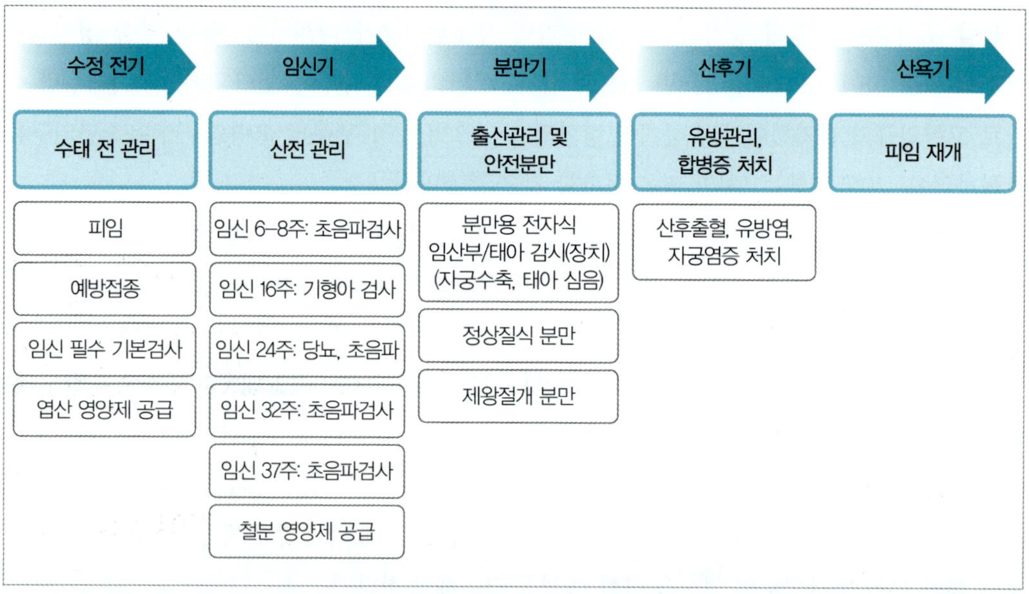

그림 10-2-4 모성의 산전산후 관리모형에 따른 중재 서비스

(1) 산전관리

산전관리는 임신에서 분만까지 임산부를 대상으로 실시하는 의학적 관리와 임산부, 태아, 남편 및 가족에 대한 돌봄 활동이다. 산전관리는 임산부와 태아의 건강상태를 정기적으로 진단하여 위험요인을 조기에 발견하여 적절히 대처하고, 보건교육을 통해 임산부 스스로 건강관리를

잘하도록 하여 건강한 아기를 안전하게 분만하는 데 그 목적이 있다. 산전관리의 구체적 목표는 첫째, 임산부가 최상의 건강상태에서 건강한 아이를 출산하게 한다. 둘째, 임신합병증을 예방하며, 조기에 발견하고 관리하여 안전 분만 및 산욕기의 회복을 촉진한다. 셋째, 모자간에 신체적, 정신적으로 만족스러운 관계를 형성하도록 하는 것이다.

① 건강관리: 건강진단

산전관리는 가능한 한 빨리 시작하는 것이 바람직하며, 「모자보건법」 시행규칙에 규정된 임산부의 정기 건강진단 실시기준을 준용하는 것이 바람직하다.

㉠ 임신 28주까지: 4주마다 1회

㉡ 임신 29주에서 36주까지: 2주마다 1회

㉢ 임신 37주 이후: 1주마다 1회

② 운동 및 영양관리

임신 중에는 임산부의 신체중심이 변화하고, 골반관절이 부드러워지고 이완된다. 그 결과로 척추의 만곡이 심해지고, 등의 하부근육이 짧아져서 자주 요통을 호소하게 된다. 요통을 예방하기 위해서는 골반 흔들기 운동과 물건을 들어 올릴 때 허리를 이용하지 말고, 무릎을 굽혀 들어 올리는 등 신체기전을 적절하게 활용한다. 생식기 주위의 근육을 강화하고 근력을 강화할 수 있는 운동을 하는 것이 필요하다. 임신기간 동안 태아에게 영양공급 및 자신의 신체 변화를 위해 최적의 영양분을 섭취해야 한다. 임신 첫 3개월 동안에는 태아가 작고 분화하는 과정이므로 모체의 상대적 영양요구량은 정상 성인요구량에서 조금씩 증가하며, 질적인 섭취가 중요하다. 임신 중기나 말기 동안은 임신 초기보다 태아의 성장에 필요한 많은 양의 영양 섭취가 필요하다.

(2) 분만 및 산욕기관리

① 분만관리

분만은 자궁 내에 있던 태아와 그 부속물이 만출 기전에 따라 산도를 지나 모체 밖으로 배출되는 현상으로 자연분만과 제왕절개분만으로 구분된다. 자연분만은 태아가 산도 또는 산모의 질을 통하여 정상적으로 배출되는 과정이며, 제왕절개분만은 하복부에 횡절개를 하고 자궁을 절개하여 태아를 배출하는 방법이다. 제왕절개분만은 질을 통하여 분만을 시도하는 경우 모체나 태아에게 위험을 끼치거나 합병증을 유발할 가능성이 있을 때 사용된다. 우리나라의 제왕절개건수는 출생아 1,000명당 2020년 538.0명으로 높은 수준이다.

건강한 분만을 위해서는 정기적인 검진으로 임신부와 태아의 건강상태를 확인해야 하며, 규칙적인 유산소운동 및 걷기운동을 통해 적절한 체중관리가 필요하다. 분만 후에는 산모와 태아의 위생관리가 중요하며, 산모는 충분한 영양섭취와 휴식을 하는 것이 필요하다.

② 산욕기관리

산욕기는 분만 후 6~8주까지 기간이다. 분만으로 생긴 성기의 상처가 완전히 회복되어 임신 이전의 상태로 회복되는 기간이다. 산후의 목욕은 세균감염의 위험이 있으므로 주의해야 한다. 샤워는 24시간 후부터 가능하나, 통목욕은 최소한 4주가 지난 후에 하는 것이 좋다. 임신에서 분만에 이르기까지 복부와 골반의 근육이 많이 늘어나는데, 출산 후에도 이러한 상태가 지속된다. 근육을 수축시키는 산후운동이 필요하다. 성생활은 산욕기 동안에는 삼가는 게 좋다.

(3) 모성사망의 의미

모성사망은 임신, 분만, 산욕과 관련된 질병 또는 합병증 때문에 발생하는 임산부의 사망에 국한되며, 임신 중의 각종 감염성질환 및 사고 등에 의한 사망은 모성사망에 포함하지 않는다. 모성사망률은 임산부의 산전, 산후관리 및 지역사회 의료전달체계와 사회경제적 수준을 반영하기 때문에 세계적으로 한 국가의 보건수준을 파악하는 지표로 많이 사용된다. 모성사망률을 산출할 때 원칙적으로 분모는 총 임신 수가 되어야 하지만, 임신 수를 정확하게 파악하는 것이 현실적으로 불가능하여 분모를 총 출생아 수로 대체한다. 모성사망의 주요 원인은 임신중독증, 자궁외 임신, 산욕열 등이다.

① 임신중독증

임신중독증(toxemias of pregnancy)은 임신 중에 형성된 독소가 체내에 억류되어 나타나는 중독 증세이다. 아직까지 발생기전은 명확히 밝혀지지 않았으며, 일반적으로 비정상적인 태반 형성으로 인한 내막세포의 기능부전이 주된 원인으로 알려져 있다. 임신 중에 정기적으로 검진을 받고, 휴식과 수면을 충분히 해야 한다. 체내의 수분이 적절히 배출되지 못하고 축적되어 부종이 발생하는 경우가 있으므로 이를 예방하는 동시에 영양 측면에서도 임신 후기에는 식염과 수분을 제한하는 것이 필요하다.

② 자궁외 임신

자궁외 임신(ectopic pregnancy)은 자궁 내에 점막조직 이외의 부위에 성립되는 임신으로 95%가 난관에서 발생하며, 난소나 복강 내에 임신이 되는 경우도 있다. 습관성 유산이나 장기간 재임신이 안 되는 여성에게서 많이 발생한다. 증상은 하복통, 무월경 내지 자연월경출혈 등이다.

③ 산욕열

산욕열(puerperal fever)은 출산이나 유산을 한 뒤에 여성의 생식기관이 감염되어 첫 10일 동안 38℃ 이상 되는 고열이다. 태반이 분리된 자궁 안쪽의 표면이 산욕감염이 가장 잘 생기는 곳이다.

(4) 영 · 유아관리

① 영 · 유아의 특성

영 · 유아기는 신생아에서 유아기까지의 기간을 말한다. 우리나라 「모자보건법」에서는 영 · 유아를 출생 후 6년 미만인 사람이라고 정의하고 있다. 좀 더 세부적으로 나누어 1세 미만을 영아(infant)라고 하며, 6세 미만을 유아(child)라고 한다. 이 시기의 신체적, 정신적 성장 발육은 출생 후 어느 때보다도 급격히 이루어진다. 그러나 질병에 대한 저항력은 매우 약한 편이다.

② 영 · 유아의 건강문제

㉠ 발육 이상

조산아(premature infant)는 발육 이상으로 37주 미만에 태어나거나, 태아의 체중이 2.5kg 미만인 경우이다. 그 원인은 명확하지 않으나, 임신중독, 선천기형, 모체의 질병이나 과로 등이 원인이 될 수 있다. 조산아는 체온조절장애, 호흡장애, 소화장애, 조혈능력 부족 등을 일으킨다. 조산아 관리는 체온보호, 감염병 감염 방지, 영양보급, 호흡관리가 가장 중요하다.

과숙아(postmature infant)는 임신기간 42주 이후의 출생아와 출생체중이 4.5kg 이상인 경우이다. 자궁에 있는 기간이 길어져 산소부족증이나 난산을 초래할 수 있으며, 중추신경계의 장애가 발생할 수 있다.

㉡ 선천성 기형

출생 전(前) 과정에 원인이 있는 질환을 선천이상이라고 하며, 그중에서 정상과 현저하게 떨어져 있는 형태를 선천성 기형이라고 한다. 신생아 사망의 약 50%는 선천성 기형이 원인이며, 선천성 기형은 신생아 중증질환의 최대 원인이다. 선천성 기형의 원인은 유전자 이상, 염색체 이상, 임신 중의 위험노출 등이다. 특히 임신 초기에 임산부의 풍진감염, 방사능 과다 노출, 약품오용 등은 기형을 유발하는 직접적인 원인이 되는 것으로 알려져 있다.

③ 예방접종

예방접종은 감염병을 예방하기 위한 가장 효과적이고 비용-편익적인 방법이다. 예방접종은 한 개체를 보호할 뿐만 아니라 예방접종률을 일정수준 유지하는 경우 집단면역효과로 감염성 병원체의 전파를 차단하여 감염병의 유행을 예방함으로써 지역사회를 보호하는 역할을 한다. 그런데 우리나라에서 예방접종사업은 감염병관리보다는 모자보건사업의 일환으로 실시되다가 2002년 예방접종업무가 국립보건원 방역과로 이관되었고, 2003년 12월 질병관리본부 예방접종관리과가 신설되면서 본격적으로 예방접종사업을 감염병관리로 다루고 있다. 현재는 지역사회 인구의 집단면역 수준을 높이고자 국가필수예방접종을 실시하고 있다. 국가예방접종사업 무료대상자는 만 12세 이하 어린이(17종 백신), 만 65세 이상 어르신(인플루엔자, 폐렴구균), 임신부(인플루엔자), 중학교 1학년생(인플루엔자), 고위험군(장티푸스, 신증후군출혈열)이다.

④ 영유아 건강검진

「모자보건법」 시행규칙에 규정된 미숙아 및 영유아의 정기 건강진단 실시기준은 다음과 같다.

㉠ 미숙아

- 분만의료기관 퇴원 후 7일 이내에 1회
- 1차 건강진단 시 건강문제가 있는 경우에는 최소 1주에 2회
- 발견된 건강문제가 없는 경우에는 영유아 기준에 의함

㉡ 영유아

- 신생아: 수시
- 영유아
  - 출생 후 1년 이내: 1개월마다 1회
  - 출생 후 1년 초과 5년 이내: 6개월마다 1회

지난 2007년부터 영유아의 건강을 관리하기 위하여 6세 이하(71개월까지) 모든 영유아를 대상으로 건강검진 제도를 만들어 시행하고 있다. 60개월 이하(5세) 대상이었지만, 2012년 4월부터 71개월 이하(6세)로 확대 시행되었다. 국민건강보험공단에서 실시하는 영유아 건강검진은 영유아의 가장 중요한 건강문제인 성장 · 발달 사항을 평가하는 것에 중점을 두고 있다. 영유아 건강검진은 검진시기별로 12차례(구강검진 4회 포함)를 받을 수 있으며, 개인이 부담하는 비용은 전혀 없다.

3) 한국 모자보건사업의 현황

(1) 모자보건사업의 기본 방향

정부는 보건의료 환경의 변화와 지역사회 주민들의 요구를 반영하여 모자보건사업을 기존 모자보건사업의 영역에서 확대하여 가족계획, 성병 및 에이즈 예방관리 등을 포함하는 포괄적인 생식보건(reproductive health) 사업으로 운영하고 있다. 특히 임신 이전에 건강한 성의식을 갖도록 보건복지부는 성 및 출산과 관련된 정보를 제공하여 임신 이전의 청소년, 미혼 남녀가 안전한 성생활을 누리도록 지원하고 있다. 따라서 사업대상자도 임신 이전의 청소년, 미혼 남녀로 확대되었다. 이러한 모자보건사업 방향을 기초로 1999년 1월부터 3년간 전국 23개 보건소를 대상으로 모자보건 선도보건소 사업을 실시하였다. 현재 전국 보건소는 지역 특성을 고려하여 예비부모의 임신 · 출산 건강관리, 영유아 의료비 지원, 산모와 신생아 도우미 지원, 모자보건 프로그램 운영 등 다양한 모자보건사업을 추진하고 있다.

2022년 보건복지부의 모자보건사업 안내에 따른 주요 사업의 내용을 요약하면 〈표 10-2-1〉과 같다.

(2) 보건소 모자보건사업 사례

① 부안군보건소

부안군은 출산 친화적 환경을 조성하기 위해서 2019년 조례를 개정하여 출산장려금을 첫째 300만 원, 둘째 500만 원, 셋째 이상 1,000만 원을 지원한다. 다자녀 가구를 대상으로 건강관리비(1인당 144만 원)와 출생용품비(1인당 400만 원)를 지원하고 있으며. 산모 · 신생아 건강관리서비스 본인부담금의 90%를 산모에게 지원하고 있다. 또한, 난임부부 시술비 지원, 임산부 이송, 산후건강관리 지원, 고위험 임산부 의료비 지원, 영유아 사전예방적 건강관리, 저소득층 기저귀 · 조제분유 지원, 영양플러스사업 등 다양한 모자보건사업을 추진하고 있다.

표 10-2-1 모자보건사업의 주요 영역 및 세부 내용

모자보건사업 영역			사업 내용 및 변천
모성건강	임산부·아동 건강관리	철분제 지원	• 2008년 사업 개시 • 지원대상: 임신 5개월 이상으로 보건소 등록 임산부 • 2013년 지역사회통합건강증진사업 실시
		엽산제 지원	• 2012년 신규 • 지원대상: 임신 전후 3개월까지 • 2013년 지역사회통합건강증진사업 실시
		표준모자보건수첩 보급	• 2008년 사업 개시 • 지원대상: 임산부 및 영유아
	가임기여성 건강증진 지원	임신·출산·육아 종합정보 제공	• 2005년 사업 개시 • 사업내용: 임신·출산·육아 종합정보 제공
		모유수유클리닉	• 2008년 사업 개시 • 사업내용: 지자체 보건소 모유수유클리닉 • 2013년 지역사회통합건강증진사업 실시
	모성건강 환경조성	임산부의날 행사 및 임산부 배려 캠페인	• 2006년 사업 개시(모자보건법 제3조의2)
	성·생식건강증진		• 성·피임교육 및 홍보 • 마더세이프상담센터 운영
청소년 산모	청소년 산모 임신·출산 의료비 지원사업		• 2011년 사업 개시 • 지원대상: 만 18세 이하 청소년 산모 • 사업내용: 청소년 산모 의료비 지원
난임 지원	난임부부 지원사업	체외수정(신선, 동결) 및 인공수정	• 2006년 사업 개시 후 2019년 1월부터 체외(신선, 동결)수정 및 인공수정 일부 본인부담금, 비급여시술비 지원 • 지원대상: 난임진단을 받은 난임부부 • 지원조건: 기준중위 소득 180% 이하, 수급자 • 지원횟수: 최대 21회(신선 9회, 동결 7회, 인공수정 5회)
		보조인력 지원	• 2006년 사업 개시 • 사업내용: 난임부부 지원사업 보조인력비 ※ 보조인력은 당초 난임부부시술비 지원 업무에 집중하여 활용하기 위한 인원이었으나, 이 사업을 지방자치단체에 이양함에 따라 지자체 여건에 맞게 모자보건사업 및 영유아 사전예방적 건강관리사업 내에서 자율적으로 업무조정하여 활용
		난임·우울증 상담센터 설치·운영	중앙난임·우울증상담센터
			권역난임·우울증상담센터
		난임시술기관 평가 및 통계관리	• 건강보험심사평가원

영유아 건강	미숙아 및 선천성이상아 의료비 지원	• 2000년 사업 개시 → 2005년 미숙아 체중별 차등 지급 → 2020년 9월 선천성이상아 지원 기준 완화 • 지원조건: 기준중위 소득 180% 이하 • 지원내용: 의료비 지원 * 신생아 집중치료실 건강보험 보장성 확대(2016년 10월~), 선택진료비 폐지(2018년 1월~)
	선천성대사이상 검사 및 환아관리	• 1991년 사업 개시(5개 질환) → 1995년(다빈도 2개 질환) → 2006년 검사종목 확대(6종) → 2018년 검사종목 50여종 확대 건강보험 적용 • 지원조건: 기준중위 소득 180% 이하 • 지원내용: 검사비 및 특수식이 등 지원
	선천성 난청 검사 및 보청기 지원	• 2007년 사업 개시 → 2020년 보청기(1개) 지원 → 2021년 보청기(양측) 지원 • 지원조건: 기준중위 소득 180% 이하 • 지원내용: 검사비 및 보청기 지원
	취학전 아동 실명예방	• 2000년 사업 개시 • 내용: 저시력아동 시각 홍보 및 교육 재활, 개안수술비 지원 등
고위험 임산부	고위험 임산부 의료비 지원사업	• 2015년 사업 개시 → 2019년 19대 질환 지원 • 지원대상: 기준중위 소득 180% 이하 • 사업내용: 고위험 임신의 적정 치료 · 관리에 필요한 진료비 지원
	생애 초기 건강관리 시범사업	• 사업내용: 임산부 및 만 2세 미만 영아 가정에 간호사 등이 방문하여 건강상담, 양육지원 등 제공 • 2022년 추가 시범보건소 공모 선정(50개소 추가 선정 예정)
		• 보건소 방문 인력 교육, 시범보건소 모니터링 등 사업관리
기저귀 · 조제 분유	저소득층 기저귀 · 조제분유 지원사업	• 2015년 사업 개시 • 지원대상 – 기저귀: 기초생활보장, 차상위계층, 한부모가족 수급가구, 기준중위 소득 80% 이하 다자녀, 장애인 가구의 만 2세 미만 영아 – 조제분유: 기저귀 지원 대상 중 특정 사유에 해당하는 경우 • 사업내용: 저소득층 영아(0~24개월) 가정의 육아 필수재인 기저귀 및 조제분유 지원

출처: 보건복지부. 2022 모자보건사업 안내. 2022.

② 무주군보건소

무주군보건소는 고혈압과 당뇨병 등 고위험 임신질환으로 입원 치료를 받은 임산부에게 의료비를 지원하고 있다. 산모가 전북지역 지정 의료기관에서 산후치료와 관련해 진단받은 급여, 본인부담금 일부를 지원한다. 저소득층 임산부에게 기저귀와 조제분유비 지원, 출산육아용품 무료 대여 등을 지원하고, 신생아 난청검사비와 난임부부 시술비 지원, 임산부 이송 등을 모자보건사업으로 추진하고 있다.

③ 아산시보건소

아산시보건소는 영유아 등록관리, 미숙아 추구관리, 미숙아 의료지원 후견기관 연결, 임산부 등록관리, 임산부 건강교실 운영, 중년여성 건강검진 등 다양한 모자보건사업을 추진하고 있다. 특히 건강한 출산 양육을 위해 임신 전 예비엄마 검진사업, 난임부부 엽산영양제 지원사업, 모성검사 확대 시행, 산후우울 산모관리사업 등을 운영하고 있다. 임산부가 이동하는 불편을 최소화하고 임신 및 출산 정보를 포함한 모자보건서비스를 쉽고 편리하게 제공하기 위하여 신도시지역에 모자보건 민원전담 사무실을 운영하고 있다.

참고문헌

관계부처합동. 제4차 저출산·고령사회 기본계획. 2020.

보건복지부. 2022 모자보건사업 안내. 2022.

백귀순, 방숙. 한국농촌에서 출산력 조절과 여성의 역할관계에 대한 연구. 순천향대학논문집 1988;11(3):355-374.

양재모. 가족계획사업에 바친 30년. In: 양재모. 사랑의 빚만 지고. 큐라인. 2001. p.230-377.

이소영, 김은정, 박종서, 변수정, 오미애, 이상림 등. 2018년 전국 출산력 및 가족보건·복지 실태조사. 한국보건사회연구원. 2018.

이주열. 공중보건학. 3판. 군자출판사. 2015. p.240-250.

이주열. 공중보건학. 제2판. 계축문화사. 2021. p.295-301.

인구보건복지협회. 인구보건복지협회 연혁. 2022. Available from: URL: http://www.ppfk.or.kr/sub/company/history.asp.

인구보건복지협회. 표어·포스터로 보는 협회 역사. 2018.

인구정책50년사 편찬위원회. 한국 인구정책 50년: 출산 억제에서 출산 장려로. 보건복지부, 한국보건사회연구원. 2016.

통계청 사회통계국 인구동향과. 2021년 인구동향조사: 출생사망통계(잠정). 2022.

기본문제

1. 한국 가족계획사업의 특징을 설명하시오.

심화문제

1. 한국 가족계획사업의 명암에 따른 당면한 저출산·고령화문제를 설명하시오.
2. 모자보건사업의 주요 내용을 설명하시오.

3 아동 · 청소년 인구집단: 학교보건사업

학습목표

- 학교보건사업의 모형과 기본 원칙을 설명할 수 있다.
- 학교보건사업 및 학교보건교육의 기획 과정을 설명할 수 있다.

3.1 학교보건의 개념

1) 학교보건의 중요성

아동과 청소년기는 한 인간으로서 발달해가는 형성기로 아동과 청소년은 일상의 많은 시간을 학교에서 보내게 된다. 따라서 학교는 이들의 건강, 자존감, 그리고 생활기술과 행동을 개선하는 데 효과적인 장소가 된다. 학교는 보건교육, 건강증진 프로그램을 효율적으로 제공할 수 있을 뿐 아니라 건강정보와 기술을 가정과 지역사회로 전파하는 역할을 한다. 이는 지역사회가 건강을 증진하는 정책과 서비스를 주창하도록 이끄는 성과를 가져온다.

학교를 통한 건강증진은 교과과정을 통한 교육과 건강한 환경의 제공, 학교를 통한 보건의료서비스의 제공을 통해 가능하며, 가족과 지역사회 간의 협력이 필수적이다. 학교의 문화, 조직, 관리, 물리적 · 사회적 환경의 질, 교과과정, 교수와 학습방법, 그리고 학생들의 성취도가 평가되는 방식들은 학생들의 자부심과 교육 성취에 직접적인 영향을 주고, 결국은 학생들과 교직원들의 건강에 영향을 준다. 따라서 학교는 건강한 조직으로서의 기능을 수행하는 한 건강증진 환경으로서 효과적인 생활터이다.

하지만, 최근에는 우리나라 청소년들의 정기 초 · 중 · 고등학교에서 학업을 중단하는 사례가 점차 늘어나고 있다. 정부의 최근 교육기본통계조사 보고에 따르면, 코로나19의 영향으로 학업중단자수가 2020년(전년에 비해 감소한) 32,027명으로 학업중단율 0.6(학생수 기준 5,346,874명)을 나타냈다(그림 10-3-1). 즉, 학교 밖 청소년의 45.1%는 고등학교 때 학교를 그만두었고, 그 다음으로는 초등학교(36.3%), 중학교(18.7%) 순이었다. 이렇듯 학교 밖 청소년의 증가에 관심을 두고 여성가족부는 「학교 밖 청소년 지원에 관한 법률」(제6조)에 근거하여 2015년부터 3년 주기로 '학교 밖 청소년 실태조사'를 시행해오고 있다. 따라서 학교 밖 청소년들도 보건사업의 중요한 대상이므로 기존의 학교보건사업의 영역 내에 반드시 포함할 필요가 있다.

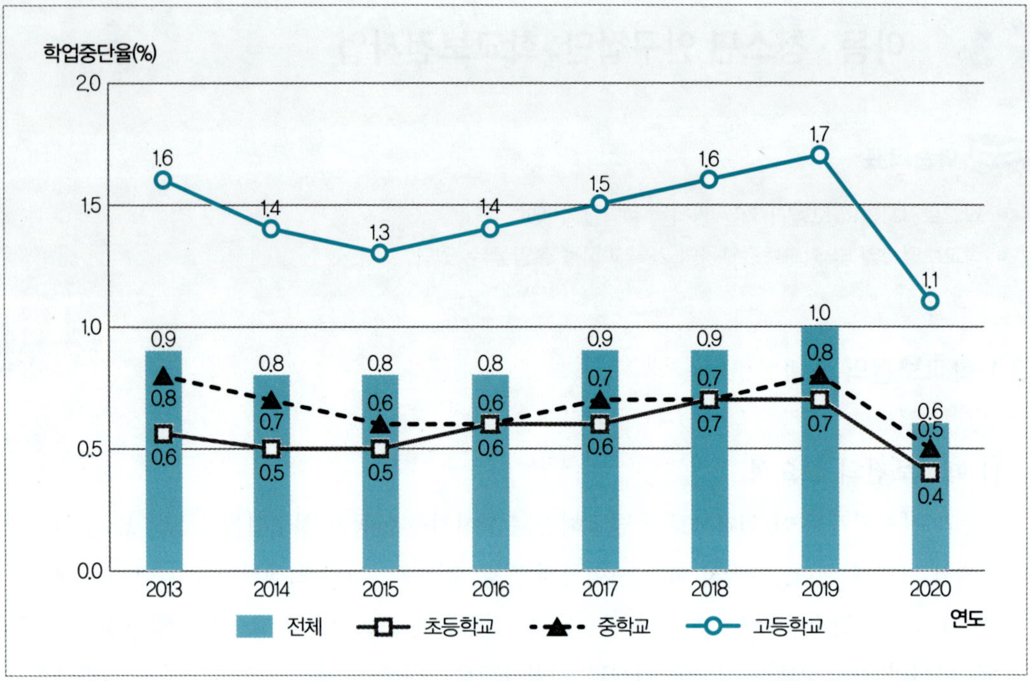

그림 10-3-1 한국 학교급별 학업중단율 추이

출처: 한국교육개발원, 교육부. 교육기본통계조사. 2021.

2) 학교보건의 목적

학교보건은 학생 및 교직원과 그 가족, 더 나아가 지역사회를 대상으로 학생, 가족, 교직원 및 보건의료 전문가가 참여하여 보건서비스와 환경기능 수준을 향상하여 지역사회가 안녕 상태에 이르도록 하는 포괄적인 보건사업이다. 따라서 학교보건의 목적은 학교보건 대상인 학생과 교직원, 가족 및 지역사회 구성원들이 건강하고 안전하게 생활할 수 있도록 스스로 질병을 예방 · 관리하며, 건강을 유지 · 증진할 수 있는 능력을 갖추도록 하는 데 있다.

3.2 학교보건사업의 기본 모형

1) 세계보건기구의 건강증진학교

건강증진학교(WHO Health Promoting School)는 세계보건기구의 글로벌 학교보건 프로젝트(Global School Health Initiative, GSHI)의 일환으로 1995년에 시작되었다. 건강증진학교는 학교의 모든 구성원들이 함께 협력하여 학생들에게 통합되고 긍정적인 경험을 제공하고자 노력한다. 이러한 노력은 학교 구성원들의 건강을 증진하고 보호하기 위한 목적으로 실시된다. 건강증진학교는 다음과 같은 여섯 가지 요소들을 포함한다.

(1) 건강한 학교정책

(2) 안전하고 건강한 물리적 학교환경

(3) 건강한 학교의 사회적 환경

(4) 건강기술과 보건교육

(5) 적절한 학교보건서비스의 제공

(6) 건강증진을 위한 가족과 지역사회의 협력

세계보건기구와 국제연합교육과학문화기구(United Nations Educational, Scientific and Cultural Organization, UNESCO)는 2018년에 '모든 학교를 건강증진학교로 만들기' 계획을 발표하고, 건강증진학교의 국제기준과 지표를 개발하고 이의 실행을 지원하였다(그림 10-3-2). 국제기준과 지표는 모든 이해관계자들이 지역, 국가, 국제 수준에서 건강증진학교의 기획, 수행, 모니터링, 평가 및 예산 확보과정에서 활용하도록 설계되었다.

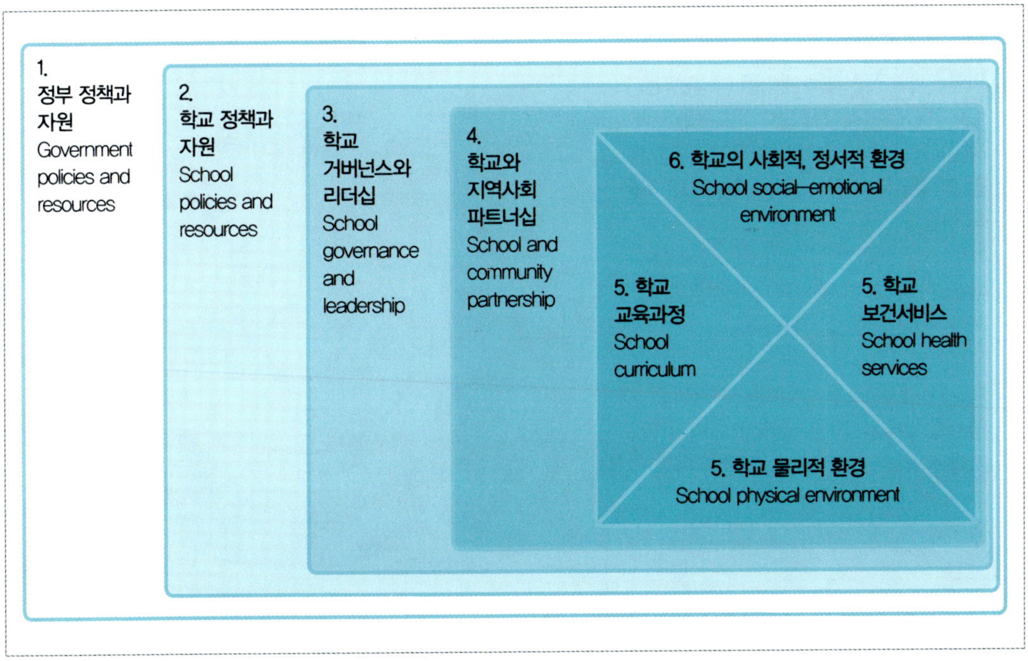

그림 10-3-2 건강증진학교의 국제기준 간의 관계

출처: World Health Organization and the United Nations Educational, Scientific and Cultural Organization. Making Every School a Health-Promoting School: Global Standards and Indicators. 2021. p.10.

2) 총체적 학교, 지역사회 및 전인적 아동 모형

미국의 질병예방통제센터(Center for Disease Control and Prevention, CDC)와 감독 및

교육과정개발협회(Association for Supervision and Curriculum Development, ASCD)는 학교의 건강문제를 학생 중심으로 해결하기 위한 총체적 학교, 지역사회 및 전인적 아동(whole school, whole community, whole child, WSCC) 모형을 제시하였다. 이 모형은 전인적 아동 모형과 포괄적 학교보건(comprehensive school health, CSH) 접근방식의 요소를 결합한 것으로서, 사회 생태학적 접근방식에 기반하여 학교가 지역사회에서 자원과 영향력을 끌어내어 아동의 다양한 요구를 해결할 수 있음을 강조한다.

이러한 WSCC 모형은 건강증진 및 질병예방을 위한 학교의 10개 요소로 구성되어 있다. 열 개의 구성요소는 체육과 신체활동, 영양 환경 및 서비스, 보건교육, 사회 및 정서적 환경, 물리적 환경, 보건서비스, 상담 및 심리사회서비스, 교직원 건강, 지역사회 참여, 가족 참여이다. 이상의 요소는 모든 결정요인이 통합되어 상호 보완적인 WSCC 모형을 구성하고 있으므로 학생들의 학습과 건강을 향상할 수 있을 것이라 기대된다. 이러한 이유로 미국의 보건 및 교육전문가단체는 이 모형을 학교보건프로그램의 기본 틀로 권장하고 있다.

- 중앙에는 총체적 아동(whole child) 접근을 위한 5개의 전인교육 원리를 나타낸다.
- 전인교육은 학교, 보건, 그리고 지역사회 간 협력을 통해 가능하며, 이를 통해 아동의 학습과 건강은 향상된다.
- 10개의 WSCC 요소는 학습과 건강을 지원하는 시스템 전반을 제공한다.
- 학교는 지역사회를 반영하는 장소이고, 지역사회의 투입, 자원, 그리고 협력이 필요하다.

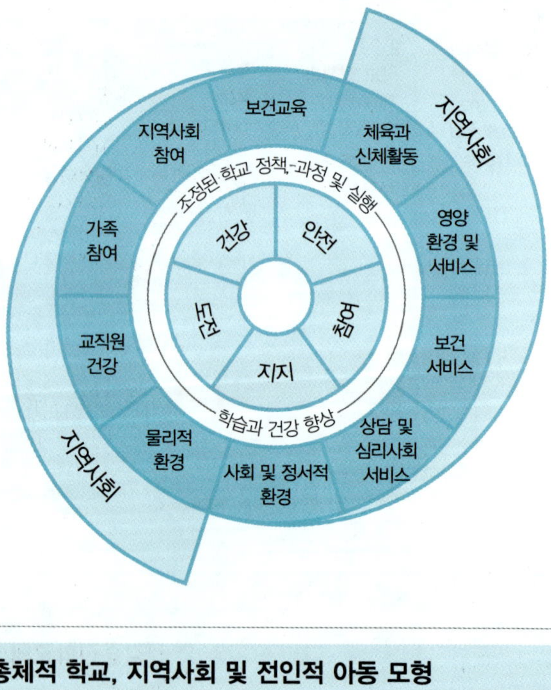

그림 10-3-3 미국 CDC의 총체적 학교, 지역사회 및 전인적 아동 모형

출처: Center for Disease Control and Prevention. CDC Healthy Schools. Whole School, Whole Community, Whole Child(WSCC) Model.

3.3 학교보건사업의 기획

1) 학교보건사업의 목적과 목표

학교보건사업은 학생의 건강증진과 학업성취도 향상뿐 아니라 교직원과 학부모, 지역사회 주민의 건강증진과 삶의 질 향상에 기여하기 위한 목적으로 실시된다.

〈제5차 국민건강증진종합계획에서의 아동 · 청소년 건강관리 목표〉

아동 · 청소년 질병 사고 예방을 통해 평생건강 기틀 형성

① 아동 · 청소년 발달단계에 따른 건강증진교육 내실화
- 연령대별 특성에 따른 주요 건강문제 예방을 위해 맞춤형 교육 지원 및 가정과 연계 교육을 위한 학부모 대상 체계적 홍보
- 비만 · 흡연예방 및 신체활동 활성화, 스마트폰 과의존 예방교육 강화 등 다양한 예방프로그램 운영

② 학교 주변의 건강유해요인 개선을 통한 건강한 교육환경 조성
- 학교 건축물 석면 해체 지원을 통해 안전관리 강화
- 통학로 금연거리 지정 등 학교 주변 금연환경 조성 및 간접흡연 피해 방지
- 학교 등에서 고열량 · 저영양 식품 및 고카페인 식품 판매 제한, 교육 · 홍보를 통한 어린이의 자발적 식습관 개선 유도

③ 아동 · 청소년 건강진단 및 건강서비스 사각지대 해소
- 아동 · 청소년 검진 운영 개선으로 사후관리 효율화, 질병 양상의 변화를 고려하여 검진항목 개정 등 검진체계 강화
- 미래 발생 가능한 건강문제 조사를 위한 아동 · 청소년 건강패널 및 종단조사 추진 등을 통해 선제적 대비

		성과지표	기준치 ('18)	목표치 ('30)
금연	1	중학교 남학생 현재 흡연율	3.9%	3.0%
금연 (대표지표)	2	고등학교 남학생 현재 흡연율	14.1%	13.2%
금연	3	중학교 여학생 현재 흡연율	2.1%	1.2%
금연 (대표지표)	4	고등학교 여학생 현재 흡연율	5.1%	4.2%
절주	5	청소년 남학생 현재음주자의 위험음주율	48.9%	45.4%
절주	6	청소년 여학생 현재음주자의 위험음주율	57.3%	55.2%
신체 활동	7	중고생 유산소 신체활동 실천율	13.9%	20.5%
구강 건강	8	영구치(12세) 우식 경험률	56.4%	45.0%
자살 예방	9	청소년 자살사망률(인구 10만 명당)	9.1명	4.1명
건강 검진	10	학교 밖 청소년 건강검진 수검률 제고	50.9	65
비만	11	아동 남성 비만 유병률	11.8%	≤12%
비만	12	아동 여성 비만 유병률	9.0%	≤9%
비만	13	청소년 남성 비만 유병률	12.6%	≤13%
비만	14	청소년 여성 비만 유병률	12.2%	≤13%
손상	15	어린이 · 청소년(19세 미만) 손상 입원율(인구 10만 명당)	999.7명	1066명

출처: 보건복지부. 제5차 국민건강증진종합계획(Health Plan 2030, 2021-2030). 2021.

2) 학교보건사업의 내용

(1) 학교보건사업 요구도 진단

지역의 아동 및 청소년 건강문제에 관한 기존의 통계자료를 확보하고 분석한다. 기존의 통계자료가 요구도 진단에 적합하지 않다면 일차자료를 수집하여 분석한다. PRECEDE-PROCEED 모형에 근거한 아동 및 청소년의 건강문제 및 건강문제의 행동적, 환경적 결정요인을 파악한다. 또한 학교보건 관련 교내외 자산(assets)을 파악한 후 학교보건사업의 우선순위 대상 및 영역을 선정한다.

(2) 학교보건사업 모형 개발

근거에 기반을 둔 학교보건사업을 기획하기 위해 체계적 문헌고찰(systematic review) 과정을 통한 학교보건사업 효과성의 근거를 확보하고, 아동 및 청소년 건강증진을 위한 학교보건사업의 우수사례(best practices)를 파악한다.

포괄적 학교보건사업을 기획하기 위해 세계보건기구의 건강증진학교, 미국 CDC의 총체적 학교, 지역사회 및 전인적 아동(WSCC) 모형에 근거한 학교보건사업 영역 및 콘텐츠를 개발한다. 학교보건사업은 다음의 구성요소를 포함한다.

① **학교보건 정책 및 인프라 구축**: 국가, 지역, 학교별 다수준적 학교보건정책 수립, 학교보건실 설치 및 운영, 학생 건강기록부 도입을 통한 건강데이터시스템 구축, 위생적 학교환경 조성(음용수, 손씻기 시설 등)

② **학교급별 보건교육 교과과정 개발**: 생활기술발달 중심 보건교육 교과과정 및 교육매뉴얼 개발, 체험형 교육방법 및 보건교육교재 개발

③ **보건서비스 콘텐츠 개발**: 정기적 건강문제 스크리닝, 건강위해행동 및 체력 스크리닝 도구 개발, 건강위험군 파악 및 서비스 연계체계 수립

④ **교직원 건강증진 프로그램 개발**: 교직원 대상 식습관, 신체활동, 금연, 스트레스 관리, 만성질환 예방과 관리에 관련된 근거중심 건강증진 프로그램 콘텐츠 개발

⑤ **학부모 및 지역사회 연계**: 학교보건사업 수행 관련 파트너십 형성, 중앙정부(또는 지방자치단체) 수준의 교육과 보건부문 간 협력, 지역사회 보건소, 의료기관, 교육기관 등을 연계한 지역의 학교보건협의체 구성 및 운영, 지역사회 학교보건 활성화 전략 개발

학교보건사업은 하나의 영역 이상(교과과정, 학교환경, 지역사회)에서의 활동들을 포함할 때 건강 및 건강관련 행동을 가장 효과적으로 변화시킬 수 있다.

우리나라에서도 SARS, 인플루엔자A(H1N1), MERS에 이어 2020년부터 COVID-19 신종감

염병이 유행된 바 있다. 이에 학교보건사업의 요구도에 따른 모형 개발 시 다음(표 10-3-1)과 같은 감염병 위기 대응전략을 학교보건교육의 효율성 제고를 위해 적극 반영할 필요가 있다.

표 10-3-1 감염병 위기 대응을 위한 학교보건사업의 내용

구성요소	사업 내용
학교보건교육	• 개인위생교육(건강인, 환자, 환자를 돌보는 사람 대상) • 예방접종 전후 보건교육
학교보건정책	• 비상대책반 구성 • 학교 자체 기본대응계획 마련 • 환자 발생 확인 및 환자 등교 정지정책 • 임시휴업 및 휴교정책 • 출결 처리, 정기고사 관리 및 수업결손 최소화 조치 등
보건서비스	• 일일 발열 감시 시행 • 의심증상 발현 시 즉시 병원진료 연계 • 고위험군 학생 관리 • 예방접종 실시 및 예방접종 이상반응 모니터링
상담과 심리사회서비스	• 고위험 학생 및 가족 문제에 대한 상담서비스 제공
건강한 학교 환경	• 교내 위생시설 구축(개수대, 손소독제, 마스크 구비 등) • 교실 환기, 소독 등 정기적 방역
교직원의 건강증진	• 교직원 개인위생교육 • 예방접종 • 교직원 복무관리
가족/지역사회 연계	• 가정통신문 발송 • 관할 교육청, 보건소, 의료기관과의 연계체계 구축 • 등교 정지 시 가정에서 취해야 할 요령 제공 • 예방접종 전후에 대한 보호자 교육

출처: 김영복 등. 감염병 유행 시 학교 보건교육의 효율성 제고를 위한 전략 개발. 보건교육건강증진학회지 2012;29(2):71-81.

(3) 학교보건사업 인력 역량강화 프로그램 개발

학교보건사업을 효과적으로 수행하기 위해서는 담당인력의 역량강화가 중요하다. 교장 또는 교감 등 학교 운영자를 대상으로 한 학교보건 기획 및 관리 역량강화 연수과정이 필요하다. 또한 실제 사업수행자 및 보건교육 교사를 대상으로 교사 연수과정을 실시해야 한다. 아동 및 청소년 건강문제 분석, 행동이론에 근거한 건강위해행동 개선 및 건강행동 촉진 전략 개발, 교육목표, 내용, 방법 및 전략 개발과 활용, 보건교육 교재 개발, 교수 방법이나 기술 등이 연수과정 내용에 포함되어야 한다.

(4) 학교보건프로그램 시범사업 및 확산 전략 개발

지역적 환경 특성을 고려한 시범학교를 선정하고, 포괄적 학교보건 프로그램의 시범사업을 실시한다. 시범사업의 효과성, 효율성, 과정을 평가한 후 혁신확산이론 등을 활용하여 확산 전략을 개발한다.

3) 학교보건사업의 활성화 전략

오타와헌장에 기초한 학교보건사업의 기본방향은 다음과 같이 정리할 수 있다. 첫째, 건강과 교육 강화를 위한 자원 투입을 구체화하기 위해서 학교보건정책이 수립되어야 한다. 둘째, 학교의 물리적, 심리사회적 환경은 건강 지지적인 환경으로 개선되어야 한다. 마지막으로 학교의 건강증진의 과정을 지원해줄 지역사회의 활동과 관련 기관 간의 연계를 강화한다.

학교보건사업의 활성화를 위한 전략은 〈표 10-3-2〉와 같다. 개인 수준에서는 일생을 통하여 건강지식뿐 아니라 구체적인 건강행동에 초점을 둔 개인 건강기술 개발을 촉진한다. 학교와 지역사회, 나아가 국가의 보건의료서비스의 방향을 재조정하며, 이를 통하여 외부 보건의료시스템 및 학교서비스에 대한 접근성을 강화한다. 학교에서 가장 효과적인 프로그램을 파악하고 실행하며, 문제해결적 중재와 예방적 중재를 통합한다.

표 10-3-2 수준별 학교보건사업 활성화 전략

구분	구체적 전략
국가 수준	• 보건복지부와 교육부의 공식적인 협력관계 수립 • 사업의 우선순위 결정을 위한 지속적인 건강감시(health surveillance) • 지방 교육청과 학교에 대한 재정과 기술 지원 • 정부조직과 비정부조직의 통합적 노력
지역 수준	• 국가 정책과 재정의 지원을 통한 지방 교육청의 노력 강화 • 보건교육, 보건서비스, 건강한 학교환경 등을 포함한 포괄적 학교보건사업 • 지역사회의 조직, 가족, 매체를 통해 학교보건사업의 메시지 강화 • 지역사회 자원의 충분한 활용 • 학교조직과 학교환경의 질 관리를 통한 학교보건사업 수행 • 취약계층의 건강과 교육 향상에 우선순위 부여
학교 수준	• 적절한 근거(이론)과 지역사회 요구에 근거한 사업기획 • 단일 전략보다는 다양한 전략들의 복합적 활용 • 학생들의 참여 보장 • 교사 및 교직원들에 대한 교육 및 훈련 실시 • 생활기술 교육의 조기 실시 • 역할모델로서 학교 교직원의 영향력 반영

출처: Lewis KD, Bear BJ. Manual of School Health: A Handbook for School Nurses, Educators, and Health Professionals. 3rd ed. St. Louis, MO: Saunders. 2009.

3.4 학교보건교육의 기획

1) 모든 학년에서 보건교육 시행

학교는 모든 학생이 최소한 한 과목 이상의 보건교육 과목을 수강하고, 점수를 취득하도록 해야 한다. 성적의 비중도 다른 주요 과목과 동등하게 처리할 필요가 있다. 보건교육은 학생들이 장차 개인, 조직 또는 지역사회 구성원으로서 건강증진을 위한 정보와 서비스를 접하고, 이해, 평가 및 활용하는 건강정보이해능력(health literacy)을 갖추도록 하는데 목적을 둔다. 개인적 그리고 사회적 자산으로서 건강정보이해능력은 다음과 같은 구체적 능력을 의미한다(Schools for Health in Europe, 2020).

- 건강정보 환경에 접근하고, 정보를 탐색한다.
- 건강메시지를 이해한다.
- 건강 주장에 대해 비판적으로 생각하고 건강에 관해 정보에 입각한 의사결정을 한다.
- 건강지식을 습득하고 새로운 상황에서 이를 활용한다.
- 건강 주제와 관심사에 대하여 소통한다.
- 건강정보를 사용하여 자신과 타인의 건강을 증진하고, 환경적 건강을 향상한다.
- 건강한 행동과 태도를 발달시킨다.
- 건강한 활동에 참여하며, 건강위험을 피한다.
- 자신의 생각과 행동을 인식한다.
- 신체의 신호(감정, 증상 등)를 파악, 평가한다.
- 윤리적이며 사회적으로 책임감 있게 행동한다.
- 자기주도적이며, 평생학습을 실천한다.
- 시민의식을 갖추고, 형평성을 추구한다.
- 사회적, 상업적, 문화적, 정치적 건강결정요인을 다룬다.

2) 순차적 보건교육 교과과정 개발

보건교육을 하는 모든 교사들은 순차성 및 일관성을 갖춘 보건 교과과정을 활용하여야 한다. 순차적이라는 것은 이전의 배운 개념을 바탕으로 교과과정이 구성되어야 한다는 의미이다. 또한, 일관된다는 것은 교과과정이 기준에 의해 설정된 주요 학습목표를 다루는 것이어야 한다는 점을 의미한다. 보건교육에 관한 국가기준이 설정되어 있지 않다면, 보건교육에 대한 국가기준을 먼저 개발해야 한다. 이후에 국가기준과 일관되며 지역, 각급 학교의 여건을 반영한 보건교육의 구체적 목표가 설정된다.

표 10-3-3 미국 보건교육 국가기준 PreK-12

구분	국가기준의 내용
기준 1	학생은 건강 향상을 위해 건강증진과 질병예방에 관련된 개념들을 이해한다.
기준 2	학생은 가족, 친구, 문화, 매체, 기술, 기타 요인들이 건강행동에 미치는 영향을 분석할 수 있다.
기준 3	학생은 건강 향상을 위한 정확한 정보, 상품과 서비스를 활용할 수 있다.
기준 4	학생은 건강 향상을 위해, 건강위험을 피하거나 낮추기 위해 대인 의사소통 기술을 활용할 수 있다.
기준 5	학생은 건강 향상을 위해 의사결정 기술을 활용할 수 있다.
기준 6	학생들은 건강 향상을 위해 목적설정 기술을 활용할 수 있다.
기준 7	학생들은 건강증진행동을 실천하고 건강위험을 피하거나 줄일 수 있다.
기준 8	학생들은 개인, 가족, 그리고 지역사회의 건강을 옹호할 수 있다.

출처: Meeks BM, Heit P, Page R. Comprehensive School Health Education. 8th ed. McGraw Hill. 2012.

3) 기술중심 보건교육 제공

일반적으로 기술이란 구체적 행동의 실천을 가능하게 하는 능력을 의미한다. 기술은 크게 생활기술과 건강기술로 구분될 수 있다. 건강기술은 응급처치(붕대법, 심폐소생술, 소독법 등)나 개인위생(손씻기, 칫솔질), 또는 건강한 성행동(콘돔의 올바른 사용법)과 같은 것을 실천할 수 있는 역량을 의미한다. 반면에, 생활기술은 개인이 일상생활 속에서 나타나는 요구와 도전과제에 효과적으로 대처할 수 있게 하는 적응적, 긍정적 행동능력을 의미한다(표 10-3-4).

학생들은 건강한 생활습관을 형성하는 데 필요한 기술훈련을 할 필요가 있다. 건강한 생활양식에 적용될 수 있는 기술에는 식품영양표시 읽기, 건강한 식사 계획하기, 안전하고 건강한 신체활동 계획 세우기, 담배와 주류 판매회사의 광고전략을 확인하고 이에 대처하기, 동료의 흡연압력과 같은 고위험상황에 대처하기, 분노 조절하기 등이 포함될 수 있다.

표 10-3-4 보건교육을 위한 생활기술의 유형

의사소통과 대인관계 기술	의사결정과 비판적 사고기술	대처와 자기관리 기술
• 대인 의사소통 기술 • 협상/거절 기술 • 공감 형성 • 협력과 팀워크 • 옹호 기술	• 의사결정/문제해결 기술 • 비판적 사고 기술	• 개인적 자신감, 통제력, 책임감 갖기, 변화 능력을 증가시키는 기술 • 감정관리 기술 • 스트레스 관리 기술

출처: WHO. Skills for Health: Skills-based Health Education Including Life Skills: An Important Component of a Child-Friendly/Health- Promoting School. Geneva. 2001.

4) 활동적 교육전략 활용

보건교육 교사들은 활동적인 교육전략을 활용하여 학생들이 재미를 느끼고, 학생 개개인이 교육활동에 적극적으로 참여하도록 유도한다. 강의의 형태보다는 학생들의 활발한 참여를 유도하는 교수법을 활용한다. 활동적인 교육전략에는 토론, 협동학습, 시뮬레이션, 게임, 역할극 등이 있다.

5) 교과과정 간 협력체계 구축

건강과 관련된 지식과 정보는 일반적인 원리로 연계되기 때문에 통합화로 체계적인 교육이 가능하다. 보건교육의 관점에서 본다면, 기술의 발달은 통합적인 접근을 통해 효과적으로 성취될 수 있다.

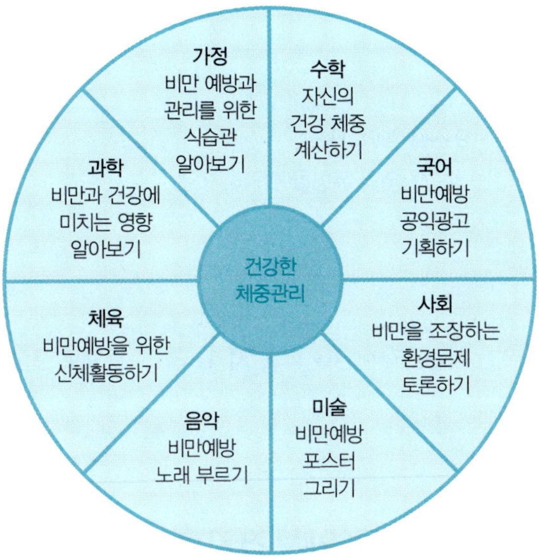

그림 10-3-4 보건교육에서의 교과과정 간 협력 사례(건강한 체중관리)

참고문헌

김영복, 김혜경, 김명. 감영병 유행 시 학교 보건교육의 효율성 제고를 위한 전략 개발. 보건교육건강증진학회지 2012;29(2):71-81.

관계부처합동. 제5차 국민건강증진종합계획(Health Plan 2030, 2021-2030). 2021.

한국교육개발원, 교육부. 교육기본통계조사. 2021.

Center for Disease Control and Prevention. CDC Healthy Schools. Whole School, Whole Community, Whole Child(WSCC). Available from: URL: https://www.cdc.gov/

healthyschools/wscc/index.htm.

Schools for Health in Europe. Health Literacy in Schools -State of the Art-. SHE Factsheet No. 6. 2020. Available from: URL: https://www.schoolsforhealth.org/sites/default/files/editor/fact-sheets/factsheet-2020-english.pdf.

Lewis KD, Bear BJ. Manual of School Health: A Handbook for School Nurses, Educators, and Health Professionals. 3rd ed. St. Louis, MO: Saunders. 2009.

Meeks BM, Heit P, Page R. Comprehensive School Health Education. 8th ed. McGraw Hill. 2012.

WHO. Skills for Health: Skills-based Health Education Including Life Skills: An Important Component of a Child-Friendly/Health- Promoting School. Geneva. 2001.

World Health Organization and the United Nations Educational, Scientific and Cultural Organization. Making Every School a Health-promoting School: Global Standards and Indicators. 2021.

기본문제

1. 포괄적 학교보건사업의 구성요소를 설명하시오.
2. 보건교육에서 강조해야 하는 생활기술의 유형을 설명하시오.

심화문제

1. 보건교육을 활성화하기 위한 사업관리 방안을 학교, 지역, 국가 수준으로 구분하여 설명하시오.

4 청·장년 인구집단: 성인보건사업

학습목표

- 청장년 인구의 보건 개념과 발달적 특성을 설명할 수 있다.
- 청장년 인구의 주요 건강문제를 설명할 수 있다.
- 청장년 인구의 주요 건강증진사업을 설명할 수 있다.

4.1 청장년 인구와 성인보건의 개념

성인기는 인간의 발달단계별로 볼 때 청소년기 이후의 10대 후반부터 시작되며, 전기(20~30대), 중기(40~50대), 후기(60대 이후)로 구분한다. 이때 후기는 대개 노년기로 간주되기에

청장년기란 주로 20대 중반에서 50대까지의 사람들을 말한다. 성인보건은 전기와 중기에 발생하는 건강문제를 해결하기 위한 예방 및 관리 활동을 말한다.

전기 성인기(early adulthood)는 신체적 성숙이 최고조에 달하는 시기이며, 이때는 대학진학이나 군입대, 취업, 결혼 등을 하며 자녀가 태어나 가정을 형성하는 시기이기도 하다. 전기를 지나 중기 성인기(middle adulthood)에 이르면 신체의 변화에 적응하고 결혼생활 및 직업 활동에 몰두하며, 여가 선용 등을 하고 신체적 능력과 건강이 서서히 감퇴함으로써 육체적으로 약해지면서 질병에 대한 저항력도 낮아지고 만성적이며 심각한 생활습관병에 이환될 가능성이 높아진다.

중기에 이르면 신체 · 생리적 노화가 시작되어 모발의 색이 변하고, 피부의 습도와 탄력성이 감소하고, 피하지방이 감소하며, 주름이 많아지고 복부의 지방 침착으로 배가 나오고 허리가 굵어지며, 체중이 증가한다. 또한, 유산소 기능과 심박출량이 감소하고, 골밀도와 근육량도 감소하게 된다. 18세 기준으로 55세의 신장(키)은 약 2.5cm 정도 감소하게 되며, 대사기능도 저하되고, 변비나 배변 횟수가 감소한다. 혈액순환이 감소하고, 신사구체의 여과율도 감소하게 되며, 폐경으로 질 분비물 감소 등이 나타나게 된다. 중추신경계의 기능 저하로 정신적인 반응속도도 떨어져 머리가 빨리 돌아가지 않아 새로운 것을 기억하는 능력이 떨어진다. 나이가 들어감에 따라 시각, 청각 등 감각과 지각능력이 감퇴하고 지능과 정보처리 능력이 감퇴한다.

매슬로(Maslow AH, 1970)는 이 시기를 "주체성이나 주체의식이 확고해지고 직업을 선택하고 대인관계가 부드러워지고 취미에 깊은 관심을 가지며 인류애적 가치 추구와 봉사활동에 흥미가 증가되고 결혼과 동시에 가풍을 만들고 부모가 되는 자기실현의 기반을 확립하는 시기"라고 했다.

표 10-4-1 한국 성인의 연령대별 사망원인 순위 단위: %

연령대	사망원인									
	1순위	비중	2순위	비중	3순위	비중	4순위	비중	5순위	비중
20대	고의적 자해(자살)	54.4	악성신생물	10.2	운수사고	9.4	심장질환	3.8	뇌혈관질환	1.3
30대	고의적 자해(자살)	39.4	악성신생물	19.1	심장질환	6.0	간질환	4.9	운수사고	4.6
40대	악성신생물	28.3	고의적 자해(자살)	20.8	간질환	8.2	심장질환	8.0	뇌혈관질환	5.3
50대	악성신생물	36.6	고의적 자해(자살)	9.9	심장질환	8.5	간질환	7.9	뇌혈관질환	5.7

출처: 통계청. 2020년 사망원인 통계. 2021.

4.2 성인기의 건강문제와 건강증진

성인기의 주요 건강문제는 우리나라의 사망원인을 통해 알 수 있는데, 2020년 가장 높은 연령별 사망원인을 요약하면 다음 〈표 10-4-1〉과 같다. 성인기는 삶에 스트레스가 많으므로 고의적 자해(자살)가 증가하고 있으며, 생활습관의 변화로 악성신생물이 증가하고 있다. 그러므로 이 절에서는 보건사업 대상자를 군인 및 사업장의 근로자까지 포함할 예정이므로 성인보건사업을 지역사회 주민의 건강문제에 주로 초점을 두되 각 생활터별로 그 목표를 달성할 수 있도록 차별화된 접근 전략을 꾀할 필요가 있다.

1) 성인기의 주요 건강문제

(1) 전기 성인기

① 스트레스(stress)

전기에는 생활의 변화로 인한 생리적, 심리적으로 불안정한 상태로 크고 작은 변화의 과정에서 스트레스를 경험하게 된다. 사회로 진출하고 가정을 이루면서 직업인, 배우자, 부모 등의 새로운 역할이 주어진다. 신체적 증상으로는 두통, 근육통, 위통 등이 일어나고 심리적 증상으로는 신경과민, 불안, 긴장, 짜증, 우울 등이 발생한다.

② 우울증(depression)

성인 초기인 전기에는 신경전달물질의 불균형, 유전, 생활의 변화, 질환 또는 약물 복용 등으로 중기보다 우울증, 불안장애 등의 발생률이 높다. 증상으로는 지속적인 우울감, 의욕 저하, 불면증 등 수면장애, 식욕 저하 또는 증가, 체중 변화, 주의 집중력 저하, 자살에 대한 반복적인 생각, 자살 시도, 부정적 사고, 지나친 죄책감, 일상생활 기능의 저하, 학업능력 저하 등이 있다.

③ 고의적 자해(자살)

자살(suicide)은 자기 자신을 죽이기 위한 의도적 행에 의한 죽음으로 20대와 30대의 전기 성인기의 사망원인 1순위에 속해 한국의 심각한 사회문제이다. 특히 2003년 OECD 회원국 중 우리나라가 자살사망률 1위를 차지한 이후 지금까지도 지속되고 있어 보건학적 과제로 대두되고 있다.

④ 운수사고

'운수사고'는 사람이나 화물을 운반하기 위하여 사용되는 기계장치와 관여된 사고로, 사망과 부상 발생의 주요 원인이며, 장애 발생 및 치료비용 등의 사회경제적 부담이 높은 문제로, 한국인의 사망원인으로 20대에서 3순위, 30대에서 5순위를 차지하고 있다. 2000년대 이후에는 매년 교통사고 사망자 수가 감소하고 있지만, 2018년에는 인구 10만 명당 7.3명으로, OECD 회원국 평균인 5.6명에 비해 약 1.3배 많았다.

⑤ 불임(infertility)

결혼한 부부 중 약 14%가 불임을 경험하는데, 불임은 부부의 성생활 및 정서적 안녕을 위협하는 요인이 될 수 있다. 부부가 불임에 대한 책임을 서로에게 전가하면, 이로 인한 스트레스와 불안을 경험하게 된다.

⑥ 성매개감염병(sexually transmitted infection, STI)

감염된 사람과 성적 접촉으로 전파되는 성매개감염병은 성기, 입, 항문의 접촉을 통해서 감염되며, 전반적으로 발생률이 증가하고 있다.

(2) 중기 성인기

① 대사증후군(metabolic syndrome)

심근경색증이나 뇌졸중의 위험인자인 복부비만, 고혈압, 당뇨, 고지혈증 중 세 가지 이상일 경우 대사증후군이라 하는데 위험군은 40~50대 남성, 폐경 후 여성 등이다. 복부비만은 심근경색, 협심증 등 심뇌혈관계질환 발병 위험을 높이고 뇌졸중, 암, 동맥경화증 등의 심뇌혈관계질환의 위험을 4배 이상 높인다.

② 비만(obesity)

비만은 과다한 영양 섭취, 신체활동 부족 등 생활양식으로 발생하는 경우가 대부분이며, 드물게는 약물 복용이나 질환에 의해 2차적으로 발생한다. 체중 증가와 외모의 문제, 성호르몬 불균형, 유리지방산 증가, 수면 무호흡증, 퇴행성관절염 증가, 고혈압, 당뇨병, 이상지질혈증, 대사증후군 등의 대사질환 증가, 심혈관계질환 유발, 신체적 및 정신적 스트레스, 삶의 질 저하 등을 유발한다.

③ 고혈압(hypertension)

유전적 요인이나 소금 섭취가 증가하고, 비만, 직업, 알코올 섭취, 흡연, 운동 부족, 스트레스 등 환경적 요인으로 발생한다. 연령이 높아질수록 고혈압의 발생률이 높아지고, 남자가 여자보다도 많으며 여자도 폐경이 지나면서 증가한다.

④ 당뇨병(diabetes mellitus)

유전적 요인과 환경적 요인의 복합적인 상호작용으로 발병하는 당뇨병은 충분한 양의 인슐린을 생산하지 못하는 인슐린 분비 장애, 말초조직에서 인슐린을 효과적으로 사용하지 못하는 포도당 이용의 장애, 혈액 중에 포도당이 증가하여 간에서 과도한 포도당 신생 합성이 이루어지는 경우 발생한다.

⑤ 골다공증(osteoporosis)

20~30대에 골밀도가 가장 높고, 그 이후로는 감소한다. 30세 이후부터는 활발한 골 흡수가 진행되며 1년마다 10% 뼈가 교체되고, 10년이 지나면 우리 몸의 뼈는 모두 새로운 뼈로 교체된다. 뼈는 인체를 지탱하고, 장기를 보호하며, 칼슘을 저장하는 역할을 담당한다.

2) 성인기의 건강증진

(1) 예방접종과 건강검진

모든 성인은 매년 1회 인플루엔자 예방접종을 받아야 하고, 10년마다 디프테리아, 파상풍, 백일해를 예방하기 위한 Tdap/Td를 접종해야 한다. 19~64세 성인 중 폐렴구균 감염의 위험이 높은 경우 폐렴구균 예방접종을 받아야 한다. 30~39세 성인 중 항체검사 후 음성인 경우에는 A형간염 예방접종을 받아야 한다. 사무직 근로자는 2년마다, 생산직 근로자는 1년마다 건강검진을 받아야 한다.

(2) 건강생활 실천

2020년 한국인의 영양소 섭취 기준을 보면, 일반적 성인의 1일 칼로리 요구량은 남자가 2,000~2,600Kcal이며, 여자는 1,700~2,000Kcal이다. 1일 칼로리 섭취량을 기준으로 한 영양소별 적정 섭취량은 탄수화물 55~65%이고, 단백질은 7~20%, 지방이 15~30%의 비율로 전체 에너지를 섭취하도록 권장하고 있다.

2020년 만 19세 이상 전체 한국인(남자, 여자)의 현재흡연율(표준화율)이 20.6%(34.0%, 6.6%), 월간음주율(표준화율)이 58.9%(70.2%, 47.8%), 걷기실천율(표준화율)이 39.2%(39.8%,

38.5%)로 건강하지 못한 생활습관은 암, 고혈압, 당뇨병, 뇌졸중 등 주요 건강문제와 연관된다. 따라서 규칙적인 신체활동 실천은 심뇌혈관계질환 예방, 적정체중 유지 및 활력 증진 등에 효과가 높으며, 적정한 수면시간은 1일 7~9시간이다. 불면증의 원인은 잘못된 식이, 많은 스트레스, 피로, 좋지 않은 신체 건강 등이므로 이를 피하거나 줄이고 수면장애 요인인 카페인, 알코올, 니코틴, 수면제, 약물남용 등을 삼가는 것이 필요하다. 더욱이 정부도 개개인의 금연, 절주 행동의 변화 및 건강생활 실천을 위한 환경 조성을 강화하고 있다.

4.3 군인 건강증진

우리나라는 「병역법」에 따라 청년은 군인으로 의무복무를 한다. 따라서 청소년기 또는 청년기에 군에 입대해 가족을 떠나 특수한 환경인 병영 내에서 일정 기간 생활을 하므로 이들이 대상이 되는 특수집단 보건사업을 수행할 수 있다. 이에 제5차 국민건강증진종합계획(HP 2030)에 제시된 군인건강증진사업의 중점과제를 소개하면 다음과 같다.

1) 군인건강증진사업의 목적 및 세부 추진계획

군인들의 육체적, 정신적 건강을 유지 · 증진하여 최상의 전투력을 유지하고, 전역(퇴역) 후에도 건강한 삶을 유지한다.

세부 추진계획으로는 군 건강증진 담당인력의 역량을 강화하고 건강증진 담당인력의 온/오프라인 교육을 수행하며, 부처 간(보건복지부) 연계 맞춤형 건강증진 교육프로그램을 개발한다. 군 건강증진 담당인력의 건강증진 관련 교육의 이수 및 실태를 조사하고, 군 건강증진사업을 활성화한다. 건강행태조사 및 건강증진활동을 실태조사하며, 금연클리닉, 절주 캠페인 및 교육, 비만 예방프로그램 등을 운영한다. 대사증후군관리사업 및 정신건강관리사업도 추진한다.

2) 군인 대상 건강증진사업의 목표

군(軍) 내 건강행태의 개선을 위해 목표치를 설정하여 장병들의 건강을 유지, 증진한다.

(1) 흡연율 감소

한국갤럽조사연구소에서 2021년 발표한 군 장병 흡연율에 따르면, 흡연율은 2007년 50.7%에서 2021년 41.2%로 감소하였다. 하지만, 2020년 국민건강영양조사 결과, 19~29세 성인 남성흡연율 32.0%와 비교해 볼 때 군 장병의 흡연율이 훨씬 높게 나타났다(그림 10-4-1). 이렇듯 군 장병 흡연율 감소를 위한 정책 방향은 지난 10여년 간의 성과와 군 특수환경을 감안하여 제5차 국민건강증진종합계획에 제시된 성인 남성 현재흡연율(연령표준화) 목표(25.0%)보다 높은 33.0% 목표치를 향해 군 장병들의 금연 지원을 위한 지속적 정책 개입이 필요하며, 다양한 금연프로그램을 운영해야 한다.

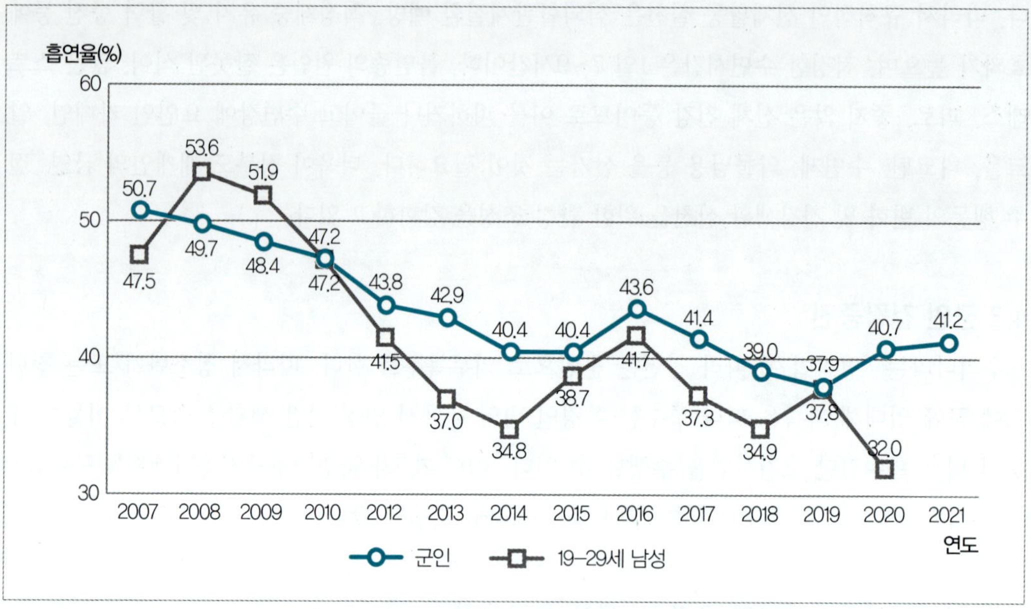

그림 10-4-1 우리나라 흡연율 및 군 흡연실태 조사 비교

출처: 국민건강영양조사. 19-29세 성인 남성흡연율. 2021.
한국건강관리협회. 2007년~2015년 장병 흡연율-지정부대. 2016.
한국갤럽조사연구소. 2016년~2021년 장병 흡연율-표본부대. 2021.

(2) 적정 체중 비율 유지

2013년 국민건강보험공단에서 군간부를 대상으로 한 건강검진 및 1개 사단 상병 진급자의 BMI 측정 결과 적정 체중(18.5≤BMI<25)의 비율이 71.0%이었으나, 그 이후 약간의 변동을 보이다가 2019년 50.9%로 군인의 비만유병률이 증가하는 양상을 보이고 있다. 이에 군인의 적정 체중 비율은 국민건강종합계획 2030 목표치 63.0%를 고려하여 현 상태를 유지하거나 늘이도록 관리가 필요하다(표 10-4-2).

표 10-4-2 군 장병의 적정 체중 · 우울지수 비율과 HP2030 목표치 단위: %

년도	2012	2013	2014	2015	2016	2017	2018	2019*	HP2030 목표치*
적정 체중 비율	–	71.0	–	75.1	75.0	72.9	72.9	50.9	63.0
우울위험(중등도 이상) 비율	17.2	14.2	7.3	5.1	5.0	5.4	5.4	7.8	5.0

주: * 관계부처합동. 제5차 국민건강증진종합계획(Health Plan 2030,2021-2030). 2021.
출처: 국방부. 군 장병 비만도 조사. 2018.
국방부. 군 특성별 우울지수 조사. 2018.

(3) 우울감 감소

군인 특성별 우울지수 조사 결과, 우울위험(중등도 이상) 비율은 2012년 17.2%에서 2019년 7.8%로 약 10% 정도 감소하였다(표 10-4-2). 제5차 국민건강증진종합계획에 설정된 목표치(5.0%)를 감안하여 군인의 우울감(우울지수≥22)을 지속적으로 감소하기 위해 관심을 두어야 한다.

4.4 성인 근로자를 위한 산업보건사업

산업보건이란 "모든 직업에서 일하는 근로자들에게 작업조건 때문에 발생하는 질병을 예방하고, 유해물질에 노출될 위험을 통제하고, 근로자가 그 직무에 적합하도록 배치하여 일하도록 함으로써, 근로자들의 신체적, 정신적, 그리고 사회적 건강을 고도로 유지 증진하는 것이다."라고 국제노동기구(ILO)와 세계보건기구(WHO) 공동위원회(1950)에서 정의하였다. 산업보건의 주요한 초점은 다음 세 가지 목적이 있다는 것이다. 첫째, 근로자의 건강과 작업능력의 유지와 증진, 둘째, 안전과 건강에 도움이 되도록 작업환경과 작업의 개선, 셋째, 작업에서 건강과 안전을 뒷받침하고 그리하여 적극적인 사회적 기풍과 원만한 운영을 촉진하며, 사업의 생산성을 올리는 방향의 작업조직과 작업문화의 발전에 있다. 직장건강증진 프로그램은 의학적 상담, 보건교육, 건강한 환경유지 등을 포함한다. 직업은 성인기의 주된 사회적 역할이며, 개인적, 사회적, 문화적, 재정적 생존을 가능하게 한다. 취업, 승진, 해고, 은퇴 등의 직업 주기를 거치게 되며, 원치 않는 실업이 불안감, 스트레스를 유발하고 가족 지지체계를 약화시킬 수 있다. 또한 근로자들의 고령화와 산업구조의 변화에 따라 신체활동 부족과 여러 가지 스트레스로 건강의 위험이 되고 있다.

국제노동기구의 「산업보건서비스 권고안」 112호(1959) 및 171호(1985)를 중심으로 산업보건사업의 내용을 요약하면, 다음과 같다(표 10-4-3). 이 권고안은 우리나라에도 영향을 주어 1981년에 「산업안전보건법」이, 1990년에 「산업안전기준에 관한 규칙」에 이어 2011년에 「산업안전보건기준에 관한 규칙」이 각각 제정, 현재까지 여러 차례 개정되어 사업장에 적용되고 있다.

근로자 건강증진활동 지침에서는 「산업안전보건법」 제4조제1항제10호 및 같은 법 시행령 제3조의6제2항에 따라 근로자 건강증진활동을 효율적으로 추진하기 위하여 필요한 사항을 규정하였다. 제4조(건강증진활동계획 수립 · 시행)에서는 사업주는 근로자의 건강증진을 위하여 다음 각호의 사항이 포함된 건강증진활동계획을 수립 · 시행하여야 한다. 첫째, 사업주가 건강증진을 적극적으로 추진한다는 의사 표명, 둘째, 건강증진활동계획의 목표 설정, 셋째, 사업장 내 건강증진 추진을 위한 조직 구성, 넷째, 직무스트레스관리, 올바른 작업자세 지도, 뇌심혈관계질환 발병위험도 평가 및 사후관리, 금연, 절주, 운동, 영양개선 등 건강증진활동 추진내용, 다섯째, 건강증진활동을 추진하기 위해 필요한 예산, 인력, 시설 및 장비의 확보, 여섯째, 건강증진활동계획 추진상황 평가 및 계획의 재검토, 일곱째, 그 밖에 근로자 건강증진활동에 필요한 조치 등이다.

표 10-4-3 산업보건사업의 내용

주요 영역	세부 사업 내용
건강진단	채용 시, 정기(일반, 특수), 기타(작업 복귀, 만성질환관리, 장애근로자, 연소자 및 여성 등)
작업환경 감시	산업위생(근로자 건강에 유해한 요인을 관리하여 직업병 예방), 산업안전(사고 예방 및 개인 보호구 감시), 위생학, 생리학 및 심리학적인 측면에서의 작업분석 및 근로자에 대한 작업 적응, 일반 위생 등
작업환경과 인간공학	근로자의 채용과 배치, 사고 및 직업병 예방, 근로자 복귀, 직업재활 및 훈련 등에 대한 경영자 및 근로자 대표에 대한 조언
보건교육과 훈련	보건과 위생교육, 응급처치 훈련
사업장 내에서 보건에 관한 통계 자료의 관리와 정기적인 분석	기록 유지, 보고서 준비, 사고와 질병에 의한 결근의 기록과 분석, 직업성질환의 보고
의학적 치료	응급처치 및 응급치료, 출근하지 않았거나 결근 후 복귀한 근로자에 대한 외래치료, 재활, 일반 진료 및 가족 진료
건강상담	
영양	
가족계획	교육, 상담, 근로자 및 가족에 대한 서비스 제공
산업보건연구	
사업장 내의 다른 서비스와의 협력	특히, 인력과 관련된 부서, 고용조건, 직업훈련, 사고 예방, 복지, 산업위생공학 및 직업재활 등의 서비스와의 협력
외부 서비스와의 협동	

출처: 김윤철. 산업보건과 국제노동기준(2). 월간산업보건 2006;218:16-20.

1) 건강관리

건강관리에서는 치료의학의 경우처럼 내방하는 환자를 돌보아 준다는 소극적인 입장이 아니라 무자각 환자를 포함하여 집단 전원의 건강상태를 파악 관리한다는 적극적인 면이 강조된다. 즉, 예방의학, 치료의학, 재활의학 및 건강증진이 포함된 포괄적 의미의 보건의료로서 건강자의 관리와 요주의자를 포함한 환자관리가 병행되어야 한다.

(1) 건강자 관리

건강자 관리에는 다음과 같은 세 가지 방법이 있다.

첫째는 적극적으로 건강 수준을 높이는 일이다. 우선 건강에 대한 위험요인을 알기 위한 건강조사와 건강 정도를 파악하기 위한 건강 측정이 필요하며, 이를 바탕으로 수면, 흡연, 음주, 기호품 등 일상 생활양식 개선에 대한 보건지도, 적절한 신체단련을 위한 운동지도, 올바른 식생활을 포함한 영양지도, 그리고 스트레스, 인간관계 등의 정신건강지도들이 총체적으로 이루어져야 한다.

둘째는 특정 질병에 대하여 특수 예방조치를 강구하는 일이다. 예를 들어 감염병에 대한 예방접종이나 화학예방이 여기에 포함된다.

셋째는 건강 이상과 질병의 조기발견이다. 정기적인 건강진단이나 조기검진을 권장하는 것도 이 때문이다.

(2) 요주의자 및 환자관리

건강진단이나 조기검진 등에서 발견된 질병자나 이상자에 대하여 실시하는 건강관리가 곧 환자관리이며, 환자관리는 다음의 목적과 의미를 포함한다. 첫째, 조기진료는 발견된 질병과 이상을 조기에 관리하여 단시간에 치유하는 것이다. 둘째, 중증화 방지는 어느 정도 질병이 진행된 사람의 병세가 중증이 되지 않도록 적절한 치료를 받도록 환자를 지도하는 것이다. 셋째, 지연 또는 재발 방지는 질병의 치료가 지연되거나 치유 후 재차 악화되지 않도록 하는 일이다. 여기에서는 적정 의료를 받는 것이 전제가 되며, 특히 만성질환의 경우 이러한 점들이 문제가 되기 쉽다. 넷째, 치료뿐 아니라 건강인으로서 사회에 복귀하도록 하는 것은 환자관리 중에서도 가장 중요한 부분이다. 따라서 치료의 시작과 더불어 질병의 상태와 상응하는 육체적, 정신적 및 사회적 훈련이 필요하다. 다섯째, 타인에 대한 위해 방지이다. 즉, 조기에 보균자를 적정하게 치료하여 보균자가 타인에게 위해 원인이 되지 않도록 하는 것이다.

2) 건강진단

「산업안전보건법」에는 사업주가 정기적으로 근로자에 대한 건강진단을 실시하도록 규정하고 있다. 그 건강진단은 첫째, 채용 또는 특정 작업에 종사시키는 것이 적당한가, 둘째, 전에 실시한 건강진단 내용과 비교하여 어떠한 변화가 있는가, 셋째, 또 새로운 신체 변화가 일어나고 있진 않은가, 넷째, 변화를 발견하였을 때 그에 대한 정밀검사, 요양 등이 필요한가, 다섯째, 그들의 변화가 작업과 관련이 있는지 등에 관하여 판단하는 자료를 얻기 위하여 실시되는 것으로서 건강진단 결과는 반드시 보건관리자가 평가해야 한다. 또한, 이들 자료가 예방 목적으로 이용되도록 노력하여야 한다.

근로자 건강진단의 시기와 목적에 따라 채용 시(배치 전), 정기(일반 및 특수), 수시 및 임시 건강진단으로 구분된다.

(1) 채용 시(배치 전) 건강진단

채용 시(배치 전), 건강진단의 목적은 첫째, 근로자가 채용 또는 배치 시점에서 이환되고 있는 질병이나 건강상태를 밝혀서 취업으로 자신의 건강에 해가 되거나 타인에게 영향을 끼칠 수 있는 질병의 유무를 가려내며, 둘째, 해당 근로자의 신체적, 정신적 제반 조건이 충원하고자 하는 해당 직무로의 적정 배치를 위한 것이며, 셋째, 향후 근로자의 건강을 추적하여 점검할 때 그 변화를 관찰하기 위한 기본 자료를 얻는 데 있다. 특히, 어떤 특정 직업이 건강에 어떠한 영향을 초래하였는지를 판정하는 데 중요한 자료로 이용될 수 있다. 그러므로 근로자의 신규채용 또는 작업부서의 전환으로 건강에 유해한 인자에 노출되는 업무에 종사하게 될 근로자에 대하여 실시되는 배치 전 건강진단에서는 유해인자에 의한 건강 영향을 고려하여 관련된 검사들을 추가하도록 되어 있다.

채용 시 건강진단의 기본검사 내용은 ① 과거 병력 및 작업 경력 조사, ② 자각증상 및 타각증상, ③ 신장, 체중, 시력, 청력, 색신, 혈액형, ④ 혈압, 빈혈검사, 요당, 요단백, ⑤ 혈청 GOT, 혈청 GPT 및 총콜레스테롤, ⑥ 치과검사(결손치, 치주질환, 치아우식증), ⑦ 흉부방사선 등이 포함된다. 이외에도 특정 사업장에서는 매독반응검사, B형간염 항원 · 항체 검사 등을 포함하거나 사업장 고유의 채용 시 건강진단 양식을 마련하여 이용하기도 한다.

(2) 정기 건강진단

① 일반건강진단

일반건강진단은 상시 근로자 5인 이상을 사용하는 사업 또는 사업장에 종사하는 근로자를 대상으로 사무직은 2년에 1회 이상, 사무직 이외의 근로자는 1년에 1회 이상 주기적으로 하여야 한다. 일반건강진단은 절차에 따라 1차 건강진단과 2차 건강진단으로 구분된다.

1차 건강진단은 모든 근로자가 대상이며, 그 결과를 정상자와 질환 의심자로 구분하여 판정하고, 질환 의심자를 대상으로 2차 건강진단인 정밀건강진단을 실시한다. 이 때 주의할 점은 1차 건강진단은 집단을 대상으로 질병이 의심되는 자를 분류하는 단계로서 그 특성상 질병이 있는 자를 건강자로, 또는 건강한 자를 질병자로 잘못 선별할 가능성이 항상 존재한다. 또한, 질병을 확진하기 위한 2차 건강진단의 검사항목이 규정으로 제한되어 있기 때문에 정밀검진 후에도 종종 질병 유무를 확실하게 판명하기 어려울 수 있다. 이 경우는 계속적이며 보다 정밀한 검사를 통하여 확실한 질병을 찾아내도록 유도하여야 하며, 이런 접근은 특수건강진단에서도 동일하다.

② 특수건강진단

거의 모든 작업장에는 그 업종 특유의 작업환경과 작업조건이 수반되기 마련이며, 이러한 작업환경이나 조건이 근로자에게 유해인자로 작용하여 드물지 않게 그 업종 특유의 직업병이 발생한다. 이에 해당 유해인자의 종류에 따라 특수건강진단을 강력하게 실시하도록 규정하고 있다.

우리나라에서 특수건강진단의 대상이 되는 유해요인은 총 120종으로 규정되어 있다. 종류별로는 이황화탄소, 톨루엔, 노르말헥산 등의 유기용제 55종, 벤젠, 톨루엔 2.4-디이소시아네이트(TDI), 황화수소 등의 특정 화학물질 44종, 기타 1(코르크), 연, 수은, 크롬 등의 중금속 11종, 분진 3종, 소음 등 물리적 인자 8종 등이다. 특수건강진단의 실시 횟수는 광물성 분진 또는 소음에 노출되는 근로자는 2년에 1회, 벤젠, 사염화탄소, 염화비닐 등 6가지 화학물질(6개월에 1회) 이외의 유해인자에 노출되는 근로자는 1년에 1회가 기본 주기이다. 직업병 유소견자가 발견되었거나 작업환경 측정결과 노출기준 초과 시에는 기본 주기를 단축하여 특수건강진단을 하도록 되어 있다.

지속적인 경제발전에 따라 새로운 기계설비 및 유해물질이 대량 사용되고 있는 반면, 작업환경관리는 이에 따르지 못해 직업성질환이 점차 증가되고 있다. 우리나라의 특수건강진단은 1960년대부터 시작하여 1972년도에 제도화되어 직업성질환의 검출과 관리에 노력을 기울여 왔다. 하지만, 아직도 우리나라의 직업성질환 발견율은 낮고, 그 종류도 20종 전후에 머물러 있다. 건강진단으로 밝혀진 직업병 유소견율은 1980~1991년 사이에 0.20~0.27%이었고, 1994년 이후에는 유소견율이 0.1% 이하로 감소하였다. 1998년 직업병 유소견자는 1,928명으로 0.06% 매우 낮은 유소견율을 보이는바, 외국의 사례와 비교하면 상당수의 은닉 환자와 미발견 환자가 있을 것으로 추측된다.

2020년도 직업병 유소견자(D_1)는 소음성난청(14,327건, 98.0%)이 가장 많았고, 다음으로 금속 · 중금속중독(113건, 0.8%), 진폐증 등(96건, 0.7%), 유기화합물중독(40건, 0.3%), 기타 질환(27건, 0.2%), 산, 알칼리, 가스상 물질(17건, 0.2%)의 순이었다. 지난 10년 동안의 직업병 유소견자(D_1)의 추이를 보면, 소음성난청은 뚜렷이 증가하고, 진폐증 등은 감소하고 있다(표 10-4-4).

(3) 수시 건강진단

직업성 천식, 직업성 피부질환 등 급성으로 발병하거나, 정기적인 건강진단으로는 발견하기 어려운 직업성질환을 신속하게 처리하기 위하여 건강장해로 추정되는 증상을 보이거나 건강장해의 의학적 소견이 있는 근로자에 대하여 보건관리자, 근로자, 근로자 대표 등이 사업주에게 건의 · 요청하여 사업주가 실시하는 건강진단이다.

표 10-4-4 연도별 직업병 유소견자(D_1)의 질병 현황+ 단위: 명

연도	총계	소음성난청	진폐증 등	유기화합물 중독	산, 알칼리, 가스상물질	금속 · 중금속 중독	기타 질환*
2020	14,620	14,327	96	40	17	113	27
2019	14,687	14,274	152	51	26	161	23
2018	13,198	12,824	179	29	9	145	12
2017	12,123	11,730	203	40	18	115	17
2016	11,811	11,456	137	52	5	143	18
2015	10,378	10,042	124	75	7	118	12
2014	8,840	8,428	165	80	11	138	18
2013	7,804	7,388	162	93	14	113	34
2012	7,765	7,304	246	65	15	116	19
2011	6,605	6,221	222	55	3	93	11

주: * 진동, 이상기압, 유해광선 등 기타 유해인자에 의한 건강장해
+ 1명의 유소견자가 두 가지 이상 질병 판정을 받은 경우 각 판정별로 합산하였음
출처: 고용노동부. (2011-2020년도) 근로자 건강진단 실시결과. 2012-2021.

(4) 임시 건강진단

유해인자에 의한 중독의 여부, 질병의 이환 여부 또는 질병의 발생 원인 등을 확인하기 위하여 지방노동관서의 장의 명령에 따라 실시하는 건강진단이다. 동일 부서에 근무하는 근로자 또는 동일한 유해인자에 노출되는 근로자에게 유사한 질병의 자각 및 타각증상이 발생한 경우, 직업병 유소견자가 발생하거나 다수 발생할 우려가 있는 경우에 지방노동관서장은 임시 건강진단의 실시를 명령하게 된다.

표 10-4-5 건강진단 결과에 따른 건강관리 구분

건강관리 구분		건강관리 구분 내용
A		건강관리상 사후관리가 필요 없는 자(건강자)
C	C_1	직업성 질병으로 진전될 우려가 있어 추적조사 등 관찰이 필요한 자(직업병 요관찰자)
	C_2	일반 질병으로 진전될 우려가 있어 추적 관찰이 필요한 자(일반질병 요관찰자)
CN		질병으로 진전될 우려가 있어 야간작업 시 추적관찰이 필요한 근로자(요관찰자)
D_1		직업성 질병의 소견을 보여 사후관리가 필요한 자(직업병 유소견자)
D_2		일반 질병의 소견을 보여 사후관리가 필요한 자(일반 질병유소견자)
DN		질병으로 소견을 보여 야간작업 시 사후관리가 필요한 근로자(유소견자)
R		일반 건강진단에서의 질환 의심자(제2차 건강진단 대상자)

출처: 고용노동부. 고시 제2021-33호. 개정 2021. 4. 14.

(5) 건강진단 결과에 따른 건강관리

건강진단 실시 후에는 산업의학적 평가를 실시하여 근로자의 건강을 보호하기 위한 적절한 사후관리가 이루어져야 한다. 건강진단 결과에 따라 〈표 10-4-5〉와 같이 건강자, 요주의자 및 질병 유소견자로 구분한다. C_1 판정기준과 D_1 판정기준은 유해인자별로 정하며, 특수건강진단 2차검사 대상임을 통보하였으나 퇴직 등으로 해당 검사가 이루어지지 않아 건강관리 구분을 판정할 수 없는 경우 'U'로 분류한다. 현재의 업무수행이 가능한지, 가능하지 않다면 한시적인지, 영구적인지를 평가하는 업무적합성 평가를 실시한다. 보호구 착용, 추적검사, 근무 중 치료, 근로시간 단축, 휴직 또는 직업전환 등의 사후관리 조치로 이어지는 일련의 산업의학적 평가는 건강진단의 목적을 달성하는 데 가장 중요한 부분이다. 이러한 사후관리는 사업주 책임하에 보건관리자와 협의하여 이루어져야 한다.

3) 산업보건교육

근로자들에 대한 보건교육은 산업보건사업 중 가장 중요한 부분으로서 산업보건사업의 성패 여부는 궁극적으로 보건교육이 얼마나 충실하고 효과적으로 이루어지는가에 달려 있다.

산업보건교육은 근로자들이 자신이 일하는 작업장에 어떠한 유해요인이 있는지, 초래될 수 있는 건강 영향은 무엇인지, 그리고 유해요인들을 효과적으로 제거하고 관리할 수 있는 방법을 알고, 적극적으로 건강관리와 작업환경관리에 참여하도록 하는 것이 주 목적이다. 이와 함께 최근에는 일반건강증진에 관련된 내용도 교육의 주요 부분으로 포함되며, 근로자들뿐만 아니라 사업주 및 관리자에 대한 교육의 필요성도 강조되고 있다.

(1) 산업보건교육의 내용

보건교육은 체계적이며 지속적으로 이루어져야 하며, 주로 포함되어야 할 내용은 다음과 같다. 첫째, 직업에서 초래될 수 있는 건강 장애와 질병, 둘째, 건강진단의 검사내용과 검사의 의미 및 정상 범위의 올바른 개념, 셋째, 작업환경 측정 유해인자의 종류와 유해정도 및 대처 방안, 넷째, 위생보호구의 역할과 효과 및 사용방법, 다섯째, 상하수도, 식당, 폐기물 처리장, 화장실 등 일반 위생시설에 관한 위생교육, 여섯째, 생활습관의 개선과 일반 질병의 관리방법, 일곱째, 응급환자 발생 시 대처방법, 여덟째, 작업환경 측정결과, 건강진단결과, 결근이나 질병통계 등 사업장 내의 각종 조사성적 및 통계이다.

(2) 산업보건교육의 방법

산업보건교육은 대상과 목적에 따라 적절한 방법을 선택하여야 한다. 1차적으로 강연회, 심포지엄, 패널토의 등의 방법을 통하여 지식을 전달한다. 어느 수준에 도달하면 2차적으로 분임

토의, 그룹모임, 역할극(role playing) 등의 방법으로 근로자들 자신이 문제점을 제기하고 개선 방법 및 실천방안을 강구하는 데 적극적으로 참여하도록 유도하는 것이 바람직하다. 또한, 보건관리자 등이 수시로 현장을 순시하면서 잘못된 부분을 지적하고 개선방안을 알려주며, 의문점에 관하여 질문하도록 상담하는 현장교육은 가장 효과적인 방법 중의 하나이다.

(3) 건강상담

보건교육 중 특정한 개인(때로는 집단)의 건강을 돕기 위하여 건강상담과 보건지도를 하게 된다. 이때 상대가 건강에 대하여 무엇인가 얻고자 할 때를 건강상담이라 하고, 상대에게 주고자 하는 것은 보건지도라고 한다. 사업장에서의 건강상담은 첫째, 적극적이어야 한다. 즉, 건강진단, 건강 조사에서 얻은 자료나 직장 순시나 동료 직원들로부터 얻은 정보로 상담 대상자를 선정하는 것도 좋은 방법이다. 둘째, 건강의 문제점이나 개선방안을 찾기 위하여 많이 들어야 한다. 셋째, 알아듣기 쉬운 용어나 말로 설명하고 실천 가능한 방법을 권고하여야 한다. 근로자들에게 수영, 골프, 사우나 등의 방법을 권하는 것은 현실적이 아닌 경우가 많다. 넷째, 개인의 비밀을 보장하여야 한다. 다섯째, 상담내용이나 결과에 따라 근무에 불이익이 초래되어서는 안 된다.

우리나라 사회 수준의 향상은 곧 산업보건 수준 향상으로 이어질 것이다. 우리나라의 산업보건은 현재까지 세부적인 기준을 준수하는 타율적인 개선에 노력하여 왔지만, 산업보건관리체계가 국제 수준에 이르려면 책임제와 지침에 의한 적극적인 개선이란 새로운 방향으로 전진하는 것이 산업보건이 나아가야 할 바람직한 길이다.

21세기 산업보건의 과제와 전망은 첫째, 시민의 건강과 생활에 대한 가치관의 변화(알권리, 삶의 질에 대한 의식고조, 환경, 노동, 유해물질규제 강화, THP 활동증진), 둘째, 노동인구 구성 변화(여성, 노인, 장애자, 해외노동자 대책), 셋째, 작업내용의 변화(정신, 신경, 감각기능 장해대책, 직업성 암연구), 넷째, 질병형의 변화(직업병 → 직업성질환 → 성인병관리, 유전공학적 연구), 다섯째, 국제협력(기업의 국제화에 따른 공동관리) 등이다.

참고문헌

고용노동부. 고시 제2021-33호. 개정 2021.4.14.

고용노동부. (2011-2020년도) 근로자 건강진단 실시결과. 2012-2021.

관계부처합동. 제5차 국민건강증진종합계획(Health Plan 2030, 2021-2030). 2021.

국민건강영양조사. 19-29세 성인 남성흡연율. 2021.

국방부. 군 장병 비만도 조사/군 특성별 우울지수 조사. 2018.

김영복. 인간의 성장·발달과 건강증진. 계축문화사. 2020.

김영혜, 박유경, 서지영, 손현미, 안민순, 오진아 등. 최신 인간성장발달. 수문사. 2020.
김윤철. 산업보건과 국제노동기준(2). 월간산업보건 2006;218:16-20.
대한직업환경의학회 편찬위원회. 직업환경의학. 계축문화사. 2014.
대한예방의학회. 예방의학과 공중보건학. 제4판. 계축문화사. 2021.
보건복지부. 2020 한국인 영양소 섭취기준. 2020.
보건복지부, 한국건강증진개발원. 국민건강종합계획: 군인건강증진. Available from: URL: https://khealth.or.kr/board?menuId=MENU00820&siteId=null-
정연, 정선영, 최나영, 정소영(공역). 인간 발달과 건강증진: 생애주기에 따른 여행. 5판. 현문사. 2016. (Polan EU, Talor DR. Journey Across the Life Span: Human Development and Health Promotion. 5th ed. F.A. DAVIS. 2015.)
한국건강관리협회. '07~'15 장병 흡연율-지정부대. 2016.
한국갤럽조사연구소. '16~'21 장병 흡연율-표본부대. 2021.
ILO. Occupational Health Services. Convention 161, Geneva. 1985.
Maslow AH. Motivation and Personality. Rev. ed. New York: Harper. 1970.

심화문제

1. 「산업안전보건법」에 따라 사업주가 근로자의 건강증진을 위하여 반드시 세워야 할 건강증진활동계획에 대하여 설명하시오.

5 노인 인구집단: 노인보건사업

학습목표

- 고령화에 따른 노인보건사업의 중요성과 당위성을 설명할 수 있다.

5.1 노인인구와 노인보건의 개념

1) 노인의 정의

노인(老人, elderly)은 나이가 들어 늙은 사람을 의미하며, 인생의 주기에서 인생의 후반기 또는 마지막의 시기이기도 하다. 노인에 대한 관점은 시대와 문화마다 다르겠지만, UN에서는 60세 또는 65세 이상을 노인으로 정의한다. 노인인구가 총인구에서 차지하는 비율로 국가별 또는 지역별 인구의 고령화(population ageing)를 분류하고 있다. 21세기 이후 점차 60세에서 65세 이상 인구를 노인으로 간주하는 경우가 증가하기 시작하였는데, 이러한 이유는 크게 두 가지 측면 즉, 수명의 연장과 노인인구 증가로 인한 사회적 부담 때문이다.

2) 노인건강의 임상의학적 특성

(1) 신체적 건강

노화는 생물학적으로 인체 내 분자와 세포 손상이 축적되며 일어난다. 생애 전반에 걸쳐 나타나는 자연스러운 현상이지만, 이러한 과정 중에서 다양한 질병에 걸린다. 노인들은 다른 생애주기에 비해 더 질환에 많이 걸리고 유병하다. 노화와 관련한 대표적인 질환은 청력손실, 백내장 등 안과질환, 골관절염, 만성폐쇄성폐질환, 당뇨병 등이며, 노인들은 이러한 질병들에 복합적으로 걸리는 경우가 많다. 주로 노인 시기에 집중적으로 발생하며, 이러한 질환들을 노인성 질환 또는 노인성증후군(geriatric syndromes)이라 부른다.

(2) 정신적 건강

우울증상은 가장 흔한 노년기 정신질환 중 하나이다. 많은 노인이 은퇴와 함께 급격한 사회적 변화와 경제적 곤란을 맞이한다. 대개 사별 등 다양한 원인에 의한 스트레스를 경험하며, 각종 신체적 질환에 이환되며 우울증상이 동반되기도 한다. 또한, 갱년기 이후 호르몬의 변화에 따른 신경물질의 분비 등도 영향을 미칠 수 있다. 영국에서는 노인 정신건강에 영향을 미치는 주요 위험요인으로서 배우자의 죽음, 나쁜 건강수준, 이동장애, 자신감 결여, 은퇴, 교통접근성, 재정 악화를 선정하여 노인 정신건강에 대한 보건사업 시 반영하고 있다(Support in Scotland, 2022).

(3) 치매

치매는 불과 십수 년 전까지만 하더라도 늙어서 망령이 들었다는 의미로 '노망(老妄)'이라 불렸는데, 이는 일반 대중의 인식 부족으로 치매에 걸린 노인을 다소 존중하지 않거나 비하했기 때문이다. 하지만 치매는 고령화와 함께 치매인구도 지속적으로 증가하고 있으며, 노화에 따라 누구나 걸릴 수 있는 대표적인 노인성 질환이다. 국제알츠하이머협회(Alzheimer's Disease International)에 따르면, 고령화로 노인인구 수가 늘어남에 따라 2018년 기준 전 세계적으로 5천만 명 이상의 치매 환자가 있을 것으로 추산하며, 2050년에는 1억 3천만 명 이상으로 2.6배가량 증가할 것으로 예측하고 있다.

한편, 우리나라의 65세 이상 노인의 치매유병률은 2020년 10.3%로서, 노인 10명 중 1명은 치매에 이환되어 있다. 또한, 치매유병률은 전기 노령기보다는 후기 노령기로 갈수록 급격히 증가한다. 치매역학조사에 의하면, 2018년 기준 65~69세는 약 1% 정도였지만, 85세 이상에서는 40%로 유병률이 크게 늘어났다고 보고되었다.

3) 노인인구의 특성

(1) 평균수명의 증가

평균수명의 증가 요인은 수명이 늘어 중위연령(median ages)이 높아진 데 있다. 문명의 풍요로움과 의학기술의 발달로 중위연령은 꾸준히 증가하여 1970년 21.5세에서 2019년 30세로 약 8.5년 증가하였다. 1950년대에는 전 세계적으로 중위인구 이상의 인구가 많지 않았다. 이는 사람들이 태어나서 비교적 빨리 사망에 이름을 의미하며, 중위연령대에 인구가 집중된 인구구조임을 의미하는 것이다. 그러나 1950년, 2000년, 2020년에 이르기까지 중위연령 이상의 인구비율이 점차 증가하고 있다. 2080년에는 한국은 물론 유럽, 남아메리카의 브라질에서 중위연령 이상의 인구비율이 50%를 넘을 것으로 전망되며, 아프리카를 제외한 대다수의 국가에서 35% 이상 될 것으로 예측된다(그림 10-5-1).

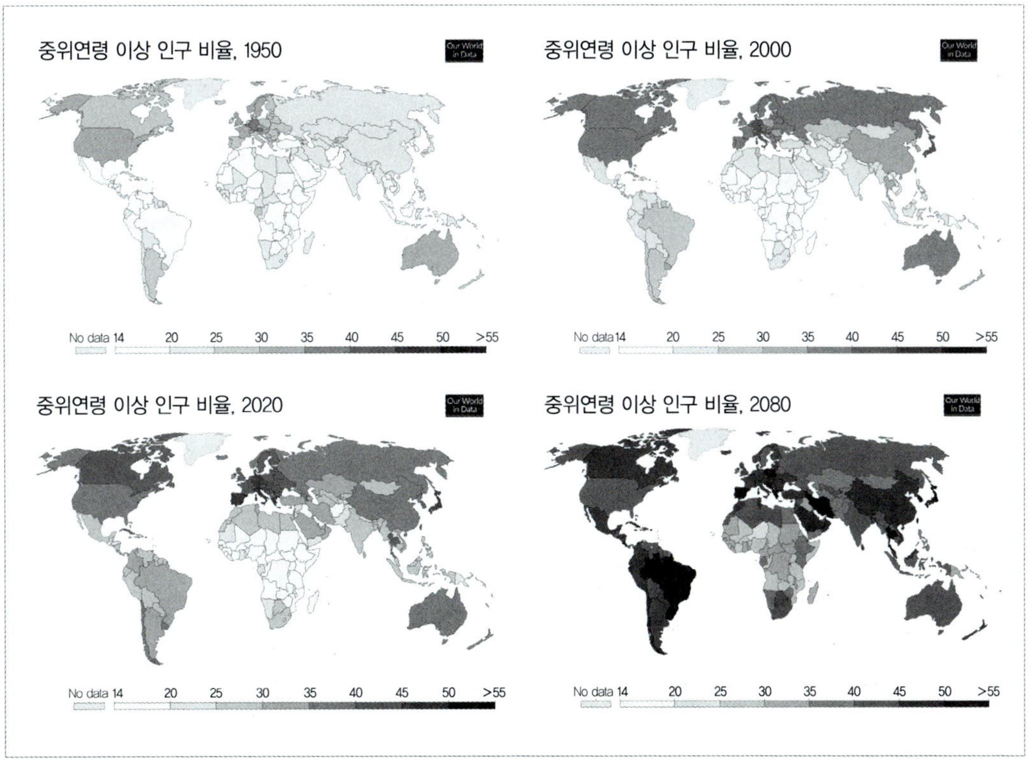

그림 10-5-1 전 세계 중위연령 인구비율 추이, 1950-2080

주: UN 인구국의 통계를 Our World in Data에서 시각화한 자료임
출처: Our World in Data. Median Age, 2015. 2022.

다시 말해, 19세기 이전의 시기에서는 60세 이상의 노인인구가 많지 않았기 때문에 사람들은 60세면 나이가 많다고 인식했을 것이다. 그러나 평균수명과 중위연령이 높아진 21세기의 현대 사회에서 60세가 노인이라는 인식이 약해졌다. 이와 같은 맥락에서 우리나라의 경우 2020년 서울시 노인실태조사 분석에 의하면, 몇 살부터 노인이라고 생각하는지를 묻는 문항에 2016년 71.0세, 2018년 72.5세, 2020년 73.4세로 노인으로 간주하는 연령이 해마다 높아지고 있다.

(2) 고령화의 사회적 부담

UN에서는 2020년 기준 전 세계 노인인구를 약 7억 3천만 명 정도로 추산하고 있다. 2050년 노인인구는 15억 가까이로 늘 전망이며, 이는 노인인구가 전 세계 인구의 9.3%에서 16.0%로 높아질 것이다. 그 결과 사회적 부담이 커지는데, 이는 인구의 고령화로 노인인구부양비(old-age dependency ratio)가 증가하기 때문이다. 노인인구부양비란 노인인구(65세 이상)와 생산가능인구(15-64세)의 비율을 말하며, 계산식은 다음과 같다.

$$\text{노인인구 부양비} = \frac{\text{65세 이상 인구}}{\text{15∼64세 인구}}$$

또한, 사회보장 정책의 차원에서 많은 국가에서 노인에 대한 의료 및 사회복지서비스와 같은 웰빙서비스를 제공하고 있다. 하지만 노인인구의 증가로 인해 이러한 서비스에 소요되는 자원이 부족하기 때문에 국가 예산의 부담을 경감하기 위해 노인에 대한 기준을 60세에서 65세로 상향하고 있다. 다음의 〈그림 10-5-2〉는 UN에서 추계하는 우리나라 노인인구부양비로 2020년 20을 상회하는 수준이나 2060년 이후 80을 넘을 것으로 추정된다(UN Department of Economic and Social Affairs, 2021).

4) 한국에서의 인구고령화 이슈

우리나라에서 노인에 대한 연령 기준은 법마다 다르다. 기초연금, 노인일자리 제공을 위한 법정 연령은 65세 이상으로 한정하고 있으며, 「노인복지법」에서는 65세 이상을, 「고령자고용촉진법」에서는 55세 이상을 고령자로 규정하고 있다. 그럼에도 불구하고 우리나라를 비롯한 많은 국가에서 고령화비율을 비교할 때에는 UN의 기준인 65세 이상을 기준으로 한다. 통계청에 따르면, 우리나라의 65세 이상 노인인구 비율은 2020년 15.7%에서 2025년 20.3%로 초고령사회로 접어들며, 2060년에는 43.9%에 이를 것으로 추산한다(그림 10-5-3). UN의 기준에 따르면, 65세 이상의 인구가 7% 이상일 경우 고령화사회(aging society), 14% 이상은 고령사회(aged society), 20% 이상은 초고령사회(super-aged society)로 분류된다. 이에 따라 2010년 골든에이지포럼(고령자의 급격한 증가로 인한 범국가적인 대처에 고령자들도 나서서 협조 및

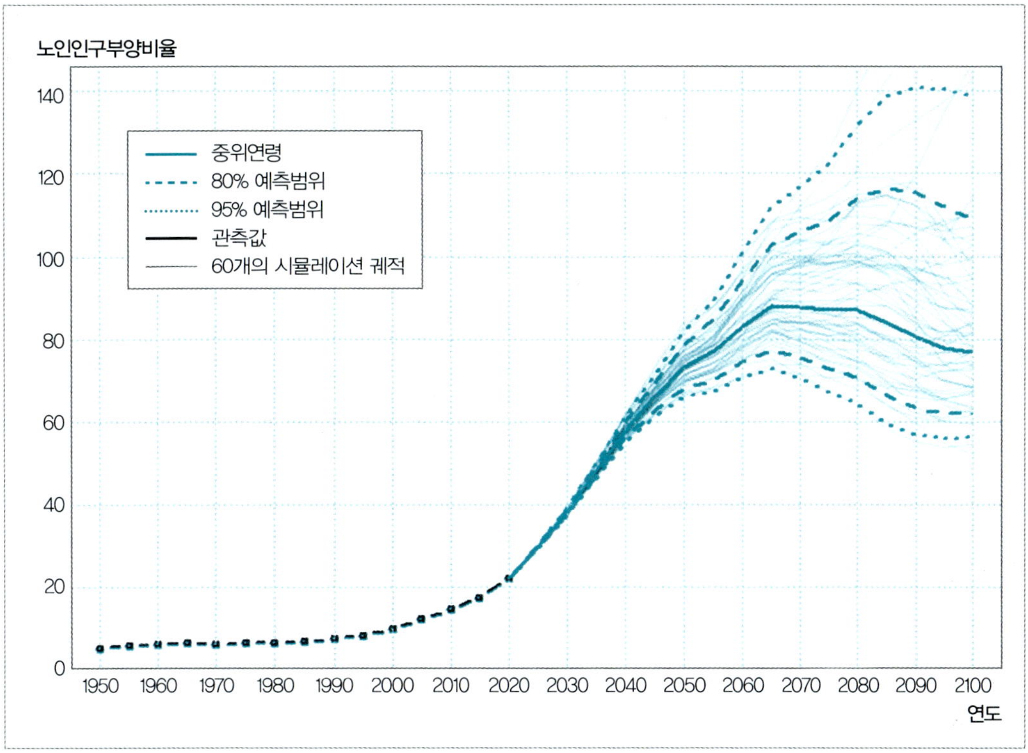

그림 10-5-2 UN추계 우리나라 노인인구부양비율, 15-64세 인구 100명당 노인인구의 수

출처: United Nations, Department of Economic and Social Affairs, Population Division, World Population Prospects 2019.

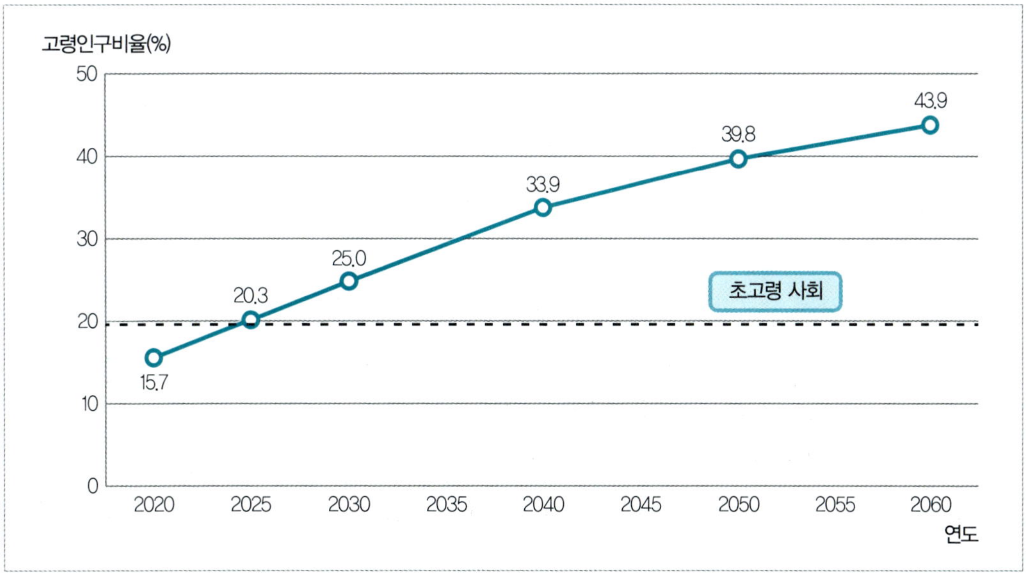

그림 10-5-3 우리나라 고령인구(65세 이상) 비율 추계

출처: 통계청 보도자료, 2020 고령자 통계, 2020.

기여하기 위해 각 분야별 전문가들로 구성된 2009년 결성된 단체)에서는 급격한 고령화시대에 맞춰 현행 65세의 노인기준을 70세로 높여야 한다는 주장을 제기하였으며, 이후 정부와 학계에서 노인기준 연령 상향에 대한 논의가 지속되고 있다.

5.2 노인보건사업 기획 시 고려사항

1) 노인인구 증가와 의료비 부담

노인들의 상당수는 만성질환에 걸려 있기 때문에 노인인구의 증가는 만성질환 유병률 상승에 따른 의료비를 비롯한 사회적 부담을 의미한다. 만성질환의 주요 선행 질환으로서 비만, 고혈압, 고콜레스테롤혈증, 당뇨병과 같은 순환기계 질환을 비롯하여 골관절염, 류머티즘 관절염, 신경통과 같은 근골격계 질환은 노인들이 앓는 대표적 질환이다. 연구에 따라 다소 차이가 있으나, 65세 이상 노인의 90% 이상이 만성질환을 앓고 있으며, 이들 중 71%의 노인은 50% 이상이 세 가지 이상의 질병을 앓는다고 한다. 미국도 노인 중 60% 이상이 두 가지 이상의 만성질환을 앓고 있다고 보고되었다. 노인의 만성질환에 대한 부담은 한국, 미국과 같은 고령화율이 높은 대다수의 선진국들이 안고 있는 공통문제라고 할 수 있다.

우리나라 노인진료비는 2018년 31조 원에서 2019년 35.8조 원으로 전체 의료비의 약 41%를 차지하였다. 2025년 57조, 2035년 123조, 2060년 337조원까지 증가할 전망이다. 즉, 노인의료비는 2020년 전체 GDP의 2.5% 수준으로 2030년 6.0%, 2060년 12~16%까지 증가할 것으로 예측되는데, 전 세계에서 가장 빠른 고령화 속도와 함께 노인의료비의 부담은 더욱 가중될 전망이다.

2) 복합적 · 포괄적 접근을 통한 노인대상 보건사업

노인보건사업은 1차, 2차, 3차 예방의 관점에서 각각 질병의 예방과 건강증진, 조기발견, 조기치료 및 재활에 초점을 두어야 한다. 노인의 건강문제는 신체적, 정신적이며, 더 나아가 사회적 문제와도 밀접하게 상호작용하기 때문에 복합적으로 접근해야 할 필요성이 있다. 노인의 경우 노화와 관련된 퇴행성질환이 많기 때문에 이러한 질환을 관리하고 악화를 방지하여 노인이 사회적 활동을 잘 하도록 하는 것이 필요하다. 특히 수많은 연구들에서 신체적 건강이 정신적 건강과 연관되어 있음이 밝혀져, 만성질환을 비롯한 퇴행성질환의 예방, 조기치료 및 관리, 재활의 포괄적 접근(comprehensive approach)을 통한 악화방지 및 기능 향상에 초점을 두어야 한다.

3) 건강노화

노인보건사업의 궁극적인 목표는 건강한 노화이며, 이를 위한 실질적 목표는 건강수명의 연장이다. 건강수명은 노인은 물론 건강증진의 모든 사업의 최종적인 목표일 것이다. 우리나라 제5차 국민건강증진계획에서는 건강수명 연장이 총괄목표이다. 구체적으로는 남자는 2018년 68.3세에서 2030년 71.4세, 여자는 72.4세에서 75세로, 남녀 평균 70.4세에서 73.3세로 약 2.9세 연장하는 것이다.

한편, 일본은 제4차 국민건강만들기대책(제2차 건강일본 21, '13~'22)에서도 건강수명을 '일상생활에 제한이 없는 기간'으로 정의하고, '평균수명의 증가분을 상회하는 건강수명의 증가'를 목표로 하고 있다. 다시 말해, 평균수명과 건강수명의 격차를 줄이자는 것이다.

세계보건기구(WHO)에서는 '전형적인 노인은 없다'라고 말하였다. 이는 80세의 노인일지라도 30세와 같은 신체적 · 정신적 능력(capacity)을 가진 건강한 노인이 있을 수도 있고 이와 반대로 비교적 젊을지라도 신체적 · 정신적인 노화가 빨리 올 수 있음을 경고한 것이다. 2020년 12월 UN 총회에서는 2021-2030년을 건강한 노화를 위한 10년으로 선언하고(2021-2030 The Decade of Healthy Ageing), WHO에서 이를 위해 실행할 것을 요청하였다.

5.3 한국 노인보건사업의 현황

1) 국민건강증진종합계획에서의 노인보건

제5차 국민건강증진종합계획(Health Plan 2030)에서 노인보건은 생애주기별과 질환중심의 관점에서 2개의 중점과제와 직접 연관된다. 생애주기별 노인보건사업 중점과제로서 25개의 성과지표에 의해 관리되고 있다. 또한 대표적인 노인성 질환인 치매가 정신건강관리 과제로서 20개의 성과지표로 관리되고 있어 총 45개의 성과지표가 노인보건과 직접 연관된 지표이다. 이중 주요 핵심적인 성과지표를 종합, 요약하여 〈표 10-5-1〉에 제시하였다.

2) 노인인구집단 보건사업

25개의 성과지표는 일상생활수행능력(activities of daily living, ADL), 건강생활실천율, 사회생활, 자살, 당뇨, 치매, 주관적 건강으로 구분할 수 있다. 이를 위해 노인친화적 건강 환경에 초점을 둔 세 가지 실행전략을 제시하였다. 노인에 대한 지역사회 지원을 확대하기 위해 지역보건서비스의 가장 핵심 기관인 보건소에서 만성질환관리뿐만 아니라 노인에 대한 통합적 · 보편적 서비스를 하는 것으로 전환되었다. 또한, 치매를 비롯한 만성질환, 다양한 종류의 퇴행성 질환 등 질환별 접근과 영양 · 신체활동 등 건강행태별로 사업을 접근하며, 일상생활을 위한 기능상태 유지를 위한 사업체계로 전략을 구성하였다. 마지막으로 이러한 전략을 효율적 · 효과적으로 수행하기 위해 인공지능, 사물인터넷 등 디지털기술을 적극 활용하는 것을 계획하였다.

표 10-5-1 노인인구집단 보건사업 및 치매사업의 핵심 성과지표

영역	성과 지표	현재수준 (2018)	목표수준 (2030)
보건사업	노인 일상생활 수행능력(ADL) 장애율	8.7%('17)	8.7%
	노인 남성 중 건강생활실천율	39.1%	45.1%
	노인 여성 중 건강생활실천율	45.5%	51.5%
	남성 노인 사회 친목단체활동참여율	52.9%('17)	51.4%
	여성 노인 사회 친목단체활동참여율	40.2%('17)	38.7%
	노인 남성 자살사망률	82.2명	76.7명
	노인 여성 자살사망률	23.7명	18.2명
	노인 남성 당뇨로 인한 입원율	10.1%	7.9%
	노인 여성 당뇨로 인한 입원율	12.2%	10.0%
	노인 남성 중 낙상으로 인한 병원이용률	58.9%('17)	7.8%
	노인 여성 중 낙상으로 인한 병원이용률	67.5%('17)	17.5%
	노인 남성 치매로 인한 입원율	2.2%	1.7%
	노인 여성 치매로 인한 입원율	2.2%	1.7%
	노인 남성의 주관적 건강인지율	28.7%	34.7%
	노인 여성의 주관적 건강인지율	17.6%	23.6%
치매사업	75세 이상 독거노인 조기검진수검률	33.9%	53.0%
	지역 상위 20% 경도인지저하자의 조기검진 재검률	36.8%	60.0%
	지역 하위 20% 경도인지저하자의 조기검진 재검률	0.0%	35.0%
	도시노인의 치매에 대한 긍정적 인식도	66.7%('17)	71.0%
	농촌노인의 치매에 대한 긍정적 인식도	63.9%('17)	69.2%
	치매안심마을의 수	3개	510개
	치매전담형 장기요양기관 수	75개	400개
	치매전문교육 수료자(명)	20,967명	100,000명
	치매전문병동 확충	5개	79개
	치매안심병원 확충	4개('19)	30개
	치매안심센터의 치매환자 등록 · 관리율(전국 평균)	51.5%('19)	82.0%
	지역 상위 20% 치매안심센터의 치매환자 등록 · 관리율	86.2%('19)	98.0%
	지역 하위 20% 치매안심센터의 치매환자 등록 · 관리율	34.0%('19)	63.0%

출처: 관계부처합동. 제5차 국민건강증진종합계획 보도자료. 2021.

〈근거-기반 현장 사례: 노인친화적 건강환경 조성을 위한 실행전략〉

① 건강한 노년을 오래 누리기 위한 지역사회 지원 확대
- 보건소 어르신 방문건강관리서비스를 만성질환관리 위주에서 벗어나 허약 · 노쇠 등 보편적 건강관리서비스 체계로 개편
- 치매 예방 · 치료 지원, 구강건강, 영양지원 및 신체활동, 건강정보이해력, 우울 및 자살예방, 심뇌혈관질환 예방 등과 연계한 노인건강사업 추진

② 기능상태 유지와 장애예방을 위한 노인성질환 치료 · 관리 지원
- 일차의료기관에서 임상진료지침에 따라 근골격계질환과 노쇠관리서비스 제공 방안 도입 검토
- 전립선질환, 노인 실명, 무릎인공관절수술 지원 등 노인성질환 의료 지원 지속 추진 및 질환 항목 추가 검토
  * 노인복지법 제27조의4, [동법→같은 법] 시행령 제20조의2에 따라 국가 또는 지방자치단체의 노인성질환(안질환, 무릎관절증, 전립선질환)의 지원 근거 규정됨

③ 노인 건강관리서비스 및 의료접근성 증진
- AI · IoT 등 4차 산업혁명기술을 노인건강관리서비스에 활용하되 취약계층 노인의 사용 및 접근성 편의성 향상 추진
- 거동불편 노인의 의료접근성 증진과 불필요한 입원 감소를 위해 현행 왕진 시범사업(2019년 12월~) 평가 등에 기반한 활성화 방안 마련

출처: 관계부처합동. 제5차 국민건강증진종합계획 보도자료. 2021.

3) 치매관리사업

(1) 치매관리사업의 개요

① 치매관리사업의 추진 목적

정부는 치매의 예방, 치매환자에 대한 보호와 지원 및 치매 퇴치를 위한 연구 등에 관한 정책을 종합적으로 수립 · 시행함으로써 치매로 인한 개인적 고통과 피해 및 사회적 부담을 줄이고 국민건강증진에 이바지하고자 「치매관리법」을 2011년에 제정하였다.

② 치매관리사업의 변천

2006년 저출산고령사회 기본계획(새로마지플랜 2010)에 '치매노인에 대한 종합적 관리 · 지원 체계 구축'에 관한 내용이 처음 포함된 후 정부는 2008년 '치매종합관리대책(2008~2012)'을 수립하면서 '치매와의 전쟁'을 선포한 바 있다. 「치매관리법」의 제정으로 '제2차 치매관리종합계획(2012~2015)' 수립과 함께 국가치매관리사업을 추진하기 위해 중앙치매센터와 광역치매센터가 설치되었고, 치매상담콜센터도 본격적으로 운영되었다. 2015년 '제3차 치매관리종합계획(2016~2020)'에 연이어 2017년 '치매국가책임제'의 선언에 따른 2020년 '제4차 치매관리종합계획(2021~2025)'의 수립으로 치매 관련 통합적 상담 · 사례관리 등 치매관리체계를 수요자 중심으로 확대되는 전기를 맞이하였다.

③ 치매관리전달체계 구축

중앙정부와 광역 및 기초지자체 단위 치매 관련 계획을 조정 · 연계하고, 국가치매관리사업을 수행하는 데 효과적인 관리가 가능하도록 중앙-광역-치매안심센터로 이어지는 인프라 및 전달체계를 〈그림 10-5-4〉와 같이 구축하여 운영하고 있다.

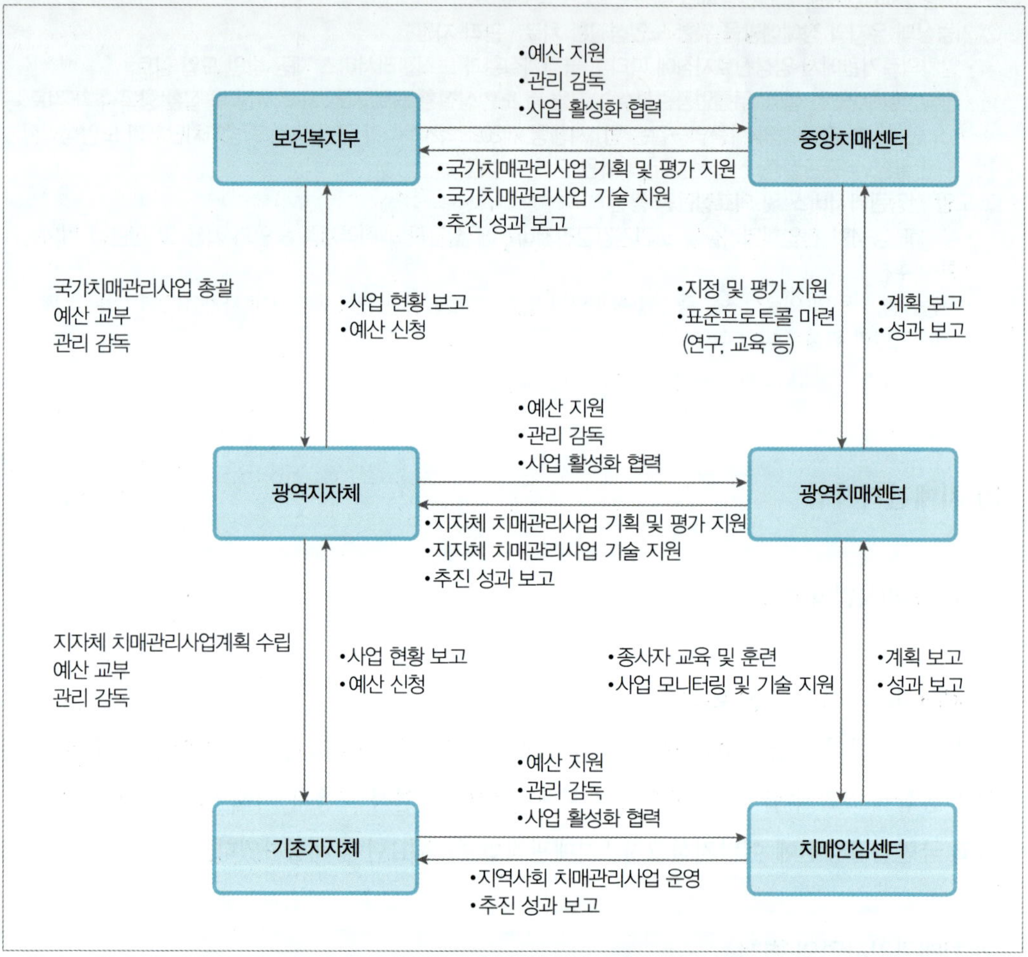

그림 10-5-4 치매관리전달체계 구축 및 추진체계

출처: 보건복지부. 2021년도 치매정책 사업안내. 2021.

(2) 치매관리사업의 서비스 제공 및 성과관리

치매관리사업의 20개 성과지표에는 조기발견 및 관리를 위한 조기검진, 치매에 대한 인식, 치매안심마을과 장기요양기관, 치매안심병원 등과 같은 인프라 확충, 치매환자 등록관리율 등이 포함된다. 이를 위해, 서비스 제공의 관리체계, 치매 친화 환경조성에 초점을 둔 네 가지 실행 전략을 제시하였다. 첫 번째 전략으로 치매 발생 3대 고위험군 관리인데, 여기에는 경도인지저하자, 75세 이상 독거노인, 고혈압 · 당뇨병 · 고지혈증 등 심혈관계질환이 있는 고위험 기저질환자가 포함된다. 두 번째로는 치매환자와 가족을 위한 돌봄이다. 핵가족화와 경제활동 활성화로 치매환자는 물론 치매가족에 이르기까지 돌봄에 대한 경제사회적 · 정신적 부담이 가중되기 때문에 전문병원 및 재가보호를 통한 양질의 서비스를 제공하는 것이다. 세 번째는 관리체계의 고도화이다. 지침을 개발하고 데이터베이스 구축을 통한 효과적 시스템을 마련하는 데 목적이 있다. 네 번째는 우리 사회가 안전하게 치매환자를 관리하고 도울 수 있도록 치매에 대한 인식을 개선하고 친화적인 환경을 구축하는 것이다.

〈근거-기반 현장 사례: 치매 조기진단 · 관리 등 양질의 서비스 제공 및 치매 친화 환경조성〉

① 전국민 치매예방과 치매발생 3대 고위험군 조기발견 지원 · 관리

* 치매발생 고위험군은 경도인지저하자, 75세 이상 독거노인, 고위험 기저질환자

- 치매 단계별(정상 · 고위험 · 경도인지장애 · 치매군 등)로 가정학습용 프로그램 등 다양한 인지훈련 콘텐츠 개발 및 전국민 대상 확산
- 지역 노인복지관과의 협약 등으로 치매발생 고위험군 선별검사 수검률 및 조기검진 재검률 확대
- 고위험군 입소시설 방문교육, 독거노인 접점 인력(생활지원사, 방문간호사, 주민센터, 병의원) 교육을 통한 치매안심센터 연계 · 활용 확대
- 국가건강검진 인지기능저하 선별검사 후 인지기능저하자를 치매안심센터로 연계하기 위한 정보공유체계 마련

② 치매환자와 가족을 위한 빈틈없는 양질의 치료와 돌봄

- 치매전문병동 및 치매안심병원 확충, 치매종사자 전문교육 고도화, 진료지침 표준화 및 적정진료 제공
- 주야간 단기보호 통합서비스 제공기관 확대, 수시 대응형 방문요양서비스 모델 마련 등을 통해 치매환자의 돌봄 부담 경감

③ 치매관리전달체계 고도화

- 유형별 운영모델 및 지침 개발, 개인별 맞춤형 사례관리 제공 등 지역사회 치매허브기관으로서의 치매안심센터 기능 강화
  * 치매안심센터 유형별 운영모델 및 지침 개발, 개인별 맞춤형 사례관리 제공
- 치매종합정보데이터베이스 구축 및 여러 기관에 분산된 치매환자 정보 연계 및 효과적 지원 시스템 마련

④ 치매에 대한 인식 개선 및 치매친화환경 구축

- 치매어르신 실종예방을 위한 인식표사업, 일시보호체계, 치매공공후견제도 활성화 등을 통한 안전망 구축
- 치매파트너(2020년 100만 명) 및 치매안심마을(시범사업 2018년~) 활성화, 주기적 치매인식도조사를 통해 치매인식개선사업 평가 · 개선

출처: 관계부처합동. 제5차 국민건강증진종합계획 보도자료. 2021.

참고문헌

관계부처합동. 제5차 국민건강증진종합계획(Health Plan 2030, 2021-2030). 2021. Available from: URL: http://www.mohw.go.kr/react/al/sal0301vw.jsp?PAR_MENU_ID=04&MENU_ID=0403&CONT_SEQ=363279.

보건복지부. 2016년 전국 치매역학조사. 2017.

보건복지부. 2017년 노인실태조사. 2018.
보건복지부. 2020년 노인실태조사. 2021.
보건복지부. 2021년도 치매정책 사업안내. 2021.
정영호. 고령자의 복합만성질환 분석: 외래이용을 중심으로. 보건·복지 Issue & Focus 2013;196:1-8.
통계청. 보도자료; 2020 고령자통계. 2020-09-28. Available from: URL: http://kostat.go.kr/portal/korea/kor_nw/1/1/index.board?bmode=read&aSeq=385322
Alhassan Issahaku P, Neysmith S. Policy implications of population ageing in West Africa. International Journal of Sociology and Social Policy 2013;33(3/4):186-202.
(Hannah Ritchie and Max Roser). Our world in data Age Structure (Median Age, 2015). 2022. Available from: URL: https://ourworldindata.org/age-structure.
Support in Scotland. Factsheet and case studies: Older People and Mental Health. 2022. Available from: URL: https://www.supportinmindscotland.org.uk/case-studies-older-people.
United Nations Department of Economic and Social Affairs. (Population Division.) World Population Ageing 2019. 2020. Available from: URL: https://www.un.org/en/development/desa/population/publications/pdf/ageing/WorldPopulationAgeing2019-Report.pdf.
United Nations Department of Economic and Social Affairs. World Population Ageing 2020 Highlights. 2021. Available from: URL: https://www.un.org/development/desa/pd/sites/www.un.org.development.desa.pd/files/files/documents/2020/Sep/un_pop_2020_pf_ageing_10_key_messages.pdf.
Ward BW, Schiller JS, Goodman RA. Multiple chronic conditions among US adults: A 2012 update. Prev Chronic Dis 2014;11:E62.
WHO. Ageing and Health; Key facts. Available from: URL: https://www.who.int/news-room/fact-sheets/detail/ageing-and-health
WHO. UN Decade of Healthy Ageing 2021-2030. 2021. Available from: URL: https://www.who.int/initiatives/decade-of-healthy-ageing

기본문제

1. 노인보건사업의 궁극적인 목표를 설명하시오.
2. 치매 발생 3대 고위험군을 설명하시오.

심화문제

1. 고령화의 사회적 부담 측면에서 노인보건이 중요한 이유를 설명하시오.

6 취약계층 인구집단 대상 보건사업

학습목표

- 보건의료 취약계층의 개념을 설명할 수 있다.
- 취약계층의 현황과 취약계층 대상 보건사업을 설명할 수 있다.

6.1 취약계층의 개념

1) 일반적인 취약계층

일반적으로 취약계층이란 경제 · 사회적 측면에서 배제된 약자를 지칭하는 용어로 통용되지만, 경제, 교육, 문화, 고용, 환경, 사회 및 보건의료 등 여러 영역별로 달리 정의된다. 즉, 어떤 위험(경제적 위험, 문화적 위험, 고용의 위험, 건강 위험 등)에 취약하다고 볼 것인가에 따라서 그 정의가 달라질 수 있으며, 정책 영역별로도 다르다.

하지만, 공통적으로 자원이나 서비스 이용에 제약이 있거나 이로 인해서 기본권이 위협받을 가능성이 큰 사람들을 취약계층이라 할 수 있으며, 정책을 결정할 때 이러한 계층의 사람들을 포함하게 된다.

2) 보건의료 취약계층

보건의료 분야에서의 취약계층은 의료서비스 자원 이용에 제약이 있거나 질병에 걸릴 위험이 큰 인구집단으로 정의할 수 있다. 즉 의료비용을 지불하기 어려운 경제적 빈곤층, 신체 · 정신적 장애로 의료서비스 이용에 제약이 있는 장애인, 의료자원(병원, 의료진)의 부족 또는 불균형으로 인해 이용에 제약이 있는 취약지역 거주자 등을 보건의료 취약계층이라 할 수 있다. 또한 어린이, 노인 및 임산부 등은 동일한 조건(환경)에서 동일한 위해인자에 노출되었을 때 건강한 성인 남자보다 더 자주, 더 심하게 질병에 걸릴 수 있기 때문에 취약계층이라 할 수 있으며, 생물학적 취약계층(고위험군)으로 분류할 수 있다.

이러한 취약계층은 하나의 계층에만 속하는 것이 아니며, 빈곤한 노인, 취약지역에 거주하는 빈곤한 장애인 등 여러 계층에 중첩되어 속할 수도 있다. 그리고 취약계층은 처음부터 고정되어 지속되는 것은 아니며, 시간에 따라서 사회 · 경제적 상황에 따라서 바뀔 수 있다. 즉, 인종, 아동 등과 같은 취약계층이 이후에 보건의료서비스 이용에 제약이 없거나 건강위험을 해소할 수 있다면, 비-취약계층이 될 수 있다. 반대로 비-취약계층이었지만, 경제적 어려움에 직면하거나 노인이 되는 등의 이유로 보건의료서비스 제약 및 건강위험에 노출될 경우 취약계층이 될 수 있다. 또한 같은 취약계층이라 하더라도 보건의료서비스 제약 및 위험 노출 정도에 따라서 상대적으로 더 취약한 계층이나 덜 취약한 계층이 있다(그림 10-6-1).

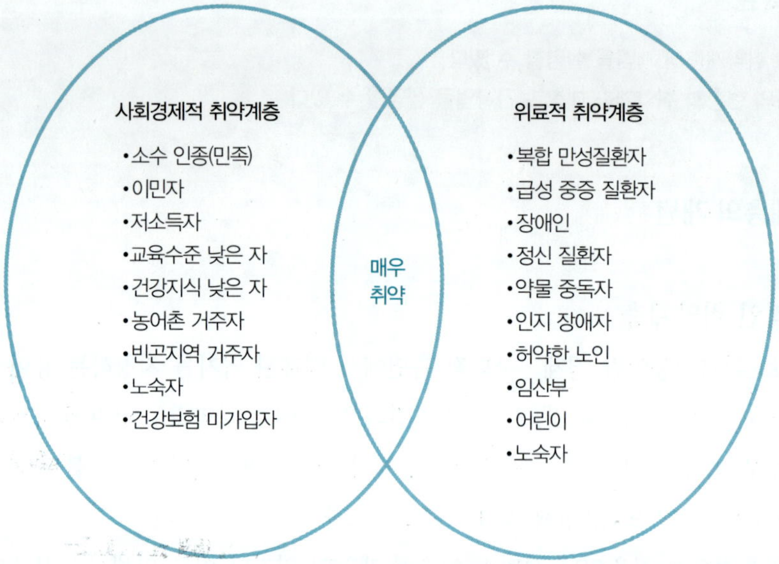

그림 10-6-1 취약계층의 범위 및 중첩

출처: Lewis VA, et al. The promise and peril of accountable care for vulnerable populations: A framework for overcoming obstacles. Health Aff(Millwood) 2012;31(8):1777-1785.

3) 법률에서의 보건의료 취약계층

「의료급여법」에서는 주로 경제적 어려움으로 '생활이 어려운 사람들'을 의료급여 수급권자로 정의하고 있다. 이들을 「공공보건의료에 관한 법률」에서는 취약계층이라 정의하며, 같은 법률 12조에서는 의료 이용과 공급, 접근성 등의 평가 · 결과에 따라 의료서비스 공급이 현저하게 부족한 지역을 의료취약지로 정의하고, 해당 지역의 주민을 취약계층으로 간주한다.

「국민영양관리법」에서는 영유아, 임산부, 아동, 노인, 노숙인 및 사회복지시설 수용자 등을 '영양취약계층'으로, 「환경보건법」에서는 어린이, 노인, 임산부 등을 '환경유해인자에의 노출에 민감한 계층'이라고 정의한다.

6.2 취약계층 보건사업의 의의

1) 불평등 완화

지나친 불평등에 따른 사회적 갈등 심화가 문제가 되며, 이러한 갈등 심화는 나아가 국가적

체제 유지에 위협이 될 수 있다. 따라서 대부분의 국가에서는 사회적 통합을 위해 복지정책을 시행하며, 보건의료서비스에서도 취약계층에 대한 정책을 수립하고 있다.

2) 사회적 약자 보호

취약계층은 사회경제적으로 약자이며, 상대적으로 사회에서 소수를 차지한다. 약자를 보호하려는 것은 사회적 동물로서 인간의 기본적인 습성이다. 즉 힘의 논리가 정당화되는 동물의 세계가 아닌, 서로 도움을 주고받으며 평등한 관계에서 인권을 보호해 주는 것이 인간 세계이기 때문이다. 또한 인간은 누구나 약자가 될 수 있기 때문에 사회적 약자 보호에 대한 규약이나 법령을 제정함으로써 서로를 보호한다. 이러한 맥락에서 취약계층을 보호하기 위한 보건사업 역시 사회적 약자 보호를 위한 하나의 수단으로써 시행하는 것이다.

3) 성장의 촉진

국민의 높은 건강 수준은 경제성장으로 이어지며, 반대로 낮은 건강 수준은 노동력과 생산력을 약화시키며, 사회연대와 안정감을 저해할 수 있다. 이것은 궁극적으로 경제성장에도 영향을 미치기 때문에, 취약계층 보건사업 시행은 경제성장을 위해서도 필요하다.

4) 외부효과의 차단

감염성질환과 같은 공중보건위기는 부정적인 외부효과를 낳을 수 있는데, 이를 차단하는 것은 취약계층을 위한 사전적 예방비용이 부정적 외부효과로 치르는 비용에 비해서 낮기 때문이다. 또 흡연자에 대한 금연사업을 수행하는 것은 다른 중증질환에 의한 비용 지출과 간접흡연에 의한 피해를 막을 수 있기 때문이다.

6.3 취약계층을 위한 보건의료 지원 방안

1) 빈곤 예방 및 탈출 지원

주로 저소득층에 대한 경제적 지원 및 근로능력 향상을 목적으로 수행하는 지원 방안으로, 장애인 근로지원제도와 같은 정책은 빈곤 탈출을 위한 경제적 자립을 돕기 위한 방안이다.

2) 건강행태 개선 지원

보건의료 취약계층 중 주로 노인 및 만성질환자에게서 중증질환을 예방하기 위해 수행하는 방안으로 부정적 효과를 사전에 예방할 수 있다는 점에서 중요하다.

3) 질병관리체계 구축

만성질환자 관리를 위한 등록시스템이나 암환자 등록시스템 등과 같이 질환이 있는 취약계층에 대한 등록 및 관리체계를 개발하고 운영함으로써 보건사업의 현황 파악, 효과 평가, 효율적 환자관리 등을 위한 방안이다.

4) 공공보건의료기관 역할 강화

경제적 또는 지리적 제약이 있는 취약계층에 필요한 보건의료서비스를 직접 제공하거나 공공보건의료기관 간 의뢰시스템을 활용하여 환자를 관리하기 위한 방안이다.

5) 의료보장제도의 강화

주로 경제적 취약계층에 보건의료 비용을 지원하여 경제적 제약을 줄이기 위한 방안으로 직접적으로 비용(현금)을 지불하거나 간접적으로 의료비용 또는 보조도구를 지원하는 방안도 포함한다.

6.4 취약계층 대상 보건사업

보건의료 취약계층을 대상으로 하는 보건사업은 지원 방안의 유형에 따라서 다양하다. 주로 경제적 제약이 있는 취약계층에 의료비용을 지원해 주는 사업이 있으며, 질환의 종류를 중심으로 건강보험 보장성을 강화하거나 확대하는 사업 등이 있다. 또한 지역사회 공공보건의료기관, 보건소를 중심으로 질환을 관리 지원하는 사업 등이 있다.

1) 저소득층 의료비 지원사업

생활유지 능력이 없거나 생활유지가 어려운 저소득 국민을 대상으로 의료비용 또는 생계유지비를 국가가 보장 · 지원하는 사업으로 대표적으로 의료급여 수급권자 및 차상위계층 본인부담 경감 지원사업, 긴급 복지 지원사업, 재난적 의료비 지원사업 등이 있다.

의료급여 수급권자 의료비 지원사업은 1977년 「의료보호법」을 제정하면서 시작되었다. 이 법은 2001년 「의료급여법」으로 명칭이 변경되었으며, 의료비 지원사업은 지금까지 법적 근거를 기반으로 수행되는 사업이다.

의료급여를 받을 수 있는 서비스 내용에는 진찰, 검사, 약제비, 처치 · 수술 및 치료, 예방, 재활, 입원, 간호 및 이송 등 거의 모든 의료 영역이 포함된다. 이러한 보건의료서비스를 받기 위해서는 의료급여 수급권자로 선정되어야 하며, 주요 선정 대상자는 주로 「국민기초생활법」에 의거한 근로 능력이 없거나 부양을 받을 수 없는 자로 소득 인정액이 기준 이하인 저소득층이다. 이외에도 다른 법률 등에서 정한 이재민, 의상자 및 의사자 유족, 만 18세 미만 국내 입양아동, 국가유공자, 북한이탈주민, 중요무형문화재 보유자, 5 · 18 민주화운동 관련자, 노숙자 등이 있다. 2020년 기준 우리나라의 의료급여 수급권자 수는 1,526,030명(1종 1,136,938명, 2종 389,092명)(2020년 건강보험통계연보)으로 전체 인구 중 2.89%를 차지하고 있다.

의료급여 수급권자에 대한 의료비용 보장액은 전액은 아니다. 즉 건강보험 비급여 항목에 대해서는 전액을 본인이 부담해야 하고, 일부 외래진료의 경우 1,000원에서 외래비용 15%(의료급여 2종)까지 본인이 지불하고 있다. 하지만 보장을 지속적으로 확대하여 2017년 기준 본인부담 상한액(의료급여 2종 기준 연 80만 원)을 지정하는 등 본인부담금을 과도하게 지출하지 않도록 하고 있다.

의료급여의 한계점으로는 수급권자들이 의료이용을 필요 이상으로 한다는 것이다. 실제로 2020년 의료급여 수급권자의 총진료비는 9조 489억 원으로 전년 대비 5.34% 증가한 수치이며, 지속적으로 늘어나고 있다. 이는 질환중증도 및 인구학적 요인을 보정한 이후에 입원기간, 외래방문일수 등에서 건강보험에 비해 현저히 높은 수준이다.

차상위 본인부담 경감 지원사업은 희귀난치성 · 중증질환자, 6개월 이상 치료를 받고 있거나 치료가 필요한 사람 또는 18세 미만 아동 중 세대의 소득인정액이 기준 중위소득의 50% 이하이고, 부양요건을 충족하는 자에 대해 요양급여비용 중 본인이 부담하는 본인부담금 일부를 경감하여 주는 사업이다. 즉, 대상자가 의료급여 수급권자 수준에서 의료이용이 가능하도록 요양급여비용에 대해서 지원하는 사업이다. 지원 대상자 수는 2020년 말 기준 275,234명으로 희귀난치 · 중증질환자가 28,358명, 만성질환자가 139,571명, 18세 미만 아동이 107,305명이다(보건복지부, 2021년 차상위 본인부담경감 대상자 지원사업 안내).

긴급 복지 지원사업은 갑작스러운 중한 질병 또는 부상의 위기 상황에 처하여 생계가 곤란한 자에게 의료지원을 하는 사업으로 생계비 및 의료비, 주거비, 복지시설 이용비, 교육비, 연료비 등을 선지원(신청 이후 48시간 이내) 후처리(나중에 소득, 재산 등을 조사) 원칙으로 지원하는 사업이다. 의료비 지원 범위는 300만 원 내에서 각종 검사, 치료비, 약제비에 대해서 본인부담금 및 비급여 항목에 대해서 지원하고 있다. 다만 지원횟수가 총 2회로 제한(민간기관 및 단체와 연계해서 지원하는 경우 횟수 제한 없음)되어 있으며, 300만 원을 초과하여 지원할 수 없다는 한계가 있다.

중증질환 재난적 의료비 지원사업은 과도한 의료비 지출로 경제적 부담을 안고 있는 저소득층 중증질환자 가구에게 의료비를 지원하여 가계 파탄을 방지하고, 국민생활의 안정을 제고하기 위해 시행되는 사업이다. 해당 지원사업의 대상자 기준은 건강보험가입자 중 환자 가구 소득이 기준 중위소득 100% 이하인 저소득 가구이며, 질환을 기준으로 암, 심뇌혈관질환, 희귀난치성질환, 중증화상 환자이다.

2) 맞춤형 방문건강관리사업

맞춤형 방문건강관리사업은 1995년 「지역보건법」으로 법적 근거를 마련한 이후 전국 보건소에서 수행하는, 주로 저소득층 및 취약계층(여성, 노인, 장애인 등)을 대상으로 하는 사업이다. 이 사업은 보건소에 내소하여 건강관리서비스를 받기 어려운 지역주민을 대상으로 가정 등을 직접 방문하여 제공하는 건강관리서비스로, 지역주민의 자가 건강관리 능력 향상 및 허약 예방 등을 통한 건강수준 향상이라는 목적을 두고 수행하고 있다. 그 대상은 건강관리서비스 이용 및 접근이 어려우면서, 건강관리가 필요한 지역사회 주민이다. 대상자 선정 시 우선순위를 두고 있으며, 연령 기준, 경제적 기준, 사회적 기준, 건강 기준을 참고로, 각 보건소 사업 추진부서의 인적자원과 역량을 고려하여 건강서비스를 제공하는 사업이다.

제공되는 서비스는 신체계측 및 건강면접조사 등을 통한 건강행태 및 건강위험을 파악하는 건강상태 스크리닝, 건강행태 개선 및 만성질환관리 교육 · 상담과 같은 건강관리서비스, 지역 내 다양한 보건복지기관 또는 사업을 활용한 보건소 내외 연계 서비스 지원 등이다.

3) 임산부 및 소아 대상 보건의료사업

최근 출산율 저하로 인한 출산장려정책 일환으로, 저소득계층의 난임부부와 영유아를 대상으로 하는 사업이다.

난임부부 시술비 지원사업은 기준 중위소득 180% 이하인 가구 및 기초생활수급자, 차상위계층과 같은 저소득 난임 · 불임 부부에게 체외수정(신선배아, 동결배아), 인공수정 시술비 중 일부 및 전액 본인부담금을 지원하는 사업이다.

또한 미숙아 및 선천성 이상아 등록관리 및 의료비 지원사업이 있다. 이 사업은 기준 중위소득 180% 이하인 가구(2명 이상 다자녀 가구는 소득 수준과 관계없음)에서 출생한 미숙아 또는 선천성 이상아에 대한 의료비를 지원하는 사업이다. 미숙아에게 지원되는 의료비용은 체중에 따라서 다르며, 300만 원에서 1,000만 원까지 지원된다. 선천성 이상아에게 지원되는 금액은 본인부담금이 100만 원 미만인 경우 전액 지원하고, 100만 원 초과한 경우 100만 원을 제외한 금액에 대해 90%까지(최대 500만 원) 지원하고 있다.

이외에도 아동을 대상으로 하는 사업에는 달빛어린이병원 지정 및 지원사업, 공공어린이재활병원 지정사업, 아동 · 청소년의 건강관리사업, 선택적 예방접종 지원사업, 북한이탈 아동 · 청소년 및 학대피해아동 맞춤형 건강관리사업, 특수학교 아동 · 청소년 비만예방사업 등이 있으며, 이 사업은 국가 또는 지자체별로 수행하고 있다.

4) 장애인 대상 보건의료사업

장애인은 대표적인 건강취약계층으로, 국가에서는 이들을 위한 다양한 보건의료정책 및 사업을 마련하여 진행하고 있다. 지원 방안으로는 직접 의료비를 지급 또는 경감하는 정책이 있으며, 보조기구를 교부하거나 재활치료 등을 지원하는 사업 등이 있다.

장애인 의료비 지원사업은 장애인으로 등록되어 있으면서 의료급여 수급권자 또는 차상위 계층인 경우 본인부담금 경감을 강화해서 지원해 주는 사업이다. 그리고 장애인 등록진단비 지급, 장애검사비 지원, 발달재활서비스 바우처 지원, 여성장애인 출산비용 지급 등 직접 의료비를 지원하는 다양한 사업이 있다. 또한 장애인의 일상생활을 보조하거나 장애인에게 필요한 보조기구를 무료로 교부하거나 일부 금액을 지원하는 사업도 있다.

장애인은 비장애인에 비해서 건강행태도 나쁘고, 만성질환 유병률 및 사망률도 더 높다. 따라서 건강검진이나 건강관리서비스가 더 필요하고 중요하다. 그렇지만 신체적 제약에 따른 접근성 문제뿐만 아니라 의료기관의 의료장비가 장애인에게 맞추어져 있지 않기 때문에 사용할 수 없는 문제가 있다. 따라서 장애인에 대한 검진 및 건강서비스를 제공할 수 있는 장비 및 탈의실, 접수대 등의 편의시설과 검진보조인력을 배치하는 등의 지원서비스를 제공하는 '장애친화 건강검진기관'을 지정하여 운영하고 있다. 2021년 기준 완료 또는 준비 중인 장애친화 검진기관 수는 16곳으로 아직은 많이 부족한 실정이다.

그 밖에 장애인에게 종합적이고 체계적인 건강보건관리를 제공하기 위해 장애인 건강보건관리 및 재활의료서비스 지원, 여성장애인 모성보건사업, 보건의료인력 및 장애인 · 가족교육, 지역자원 연계사업, 생활지원 및 홍보사업 등을 수행하는 14곳의 '지역장애인 보건의료센터'가 지정되어 운영되고 있다. 그리고 장애인의 치과의료서비스에 대한 접근성을 높이고 전문적인 진료를 제공하기 위해 '장애인 구강진료센터'도 지정되어 운영되고 있다. 또한, 2000년부터 전국 보건소를 중심으로 지역사회의 인적 · 물적 자원을 최대한 개발 · 활용하여 장애인에 대한 재활서비스를 체계적으로 제공하기 위한 '지역사회중심재활사업(community-based rehabilitation, CBR)'도 있다.

참고문헌

건강보험심사평가원, 국민건강보험공단. 2020 의료급여통계. 2021.

국립재활원. 주요 사업 안내. 중앙장애인보건의료센터. Available from: URL: http://www.nrc.go.kr/chmcpd/html/content.do?depth=pi&menu_cd=02_01.

김주경. 보건의료 취약계층 건강 보호 정책. 국회입법조사처. 현안보고서 제165호. 2012.

대한예방의학회, 한국역학회. 예방의학·역학·공중보건학 용어집. 계축문화사. 2014.

보건복지부. 2021년 지역사회 통합건강증진사업 안내. 보건복지부, 한국건강증진개발원. 2020.

보건복지부. 2021년 차상위 본인부담경감대상자 지원사업 안내. 2020.

황도경, 손병돈, 박금령, 서은원. 의료 취약계층 의료지원 강화 방안 연구. 한국보건사회연구원. 2017.

Lewis VA, Larson BK, McClurg AB, Boswell RG, Fisher ES. The promise and peril of accountable care for vulnerable populations: A framework for overcoming obstacles. Health Aff(Millwood) 2012;31(8):1777–1785.

기본문제

1. 보건의료분야에서 취약계층의 개념과 대표적인 대상자를 설명하시오.
2. 한국에서 시행하는 저소득층 대상 의료비 지원사업에 대해서 설명하시오.

심화문제

1. 취약계층 보건사업을 시행해야 하는 이유와 지원 방안에 대해서 설명하시오.

7 특정 인구집단 사례관리

학습목표

- 사례관리의 개념을 설명할 수 있다.
- 사례관리의 실제 보건사업을 설명할 수 있다.

7.1 사례관리의 개념과 원칙

1) 사례관리의 개념

(1) 사례관리의 역사

사례관리는 미국에서 정신질환자에 대한 탈시설화 정책이 본격화되면서 지역사회에서 생활하는 만성정신질환자들에게 적절한 시기에 적절한 서비스를 제공하기 위해 도입되었다. 우리나라에서 현장에 적용한 최초의 사례관리는 1997년에 도입된 정신보건학회의 정신보건전문요원자격을 위한 훈련과정으로 볼 수 있다(권진숙 등, 2010). 이후 우리나라에서는 사례관리를 정신보건 분야를 포함하여 의료, 사회복지 등의 다양한 분야에서 노인, 아동, 장애인, 다문화가정, 노숙인 등 다양한 대상자에게 적용하고 있다.

(2) 사례관리의 정의

사례관리는 서비스 제공 프로세스 또는 방법, 서비스 제공자가 맡는 역할을 설명하기 위해 사용되었다. 미국 사례관리협회에서는 사례관리를 대상자의 자기결정권, 건강의 사회적 결정요인의 중요성과 돌봄의 복잡성을 인식하여 최적의 건강달성이라는 목표를 달성하기 위해 서비스에 대한 접근과 자원의 적절한 활용을 포함하여 서비스 내 의사소통과 조정을 촉진하는 과정이라고 정의하였다(American Case Management Association, 2020). 한국사례관리학회에서는 사례관리를 복합적이고 장기적인 욕구가 있는 대상자와 그 가족의 사회기능 회복을 위해 서비스 운영체계를 확립하고, 이를 기반으로 체계적 사정과 지역사회의 다양한 자원을 활용하여 지속적이고 효과적인 사회복지서비스를 제공하는 통합적인 실천방법으로 정의하고 있다(권진숙 등, 2012).

2) 사례관리의 원칙

사례관리 원칙으로는 다음 여섯 가지 사항을 들 수 있다(윤철수 등, 2014).

(1) 연속성

보호의 연속성으로 서비스가 포괄적으로 제공되어야 하며, 제공된 서비스는 시작부터 종료때까지 중단되지 않도록 연속성을 유지해야 한다.

(2) 통합성

서비스의 통합성으로 대상자의 복합적인 욕구를 해결하기 위해 많은 기관들과 지역사회자원들을 통합적으로 활용하여 서비스를 제공해야 한다.

(3) 접근 용이성

서비스의 접근성으로 찾아가는 서비스, 정보 제공과 의뢰, 상담료 면제, 교통편의 제공 등과 같은 적극적인 방법을 활용하여 대상자의 접근성을 높여야 한다.

(4) 책임성

사회적 책임으로 서비스가 대상자의 욕구에 적합하게 제공되어야 하며, 적당한 시기에 적절한 방식으로, 서비스가 중복되지 않도록 사회적 책임을 감당해야 한다.

(5) 역량 강화

대상자의 역량 강화로 사례관리서비스를 충분히 제공하여 대상자가 사례관리자의 도움 없이 자원들과의 연결을 유지할 수 있도록 한다.

(6) 공동평가

평가는 단순한 실적위주의 평가를 지양하고, 사례관리서비스가 대상자에게 적절하게 제공되었는지, 대상자의 변화와 만족, 서비스가 통합되었는지에 대한 평가를 사례관리 전문가와 대상자가 함께 실시하여야 한다.

7.2 사례관리의 절차

1) 문제 발견 및 관계 형성

사례관리가 필요한 대상자가 직접 사례관리자를 찾아오거나, 사례관리자가 적극적으로 대상자를 발굴하여 서비스체계로 들어오도록 하는 것이 첫 단계이다. 이 단계에서는 대상자가 프로그램 목적과 목표에 따라 사례관리에 적합한지를 결정한다. 이후 사례관리자와 사례관리 대상자의 관계를 발전시키는 과정이 필요하며, 효과적인 의사소통기술을 통해 신뢰단계를 형성한다.

2) 사정

사정 단계에서는 대상자의 문제와 요구를 정확히 파악해야 한다. 이를 위해 대상자의 신체적, 사회적, 정서적, 인지적, 경제적 상태와 자기건강관리능력 정도를 통합적으로 사정한다. 다방면으로 대상자를 파악하기 위해 사례관리팀과 가족에게서 받을 수 있는 지원을 검토해야 한다. 주요한 사정 내용은 신체적 · 정신적 건강상태, 자기관리능력, 일상생활능력, 건강생활습관, 사회적 지지망과 지지 정도, 주거와 경제적 상황 등이다. 이를 바탕으로 대상자의 문제를 정확히 진단하며, 이때 대상자와 사례관리 팀원이 함께 참여한다.

3) 계획

계획 단계에서는 규명된 문제의 우선순위를 설정하여 구체적으로 목표를 세우고, 서비스를 제공할 방법과 시기 등을 수립해야 한다. 사례관리자는 대상자와 그 가족을 계획과정에 참여시켜야 하며, 목표에 대하여 서로 동의해야 한다. 함께 설정한 목표를 달성하기 위하여 구체적으로 계획을 세워야 하는데, 이용 가능한 자원 등도 고려하여 공식적이고 비공식적인 서비스를 모두 계획해야 한다. 비용, 추진 일정 등도 세세하게 계획하고, 모든 것을 기록하여 보고서로 만들어 놓아야 한다.

4) 수행

수행 단계에서는 대상자와 적합한 서비스 제공자를 연결하여 대상자에게 적절한 서비스가 제공되도록 중재한다. 이때 사례관리자는 대상자의 이익을 옹호하여야 한다. 사례관리자는 설정한 목표를 달성할 수 있도록 계획한 서비스를 모두 제공할 수 있도록 노력해야 하며, 목표와의 일치 여부와 변화하는 대상자의 요구를 반영하기 위하여 지속적인 모니터링체계를 가동해야 한다. 대상자의 요구를 반영하기 위해 필요하다면, 계획이 조정될 수도 있다. 사례관리자는 수행단계에서도 대상자와 그 가족이 주도적인 기능을 하도록 도와야 한다.

5) 평가 및 종결

평가 단계에서는 계획 단계에서 설정한 목표의 달성 여부를 측정하고, 계획된 서비스가 적절하게 제공되었는지를 점검해야 한다. 목표에 따른 성과를 측정하여 대상자의 변화를 점검한다. 대상자의 요구가 충족되었거나 변화했을 경우에는 사례관리를 종결한다. 종결 시에는 비용을 포함하여 대상자, 서비스 제공자, 사례관리자의 만족도를 평가한다.

7.3 사례관리자

1) 사례관리자의 역할

사례관리자는 대상자의 변화되는 요구를 충족하기 위해 다양한 역량을 필요로 한다. 즉, 사례관리 실무영역에서 필요한 사례관리자는 중개자, 컨설턴트, 코디네이터, 교육자, 조력자, 연락담당자, 멘토, 감시자, 교섭자, 대상자의 옹호자, 연구자 등의 다양한 역할을 한다(Cary AH, 2014).

(1) 중개자(broker)

돌봄 계획의 예산 및 비용 한도에 따라 보장 범위 내에서 대상자에게 필요한 서비스 공급자를 위한 대리인 역할을 한다.

(2) 컨설턴트(consultant)

공급자, 공급업체, 지역사회, 기타 사례관리자와 협력하여 사례관리 프로그램에 대한 전문지식을 제공한다.

(3) 코디네이터(coordinator)

대상자에게 시기적절하게 필요한 모든 서비스를 준비, 조절, 조정한다. 전문가 간 팀에 효과적으로 참여한다.

(4) 교육자(educator)

모든 당사자가 정보에 입각한 결정을 내리도록 사례관리 프로세스, 전달시스템, 지역사회 건강자원 및 보장 혜택에 대해 대상자, 가족과 서비스 공급자를 교육한다.

(5) 조력자(facilitator)

상호 목표를 위해 관련된 모든 당사자를 지원한다.

(6) 연락담당자(liaison)

사례관리 계획과 관련한 모든 당사자 간 공식적인 의사소통 중개 역할을 한다.

(7) 멘토(mentor)

신임 사례관리자를 위한 실무 개발을 조언하고 안내한다.

(8) 감시자(monitor/reporter)

대상자의 안전, 돌봄의 질(quality), 사례관리 결과에 영향을 미치고, 비용과 책임이 변경되는 상황과 상태에 대한 정보를 모든 당사자에게 제공한다.

(9) 교섭자(negotiator)

효과적인 협업과 팀 전략을 사용하여 제공자와 돌봄계획, 서비스, 지불 준비계획을 협상한다.

(10) 대상자의 옹호자(client advocate)

대상자의 옹호자로서 정보를 제공하고, 대상자와 가족에게 혜택을 제공하도록 지원한다.

(11) 연구자(researcher)

근거기반실무(evidence-based practice)를 적용한다. 연구를 위하여 실시간으로 자료를 수집한다.

2) 사례관리자의 필수 기술

(1) 옹호(advocacy)

옹호의 목표는 대상자의 자기결정(self-determination)을 촉진하는 것이다. 옹호의 과정은 정보 제공(informing), 지원(supporting) 및 확인(affirming)을 포함한다. 첫째, 정보 제공은 지식을 전달하는 것이다. 대상자가 스스로 의사결정을 하기 위해 사례관리자와 대상자 간에 지식교환 과정이 진행되어야 한다. 이를 위해 사례관리자는 정확한 정보를 상세하게 확장(amplifying)하여 명확(clarifying)하게 설명해야 하며, 대상자가 제대로 받아들였는지 확인(verifying)하는 과정을 거쳐야 한다. 둘째, 지원은 선택하고 행동할 수 있는 대상자의 권리를 지지하는 것이다. 옹호의 세 번째 과정은 확인이다. 이는 대상자의 결정이 대상자의 가치와 목표에 일치한다는 옹호자의 신념에 기초한 것이다. 사례관리자는 대상자의 관점에서 그들이 최선의 의사결정을 하도록 그들의 역량을 향상하기 위해 노력해야 한다.

(2) 갈등관리(conflict management)

사례관리자는 대상자에게 상충되는 요구와 부족한 자원을 관리하도록 도와야 한다. 갈등관리 기술에는 다양한 능동적 의사소통기술이 포함된다. 이러한 기술은 모든 당사자의 필요도와 요구를 알고, 동의 및 비동의 영역을 감지하고, 협력 능력을 결정하고, 목표 달성을 위한 대안 및 활동을 발견하는 데 도움이 된다.

(3) 협력(collaboration)

사례관리를 성공하기 위해서는 사회복지, 간호, 의료, 의료보장 등 다양한 분야의 전문가들이 필요하다. 또한 사례관리의 목표를 달성하기 위해서 대상자 개인, 가족뿐 아니라 관련 당사자, 지역사회 기관의 도움도 필요하다. 이들과의 협력적 관계를 위해서는 의사소통기술이 필수적이다. 성공적인 협력을 위해서는 사례관리 전반에 대하여 관련 당사자들의 정확한 인식을 기반으로 신뢰관계를 쌓아야 하며, 팀 안에서 서로의 역할에 대하여 명확히 하고 동의를 하는 것이 필요하다.

7.4 사례관리의 실제

1) 공공부문 사례관리사업

우리나라 공공부문 사례관리사업은 주로 경제적 취약계층이나 보건의료 취약계층을 대상으로 하며, 관련 법령에 따라 보건부문 사례관리와 복지부문 사례관리로 구분할 수 있다(표 10-

7-1). 공공부문에서 수행하는 사례관리 사업은 만 65세 이상 저소득층 노인을 대상으로 하는 노인맞춤돌봄서비스, 만 12세 이하 취약계층 아동 및 가족, 임산부를 대상으로 하는 드림스타트, 보건소 내소가 어려운 지역주민을 대상으로 하는 방문건강관리, 의료급여수급자를 대상으로 하는 의료급여사례관리, 「국민기초생활보장법」에 근거한 자활사례관리, 알코올 및 기타 중독에 문제가 있는 자와 가족 등을 대상으로 하는 중독사례관리, 정신건강사례관리, 민간협력을 통한 통합사례관리(희망복지지원단, 읍 · 면 · 동 찾아가는 보건복지팀)가 있으며, 2021년부터 가정 내 양육에 문제가 있는 아동을 위한 아동보호서비스가 추가되었다.

표 10-7-1 공공부문 사례관리사업

구분	관련 법령	사업명
보건부문	지역보건법	방문건강관리
	의료급여법	의료급여사례관리
복지부문	노인복지법	노인맞춤돌봄서비스
	아동복지법	드림스타트 (취약계층 아동통합서비스)
	아동복지법	아동보호서비스
	국민기초생활보장법	자활사례관리
	정신건강증진 및 정신질환자 복지서비스 지원에 관한 법률	중독사례관리
		정신건강사례관리
	사회보장급여의 이용 · 제공 및 수급권자의 발굴에 관한 법률	통합사례관리

2) 방문건강관리의 사례관리

(1) 방문건강관리사업의 개념

방문건강관리는 「지역보건법」의 보건소의 기능 및 업무(제11조)에 근거하여 보건소에 내소하여 건강관리를 받기 어려운 지역주민을 대상으로 직접 가정 등을 방문하여 제공하는 건강관리 서비스이다. 또한 지역주민의 자가건강관리능력 향상 및 허약 예방 등을 통한 건강수준 향상을 목적으로 건강행태 개선, 만성질환관리율 향상 및 합병증 예방, 노인의 허약 속도 지연을 목표로 의료 또는 비의료적 건강관리서비스를 제공할 수 있는 간호사 등 보건 · 의료인이 제공하는 포괄적 건강관리서비스이다. 1990년 보건소를 통하여 방문보건사업을 부분적으로 실시하다가 1995년 「지역보건법」에 보건소 방문보건사업의 법적 근거가 마련된 후 2001년 전국 보건소 정규인력을 통해 전면 실시되어 현재에 이르고 있다.

(2) 사업 대상

건강관리서비스 이용 및 접근이 어려우면서, 건강관리가 필요한 지역사회 주민이 사업대상이다. 구체적으로는 건강행태 개선이 필요한 자, 고혈압, 당뇨, 비만 등 만성질환 위험군 또는 질환군, 노인 중 허약 예방 및 관리가 필요한 자가 대상이며, 연령, 경제수준, 사회적 · 건강적 특성에 따라 우선순위가 부여된다.

① **연령 기준**: 만 65세 이상 노인
② **경제적 기준**: 기초생활보장수급자, 차상위 계층 등
③ **사회적 특성**: 독거노인, 다문화 가족, 한 부모 가족, 조손가족, 북한이탈주민 등
④ **건강 특성**: 관리되지 않는 만성질환자 및 만성질환 위험군, 장애인, 재가암환자 등

(3) 주요 사업 내용

보건소 내 간호사, 영양사, 물리/작업치료사, 치과위생사 등 전문인력이 가정 등을 방문하여 개인, 소그룹을 대상으로 건강문제 스크리닝, 건강관리서비스 제공, 보건소 내외 자원 연계 등을 한다.

① 계절 및 자연재해, 일상 속 안전에 대한 사전 교육과 상담으로 자가건강관리 역량 강화
② 고혈압, 당뇨, 비만 등 주요 만성질환으로 이환 예방 및 증상관리, 합병증 예방을 위하여 건강행태 개선 및 만성질환관리 역량 제고
③ 임산부와 신생아의 잠재적인 건강문제를 조기 발견하여 체계적으로 관리
④ 노인의 신체적 · 인지적 · 정서적 · 사회적 기능 향상 및 유지율 증가로 건강한 노후생활을 도모하고 장기요양상태를 사전 예방
⑤ 건강위험요인 및 건강문제를 가진 다문화가족 및 북한이탈주민 관리
⑥ 장애 조기발견, 2차 장애 예방 및 재활치료 등 지속적 관리로 장애의 최소화 및 일상생활 자립능력 증진을 위한 장애인 재활관리

(4) 서비스 제공과정

보건소 내외 자원 연계를 통해 대상자 집단(pool)을 확보한 후, 사전 건강상태 스크리닝을 통해 대상자의 건강위험요인 및 건강문제를 파악하여 집중관리군, 정기관리군, 자기역량지원군으로 분류한다. 분리된 군은 건강관리계획에 따라 적절한 건강관리서비스를 제공받고, 군별 맞춤 건강관리서비스 제공 후 재평가 등을 통해 추후관리를 시행한다.

3) 의료급여사례관리

(1) 사업의 개념

의료급여사례관리는 수급권자의 의료욕구에 대한 신속한 대응과 수급권자 · 의료공급자의 합리적 의료관행 유도 및 의료급여 재정의 효율적 관리에 대한 필요성이 대두됨에 따라 「의료급여법」 제5조의2(사례관리)에 근거하여 마련되었다. 2003년 전국 32개 시군구에 대한 시범사업을 시작으로 2006년 전국으로 확대되어 현재까지 운영되고 있다. 이에 의료급여사례관리는 의료급여 수급권자의 삶의 질 향상과 적정 의료이용을 목적으로 수급권자의 욕구를 사정하고, 건강 상담 및 필요한 정보를 제공하는 일련의 과정을 일컫는다. 따라서 의료급여사례관리는 수급권자의 자가 건강관리능력 향상, 합리적 의료이용 유도, 지지체계 구축을 통하여 삶의 질 향상과 의료급여 재정 안정화에 기여하는 것을 목표로 한다.

(2) 사업 대상

의료급여수급권을 취득한 신규 전체 대상자와 질병 대비 다빈도 또는 장기 의료이용자가 사업대상이다.

(3) 주요 사업 내용

신규 의료급여수급자, 외래 및 입원진료를 이용하는 의료급여수급자 중에 부적정 의료이용행태를 보이는 대상자, 퇴원자에 대해 다음의 내용을 수행한다.

① 의료급여수급권을 처음 취득한 전체 수급자를 대상으로 초기에 의료급여 제도 및 적정 의료이용 안내(그림 10-7-1)를 통해 예방적 관리

② 외래진료 또는 입원진료를 이용하는 의료급여수급자 중 다빈도 또는 장기입원 등의 의료이용 행태를 보이는 대상자를 선정하여 제도 이용 안내, 의료이용 정보 제공, 건강상담, 자원 연계 등으로 적정 의료이용 유도

③ 의료급여 퇴원자의 지역사회로 원활한 복귀 및 정착을 위해 재가의료 돌봄, 식사, 이동, 주거 등 서비스 제공

(4) 사업 수행

「의료급여법 시행규칙」에 따라 시 · 도 및 시 · 군 · 구에 배치된 의료급여관리사가 사업을 수행하며, 의료급여관리사는 의료인으로서 의료기관에서 2년 이상 근무한 경력이 있는 자여야 한다. 사례관리대상을 신규 수급권자, 고위험군, 장기입원, 집중관리군으로 구분하여 대상자 선정, 욕구 사정, 목표 설정 및 계획 수립, 수행, 평가 및 종결의 과정을 거친다.

고위험군 의료급여사례관리 실시 안내문 발송 공문(예시)

□□시 · 군 · 구

수신자 홍길동
(경유)
제 목 의료급여사례관리 실시 안내문 발송

1. 귀하의 건강과 가정의 평안을 기원합니다.
2. 우리 시 · 군 · 구 ◇◇◇◇과에서는 의료급여수급자를 대상으로 사례관리사업을 시행하고 있습니다.
3. 추후 귀댁에 전화 및 방문을 할 예정이니 적극 협조 부탁드리며, 기타 자세한 사항은 우리 시 · 군 · 구청 ◇◇◇◇과(☎123-1234)로 문의하여 주시기 바랍니다.

붙임 의료급여사례관리 안내문. 끝.

□□시 · 군 · 구청장

출처: 보건복지부, 건강보험심사평가원, 2020 의료급여사례관리사업지원단. 의료급여 사례관리 업무매뉴얼. 2020.

그림 10-7-1 고위험군 의료급여사례관리 실시 안내문

참고문헌

권진숙, 김상곤, 김성천, 유명이, 이기연, 조현순. 사례관리 전문가 교육: 실문자 기초과정. 한국사례관리학회. 2012. p.14-15.

권진숙. 한국 사례관리실천의 혼돈과 대안. 사례관리연구 2010;1(1):1-22.

보건복지부, 건강보험심사평가원, 의료급여사례관리사업지원단. 2020 의료급여 사례관리 업무매뉴얼. 2020.

보건복지부, 한국건강증진개발원. 2021년 지역사회 통합건강증진사업 안내. 2020.

보건복지부, 한국사회보장정보원. 공공부문 사례관리 연계·협력 업무 안내. 2021.

윤철수, 김연수. 사례관리 표준안에 관한 탐색적 연구. 사례관리연구 2014;5(1):17-44.

American Case Management Association. Case Management Standards of Practice and Scope of Services. 2020. Available from: URL: https://www.acmaweb.org/section.aspx?mn=&sn=&wpg=&sid=22.

Cary AH. Chapter 22. Case Management. In: Stanhope M, Lancaster J. Public Health Nursing: Population-Centered Health Care in the Community. 8th ed. Missouri: Elsevier(Mosby). 2014. p.490. box 22-1.

기본문제

1. 사례관리의 개념을 설명하시오.

심화문제

1. 사례관리의 실제 보건사업에 대해서 설명하시오.

제 11 장

건강증진과 생활터별 건강증진사업

편집위원 | 고광욱
검토위원 | 전상남
집 필 자 | 강윤식, 고광욱, 김수정, 김혜숙, 노진원, 박천만, 양선영, 이효영, 이훈재, 조희숙, 황인경

1 건강증진과 세계보건기구

학습목표

- 세계보건기구가 이끈 (전 세계) 건강증진사업의 발전과정을 설명할 수 있다.
- 건강증진사업 모형을 설명할 수 있다.

1.1 건강증진을 향한 국제사회의 접근

1) '일차보건의료'에서 '건강증진'으로

세계보건기구는 1978년 '모든 인구에게 건강을(Health for All)'의 이념과 함께 일차보건의료를 제시한 알마아타선언 이후 건강증진의 가치와 원리를 표방한 오타와헌장(1986년), 건강증진의 방향을 제시하기 위한 방콕헌장(2005년), 헬싱키선언(2013년), 상하이선언(2016년) 등 여러 차례 국제적 차원의 접근을 하였다. 이러한 지속적인 건강증진을 향한 국제사회의 노력은 2000년대 들어와서 세계 각국의 건강증진정책 및 건강증진사업에 큰 영향을 끼쳤다.

2) 건강증진을 위한 국제적 노력

WHO의 1986년 오타와(Ottawa)에서의 제1차 회의부터 코로나 팬데믹으로 인한 2021년 비대면 제10차 회의에 이르기까지 그 흐름을 대략 살펴보면 다음과 같다.

제1차 건강증진국제회의에서 합의한 오타와헌장은 일차보건의료의 '2000년까지 모든 사람들

에게 건강을(Health for all by the year 2000)'이란 목표를 계승하면서 삶의 자원으로써의 건강의 가치, 건강과 환경의 밀접한 관련성, 그리고 건강을 위한 기본 여건 형성의 중요성을 강조하였다. 건강의 필수조건으로는 평화, 주거, 교육, 식품, 수입, 생태계 안정, 지속가능한 자원, 사회정의 및 형평성 등으로, 건강 수준을 향상하기 위해서 기본 필수요건의 안정적인 토대가 마련되어야 한다고 하였다. 오타와헌장에서는 '건강증진이란 사람들이 스스로 자신들의 건강(과 건강결정요인)을 관리하거나 통제할 수 있어서, 결과적으로 건강 수준을 향상하는 것이 가능하도록 하는 과정'이라고 정의하였다. 다음 〈그림 11-1-1〉은 오타와헌장의 문장(紋章)에 쓰인 건강증진의 기본 접근전략과 활동들이다.

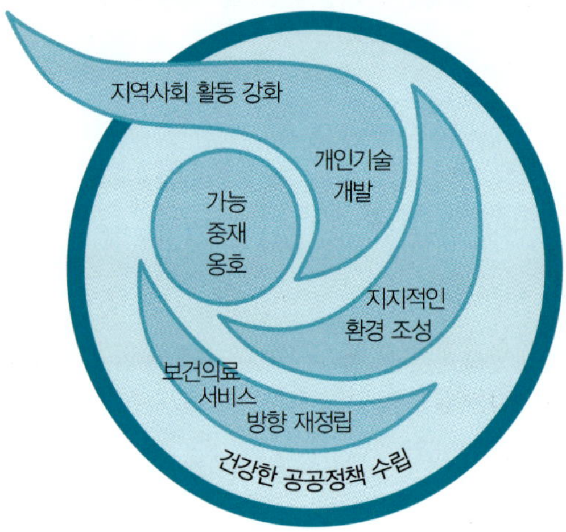

① **옹호하다**: 건강증진활동을 통해서 건강에 영향을 주는 삶의 기본 여건(정치적, 경제적, 사회적, 문화적, 환경적 요인 및 행태적 요인과 생물학적 요인)들을 건강지향적으로 만들어가는 것을 '옹호하다(advocate)'라고 한다.

② **가능하게 하다**: 모든 사람이 자신의 최대 건강 잠재력을 달성하도록, 현재의 건강수준 차이를 줄이기 위해 노력할 동등한 기회 및 자원을 제공하는 것을 '가능하게 하다(enable)'라고 한다. 지원적 환경조성, 정보 접근성 제고 및 건강한 선택을 위한 삶의 기술습득 기회 제공 등의 확실한 토대 마련을 포함하며, 어떠한 불평등 없이 모두에게 건강수준 차이를 줄이기 위해 노력할 동등한 기회 및 자원을 제공하여야 한다.

③ **중재하다**: 건강은 다양한 분야, 정부, 건강 및 사회 경제 분야, 비정부기관 및 자원봉사단체, 지방정부, 기업 및 언론기관 간에 활동이 통합되고 조정되어야 한다. 이를 '중재하다(mediate)'라고 하며, 보건의료인력 및 관련 전문 집단은 사회 내의 서로 다른 집단 간의 이해를 조정하고 중재하도록 노력하여야 한다. 또한 서로 다른 사회, 문화 및 생태계 환경을 고려해서 건강증진 프로그램이나 접근전략은 각 지역사회 및 나라, 지역의 요구에 적합하게 조절한다.

그림 11-1-1 건강증진을 위한 오타와헌장

출처: World Health Organization. Ottawa Charter for Health Promotion. 2012.

애들레이드(Adelaide)에서 열린 제2차 건강증진국제회의(1988)에서는 건강한 공공정책이 건강증진을 위한 수단으로 강조되었고, 특히 여성보건 지원, 영양, 알코올과 금연, 환경 관련 정책을 우선순위에 두도록 권고하였다. 제3차 순스발(Sundsvall)(1991)에서는 '건강을 지지하는 환경조성(Sundsvall statement on supportive environment for health)'이 강조되었다. 제4차 자카르타(Jakarta) 회의(1997)는 '건강증진을 21세기로 견인하는 자카르타선언, 새로운 시대를 위한 새 일꾼들'이라는 주제로 개발도상국에서 처음으로 개최되었다. 이 회의에서는 건강증진을 가치 있는 투자로 재차 알리고 건강결정요인에 대한 재검토와 21세기 건강증진을 위한 우선순위를 제시하였다. 제5차 멕시코시티(Mexico city) 회의(2000)에서는 '건강증진으로 형평성 격차 줄이기(Health Promotion: Bridging the Equity Gap)'를 주제로 계층 간 건강격차 해소 방안을 논의하였다.

제6차 건강증진국제회의에서 세계가 직면한 주요 건강과제 및 건강결정요인을 파악하고 이에 효과적으로 대처하기 위한 건강증진 전략과 함께 모든 국가, 관련분야, 비정부기관, 그리고 민간부문 및 시민사회의 적극적 참여를 촉구하는 방콕헌장을 채택하였다. '건강'이란 용어 속에 함의된 건강결정요인을 '건강 및 건강결정요인(health and its determinants)'으로 명시하였으며, 옹호, 투자, 역량강화, 규제 및 입법, 그리고 다분야의 파트너십을 건강증진을 위한 전략으로 제시하였다.

제7차 회의(2009)는 케냐의 나이로비(Nairobi)에서 열렸으며, 이 회의에서는 수행격차 해소를 통한 건강증진과 발전(Promoting Health and Development: Closing the Implementation gap)에 대해 논의하였다.

2013년에 개최된 제8차 회의에서는 HiAP이 강조되어 모든 정책에서의 건강을 반영하도록 하였다. 제9차 상하이(Shanghai) 회의(2016)는 지속가능발전목표(Sustainable Development Goals, SDGs)를 달성하기 위해 건강증진의 중요성을 재확인하는 회의였다. 또한 '좋은 거버넌스', '건강한 도시와 공동체', '건강정보이해능력' 등이 건강증진과 지속적인 발전을 위해 반드시 필요하다는 선언을 합의하였다. 건강정보이해능력에서는 건강의 핵심적 결정요인인 건강정보이해능력을 개선할 수 있는 국가적 · 지역적 전략의 마련과 개개인의 건강관리 능력 향상, 건강한 선택을 장려하는 소비 환경 조성이 필요하다고 하였다.

2021년 12월에 '웰빙사회를 만드는 길'을 주제로 건강증진 헌장에 대한 제10회 국제 콘퍼런스가 열렸다. 이는 웰빙에 대한 스위스헌장(WHO 10회 건강증진회의)으로 불리며, 우리가 지구의 건강을 파괴하지 않으면서 현재와 미래 세대를 위해 공평한 건강과 사회적 결과를 달성하기 위한 글로벌 약속의 필요성을 강조하였다. 또한 '웰빙 사회'의 필수 요소와 우리가 전 세계적으로 직면한 여러 건강 및 생태 위기를 보다 잘 예방하고 생태 위기에 대응하기 위한 다섯 가지 주요 사항들을 권장하고 있다. 첫째, 인간의 발전에 기여하는 평등한 경제 설계, 둘째, 공익을 위한 공공정책 수립, 셋째, 보편적인 건강보장, 넷째, 피해 및 권한 박탈에 대응하고 혜택을 강화하기 위한 디지털 혁신, 그리고 다섯째, 지구를 소중히 여기고 보존하는 것이다. 글로벌 개발 환경을 바꾸려면 인간과 지구의 웰빙이 인류의 진보를 정의하는 데 중심이 되어야 하며, 비정부 및 시민 조직, 학계, 기업, 정부, 국제 조직 및 모든 관련자가 건강과 웰빙을 위한 전략의 결정적인 구현을 위해 사회 전반의 파트너십에서 일할 것을 강력히 요구하고 있다. 앞으로 국가는 환경, 사회, 경제 및 정치적 요인을 포함하는 더 큰 생태계의 일부로서 건강을 우선시해야 하며, 강력한 1차 의료를 기반으로 하는 보편적인 건강보장은 사회, 경제 및 정치적 안정의 초석으로서 우리의 모든 노력의 핵심이 되어야 함과 동시에 건강에 대한 이야기는 비용이 아니라 공동의 미래에 대한 투자로 인식되고 재구성되어야 함을 강조하고 있다(WHO, 2021).

이 중 그 활동영역이 우리나라의 건강증진 가치와 방향 설정에 상당한 영향을 끼친 오타와헌장과 방콕헌장의 전략과 활동을 〈표 11-1-1〉에 비교하였다.

표 11-1-1 방콕헌장과 오타와헌장의 활동영역과 전략

	활동영역	하위영역	세부 접근 전략
오타와 헌장 (WHO, 1986)	건강한 공공정책 수립	법률 및 정책의 제정, 개정, 확대	시행령 및 시행규칙 개정, 입법 추진, 모니터링, 정책 확대
		프로젝트 관리 및 운영	가이드라인 및 매뉴얼 개발, 기초 연구, 프로젝트 평가, 통계자료 제작, 프로그램 개선, 프로젝트 관련 연구, 외국사례 연구, 정책회의 지원
	지지적인 환경조성	–	모니터링 시스템 구축 및 운영, 우수 지자체 발굴 및 시상, 건축환경
	지역사회 활동 강화	–	커뮤니티와 연계, 동아리 활동 지원
	개인기술의 개발	–	예방교육사업, 홍보사업, 진료, 전화상담, 광고 및 캠페인, 행사, 맞춤형 서비스
	보건의료서비스의 방향 재정립	–	전문가 교육, 직원 워크숍
방콕헌장 (WHO, 2005)	옹호	–	정책회의 지원, 학술회의 발표
	투자	–	지침 및 매뉴얼 개발, 기초 연구, 프로젝트 평가, 통계 데이터 생산, 프로그램 개선, 프로젝트 관련 연구, 외국 사례 연구
	역량 강화	정부	우수 지자체 발굴 및 포상
		전문가	전문가 교육, 사례관리 지원, 전문가 관리, 직원 워크숍
		연구	연구인력 양성, 연구자 역량강화 프로그램
		시민	예방교육사업, 홍보사업, 진료, 전화상담, 광고 및 캠페인, 행사, 맞춤형 서비스
	규제 및 입법	–	시행령 및 시행규칙 개정, 감시체계 구축 및 운영
	파트너십 및 제휴	–	부처 간 운영, 국제 협력

출처: 김지선 등. 한국의 건강증진 가치와 방향 고찰: 국민건강증진종합계획 2020에 대한 내용분석. 보건교육건강증진학회지 2021;38(4):1-17. p.6의 표와 연구결과를 인용하여 재구성

1.2 건강증진을 위한 이론적 모형과 접근 전략

건강증진사업에서는 일반적으로 사회생태학적 모형(social ecological model), 건강의 사회

적 결정요인, PRECEDE-PROCEED 모형 등과 같은 이론적 모형이 흔히 활용된다. 이 절에서는 제7장 보건사업기획에서 다루지 않은 건강증진 기획 및 평가를 위한 체계적이고 포괄적인 접근이 가능하도록 사회생태학적 모형과 건강의 사회적 결정요인을 중심으로 서술하고자 한다.

1) 사회생태학적 모형의 활용

사회생태학적 모형(그림 11-1-2)에 따라 건강에 영향을 미치는 다차원적 요인들을 비교한다. 건강행태는 대상집단뿐만 아니라 대상집단을 둘러싼 물리적 및 사회문화적 환경 등에 영향을 받는데, 이러한 다수준의 다양한 요인들이 영향을 미칠지를 잘 보여주는 모형이다. 사회생태학적 모형에서는 건강행태는 개인 내적수준, 개인 간, 조직, 지역사회 및 물리적 환경과 공공정책 등을 포함한 다수준의 다양한 요인들이 영향을 미치며, 이러한 요인들의 영향은 서로 상호작용한다고 설명되곤 한다. 따라서 효과적인 건강행태 변화를 위해서는 각 수준에서 특정 건강행태와 가장 연관성이 높은 잠재적 영향요인을 파악해야 한다. 이에 따라 사회생태학적 모형을 개발하고, 개인 수준과 환경 및 정책 수준 등의 다수준적인 개입이 통합적으로 이루어져야만 큰 폭의 행태 변화를 기대할 수 있음을 강조하고 있다.

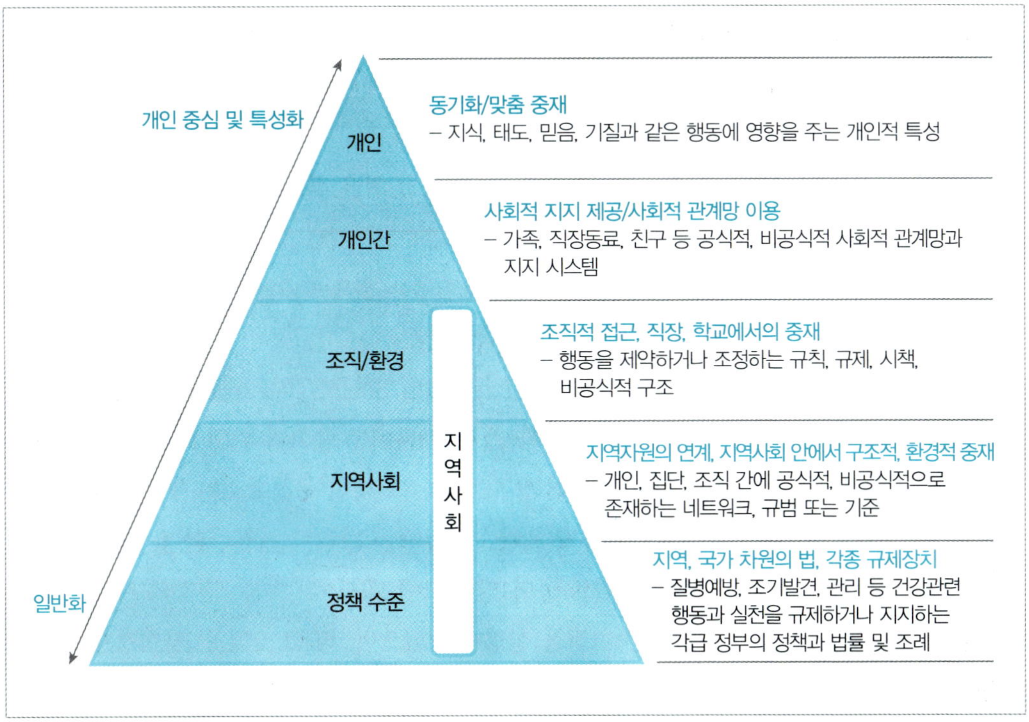

그림 11-1-2 사회생태학적 모형

개인 수준(intrapersonal levels)은 행동에 영향을 주는 지식, 태도, 믿음 등의 개인 특성이 해당되며, 개인 간 수준(interpersonal level)은 가족, 친구, 동료 등과 대인 간 과정을 통하여 지지, 역할, 정체성을 규정해주는 단계이다. 조직요인(institutional factors)은 학교나 직장 등 조직 내에서 관여하는 규칙, 규제, 비공식적인 구조들이며, 지역사회요인(community factors)에는 지역사회 내에 비공식적으로 존재하는 네트워크, 규범 또는 기준이 포함된다. 반면, 정책 수준(policy factors)은 건강 관련 행동과 실천을 규제하거나 지지하는 중앙정부 및 지방정부의 정책과 법률 또는 조례를 포함한다.

개인의 건강행태 변화를 위한 각 수준별 접근의 예는 다양하게 설계될 수 있다. 즉 개인적 수준에서는 개인의 지식, 태도의 변화를 위한 교육, 상담 및 유인 제공 등을 고려할 수 있다는 것이다. 개인 간 수준에서는 습관을 바꾸기 위해 파트너 만들기, 동아리 만들기, 비공식적 지도자 양성의 전략들이 가능하다. 학교 또는 사업장 조직 차원에서는 조직 내 인센티브정책, 조직 내 규칙 만들기 등을 통하여 조직 개발을 유도할 수 있다. 한편, 지역사회 수준의 경우 사회마케팅, 지역사회 역량 강화 노력을 들 수 있으며, 정책 수준에서 예산 및 인프라 강화를 위한 정책 개발을 추진할 수 있다.

이러한 사회생태학적 모형은 특정 건강행태 변화를 위해서 건강행태와 연관된 여러 수준의 건강행태 결정요인들과 이들의 상호작용을 이해하는 포괄적인 틀로써 활용할 수 있으며, 이와 함께 각 수준에서의 변화목표를 체계적으로 설정하고 포괄적인 개입전략을 개발하는 데 활용할 수 있다. 실제로 지난 20년 동안 건강증진연구와 사업에 사회생태학적 모형은 많이 접목되어 왔으며, 미국의 Healthy People 2010, 2003년 세계보건기구의 담배규제기본협약, 2004년 세계보건기구의 식생활, 신체활동 및 비만을 위한 전략 등과 같은 국가 및 세계수준의 프로그램을 개발하는 데 활용되었다.

2) WHO의 건강의 사회적 결정요인모형 구축

WHO의 건강의 사회적 결정요인모형(Commission on Social Determinants of Health, CSDH)은 건강형평성을 높여 사회집단 간, 국가 간 건강 차이를 줄이기 위해 WHO에서 제시한 모형이다(WHO, 2008; WHO, 2010; 김동진 등, 2013). 그 핵심 구성요소는 구조적 요인으로 사회정치적 맥락과 사회경제적 지위 등이 있으며, 매개 요인으로는 물질적 환경, 건강행태 및 생물학적 요인, 사회심리적 요인, 보건의료 등이 있다(그림 11-1-3). 이는 건강의 사회적 결정요인들에 의해 건강불평등이 발생하는 기전을 설명하고 있으며(WHO, 2010). 사회경제적 맥락과 정치적 맥락이 사람들의 사회경제적 위치를 부여함으로써 유해환경에 대한 차별적 노출과 취약성을 일으키며, 사회통합과 사회자본을 구조적 요인과 중재요인과 서로 영향을 주고받을 수 있는 교차요인(cross-cutting determinant)으로 제시하고 있다. 또한 건강격차는 생물학적 요인(나이, 성, 유전 등)을 물질과 사회, 역사와 개인 및 사회의 생활방식과 통합하여 이해해야 한다고 설명한다.

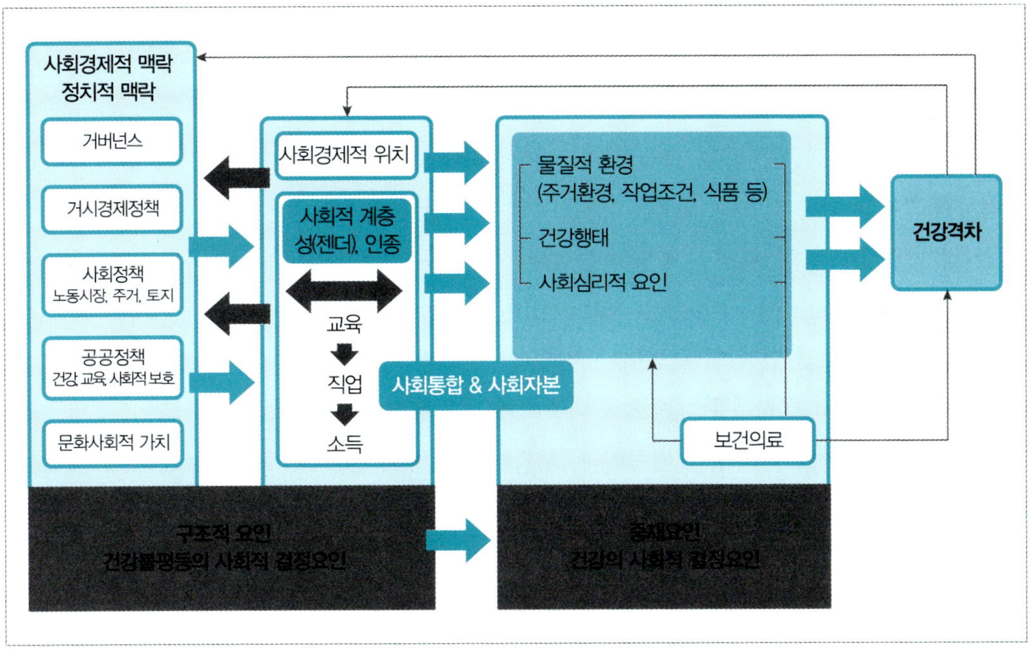

그림 11-1-3 WHO의 건강의 사회적 건강결정요인 모형

출처: WHO. A Conceptual Framework for Action on the Social Determinants of Health (Discussion Paper Series on Social Determinants of Health). Geneva, World Health Organization. 2010.

3) 건강증진을 위한 활동

건강증진을 위한 활동은 건강행태 및 주위 환경의 바람직한 변화와 관련된 모든 노력을 포함할 수 있다. 건강수명 연장과 질병 발생 및 사망 감소를 위한 평소 건강생활의 실천뿐만 아니라, 일차, 이차, 삼차 예방에 관련되는 건강행태 및 생활여건의 바람직한 변화 모두가 건강증진사업에 해당한다. 따라서 건강증진사업은 이러한 변화를 촉진 · 가능 · 유지하기 위해서 이루어져야 한다. 건강증진사업은 앞서 설명하였듯이 생태학적인 접근에 따라 다수준 및 다차원적으로, 생활습관 및 사회규범의 변화와 주위환경 조성, 국가 및 지역수준의 정책 수립, 자원 확보 등이 필요하다. 건강증진사업은 인구대상집단 중심적인 접근이 필요하고, 전 과정에 걸쳐 개인과 지역사회의 주도적이고 능동적인 참여를 위한 지역사회 역량 함양 노력이 중요하다. 이러한 다수준 개입방법에서는 교육, 기술훈련, 상담, 자문, 규제, 대중매체를 통한 건강정보 전달, 대중매체를 통한 지지, 정책 개발과 지지, 조직 개발 및 조직 또는 기관 변화, 지역사회 개발과 사회변화 확산 등의 다양한 방법이 있을 수 있다. 또한 건강증진 활동의 주체는 지역사회와 사회 전체의 다양한 구성원 모두라고 할 수 있으며, 이 구성원에는 정부, 국제기구 및 조직을 포함한 건강 관련 조직 및 단체, 지역사회 조직 및 기관, 시민사회, 개인, 가족 및 집단, 민간부문이 모두 포함될 수 있다. 이 같은 다양한 구성원 간에 건강을 위한 파트너십을 형성하고 연대를 구축해서 사업 및 활동을 전개해야 건강증진을 달성할 수 있다.

4) 건강증진사업의 접근 전략

건강증진사업의 접근 전략은 크게 첫째, 대상집단이 속한 지역사회 또는 사회 전체 수준(전 지역사회 차원의 접근 전략)과 둘째, 사람들이 많은 시간 동안 머무르는 삶터, 배움터, 일터, 마을, 시장 등 생활터 수준(다양한 생활터 중심의 접근 전략)으로 나눌 수 있다. 전 지역사회 차원의 접근 전략(community-wide intervention)은 사회적 환경 변화를 통한 접근방법으로, 지역사회 구성원의 사회의 인식 및 규범이나 사회 분위기, 관습에 영향을 주는 바람직한 정책 수립과 지역사회 또는 사회 전체를 대상으로 대중매체 등을 활용한 공익광고나 캠페인, TV 뉴스 및 기타 홍보방법의 활용 등의 접근 전략이다. 생활터 중심의 개입(settings-based intervention) 접근방법은 사람들이 생활하고 많은 시간을 보내는 일상생활의 생활터 속에서 건강증진사업을 운영하는 것으로, 건강증진사업을 대상집단에 따라 가정, 학교, 병 · 의원, 직장, 지리적으로 가까이 있는 마을, 시장 등 다양한 생활터 중심으로 전개하는 것이다. 생활터 중심의 접근은 일정한 대상집단에 국한되나, 인구 · 사회학적 및 사회심리적 특성에 따라 대상집단을 세분화해서 보다 체계적이고 효과적으로 접근할 수 있다. 최근 금연 및 흡연예방, 영양, 절주, 신체활동 증진 등의 건강한 생활습관 실천을 위한 한국의 건강증진사업은 대부분 지역사회의 여러 생활터 중심으로 활발하게 전개되고 있으며, 지역금연지원센터의 소규모 사업장을 중심으로 운영되는 '찾아가는 금연지원서비스'가 하나의 예가 될 수 있다.

참고문헌

김동진, 이소영, 기명, 김명희, 김승섭, 김유미 등. 한국의 건강불평등 지표와 정책과제. 한국보건사회연구원. 2013.

김지선, 강상구, 김광기, 유승현. 한국의 건강증진 가치와 방향 고찰: 국민건강증진종합계획 2020에 대한 내용분석. 보건교육건강증진학회지 2021;38(4):1-17.

김한해. 제5차 국민건강증진종합계획(HP2030)에서의 '건강형평성' 목표: HP2020에 대한 평가와 국외 사례고찰을 바탕으로. 보건교육건강증진학회지 2021;38(4):33-51.

박윤주. 미국 Healthy People 2030이 한국 국민건강증진종합계획 2030에 주는 시사점: 아동·청소년을 중심으로. 보건교육건강증진학회지 2021;38(4):19-31.

Dahlgren G, Whitehead M. European Strategies for Tackling Social Inequities in Health: Levelling up Part 2, World Health Organization, Regional Office for Europe. Denmark. 1991.

WHO. A Conceptual Framework for Action on the Social Determinants of Health (Discussion Paper Series on Social Determinants of Health). Geneva: World Health Organization. 2010.

WHO Commission on Social Determinants of Health. Closing the Gap in a Generation: Health Equity Through Action on the Social Determinants of Health: Final Report of the Commission on Social Determinants of Health. Geneva: World Health Organization. 2008.

World Health Organization. 10th Global Conference on Health Promotion charters a path for creating 'well-being societies'. 2021. Available from: URL: https://www.who.int/news/item/15-12-2021-10th-global-conference-on-health-promotion-charters-a-path-for-creating-well-being-societies.

World Health Organization. Ottawa Charter for Health Promotion. 2012. Available from: URL: https://www.who.int/publications/i/item/ottawa-charter-for-health-promotion.

기본문제

1. 오타와헌장에서 제시한 건강증진을 위한 활동 다섯 가지를 설명하시오.
2. 건강증진사업에서 활용할 수 있는 사업모형(세 가지)의 특성과 주요 단계를 설명하시오.

2 한국의 건강증진과 건강증진정책

학습목표

- 건강증진정책의 변천 및 현황을 설명할 수 있다.
- 국민건강증진종합계획의 발전과정을 설명할 수 있다.

2.1 건강증진과 보건의료에 대한 중앙정부의 책임

1) 역학적 변천에 따른 퇴행성질환시대 대두

옴란(Omran AR, 1971)이 제시한 질병 양상의 역학적 변천(epidemiologic transition) 모형(그림 11-2-1)에 따르면, 우리나라는 1990년대 말부터 2000년대 초반에 걸쳐서 퇴행성질환(degenerative and man-made diseases)의 시대로 접어들었다고 할 수 있다. 이러한 변화에 따라 그 이전까지 급성기 질환 및 감염병 관리, 그리고 인구조절정책 중심이던 보건사업은

1995년에 제정된 「국민건강증진법」과 「지역보건법」을 바탕으로 서서히 건강증진사업 중심으로 변화해 왔다.

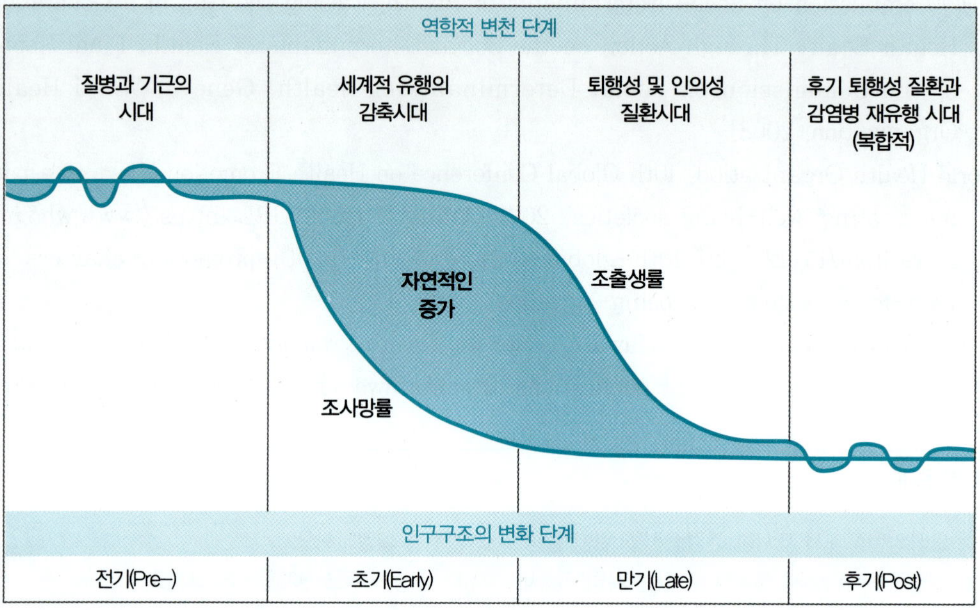

그림 11-2-1 질병의 역학적 변천과정

출처: Rockett IR. Population and health: An introduction to epidemiology. 2nd ed. Popul Bull 1999;54(4):1-44.

2) 국가 단위의 건강증진과 보건의료 관련 종합계획

2000년에 제정된 「보건의료기본법」 제4조제1항에서는 "국가와 지방자치단체는 국민건강의 보호·증진을 위하여 필요한 법적·제도적 장치를 마련하고 이에 필요한 재원(財源)을 확보하도록 노력하여야 한다."라는 국가와 지방자치단체의 책임을 규정하고 있다. 또한 같은 법 제15조(보건의료발전계획의 수립 등)에 의해 보건복지부장관은 관계 중앙행정기관의 장과의 협의를 거쳐 보건의료발전계획을 5년마다 수립하도록 되어 있다. 하지만 실질적으로 최근까지 표류 상태와 다름없던 보건의료발전계획이 내외부 환경 변화로 기존 보건의료체계의 변혁이 요구되는 시점에서 20여 년 만에 수면 위로 떠올라 2018년 한국보건사회연구원 중심으로 '보건의료발전계획 수립을 위한 기초 연구'가 수행되었고, 대한민국의학한림원도 2019년 보건의료발전계획의 새로운 단계별 이행안을 제안한 바 있다. 이러한 가운데 한국건강증진개발원은 국내외 건강정책 분석을 통한 제5차 국민건강증진종합계획(HP2030) 추진 방향을 구상하면서 〈표 11-2-1〉와 같이 국가 단위 건강 또는 보건의료 관련 종합계획을 정리하여 중앙정부의 책임을 강조하였다. 국가 차원에서 다양한 보건의료 영역의 종합계획들이 앞선 시행에서 '치료중심의 보건의료정책의 대안 필요, 건강증진 분야에 대한 투자 부족, 건강규제정책 및 거버넌스 구조 미흡'의 대내적인 문제점과 함께 5년 주기로 바뀌는 중앙정부의 거버넌스로 인해 주요 정책의 단절화 또는 종합계획 간의 연계 부족은 대외적인 핵심 장애요인으로 드러났다.

표 11-2-1 국가 단위의 건강증진과 보건의료 관련 종합계획 수립 현황

중점과제	계획명	주기	추진체계	관련 법률
전체	국민건강증진종합계획	5	국민건강증진정책심의위원회	국민건강증진법
금연, 절주, 신체활동	–	–	–	국민건강증진법
영양, 비만	국민영양관리기본계획	5	국민건강증진정책심의위원회	국민영양관리법
암	국가암관리종합계획	5	국가암관리위원회	암관리법
건강검진	국가건강검진종합계획	5	국가건강검진위원회	건강검진기본법
관절염	–	–	–	–
심뇌혈관질환	심뇌혈관질환관리 종합계획 (심뇌혈관질환관리 종합대책)	5	–	심뇌혈관질환예방 및 관리에 관한 법률 (심뇌혈관질환법)
정신보건	정신건강증진 및 정신질환자 복지서비스 지원에 관한 국가기본계획(정신건강종합대책)	5	국민건강증진정책심의위원회	정신건강증진 및 정신질환자 복지서비스 지원에 관한 법률(정신보건법)
	자살예방기본계획 (통합)	5	국민건강증진정책심의위원회 내 자살예방전문위원회	자살예방 및 생명존중 문화조성을 위한 법률
구강보건	구강보건기본계획	5	국민건강증진정책심의위원회	구강보건법
예방접종, 비상방역체계, 의료관련감염	감염병의 예방 및 관리에 관한 기본계획	5	감염병관리위원회	감염병의 예방 및 관리에 관한 법률
결핵	결핵관리종합계획	5	감염병관리위원회 내 결핵전문위원회	결핵예방법
에이즈	–	–	–	후천성면역결핍증 예방법
식품정책	식품안전관리기본계획	3	식품안전정책위원회	식품안전기본법
	어린이식생활 안전관리종합계획	3	어린이식생활 안전관리위원회	어린이식생활 안전관리특별법
손상예방	국민안전관리기본계획	5	중앙안전관리위원회	재난 및 안전관리 기본법

중점과제	계획명	주기	추진체계	관련 법률
모성건강	저출산고령사회기본계획	5	저출산고령사회위원회	저출산고령화사회기본법
	모자보건사업 및 가족계획사업 기본계획	–	–	모자보건법
영유아건강	아동정책기본계획	5	아동정책조정위원회	아동복지법
	중장기 보육기본계획	5	중앙보육정책위원회	영유아보육법
노인건강	노인보건복지종합대책(통합)	–	노인보건복지대책위원회	–
	치매관리종합계획	5	국가치매관리위원회	근로복지기본법
근로자 건강증진	근로자복지증진기본계획	5	고용정책심의위원회	근로복지기본법
군인건강증진	군 보건의료발전계획	3	군 보건의료 발전추진위원회	군 보건의료에 관한 법률
학교보건	학생건강증진계획	5	–	학교보건법
취약가정건강	건강가정기본계획	5	–	건강가정기본법
장애인건강	장애인건강보건관리 종합계획	5	장애인정책조정위원회	장애인 건강권 및 의료접근성 보장에 관한 법률
사업체계	보건의료발전계획	5	보건의료정책심의위원회	보건의료기본법
	지역보건의료계획	4	지역보건의료심의위원회	지역보건법
	공공보건의료계획	5	보건의료정책심의위원회	공공보건의료에 관한 법률
기타	응급의료기본계획	5	중앙응급의료위원회	응급의료에 관한 법률
	농어촌보건복지 기본계획	5	–	농어촌 주민의 보건복지 증진을 위한 특별법
	국민건강보험종합계획	5	건강보험정책심의위원회	국민건강보험법
	사회보장기본계획	5	사회보장심의위원회	사회보장기본법

출처: 한국건강증진개발원. 국내외 건강정책 분석을 통한 국민건강증진종합계획 추진 방향. 2018.

3) 건강증진사업을 위한 중앙 및 지방정부 조직

건강증진사업을 총괄하고 추진하는 중앙부처는 보건복지부로 보건업무를 담당하는 제2차관 산하 건강정책국이 주무국이다. 건강정책국 아래에는 건강정책과, 건강증진과, 구강정책과가 있으며 정신건강정책관 소속으로 정신건강정책과, 정신건강관리과, 자살예방정책과가 있어서 정신건강과 관련된 업무를 담당한다.

광역자치단체의 경우는 시 · 도마다 조직에 약간씩 차이가 있으며, 경상남도의 경우에는 보건복지국 산하 보건행정과에서 업무를 담당한다. 주민대상건강증진사업을 직접 수행하는 기초지방자치단체에서는 시 · 군 · 구 보건소가 건강증진사업 주무기관이다. 보건소의 조직은 지자체의 규모에 따라 조금씩 다른데, 대부분 건강증진과에서 사업을 주관하고, 보건소의 다른 부서들도 모두 건강증진업무와 관련이 있다고 할 수 있다(그림 11-2-2).

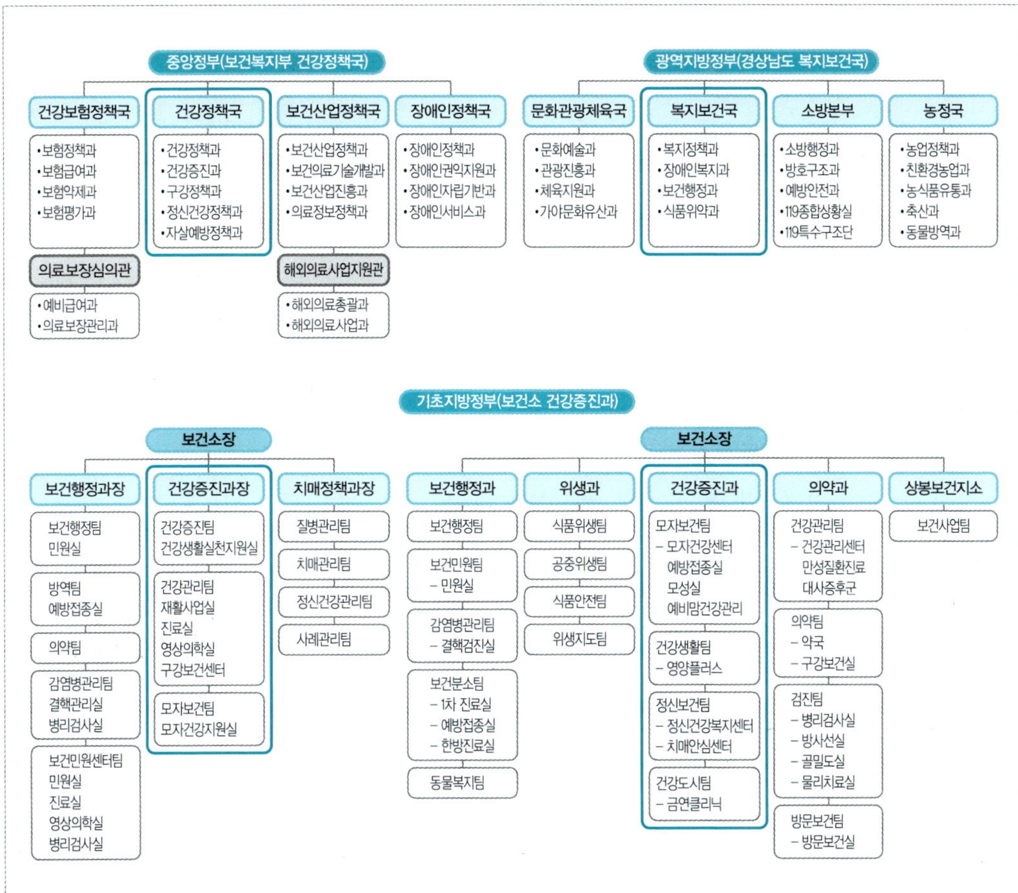

그림 11-2-2 건강증진사업 담당 정부기관(중앙-광역-기초)

지방자치단체의 주민건강증진사업과 관련해서는 〈표 11-2-2〉와 같이 「지방자치법」 제13조(지방자치단체의 사무 범위) 및 제14조제1항의 배분기준에 따른 「지방자치법 시행령」 제10조(지방자치단체의 종류별 사무)에도 명시되어 있어 건강증진사업이 지방정부의 책임임을 강조하고 있다.

건강증진사업에 대한 기술 지원, 평가와 모니터링을 위해서 중앙에는 한국건강증진개발원이 「국민건강증진법」(제5조의3)에 의거하여 설치되어 있다. 한국건강증진개발원은 정책 개발과 지원, 건강증진업무 지침 개발과 교육, 기술 지원과 훈련, 교육홍보 자료의 개발 등을 하고 있으며, 광역단위에는 시 · 도마다 통합건강증진사업지원단이 설치되어 해당 지자체의 사업에 대한 기술 지원과 교육 등을 담당하고 있다. 이외에도 질병관리청, 한국보건복지인력개발원, 국민건강보험공단을 비롯한 유관 정부부처와 공공단체들이 건강증진사업에 관여하며, 다양한 민간단체들도 협조, 공동사업 등으로 건강증진사업을 함께하고 있다.

표 11-2-2 지방자치단체의 주민의 복지증진에 관한 보건의료 분야의 사무 영역

구 분	시 · 도 사무	시 · 군 · 자치구 사무
주민건강증진사업	① 주민건강의 증진에 관한 계획 수립 ② 건강생활실천협의회 구성 · 운영 ③ 보건교육 지도 · 감독 ④ 영양개선업무 지도 · 감독 ⑤ 구강건강사업계획 수립	① 주민건강증진업무 세부 계획 수립 ② 주민건강실천운동 지원 ③ 건강생활실천협의회 구성 · 운영 ④ 보건교육의 실시 및 지도 · 감독 ⑤ 영양개선업무 수행 및 조사 ⑥ 구강건강사업의 수행
공공보건 의료기관의 설립 · 운영	① 시 · 군 · 자치구 보건소 설치 · 운영비의 지원 ② 보건환경연구원의 설치 ③ 시 · 도의료원의 설치 · 운영 ④ 공중보건의사의 배치 · 지도 ⑤ 보건진료소 설치 · 운영비의 지원	① 보건소 및 지소의 설치 · 운영 ② 무의촌(無醫村) 및 오지 주민에 대한 순회 진료 ③ 보건진료소의 설치 · 운영
전염병 및 그 밖의 질병의 예방과 방역	① 전염병 예방을 위한 종합대책의 수립 및 주민 홍보 ② 전염병 예방시설 설치 ③ 전염병 예방 · 방역과 그에 따른 비용 지원 ④ 전염병 진료를 위한 대용기관의 지정과 기관에 대한 경비 보조 ⑤ 그 밖의 질병의 예방과 방역	① 전염병 예방을 위한 주민 홍보 · 교육 ② 전염병 예방접종 실시 ③ 전염병 예방대용시설 지정 및 운영 ④ 전염병의 예방조치와 소독의 실시 ⑤ 전염병환자의 격리수용 및 진료조치 ⑥ 그 밖의 질병의 예방과 방역

출처: 법제처 국가법령정보센터. 지방자치법 시행령 제10조(지방자치단체의 종류별 사무). 2022.

한편, 건강증진과 관련해서는 「국민건강보험법」에 따라 보험자인 국민건강보험공단의 업무로 제14조(업무 등) 제1항제4호에 "가입자 및 피부양자의 질병의 조기발견 · 예방 및 건강관리를 위하여 요양급여 실시 현황과 건강검진 결과 등을 활용하여 실시하는 예방사업으로서 대통령령으로 정하는 사업"을 명시하고 있다. 즉, 이 법에서의 '대통령령으로 정하는 사업'은 2017년에 신설되어 「국민건강보험법 시행령」(대통령령 제32190호, 2021.12.7., 일부개정) 제9조의2(공단의 업무)에 다음과 같이 규정하고 있다. 이에 국민건강보험공단은 본부 조직 내 건강관리실(건강증진부)과 만성질환관리실(건강증진센터), 그리고 지역본부 내 건강지원센터 등을 두고 다음과 같은 건강관리 관련 업무를 수행하고 있다.

(1) 가입자 및 피부양자의 건강관리를 위한 전자적 건강정보시스템을 구축 · 운영한다.

(2) 생애주기별 · 사업장별 · 직능별 건강관리 프로그램 또는 서비스를 개발 및 제공한다.

(3) 연령별 · 성별 · 직업별 주요 질환에 대한 정보 수집, 분석 · 연구 및 관리방안 제공한다.

(4) 고혈압 · 당뇨 등 주요 만성질환에 대한 정보 제공 및 건강관리 지원한다.

(5) 「지역보건법」 제2조제1호에 따른 지역보건의료기관과의 연계 · 협력을 통한 지역별 건강관리 사업 지원한다.

(6) 그 밖에 제1호부터 제5호까지에 준하는 사업으로서 가입자 및 피부양자의 건강관리를 위하여 보건복지부장관이 특히 필요하다고 인정하는 사업을 한다.

2.2 국민건강증진종합계획 중심의 건강증진정책

1) 국민건강증진법과 국민건강증진사업

1995년 '국민에게 건강에 대한 가치와 책임의식을 함양하도록 건강에 관한 바른 지식을 보급하고 스스로 건강생활을 실천할 수 있는 여건을 조성함으로써 국민의 건강을 증진'함을 목적으로 「국민건강증진법」이 제정되었으며, 여기에서 '국민건강증진사업'이라 함은 보건교육, 질병예방, 영양개선, 신체활동 장려, 건강관리 및 건강생활의 실천 등을 통하여 국민의 건강을 증진하는 사업을 의미한다. 이 법은 개인 및 가족 건강증진의 책임을 모든 국민이 국가 및 지방자치단체와 함께 가지며 타인에 대한 건강위해 행위 금지 또한 책임인 것을 명시하였고, 재정 확보를 위한 국민건강증진기금조성의 근거를 마련하였다.

우리나라는 「국민건강증진법」을 제정한 이후 1996년에는 국민건강증진사업 기본 시책을 수립하여 질병예방 및 건강증진 중심적 접근을 위한 보건의료정책을 수립하였다. 국민건강증진사업에 관한 기본 시책에서는 한국 건강증진사업의 궁극적 목적을 상병 이환과 조기사망 예방을 통한 건강수명 연장(건강장수)과 삶의 질 향상에 두었다. 이를 실천하기 위한 실행목표로, 첫째, 건강생활 실천수준 제고, 둘째, 예방서비스 접근도 제고, 셋째, 건강생활 환경여건 조성 등을 설정하였다. 이러한 목표 달성을 위한 접근전략은 크게 교육적 접근, 예방의학적 접근, 환경적 접근으로 나누어 제시하였고, 사업지지 기반 구축은 크게 교육홍보 지원, 사업 강화, 연구개발, 조직 강화, 제도 확립 및 자원 확보 등 다섯 분야를 제시하여 건강증진사업을 활발히 전개해왔다.

2) 국민건강증진종합계획 수립

「국민건강증진법」에 따라 5년마다 국민건강증진종합계획을 세우며, 2002년에 2010년까지의 국민건강증진을 위한 국가 시책으로 '국민건강증진종합계획 2010(Health Plan 2010)'을 처음 수립하였고, 2005년에는 이러한 계획 실행에 대한 중간 평가를 실시하여 시대적 상황에 맞게 수정 보완한 후 '새국민건강증진종합계획'을 발표하였다(2006). 이후 2011년에는 제3차 종합계획으로 2020년까지의 국가수준의 기본 장기계획인 '국민건강증진종합계획 2020(Health Plan 2020)'을 수립하였고, 2015년에는 이러한 제3차 종합계획을 평가하여 제4차 국민건강증진종합계획을 발표하였다. 이후 2021년 제5차 국민건강증진종합계획(Health Plan 2030, 2021~2030) 수립으로 제4차 국민건강증진종합계획의 성과가 분석되었다. 그 결과 건강격차를 모니터링하는 지표 20개 중 4개가 감소, 4개가 유지, 12개가 증가하였으며, 남녀 모두 고위험음주율, 비만유병률의 지역 간 격차가 증가하였고, 특히 여성은 소득수준 간 격차도 증가하였다.

'제5차 국민건강증진종합계획(Health Plan 2030, 2021~2030)'의 다섯 가지 중점과제 중 '건강생활실천'에서는 담배 규제 강화 및 청소년 · 청년 담배 사용을 적극 차단하고, 청소년을 포함한 고위험 음주 예방 및 음주 조장환경을 개선하며, 건강한 식생활 실천 및 최적의 영양상태 유지 기반 강화, 활동적인 사람과 지역사회 환경 구축, 그리고 예방 중심의 필수 구강보건의료 서비스를 확대하고자 하였다. 정신건강관리에서는 자살 고위험군 포괄적 지원 강화 및 생명존중 문화 조성, 치매 조기진단 · 관리 등 양질의 서비스 제공 및 치매 친화 환경 조성, 알코올 · 약물 등 중독 문제 조기개입 및 치료 격차 해소, 중증 · 만성 정신질환자를 위한 지역사회 지지체계를 확립하고자 하였다. 또한 비감염성질환 예방관리에서는 암 검진제도 개선 등 예방 가능한 암 발생률을 감소시키고, 심뇌혈관질환 예방부터 재활까지 연속적 관리체계 구축, 비만 예방을 위한 통합 거버넌스 및 환경 구축, 손상으로 인한 사망 및 장애 예방을 중점과제로 두고 있다. 감염 및 기후변화성 질환 예방관리에서는 감염병에 대한 예방 및 관리 강화, 감염병 위기 대비 · 대응, 기후변화 관련 질환의 건강영향 감시, 평가체계 구축 · 운영을 목표로 하고 있다. 인구집단별 건강관리에서는 모든 아이들의 안전한 출생과 정상적 성장 · 발달 보장, 아동 · 청소년 질병 · 사고 예방으로 평생건강 기틀 형성, 여성의 생애주기별 맞춤형 건강정책 추진, 건강한 노년의 삶을 누리기 위한 노인 친화적 건강환경 조성, 장애인 건강증진 및 건강불평등 해소를 위한 예방의료를 강화하고자 한다.

3) 제5차 국민건강증진종합계획의 세부 내용

(1) 제5차 국민건강증진종합계획의 총괄목표와 기본 원칙

최초 계획에서 '건강한 국민은 국가경쟁력'이라는 비전과 '건강수명 연장, 국민의료비 절감'이라는 목적으로 시작한 계획은 이후 변화를 거듭하여 5차 계획에서는 '모든 사람이 평생 건강을 누리는 사회'라는 비전 아래 '건강수명 연장, 건강형평성 제고'라는 총괄목표를 제시하고 있다 (그림 11-2-3).

2018년 70.4세이던 건강수명을 2030년까지 73.3세로 연장하고, 소득수준 상위 20%와 하위 20% 간 건강수명 격차 8.1세를 7.6세 이하로, 그리고 건강수명 상위 20%와 하위 20% 지자체 간의 격차를 2.9세 이하로 낮추자는 것이 5차 계획의 총괄목표의 구체적인 내용이다. 이를 위한 기본 원칙으로 첫째, 국가와 지역사회의 모든 정책 수립에 건강을 우선적으로 반영, 둘째, 보편적인 건강 수준 향상과 건강형평성 제고를 함께 추진, 셋째, 모든 생애과정과 생활터에 적용, 넷째, 건강친화적인 환경 구축, 다섯째, 누구나 참여하여 함께 만들고 누릴 기회 보장, 여섯째, 관련된 모든 부문이 연계하고 협력하기를 제시하고 있다. 특히 5차 계획에서는 정신건강관리와 기후변화성 질환 예방관리가 새롭게 사업 분야에 포함되었으며, 세부중점과제도 제시하고 있다.

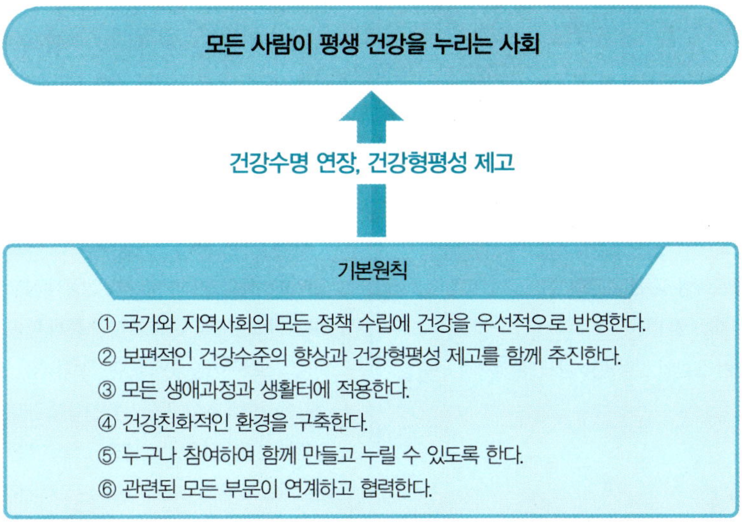

그림 11-2-3 제5차 국민건강증진종합계획의 목표와 기본원칙

출처: 관계부처합동. 제5차 국민건강증진종합계획(Health Plan 2030). 2021.

(2) 제5차 국민건강증진종합계획의 주요 사업 영역

계획을 달성하기 위해 제5차 국민건강증진종합계획은 크게 건강생활실천, 정신건강관리, 감염 및 기후변화성 질환 예방관리, 인구집단별 건강관리, 비감염성질환 예방관리, 건강친화적 환경 구축으로 총 6개의 사업분야로 세분화되어 있으며, 각 사업 분야에 따라 총 28개의 중점과제와 140여 개의 사업이 추진되도록 선정되어 있다(그림 11-2-4).

4) 제5차 국민건강증진종합계획 추진 시 고려사항 및 방향성

(1) 제5차 HP2030 추진 시 고려사항

HP2020과는 달리 중앙정부는 범정부 차원에서 그동안 드러난 문제점을 해결하기 위하여 지속적으로 건강증진과 질병예방 이슈를 주요 논제로 삼아 변화될 대내외 환경을 감안하여 향후 제5차 국민건강증진종합계획은 다음 네 가지 요인을 신중하게 고려하여야 한다.

건강생활실천

1. 담배 규제 강화 및 청소년, 청년 담배 사용 적극 차단
2. 청소년을 포함한 고위험 음주 예방 및 음주 조장환경 개선
3. 건강한 식생활 실천 및 최적의 영양상태 유지 기반 강화
4. 활동적인 사람과 지역사회 환경 구축
5. 예방 중심의 필수 구강보건의료서비스 확대

정신건강관리

1. 자살 고위험군 포괄적 지원 강화 및 생명존중 문화 조성
2. 치매 조기진단 및 관리 등 양질의 서비스 제공 및 치매 친화 환경 조성
3. 알코올, 약물 등 중독문제 조기 개입 및 치료 격차 해소
4. 중증, 만성 정신질환자를 위한 지역사회 지지체계 확립

감염 및 기후변화성 질환 예방관리

1. 감염병에 대한 예방 및 관리 강화
2. 감염병 위기 대비 및 대응
3. 기후변화 관련 질환의 건강영향 감시, 평가체계 구축 및 운영

인구집단별 건강관리

1. 모든 아이들의 안전한 출생과 정상적 성장, 발달 보장
2. 아동, 청소년 질병 및 사고 예방 통해 평생 건강 기틀 형성
3. 여성의 생애주기별 맞춤형 건강정책 추진
4. 건강한 노년의 삶을 위한 노인친화적 건강환경 조성
5. 장애인 건강증진 및 건강불평등 해소 위한 예방의료 강화
6. 근로제도 및 환경 개선을 통해 근로자 건강보호
7. 군별, 부대별 필수사업과 특성을 고려한 맞춤형 건강증진

비감염성질환 예방관리

1. 암 검진제도 개선 등 예방가능한 암 발생률 감소
2. 심뇌혈관질환 예방부터 재활까지 연속적 관리체계 구축
3. 비만 예방을 위한 통합 거버넌스 및 환경 구축
4. 손상으로 인한 사망 및 장애 예방

건강친화적 환경 구축

1. 법과 제도 기반 구축
2. 건강정보이해 및 활용능력 향상을 통한 건강형평성 제고
3. 정보기술 활용으로 건강관리서비스 접근성 향상
4. 국민건강증진기금 효율적 운용을 통한 건강투자 확대 기반 마련
5. 지역사회 지원 확충 및 거버넌스 구축

그림 11-2-4 제5차 국민건강증진종합계획 2021~2030

출처: 관계부처합동. 제5차 국민건강증진종합계획. 2021.

① 대한민국 건강수준

- 기대수명은 양호하나, 건강의 질은 답보상태이다.
- 만성질환 및 이에 따른 질병의 부담이 증가한다.
- 개인의 건강행태와 심리적 마음건강이 악화된다.

② 향후 정책환경 변화

- 급속한 고령화로 사회적 부담이 증가한다.
- 기후변화 및 환경문제가 심각해지면서 발생하는 신종 질환이 예상된다.
- 새로운 형태의 건강 수요와 공급이 발생한다.
- 소득의 양극화와 건강불평등 개선이 요구된다.

③ 국제적 흐름

- 건강증진의 3개 축(좋은 거버넌스, 건강도시와 공동체, 건강정보 이해능력)이 제시되었다.
- 생애주기에 따른 건강불평등 정책의 필요성이 증대된다.

④ 국민인식

- 국민인식에 부합하는 수준으로 건강 수준 및 건강형평성의 향상이 요구된다.
- 기대가 다양한 국민이 실제로 체감하는 정책이 필요하다.
- 코로나19 이후 일상의 변화에 대해 대처가능한 건강증진정책 개발의 필요성이 증대되고 있다.

(2) 제5차 HP2030 추진 시 요구되는 방향성

제5차 HP2030에는 다음과 같은 방향성이 필요하다(한국건강증진개발원, 2018).

① 국제 건강증진정책에 대한 연계

현재 우리나라의 국민건강증진종합계획은 국제적 기준과의 연계가 부족하다. 따라서 보건사업 전반에 걸친 범국가 차원의 통합 모니터링체계가 요구되며, 이로써 지속성과 신뢰성을 갖춘 지표의 생산을 기반으로 궁극적으로는 국제 건강증진정책을 이행하고 실행해야 한다.

② 국내 다부문 연계 및 협력체계 구축

매년 지자체와 보건소는 국민건강증진종합계획에 따라 실행계획을 수립한다. 그러나 이는 지역적 특성을 반영하고는 있으나, 국민건강증진종합계획의 큰 골자와 일맥상통하지 못한다는 한계가 있다. 마찬가지로 연계성을 개선하기 위하여 체계적인 모니터링시스템의 기반을 마련해야 한다.

③ 국민건강증진종합계획 위상 정립

이 계획은 국가 내 여러 건강문제들에서 가장 먼저 선결되어야 할 중요한 현안으로, 국민적 지지와 관련 참여인력들의 참여를 유도하기 위하여 그 위상을 공고히 할 필요가 있다. 국민건강증진종합계획 내 각 분야의 수직적 및 수평적 연계 및 모니터링 결과에 대한 언론 발표를 활용한 의견수렴 방안 마련은 방법이 될 것이다.

④ 환경 변화와 국민 요구에 대응하는 건강정책 추진체계 마련

국내외 환경 변화로 건강증진이라는 패러다임 또한 목표하는 바가 시대에 따라 바뀐다. 최근에는 4차 산업혁명과 인구의 고령화, 또 그에 따른 만성질환자의 급증이 국내 건강정책에서 가장 중요한 핵심이나, 급격한 환경 변화에 따라 발생하는 국민의 요구도는 정작 종합계획에 반영되지 못하고 있다. 이에 따라 지속가능한 정책이 되도록 정책 자체의 체감도와 국민의 요구도가 높게 반영되는 체계를 마련해야 한다.

국내의 모든 지역사회 보건사업은 국민건강증진종합계획을 골자로 한다. 이에 따라 앞으로의 지역사회 보건산업은 상기된 국민건강증진종합계획의 변화에 맞춰 전술된 한계점들을 극복하고 유연하게 수용할 필요가 있다. 건강친화적 지역사회의 여건과 같이 각 소도시 및 지방정부가 지향해야 할 건강도시로서의 표준안을 세워 각 지자체가 각 지역적 특색을 반영하여 구체적인 방안을 마련해야 한다. 지역 건강불평등 완화를 위한 건강친화적 지역사회가 갖춰야 할 조건으로 총 11개의 요건이 제시되었다. 건강친화적 지역사회는 깨끗하고 안전한 양질의 물리적 환경을 확보해야 하며, 안정적이고 지속가능한 생태계로 구성되어야 한다. 또한 상부상조하고 착취하지 않는 지역사회이며, 지역주민의 생활 및 안녕을 위한 주요 결정을 할 수 있는 시민참여 및 통제가 가능해야 한다. 또한 음식, 물, 주거, 소득, 안전, 직업 등 지역주민의 기본 욕구가 충족되어야 하며, 이들의 높은 건강 수준을 유지하도록 해야 한다. 역사와 문화적 유산을 장려, 기타 요건의 강화 및 발전의 가능성 증진을 위한 구조여야 하며, 포괄적인 경험 교류, 의사소통 및 활력적인 경제가 되도록 구성되어야 한다. 또한, 전체 지역주민들의 적절한 공중보건, 질병관리서비스에 대한 높은 접근성이 유지되도록 해야 한다(정백근, 2018).

2.3 보건소 중심의 건강증진사업

1) 건강증진사업 추진체계 구축 및 활성화

5년마다 수립되는 국민건강증진종합계획 틀을 토대로 시 · 군 · 구 기초지방자치단체의 보건소를 중심으로 지역중심의 건강증진사업이 전개되어 왔다. 주요 사업내용은 금연 및 흡연예방, 영양, 절주, 신체활동(운동) 증진, 구강보건 등 건강한 생활습관실천사업, 만성퇴행성질환 및 암 조기발견을 위한 검진사업 등 질병예방사업, 지방자치단체가 주도적으로 지역 여건을 고려하여 기획한 사업, 그리고 보건소 내외 사업 통합 및 민간부문과의 연계를 활성화해서 추진하

는 사업 등이다.

사업에 필요한 재원을 조달하기 위해 정부는 2015년부터 담뱃값을 2,500원에서 4,500원으로 인상하면서 국민건강증진부담금을 포함해 담배 한 갑에 물리던 세금을 1,550원에서 3,318원으로 올렸다. 이 중 담배 한 갑당 국민건강증진부담금이 354원에서 841원으로 큰 폭으로 증가되었다. 2017년 부담금운용종합계획서에 따르면, 국민건강증진부담금은 2018년에 2조 9,099억 원, 2019년에 3조 671억 원, 2020년에 4조 119억 원이 각각 책정되었다.

담배에 부과된 국민건강증진부담금의 지속적인 인상에 따라 국민건강증진기금 규모가 크게 늘어나면서 건강증진사업의 재정규모가 확대되었다. 이를 토대로 인력 및 조직개발과 기술지원, 사업 및 조사연구 확대 등 여러 차원에서 많은 발전을 하였다. 광역지방자치단체의 지역중심 건강증진사업 활성화를 위한 지원단 설치 및 네트워크 형성, 2011년 한국건강증진재단 설립, 지역보건소 건강증진인력 대상의 인력개발교육 실시, 국민건강영양조사체계 정비 및 국가수준의 청소년 건강위험행태 감시체계(청소년 건강행태조사) 구축, 전국 시 · 군 · 구 지역단위 건강 관련 정보 및 자료체계 구축을 위한 지역사회건강조사 실시 등 건강증진사업 하부구조 구축을 위해 노력을 많이 해 왔다.

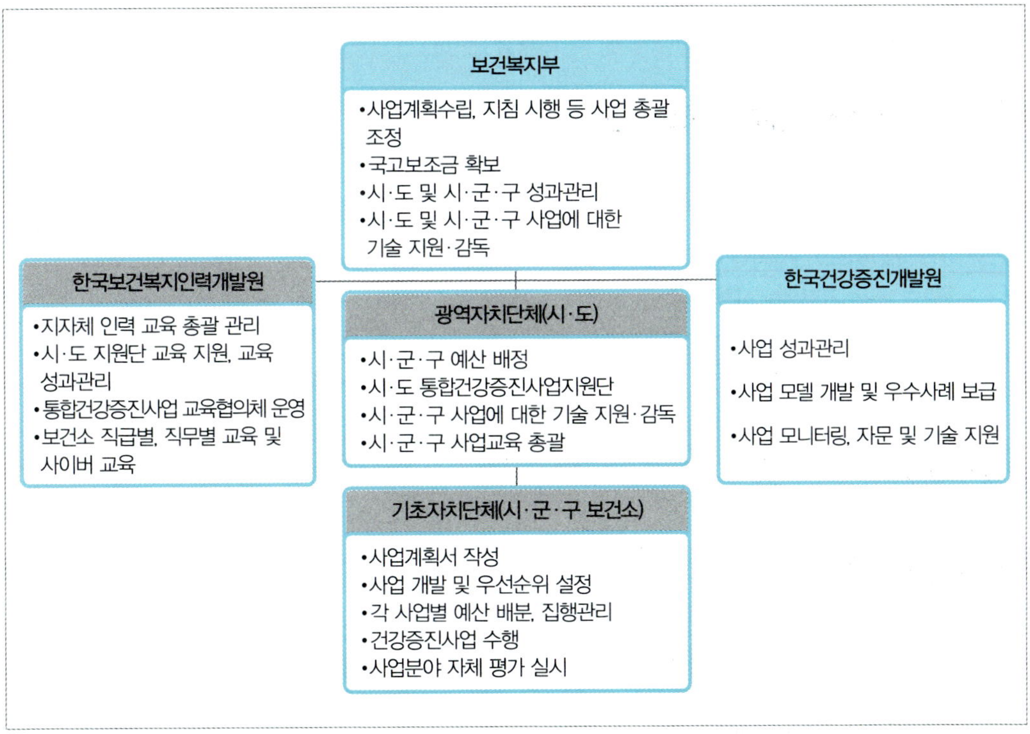

그림 11-2-5 지역사회 통합건강증진사업 추진체계

출처: 한국건강증진개발원. 지역사회 통합건강증진사업. 2022.

우리나라 건강증진사업은 보건복지부, 광역지방자치단체 담당부서 및 시 · 군 · 구 보건소 등 주로 공공체계를 중심으로 전개되고 있으며, 통합건강증진사업지원단이 중앙 및 시 · 도 수준에 설치되어 사업을 지원해왔다. 중앙수준에서는 건강증진사업지원단이 2001년에 구성되어 국민건강증진기금의 효율적 운영과 국민건강증진사업의 원활한 추진을 위한 건강증진분야 정책 수립 지원, 건강증진사업 평가 및 기술지원 등의 업무를 수행해왔는데, 이를 바탕으로 2011년 한국건강증진재단(2014년에 한국건강증진개발원으로 변경)이 설립되고 그 역할을 수행하고 있다. 또한 2005년에 시작한 건강증진사업지원단은 2013년에 시 · 도 통합건강증진사업지원단으로 변경되어 지역 특성에 맞는 통합건강증진사업의 활성화를 꾀하고 광역지방자치단체 수준에서 시 · 군 · 구 보건소 통합건강증진사업의 평가 및 기술지원 등의 역할을 수행하고 있다. 17개 시 · 도에 설치된 통합건강증진사업지원단 간에는 협조체계를 구축하여 효율적인 건강증진사업 지원체계를 구성하고 있다(그림 11-2-5).

2) 보건소 중심의 건강증진사업의 변천

보건소의 건강증진사업은 1998년부터 시범적으로 운영되기 시작하여 2005년에 전국으로 확대되었다. 이 절에서는 보건소 중심의 건강증진사업의 변천과정을 다음 〈표 11-2-3〉에 제시하고 설명하고자 한다.

표 11-2-3 보건소 건강증진사업의 변천

시기	사업명	사업 내용	비고
1998~2001	건강증진 거점 보건소	각종 예방서비스, 질병관리 프로그램 등 기존 사업 관련 내용	• 건강증진사업 방향성에 대한 고민
2002~2004	건강생활 실천 시범사업	금연, 절주, 운동, 영양 등 4대 영역	• 기존 사업과 차별화되는 별도의 사업 영역
2005~2007	건강생활실천 사업 (전국 확대)	금연, 절주, 신체활동 및 운동, 영양, 비만으로 영역 구분	• 시 · 도별 건강증진사업지원단 운영 • 건강증진전문인력교육(FMTP) 실시
2008~2012	지역특화 건강행태 개선사업	대상자 중심의 건강행태 개선 접근, 타 분야와의 연계 강조	• 지역별 건강통계 생산으로 특화사업 근거 마련
2013~현재	지역사회 통합건강증진사업	17개 사업 간의 경계 없애고 대상자, 생활터, 사업방식별로 사업 통합 및 연계	• 건강증진 국고 보조 17개 사업에 대한 포괄보조 형태의 예산 지원

(1) 건강증진 거점 보건소사업

「국민건강증진법」의 제정과 함께 보건소를 중심으로 실제적인 건강증진사업이 추진되었다. 1998년에 건강증진 거점 보건소(9개) 운영이 시작되었고, 이후 1999년에 9개 보건소가 추가되어 2001년까지 운영되었다. 그러나 이 시기의 사업은 건강증진에 대한 이론 정립이나 실제 사업 방향에 대한 이해와 공유 없이 시작되었다. 보건소에서는 각종 예방서비스, 질병 관리 프로그램 등을 기존 보건사업과 관련된 내용으로 추진하였으며, 이때는 새로운 사업을 어떻게 운영할 것인가를 고민하는 시기였다.

(2) 건강생활 실천 시범사업

2002년 10월부터 전국 100개 보건소에서 시작되었고, 2003년에는 156개 보건소로 확대되었다. 이때의 사업내용은 금연, 절주, 운동, 영양 사업 중에서 선택해 수행할 수 있었고, 건강증진사업이 4대 건강생활실천사업으로 한정되면서 기존 보건사업과는 차별되는 별도의 사업 영역으로 건강증진을 이해하게 되었다.

(3) 건강생활실천사업 전국 확대

2005년부터 전국 보건소에서 건강증진사업을 시작하면서 체계화하기 위해 시 · 도별 건강증진사업지원단이 조직되었고, 사업 담당자를 교육하기 위해 건강증진전문인력교육(field management training program, FMTP)이 실시되었다. 사업 내용은 여전히 건강생활실천 영역 중심이었다.

(4) 지역특화 건강행태 개선사업

건강증진에 대한 이해와 사업 적용에 대한 이해가 부족한 상태인 건강증진사업은 개인의 행태 변화에 치중하고 건강에 영향을 미치는 환경에 대한 접근이 미흡하고, 4대 개별 영역으로 나누어 추진되면서 대상자 중심의 접근, 포괄적 접근에 어려운 문제가 있었다. 이를 개선하기 위하여 2008년에는 지역 특성에 맞는 특화사업을 개발하고 영역별 사업 중심의 운영에서 대상자 중심의 포괄적 접근, 지역의 타 사업들과의 연계 활성화를 추진하고, 예산도 평가에 따른 차등 지원으로 변경되었다. 2008년부터 지역사회건강조사를 통하여 시 · 군 · 구 단위 지역 건강통계가 생산되면서 지역특화사업 개발을 위한 근거가 마련되었다.

(5) 지역사회 통합건강증진사업

2013년 보건소 건강증진사업은 예산 지원이 기존의 개별 보조사업 형태에서 포괄보조 형태로 전환되면서 또 한 번의 큰 변화를 가져오게 된다. 지역특화 건강행태 개선사업이 소규모 세부 단위로 사업을 구분, 예산이 편성되고 사업별 지침이 세분화되어 사업 운영이 분절적이고, 지자체 자율성이 제한되므로 지역의 건강문제와 주민 요구를 반영하지 못한다는 문제가 제기되었다. 이를 개선하기 위하여, 보건소 건강증진 국고 보조사업 17개[금연, 절주, 신체활동, 영양,

비만, 구강보건, 심뇌혈관질환 예방관리, 한의약 건강증진, 아토피 · 천식 예방관리, 여성 · 어린이 특화(모자보건), 치매관리, 지역사회 중심 재활, 방문건강관리]를 1개 사업으로 통합하여 지원함으로써 기존 개별 사업 간 경계를 없애고 대상자, 생활터별, 사업방식별로 사업을 통합 · 연계할 수 있고, 각 지자체별로 사업을 자율적으로 설계할 수 있었다.

그러나 실제 사업을 도입하는 과정에서 자율적인 사업 설계의 경험이 부족했던 보건소에서 기존에 해오던 사업을 중단하거나 축소하는 것에 대한 문제가 있었는데, 내부적으로는 구성원 간의 갈등이 있었고, 대외적으로는 지역주민의 불만으로 다시 이전대로 돌아가 사업을 수행하는 문제가 발생했다. 또한 보건소 단위에서는 대상자 중심의 포괄적 접근이 강조되었지만, 중앙에서는 개별 사업별 담당자가 있고, 개별 사업 지침이 시달되는 등으로 혼란이 많던 시기였다.

2.4 지역사회 통합건강증진사업

1) 지역사회 통합건강증진사업의 의의

종래의 지역보건사업계획은 「지역보건법」에 근거한 지역보건의료계획을 중심으로 각 지방자치단체가 지역보건의료계획의 일환으로 개별단위 사업계획을 수립하여 운영하는 방식으로 추진되었다. 지역보건사업계획은 중앙정부의 사업방침을 중심으로 세부 단위로 나누어진 사업예산과 지침에 따라 추진되었기에, 운영 주체인 보건소의 사업 운영의 분절화 및 획일화, 단위사업별로 잔여 예산의 반납 처리와 같은 사업 운영상의 비효율이 발생하였으며, 지자체의 자율성을 제약하고 지역적 특수성과 다양한 건강 수요 반영에 한계가 있다는 점이 지적되었다. 이에 보건복지부는 하향식(top-down) 방식의 획일적인 방식에서 탈피하여 지자체의 선택권과 자율성을 제고하여 지역 여건에 적합한 건강증진사업을 추진하도록 기존의 개별단위 건강증진사업을 단일한 사업으로 통합하여 운영할 수 있도록 통합건강증진사업이라는 형태로 제도를 개선하였다. 이를 통해 기존의 17개 개별사업으로 이루어진 보건소 건강증진 국고보조사업이 단일한 보조사업으로 개편되었으며, 국가 건강증진 목표에 부합하도록 사업구조 또한 재편성되었다(한국건강증진개발원, 2021).

2) 지역사회 통합건강증진사업의 특성과 운영

지역사회 통합건강증진사업은 '지자체가 지역주민을 대상으로 실시하는 건강생활실천 및 만성질환 예방, 취약계층 건강관리를 목적으로 지역사회의 특성과 주민의 요구가 반영된 프로그램 및 서비스 등을 기획, 추진하는 사업'으로 정의한다. 금연, 절주, 운동, 영양으로 시작한 건강생활실천사업은 이후 사업 영역이 점차 확장되면서 현재는 '음주폐해예방(절주), 신체활동, 영양, 비만예방관리, 구강보건, 심뇌혈관질환예방관리, 한의약건강증진, 아토피 · 천식 예방관리, 여성어린이특화, 지역사회중심재활, 금연, 방문건강관리, 치매관리'로 구성되며, 2013년 통합건강증진사업으로 명칭이 변경된 이후부터 사업 영역 간 경계를 없애고, 주민 중심으로 사업을 통합 · 협력하여 수행할 것을 권장하고 있다(그림 11-2-6).

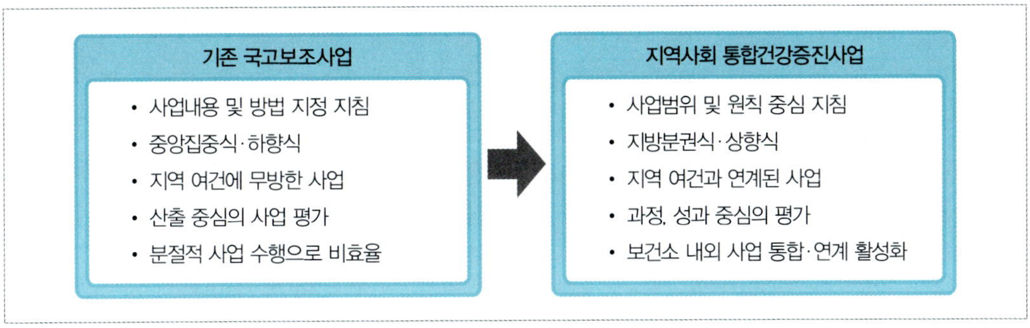

그림 11-2-6 지역사회 통합건강증진사업의 특성

출처: 한국건강증진개발원. 2021년도 지역사회통합건강증진사업 총괄안내서. 2021

지역사회 통합건강증진사업의 목적은 '지역사회 주민의 건강수준 향상을 위해 지자체가 주도적으로 사업을 추진하여 지역주민의 건강증진사업 체감도 및 건강행태 개선'으로 제시되며, 전체적인 사업의 비전과 전략은 〈그림 11-2-7〉과 같다.

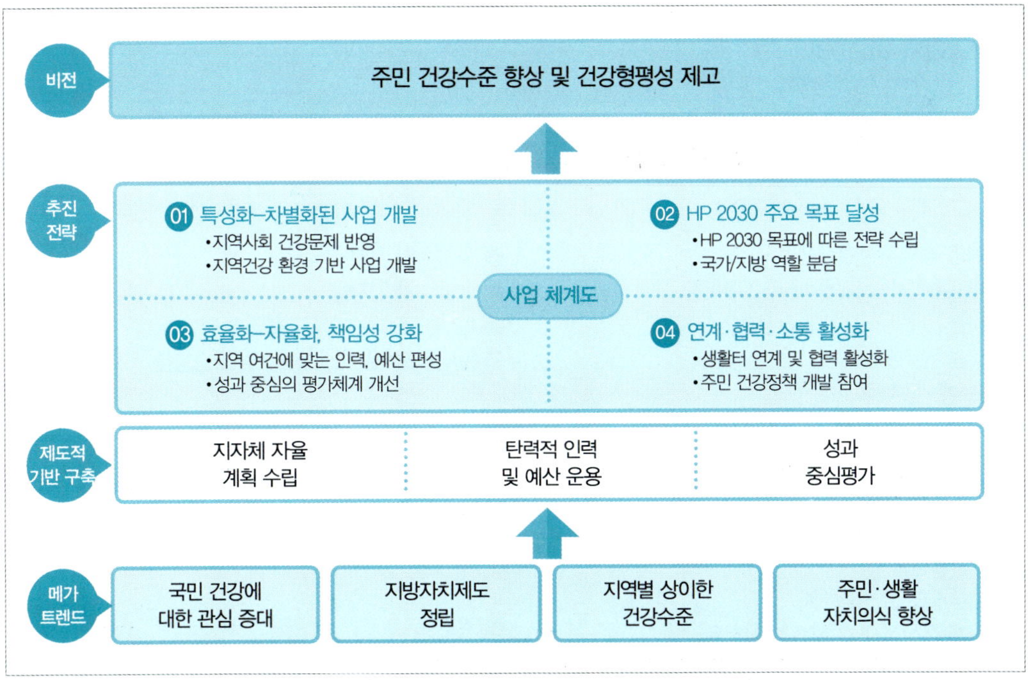

그림 11-2-7 지역사회 통합건강증진사업의 비전 및 전략

출처: 한국건강증진개발원. 2021년도 지역사회통합건강증진사업 총괄안내서. 2021.

3) 지역사회 통합건강증진사업의 주요 사업 전략별 추진 방안

지역사회 통합건강증진사업은 주민 수요와 지역사회 특성 등을 반영한 우선순위에 따라 건강문제를 선정하고, 이에 따른 사업대상, 사업 영역, 사업량과 같은 전략을 지자체가 직접 설정한다. 사업 전략은 개인, 개인 간, 조직 및 환경, 지역사회, 관련 정책 수준과 같이 지역사회 주민의 건강에 영향을 미치는 다양한 요인들을 고려하여 포괄적으로 수립하여야 한다. 건강증진서비스 제공 시에는 보건소에 직접 방문하는 형태뿐만 아니라 학교, 직장, 경로당, 마을과 같은 생활터전과 연계하거나, 대상자의 가정으로 찾아가는 방식과 같이 다양한 서비스 제공 장소 및 방법을 활용할 수 있다. 직접 대면이 어려운 경우에는 전화, 단문 메시지, 동영상 및 앱을 이용한 비대면 서비스 형태도 고려할 수 있다.

4) 지역사회 통합건강증진사업의 핵심성과 지표

통합건강증진사업에서는 필수 사업을 제외하고는 개별 사업영역별로 예산과 인력을 분리하지 않고 지자체가 재원의 용도 및 세부내역을 자율적으로 설계, 집행하도록 하여 지자체의 자율성을 확대하였다. 이에 따라 지자체가 특정 영역의 사업을 확대하거나 사업 간 통합, 연계가 가능하도록 하였다.

보건소 건강증진사업의 효율적인 수행을 위하여 보건복지부는 핵심성과지표를 제시하고 있다. 2021년 기준 성과지표는 건강생활실천 12개, 만성질환 예방관리 4개가 〈표 11-2-4〉와 같이 선정되어 있다.

표 11-2-4 보건소 건강증진사업 핵심성과지표(2021년 기준)

건강생활 실천	만성질환 예방 · 관리
① 성인 남자 현재흡연율	⑬ 혈압수치 인지율
② 현재흡연자의 1개월 내 금연계획률	⑭ 혈당수치 인지율
③ 비흡연자의 직장실내 간접흡연 노출률	⑮ 1년 후 300일 이상 고혈압 투약 순응률
④ 월간 음주율	⑯ 1년 후 300일 이상 당뇨 투약 순응률
⑤ 고위험 음주율	
⑥ 영양표시 활용률	
⑦ 아침결식 예방인구비율	
⑧ 걷기 실천율	
⑨ 중등도 이상 신체활동 실천율	
⑩ 비만유병률	
⑪ 모유수유 실천율	
⑫ 어제 점심식사 후 칫솔질 실천율	

출처: 한국건강증진개발원. 2021년도 지역사회통합건강증진사업 총괄안내서. 2021.

통합건강증진사업은 대상군과 서비스 제공장소 및 접근 전략, 그리고 건강문제를 고려하여 다층적으로 사업을 구성하고 추진하도록 모형을 설계하고 있으며, 이에 따라 보건소는 사업을 수행하기 위하여 해마다 건강증진사업계획서를 작성하고 연말과 익년 초에 사업보고서를 작성하여 제출한다. 계획서에는 지역사회의 현황분석과 중요한 건강문제, 문제 및 사업의 우선순위를 제시하고, 이를 해결하기 위한 전략 그리고 평가 방안 등을 포함한다. 특히 개별 사업 중심이 아니라 대상자 중심의 포괄적 사업 전략을 수립하는 것이 강조되며, 이를 위해서 보건소가 사업 수행기관의 역할뿐만 아니라 지역사회 내 건강증진사업의 총괄, 조정, 연계 역할을 하기를 권장하고 있다. 보건소가 작성하여 제출한 건강증진사업 계획서와 보고서를 바탕으로 사업 평가와 환류가 이루어지며, 평가결과를 바탕으로 보건소 사업역량 강화를 위한 지원, 우수사례 선정과 확산도 이루어진다.

5) 지역사회 통합건강증진사업의 사례

보건소에서 성인을 대상으로 한 건강증진사업에서 주요 내용으로는 금연과 절주 프로그램, 안전관리 프로그램, 스트레스 관리, 식습관과 연계된 영양관리로 압축해서 생각해 볼 수 있다. 지역사회에서 건강증진사업의 효과적인 접근 원칙을 지키고, 개개 주민중심 접근과 지역사회 타 프로그램이나 조직을 이용한 또는 학교와 직장과 같은 장소를 기반으로 한 접근 전략과 관련하여 일부 사례를 소개하면 다음과 같다.

(1) 내몸사랑 2030 청년건강관리(전주시보건소) 사례

① 신청자격은 만 19세~34세의 검사를 원하는 시민 또는 대학생(1987년~2002년생)으로

② 건강증진 상담을 위한 사전 기초검사를 무료로 실시하고

절주상담을 위한 검사	GOT, GPT, r-GPT
비만, 영양 상담을 위한 검사	총콜레스테롤, 중성지방, 요당, 요단백
감염병 예방을 위한 검사	흉부촬영(결핵), B형간염 항원 · 항체

③ 센터 연계 건강증진관리서비스를 무료 제공하였다.

건강증진센터	비만관리	체성분, BMI 및 혈압 측정, 운동상담 등
	절주관리	절주 상담 및 중독관리기관 연계 등
	영양관리	식습관 교정 등 영양관리 상담 등
금연클리닉실	금연상담	CO측정, 니코틴의존도, 금연보조제 지원 등
정신건강복지센터	정신건강설문조사	우울(PHQ-9), 불안(GAD-7) 평가

(2) 하남시보건소 사례

① 바른자세 척추운동교실은 30세 이상 지역주민을 대상으로 도구를 활용한 근육이완 운동, 척추측만증 예방운동을 하도록 하였다.

② 박수치Go! 건강올리Go!사업은 30세 이상 지역주민을 대상으로 세라밴드 등을 이용한 근력강화 운동 및 스트레칭을 실시하였다.

③ 건강한 일터 만들기사업은 관내 사업장 근로자를 대상으로 대사증후군 예방관리, 금연, 구강검진 등을 하였다.

④ 모바일 헬스케어사업은 만 19~64세 시민을 대상으로 스마트밴드와 스마트폰 앱을 활용한 비대면 맞춤형 건강관리를 하였다.

(3) 도봉구보건소 사례

① 테마가 있는 요리여행 사업은 주민을 대상으로 생애주기별 눈높이에 맞는 실습 및 체험 위주의 영양프로그램을 진행하여 잘못된 식습관을 개선하고 건강한 상태로 수명을 연장하여 삶의 질 향상을 도모하기 위하여 생애주기별 대상자에 맞는 먹거리 재료를 이용한 조리실습을 실시하였다.

② 다문화가정 대상 영양교육 및 조리실습 사업은 다문화가정이 증가함에 따라 한국 문화에 대한 적응 및 이해도 제고를 목적으로 결혼 이민자 및 외국인을 대상으로 한국문화를 쉽게 이해하도록 외국인 눈높이에 맞는 영양교육과 한국음식만들기를 실습하였다.

6) 지역사회 통합건강증진사업의 개선 방안

보건소 건강증진사업은 국민의 건강 수준과 삶의 질 향상에 기여한 바가 크지만, 여러 가지 개선해야 할 점들도 있다. 무엇보다도 건강생활 실천사업을 시작한 지 25년이 넘었고, 통합건강증진사업이라는 명칭으로 추진된 지도 8년째이지만 여전히 실질적으로 사업 통합이 잘 이루어지지는 못한다. 또한 사업 간 경계를 없애고 예산을 통합적으로 사용하기를 권장하지만, 반드시 해야 하는 필수 사업들이 많고, 부서 간 공동사업 추진도 미진한 부분이 있는 등 여전히 사업 간의 경계가 존재한다. 이는 보건소 조직 내부의 문제이기도 하지만, 사업을 관장하는 중앙부처의 부서 간 업무 조정이 잘 이루어지지 못한 탓도 크다.

오늘날 보건소의 통합건강증진사업은 13개 사업 분야 중 8개를 필수사업으로 지정하고 있으며, 이는 중요한 사업을 반드시 실시할 수 있다는 장점과 동시에 자율적 사업 선택에 장애요인이 되는 부정적인 측면도 존재한다. 지역통합건강증진사업의 발전을 위해 앞으로 개선해야 할 사항으로 첫째, 각 사업 간 통합을 총괄하고, 둘째, 조정하는 조직체를 마련하는 것과 셋째, 전문인력이 충원되고 교육과정을 개선해야 하며, 넷째, 완전한 건강증진 포괄보조금 제도로 발전되고, 다섯째, 연계와 통합이 가능한 사업 분야별로 통합성과지표를 개발하는 것이 필요하다. 또한 민간부문의 참여를 적극적으로 유도해야 하는 과제가 있다.

각 사업 간 총괄문제에서는 지역통합건강증진사업은 중앙정부의 여러 부서 업무가 단일 예산으로 묶이는데, 각 부서의 지시 사항이 개별적으로 전국 보건소로 직접 전달되면 부서 이기주의로 각 사업 간 연계 또는 통합이 어렵고, 업무 추진에 혼란을 초래할 수 있다. 전문인력의 충원과 교육과정의 개선에서는 지역사회 주민 전체를 대상으로 건강증진서비스를 제공하기 위해서는 보건교육, 신체활동, 영양, 구강건강, 재활, 심리 등 다양한 관련 분야의 전문가들이 필요하다. 기존의 사업별 의료인력만으로는 주민 요구에 부응하는 건강증진서비스를 제공할 수 없기 때문에 신규 분야의 인력을 많이 채용해야 한다. 따라서 우선 지역통합건강증진사업 추진에 필요한 신규 전문인력 분야에 대한 검토가 필요하다.

건강증진사업에 포괄보조금 방식이 도입되면, 보건복지부가 승인하는 사업 범위 내에서 지방자치단체가 자유롭게 보조금을 활용하게 된다. 포괄보조금은 중앙정부가 기능적으로 다양한 보조사업에 대한 재정지원금을 법정 공식에 따라 산정해 지방자치단체에 이양하고 지방자치단체는 사업 운용에 대한 재량권을 가지는 방식이다. 그에 따라 지방자치단체가 자율적으로 재정을 운영하며, 책임성을 가지고 주어진 재원의 범위에서 지역사회에 필요한 사업을 우선 추진할 수 있다. 지역통합건강증진사업의 성과지표는 제4차 국민건강증진종합계획에 제시된 사업별 성과지표로는 적합하지 않으며, 통합성과지표를 별도로 개발해야 한다. 세부 사업 중에서 동질성이 강하고 연계와 통합이 가능한 사업 분야를 묶어 통합성과지표를 개발하고, 그 성과지표를 사업 방향으로 제시하는 것이 바람직하다. 이렇게 해야 개별 사업 운영 방식에서 벗어나 성과지표를 중심으로 각 사업이 연계, 통합될 수 있다. 이를 위해서는 지역통합건강증진사업 성과관리의 기준이 되는 국민건강영양조사와 지역사회건강조사의 조사항목과 조사방법 등이 함께 고려되면, 좀 더 평가의 신뢰성과 타당성을 높일 수 있다. 한편, 우리나라는 공공부문의 건강증진서비스 전달체계가 보건소로 제한돼 있어 서비스 제공 기관이 너무나 부족한 실정이다. 건강증진서비스를 확충하기 위해서는 예산과 인적 자원이 투입돼야 하지만 현실적으로 쉽지 않다. 건강증진은 다양한 수준에서의 연계와 협력이 요구되기 때문에 민간부문의 참여를 적극적으로 유도할 필요가 있다.

참고문헌

국회예산정책처. 2020회계연도 결산 위원회별 분석[보건복지위원회·여성가족 위원회]. 2021.

관계부처합동. 제5차 국민건강증진종합계획. 2021. Available from: URL: https://www.khealth.or.kr/board/view?pageNum=1&rowCnt=8&no1=34&linkId=1002152&menuId=MENU00829&schType=0&schText=&searchType=&boardStyle=Gallery&categoryId=&continent=

&country=&contents1=.

대한예방의학회. 예방의학과 공중보건학. 제4판. 계축문화사. 2021. p.1136-1140.

박남수. 지역사회 통합건강증진사업 수행역량 강화를 위한 교육요구도. 보건교육건강증진학회지 2020;37(2):57-68.

보건복지부. 2008년 지역특화건강행태개선사업 운영지침. 2008.

보건복지부. 제5차 국민건강증진종합계획. 2021.

보건복지부, 한국건강증진개발원. 지역사회 건강증진사업 가이드. 2020.

보건복지부, 한국건강증진재단. 2013년도 지역사회 통합건강증진사업 안내. 2013.

이주열. 보건소 건강증진사업의 과거와 미래. 보건교육건강증진학회지 2007;24(2):135-148.

이주열. 지역사회통합건강증진사업의 개선 방안. 보건복지포럼 2017;246:32-40.

정백근. 지역 건강불평등 완화를 위한 정책 수립 방안과 지역보건의료계획의 의의. 보건복지포럼 2018;6:50-61.

정영호, 고숙자, 배정은, 차미란, 최지희, 정형선 등. 보건의료발전계획 수립을 위한 기초 연구. 보건복지부, 한국보건사회연구원. 2018.

한국건강증진재단. 건강불평등과 지역사회 건강증진. 건강증진총서 통권 제16호. 2014.

한국건강증진개발원. 지역사회 통합건강증진사업. 2022. Available from: URL: https://www.khealth.or.kr/board?menuId=MENU00862&siteId=null-.

한국건강증진개발원. 2021년도 지역사회통합건강증진사업 총괄안내서. 2021.

Green LW, Kreuter MW. Health Promotion Planning: An Educational and Environmental Approach. 2nd ed. Mayfield Publishing Company. 1991.

Olshansky SJ, Ault AB. The fourth stage of the epidemiologic transition: the age of delayed degenerative diseases. Milbank Q 1986;64(3):355-391.

Omran AR. The epidemiologic transition: A theory of the epidemiology of population change. Milbank Mem Fund Q 1971;49(4):509-538.

Rockett IR. Population and health: An introduction to epidemiology. 2nd ed. Popul Bull 1999;54(4):1-44.

기본문제

1. 제5차 국민건강증진종합계획(Health Plan 2030)의 중점과제에 대해 설명하시오.
2. 보건소 건강증진사업의 발전과정을 설명하시오.
3. 통합건강증진사업의 정의와 특성을 설명하시오.

심화문제

1. 국민건강증진종합계획의 기본적인 내용을 설명하시오.
2. 통합건강증진사업의 문제점과 개선방안에 대해 설명하시오.

3 생활터별 보건교육사업

학습목표

- 생활터별 보건교육의 근거 및 중요성을 설명할 수 있다.
- 생활터별 보건교육의 내용을 설명할 수 있다.

흔히 많은 사람들이 삶의 터 또는 생활터(setting)라는 동일 생활공간에서 살아가며, 같은 환경요인에 노출되기에 전통적으로 이를 중심으로 한 보건사업이 전개되곤 한다. 따라서 이 절에서는 학교, 의료기관(병원), 직장, 지역사회(community) 등의 생활터를 중심으로 건강증진의 핵심 접근방법인 보건교육에 초점을 두고 그 근거 및 중요성을 살펴보고, 우리나라에서의 주요 보건교육의 내용을 상술하고자 한다.

3.1 학교 보건교육

1) 학교 보건교육의 근거 및 중요성

우리나라 학교 보건교육은 1951년 당시 교육 · 과학 · 기술 · 예술 · 체육 · 기타 문화에 관한 사무를 관장했던 문교부의 「신체검사규칙」 제정을 시작으로 볼 수 있다. 학교 보건교육은 해방 이후 보건교육에 관한 교과목이 단독교과로 운영되다가 1963년 제2차 교육과정 개정 시 폐지되고 체육교과의 일부로 포함되었다. 이후 2007년 12월에 '학생과 교직원의 건강을 보호 · 증진함을 목적'으로 하는 「학교보건법」이 개정되었다. 이 법에 근거하여 2008년 '보건' 교육과정이 최초로 고시되었고, 학교 보건교육의 정규 실시 방안이 마련되었다. 정부는 2019년 학생건강증진 교육을 내실화하고, 학생의 건강 수준을 향상하기 위해 '제1차 학생건강증진 기본계획(2019-2023년)'을 발표하였다. '모든 학생을 보다 건강하게'라는 비전 아래 학생건강에 대한 학교 현장 중심의 통합적 지원을 위한 주요 중점과제를 다음 〈그림 11-3-1〉과 같이 제시하였다.

세계보건기구(1997)에서는, "학교 보건교육은 학생들의 건강에 대한 이해, 태도, 행위에 영향을 주는 것으로, 건강의 신체적, 정신적, 정서적, 사회적 영역에 관한 계획적이고 연속적인 교육과정을 포함한다."라고 정의하고 있다. 따라서 초, 중, 고 교육기간 동안 학생들의 신체적, 정신적, 정서적 및 사회적 건강이 유지 증진되기 위해서는 보건교육이 체계적이고 지속적으로 연계되도록 학교보건 교육과정을 개발하고 운영하는 것이 중요하다. 한국은 2009년과 2015년 개정교육과정을 거쳐 현재 2022년에도 개정교육과정을 논의하고 있다. 이에 보건 과목을 독립시켜 코로나19와 같은 감염병 예방, 환경, 디지털 성폭력 등 사회적 요구가 높은 교육내용을 다룬 교과서 및 교육방법의 개발이 필요한 시점이다.

학교보건법

[시행 2022. 6. 29.] [법률 제18640호, 2021. 12. 28., 일부개정]

제1조(목적) 이 법은 학교의 보건관리에 필요한 사항을 규정하여 학생과 교직원의 건강을 보호 · 증진함을 목적으로 한다. 〈개정 2016. 2. 3.〉 [전문개정 2007. 12. 14.]

제9조의2(보건교육 등) ① 교육부장관은 「유아교육법」 제2조제2호에 따른 유치원 및 「초 · 중등교육법」 제2조에 따른 학교에서 모든 학생들을 대상으로 심폐소생술 등 응급처치에 관한 교육을 포함한 보건교육을 체계적으로 실시하여야 한다. 이 경우 보건교육의 실시 시간, 도서 등 그 운영에 필요한 사항은 교육부장관이 정한다. 〈개정 2008. 2. 29., 2013. 3. 23., 2013. 12. 30., 2016. 12. 20.〉

② 「유아교육법」 제2조제2호에 따른 유치원의 장 및 「초 · 중등교육법」 제2조에 따른 학교의 장은 교육부령으로 정하는 바에 따라 매년 교직원을 대상으로 심폐소생술 등 응급처치에 관한 교육을 실시하여야 한다. 〈신설 2013. 12. 30., 2016. 12. 20.〉

③ 「유아교육법」 제2조제2호에 따른 유치원의 장 및 「초 · 중등교육법」 제2조에 따른 학교의 장은 제2항에 따른 응급처치에 관한 교육과 연관된 프로그램의 운영 등을 관련 전문기관 · 단체 또는 전문가에게 위탁할 수 있다. 〈신설 2016. 12. 20.〉

출처: 법제처 국가법령정보센터. 학교보건법. 2021.

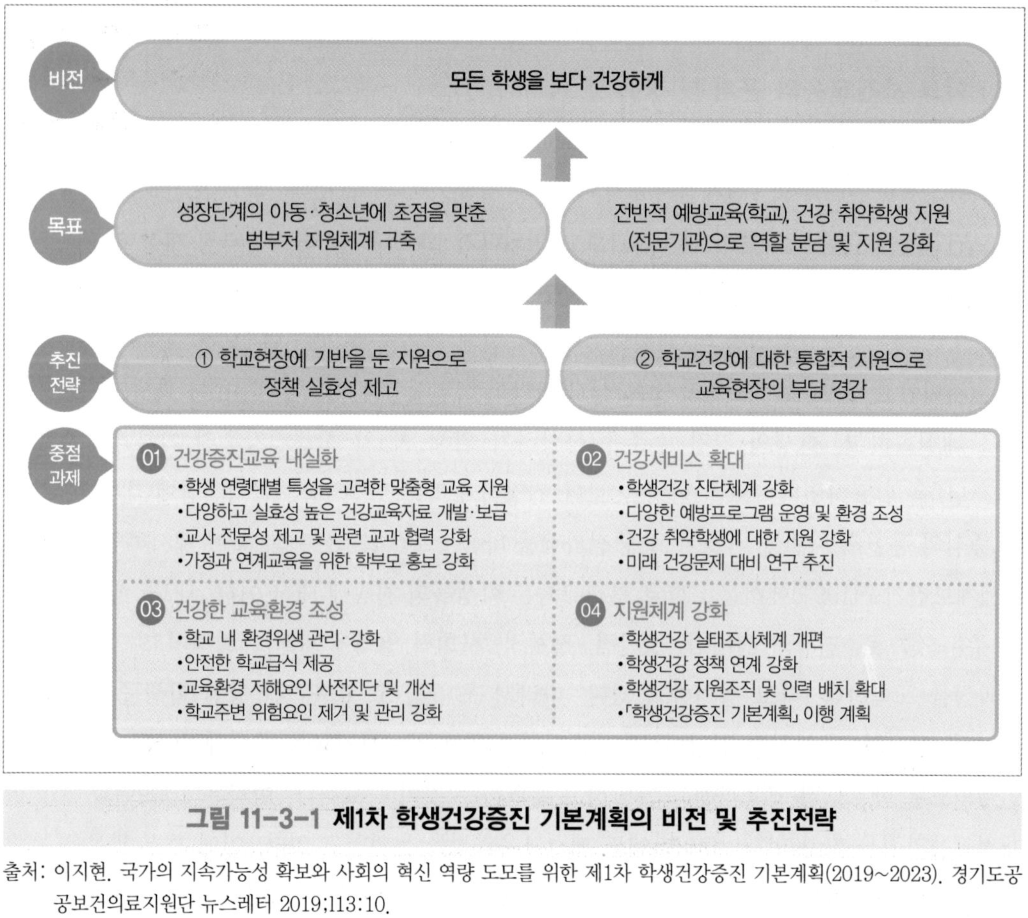

그림 11-3-1 제1차 학생건강증진 기본계획의 비전 및 추진전략

출처: 이지현. 국가의 지속가능성 확보와 사회의 혁신 역량 도모를 위한 제1차 학생건강증진 기본계획(2019~2023). 경기도공공보건의료지원단 뉴스레터 2019;113:10.

표 11-3-1 아동복지법 시행령에 의한 초 · 중 · 고등학교 교육기준

구분		성폭력 및 아동학대 예방 교육	실종 · 유괴의 예방 · 방지 교육	감염병 및 약물의 오용 · 남용 예방 등 보건위생관리 교육	재난대비 안전 교육	교통안전 교육
실시 주기 (총 시간)		6개월에 1회 이상 (연간 8시간 이상)	3개월에 1회 이상 (연간 10시간 이상)	3개월에 1회 이상 (연간 10시간 이상)	6개월에 1회 이상 (연간 6시간 이상)	2개월에 1회 이상 (연간 10시간 이상)
교육 내용	초등 학교	① 성폭력을 포함한 아동학대 개념 ② 성폭력의 위험상황 ③ 성폭력 예방법과 대처법 ④ 나와 타인의 권리 인식	① 길을 잃을 수 있는 상황 이해하기 ② 유괴범에 대한 개념 ③ 유인전략 및 위험 상황 알기 ④ 유괴사고 발생 시 대처법 및 예방법 ⑤ 유괴 · 유인 상황 목격 시 신고 요령	① 감염병 예방을 위한 개인위생 실천 습관 ② 예방접종의 이해 ③ 약물 · 화학제품의 필요성과 위험성 이해하기 ④ 중독 · 오용 · 남용의 개념 알기 ⑤ 중독사고의 대처법과 예방법 ⑥ 약물 · 화학제품 오용 · 남용의 원인 알기 ⑦ 오용 · 남용의 대처법과 예방법 ⑧ 올바른 약물 · 화학제품 사용법	① 화재의 원인과 예방법 ② 화재 시 대처법 ③ 화재 신고 요령 ④ 화상 대처법 ⑤ 소화기 사용법 ⑥ 자연재난의 개념과 안전한 행동 알기	① 안전한 통학로 알기 ② 상황에 따른 안전한 보행법 ③ 바퀴 달린 탈것의 안전한 이용법 ④ 교통수단의 안전한 이용법 ⑤ 교통법규 이해하기
	중 · 고등 학교	① 학대 및 성폭력의 개념 ② 위험 상황에 따른 대처법 및 예방법 ③ 학대 · 성폭력 범죄 신고 요령 ④ 나와 타인의 권리 존중하기	① 유인전략 및 위험 상황 알기 ② 유괴사고 발생 시 대처법 및 예방법 ③ 유괴 · 유인 상황 목격 시 신고 요령 ④ 가출 예방 관련 교육	① 감염병 예방을 위한 개인위생 실천 습관 ② 예방접종의 이해 ③ 향정신성물질에 대한 위험성 · 피해 알기 ④ 중독성물질에 대한 위험성 · 피해 알기 ⑤ 향정신성의약품의 피해와 법적 처벌규정 ⑥ 약물 · 화학제품 오용 · 남용의 원인 알기 ⑦ 오용 · 남용의 대처법과 예방법 ⑧ 올바른 약물 · 화학제품 사용법	① 화재의 원인과 예방법 ② 화재 시 대처법 ③ 소방기구 사용법 ④ 자연재난, 인적 재난 발생 시 행동방법 ⑤ 재난안내시스템 활용법	① 자전거의 안전한 이용과 점검 ② 이륜차와 자동차의 물리적 특성 ③ 인간 능력의 한계와 위험 예측 ④ 교통법규와 사회적 책임 ⑤ 교통사고와 방지대책
교육 방법		① 전문가 또는 담당자 강의 ② 장소 · 상황별 역할극 실시 ③ 시청각 교육 ④ 사례 분석	① 전문가 또는 담당자 강의 ② 장소 · 상황별 역할극 실시 ③ 시청각 교육 ④ 사례 분석	① 전문가 또는 담당자 강의 ② 시청각 교육 ③ 사례 분석	① 전문가 또는 담당자 강의 ② 시청각 교육 ③ 실습교육 또는 현장학습 ④ 사례 분석	① 전문가 또는 담당자 강의 ② 시청각 교육 ③ 실습교육 또는 현장학습 ④ 일상생활을 통한 반복 지도 및 부모 교육

출처: 법제처 국가법령정보센터. 아동복지법 시행령 [별표 6] 교육기준(제28조제1항 관련) 〈개정 2020. 9. 29.〉

2) 학교 보건교육의 내용

「아동복지법 시행령」 제28조(아동의 안전에 대한 교육)는 "「초 · 중등교육법」에 따른 학교의 장은 법 제31조제1항에 따라 교육계획을 수립하여 교육을 실시할 때에는 별표 6(표 11-3-1)의 교육기준에 따라야 한다."라고 명시하고 있다. 2021년부터 사용되는 초등학교 5, 6학년 대상의 개정된 보건교과서는 코로나 19와 같은 감염병 예방, 생활주기, 소아당뇨, 디지털 성폭력, 기후변화, 건강권 등 최근 사회적 요구가 높은 내용을 포함하였다.

3.2 의료기관 보건교육

1) 의료기관 보건교육의 근거 및 중요성

세계보건기구(WHO)는 병원을 '주민에게 치료와 예방을 포함하는 완전한 보건의료서비스를 제공하는 기능을 가진 사회조직'으로 정의하고 있다. 또한, 병원은 통합적인 건강증진과 보건교육서비스를 제공하는 건강증진병원(health promoting hospitals)의 역할을 해야 한다고 강조하고 있다. WHO는 2001년 코펜하겐에서 열린 제9회 건강증진병원 국제회의에서 건강증진병원의 표준에 대한 필요성을 인식하였다. 그 이후 25개 국가의 전문가그룹이 병원에서의 건강증진을 위한 다섯 가지 표준을 마련하였고, 그 내용은 다음과 같다.

표준 1. 관리 정책: 병원은 건강증진을 위한 정책을 마련한다. 이 정책은 건강결과 개선을 목표로 하는 전반적인 조직 품질 개선 시스템의 일부로 구현된다. 이 정책은 환자, 환자의 가족 및 직원을 대상으로 한다.
표준 2. 환자 평가: 병원은 보건의료전문가가 환자와 협력하여 건강증진 활동에 대한 요구를 체계적으로 평가하도록 한다.
표준 3. 환자 정보 및 개입: 병원은 환자에게 질병 또는 건강상태와 관련된 중요한 요소에 대한 정보를 제공하고, 모든 환자의 치료 과정에서 건강증진에 대한 개입을 확립한다.
표준 4. 건강한 직장: 병원의 경영진은 병원이 건강한 직장으로 발전하기 위한 여건을 마련한다.
표준 5. 연속성과 협력: 보건의료서비스 제공자와의 협력을 보장하고, 환자 치료의 모든 과정에서 건강증진 활동의 통합을 최적화하기 위해 협력한다.

「의료법」 제3조(의료기관)에 따라 한국은 의료기관을 의료인이 공중 또는 특정 다수인을 위하여 의료 · 조산의 업을 하는 곳으로 정의하고 있다. 의료기관은 의원급 의료기관(의원, 치과의원, 한의원), 조산원, 병원급 의료기관(병원, 치과병원, 한방병원, 요양병원, 정신병원, 종합병원)으로 구분된다. 의료기관에서 제공하는 보건교육의 법적 근거는 「국민건강증진법 시행령」 제17조(보건교육의 내용)에서 제시하고 있다.

의료기관에서 환자 및 돌봄제공자를 대상으로 하는 보건교육은 질환의 치료, 합병증 예방 및 재발 방지, 재활, 건강증진을 포함하므로 근거 기반의 교육자료를 기반으로 체계적으로, 지속적으로 제공하는 것이 무엇보다 중요하다.

국민건강증진법 시행령

[시행 2021. 12. 4.] [대통령령 제32160호, 2021. 11. 30., 일부개정]

제17조(보건교육의 내용) 법 제12조에 따른 보건교육에는 다음 각 호의 사항이 포함되어야 한다. 〈개정 2018. 12. 18.〉

1. 금연 · 절주 등 건강생활의 실천에 관한 사항
2. 만성퇴행성질환 등 질병의 예방에 관한 사항
3. 영양 및 식생활에 관한 사항
4. 구강건강에 관한 사항
5. 공중위생에 관한 사항
6. 건강증진을 위한 체육활동에 관한 사항
7. 그 밖에 건강증진사업에 관한 사항

출처: 법제처 국가법령정보센터. 국민건강증진법 시행령. 2021.

2) 의료기관 보건교육의 내용

우리나라 의료기관 보건교육에는 공공병원을 중심으로 환자와 돌봄제공자, 지역사회 주민을 위한 건강증진서비스가 포함된다. 건강증진서비스는 건강생활실천, 예방중심의 건강관리, 인구집단별 프로그램이 있다. 의료기관(병원)에서 제공하는 건강증진 프로그램으로는 금연프로그램, 스트레스프로그램, 비만프로그램, 운동프로그램, 영양평가 및 상담, 수면관리 등이 있다. 또한, 금연클리닉, 운동클리닉, 영양클리닉, 알코올중독클리닉, 비만관리클리닉, 고지혈증클리닉, 고혈압클리닉, 대사증후군클리닉 등 다양한 생활습관 개선과 관련된 클리닉을 운영하고 있다. 이렇듯 의료기관에서의 환자를 위한 보건교육의 주제는 질환별로 다양하다. 그중 보건교육의 예로는 〈그림 11-3-2〉와 같이 서울대학교암병원이 암환자들에게 맞춤형 정보를 제공하고, 암으로 인한 마음의 부담과 고통을 함께 나누며 이겨낼 수 있도록 암정보교육센터를 운영하고 있다. 병원 내 이 센터에서는 암치료 후 식사관리, 암환자의 모발관리, 요가, 웃음치료 등 다양한 주제의 교육프로그램을 정기적으로 실시하고 있다.

3.3 직장 보건교육

1) 직장 보건교육의 근거 및 중요성

직장 보건교육은 「산업안전보건법」을 근거로 하며, 근로자가 50인 이상의 사업장에 보건관리자를 두어 보건에 관한 기술적 사항에 대해 사업주 또는 안전보건관리책임자를 보좌하고, 관리감독자에게 지도 · 조언을 수행하도록 하고 있다.

직장 보건교육의 범위에는 작업환경 측정 및 유해요인 관리, 건강진단, 근로자건강센터로 나누어 볼 수 있다. 작업환경 측정 및 유해요인 관리는 근로자의 건강에 영향을 주는 유해요인을 평가하는 것이며, 건강진단은 근로자의 업무적합성을 평가하기 위한 것으로, 배치 전 건강진

12월 온라인 교육 프로그램

※ 모든 교육 프로그램 온라인 진행
※ 사전 예약 필수(T. 02-2072-7451)

월 MON	화 TUE	수 WED	목 THU	금 FRI
		1	2 건강한 삶을 위한 명상 11:10~11:50 겨울철 암예방 식단 13:10~13:50 갑상선암을 넘어서 : 수술 및 치료 14:10~14:50	3
6 암치료 후 식사관리 13:10~13:50 암환자에게 도움이 되는 사회복지정보 14:10~14:50	7 온라인 요가 강좌 10:10~10:50 항암치료 시 피부관리 15:10~15:50	8 암수술을 위한 전신마취 10:10~10:50 웃음치료 14:10~14:50	9 건강한 삶을 위한 명상 11:10~11:50 겨울철 암예방 식단 13:10~13:50 갑상선암을 넘어서 : 수술 및 치료 14:10~14:50 항암치료 시 증상관리 15:10~15:50	10
13 암치료 후 식사관리 13:10~13:50 암환자의 가발 · 모자 활용 14:10~14:50 암환자의 하지부종 교육 15:10~15:50 유방암 환자의 상지부종 교육 16:10~16:50	14 온라인 요가 강좌 10:10~10:50 사전연명의료의향서 알아보기 14:10~14:50 암성통증 관리를 위한 안전한 진통제 사용 15:10~15:50	15 웃음치료 14:10~14:50	16 건강한 삶을 위한 명상 11:10~11:50 겨울철 암예방 식단 13:10~13:50 갑상선암을 넘어서 : 수술 및 치료 14:10~14:50	17
20 암치료 후 식사관리 13:10~13:50 암환자와 가족의 대화기술 14:10~14:50	21 온라인 요가 강좌 10:10~10:50 항암치료 시 증상관리 15:10~15:50 Zoom 웃음과 건강 16:10~17:00	22 암수술을 위한 전신마취 10:10~10:50 웃음치료 14:10~14:50	23 건강한 삶을 위한 명상 11:10~11:50 겨울철 암예방 식단 13:10~13:50 갑상선암을 넘어서 : 수술 및 치료 14:10~14:50	24
27 암치료 후 식사관리 13:10~13:50 암환자의 가발 · 모자 활용 14:10~14:50 ※ 1월 교육 예약 시작일입니다. (T. 02-2072-7451)	28 온라인 요가 강좌 10:10~10:50 호스피스 완화의료의 이해 14:10~14:50 암성통증 관리를 위한 안전한 진통제 사용 15:10~15:50	29 웃음치료 14:10~14:50 암치료 후 장기건강관리 15:10~15:50	30	31

SNUH 서울대학교암병원 암정보교육센터

그림 11-3-2 서울대학교병원 암정보교육센터의 암환자 교육프로그램

출처: 서울대학교병원. 강좌안내: 2021년 12월 암환자와 가족을 위한 온라인 교육 안내. 2021.

단, 수시 및 임시건강진단, 특수건강진단 등이 있다. 근로자건강센터는 고용노동부 산업안전보건공단에서 50인 미만의 소규모 사업장에 종사하는 근로자에 대해 직업병 상담 및 작업 관련 질환 예방을 위한 공공직업건강서비스를 제공하는 것을 말한다.

직장 보건교육은 근로자가 신체적, 정신적, 조직적, 경제적으로 건강하도록 동기를 부여하는 지속적인 과정이다. 직장 건강증진프로그램은 사고율을 낮추는 반면, 생산성 향상 및 의료비 절감효과가 있는 것으로 보고되고 있다. 따라서 사업주는 건강증진 프로그램을 지속적으로 지원하여 근로자의 안전 및 건강증진을 통한 삶의 질 향상을 위해 노력해야 한다.

2) 직장 보건교육의 내용

「안전보건교육규정」에서 산업안전 및 보건교육의 시행에 관한 사항을 규정하고 있는데, 제2조(정의)에 따라 사업주는 정기교육, 채용 시 교육, 작업내용 변경 시 교육, 특별교육 등 근로자 안전 · 보건교육을 실시하여야 한다(표 11-3-2). 이외에도 사업장 특성에 따라 건강증진프로그램을 운영하는 경우가 있다. 한 사례로 한국수력원자력(주)에서는 근로자의 정신건강증진과 직무스트레스 등으로 인한 질환 및 사고를 예방하기 위해 지역사회 센터와 협력하여 프로그램을 운영하기 위한 협약을 체결하였다.

표 11-3-2 안전보건교육규정(일부개정 2020. 11. 17.)에 의한 근로자 안전 · 보건교육

교육 종류	내용
정기교육	해당 사업장의 사무직 종사 근로자, 사무직 종사 근로자 외의 근로자, 관리감독자의 지위에 있는 사람을 대상으로 정기적으로 실시하여야 하는 교육
채용 시 교육	해당 사업장에 채용한 근로자를 대상으로 직무 배치 전 실시하여야 하는 교육
작업내용 변경 시 교육	해당 사업장의 근로자가 기존에 수행하던 작업내용과 다른 작업을 수행하게 될 경우 변경된 작업을 수행하기 전 의무적으로 실시하여야 하는 교육
특별교육	사업주가 규칙 별표 5 제1호 라목에 해당하는 작업에 근로자를 사용하거나 특수형태근로종사자를 배치하기 전 또는 작업내용을 변경할 때 실시하여야 하는 교육

출처: 법제처 국가법령정보센터. 안전보건교육규정. 2022.

〈근거-기반 현장 사례: 울진군, 한국수력원자력㈜ 방사선보건원과 정신건강분야 업무협약 체결〉

울진군은 지난 24일 한국수력원자력㈜ 한울본부 내 근로자들의 정신건강증진을 위해 업무협약을 체결하였다. 이번 협약은 한수원 임직원의 정신건강증진과 직무스트레스 등으로 인한 질환 및 사고 예방을 위해 마련되었다. 협약을 통해 울진군 정신건강복지센터에서 자살예방 상담 및 교육 등을 제공하고, 한국수력원자력과 합동 인식개선 캠페인, 위기 직장인 심층상담과 치료 · 자원 연계 및 정신건강정보를 교류할 예정이다.

한수원 방사선보건원장은 "원전종사자의 정신건강은 원전의 안전을 위해 중요한 요소이고 국민의 안전과도 직결된다."며, "이번 협약을 통해 울진군 정신건강복지센터와 상호 협력하여 한울본부 내 생명존중 문화 정착과 임직원의 정신건강 증진에 도움이 되기를 기대한다."라고 밝혔다.

출처: 경북도민일보. 울진군, 한국수력원자력㈜ 방사선보건원과 정신건강분야 업무협약 체결. 2021. 11. 25.

3.4 지역사회 보건교육

1) 지역사회 보건교육의 근거 및 중요성

지역사회란 지리적 접근성을 전제로 한 일정한 지역에서 사람들이 공통의 관습, 언어나 종교 등을 가지고 생활함으로써 형성된 역사와 문화, 그리고 공동체 의식으로 인하여 다른 지역과 구별되는 인구집단의 거주지역을 의미한다. 따라서 한국의 지역사회 보건교육은 보건소를 중심으로 이루어져 왔으며, 그 근거는 「국민건강증진법」과 「지역보건법」에서 명시하고 있다. 「국민건강증진법」에서는 '국민건강증진사업'을 보건교육, 질병예방, 영양개선, 신체활동 장려, 건강관리 및 건강생활의 실천 등을 통하여 국민의 건강을 증진하는 사업으로 정의하고 있다. 「지역보건법」 제11조(보건소의 기능 및 업무)에서는 지역주민의 건강증진 및 질병예방 · 관리를 위해 국민건강증진 · 구강건강 · 영양관리사업 및 보건교육, 감염병의 예방 및 관리, 모성과 영유아의 건강유지 · 증진, 여성 · 노인 · 장애인 등 보건의료 취약계층의 건강유지 · 증진, 정신건강증진 및 생명존중에 관한 사항, 지역주민에 대한 진료, 건강검진 및 만성질환 등의 질병관리에 관한 사항, 가정 및 사회복지시설 등을 방문하여 행하는 보건의료 및 건강관리사업, 난임의 예방 및 관리와 같은 지역보건의료서비스를 제공하도록 하고 있다. 최근 「국민건강증진법」 제6조의5(건강도시의 조성 등)를 신설하여 정책적으로 건강도시를 조성하는 노력을 볼 때 지역사회 보건교육이 더욱 중요해졌음을 알 수 있다.

국민건강증진법

[시행 2021. 12. 21.] [법률 제18606호, 2021. 12. 21., 일부개정]

제6조의5(건강도시의 조성 등) ① 국가와 지방자치단체는 지역사회 구성원들의 건강을 실현하도록 시민의 건강을 증진하고 도시의 물리적 · 사회적 환경을 지속적으로 조성 · 개선하는 도시(이하 "건강도시"라 한다)를 이루도록 노력하여야 한다.

② 보건복지부장관은 지방자치단체가 건강도시를 구현할 수 있도록 건강도시지표를 작성하여 보급하여야 한다.

③ 보건복지부장관은 건강도시 조성 활성화를 위하여 지방자치단체에 행정적 · 재정적 지원을 할 수 있다.

④ 그 밖에 건강도시지표의 작성 및 보급 등에 관하여 필요한 사항은 보건복지부령으로 정한다.

출처: 법제처 국가법령정보센터. 국민건강증진법. 2021.

2) 지역사회 보건교육의 내용

지역사회 주민의 보건서비스 질을 향상하고 궁극적으로 주민의 건강 향상에 기여하기 위해 시 · 도 및 시 · 군 · 구는 지역보건의료계획을 4년마다 수립하고 있다. 이 중 심뇌혈관질환 예방관리사업의 일환으로 운영되는 경기도 고혈압 · 당뇨병 광역교육센터(http://www.gghealthnet.com)에서는 고혈압과 당뇨병에 대한 보건교육 자료를 개발하여 전국 19개 지역에 있는 고혈압 · 당뇨병등록교육센터를 지원하고 있다. 이들 센터에서는 보건체계 강화 차원에서의 관내 지역주민으로서 등록된 고혈압 · 당뇨병 환자들에게 질병교육을 포함한 영양교육, 운동교육 등의 보건서비스를 제공한다.

참고문헌

경기도 고혈압·당뇨병 광역교육센터. 고당 바로알기. 2021. Available from: URL:http://www.gghealthnet.com.

경북도민일보. 울진군, 한국수력원자력㈜ 방사선보건원과 정신건강분야 업무협약 체결. 2021.11.25. Available from: URL: https://www.hidomin.com/news/articleView.html?idxno=469543.

김영복. 민간 의료기관에서의 보건교육사의 활동 영역과 능력 개발. 보건교육건강증진학회지 2010;27(2):37-48.

대한예방의학회. 예방의학과 공중보건학. 제4판. 계축문화사. 2021.

법제처 국가법령정보센터. 학교보건법·아동복지법 시행령·의료법·국민건강증진법·안전보건교육규정·지역보건법. 2021. Available from: URL: https://www.law.go.kr/.

서울대학교암병원. 센터 소개: 암정보교육센터는? 2021. Available from: URL:http://cancer.snuh.org/content/G003006001.do.

우옥영. 초등 보건 교과서 개정 과정 연구. 한국보건교육학회지 2021;7(1):15-57.

유재희, 이선영, 홍아름, 이강숙. 의료기관에서의 건강증진 프로그램. 산업보건 2008;6:17-23.

이주열, 박천만, 서미경, 최은진. 지역사회 보건교육. 보건교육건강증진학회지 2007;24(4):239-247.

이홍자, 고영, 김숙영, 김춘미, 김혜경, 박경희 등. 보건교육방법론. 수문사. 2018.

조규상. 사업장에서의 보건교육. 월간산업보건 1988;7:4-13.

Byun DH, Chang RS, Park MB, Son HR, Kim CB. Prioritizing community-based intervention programs for improving treatment compliance of patients with chronic diseases: Applying an analytic hierarchy process. Int J Environ Res Public Health 2021;18(2):455.

World Health Organization, Regional Office for Europe. Standards for Health Promotion in Hospitals. Copenhagen: WHO Regional Office for Europe. 2004. Available from: URL: https://apps.who.int/iris/handle/10665/107549.

기본문제

1. 의료기관 보건교육의 중요성을 설명하시오.

4 건강도시와 생활터 만들기사업

학습목표

- 건강도시와 생활터 만들기사업의 개념, 현황을 설명할 수 있다.
- 건강도시와 생활터 만들기사업의 방향을 설명할 수 있다.

제3절의 생활터 중심의 보건교육사업과는 달리 이 절에서는 세계보건기구의 건강도시뿐만 아니라 그 개념을 접목한 건강한 생활터 만들기사업의 건강증진병원, 건강증진학교, 건강한 직장 만들기를 살펴보고자 한다.

4.1 건강도시사업

1) 건강도시사업의 개념

건강도시 개념은 공중보건과 도시계획 분야에서 정책이 건강에 미치는 효과를 강조하는 용어로 물리적, 사회적 환경의 조성과 개선, 지역사회 자원의 확충에서 도시와 지방자치단체의 역할 및 정치적 지원을 강조한다. 이에 건강도시의 정의는 특정 건강상태를 달성한 도시가 아니라 지속적인 열의를 갖고 지역 자원의 투입(구조)과 중재 과정을 거쳐 건강을 개선하기 위해 노력하는 도시를 말한다.

2) 건강도시 접근법

건강도시 접근법은 건강한 도시를 정치 · 사회적으로 의제화하여 지역 차원의 공중보건 운동을 강력히 추진하는 것으로 형평, 참여적 거버넌스와 연대, 분야 간 협력, 건강의 결정요인 대처를 강조한다. 이에 건강도시 접근법의 성공적 실행은 건강과 삶의 여건의 모든 측면에 대처하는 혁신적 활동과 광범위한 연결망이 필요하므로 명백한 정치적 지원, 리더십, 조직적 변화와 분야 간 협력이 필수적이다.

3) 건강도시의 현황

유럽건강도시는 30여 년 간 발전하여 변화를 추구하였다. 현재 7기에 접어들면서 사람과 지구가 평화롭게 공존하며, 참여와 협력의 공동체를 그 비전으로 하고 있기에 세계보건기구의 다른 지역까지 확산되었다(그림 11-4-1). 건강도시 개념은 세계보건기구 유럽의 모두를 위한 건강전략과 건강21 목표에서 영감을 얻어 지속가능한 발전을 위한 2030 의제와 궤를 함께 하고 있다. 유럽에서 꽃이 핀 건강도시의 단계별 발전과정과 한국 건강도시의 현황은 다음의 〈표 11-4-1〉과 같다.

유럽건강도시네트워크(European Healthy Cities Network)는 7기 30여 년에 걸친 발전을 해온 반면, 한국에서는 건강도시를 표방하는 행정협의체인 대한민국건강도시협의회(Korea Healthy Cities Partnership)가 2006년에 창립하였다. 유럽건강도시네트워크는 그동안 다양한 주제를 공동주제로 하여 발전해왔고, 대한민국건강도시협의회는 2016년부터 활동적 생활환경조성, 2021년부터 기후변화대응을 공동정책으로 추진하고 있다. 정기총회와 임시총회, 운영위원회, 실무위원회, 학술위원회가 조직되어 있다. 건강도시를 표방하는 대다수의 한국도시들은 건강도시연맹(Alliance for Healthy Cities, AFHC)에 가입되어 있다. 2004년에 창립된 AFHC는 세계보건기구 서태평양지역 사무처와 함께 2004년 이후 격년으로 개최되는 총회에서 다양한 주제에 관한 시상을 하며, SPIRT 점검표라는 과정평가 틀을 활용하고 있다.

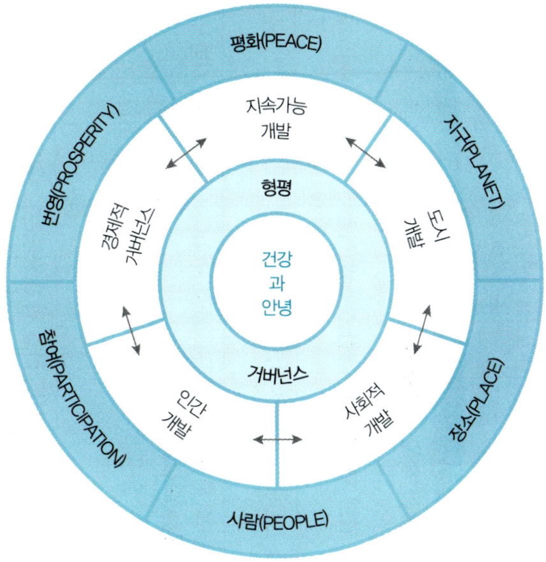

그림 11-4-1 유럽건강도시 비전

출처: World Health Organization Regional Office for Europe. Healthy Cities Vision. 2021.

2016년 상하이에서 개최된 WHO 제9차 국제건강증진콘퍼런스에서는 건강을 증진하고 지속가능한 발전을 도모하기 위한 3대 축으로 좋은 거버넌스, 건강한 도시와 공동체, 건강정보 이해능력을 선정한 바 있다. 한국은 제5차 국민건강증진종합계획에서 기본원칙으로 모든 정책 수립에 건강을 우선적으로 반영하고 건강친화적 환경을 구축하며, 관련된 모든 부문이 연계하고 협력할 것을 천명하였다. 또한, 건강친화적 환경을 구축하기 위하여 혁신적 정보기술의 적용, 지역사회 자원 확충 및 거버넌스 구축을 명시하였다. 따라서 모든 사람이 평생 건강을 누리는 사회를 비전으로 건강수명을 연장하고 건강형평성 제고를 위해서는 제대로 된 건강도시 접근법의 지속적 확산이 더욱 필요하다.

표 11-4-1 유럽과 한국에서 건강도시의 발전과정

단계	주요 분야	WHO 건강도시정책	세계건강증진회의	한국 건강도시
I 1988–92	전담 부서 또는 공무원, 국가 네트워크, 도시 건강 프로필과 같은 구조 설정	알마아타선언: 모두를 위한 건강(1978)	건강증진을 위한 오타와헌장(1986) 건강한 공공정책에 대한 애들레이드 권장사항(1988) 건강을 위한 지원 환경에 대한 순스발 성명(1991)	
II 1993–97	더 많은 조치, 건강한 공공정책 및 종합적인 도시 건강계획 개발		21세기 건강증진 선도에 관한 자카르타선언(1997)	국민건강증진법 제정(1995)
III 1998–02	건강의 사회적 결정요인 주요 NCD 위험요소, 건강 및 지속가능한 개발 및 건강한 도시계획에 대한 작업 고정된 기준 충족 모니터링 및 평가에 대한 체계적인 접근	의제 21 건강 21(1999)	건강증진을 위한 멕시코장관 성명: 아이디어에서 행동으로(2000)	건강도시 첫 시범사례 과천(1998)
IV 2003–08	파트너십 기반 건강개발계획에 대한 강조 증가 건강한 노화, 건강한 도시계획, 건강영향평가 및 활동적인 생활에 대한 작업	건강의 사회적 결정요인에 관한 WHO 위원회 보고서(2008)	세계화된 세계에서 건강증진을 위한 방콕헌장(2005)	건강도시연합 창립총회 및 학술대회 참가 (AFHC)(2004) 한국건강도시파트너십 설립(KHCP)(2006)
V 2009–13	모든 지역정책의 건강 및 건강형평성 건강의 사회적 결정요인 위원회(Commission on Social Determinants of Health) 보고서에 대한 강력한 협력 세 가지 핵심 테마에 초점을 맞춤: 보살피고 지원하는 환경, 건강한 생활 및 건강한 도시 디자인	건강과 건강격차의 사회적 결정요인에 대한 유럽의 검토 Health 2020(2012)	나이로비 행동 촉구(2009) 모든 정책의 건강에 관한 헬싱키성명(2013)	건강도시인증제도 시행(2012)
VI 2014–18	건강 2020 삶의 접근방식, 지역사회 회복력 및 건강이해력과 함께 적용		지속가능한 개발을 위한 2030 의제에서 건강증진에 관한 상하이선언(2016)	
VII 2019–24	범정부적 접근과 사회 전체적 접근을 통해 건강과 웰빙을 개발할 때 지방정부의 중요한 역할 강조	코펜하겐 시장의 합의 WHO GPW 13 UN 2030 의제		

출처: 송정국 등. 유럽건강도시 발전과 국내적 함의. 보건교육건강증진학회지 2021;38(1):49–62. p.52.

4.2 건강증진병원

1) 건강증진병원의 개념

건강증진병원(health promoting hospitals)은 기존의 치료중심 의료의 범위를 건강증진 및 보호, 질병예방, 진단, 치료, 관리, 재활까지 의료서비스의 범위를 확대하여 건강증진의 개념, 기준, 전략을 병원의 조직구조와 문화에 통합하고, 이를 통해 의료의 질 향상, 병원과 지역사회의 관계 개선, 환자 · 직원 · 지역사회 주민의 만족도 제고를 추구하는 병원이다. 즉 단순한 치료서비스의 확장이 아니라 건강증진을 중심으로 병원 기능이 전반적으로 재설정된 병원을 말하는 것이다. 한국에서도 의료기관인증 등을 통해 점차 이러한 기능이 반영되고 있다.

건강증진병원은 새로운 공중보건 운동의 일환으로 1980년대 후반부터 건강도시와 함께 건강한 생활터의 한 종류로 등장한 개념이다. WHO에서는 건강증진병원을 '단순히 치료 서비스의 확장을 의미하는 것이 아니라, 건강증진 개념에 따라 병원의 전반적인 기능을 재설정하는 병원'으로 정의하고 있다.

2) 건강증진병원의 기준

건강증진병원의 건강증진 활동을 평가하기 위한 WHO 건강증진병원 기준은 5개 영역으로 관리정책, 환자평가, 환자정보 및 개입, 건강한 근무환경, 지속과 협력으로 구성되어 있다.

관리정책 영역은 병원조직의 목적, 미션에 건강증진을 포함하고 있는지, 건강증진을 위한 예산, 인력, 시설 등을 구비하고 있는지, 병원 사업계획에 환자, 직원, 지역사회를 위한 건강증진 활동 계획을 포함하고 있는지 점검한다. 환자평가 영역은 환자의 건강증진요구도를, 환자정보 및 개입 영역은 병원이 환자의 건강증진 요구를 근거로 정보 제공 및 개입을 하는지를, 건강한 근무환경 영역은 병원이 건강한 근로공간이 되도록 환경을 조성하고 있는지를, 그리고 지속과 협력 영역은 다른 보건의료기관과 협력하고 있는지를 각각 평가한다.

3) 건강증진병원의 현황

1991년 헝가리 부다페스트에서 처음으로 건강증진병원에 대한 선언이 제창된 이후 WHO에서는 건강증진병원 개념 및 정보교환, 협력을 위하여 2005년에 덴마크 코펜하겐에서 '건강증진병원국제네트워크'를 개설하였으며, 이에 세계적으로 다수의 병원이 회원으로 활동하고 있다.

우리나라에서도 한국건강증진병원네트워크(Korea Network of Health Promoting Hospitals and Health Services)가 2011년 창립되어 지방의료원 등을 중심으로 2015년까지 다양한 활동을 펼쳐오다 최근에는 의료기관인증의 도입과 강화 등으로 그 활동을 상향 조정할 필요성에 직면해 있다.

4.3 건강증진학교

1) 건강증진학교의 개념

건강증진학교의 목적은 학교 구성원들이 자신의 건강을 증진하고 보호하기 위한 통합된 긍정적 경험과 체계를 제공하기 위해 건강 관련 교과과정, 건강한 학교환경 조성, 적절한 보건서비스 규정, 가족과 지역사회의 참여를 포함해 함께 노력하여 교육성과를 강화하고 인지, 사회, 행동 영역에서 건강지식과 기술을 형성하여 건강한 행동을 촉진하는 것이다.

건강증진학교는 신체적 건강과 1~2개의 프로그램 접근이 아닌 포괄적인 개념으로 WHO에서는 건강한 학교정책, 학교의 물리적 및 사회적 환경, 지역사회 연계, 개인 건강기술과 활동 능력, 학교 건강서비스의 6개 영역으로 구성하고 있다.

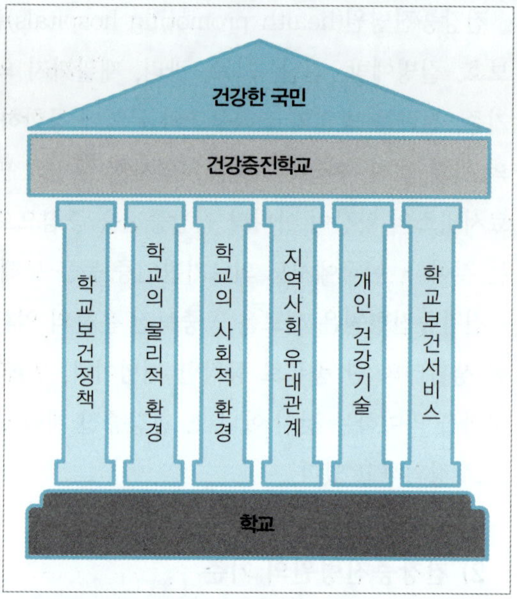

그림 11-4-2 건강증진학교의 영역

출처: 한국건강증진개발원. 건강증진학교 운영매뉴얼. 2013

2) 건강증진학교의 추진단계

건강증진학교 추진 단계는 다음과 같이 준비, 계획, 수행, 평가과정으로 진행되어 정착, 유지의 과정을 거치며 안정된다.

준비단계에서는 학교 건강증진 관련자들의 건강증진학교 개념에 대한 인식을 고양하고 추진체계를 구축한다. 계획단계에서는 학교의 건강문제와 요구도를 파악하고, 실천계획을 학교 구성원 스스로 수립한다. 수행단계에서는 포괄적인 건강증진사업을 수행하고 기록하며, 평가단계에서 과정, 결과 평가와 모니터링 그리고 그 결과를 사업 관계자 모두에게 환류한다. 한국에서도 다양한 모습으로 이러한 단계가 반영된 사업이 실시되어 왔다.

4.4 건강한 직장 만들기

1) 건강한 직장의 개념

WHO가 2010년에 발표한 건강한 직장 만들기 보고서에서 '건강한 직장'을 "노동자와 사업주가 상호 협력하에 노동자의 건강 · 인권을 확산하는 과정에 참여하는 직장"으로 정의했다.

WHO는 건강한 직장 만들기에 성공하기 위한 원칙으로 강력한 리더십, 노동자들의 적극적인 참여, 현실과 이상의 차이 인식, 안전보건업무와 기업경영의 상호 연계 등을 꼽았다.

2) 건강한 직장 만들기의 과정

건강한 직장을 만들기 위한 과정은 먼저 계획과 행동을 주도할 수 있는 의사결정자를 중심으로 인력을 동원하고, 건강한 직장 만들기를 위한 팀을 구성하는 것이다

그다음으로 이를 위한 재원을 마련하고, 사업장 유해요소 분석 · 위험성 평가, 이직률 · 생산성, 노동자 건강에 대한 포괄적인 자료를 수집해 직장의 보건 수준 향상에 필수적인 요소를 찾아 우선순위를 설정한다. 구성원들의 장 · 단기 목표와 책임 소재 여부를 명확히 한 후 예상소요 예산과 장비 등에 대한 계획을 세운다. 이를 실행하고 계획대로 실행되는지 여부를 평가한다.

〈근거-기반 현장 사례: 한국건강증진개발원 건강친화기업 인증제 운영을 위한 기준과 절차 마련〉

건강친화제도는 근로자의 건강을 증진하기 위해 직장 내 문화 및 환경을 건강친화적으로 조성하고, 근로자가 자신의 건강관리를 적극적으로 수행할 수 있도록 교육, 상담 프로그램 등을 지원하는 제도이다.
이번 시행령 · 시행규칙 개정안은 건강친화기업 인증제도 · 신체활동장려 관련 규정을 신설하도록 「국민건강증진법」이 개정(2019년 12월 3일 공포, 2021년 12월 4일 시행)되면서 제도의 효율적인 운영을 위해 시행령 · 시행규칙에 위임된 규정을 마련했다.
주요 내용을 살펴보면, 건강친화기업 인증기준 및 인증절차가 규정돼 인증신청기업 범위 설정(상법상 회사, 공공기관 운영법상 공공기관 등), 인증 신청 시 기업 제출서류 및 인증기준, 인증심사비용 규정이 각각 마련됐다.
인증기준은 직원 건강증진을 위한 경영방침 수립 등 건강친화 경영의 적극도, 직원건강관리를 위한 제도의 이행정도 및 우수성, 기업 내 건강증진프로그램 실시 등 건강친화 활동의 효과성 등이다.

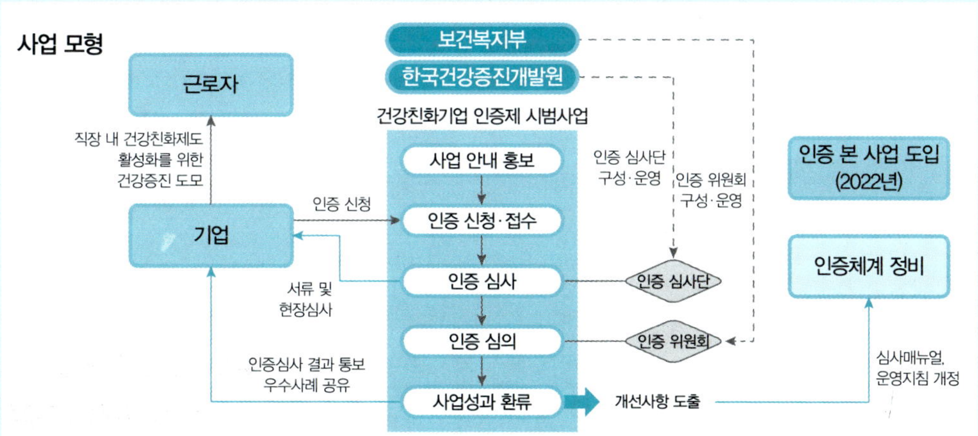

출처: 의학신문. '건강친화기업' 인증제 운영위한 기준 · 절차 마련. [2021. 8. 31.]
한국건강증진개발원. 2021 건강친화기업 인증제 시범사업 설명회 자료집. 2021.

참고문헌

송정국, 고광욱, 임요환. 유럽건강도시 발전과 국내적 함의. 보건교육건강증진학회지 2021;38(1):49-62.

의학신문. '건강친화기업' 인증제 운영위한 기준·절차 마련. 2021.08.31. Available from: URL: http://www.bosa.co.kr/news/articleView.html?idxno=2157531.

한국건강증진개발원. 건강증진학교 운영매뉴얼-더 건강한 우리 학교!. 2013.

한국건강증진개발원. 2021 건강친화기업 인증제 시범사업 설명회 자료집. 2021.

World Health Organization Regional Office for Europe. Healthy Cities Vision. 2021. Available from: URL: https://www.euro.who.int/en/health-topics/environment-and-health/urban-health/who-european-healthy-cities-network/healthy-cities-vision.

기본문제

1. 건강한 생활터 만들기의 공통점을 설명하시오.

제12장

건강주제별 보건사업의 현황

편집위원 | 김희진, 고광욱
검토위원 | 전상남
집 필 자 | 강윤식, 고광욱, 김남희, 김수정, 김은지, 김혜숙, 남은우, 남해성, 문지영, 양선영, 이경희, 이윤주, 이주형, 이현경, 이혜진, 이효영, 이훈재, 전상남, 조희숙, 최민혁, 최홍조, 황인경

1 건강위험요인 및 건강생활실천

학습목표

- 비만의 정의와 원인을 설명할 수 있다.
- 비만의 예방 및 관리사업을 기획할 수 있다.
- 한국의 주요 금연사업의 전개 과정을 설명할 수 있다.
- 보건소 금연사업의 내용을 설명할 수 있다.
- 국민건강영양조사를 설명할 수 있다.
- 국민영양개선사업의 내용을 설명할 수 있다.
- 음주의 폐해를 설명할 수 있다.
- 음주폐해예방사업의 전개 과정을 설명할 수 있다.
- 신체활동의 현황을 설명할 수 있다.
- 신체활동 장려 서비스의 내용을 설명할 수 있다.

1.1 비만 및 비만개선사업

1) 비만의 정의와 발생 현황

(1) 비만의 정의와 건강위험

비만은 지방이 정상보다 더 많이 체내에 축적된 상태를 말한다. 비만의 진단은 체내지방량을

측정하여 평가하는 것이 가장 정확하나, 체내지방량을 정확히 측정하기가 일반적으로 어려워 체질량지수(body mass index, BMI)를 많이 이용한다.

체질량지수(BMI)는 몸무게(kg)를 키의 제곱(㎡)으로 나눈 값인데, 예를 들어 신장 170cm, 체중 70kg인 사람의 체질량지수는 70kg/(1.7m)^2 계산식에 의해 24.2(kg/㎡)이다. 체질량지수에 따른 우리나라의 성인 비만의 기준은 체질량지수 25kg/㎡ 이상이다. 그리고 체질량지수 25.0~29.9kg/㎡를 1단계 비만, 30.0~34.9kg/㎡를 2단계 비만, 그리고 35.0kg/㎡ 이상을 3단계 비만(고도비만)으로 구분한다.

현대사회에서 비만은 그 자체가 만성질환이면서 암을 비롯한 만성질환들의 주요 원인이 된다(표 12-1-1).

표 12-1-1 비만으로 유발되는 질환의 상대위험도(WHO, 2000)

매우 증가 (RR*>3)	중등도 증가 (RR* 2~3)	약간 증가 (RR* 1~2)
• 제2형 당뇨병 • 담낭질환 • 대사증후군 • 호흡곤란 • 수면 무호흡증	• 관상동맥질환 • 고혈압 • 골관절염(무릎과 고관절) • 고요산혈증과 통풍	• 암(대장암, 자궁내막암, 폐경 후 유방암) • 생식호르몬 이상 • 다낭성 난소증후군 • 임신 이상 • 허리 통증 • 마취 위험 증가 • 비만 모체에서 태아 이상

주: * relative risk, 상대위험도

출처: World Health Organization, Western Pacific Regional Office. The Asia-Pacific Perspective: Redefining Obesity and Its Treatment. 2000.

(2) 비만유병률 현황

국민건강영양조사에 따르면, 만 19세 이상 성인의 비만유병률(표준화)은 2008년 30.7%에서 2019년 33.8%로 3.1%p 증가하였고, 만 30세 이상 성인의 비만유병률(표준화)은 2008년 32.9%에서 2019년 35.6%로 2.7%p 증가하였다(그림 12-1-1).

아동 · 청소년의 비만 및 과체중도 꾸준히 증가하여 2015년 21.9%에서 2019년 25.8%로 4명 중 1명이 비만 또는 과체중으로 나타났다.

우리나라 비만율 증가에서 지역 간 격차가 커지고, 농촌지역 비만율 증가가 두드러진 점을 눈여겨볼 필요가 있다. 이는 지역사회건강조사에서도 유사한 결과를 보이고 있다. 2008년부터 2019년까지의 지역사회건강조사 결과를 분석해 보면, '동' 지역의 비만율은 2008년 21.1%에서 2019년 32.8%로 증가했고, '읍 · 면' 지역의 비만율은 2008년 22.1%에서 2019년 36.3%로 증가했다. 전체 비만율이 크게 상승하는 가운데, '동' 지역과 '읍 · 면' 지역의 비만율 격차가 2008년 1.0%p에서 2019년 3.5%p로 점점 커지고 있다(그림 12-1-2).

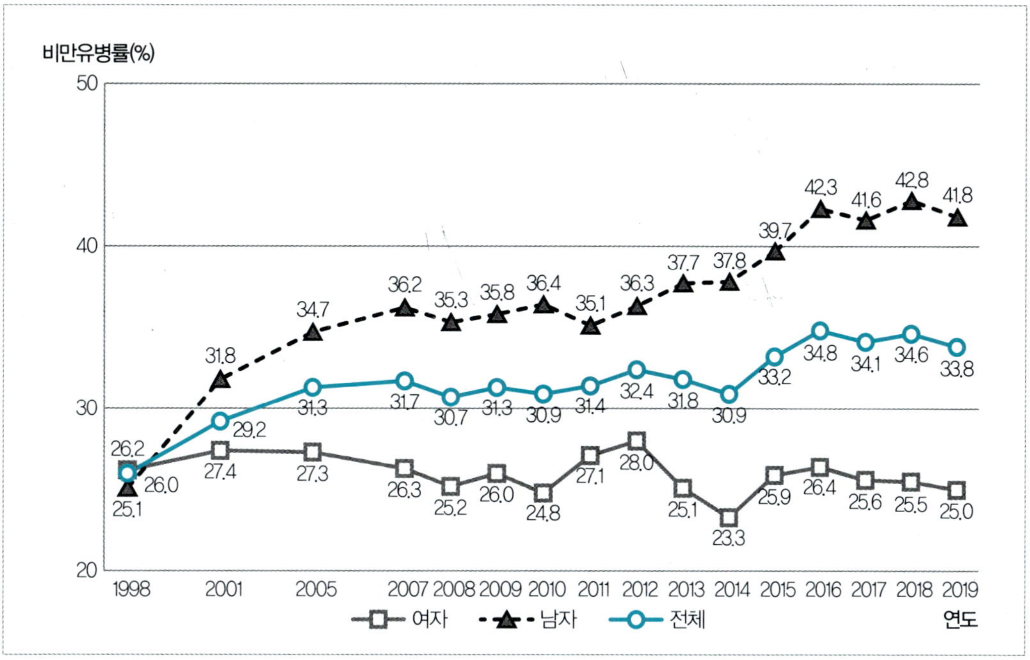

그림 12-1-1 만 19세 이상 성인의 표준화 비만유병률 추이

출처: 보건복지부, 질병관리청. 2019 국민건강통계 국민건강영양조사(1998-2019, 국민건강영양조사 신체계측조사 결과). 2020.

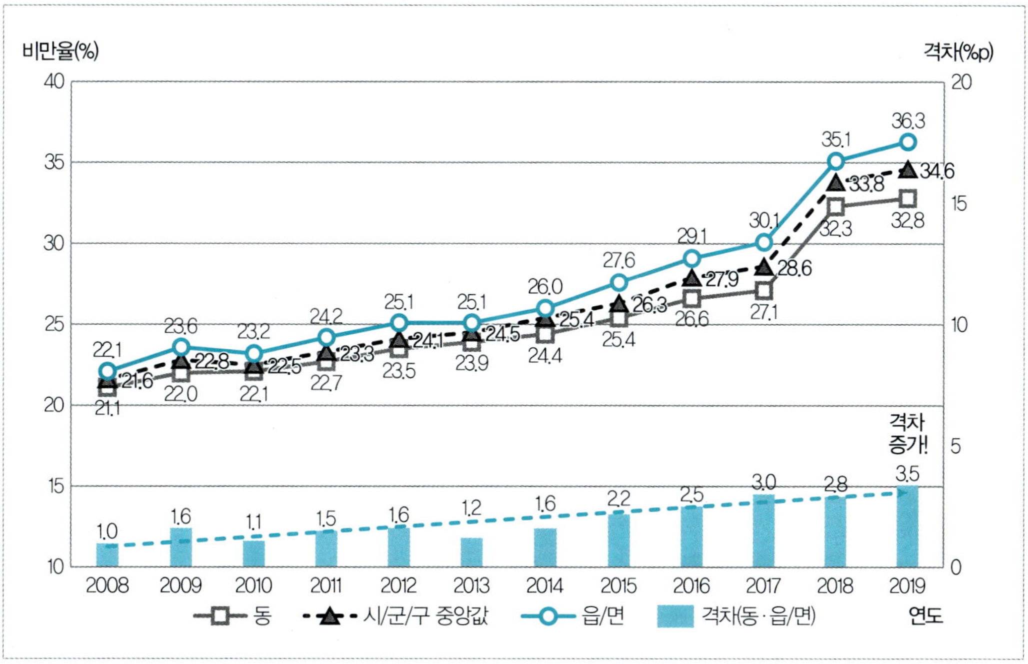

그림 12-1-2 2008-2019년 비만율 변화 추이

출처: 보건복지부, 질병관리청. 2008-2019 지역건강통계 한눈에 보기. 2020.

2) 비만의 원인

비만은 사용하는 열량보다 많이 먹거나 먹는 것보다 열량을 적게 소모하는 경우 생기는 것으로 그 원인이 지극히 개인적인 문제이다. 하지만, 한 단계 더 들어가 우리가 왜 필요한 열량보다 많이 먹는지, 왜 섭취한 열량보다 적은 에너지를 소비하는지를 따져보면, 그 이유는 다양하다. 한 가지 분명한 것은 개인을 둘러싼 개인 간, 조직과 지역사회, 그리고 물리적 · 사회적 환경과 정책이 점점 더 살이 찔 수밖에 없는 상황을 만들고 있다는 점이다(Sallis JF et al., 2006).

구마니카 등(Kumanyika S et al., 2002)은 국제비만대책위원회(The International Obesity Task Force, IOTF) 논의 결과를 정리하여 비만 원인들을 논리적으로 제시하였는데, 〈그림 12-1-3〉에서 알 수 있듯이, 비만 예방을 위한 개인의 에너지 소비와 식품 섭취를 개선하기 위해서는 지역사회의 대중교통 시스템, 사회 안전, 근로환경, 보건의료, 식품 환경 등에 대한 통합적인 고려가 반드시 필요하다.

최근 증가하는 국내 농촌 비만의 원인으로는 연령, 교육 수준 및 가구소득 차이 등의 개인의 인구사회학적 특성 이외에 영양표시 활용, 체중관리에 대한 낮은 경각심 등의 인지적 요인, 운동 파트너가 부족한 반면, 회식 및 음식을 자주 나누어 먹는 친밀한 식생활 문화, 생활습관과 운동시설 및 여가프로그램 부족, 신선한 식품에 대한 낮은 접근성, 지방자치단체의 보건서비스 지원 부족 등 개인, 개인 간, 지역사회, 환경 및 정책 수준의 다단계 문제가 제시된 바 있다(조희숙 등, 2021).

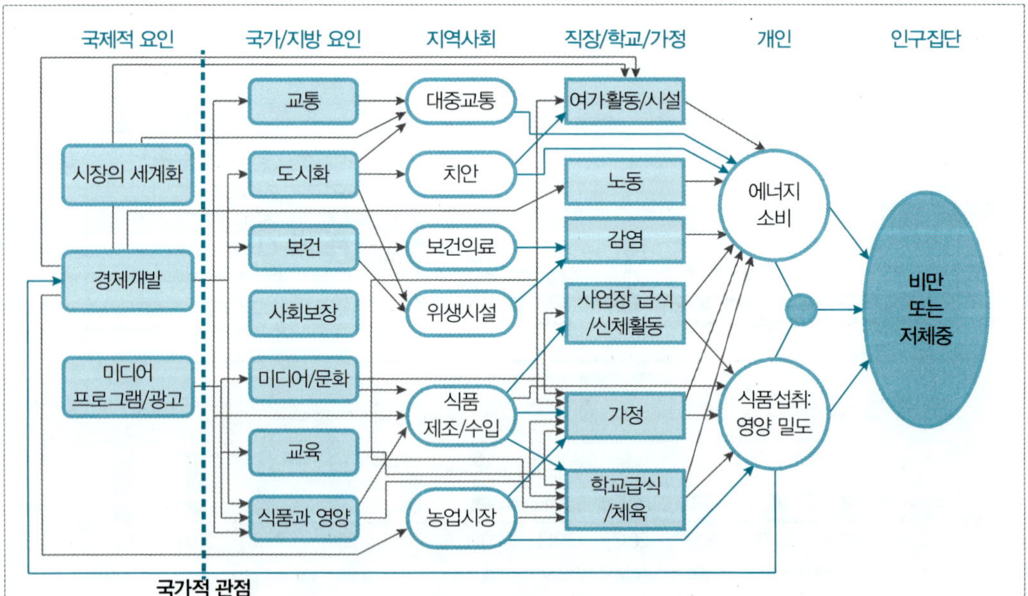

그림 12-1-3 체중에 영향을 미치는 사회정책 및 단계

출처: Kumanyika S et al. Obesity prevention: The case for action. Int J Obes Relat Metab Disord 2002;26(3):425-436.

3) 비만관리를 위한 주요 정책

(1) 국가 비만관리종합대책(2018-2022)

보건복지부는 2018년 『국가 비만관리종합대책(2018-2022)』을 발표하였고, 이 대책을 통해 2022년 비만율(추정, 41.5%)을 2016년 수준(34.8%)으로 유지하는 것을 목표로 ① 올바른 식습관 형성을 위한 교육 강화 및 건강한 식품 소비 유도, ② 신체활동 활성화 및 건강 친화적 환경조성, ③ 고도비만자 적극 치료 및 비만관리 지원 강화, ④ 대국민 인식 개선 및 과학적 기반 구축의 4가지 전략을 발표하였다. 또한 세부 추진과제로 ① 영양교육 및 식품 지원 강화, ② 건강한 식품 선택의 환경 조성, ③ 단체급식소의 영양 · 위생관리 강화, ④ 학교 기반 아동 · 청소년 체육활동 강화, ⑤ 지역사회 기반 청소년 비만예방관리, ⑥ 성인 및 노인 대상 비만예방관리, ⑦ 생활 속 환경 조성, ⑧ 지역사회 기반 비만 운동클리닉사업 추진, ⑨ 고도비만자에 대한 적극적 치료 및 지원, ⑩ 홍보 강화 및 정보지원체계 구축, ⑪ 근거 기반 비만예방관리정책 체계 정비를 선정하였다.

(2) 제5차 국민건강증진종합계획(Health Plan 2030)

2021년 보건복지부 등 관계부처에서는 합동으로 2030년까지 건강수명을 연장하고 건강 형평성을 제고할 수 있는 건강증진정책을 강화하는 과제를 통해 성별, 지역별, 소득별 건강 격차 완화에 중점을 두고 사업을 추진할 『제5차 국민건강증진종합계획(HP2030)』을 발표하였다. 비만예방과 관련하여 ① 건강생활 실천, ② 비감염성질환 예방관리, ③ 인구집단별 건강관리 등의 중점과제를 선정했다.

이 대책을 통해 2030년 성인 남성/여성 비만유병률을 2018년 수준(42.8%, 25.5%) 이하로 낮출 것을 목표로, 비만예방을 위한 통합 거버넌스 및 환경 구축을 계획하고, 세부계획으로 대상자별 비만 예방 · 관리서비스 제공과 고도비만 관리를 위한 기반 구축, 비만 유발 환경 및 생활습관 개선을 위한 거버넌스 구축의 필요성을 강조하였다.

4) 사회생태학적 모형에 근거한 비만개선사업 사례

비만이 개인을 둘러싼 주변인과 물리적 환경, 지역사회 문화 등 다수준의 여러 요인이 영향을 준 결과라는 점을 고려할 때, 비만예방 및 관리사업에서는 개인별 행태개선에만 초점을 두기보다는 개인, 개인 간, 조직, 지역사회 및 정책 단계별로 비만 관련 요인을 개선하기 위한 사회생태학적 접근이 필요하다. 이에 제11장에서 제시한 사회생태학적 모형(그림 11-1-2 참조)을 적용하여 농촌지역 중년 여성 비만의 원인 진단과 개선을 진행한 사업사례를 소개하고자 한다.

한 농촌지역(강원도 I군) 중년 여성들의 비만율이 인접한 타 지역보다 높고 비만율의 증가 폭도 커지는 추세여서 그 원인을 다수준으로 파악하고자 지역사회건강조사 자료 분석, 주민 및 보건소 사업담당자 대상의 심층 인터뷰, 지역사회 인프라 파악을 위한 지표분석, 지방자치단체 정책분석을 수행하였다. 분석 결과, 개인 행동 측면에서는 영양표시 인지율과 신체활동률, 체중관리에 대한 인식이 낮았고, 스트레스 수준이 높았다. 그러나 개인적 요인 이외에 운동 파트너가 부족하고 이웃 주민들과 회식, 식사 모임의 기회가 많으며, 최근 지역 내에 패스트푸드점이 증가하고 배달시스템이 잘 되어 있다는 점을 파악하였다. 이에 비하여 도보시설이 불편하고 대중교통이 편리하지 않아 승용차를 이용하는 경우가 많았고, 신체활동을 위한 시설이 부족하였다. 더욱이 인근 타 지역에 비하여 보건사업에 대한 예산 비중이 적어 비만예방 및 관리를 위한 프로그램 운영이나 외부강사 섭외가 어려운 문제가 있었다(그림 12-1-4).

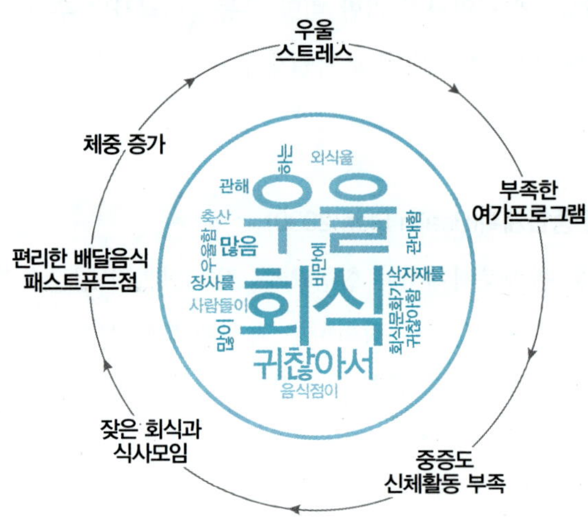

그림 12-1-4 다수준의 비만원인 분석

출처: 조희숙. 비만율의 지역 간 격차원인과 개선방안. 비만예방의날기념 정책포럼자료. 한국건강증진개발원. 2021.

이와 같은 개인, 개인 간, 지역사회 그리고 정책 수준에서 고려해야 할 비만 관련 원인들을 개선하기 위하여 〈그림 12-1-5〉와 같이 논리적 모형을 수립하여 개인 대상의 영양표시활용 교육, 적정 체중에 대한 교육상담 이외에 개인 간 수준의 접근으로 주민 중 건강리더를 양성하여 지역주민의 그룹지도와 비만관리에 대한 인식을 높이는 프로그램을 진행하였다. 또한 지역사회 수준에서는 매월 발간되어 가가호호 배달되는 지역소식지를 통하여 비만의 원인, 개선을 위한 홍보를 수행하였다.

향후 물리적 환경 개선과 정책 수준에서 개선해야 할 과제들도 남아있다. 주민들의 비만관리 사업을 우선순위로 두고 이를 위한 예산을 확충하여 시설 및 프로그램 운영을 지원하는 정책이 그 예이다. 특히 인구밀도가 낮은 농촌지역의 특성을 고려하여 소지역 단위의 신체적 여가프로그램을 운영할 수 있는 소규모 공간을 양적으로 늘릴 필요가 있으며, 주민들이 함께 참여할 수 있는 다양한 프로그램을 지속적으로 지원하는 정책이 병행될 때 사업의 효과를 높일 수 있다.

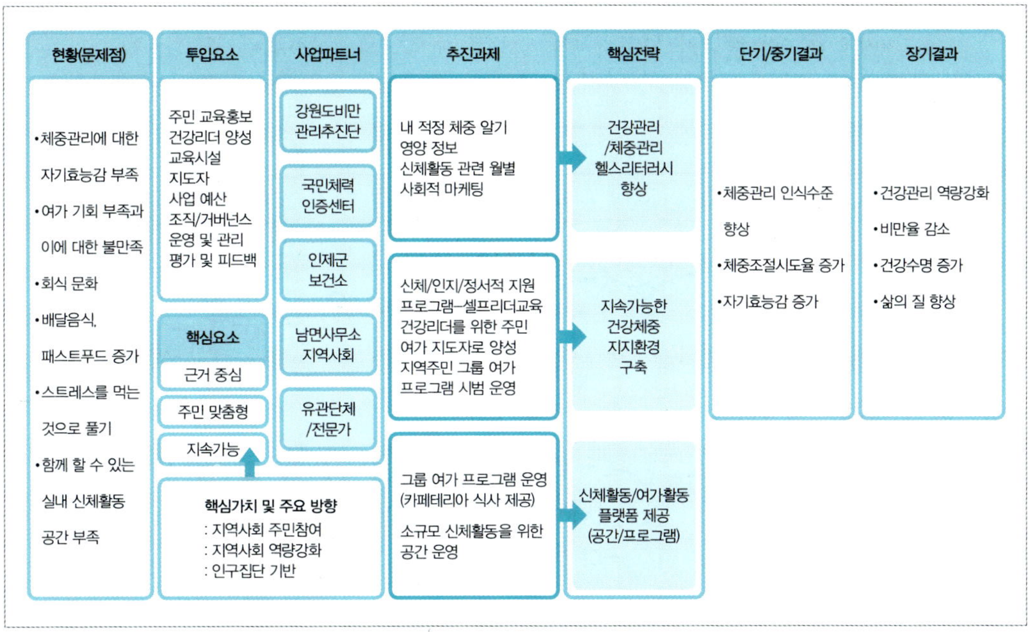

그림 12-1-5 비만 개선사업의 논리적 모형

출처: 질병관리청. 지역건강격차원인규명 정책연구 보고서. 강원대학교 산학협력단. 2021.

1.2 흡연 및 금연사업

1) 흡연 현황

『국민건강영양조사 제8기 2차년도(2020) 결과 발표』 자료에 따르면, 지속적인 담배규제정책으로 성인 남성 현재흡연율(궐련 기준)은 감소하고 있으나 (OECD 회원국 대비) 여전히 높은 편이며, 여성 현재흡연율은 지속적으로 6.5% 상회하는 수준이다. 담배종류별 현재사용률의 경우 액상형 전자담배는 큰 변화가 없으나, 궐련형 전자담배는 남자(8.4%)에서 2019년 대비 1.9%p 감소하였다. 하지만 궐련형 전자담배, 액상형 전자담배 등 새로운 담배제품의 출현은 여성 및 청소년의 흡연을 유인하는 새로운 건강문제로 대두되고 있다.

2) 금연사업 개요

금연사업은 공중보건 영역에서 진행되는 대표적인 보건사업임에도 불구하고 금연사업이란 용어에 대한 합의된 정의는 아직 없으며, 그 범위에 대한 인식도 제각기 다르다. 다만, 보건사업의 보편적 정의(이주열 등, 2011)를 고려하여 금연사업을 '금연 실천을 통해 질병예방, 수명연장, 건강증진을 도모할 수 있도록 여러 자원을 활용하면서 수행되는 조직적인 활동'이라고 규정할 수 있다.

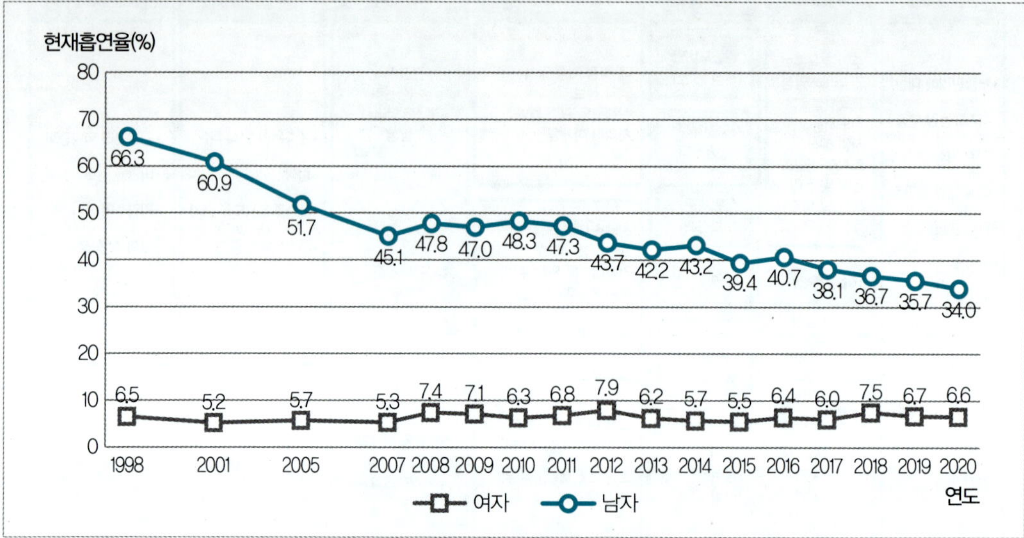

그림 12-1-6 성인 남녀 현재흡연율의 추이

주: 1) 2005년 추계인구로 연령표준화
2) 현재흡연율: 평생 일반담배(궐련) 5갑(100개비) 이상 피웠고 현재 일반담배(궐련)를 피우는 분율, 2019년부터 일반담배(궐련)로 문항 변경

출처: 질병관리청. 2020년 국민건강영양조사 제8기 2차년도 결과. 2021.

제4차 국민건강증진종합계획(보건복지부, 2015)에서는 금연사업의 영역을 흡연예방, 흡연자 금연, 비흡연자 보호, 그리고 이를 촉진할 수 있는 금연환경조성으로 구분한 바 있다. 이러한 금연사업의 영역 구분 틀에서는 상대적으로 개인을 대상으로 한 교육, 서비스 제공, 규제, 그리고 홍보에 중점을 두게 된다. 그러나 다양한 신종담배가 개발되는 최근에 와서는 담배의 정의 역시 '연초 및 합성니코틴을 원료의 전부 혹은 일부로 하는 담배제품과 전자담배 기기장치 등'으로 확장되었으며, 담배제품의 사용을 줄이기 위해서는 과감한 가격정책 도입 및 제조 · 유통 · 판매 규제의 필요성이 커지고 있다. 이러한 환경 변화 등으로 담배규제사업이라는 포괄적 개념의 용어가 기존의 금연사업이라는 용어를 대체하고 있다.

3) 금연사업 현황

1986년 「담배사업법」에 근거하여 담뱃갑에 경고문구를 표기하고, 담배광고의 제한 제도를 도입한 것이 우리나라에서는 정부 차원의 최초 금연사업으로 기록되고 있다. 이후 1995년 「국민건강증진법」을 제정함으로써 금연구역 설정 등 금연사업을 본격적으로 추진할 발판이 마련되었다. 이러한 정부 차원의 금연사업 추진을 견인한 것은 민간부문의 선도적 금연운동이라 할 수 있다. 1984년 한국소비자연맹이라는 단체에서는 금연운동추진본부를 만들어 가정 내 간접흡연의 위험성을 알리는 캠페인을 대대적으로 전개하기 시작하였다. 서울올림픽을 앞둔 1988년 3월에는 의사, 학자, 그리고 소비자 운동가들이 의기투합하여 한국금연운동협의회를 발족하였는데, 이 단체는 민간분야 차원의 금연운동에 헌신한 것은 물론 국가금연정책 수립의 두뇌집단 역할도 하며, 그 전통을 지금까지 이어오고 있다.

흔히 국가 수준에서의 금연정책 또는 금연사업 수행 현황을 설명할 때 『담배규제기본협약(Framework Convention on Tobacco Control, FCTC)』의 'MPOWER' 틀을 활용한다. 담배규제기본협약은 암 등 각종 만성질환을 유발하여 개인과 사회에 심각한 부담을 주는 담배에 대해 국제사회가 공동으로 대처할 수 있도록 세계보건기구(WHO)가 지난 2003년 체결을 주도한 국제협약이다. 이는 세계보건기구가 공포한 최초이자 유일한 국제협약으로서, 2020년 5월 기준 전 세계 182개 국가가 비준에 참여하고 있다. 한국은 2003년에 서명한 후 2005년 비준 절차를 완료하였고, 회원국으로서 2년마다 담배규제기본협약 사무국에 이행보고서를 제출하고 있다. 전 세계 대부분의 국가들은 이 협약의 내용에 근거하여 금연정책과 관련 보건사업을 강화하고 있다.

담배규제기본협약은 담배 공급과 수요를 줄이기 위한 효과적인 규제정책의 기본 틀을 제시하고 있으며, 총 11장 38조로 구성되어 있다. WHO는 회원국들이 이 협약의 취지를 더욱 잘 이행하는 데 도움이 되도록 'MPOWER'로 불리는 여섯 가지 핵심실행전략 또는 금연사업 추진 틀도 제시한 바 있다. 한국 법령체계에 비유한다면, 담배규제기본협약은 법률에 해당하며, MPOWER는 시행령이나 시행규칙이라고 할 수 있다.

MPOWER의 틀에 따라 우리나라 정부와 지자체 수준에서 추진하는 주요 금연사업들을 정리해보면, 〈표 12-1-2〉와 같다.

4) 주요 금연사업

(1) 금연지원서비스 제공

흡연자에게 금연지원서비스를 제공하는 것은 현재흡연율을 줄이기 위한 가장 중요한 금연사업으로 MPOWER 구성요소에서도 이를 강조하고 있다. 우리나라는 담배규제기본협약 인준 무렵부터 공중보건체계 안에서 다양한 금연지원서비스 확대 운영에 역점을 두어 왔으며, FCTC 관련 국가별 비교평가를 통해서도 금연지원서비스 제공의 모범국가로 인정받고 있다. 정부 또는 지자체 수준에서 다양하게 제공하는 대표적인 금연지원서비스의 연혁은 다음 〈표 12-1-3〉과 같다.

표 12-1-2 WHO 담배규제기본협약(FCTC)의 MPOWER 구성요소와 주요 금연사업 예시

개념	MPOWER 구성요소	금연사업 예시	
		중앙정부	지자체(시도 및 시군구)
담배 사용 및 규제 정책 모니터링	Monitor tobacco use and prevention policies (FCTC 20조, 21조, 22조)	■기재부, 담배시장 동향 모니터링 ■식약처, 전자담배유해성 평가 등 ■질병관리청, 국민건강영양조사, 청소년건강행태온라인조사 등 ■통계청, 전국사업체조사(담배소매점 수)	• 시군구, 지역사회건강조사 • 통합건강증진사업결과보고 등
담배연기로부터 비흡연자 보호	Protect people from tobacco smoke (FCTC 8조)	■금연구역 및 금연지도원 운영 법적 근거 확보(국민건강증진법)	• 조례에 의한 금연구역 지정 • 자발적 주민동의에 의한 금연아파트 제도 운영 • 금연구역 위반 단속활동 등
금연지원서비스 제공	Offer help to quit tobacco use (FCTC 14조)	■금연상담전화(1588-9030) ■금연길라잡이(온라인 금연지원서비스) ■병의원 금연치료(국민건강보험공단) ■지역금연지원센터 금연캠프 및 찾아가는 금연지원서비스 등	• 보건소 금연클리닉
담배 위험성 경고	Warn about the dangers of tobacco (FCTC 11조, 12조)	■금연 공익광고 ■담뱃갑 흡연 경고그림 표시제도 등	• 지역사회 캠페인 등
담배 광고, 판촉, 후원 금지	Enforce bans on tobacco advertising (FCTC 13조)	■담배 광고 및 판촉 규제	• 편의점 담배광고 계도 및 단속 활동
담배세금(가격) 인상	Raise taxes on tobacco (FCTC 6조, 15조)	■가격정책 추진 법적 근거 확보(담배사업법, 국민건강증진법 등)	

출처: 이훈재. 성인남자 현재흡연율 지표개선 평가원칙. 지역보건사업 우수사례 발굴 역량강화교육 자료집. 질병관리청. 2021.

표 12-1-3 금연지원서비스의 주요 연혁

연도	금연지원서비스의 핵심 내용
2004	• 10개 보건소에서 금연클리닉 시범사업 실시
2005	• 보건소에서 금연클리닉 전국 보건소로 확대 운영 • 금연상담전화(1544-9030) 시범사업 실시(아웃바운드 서비스만 수행)
2006	• 금연상담전화서비스 대상 범위를 전국으로 확대 운영
2011	• 금연길라잡이 모바일 통합 앱 개발 및 운영
2013	• 담뱃갑에 금연상담전화(1544-9030) 번호 삽입
2015	• 금연상담전화 운영시간 연장(평일 22시까지) 및 주말/공휴일 정상 운영 • 지역금연지원센터 설치 및 운영(찾아가는 금연서비스, 금연캠프 등) • 건강보험 금연치료 지원사업(일명 병의원 금연진료사업) 개시

각 금연지원서비스는 그 나름의 장단점이 있고, 흡연 유형에 따라 최적합한 금연지원서비스가 차별화되기도 한다. 금연지원서비스의 최근 제공실적 추이는 〈표 12-1-4〉와 같다. 보건소 금연클리닉 이용자 수는 2015년도 574,097명으로 정점에 도달한 이후 감소 추세로 바뀌었다. 2020년도의 경우 코로나19 팬데믹의 영향으로 전년 대비 서비스 등록자가 절반 이하로 줄었다. 국민건강보험공단 병의원 금연치료 지원사업도 이용자 수가 2015년 첫 해 228,792명에서 2017년도 400,987명으로 증가하였으나, 2018년도에는 296,020여 명으로 감소하였다.

전국 17개 시도에 설치된 지역금연지원센터에서 운영 중인 금연캠프와 찾아가는 금연지원서비스의 경우 2015~2019년도 기간 중에는 완만히 이용자가 증가되었으나, 2020년도의 경

표 12-1-4 최근의 주요 금연지원서비스 제공 실적 추이 단위: 명(연간 이용자 수 또는 건수)

구분	2014	2015	2016	2017	2018	2019	2020
보건소 금연클리닉	439,967	574,097	411,677	424,636	368,274	358,966	165,483
금연상담전화	124,956	189,876	273,156	292,920	292,922	268,411	295,087
온라인 금연지원서비스 (일평균 방문자 수)	2,932	5,067	4,500	3,424	1,813	2,715	3,778
군의경 금연클리닉	15,258	16,937	15,764	17,832	18,913	37,719	-
병의원 금연치료	-	228,792	358,715	408,097	296,020	289,651	212,283
지역금연지원센터 금연캠프	-	5,452	5,676	5,896	7,282	8,356	5,216
지역금연지원센터 찾아가는 금연지원서비스	-	13,726	16,854	21,886	21,291	21,592	11,979

우 코로나19 팬데믹 영향으로 이용자가 급감했다. 반면, 비대면 금연상담 창구라고 할 수 있는 금연상담전화와 온라인 금연지원서비스의 경우 코로나19 팬데믹 이후 이용자 수가 많이 늘었다. 금연상담전화 상담제공건수는 2019년 268,411건에서 2020년 295,087건으로 9.9% 증가하였다.

(2) 금연구역 운영

비흡연자 보호를 주 목적으로 하는 금연구역 운영은 지속적으로 확대 발전하고 있으며, 다음과 같이 6단계의 시기로 구분해볼 수 있다(김지연, 2019).

① 1단계(1990년~1995년, 개별 법령에 따른 흡연구역 지정 시기)

1995년 이전에는 국민의 건강과 안전을 확보하기 위해 「공중위생법」, 「경범죄처벌법」 등의 개별 법에 따라 공중이용시설에서 금연구역을 운영하였다. 의료기관, 사회복지시설, 교통시설 및 수단 등과 같은 공중이용시설에 별도의 흡연구역을 지정하도록 했으며, 지하철역, 열차 등의 일부 교통시설 및 수단에서 금연하도록 한 것이다. 이와 같이 개별 법에 근거하여 시행된 금연제도는 국민들에게 알려지지 않아 효과도 낮았으며, 「경범죄처벌법」에 의한 1만 원 수준의 범칙금 부과는 금연구역 위반자 단속수단으로써 실효성도 낮았다. 그러나 1990년대 중반 건강에 대한 국민들의 관심이 커지고 금연구역의 필요성이 부각되었으며, 미국 및 프랑스 등 주요 선진국들의 금연정책이 알려져 호응을 불러일으키게 되었다, 이러한 환경 변화에 힘입어 공공장소에서의 금연 의무화 추진 등을 위한 법적 근거로서 「국민건강증진법」의 제정이 추진되었다.

② 2단계(1996년~2000년, 「국민건강증진법」 제정과 금연구역 지정 일원화)

1995년 제정된 「국민건강증진법」은 금연구역 지정의 일원화 및 강화의 계기가 되었다. 정부청사와 의료시설을 포함하는 총 10개의 공공장소 및 시설 실내에서 흡연이 금지되었는데, 이때에는 해당 시설 전체를 금연으로 지정하는 것이 아니라 금연구역과 흡연구역을 구분했다. 상가매장, 의료시설, 사회복지시설, 교통시설 및 수단, 승강기 내부가 금연구역으로 지정되었고, 금연구역/흡연구역 표시 및 시설기준이 강화되었다. 그러나 이에 대한 사회적 관심은 여전히 낮았고, 금연구역에서 흡연 시 최대 30,000원의 벌금 부과가 가능하게 되었다.

③ 3단계(2001년~2005년, 실내금연구역 확대 및 흡연구역 설치기준 강화)

2000년대 초반에는 게임시설, 대형음식점, 만화방, 청사, 보육시설로 실내금연구역이 확대되었으며, 흡연구역 지정 시 환기시설 및 칸막이 등을 설치하도록 하였다. 또한 실효성 있는 금연구역 시행을 위해 단속을 강화하였으며, 기업을 중심으로 자율적인 금연문화가 형성되었다. 이 시기에는 흡연폐해에 대한 관심 증대와 흡연자단체 및 PC방업계의 금연구역 반대 등으로 혐연권과 흡연권 논쟁 등이 사회적 이슈로 표출되기도 하였다.

④ 4단계(2006년~2010년, 지방자치단체 금연구역 지정 및 과태료 부과)

2000년대 중반, 서울시를 중심으로 지방자치단체에서는 금연구역 강화를 위한 자율적인 활동을 시작하였으며, 2010년에는 「국민건강증진법」에 의해 지방자치단체에서 조례로 금연구역을 지정할 수 있게 되어 필요시 지방자치 조례하에 실외 금연구역이 지정될 수 있었다. 또한 흡연 시 「경범죄처벌법」에 의한 범칙금 부과가 폐지된 대신 과태료(10만 원)를 부과할 수 있는 법적 근거가 마련되었다. 이때부터 정부와 지방자치단체가 본격적으로 금연구역 확대와 홍보를 추진하였으나, 금연구역 단속이 미진하여 제도의 실효성 문제가 제기되기도 하였다.

⑤ 5단계(2011년~2015년, 실내 전체금연 및 실효성 강화)

2011년 6월 청소년시설, 도서관, 어린이시설, 휴게소 등으로 실내금연구역이 확대되어 특히 청소년 및 어린이 관련 시설에서 완전 금연이 시행되었으며, 금연구역/흡연구역으로 구분되던 공중이용시설이 완전 금연구역(흡연구역 폐지)으로 강화되었다. 제도의 실효성을 높이기 위해 경제적 영향을 받는 음식점과 PC방에서는 흡연구역 폐지를 단계적으로 추진하도록 계도기간을 두었으며, 지방자치단체에서는 금연구역에 대한 점검 및 단속을 강화하기 위해 금연지도원을 도입하였다. 2015년에는 계도기간이 완료되어 모든 음식점 및 PC방이 완전 금연구역이 되었으나, 실내금연구역 정책이 강화될수록 길거리 흡연과 흡연실 설치 요구 등이 이슈가 되기도 하였다.

⑥ 6단계(2016년~현재까지 금연구역 지속적 확대 시기)

2016년에는 공공장소뿐만 아니라 주거장소인 공동주택도 주민들의 자발적 동의에 따라 공용시설을 금연구역으로 지정할 수 있었다. 2017년에는 체육시설에 대한 금연정책이 강화되어 실내에 체육시설이 설치된 모든 체육시설(골프연습장, 당구장, 볼링장 등)을 금연구역으로 지정하였다. 2018년부터는 금연구역 사각지대인 실내공간에서 자판기 영업을 운영하는 '식품자동판매기영업소'를 금연구역으로 적용하였으며, 간접흡연으로부터 아동을 보호하기 위해 실외에 해당하는 유치원이나 어린이집 시설의 경계선으로부터 10미터 이내의 구역(일반 공중의 통행 · 이용 등에 제공된 구역)을 금연구역으로 지정하였다.

〈근거-기반 현장 사례: 금연구역 지정 확대 관련 법제화 연혁〉

연도	주요 내용
1995	• 「국민건강증진법」 제정, 공중이용시설은 금연구역과 흡연구역으로 구분(대형건물, 공연장, 학원, 대규모 점포, 관광숙박업소, 혼인예식장, 실내체육시설, 의료기관, 사회복지시설, 교통시설)
1999	• 학교 교사(校舍), 목욕장 추가
2003	• 게임 PC방, 대형음식점, 만화방(영업장 전 면적의 1/2 이상), 정부청사, 보육시설 추가
2010	• 지자체 조례로 금연구역을 지정할 수 있는 권한 부여(서울광장, 도시공원 등)
2011	• 공공기관, 청사, 어린이 놀이시설, 어린이 운송용 승합차 등 금연구역 확대 및 공중이용시설 전체를 금연구역으로 지정
2012	• 고속도로 휴게소 금연구역 추가 지정 • 음식점(휴게음식점, 일반음식점, 제과점)에 대해 면적에 따라 단계적 확대: 2012. 12. 8.(150m^2 이상) → 2014. 1. 1.(100m^2 이상) → 2015. 1. 1.(모든 음식점)
2013	• PC방 금연구역 지정(6월)
2014	• 100m^2 이상 음식점 금연구역 확대(1월)
2015	• 모든 음식점으로 금연구역 확대 및 흡연석 폐지(1월)
2016	• 공동주택 금연구역 지정 절차 도입(9월)

출처: 조숙희. 금연구역 지정 현황 및 향후 과제. 국회입법조사처 이슈와 논점. 제1587호. 2019.

1.3 식생활 및 영양관리사업

1) 식생활과 영양

영양은 국민보건에 매우 중요하고 생애주기별 건강에서도 매우 중요한 역할을 한다. 영 · 유아시기의 영양은 생애 전반의 건강에 미치는 영향이 매우 크고, 청소년기의 영양장애는 영양실조나 비만의 원인이 된다. 성인기의 영양은 만성질환과 가임여성의 건강에 영향을 주고, 노년기의 영양 섭취의 불량은 노인건강에 악영향을 미친다.

『국민건강영양조사 제8기 2차년도(2020) 결과 발표』 자료에 따르면, 우리 국민 대부분의 식품군 섭취량은 2019년 대비 큰 변화가 없으나, 과일류 섭취량은 2020년 121g으로 2019년(135g) 대비 감소하였다. 반면, 음료류 섭취는 지속 증가하고 있으며, 20~30대에서 섭취량이 가장 높았고, 전체적으로 꾸준히 증가하여 주의가 필요하다.

세계보건기구는 비만, 심혈관질환, 제2형 당뇨병, 암, 골다공증과 관련된 식이요인들을 확실한 요인(convincing evidence)과 가능한 요인(probable evidence)으로 나누어 제시하고, 인류 건강을 위협하는 만성질환 위험요인인 6개의 주요 인자(고혈압, 고콜레스테롤증, 과일 및 채소섭취 부족, 과체중 및 비만, 신체활동 부족, 흡연) 중 4개가 식생활과 관련되어 있음을 보고하였다.

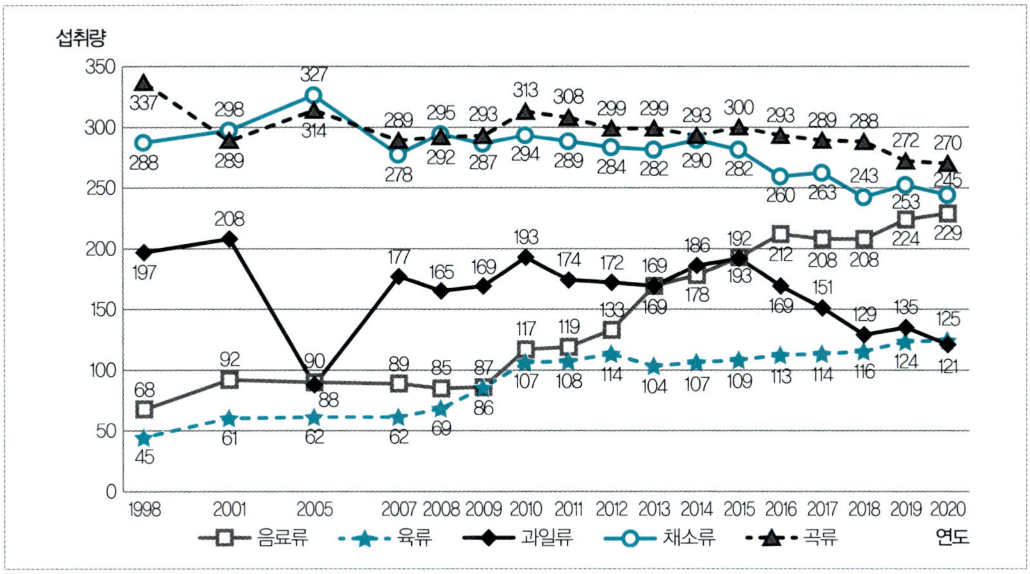

그림 12-1-7 (1세 이상) 한국인의 식품군별 섭취량의 추이

주: 1) 2005년 추계인구로 연령표준화
 2) 섭취량: 1인당 1일당 섭취량의 평균
출처: 질병관리청. 2020년 국민건강영양조사 제8기 2차년도 결과. 2021.

2) 영양관리사업의 개념과 내용

국가 영양 · 식생활관리 정책의 근거를 마련하며 발전 방안을 제시하고, 지역사회 영양사업의 총괄적인 관리를 지원하고 평가하는 사업이다.

(1) 사업 목적

국민영양관리기본계획 연차별 시행계획을 바탕으로 지역사회 영양관리사업의 기획 · 운영 · 모니터링체계를 구축하여 대국민 영양관리서비스의 내실을 강화한다.

지자체 영양플러스사업의 체계적 기술 지원 등 사업 활성화를 도모하여 취약계층 임산부 · 영유아 대상 건강증진을 확보한다.

(2) 법적 근거: 「국민건강증진법」

① 제5조의3(한국건강증진개발원 설립 및 운영): 개발원은 다음 각호의 업무를 수행한다(5. 제25조제1항제1호부터 제10호까지의 사업에 관한 업무).

② 제15조(영양개선): 국가 및 지방자치단체는 국민의 영양개선을 위하여 다음 각호의 사업을 행한다.

③ 제19조(건강증진사업 등): 국가 및 지방자치단체는 국민건강증진사업에 필요한 요원 및

시설을 확보하고, 그 시설의 이용에 필요한 시책을 강구하여야 한다.

(3) 사업 연혁

- 1995년: 국민건강증진법 제정 후 시범 보건소를 통해 영양사업 실시
- 2004년: 취약계층을 위한 국가영양지원제도 도입 연구
- 2005년: 건강증진기금 확충에 따라 전국 보건소로 건강증진사업이 확대되면서 영양사업 영역이 필수사업으로 수행, 영양플러스 시범사업(2005~2007년)을 실시함
  - 건강생활실천사업이 시범사업에서 전국사업으로 확대됨에 따라 공공분야에서 영양사업의 추진체계 확대
  - 영양플러스 사업의 적용 가능성 검토 및 사업안의 수정 · 보완
- 2008년: 지역특화 건강행태개선사업의 일환으로 수행, 전국 단위에서의 본 사업 실시
- 2011년: 영양플러스사업에 대한 기술 지원, 건강위험군에 대한 건강증진 및 신체활동상담 서비스를 강화하고, 지역사회 신체활동 환경 조성 및 건강생활실천에 대한 인식 확산을 위해 '건강생활실천통합서비스' 실시
- 2013년: 건강생활실천사업의 영양분야, 영양플러스사업 및 건강생활실천 사업에 해당하는 영양사업이 '지역사회 통합건강증진사업'의 '영양분야'로 통합 추진
- 2018년: 영양플러스사업 온라인 영양교육과정 학습관리시스템(learning management system, LMS) 도입

(4) 주요 사업

① 지역사회 통합건강증진사업 영양분야 안내서 개정 · 보급

② 지역사회 영양사업 역량강화 교육 · 컨설팅

③ 사업 데이터관리 및 주요 성과지표 결과 산출

④ 영양 · 식생활 교육프로그램 개발

⑤ 국민영양관리시행계획 평가 및 환류

3) 국민건강영양조사

(1) 조사대상

국민건강영양조사는 국가 단위 국민의 건강 및 영양상태 현황을 파악하기 위해 매년 만 1세 이상 대상에게 검진, 설문 및 영양조사를 하는 것이다.

국민건강영양조사는 국민의 건강수준, 건강행태, 식품 및 영양섭취 실태에 대한 국가 단위의

통계를 산출하기 위한 목적으로 실시하고 있다. 조사표본은 2단계 층화집락표본추출방법을 적용하여 조사구 및 가구를 1, 2차로 추출한다. 조사대상은 연간 약 192개 조사구, 조사구당 20~25개 표본가구 내 만 1세 이상의 모든 가구원이다.

표 12-1-5 국민건강영양 조사내용

조사분야	조사내용
검진조사	비만, 고혈압, 당뇨병, 이상지질혈증, 간질환, 신장질환, 빈혈, 폐질환, 구강질환, 근력, 안질환, 이비인후질환
건강설문조사	가구조사, 흡연, 음주, 비만 및 체중조절, 신체활동, 이환, 의료이용, 예방접종 및 건강검진, 활동제한 및 삶의 질, 손상(사고 및 중독), 안전의식, 정신건강, 수면건강, 여성건강, 교육 및 경제활동, 구강건강
영양조사	식품 및 영양소 섭취 현황, 식생활행태, 식이보충제, 영양지식, 식품안정성, 수유 현황, 이유보충식

주: 제8기 3차년도(2021년) 조사 기준
출처: 질병관리청. 국민건강영양조사. 2021.

(2) 연혁 및 수행기관

국민건강영양조사 연혁은 〈그림 12-1-8〉과 같다. 제1기(1998)부터 제2기까지 수행기관은 한국보건사회연구원과 한국보건산업진흥원이었으나, 제3기부터는 질병관리청이 수행기관으로

	제1기 (1998)	제2기 (2001)	제3기 (2005)	제4기 (2007-2009)
주기	3년 국가통계	3년 국가통계	3년 국가통계	1년 국가통계
규모 (검진기준)	200조사구 22-24가구/조사구	200조사구 22가구/조사구	200조사구 22-26가구/조사구	500조사구 23가구/조사구
기간	11-12월	11-12월	4-6월	연중조사(연50주)
수행기관	한국보건사회연구원 한국보건산업진흥원	한국보건사회연구원 한국보건산업진흥원	질병관리청 한국보건사회연구원 한국보건산업진흥원	질병관리청

	제5기 (2010-2012)	제6기 (2013-2015)	제7기 (2016-2018)	제8기 (2019-2021)
주기	1년 국가통계	1년 국가통계	1년 국가통계	1년 국가통계
규모 (검진기준)	576조사구 20가구/조사구	576조사구 20가구/조사구	576조사구 23가구/조사구	576조사구 25가구/조사구
기간	연중조사(연48주)	연중조사(연48주)	연중조사(연48주)	연중조사(연48주)
수행기관	질병관리청	질병관리청	질병관리청	질병관리청

그림 12-1-8 국민건강영양조사 연혁

참여하였다. 조사 주기도 제4기부터 1년 국가통계로 바뀌었다. 연중지속조사체계를 안정적으로 운영하기 위해 2008년부터 이동검진차량을 도입하여 조사환경과 정비를 표준화하였다. 그리고 전문학회(대한안과학회, 대한진단검사의학회, 대한이비인후과학회, 대한결핵 및 호흡기학회, 대한예방치과 · 구강보건학회)와 협력 협정을 체결하여 구강검사, 폐기능검사 등 검진항목을 확대하고, 안(눈)검사, 이비인후과 검사를 5년간 공동으로 실시하였다.

2022년 현재 질병관리청을 중심으로 한 수행체계는 〈그림 12-1-9〉와 같다.

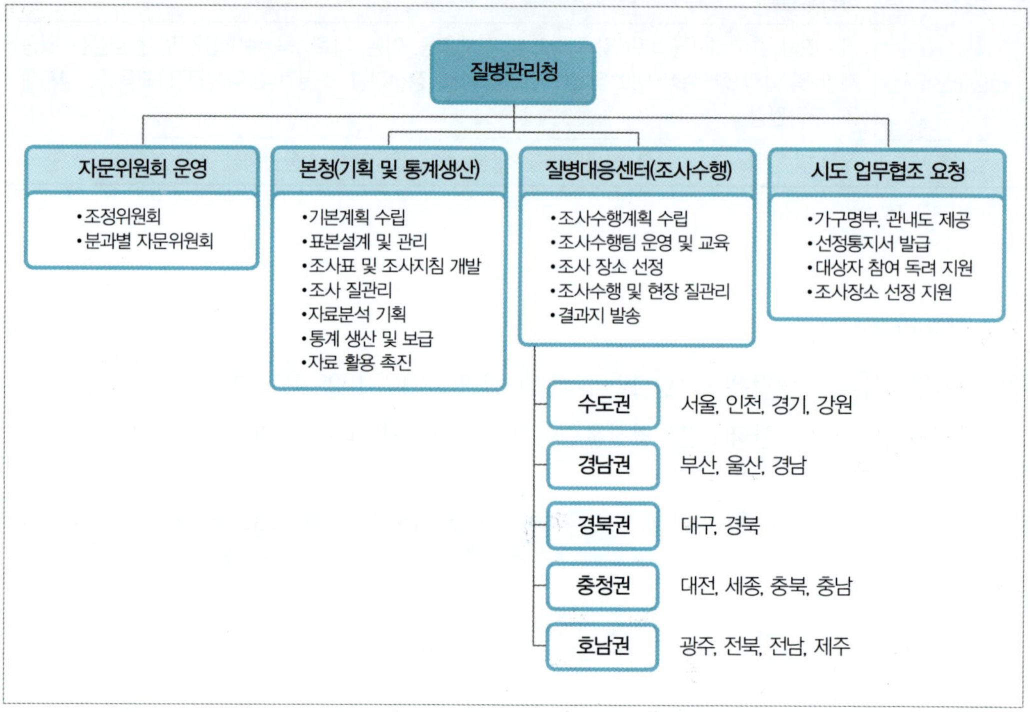

그림 12-1-9 국민건강영양조사 수행체계

출처: 질병관리청. 국민건강영양조사. 2021.

(3) 영양조사 조사항목

영양조사는 우리 국민의 영양상태를 평가하고 영양취약집단 및 시급한 영양 문제 파악, 질병의 예방 및 치료를 위한 영양관리방안 마련 등을 위해 실시하고 있으며, 조사내용으로는 조사 1일 전 음식 및 식품 섭취내용, 식행태 및 이에 영향을 미치는 요인, 식이보충제 이용, 에너지 및 영양소 주요 기여 음식에 대한 섭취빈도, 식품안정성, 수유 등이다.

① 영양조사항목

국민건강영양조사에서 실시하는 영양조사항목은 식생활조사, 식품섭취조사, 식품안정성조사로 나뉜다. 식생활조사에서 조사대상자는 만 1세 이상, 초등학생 이상, 만 6–29세, 만 1–3세로 구분된다. 식품섭취조사 대상자는 만 1–3세와 만 1세 이상으로 구분된다. 식품안정성조사의 조사대상자는 식품구매자가 해당된다. 식생활조사의 조사항목은 〈표 12–1–6〉과 같다.

표 12–1–6 국민건강영양조사 영양조사항목

구분	조사항목	조사대상자
식생활조사	• 끼니별 식사빈도 • 외식빈도 • 끼니별 동반식사 여부 및 동반 대상 • 채소 · 과일 섭취빈도 • 식이보충제 복용 경험 여부 • 현재 복용 중인 식이보충제	만 1세 이상
	• 영양교육 및 상담 수혜 여부 • 영양표시 인지 및 이용 여부, 영양표시 관심 영양소, 영양표시 영향 여부 • 음료별 섭취빈도	초등학생 이상
	• 음료 섭취빈도 및 1회 섭취량	만 6–29세
	• 모유 수유 여부, 수유 기간 • 조제분유 수유 여부, 수유 기간 • 이유보충식, 시판우유 섭취 시작 시기 • 영아기 영양제 복용 여부 및 복용 영양제 종류	만 1–3세
식품섭취조사	• 조사 1일 전 섭취 음식의 종류 및 섭취량(24시간 회상법)	만 1세 이상
	• 조사 1일 전 가구에서 섭취한 음식에 대한 조리내용	조리자
식품안정성조사	• 가구별 식품안정성 확보 여부	식품구매자

주: 제8기 3차년도(2021년) 조사 기준
출처: 질병관리청. 국민건강영양조사. 2021.

② 조사방법

개인별 면접방법으로 조사하며, 음식에 사용한 양념이나 가공식품, 복용 중인 식이보충제의 정확한 정보를 조사하기 위해서 영양사 2명으로 구성된 영양조사팀이 가급적 가구를 방문하여 조사를 수행하고 있다. 검진 전날에는 절식, 금주 등 식사에 영향을 주는 외부요인들이 많기 때문에 영양조사는 검진 및 건강설문조사를 완료하고 1주일가량 지나서 실시하고 있다.

4) 영양플러스사업

영양플러스사업은 우리나라 저출산 · 고령화 문제에 적극 대응하기 위해 영양취약계층인 임신 · 출산 · 수유부 및 영 · 유아에게 영양을 지원하여 이들의 현재와 미래의 건강을 확보하고자 2008년부터 전국 보건소에서 실시하는 영양사업이다. 생리적 요인과 환경 여건 등으로 영양상태가 상대적으로 취약한 대상에게 일정기간 영양교육 및 보충식품을 제공하여 영양섭취상태를 개선하고, 건강을 증진하는 보건서비스이다.

미국의 WIC(The Special Supplemental Nutrition Program for Women, Infants, and Children) 프로그램을 도입하여 2004년에 우리나라에 적합한 사업안을 개발하고, 3년간(2005년~2007년) 시범사업을 거쳐 국가사업으로 완성되었다.

건강취약계층인 임산부 및 영 · 유아에게 영양교육 및 상담을 하고, 필요한 보충식품을 제공하여 영양위험요인을 개선하여 스스로의 식생활관리 능력을 향상하는 것이 사업 목표다.

대상자 선정기준인 소득기준(최저생계비 대비 200% 미만), 영양위험요인(영양소섭취 부족, 빈혈, 저성장 등), 거주기준(보건소별 관할지역 내 거주)을 모두 만족하는 경우 사업 수혜대상자로 서비스를 받을 수 있다.

(1) 사업 목적

임신 · 출산 · 수유로 영양 면에서 위험성이 높은 임산부(임신부, 출산부, 수유부)의 건강을 지키고, 태아 및 영유아의 미래 건강을 위해 맞춤 영양교육 및 영양지원을 하는 것이 목적이다.

(2) 사업 목표

① 취약계층 임산부 및 영유아의 영양문제(빈혈, 성장부진, 영양불량 등) 해소

② 스스로 식생활을 관리할 능력을 배양하여 건강증진 도모

5) 맞춤형 영양관리서비스

(1) 사업 목적

생애주기별 맞춤 영양교육 · 상담, 영양관리프로그램 등을 통하여 개인의 영양문제를 해소하고, 장기적으로는 스스로 올바르게 식생활을 관리할 능력을 배양하여 건강증진 도모

(2) 사업 대상

① 각 생애주기별 지역주민

임산부, 영유아, 어린이, 청소년, 성인, 노인, 전체

② 특성 구분

㉠ 건강취약 대상자: 저소득층, 차상위계층, 다문화 및 새터민, 독거노인, 장애인, 비만 ·

만성질환자, 저체중, 성장 부진, 빈혈인 대상자, 노숙인 등

㉡ 서비스 지점: 어린이집, 유치원, 학교, 직장, 사회복지시설, 무료 경로식당 등

(3) 사업 내용

생애주기별, 특성별 우선순위를 선정하여 사업계획을 수립하고 영양 및 식생활에 대한 단독 주제의 사업보다 주민에게 맞춘 복합적 건강행태(신체활동, 비만예방, 절주 등) 접근 프로그램을 권장한다. 서비스 지점은 보건소 내, 생활터 접근, 가정방문 등이 있으며, 가급적 생활터 접근을 통한 사업 운영을 권장하고 있다.

① 임산부 및 영유아

㉠ 영양플러스사업

- 가구 규모별 기준 중위소득의 80% 이하 임산부 및 영유아 중 영양위험요인(빈혈, 저체중, 성장 부진, 영양섭취불량 등)이 있는 대상자에게 영양교육 및 상담을 실시하고 보충식품일체를 제공하여 영양위험요인 개선 및 스스로의 식생활관리 능력 배양

㉡ 임산부 · 영유아 영양관리사업

- 보건소에 내소한 임산부 및 영유아를 대상으로 올바른 영양정보 제공 및 상담
- 영양플러스사업, 임산부 철분제 · 엽산제 지원사업, 모유수유교실 등과 연계 가능
- 산부인과, 산후조리원, 어린이집, 고운맘카드 발급 금융기관 등과 연계하여 영양 · 식생활 및 보건소 프로그램에 관한 정보를 체계적으로 확산

㉢ 어린이집 · 유치원 기반 영양관리사업

- 영유아기 영양사업으로 바른 식생활 인식과 식습관 형성 도모
- 영유아 영양교육 프로그램 실시, 어린이집 등에 정기적 영양교육 자료지원, 어린이집 · 유치원 교사 · 부모 대상 영양교육 병행 실시 권장
- 관내 육아종합지원센터와 어린이급식관리지원센터가 있을 경우, 식단 · 위생관리 · 교육 프로그램 · 교육 매체 등을 협력하여 활용하는 등 효율적 사업 수행
- 어린이급식관리지원센터가 관내에 있는 경우, 어린이집 · 유치원 등 사업대상을 체계적으로 구분하여 효율적으로 접근할 것을 권장

② 어린이 및 청소년

㉠ 저소득층 어린이 · 청소년 영양관리사업

- 지역아동센터에 참여하여 대상자별 채소 · 과일 섭취 증대(건강과일바구니사업) 등 건강식생활 확산, 고열량 · 저영양 식품 및 당, 지방, 나트륨 저감화, 건강체중 인식 등

영양교육 프로그램 및 자료 제공

- 급 · 간식 등의 식단, 위생 지원 등은 관내 어린이급식관리지원센터 등과 협력하여 진행

㉡ 학교 기반 영양관리사업

- 학교 내 영양교사와 연계하여 건강식생활 교육 프로그램 및 자료 제공, 영양강사 지원, 학부모 교육 연계 및 건강학교 프로그램 내 영양관리 지원
- 건강학교, 영양친화학교, 체험교실, 체험박람회 연계 등과 협력하여 진행

③ 성인: 건강위험요인을 개선하기 위한 맞춤 영양관리사업

㉠ 건강검진결과 건강위험군으로 판정받은 지역사회 주민을 대상으로 건강문제 인식 및 건강행태 개선을 유도하기 위하여 검진결과와 질환관리 상담 및 프로그램 제공

㉡ 건강검진결과 비만 · 만성질환 건강위험군에 대한 영양상담 제공, 보건소 내소 고혈압, 이상지질혈증, 당뇨 만성질환자에게 영양상담 및 영양프로그램 제공

㉢ 성인 특성별 성별(남-청년기, 중장년층, 여-폐경기, 가임기 등), 생활터별(가정, 직장-사무직, 노동직 등) 등에 따른 맞춤형 영양관리프로그램 제공

④ 노인

㉠ 어르신을 위한 영양교육 프로그램

- 섭취 부족 영양소, 독거어르신 영양관리, 위생적 음식관리, 보관방법 등 영양교육 및 어르신 조리실습(장보기 및 조리방법) 등의 영양교육교실 운영
- 노인의 거동 정도에 따라서 단체교육 및 가정방문을 통한 개인 상담을 실시하여 맞춤형 영양관리 제공
- 관내 복지관에 급식메뉴 및 영양정보 게시물 등을 제공하는 연계사업 진행
- 가정을 방문하여 식생활 환경을 점검하여 영양중재 제공
- 노인복지시설, 복지관 등과 협력하여 노인건강식생활 프로그램을 진행하며, 조리교실의 경우 관내 문화센터, 학교 등과 협력하여 진행

㉡ 실버 건강식생활사업

- 식품 구입과 조리 등이 어려운 독거노인에게 식생활관리서비스(공동부엌 실습교육 · 가정방문을 통한 맞춤형 영양교육) 및 과일 · 우유 등의 간식도시락 제공

⑤ 다문화가족 영양관리사업

㉠ 다문화가족에 대한 가족단위 집중 영양관리 프로그램 운영

- 관리대상자 선정 및 1년 단위 집중관리, 영양플러스사업과 연계 추진

㉡ 다문화가족 조리교실 운영

- 이유식 만들기, 일상적 한식 조리 등, 상용식품의 활용, 가구 구성원에 따라 차별화된 내용의 조리교실 운영, 보건소, 인근 대학 연계 혹은 지역 내 조리학원 등 활용

㉢ 다문화가족 대상 조리교실 운영 및 영양문제 유형별 다국어 교육자료 보급

- 중국계, 필리핀계, 몽골계, 캄보디아계 등의 다문화가족 대상

㉣ 다문화가족지원센터와 연계하여 식생활, 육아, 문화적응 수행

- 건강가정지원센터, 영양플러스사업 및 방문건강관리서비스 등과 연계, 대학의 기존 사회공헌 프로그램 활용

〈근거-기반 현장 사례: 영양플러스사업에 참여한 영유아 임산부의 영양개선 효과〉

보건복지부 영양플러스사업의 일환으로 진행된 영양플러스사업에 참여한 영유아 · 임산부의 영양개선 효과 사례로 영양상태 개선 정도 및 사업 효과를 평가하기 위하여 2019년 전국 252개 보건소에서 영양플러스사업에 참여한 대상자를 6개월 간격으로 영양평가를 실시하여 사업 참여에 따른 효과를 분석하였다.

영유아기는 일생의 건강을 좌우할 수 있는 중요한 시기이며, 임산부의 경우 모체와 태아의 건강을 위해 적절한 영양섭취가 필요하다. 영양플러스사업은 임산부 및 영유아 양육자를 대상으로 영양교육-상담을 실시하고, 결핍 위험이 있는 영양소를 보충식품 형태로 제공하여 영양상태 개선과 식생활 관리 능력을 향상하는 것을 주요 목표로 하고 있다.

대상자들의 빈혈 유병률은 사업 참여 후 49.8% 감소하였다. 식생활실천지침 관련 설문조사(10점 만점)를 통해 영양지식 및 식태도 변화를 평가한 결과, 영양지식 점수는 0.48점, 식태도 점수는 0.36점 증가하였다. 사업 참여 후 '사업만족도'를 실시한 결과, 2005년 사업이 도입된 이래로 매년 꾸준히 점수가 상승하였으며, 영양플러스사업은 영양취약계층인 영유아와 임산부의 영양개선에 지속적인 효과를 증명하고 있다.

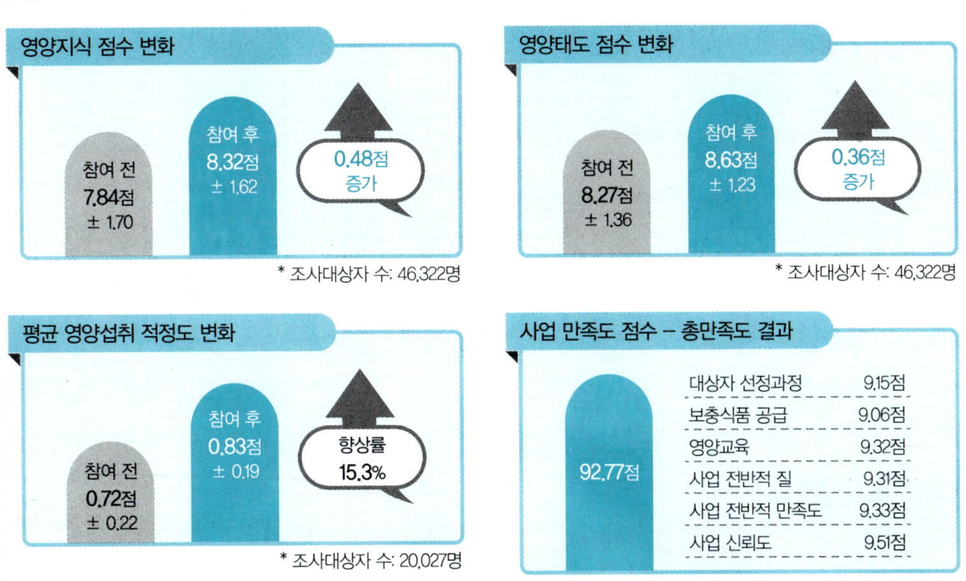

출처: 조지은 등. 영양플러스사업에 참여한 영유아 · 임산부의 영양개선 효과. 2020년 대한지역사회영양학회 추계학술대회. 2020.

1.4 음주 및 음주폐해예방사업

1) 음주의 폐해

(1) 술이 건강에 미치는 폐해

음주는 전 세계 질병부담 요인 중 7위이며, 2016년 기준 전 세계 사망의 5.3%, 약 300만 명이 음주와 관련하여 사망하고 있다. 우리나라는 2019년 1일 평균 12.9명이 알코올과 관련하여 사망하며, 음주로 인한 사회경제적 비용은 2013년 기준 9조 4천억 원에 달한다. 알코올은 중추신경계 억제계열의 중독성 물질로, 음주 시 어지럼증, 졸림, 두통, 의욕상실, 두드러기, 오심, 구토 등 신경 · 면역 · 소화기에 독성을 일으키며, 임신 중 음주는 태아의 신체장애 및 인지장애를 일으키는 태아알코올증후군의 원인이 된다. 또한 알코올은 사람에게 암을 유발하는 1군 발암물질로 음주 시 구강암, 인후암, 후두암, 식도암, 간암, 유방암 등의 발생위험이 증가한다. 알코올은 온몸에 작용하고, 200여 종의 질환과 관련된다. 알코올은 우리 몸의 뇌, 신장, 간, 피부, 호흡기, 소화기 등 전신에 광범위하게 작용하여 세포와 신경에 영향을 미친다.

우리나라는 과도한 음주로 인해 알코올성 다발신경병증, 알코올에 의한 신경계통의 변성, 알코올성 만성 췌장염, 위-식도 열상 출혈증후군, 알코올성 심근병증 등의 질병발생 위험이 높다. 또한 알코올은 뇌를 손상하고 중독을 일으키는데, 알코올은 뇌의 신경전달 활동을 방해하여, 단기적으로는 몸이 둔해지고 감정조절이 어려워지며, 장기적으로는 우울, 동요, 학습장애, 기억상실 등 기분장애와 행동장애가 발생하고 알코올 의존증상이 발생한다.

(2) 술이 타인과 사회에 미치는 폐해

음주는 중독을 일으키는 약물 중 유해성이 1위이며, 특히 이는 사용자뿐만 아니라 타인에게 미치는 피해가 압도적으로 높다. 흔히 스트레스를 풀기 위해 마시는 술의 일시적 폭음에 따른 유해한 음주행태가 다양한 사회적 문제들을 종종 일으킨다. 즉, 음주로 인해 타인에게 미치는 대표적인 피해는 가정폭력뿐만 아니라 음주운전과 폭행, 강도, 강간 등의 강력범죄가 있다. 교통사고 사상자의 약 7.6%는 음주운전이 원인이며, 전체 강력범죄의 약 27.5%는 주취상태에서 발생한다. 부모의 음주는 아동의 사회적 · 정서적 · 경제적 문제와 관련되어 있으며, 가정폭력 등을 유발할 수 있다.

2) 알코올 소비 및 음주 현황

(1) 주류생산 및 알코올 소비

2019년 우리나라 15세 이상 성인의 (판매량 기준에 의한) 1인당 알코올소비량은 8.3ℓ로 29개 OECD 회원국의 평균(8.7ℓ)과 유사한 수준이며, 10년 전 2009년(8.7ℓ)보다는 약간 감소하는 추세였다(그림 12-1-10).

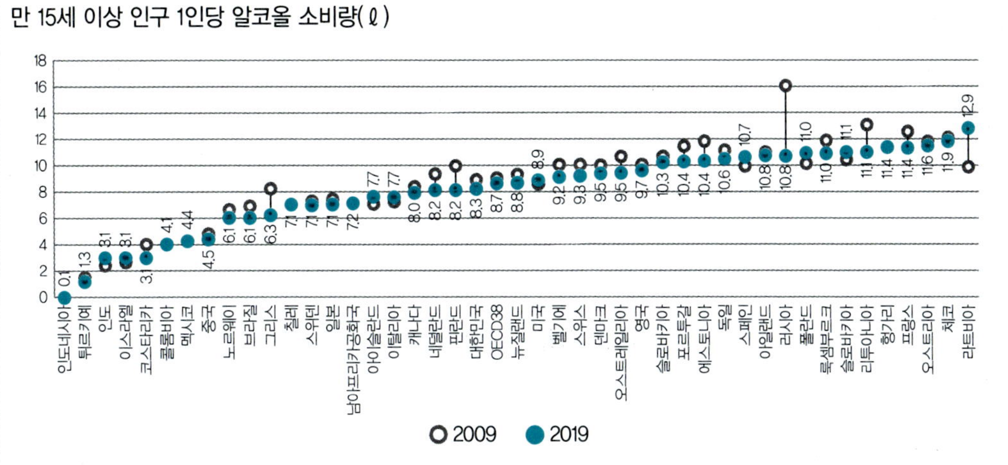

그림 12-1-10 만 15세 이상 성인의 알코올 소비량의 국제 비교(2009년, 2019년)

출처: OECD. Health at a Glance 2021: OECD Indicators. Paris, OECD Publishing. 2022.

(2) 성인과 청소년의 음주실태

성인의 월간음주율은 전체 60.8%(남자 73.4%, 여자 48.4%)이며, 고위험음주율은 전체 12.6%(남자 18.6%, 여자 6.5%), 월간폭음률은 전체 38.7%(남자 52.6%, 여자 24.7%)이다. 성인의 음주지표는 하락과 상승 추세를 나타내지만, 지난 10년간 큰 변화가 없었다. 성별로는 남성은 월간음주율, 고위험음주율, 월간폭음률 모두 지속 하락하다가 2019년 상승하였고, 여성은 지속 상승하다가 2019년 하락하였다. 연령별로 살펴보면 성인의 월간음주율 및 월간폭음률은 20~40대에서 높았으며, 고위험음주율은 40~50대에서 높았다.

국제 사회에서는 술을 불균형적으로 소비하는 과음자(heavy drinkers)(≥540g/주)의 동향을 비교하고 있는데, 영국, 캐나다에 이어 우리나라가 최근 주목을 받고 있다. 즉, 과음하는 성인의 8%가 2015년에서 2018년 사이의 연간 전체 알코올의 33%를 소비한다고 보고되었다(OECD, 2022).

청소년 음주율은 최근 10년 평균 16% 수준이었으며, 현재음주자 2명 중 1명이 위험음주자였다. 2019년 청소년의 처음 음주경험 연령은 13.2세이며, 현재음주자는 전체 15.0%(남학생 16.9%, 여학생 13.0%)이었다. 그러나 현재음주자의 위험음주율은 전체 52.2%(남학생 48.4%, 여학생 57.4%)였으며, 청소년의 주류 구매 용이성은 66.2%(남학생 66.6%, 여학생 65.7%)로 청소년이 쉽게 술을 살 수 있는 환경이 문제로 대두되고 있다.

3) 음주 관련 정책

(1) 주류 관련 정책

우리나라 주류 관련 정책은 제품, 유통, 세금, 건강, 안전, 식품 등 각 부처의 목적에 따라 추진되고 있다. 주류산업관리 즉, 주류 세금징수, 제조 · 판매 면허관리, 지방경제 육성, 농산물 수급정책 등은 「주세법」, 「전통주 등의 산업진흥에 관한 법률」 등으로 관리하고 있다. 또한 음주폐해예방 즉, 주류광고 규제 및 경고문구 표기, 음주운전 금지, 청소년 판매금지, 주류 안전관

표 12-1-7 음주폐해예방과 알코올 중독관리를 위한 주요 사업 및 실행기관

사업명	실행기관	주요 활동
음주폐해예방 및 정신건강	보건복지부	• 음주폐해예방 정책 및 사업 총괄 • 정신건강증진 정책 및 사업 총괄
음주폐해예방 정책기획 및 사업 개발	한국건강증진개발원	• 정책 개발 및 연구 • 사업매뉴얼 개발 등
주류광고 모니터링	보건복지부(위탁) 한국건강증진개발원(수행)	• 주류광고 모니터링 • 미디어 활동 모니터링
절주교육	보건복지부(위탁) 한국건강증진개발원(수행)	• 절주 전문강사 양성 · 관리 · 운영 • 음주폐해예방 교육콘텐츠 개발
학교금주교육사업	보건복지부(위탁) 한국건강증진개발원(수행)	• 청소년 대상 음주예방교육 수행 • 학교 금주교육 콘텐츠 개발
음주폐해예방 홍보 및 캠페인	보건복지부(위탁) 한국건강증진개발원(수행)	• 연간 홍보 및 캠페인 • 홍보 활용자료 개발 • 음주폐해예방의 달 캠페인
절주서포터즈 운영 지원	보건복지부(위탁) 한국건강증진개발원(수행)	• 절주서포터즈 모집 · 관리 · 운영
지역사회 통합건강증진사업 : 음주폐해 예방	전국 시도 및 시군구 보건소	• 음주조장환경 개선 • 음주폐해예방 교육 및 캠페인 • 조기선별 및 상담 의뢰
지역사회 통합중독관리사업	전국 중독관리통합지원센터	• 중독 조기발견 · 상담 · 치료 · 재활 및 사회복귀 지원

출처: 보건복지부, 한국건강증진개발원. 2021년 지역사회통합건강증진사업 안내(음주폐해예방). 2020.

리 등은 「국민건강증진법」, 「도로교통법」, 「청소년보호법」, 「식품위생법」 등으로 관리하고 있다.

(2) 음주폐해예방 및 알코올 중독관리

보건복지부는 음주폐해를 예방하기 위한 건강증진사업과 중독자의 조기발견 · 치료 · 재활 및 복귀 지원을 위한 정신건강사업을 추진하고 있다. 음주폐해예방은 「국민건강증진법」에 근거하여 한국건강증진개발원, 전국 보건소 등에서 모니터링, 과음 경고문구 표기, 금주구역 지정 · 관리, 절주사업 등 환경조성과 인식개선 활동을 추진하고 있다. 또한, 알코올중독자의 조기발견 · 치료 · 재활 및 복귀 지원은 「정신건강증진 및 정신질환자 복지서비스 지원에 관한 법률」에 따라 지방자치단체의 중독관리통합지원센터에서 추진하고 있다(표 12-1-7).

4) 중앙정부의 음주폐해예방사업

(1) 목표

제5차 국민건강증진종합계획(HP2030)에서는 2030년까지 성인 고위험음주율, 중 · 고등학생 현재음주율 등 대상별 음주행태를 개선하고, 공공장소 금주구역 지정, 주류광고 기준 강화 등 음주조장환경을 개선하는 음주폐해예방사업을 추진 중이다.

표 12-1-8 제5차 국민건강증진종합계획 성인 고위험 음주율과 중고등학생 현재음주율 목표

성인 고위험 음주율 감소	2019년	2030년 목표
성인남자	18.8%	17.8%
성인여자	6.5%	7.3%
중 · 고등학생 현재음주율 감소	**2019년**	**2030년 목표**
남학생	16.9%	15.1%
여학생	13.0%	13.7%

출처: 보건복지부, 한국건강증진개발원. 2021년 지역사회통합건강증진사업 안내(음주폐해예방). 2020.

(2) 추진전략

제5차 국민건강증진종합계획(HP2030)의 음주폐해예방 관련 목표 실현을 위해 중앙정부의 음주폐해예방사업의 추진전략은 크게 ① 지역사회 건강증진, 교육 및 홍보, ② 조기선별, 상담 및 연계지원을 통한 음주문제 예방, ③ 음주조장환경의 개선, ④ 모니터링체계 및 거버넌스의 구축으로 구분된다.

각각의 추진전략에 대한 세부추진전략으로 먼저, 지역사회 건강증진, 교육 및 홍보를 위해 고위험 음주 감소와 절주 실천 및 청소년 금주를 위한 미디어 홍보, 인구집단별 고위험음주예방 교육 및 상담 등을 추진하고 있다. 두 번째로는 조기선별, 상담 및 연계 지원을 통한 음주문제예방을 위해서 보건소, 직장, 민간전문단체의 고위험음주자 조기선별, 상담 및 연계 지원을 통하여 음주폐해를 예방하고자 한다. 다음으로 음주조장환경개선을 위해서는 청소년의 음주에 대한 유혹과 노출을 줄이기 위해 청소년 주류 판매 단속을 강화하고, 전 연령층을 대상으로 공공장소의 음주를 제한하며, 미디어 등의 음주장면 및 주류광고 규제를 강화함은 물론 지속적인 모니터링체계를 구축하고자 노력을 경주하고 있다. 마지막으로 모니터링체계 및 거버넌스 구축을 위해 근거중심의 제도 마련을 위해 지표 생산을 위한 연구조사시스템을 개선하고, 교육훈련을 통한 음주 관련 전문인력을 양성하며, 음주실태 및 주류광고 규제 등을 상시 모니터링하고, 거버넌스 구축을 위한 노력을 경주하고 있다. 이에 더 나아가서 국제협력 및 정책 개발에 힘쓰고 있다.

5) 지역사회의 음주폐해예방사업

(1) 목표

보건소를 통해 지역주민에게 음주의 위험성을 알리고 지역자원과 연계하여 음주조장환경을 개선하는 사업을 추진함으로써 음주폐해를 예방하고 주민의 건강증진을 도모한다.

(2) 사업 내용

① 지역사회 환경 조성 및 제도 개선

정신건강복지센터, 중독관리통합지원센터, 경찰서, 주민단체 등과 협력체계를 구축하고, 대학 및 지역축제, 주점 밀집지역, 주류판매점 등의 과도하고 불법적인 주류광고 및 마케팅 활동을 모니터링(표 12-1-9)하며, 지역 내 음주폐해예방을 위한 제도개선 및 환경조성을 추진하고 있다.

② 절주교육

지역사회 소상공인을 대상으로 미성년자 주류판매 금지, 배달 및 온라인 판매 주의사항 등과 음식점 내 과도한 주류판매를 개선하는 교육을 하며, 청소년 및 임산부 금주교육, 성인(대학생, 직장인, 노인 등 생애주기 및 생활터별) 대상 절주교육 등을 실시하고 있다.

③ 홍보 및 캠페인

절주를 위해 지역 방송 및 인쇄매체, 인터넷, 옥외광고 등을 활용하고, 경찰서 및 대학생

절주 서포터즈 등의 유관 부서, 기관, 단체와 연계하여 홍보 등의 사업을 하며, 매년 11월을 음주폐해예방의 달로 정하여 캠페인 등을 실시하고 있다.

④ 단기 개입 및 연계

지역주민을 대상으로 건강증진 및 질환관리를 위한 절주(또는 금주) 상담, 고위험음주자 및 알코올사용장애추정군 선별 및 관리사업 등을 실시하고, 지역사회 내 중독관리통합지원센터 등의 전문기관과 연계하여 고위험음주자 및 알코올사용장애추정군의 상담 · 치료 · 재활 · 복귀를 관리한다.

표 12-1-9 주류 광고 모니터링 기준

구분	내용	법적 근거
표현 기준 위반	음주행위를 지나치게 미화하는 표현	시행령 별표 광고의 기준 1호, 심의규정 제33조제1항1호
	음주가 체력 또는 운동능력을 향상시킨다거나 질병의 치료에(건강증진) 도움이 된다는 표현	시행령 별표 광고의 기준 2호, 심의규정 제33조제1항4호
	적당한 음주는 건강에 해롭지 않다는 표현	심의규정 제33조제1항3호
	음주가 정신건강에 도움(근심, 걱정 해소)된다는 표현	시행령 별표 광고의 기준 3호, 심의규정 제33조제1항4의2호
	운전이나 작업 중에 (높은 경각심을 요하는 상황에서) 음주하는 행위를 묘사하는 표현	시행령 별표 광고의 기준 4호, 심의규정 제33조제1항5호
	임산부나 미성년자의 인물 또는 목소리를 묘사하는 표현	시행령 별표 광고의 기준 5호, 심의규정 제33조제2항
	음주가 사회적 성공에 필요하다고 암시하는 표현	심의규정 제33조제1항2호
형식 기준 위반	방송 주류광고 금지 시간대 가. 텔레비전 방송광고: 07:00~22:00 나. 라디오 방송광고: 17:00~익일 08:00 어린이 · 청소년을 대상으로 하는 방송프로그램 전후	시행령 별표 광고의 기준 6호, 심의규정 제43조의2제1항
	제품 명칭, 음주 권장내용이 포함된 광고노래 방송	시행령 별표 광고의 기준 7호, 심의규정 제33조제3항
	경품 · 금품 제공(모든 광고) 및 할인판매(방송광고)	시행령 별표 광고의 기준 7호, 심의규정 제33조제3항
	알콜분 17도 이상 방송광고	시행령 별표 광고의 기준 8호, 심의규정 제43조제2항13호
	경고문구를 용기 혹은 하단에 미표기한 제품광고	시행령 별표 광고의 기준 9호
	경고문구를 방송광고에 명확하게 고지	심의규정 제33조제5항
	미성년자 관람 영화 상영 전 광고 금지	시행령 별표 광고의 기준 10호

출처: 보건복지부, 한국건강증진개발원. 2021년 지역사회통합건강증진사업 안내(음주폐해예방). 2020.

〈근거-기반 현장 사례: 세계보건기구(WHO), 음주폐해예방 및 감소를 위한 실행전략(SAFER)〉

SAFER는 음주폐해 예방과 감소를 위해 각 국가에서 시행해야 할 다섯 가지 전략이다.

Strengthen restrictions on alcohol availability
: 주류의 이용가능성 제한을 강화

Advance and enforce drink driving counter measures
: 음주운전 방지를 위한 수단을 만들고 강화

Facilitate access to screening, brief interventions and treatment
: 음주 문제를 선별하고 치료받기 위한 접근성을 확대

Enforce bans or comprehensive restrictions on alcohol advertising, sponsorship, and promotion
: 주류 광고, 후원에 대한 금지나 제한을 강화

Raise prices on alcohol through excise taxes and pricing policies
: 세금 및 가격정책을 이용하여 주류의 가격을 인상

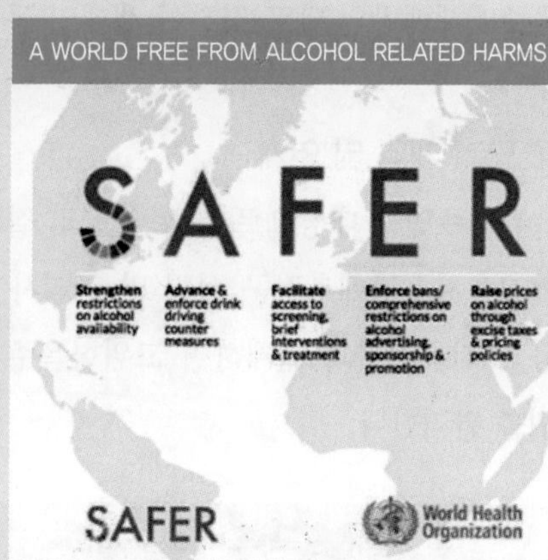

〈SAFER 전략수행 시 기대효과〉

- 2030년까지 전 세계적으로 10만 명의 삶을 구할 수 있다.
- 1달러 투입으로 9달러 이상의 경제적 효과를 얻을 수 있다.
- 해로운 음주로 인한 사회경제적 영향으로부터 수십억 명을 보호할 수 있다.
- UN의 지속가능발전목표 달성에 기여한다.

출처: 보건복지부, 한국건강증진개발원. 2021년 지역사회통합건강증진사업 안내(음주폐해예방). 2020.

〈근거-기반 현장 사례: 아동 · 청소년 주류로부터 안전한 그늘막이 되어주다〉

- 상습 흡연구역 및 감성주점(손님이 객석에서 춤을 추는 행위)을 중점적으로 모니터링
  - 사회활동가와 함께 야간반(21:00~02:00) 활동: 19회/571개소
  - 일반주민 50+건강지킴이 편의점 집중 관리: 8명/4,246개소
    ☞ 2019년 상반기 청소년 대상 주류 불법판매율(근거 : 서울시 건강증진과) 2018년(36.6%) 대비 2019년(21.2%)로 개선도 42.1%
- 건대입구역 주변에 밀집된 클럽(감성주점) 청소년 출입 등 집중 관리
- 주류 · 담배 불법판매업소 50+ 건강지킴이 활동 : 총 8명(2인/1조) 4개조
  - 1인 기준 : 주 5회 1일 4시간 활동 831회/11,115건

중곡 1~3동 군자동	자양 1~3동
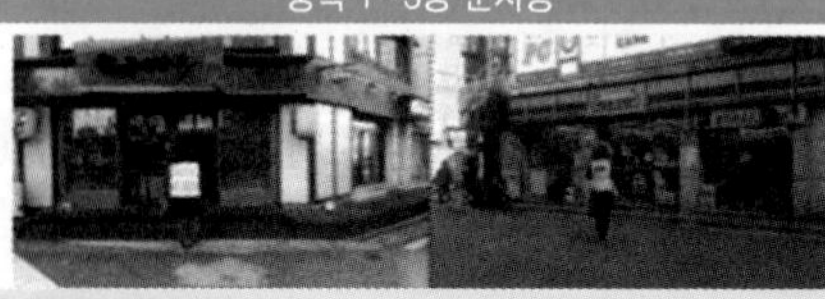	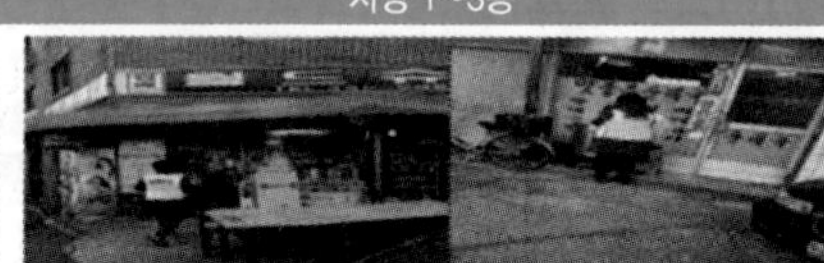

- 학교주변 상대보호구역 유해환경 주민 합동 모니터링 : 7회/134개소
  - 주민 청소년유해환경감시원이 청소년 흡연 · 음주 예방 홍보 및 계도
- 안전 먹거리, 식품접객업소 청소년 유해환경 차단 : 19회/751개소
  - 주민 소비자 식품위생감시원이 청소년 주류제공 판매 계도
  - 청소년 주류제공 상반기 행정처분 감소 : 4건(2018년 27건, 2019년 23건)
- 편의점, 휴게음식점 영업주를 대상 불법판매 예방 교육 : 2회/5,046명
- 청소년 유해환경 카페(일반음식점) 골목 지속 정비
  - 민 · 관 · 경 야간합동 집중 계도반 운영 결과 : 2017년 101개 → 2018년 77개로 감소

불법유해업소 퇴출 … 구민과 함께 만들어 갑니다!
광진구 · 광진구경찰서

- 카페골목 3개 구역(중곡동, 구의동)에 현수막 내걸기
- 건물주에게 청소년 유해업소임을 알려 재계약 방지 공문발송 : 77개 업소 건물주 39명

출처: 보건복지부, 한국건강증진개발원. 2021년 지역사회통합건강증진사업 안내(음주폐해예방). 2020.

1.5 신체 비활동 및 신체활동장려사업

1) 신체활동 및 신체 비활동의 개념

신체활동(physical activity)은 '골격근의 작용으로 우리 몸에서 에너지소비를 발생시키는 모든 신체 움직임'으로 생활 속에서 몸을 움직이는 활동 전체를 포함하는 개념으로 앉거나 기대거나 누워 지내는 좌식생활과 반대되는 개념이다. 최근 서구 선진국뿐만 아니라 WHO에서 신체활동을 신체움직임(bodily movement)으로 간주하면서, 신체 비활동(physical inactivity)으로 인한 건강문제, 신체활동으로 인한 즉각적 건강증진 효과와 8대 암 예방효과 등을 밝혔다. 이렇듯 한 번에 수행할 신체활동의 하한선이 없어지고, 평소 활동량이 적은 이에게도 효과가 빠르게 나타나는 등 신체활동에 대한 패러다임(박동호 등, 2015)이 크게 변하여 근거 기반의 접근과 적용이 무엇보다 강조된다.

2) 신체활동 현황

한국건강증진개발원의 2020년 지역사회 통합건강증진사업 안내서의 신체활동 현황 보고에 따르면, 청소년의 유산소 신체활동 실천율은 2019년 기준 5.8%로 증가 추세를 보이고 있고, 근력강화운동 실천율(2019년 기준 21.9%)은 답보 상태이다. 성인의 유산소 신체활동 실천율(2018년 기준 47.6%)과 걷기 실천율(2018년 기준 40.2%)은 감소하고 있고, 근력운동 실천율(2018년 기준 23.1%)은 답보 상태이다. 반면, 노인의 유산소 신체활동 실천율(2018년 기준 28.16%)은 감소하고 있고, 걷기 실천율(2018년 기준 37.3%)과 근력운동 실천율(2018년 기준 18.3%)은 약간 증가하고 있다. 취약계층의 유산소 신체활동 실천율(2018년 기준 44.6%)과 걷기 실천율(2018년 기준 39.8%)과 근력운동 실천율(2018년 기준 17.3%)은 모두 감소 추세를 보이고 있다.

특히나 2020년 코로나19 이후 생긴 일상생활의 급격한 변화는 식습관과 신체활동에도 큰 영향을 주었다. 즉, '배달음식 주문 빈도'의 증가(2.0%) 및 '집에서 직접 요리해 먹는 빈도'의 증가(21.0%)로 체중이 증가(12.5%)하고 운동량이 감소(1.4%)하였다. 이에 청소년 · 성인의 신체활동 실천율은 꾸준히 감소하고 있으며, 폭음 · 아침결식 · 외식 등으로 식습관이 악화되고 있다.

3) 신체활동 장려 서비스

1995년 「국민건강증진법」 제정 후 보건소를 통한 신체활동장려사업이 확대되면서 2005년 필수 사업이 되고, 2008년부터 지역특화 건강행태개선사업으로 지역 간 차별화가 시작되었다. 2011년부터 건강위험군에 대한 건강증진 및 신체활동상담 서비스를 강화하고, 지역사회 신체활동환경 조성 및 건강생활실천에 대한 인식을 확산하기 위해 '건강생활실천통합서비스'를 실시하였다. 2013~2015년에는 '지역사회 통합건강증진사업' 13개 영역 중 4대 필수영역으로 신체활동사업이 운영되었고, 2019년 신체활동장려사업을 포함하는 「국민건강증진법」 일부개정 법률안 및 2021년 「국민건강증진법」 제16조의3제1항제3호의 '대통령령으로 정하는 신체활동장려사업'을 신설하는 「국민건강증진법 시행령」이 공포되어 시행을 앞두고 있다.

그동안 전국의 보건소에서는 아래와 같은 신체활동 프로그램 제공, 개인별 신체활동 증진 서비스, 신체활동 홍보 및 캠페인, 신체활동 친화적 환경조성을 꾸준히 해오다가 제5차 국민건강증진종합계획(HP2030)에서는 다음과 같은 주요 사업내용을 중심으로 제안하였다.

(1) 지역사회 중심의 신체활동 기반 구축

① 신체활동 친화적 환경 · 정책 · 프로그램 모니터링, 근거 기반 정책 개발, 인프라 구축 등을 위한 신체활동증진 정책을 수립한다.

② 국민의 신체활동 · 좌식행동 수준 파악을 위한 조사도구 개발 및 좌식행동 위험성에 대한 인식 확산을 위한 연구를 수행한다.

(2) 대상자별 신체활동 장려를 위한 서비스 개발 · 제공

① 영유아, 보육여성, 만성질환자, 노인 등 대상별 신체활동 지침 마련 및 프로그램 확대로 신체활동 실천율이 낮은 계층을 지원한다.

② 직장인 신체활동 활성화를 위한 건강친화기업인증제, 직장 운동 지도자 파견사업 등을 실시한다.

③ 학교 스포츠클럽 활성화, 건강증진 우수 프로그램 확산 등 아동 · 청소년이 활동적인 성인으로 성장하도록 지원한다.

④ 국민체력인증센터 연령별 체력관리프로그램, 스포츠활동인증 등의 이용을 지원한다.

(3) 신체활동 친화적 환경조성 및 접근성 강화

① 체육시설 · 공원 등 신체활동 환경 인프라 지도 구축, 보행환경 및 자전거 이용 정보 공유 및 홍보를 활성화한다.

② 건강계단 설치, 도심 속 어린이 놀이공간 조성 등 일상 속 신체활동 증진을 위한 물리적 환경을 조성한다.

③ 지역사회 신체활동 증진 성공사례 계획 · 성과 공유 등 지역사회 기반 신체활동 증진 모범사업 발굴 및 캠페인을 시행한다.

2021년 건강도시 추진을 포함한 「국민건강증진법」이 개정되고 제5차 국민건강증진종합계획(HP2030)의 중장기 계획에 따라 우리나라에서도 다음과 같은 세계보건기구의 실행계획(WHO

Global Action Plan on Physical Activity 2018–2030)이 활성화될 전망이다.

표 12-1-10 신체활동 실천을 위한 세계보건기구의 실행계획

영역	실행계획의 주요 내용
비전	더 건강한 세계를 위한 더욱 활동적인 사람들
미션	모든 사람에게 안전한 신체활동 친화적 환경으로의 접근성을 보장하고 일상생활에서 신체활동을 할 수 있는 다양한 기회를 제공하여 개인과 지역사회 건강을 증진하고 모든 국가의 사회, 문화, 경제 발전에 기여
목표	2030년까지 전 세계의 성인 · 청소년의 신체활동 미실천율을 15% 감소
전략	▶ 활동적 사람 육성 ▶ 활동적 사회 조성 ▶ 활동적 환경 조성 ▶ 활동적 시스템 조성

출처: WHO. WHO Global Action Plan on Physical Activity 2018–2030. 2018.

〈근거-기반 현장 사례: 전라남도 영암군의 '걷기실천율' 지표 개선〉

2011년 이후 걷기실천율이 크게 감소한 고령사회인 전라남도 영암군에서 걷기 부족이라는 직면한 건강문제를 해결하고자 기존의 틀에 박힌 프로그램에서 벗어나 2016년 하반기부터는 다양한 프로그램을 시도하였다.

Ⅰ. 걷기실천율 개선사업

(1) 걷기실천을 위한 물리적 환경 조성

① 걷기 좋은 환경 조성: 월출산 기찬묏길은 2005년 걷기코스 개통을 시작으로 2015년 5단계로 이루어진 구간이 완성되어 모두 40㎞로 늘어났다.

② 태양광 전자동 음향기 설치 운영: 2018년부터 다수의 군민들이 찾는 기찬나눔숲, 수변공원 등지에 태양광 전자동 음향기를 설치하여 정보를 자동 송출하여 즐거움을 제공하고 있다.

(2) 걷기실천율 향상을 위한 홍보사업

▶ 걷기대회 개최

(3) 노령인구 친화적인 걷기실천프로그램 개발 및 보급

▶ 3-step 노르딕 걷기프로그램

Ⅱ. 걷기실천율 개선사업의 성과

이러한 다각적 사업의 성과로 걷기실천율이 향상되고, 걷기 좋은 환경과 접근성이 증가하였다.

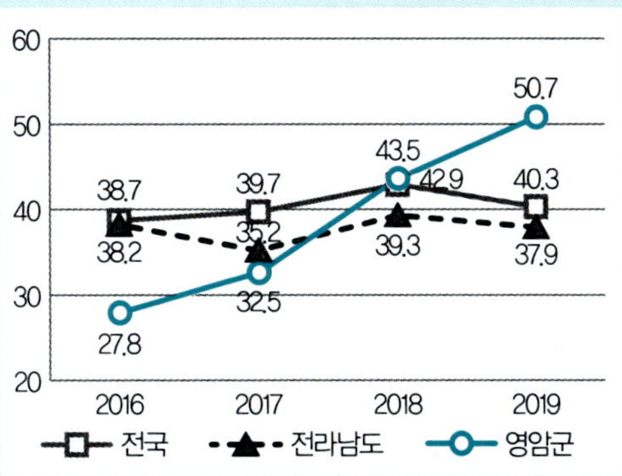

영암군의 걷기실천율 추이

성공요인은 걷기 친화 환경 조성과 함께 일회성 프로그램 중심 사업, 캠페인에 한정되어 있던 사업의 한계를 벗어나, 체험교실 → 걷기 동아리 → 걷기 지도자 양성과정과 같이 순차적인 단계를 거쳐 주민이 노르딕이라는 낯선 개념을 몸소 경험해보고, 지속적으로 이웃과 동아리 활동을 하도록 지원하였다. 이러한 꾸준한 노력의 결과, 걷기실천율 향상이라는 성과를 이루었다.

출처: 보건복지부, 한국건강증진개발원. 「2020년 지역 보건사업 우수사례 발굴 및 역량강화 교육과정」 자료집. 질병관리청장 표창사례. 2021.

참고문헌

공통

관계부처 합동. 제5차 국민건강증진종합계획(Health Plan 2030, 2021~2030). 2021.

보건복지부, 한국건강증진개발원. 2021 지역사회통합건강증진사업안내[신체활동, 영양, 음주폐해예방]. 2020.

비만 및 비만개선사업

관계부처 합동. 국가 비만관리종합대책. 2018.

대한비만학회 진료지침위원회. 대한비만학회 비만 진료지침 2020. 2020.

보건복지부, 질병관리청. 2008-2019 지역건강통계 한눈에 보기(요약본). 2020.

보건복지부, 질병관리청. 2019 국민건강통계 국민건강영양조사. 2020.

보건복지부, 한국건강증진개발원. 국민건강증진을 위한 비만 통계자료집(2016-2020). 2021.

조희숙. 비만율의 지역간 격차원인과 개선방안. 비만예방의날기념 정책포럼자료. 한국건강증진개발원. 2021.

조희숙, 이종선, 정수미, 드로니나 율리아, 박유경, 박양준. 농촌 중년여성 비만원인 진단을 위한 사회생태학적 모형 기반 탐색적 연구. 보건교육건강증진학회지 2021;38(5):1-20.

질병관리청. 지역건강격차원인규명 정책연구 보고서. 강원대학교 산학협력단. 2021.

Kumanyika S, Jeffery RW, Morabia A, Ritenbaugh C, Antipatis VJ; Public Health Approaches to the Prevention of Obesity (PHAPO) Working Group of the International Obesity Task Force (IOTF). Obesity prevention: The case for action. Int J Obes Relat Metab Disord 2002;26(3):425-436.

Sallis JF, Cervero RB, Ascher W, Henderson KA, Kraft MK, Kerr J. An ecological approach to creating active living communities. Annu Rev Public Health 2006;27:297-322.

World Health Organization, Western Pacific Regional Office. The Asia-Pacific Perspective: Redefining Obesity and Its Treatment. 2000.

흡연 및 금연사업

김지연. 국내 금연구역 정책과 향후과제. 금연정책포럼 2019;19:6-11.

보건복지부. 금연길라잡이. 2021. Available from: URL: http://www.nosmokeguide.go.kr/index.do.

보건복지부. 제4차 국민건강증진종합계획(2016~2020). 2015.

이주열, 이무식, 유광수, 이진용. 보건사업관리. 군자출판사. 2011.

이훈재. 성인남자 현재흡연율 지표개선 평가원칙. 지역보건사업 우수사례 발굴 역량강화교육 자료집. 질병관리청. 2021.

조숙희. 금연구역 지정 현황 및 향후 과제. 국회입법조사처 이슈와 논점. 제1587호. 2019.

식생활 및 영양관리사업

류황건, 권수진, 김민경, 김수정, 김혜숙, 배성권 등. 생활과 건강. 현문사. 2018.

조지은. 영양플러스사업의 대상자 및 예산 확충을 위한 제언. 한국건강증진개발원. Weekly Issue 2017;(8).

조지은, 양윤희, 조아라, 오유미. 영양플러스 사업에 참여한 영유아·임산부의 영양개선 효과. 2020년 대한지역사회영양학회 추계학술대회. 2020.

질병관리청. 국민건강영양조사. 2021. Available from: URL: https://knhanes.kdca.go.kr/knhanes/sub01/sub01_02.do.

한국건강증진개발원. 영양관리사업. 2021. Available from: URL: https://www.khealth.or.kr/board?menuId=MENU00856&siteId=null-.

음주 및 음주폐해예방사업

대검찰청. 범죄분석. 2020.

도로교통관리공단. 2019년 교통사고통계. 2020.

보건복지부, 한국건강증진개발원. 2020 지역사회 음주폐해예방사업 우수사례집. 2020.

이선미, 윤영덕, 현경래, 이은미. 건강보장 재원확보를 위한 건강위험요인 부담금 부과 방안. 국민건강보험공단. 2012.

이선미, 윤영덕, 백종환, 현경래, 강하렴. 주요 건강위험요인의 사회경제적 영향과 규제정책의 효과 평가. 국민건강보험공단. 2015.

질병관리청. 2019 국민건강통계. 2020.

질병관리청. 청소년건강행태온라인조사. 2019.

통계청. 2019년 사망원인 통계. 2020.

GBD 2016 Risk Factors Collaborators. Global, regional, and national comparative risk assessment of 84 behavioural, environmental and occupational, and metabolic risks or clusters of risks, 1990–2016: a systematic analysis for the Global Burden of Disease Study 2016. Lancet 2017;390:1345–1422.

OECD. Health at a Glance 2021: OECD Indicators. Paris, OECD Publishing. 2022.

WHO. Global Status Report on Alcohol and Health. 2018.

신체 비활동 및 신체활동장려사업

박동호, 김창선, 김광준. 성인을 위한 신체활동 가이드라인 및 운동 강도에 대한 고찰. 운동과학 2015;24(2):99–107.

보건복지부, 한국건강증진개발원. 2020년 지역 보건사업 우수사례 발굴 및 역량강화 교육과정 자료집. 2020.

WHO. WHO Global Action Plan on Physical Activity 2018–2030. 2018.

기본문제

1. 금연사업이라는 용어를 정의하고, 주요 사업 영역을 어떻게 구분할 수 있는지 설명하시오.
2. 영양플러스사업에 대한 기본적인 개념을 설명하시오.
3. 음주의 폐해에 대해 설명하시오.
4. 한국 성인과 청소년의 음주 추이에 대해 설명하시오.
5. 한국의 생애주기별 인구집단의 신체활동 현황에 대해 설명하시오.

심화문제

1. 아동 및 청소년의 비만을 개선하기 위한 사회생태학적 모형 기반의 사업을 기획해 보시오.
2. 중앙정부 정책 수준에서 비만율을 낮추기 위해 수립할 수 있는 정책의 예를 제시해 보시오.
3. 국민건강영양조사 항목과 조사방법에 대하여 설명하시오.
4. 지역사회의 음주폐해를 줄일 수 있는 방안에 대해 예를 들어 설명하시오.

2 질환중심 보건사업(I): 감염병

학습목표

- 감염병관리와 감염병감시체계의 개념을 설명할 수 있다.
- 감염병감시체계를 설명할 수 있다.
- 예방접종 관리사업을 설명할 수 있다.
- 세계결핵전략과 국가결핵관리사업을 설명할 수 있다.
- HIV 관리사업을 설명할 수 있다.
- 중증급성호흡기감염증을 일으키는 주요 감염병의 역학적 특성과 대응방안을 설명할 수 있다.

2.1 감염병관리의 개념

1) 감염병관리

관리는 '일정한 목적을 효과적으로 실현하기 위하여 인적, 물적 여러 요소를 적절히 결합하여 그 운영을 지도, 조정하는 기능 또는 그 작용' 또는 '사람을 모아 기대하는 목적을 달성하는 활동' 등으로 정의하고 있다. 이러한 정의를 바탕으로 감염병관리는 감염병에 대한 특정한 목표를 세우고 이를 효과적으로 달성하기 위하여 추진하는 활동이라고 할 수 있다. 따라서 감염병관리를 정의하기 위해서는 먼저 감염병관리의 비전과 목적을 제시할 필요가 있다. 우리나라에서는

「감염병 예방 및 관리에 관한 법률」(이하, 감염병예방법이라 함)에 따라 질병관리청장은 보건복지부장관과 협의하여 감염병 예방관리를 위하여 5년마다 감염병 예방관리에 관한 기본계획을 수립해야 한다.

2018~2022년도 감염병 예방 및 관리에 관한 기본계획(이하, 감염병 기본계획이라 함)에서는 감염병 예방 · 관리의 기본목표 및 추진방향을 제시하고 있으며, 비전으로는 '감염으로부터 안전한 사회'를 제시하고, '감염병 조기감지 및 신속대응, 위험요인 사전예방, 관리조직 및 시스템 강화로 국민의 건강과 생명 보호'를 주요 목표로 제시하고 있다. 이에 따라 감염병관리를 '감염병의 발생 예방과 조기 인지, 신속한 역학조사, 환자 관리 및 대응으로 지역사회 감염병 확산 방지 및 국민 생명 보호를 위한 활동'으로 정의할 수 있다. 그러나 감염병관리의 주체와 대상에 따라서 그 목표와 대상이 다를 수 있으므로 구체적인 정의는 관리 주체와 대상에 따라 다르다. 예를 들어, 병원에서의 감염병관리는 '원내 감염병의 발생 예방과 조기 인지, 환자 관리 및 대응으로 원내 감염병 확산 방지 활동'으로 정의할 수 있을 것이다. 이러한 정의는 보건기관, 학교, 군시설 등 조직의 특성에 따라 다를 수 있음을 이해해야 한다.

2) 감염병관리사업의 이해

감염병관리사업은 감염병관리를 위한 보건사업을 의미하며, 감염병예방법 등 관련 법령에 근거하여 국내 감염병 발생 현황 및 해외 감염병의 국내 유입 등을 반영한 기본계획 및 개별 감염병별 관리지침을 수립하여 추진된다. 우리나라에서 현재 이러한 감염병관리사업을 계획하고 수행하는 주된 중앙부처는 질병관리청이다. 또한 보건복지부 등 관련 부처와 협력하며, 지방자치단체의 감염병 담당부서에서 시 · 도 및 시 · 군 · 구 단위로 감염병관리사업을 추진한다. 질병관리청에서는 매년 감염병 관리사업계획을 수립하고, 이를 통해 감염병감시, 역학조사, 실험실검사, 감염병환자 및 접촉자관리, 감염병 예방, 방역, 지자체 역량강화 등을 위한 감염병관리사업을 추진한다.

2.2 감염병관리의 변천 및 현황

1) 감염병관리의 변천

감염병에 대한 현대적 개념은 19세기 후반에 미생물에 대한 의학적 지식이 알려지면서 정립되기 시작했다. 그러나 감염병은 인류의 역사와 더불어 존재해 왔으며, 인류에게는 가장 보편적인 질병으로 볼 수 있다. 특히 사람 간 전파가 되는 감염병의 경우 개인에게만 영향을 미치는 것이 아니라 한 개인에서 시작되어 집단으로 전파되는 특성으로 인하여 매우 중요한 의미가 있으며, 이로 인해 두려움의 대상이 되고 있다.

고대 그리스시대의 문헌에 감염병에 관한 최초의 기록이 있으며, 감염병은 주로 집단으로 발생하는 양상 또는 한 숙주에서 다른 숙주로 전파되는 양상을 포함하는 용어로 기록되어 왔다. 우리나라에서는 삼국시대 문헌에 감염병에 대한 기록이 있으며, 감염병이 전쟁, 가뭄 등의 천재지변과 연결되어 발병한 것으로 기록되어 있다. 감염병의 집단 발생은 사회불안으로 작용하므로 고대사회에서도 국가 차원의 정책을 수행하였는데, 신라 중기에는 대규모 구휼정책을 시행하고, 의료인력을 양성하고 치료법을 보급하는 방법으로 감염병에 대응하였다. 고려시대에는 장역과 온역이라는 새로운 역병이 발생하였는데, 역병이 발생하면 유교, 도교, 불교 민간의 대응 방식을 모두 동원하였다. 조선시대에서 주기적으로 큰 역병이 발생하였는데, 국가 차원의 의료기구인 활인서(活人署)를 설치하여 감염병 치료를 전담하도록 하였다. 17세기 이후에는 두창 관련 의학서적이 저술되는 등 다양한 학자들의 노력이 있었으며, 다산 정약용의 '종두방'은 포천의 유의(儒醫) 이종인의 종두시술로 이어졌다. 19세기 초에는 중국에서 유입된, 콜레라로 밝혀진 역병으로 큰 재난을 겪었으며, 이 역병은 부산의 왜관을 거쳐 일본에까지 전파되었다.

1876년 개항부터 1910년까지는 감염병 유행과 통제에서 획기적인 변화가 있던 시기였다. 제중원 의사인 알렌을 초빙하여 방역행정을 실시하였고, 1886년 「온역장정」 제정 및 1895년 「검역규칙」을 반포하는 등 법적인 제도를 정비했다. 특히 1899년 대한제국에서는 「전염병예방규칙」을 공표하고, 두창, 장티푸스, 발진티푸스, 콜레라, 이질, 디프테리아 등 6종을 법정전염병으로 제정하는 등 근대적 질병관리 조치를 시행하였다. 1910년 한국병합늑약 이전까지 대한제국에서는 우두법 도입 및 확산, 위생국 설치, 병원 설립 등 감염병 관리에 큰 변화가 있었다.

1910년 이후 일제강점기에는 1915년 5월 반포된 「전염병예방령」을 기본 법규로 적용하였으며, 위생 분야를 담당한 기구는 경찰조직이었다. 일제강점기에서의 위생 및 검역은 모두 경찰의 업무로 개인이나 지역의 특성을 반영한 위생사무가 아닌 경찰력에 의한 취체행정적, 위생계도적 의료제도로 설명할 수 있다. 이 시기에는 검역 및 예방접종의 결과로 두창 및 콜레라의 경우 발생횟수와 사망자 수가 감소하였으나, 이질, 장티푸스 같은 이외의 감염병은 확산하여 그 성과는 낮은 것으로 보인다. 해방 후 미군정과 6.25전쟁을 겪은 이후 감염병관리에 대한 법률이 제정되는 등 현대적인 감염병관리의 개념이 적용되기 시작하였다.

2) 감염병관리 행정조직

보건행정조직은 중앙부처와 지방보건행정조직으로 나뉘고, 중앙부처에는 보건복지부와 보건복지부 소속으로 질병관리청이 있다. 보건복지부는 「정부조직법」에 따라 복수 차관제를 도입하였는데, 보건분야 전담 차관을 비롯하여 1관 3과를 보강하였다. 이는 2020년 1월 국내에 유입된 코로나19의 범유행 공중보건위기 상황에서 공공보건의료체계를 강화하고, 위기대응을 위한 조직을 정비하기 위한 것이다. 감염병관리를 전담하는 중앙부처인 질병관리청은 2020년 9월부터 보건복지부 소속기관인 질병관리본부에서 청으로 승격하여 새롭게 출범하면서 5국 3관 41과로 구성되었으며, 총 1,476명 규모로 확대되었다. 질병관리청 소속기관으로 국립보건연구원, 13개의 검역소, 국립결핵병원(마산, 목포)이 있으며, 종합상황실, 위기대응분석관 등을 신설하고, 질병대응센터 및 국립감염병연구소를 새로 설치하여 독립성과 전문성을 확보하고, 감염병 감시부터 조사 및 분석을 통해 위기대응 및 예방까지 유기적이고 촘촘한 대응망을 구축하고자 하였다(그림 12-2-1).

중앙부처뿐만 아니라 지방자치단체의 감염병 대응인력 또한 대폭 보강되어 시 · 도 본청에는 감염병업무 전담과(감염병관리과, 시도별 명칭 차이 있음)를 설치하였고, 시 · 도 보건환경연구원에도 감염병연구부와 신종감염병 전담과를 설치하고 인원을 보강하였다. 시 · 군 · 구 보건소에도 감염병예방법 개정으로 역학조사관을 둘 수 있고, 역학조사 전담팀을 신설하도록 하였다.

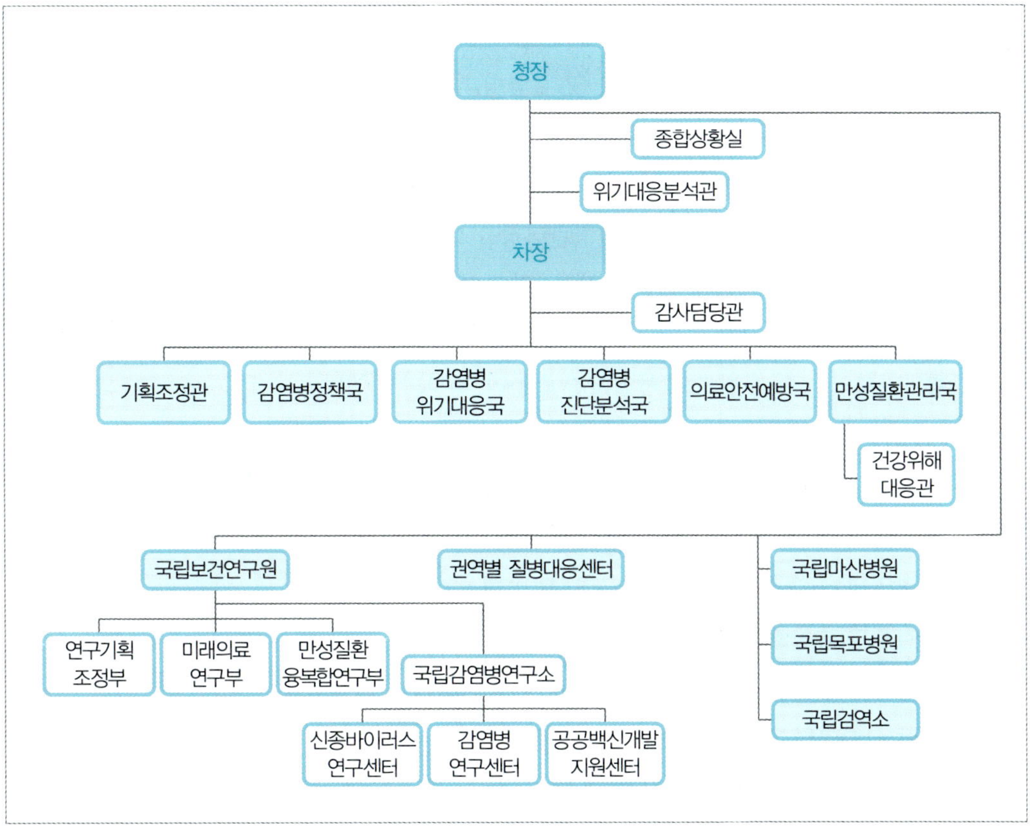

그림 12-2-1 질병관리청의 주요 조직도

출처: 행정안전부 보도자료. 보건복지부-질병관리청 하부조직 개편 계획(2020.9.8.)
질병관리청. 조직도. 2022.

3) 감염병관리사업 현황

「국민건강증진법」에 따라 수립된 국민건강증진종합계획에는 감염병 분야도 포함되며, 제4차 국민건강증진종합계획 2020에는 '감염질환관리' 명칭으로 5개 중점과제(예방접종, 비상방역체계, 의료관련감염, 결핵 및 에이즈)가 포함되어 있다. 제5차 국민건강증진종합계획 2030에서는 '감염 및 기후변화성질환 예방관리' 영역하에 '감염병 예방 및 관리', '감염병위기 대비 · 대응' 및 '기후변화성질환'의 세 가지 중점과제로 구성되어 제4차와는 달리 감염병위기 대비 · 대응을 개별 감염병관리와 구분하도록 하였다. '감염병 예방 및 관리'에는 감염병 예방행태 개선을 별도 과제로 추가하여 개인의 감염병 예방행태 개선의 중요성을 강조하고 있다.

감염병 기본계획은 감염병 대응 · 대비 체계 강화, 원헬스(one health) 협력체계 구축, 감염병 예방관리대책 강화, 감염병 대응기술 혁신플랫폼 구축 및 감염병 대응 · 대비 인프라 강화 영역으로 구성되어 있으며, 세부 추진전략은 〈표 12-2-1〉과 같다. 현재의 감염병 기본계획은 질병관리본부가 질병관리청으로 승격되기 전에 작성된 것으로 차기 기본계획은 코로나19 위기 대응으로 인한 감염병 조직의 변화 반영 및 감염병 대응 강화를 위해 많은 변화가 있을 것으로 예상된다.

국내 감염병관리사업은 감염병 기본계획을 토대로 작성하여 매년 발표하는 감염병관리사업 지침을 중심으로 추진되며, 지침에는 질병관리청을 비롯한 각 기관별 역할뿐만 아니라 법정감염병 신고 및 보고체계, 감염병 병원체 감시, 감염병 매개체 감시, 질병정보 모니터망 및 해외유입감염병 감시 등을 명시하고 있다. 이외 감염병관리사업 지침에 포함되지 않은 다양한 분야의 감염병관리사업은 아래 별도의 사업지침에 따라 추진되고 있다.

① 제1급감염병 바이러스출혈열 대응지침
② 제1급감염병 두창, 페스트, 탄저, 보툴리눔독소증, 야토병 대응지침
③ 제1급감염병 중증급성호흡기증후군(SARS) 대응지침
④ 제1급감염병 중동호흡기증후군(MERS) 대응지침
⑤ 제1급감염병 동물인플루엔자 인체감염증 대응지침
⑥ 2022년도 수인성 및 식품매개감염병 관리지침
⑦ 2022년도 호흡기감염병 관리지침
⑧ 2022년도 수막구균 감염증 관리지침
⑨ 2022년도 엔테로바이러스 감염증 · 수족구병 관리지침
⑩ 2022년도 말라리아 관리지침
⑪ 2022년도 바이러스성 모기매개감염병 관리지침
⑫ 2022년도 진드기 · 설치류 매개감염병 관리지침

⑬ 2022년도 인수공통감염병 관리지침
⑭ 2022년도 기생충감염병 관리지침
⑮ 2022년도 크로이츠펠트-야콥병 관리지침
⑯ 2022년도 예방접종 대상 감염병 관리지침
⑰ 2022년도 C형간염 관리지침
⑱ 2022년도 의료관련감염병 관리지침
⑲ 2022년도 국가결핵관리지침
⑳ 2022년도 한센병사업 관리지침
㉑ 2022년도 HIV/AIDS 관리지침
㉒ 2022년도 성매개감염병 관리지침
㉓ 2022년도 법정감염병 진단검사 통합지침
㉔ 2021-2022절기 인플루엔자 관리지침

표 12-2-1 감염병 예방 및 관리에 관한 기본계획(2018~2022) 추진전략

구 분	주요 내용
감염병 대응 · 대비 체계 강화	• 신종 감염병 대응역량 강화 • 생물테러 감염병 대비체계 선진화 • 미래 신종 감염병대응 · 대비 강화 • 원인불명질환 집단발생 대응체계 구축 • 재난 및 군중행사 감염병 대응체계 구축
원헬스(one health) 협력체계 구축	• 수인성 · 식품매개 감염병 원인 규명 • 호흡기감염병 지역사회 확산 방지 • 인수공통감염병 감시 · 대응 강화 • 매개체 전파 감염병 관리 강화 • 항생제 내성관리 및 연구 강화
감염병 예방관리대책 강화	• 의료관련감염 예방관리 강화 • 예방접종 대상 감염병 퇴치 기반 마련 • 바이러스간염 발생 및 만성화 예방 • 에이즈 및 성매개 감염병 조기 진단치료
감염병 대응기술 혁신플랫폼 구축	• 신속 · 정확한 감시체계 • 차세대 감염병정보시스템 구축 • 실험실 진단검사체계 선진화 • 감염병 병원체 안전관리 강화 • 국가방역체계와 R&D 연계 강화
감염병 대응 · 대비 인프라 강화	• 국가예방백신접종 백신 수급관리체계 구축 • 공공백신 연구개발 인프라 강화 • 철저한 검역으로 국내 유입 차단 • 국제협력 기반 구축 및 인력 양성

국내 모든 감염병관리사업을 다룰 수 없으므로 이 절에서는 상대적으로 중요한 감염병감시체계, 예방접종 관리사업, 결핵관리사업, 성매개감염병 및 HIV/AIDS 관리사업 및 중증호흡기감염증 관리사업만을 언급하므로, 나머지 감염병관리사업에 대해서는 관련 법률 및 지침을 확인할 필요가 있다. 특히 코로나바이러스19 감염병 관리지침은 영역별로 별도의 지침이 있으므로 세부적인 내용을 확인하기 위해서는 관련 지침을 확인해야 한다.

2.3 법정감염병관리 및 감염병 감시체계

1) 법정감염병 분류 현황

우리나라의 현대적 법정감염병 분류체계는 1957년 「전염병예방법」이 시행되면서 시작하였으며, 2000년에 신종감염병의 출현과 감염병 발생 양상의 변화에 맞춰 법정감염병을 제1군~제4군전염병으로 구분하는 '군(群)'별 분류체계가 정립되었다. 이후 2010년에 「기생충질환예방법」을 「전염병예방법」에 통합하면서 제5군감염병을 신설하고, 사람 간 전파 없는 질환을 포괄할 수 있는 용어로 전염병 대신 감염병이라는 명칭을 사용하면서 「감염병의 예방 및 관리에 관한 법률」로 전면개정하였다. 2015년 메르스 유입에 따른 재난 상황 이후 공중보건 위기대응 측면을 고려한 새로운 감염병 분류체계 및 관리체계 도입의 필요성이 대두되었다. 이에 질병의 심각도, 전파력, 격리수준, 신고 시기 등을 고려하여 감염병예방법을 2018년 3월 27일 개정하여 2020년 1월 1일부터 86종의 감염병을 제1급~제4급으로 구분하는 '급(級)' 체계로 개편되었다. 이후 E형간염이 제2급 법정감염병으로 추가되어 현재는 총 87종의 감염병이 제1급~4급으로 구분되고 있다(표 12-2-2). 또한 질병관리청장은 이들 감염병을 몇 가지 중요한 특성과 관리 목적에 따라 별도로 지정하여 구분하고 있으며, 이 분류는 관리를 위한 것으로 상호배타적이지 않으며 중복될 수 있다. 감염병예방법에 법정감염병으로 지정되었지만, 후천성면역결핍증과 결핵의 경우 개별 법률(「후천성면역결핍증예방법」, 「결핵예방법」)을 제정하여 별도로 관리하며, 「검역법」에서는 검역감염병을 지정하여 검역에 적용하고 있다.

제1급 감염병에는 에볼라바이러스병 등 총 17종의 감염병이 포함되며, 발생 또는 유행 즉시 신고하고 감염자를 음압격리를 하도록 한다. 제2급 감염병은 결핵 등 21종의 감염병이 해당되며, 발생 또는 유행 시 24시간 이내 신고하고 감염자를 격리하고 있다. 제3급 감염병은 파상풍 등 26종의 감염병이 해당되며, 감염자를 격리하지는 않지만 발생 또는 유행 시 24시간 이내 신고하도록 하고 있다. 제4급은 표본감시 대상인 인플루엔자 등 23종의 감염병이며, 이 감염병에 대해서는 7일 이내 신고하도록 하고 있다. 기타 법정감염병은 〈표 12-2-3〉에 제시되어 있다.

표 12-2-2 법정감염병 분류체계(1급~4급, 2022년 1월 현재)

구 분	유 형	질 환	개수	감시	신고 주기
제1급 감염병	생물테러감염병 또는 치명률이 높거나 집단 발생 우려가 커서 발생 또는 유행 즉시 신고하고 음압격리가 필요한 감염병	에볼라바이러스병, 마버그열, 라싸열, 크리미안콩고출혈열, 남아메리카출혈열, 리프트밸리열, 두창, 페스트, 탄저, 보툴리눔독소증, 야토병, 신종감염병증후군[1], 중증급성호흡기증후군(SARS), 중동호흡기증후군(MERS), 동물인플루엔자 인체감염증, 신종인플루엔자, 디프테리아	17종	전수	즉시
제2급 감염병	전파가능성을 고려하여 발생 또는 유행 시 24시간 이내에 신고하고 격리가 필요한 감염병	결핵, 수두, 홍역, 콜레라, 장티푸스, 파라티푸스, 세균성이질, 장출혈성대장균감염증, A형간염, 백일해, 유행성이하선염, 풍진, 폴리오, 수막구균 감염증, b형헤모필루스인플루엔자, 폐렴구균 감염증, 한센병, 성홍열, 반코마이신내성황색포도알균(VRSA) 감염증, 카바페넴내성장내세균속균종(CRE) 감염증, E형간염	21종	전수	24시간 이내
제3급 감염병	발생 또는 유행 시 24시간 이내에 신고하고 발생을 계속 감시할 필요가 있는 감염병	파상풍, B형간염, 일본뇌염, C형간염, 말라리아, 레지오넬라증, 비브리오패혈증, 발진티푸스, 발진열, 쯔쯔가무시증, 렙토스피라증, 브루셀라증, 공수병, 신증후군출혈열, 후천성면역결핍증(AIDS), 크로이츠펠트-야콥병(CJD) 및 변종크로이츠펠트-야콥병(vCJD), 황열, 뎅기열, 큐열, 웨스트나일열, 라임병, 진드기매개뇌염, 유비저, 치쿤구니야열, 중증열성혈소판감소증후군(SFTS), 지카바이러스 감염증	26종	전수	24시간 이내
제4급 감염병	제1급~제3급 감염병 외에 유행 여부를 조사하기 위해 표본감시 활동이 필요한 감염병	인플루엔자, 매독, 회충증, 편충증, 요충증, 간흡충증, 폐흡충증, 장흡충증, 수족구병, 임질, 클라미디아감염증, 연성하감, 성기단순포진, 첨규콘딜롬, 반코마이신내성장알균(VRE) 감염증, 메티실린내성황색포도알균(MRSA) 감염증, 다제내성녹농균(MRPA) 감염증, 다제내성아시네토박터바우마니균(MRAB) 감염증, 장관감염증[2], 급성호흡기감염증[3], 해외유입기생충감염증[4], 엔테로바이러스감염증, 사람유두종바이러스 감염증	23종	표본	7일 이내

주: 1) 신종감염병증후군: 급성출혈열증상, 급성호흡기증상, 급성설사증상, 급성황달증상 또는 급성신경증상을 나타내는 신종감염병증후군

2) 장관감염증: 살모넬라균 감염증, 장염비브리오균 감염증, 장독소성대장균(ETEC) 감염증, 장침습성대장균(EIEC) 감염증, 장병원성대장균(EPEC) 감염증, 캄필로박터균 감염증, 클로스트리듐 퍼프린젠스 감염증, 황색포도알균 감염증, 바실루스 세레우스균 감염증, 예르시니아 엔테로콜리티카 감염증, 리스테리아 모노사이토제네스 감염증, 그룹 A형 로타바이러스 감염증, 아스트로바이러스 감염증, 장내 아데노바이러스 감염증, 노로바이러스 감염증, 사포바이러스 감염증, 이질아메바 감염증, 람블편모충 감염증, 작은와포자충 감염증, 원포자충 감염증

3) 급성호흡기감염증: 아데노바이러스 감염증, 사람 보카바이러스 감염증, 파라인플루엔자바이러스 감염증, 호흡기세포융합바이러스 감염증, 리노바이러스 감염증, 사람 메타뉴모바이러스 감염증, 사람 코로나바이러스 감염증, 마이코플라스마 폐렴균 감염증, 클라미디아 폐렴균 감염증

4) 해외유입기생충감염증: 리슈만편모충증, 바베스열원충증, 아프리카수면병, 샤가스병, 주혈흡충증, 광동주혈선충증, 악구충증, 사상충증, 포충증, 톡소포자충증, 메디나충증

표 12-2-3 기타 감염병의 종류(2022년 1월 현재)

구 분	유 형	질 환	근거
기생충감염병 (7종)	기생충에 감염되어 발생하는 감염병	회충증, 편충증, 요충증, 간흡충증, 폐흡충증, 장흡충증, 해외유입기생충감염증	감염병예방법 제2조제6호 질병관리청장이 지정하는 감염병의 종류 (질병관리청 고시)
세계보건기구 감시대상감염병 (9종)	세계보건기구가 국제공중보건의 비상사태에 대비하기 위하여 감시대상으로 정한 질환	두창, 폴리오, 신종인플루엔자, 중증급성호흡기증후군(SARS), 콜레라, 폐렴형 페스트, 황열, 바이러스성 출혈열, 웨스트나일열	
생물테러감염병 (8종)	고의 또는 테러 등을 목적으로 이용된 병원체에 의하여 발생된 감염병	탄저, 보툴리눔독소증, 페스트, 마버그열, 에볼라열, 라싸열, 두창, 야토병	
성매개감염병 (7종)	성 접촉을 통하여 전파되는 감염병	매독, 임질, 클라미디아, 연성하감, 성기단순포진, 첨규콘딜롬, 사람유두종바이러스 감염증	
인수공통감염병 (11종)	동물과 사람 간에 서로 전파되는 병원체에 의하여 발생되는 감염병	장출혈성대장균감염증, 일본뇌염, 브루셀라증, 탄저, 공수병, 동물인플루엔자 인체감염증, 중증급성호흡기증후군(SARS), 변종크로이츠펠트-야콥병(vCJD), 큐열, 결핵, 중증열성혈소판감소증후군(SFTS)	
의료관련감염병 (6종)	환자나 임산부 등이 의료행위를 적용받는 과정에서 발생한 감염병	반코마이신내성황색포도알균(VRSA) 감염증, 반코마이신내성장알균(VRE) 감염증, 메티실린내성황색포도알균(MRSA) 감염증, 다제내성녹농균(MRPA) 감염증, 다제내성아시네토박터바우마니균(MRAB) 감염증, 카바페넴내성장내세균속균종(CRE) 감염증	
검역감염병	외국에서 발생하여 국내로 들어올 우려가 있거나 우리나라에서 발생하여 외국으로 번질 우려가 있어 검역법에서 검역대상감염병으로 지정한 감염병	콜레라, 페스트, 황열, 중증급성호흡기증후군(SARS), 동물인플루엔자 인체감염증, 신종인플루엔자, 중동호흡기증후군(MERS), 에볼라바이러스병, 그 외 질병관리청장이 긴급 검역조치가 필요하다고 인정하여 고시하는 감염병	검역법 제2조 질병관리청장이 긴급검역조치가 필요하다고 인정하는 감염병 (질병관리청 고시)

2) 법정감염병 발생 추이

국내 법정감염병 연도별 발생 추이는 법정감염병 분류체계, 진단기준, 신고기준 등이 시기별로 달라 직접적인 비교는 어렵지만, 1970년대 이후 인구 10만 명당 발생률은 2008년까지 100명 미만으로 유지되고 있었다(그림 12-2-2). 그러나 2009년에는 신종인플루엔자의 유행으로 환자가 1,576.3명으로 크게 늘었다. 이후 유행성이하선염, 수두, 성홍열, 쯔쯔가무시증의 환자 증가와 C형간염, CRE감염증 등 전수감시 대상 법정감염병의 확대 등으로 인구 10만 명당 발생은 증가하는 추세를 보인다. 신고기준 및 방법의 변화, 전수감시 대상 감염병의 확대 등으로 해

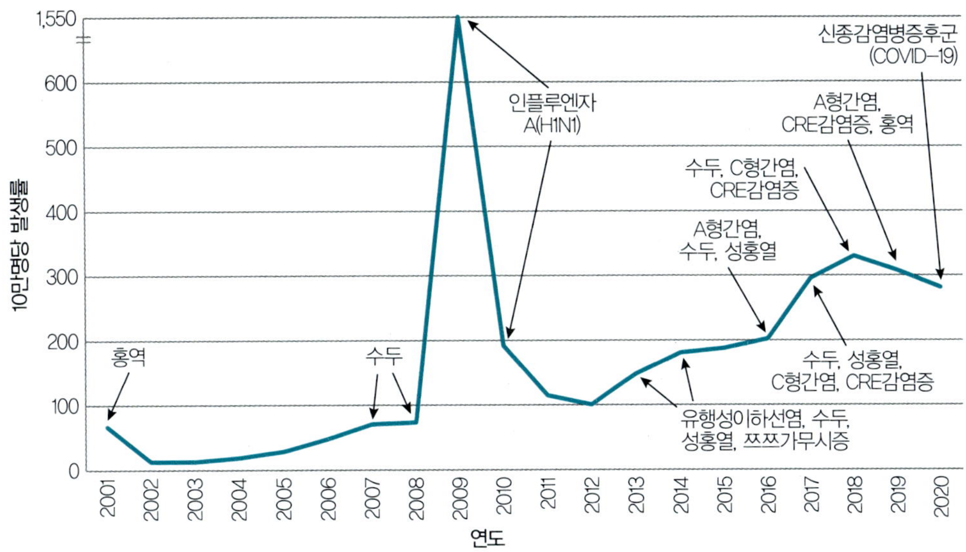

연도	1970	1980	1990	2000	2005	2010	2011	2012	2013	2014	2015	2016	2017	2018	2019	2020
10만명당 발생률	94.9	21.5	14.6	93.9	27.7	192.4	114.6	101.3	148.4	181.0	185.7	201.5	295.5	329.1	307.7	281.6

* 결핵, 후천성면역결핍증은 별도 통계 작성 및 공표하여 제외, 표본감시 감염병 제외

그림 12-2-2 연도별 법정감염병 발생 추이

출처: 질병관리청. 2020년 감염병 감시연보. 2021.

석에 주의해야 하나, 관리가 필요한 법정감염병의 발생이 증가하며, 2003년(사스), 2009년(신종인플루엔자), 2015년(메르스), 2018년(메르스) 및 2020년(코로나19)에는 신종감염병의 해외 발생 또는 국내 유입으로 감염병 위기단계가 격상되는 등 감염병 발생 대비 및 대응을 위해 지속적인 모니터링 및 관리가 필요함을 알 수 있다.

3) 감염병 감시체계(surveillance system)

「감염병예방법」 제2조제16호에서 감시란 '감염병 발생과 관련된 자료, 감염병병원체 및 매개체에 대한 자료를 체계적이고 지속적으로 수집, 분석 및 해석하고 그 결과를 제때에 필요한 사람에게 배포하여 감염병 예방 및 관리에 사용하도록 하는 일체의 과정'이라고 정의하고 있다. 또한 같은 법 제16의2호에서 표본감시란 '감염병 중 감염병 환자의 발생빈도가 높아 전수조사가 어렵고 중증도가 비교적 낮은 감염병의 발생에 대하여 감시기관을 지정하여 정기적이고 지속적인 의과학적 감시를 실시하는 것'으로 표본감시를 별도로 정의하고 있다. 따라서 감염병 감시에는 단순히 감염병 발생에 대한 자료수집만을 의미하는 것이 아니라 수집한 자료를 분석하고 해석하며, 관련 자료를 배포하는 업무까지 모두 포함하고 있다. 감염병을 감시하여 유행을 인지하고, 유행역학조사로 전파차단, 확산방지 및 원인규명을 할 수 있다. 또한 이러한 자료들을 근거로 감염병 예방사업을 수행하고, 감염병 관리정책을 수립할 수 있다. 따라서 감염병 감시는 감염병관리사업의 시작점이며, 근거자료 생성, 평가 등을 위하여 지속적이고 체계적으로 운영되어야 한다.

감염병 감시체계의 분류방법은 감시방법, 감시대상 등에 따라 다양하게 분류할 수 있으나, 지표기반 감시체계와 사건기반 감시체계로 구분할 수 있다. 지표기반 감시체계에는 감염병 환자 등에 대한 전수감시, 표본감시, 보완감시 등이 해당된다. 사건기반 감시체계는 잠재적으로 공중보건학적 위기상황을 초래할 수 있는 '사건'에 대한 신속한 '정보' 수집 시스템을 말한다. 이외에도 질병관리청에서는 수인성 · 식품매개감염병(Enter-Net), 해양환경 내 병원성 비브리오균(VibrioNet), 인플루엔자 및 호흡기바이러스 감염증(KINRESS), 호흡기세균 감염증(AriNet), 엔테로바이러스 감염증(KESS) 등의 감염병 병원체 감시, 감염병 매개체 종합감시(VectorNet), 응급실 기반 생물테러감염병증후군 감시 및 전국의료관련감염감시체계(KONIS) 등의 다양한 감염병 감시목적을 달성하기 위해 감시목적에 따라 여러 형태의 감염병 감시체계를 운영하고 있다.

(1) **전수감시**(mandatory surveillance): 「감염병예방법」 제11조에 따라 의사, 치과의사, 한의사, 의료기관의 장, 부대장(군의관) 및 감염병병원체 확인기관의 장이 신고할 의무가 있는 감시체계를 말하며, 제1급~제3급감염병이 해당된다.

(2) **표본감시**(sentinel surveillance): 「감염병예방법」 제16조에 따라 감염병 표본감시기관을 지정하고, 지정된 기관에 한하여 신고를 받아 운영하는 감시체계를 말하며 제4급 법정감염병 등이 해당된다.

(3) **보완감시**(supplementary surveillance): 감염병 감시체계를 보완하고, 법정감염병에 속하지 않으나 발생상황과 추이를 모니터링할 필요가 있는 특정 감염병을 포함한 감염병에 능동적으로 신속하게 대처하기 위한 감시체계를 말하며, 안과감염병(유행성각결막염, 급성출혈성결막염) 표본감시 및 학교감염병감시가 있다.

감염병 감시에서 가장 중요하고 기본이 되는 법정감염병 감시체계는 전수감시와 표본감시로 구성되어 있으며, 감시 대상 감염병환자 발생 시 신고 대상자가 시 · 군 · 구 보건소에 신고를 하고, 시 · 군 · 구 보건소에서는 시 · 도 보건과로 보고하고, 시 · 도 보건과에서는 질병관리청으로 보고한다. 제1급~제3급 감염병 환자, 의사환자 및 병원체 보유자(이하 환자 등)를 진단한 의사 등이 각 감염병별 신고범위 및 신고주기(즉시 또는 24시간 이내)에 따라 신고하도록 의무화하고 있으며, 신고를 누락하는 경우 행정적인 처분도 가능하다. 또한 질병관리청, 국립검역소, 보건환경연구원 등 감염병병원체 확인기관의 장 또한 해당 감염병의 병원체를 확인한 경우 신고를 해야 한다. 제4급 감염병의 경우 표본감시 대상 감염병별로 표본감시기관으로 지정된 의료기관에서만 시 · 군 · 구 보건소로 신고하고 있으며, 인플루엔자, 기생충감염병, 장관감염증 등 일부 감염병의 경우 직접 질병관리청에 신고하기도 한다. 표본감시 대상 감염병은 모두 7일 이내 신고해야 한다. 또한 결핵, 홍역, 콜레라 등 신고의무자가 신고해야 할 감염병이 발생하는 경우 일반가정에서는 세대를 같이하는 세대주, 학교, 사회복지시설, 병원, 관공서 등 여러 사람이 모이는 장소의 관리인, 경영자 또는 대표자 등도 신고하도록 하여 감염병 발생 및 유행 인지가 늦어지지 않도록 하고 있다.

2.4 예방접종 관리사업

1) 예방접종의 개념 및 역학적 의미

(1) 예방접종의 개념

면역(immunity)은 자기 자신의 물질과 외부물질을 구별하여 외부물질에 대항함으로써 이를 제거하는 인체 능력을 말한다. 면역은 획득하는 방법에 따라 능동면역(active immunity)과 수동면역(passive immunity)으로 분류할 수 있다(표 12-2-4). 능동면역은 자기 자신의 면역체계에 의해서 만들어지는 면역이며, 수동면역은 동물 또는 사람에게서 만들어진 면역물질을 투여받아 획득되는 면역력을 말한다. 수동면역의 대표적인 형태는 태아가 모체로부터 받는 경태반(transplacental) 수동항체이다. 임신 후반 1~2개월에 항체가 태반을 통해 전해져 출생 즈음에 태아는 모체와 비슷한 정도의 항체가를 가지게 된다. 능동면역을 획득하는 방법 중 하나는 실제 질병을 일으키는 병원체의 감염에서 회복되는 것이다. 말라리아 등 예외적인 감염병을 제외한 미생물에 의한 감염질환을 앓고 난 후 획득되는 자가면역은 능동면역을 획득하는 가장 대

표 12-2-4 면역의 구분, 종류 및 예

구 분	종류 및 예			
선천면역	종간 면역, 종족 간 면역 및 개인 간 면역의 차이			
후천면역	능동면역	자연능동면역	천연두, 홍역, 장티푸스 등	
		인공능동면역	백 신	천연두, BCG, 홍역, 디프테리아 등
			독 소	파상풍, 독소
	수동면역	자연수동면역	경태반(transplacental) 면역(소아마비, 홍역, 디프테리아 등)	
		인공수동면역	B형 간염 글로불린, 파상풍 항독소	

표적인 과정이다. 또한 능동면역을 생성하는 방법은 백신을 접종하는 것이다. 예방접종은 면역 체계와 상호작용하여 자연감염과 비슷한 정도의 면역반응을 유발하고, 접종받은 사람에게서 그 질환 및 질병의 잠재적 합병증의 위험을 감소시키는 역할을 한다.

예방접종에 사용되는 백신은 제조방법에 따라 크게 약독화 생백신(live attenuated vaccine)과 불활성화 백신(inactivated vaccine)으로 구분한다. 약독화 생백신은 야생 세균 또는 바이러스의 병원체를 실험실에서 변형하여 제조한 것으로 접종 시 증식을 통해 면역력을 생성하지만, 질병을 일으키지는 않는다. 대표적인 약독화 생백신으로는 대부분의 바이러스백신, 세균백신 중 BCG(Bacillus Calmette-Guerin) 백신 등이 있다. 불활성화 백신은 세균 또는 바이러스의 전체 또는 일부 분획으로 구성되어 있다. 불활성화 백신은 단백백신, 다당백신, 단백결합 다당백신으로 구분할 수 있다. 최근에 개발되어 코로나19를 예방하기 위해 활용되는 mRNA 백신은 인체 내 면역반응을 유발하는 단백질을 생성하는 반응을 일으키는 기전을 기대하는 방법이다.

(2) 예방접종의 역학적 의미

사람 간 전파로 인한 감염병 유행은 해당 집단의 면역 수준에 따라 영향을 받는다. 집단면역(herd immunity)이 충분히 높으면, 감수성자가 일상적 접촉에서 전염성을 가진 환자와 접촉하게 될 확률이 낮으므로 유행이 발생할 가능성이 낮아진다. 따라서 예방접종으로 지역사회의 집단면역 수준을 높이는 것은 감염병 유행을 예방할 수 있다.

예방접종으로 인류가 박멸했거나 박멸할 가능성이 매우 높은 감염병은 두창과 폴리오이다. 두창 감염을 예방하기 위해 에드워드 제너(Edward Jenner, 1749~1823)는 1796년에 우두를 사용하여 최초의 백신 접종을 시도하였다. 두창 예방접종을 지속한 결과 감염자 수는 꾸준히 감소하였으며, 처음 예방접종을 시도한 약 200년 후 1980년 5월 8일에는 세계보건기구는 공식적으로 두창의 박멸을 선언하여, 두창은 인류가 정복한 최초의 질병으로 기록된 바 있다. 폴리오도 가까운 시일에 박멸될 것으로 전망된다. 한국은 1983년 이래 폴리오환자 보고가 없었으며, 2000년 세계보건기구는 한국을 폴리오 전염이 없는 지역으로 선언하였다.

2) 예방접종 관리사업

(1) 예방접종 관리정책

한국은 감염병예방법에 근거하여 국가예방접종사업(national immunization programme, NIP)을 수행하고 있다. 이 법령 제24조에서는 필수예방접종 대상 질병을 지정하고 있다. 대표적인 국가예방접종사업으로 '어린이 국가예방접종 지원사업', '건강여성 첫걸음 클리닉사업', 'B형간염 주산기감염 예방사업', '어르신 폐렴구균 예방접종사업', '인플루엔자 국가예방접종 지원사업'이 있으며, 이외에도 '초 · 중학교 입학생 예방접종확인사업', '예방접종등록사업', '필수예방접종 사전알림 안내' 등의 관리사업도 수행하고 있다.

(2) 소아 예방접종

세계보건기구의 예방접종 확대 프로그램(expanded program in immunization, EPI)에서는 소아 대상 예방접종은 미접종자에게 미치는 외부효과가 특히 크고 효용성이 크기 때문에 국가와 사회가 모든 소아에게 예방접종을 제공할 것을 제안하고 있다. EPI에서는 전 세계 어린이들에게 결핵, 디프테리아-파상풍-백일해, 폴리오, 홍역에 대한 예방을 제공하고, 고위험 지역에서는 B형간염, 황열 등에 대해서는 예방접종을 추가로 제공하는 것을 목표로 하고 있다.

한국에서는 2022년 현재 '어린이 국가예방접종 지원사업'을 통해 만 12세 이하 어린이를 대상으로 17종의 백신에 대해 국가에서 예방접종 비용을 부담하고 있다(표 12-2-5).

표 12-2-5 어린이 국가예방접종 지원사업 대상 백신(2022)

백신(17종)
결핵(BCG, 피내용), B형간염(HepB), 디프테리아/파상풍/백일해(DTaP), 파상풍/디프테리아(Td), 파상풍/디프테리아/백일해(Tdap), 폴리오(IPV), 디프테리아/파상풍/백일해/폴리오(DTaP-IPV), 디프테리아/파상풍/백일해/폴리오/b형헤모필루스인플루엔자(DTaP-IPV/Hib), b형헤모필루스인플루엔자(Hib), 폐렴구균(PCV), 홍역/유행성이하선염/풍진(MMR), 수두(VAR), 일본뇌염 불활성화 백신(IJEV), 일본뇌염 약독화 생백신(LJEV), A형간염(HepA), 사람유두종바이러스(HPV), 인플루엔자(IIV)

출처: 질병관리청. 2022년도 국가예방접종 지원사업 관리지침. 2021.

이 지원사업에서 질병관리청은 예방접종 계획을 수립하고, 사업 관리지침을 개발하며, 접종현황과 백신 수급 및 관리현황을 모니터링하며, 이상반응감시체계를 운영한다. 시 · 도에서는 시 · 도의 예방접종계획을 수립하고, 지역 내 백신수급관리, 지역사회 예방접종률 등 관리 현황을 모니터링하며, 시 · 도에서 발생한 예방접종 이상반응 역학조사반을 운영하여 예방접종 피해를 조사한다. 시 · 군 · 구는 관내 예방접종 계획을 수립하고, 보건소를 중심으로 예방접종을 실시하며, 이상반응이 발생하였을 때 신고 및 보고를 한다. 위탁의료기관은 예방접종을 수행하며, 이상반응 발생 시 신고 및 보고를 한다(그림 12-2-3).

소아를 대상으로 한 국가예방접종 예방접종의 실시기준 및 방법, 예방접종 대상 감염병의 지정 또는 지정의 취소는 질병관리청 예방접종전문위원회에서 결정한다. 질병관리청 및 예방접종전문위원회에서 작성한 표준예방접종일정표에는 백신으로 예방하고자 하는 대상 감염병, 백신의 종류 및 방법, 횟수, 접종주기 등이 쓰여 있다(그림 12-2-4). 대표적으로 홍역-유행성이

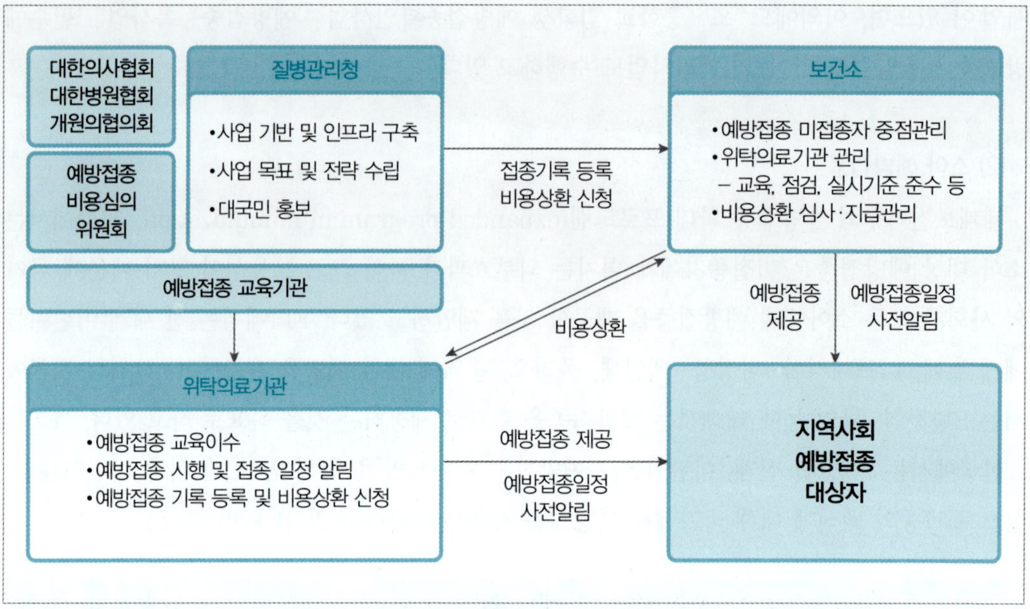

그림 12-2-3 어린이 국가예방접종 지원사업 추진체계

출처: 질병관리청. 2022년도 국가예방접종 지원사업 관리지침. 2021.

하선염–풍진을 예방하기 위한 백신은 MMR백신으로, 생후 12개월~15개월 기간에 1차 접종, 만 4세~6세 사이에 2차 접종(총 2회)을 한다.

또한 2016년부터는 사람유두종바이러스감염증을 예방하기 위해 만 11세~12세 여아를 대상으로 HPV 백신을 국가필수예방접종 대상으로 포함하였다. 이와 더불어 여성청소년의 건강한 성장을 돕고, 사람유두종바이러스감염증 예방접종을 통해 자궁경부암 등의 질병을 예방하기 위해 만 12세 여성 청소년을 대상으로 건강상담 및 HPV 예방접종 비용을 지원하는 '건강여성 첫걸음 클리닉 사업'을 수행하고 있다.

한편 영유아 때 받은 예방접종으로 획득된 면역력이 점차 감소하여 감염병에 취약할 수 있으므로 집단방어 수준을 유지하기 위해 초 · 중학교 입학 시기에 예방접종 완료 여부를 확인하는 '초 · 중학교 입학생 예방접종확인사업'을 진행하고 있다. 이 확인사업은 초등학교 · 중학교 입학을 앞둔 만 4~6세, 만 11~12세 소아청소년을 대상으로 질병관리청의 예방접종 정보와 교육부의 학생정보를 연계하고, 예방접종 완료 여부를 전산으로 확인하여 접종 미완료자가 접종을 완료하도록 보건교사, 보건소 담당자가 예방접종을 독려하는 사업이다.

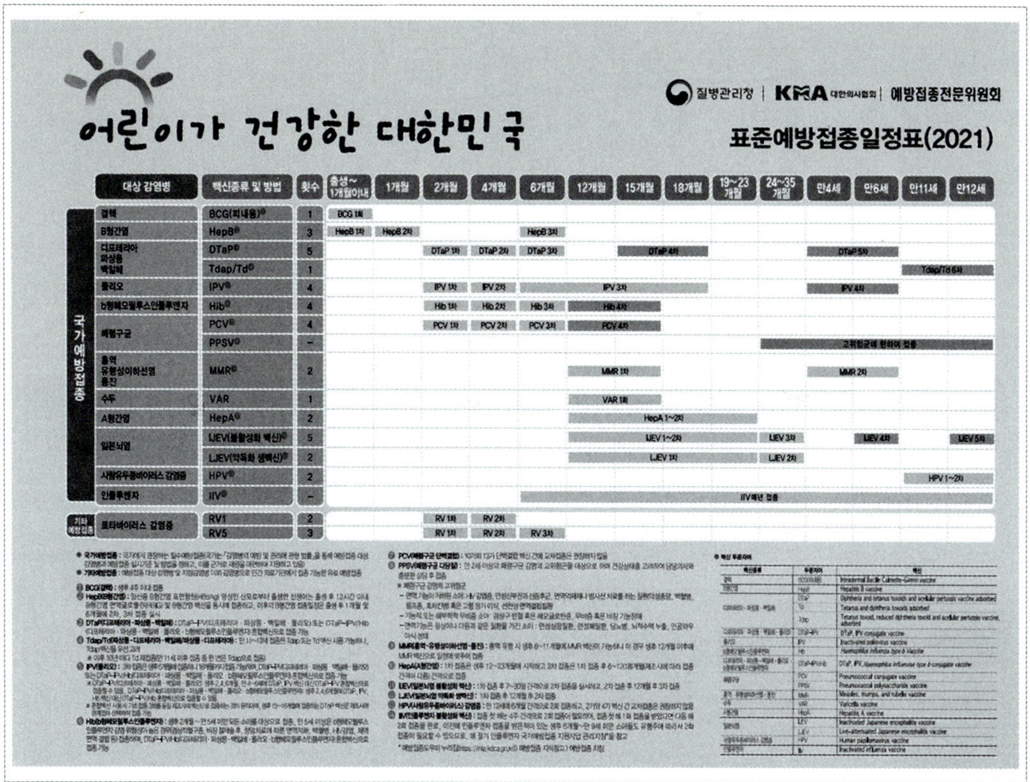

그림 12-2-4 어린이 표준예방접종일정표(2021)

출처: 질병관리청. 예방접종도우미. 2022.

(3) 성인 예방접종

최근 만성질환 및 면역저하자가 증가하고, 접종 후 시간이 지나 해당 면역력이 감소할 가능성이 있으며, 감염병 유행 역학이 변화되고, 해외여행 및 특수직업 종사로 인한 감염병 노출 위험이 증가하고, 새로운 백신이 지속적으로 개발되고 있으므로 성인을 대상으로 한 예방접종의 필요성이 점차 증가하고 있다. 한국은 '성인 예방접종 안내서' 등을 발간하여 그 필요성을 안내하고 있다.

질병관리청에서 제공하는 성인 예방접종 일정표에 따른 성인 예방접종 일정에는 해당 연령의 건강한 성인에게 일반적으로 권장되는 예방접종(연령 권장), 개인이 앓는 질환, 직업 및 상황에 따른 위험군에게 권장되는 예방접종(위험군 권장), 성인 대상 예방접종 중 중요성이 특히 강조되어 국가예방접종으로 무료접종이 지원되는 대상 예방접종(국가예방접종사업 대상)이 분류 제시되고 있다(그림 12-2-5). 이에 따르면 인플루엔자(만 65세 이상), 폐렴구균(만 65세 이상) 등을 예방하기 위한 백신은 국가예방접종사업의 대상이 된다. '연령 권장' 대상 감염병은 파상풍/디프테리아/백일해, B형간염, 수두, 홍역 등이 있으며, '위험군 권장'에 해당하는 감염병은 인플루엔자(만 19~49세), 수막구균, B형 헤모필루스 인플루엔자 등이 있다.

이 중 인플루엔자 예방접종은 '인플루엔자 국가예방접종 지원사업'을 통해 만 65세 이상 노인을 대상으로 무료로 지원하며, 폐렴구균 예방접종은 '어르신 폐렴구균 예방접종사업'을 통해 수행되고 있다. 이 사업은 노인에게서 폐렴구균으로 인한 침습성 폐렴구균감염증의 발생 및 사망 빈도가 높으므로 이로 인한 감염 · 중증화 및 사망을 예방하기 위해 수행되는 사업으로 65세 이상 노인을 대상으로 폐렴구균 백신을 1회 무료로 접종하고 있다.

대상감염병	백신종류	만 19~29세	만 30~39세	만 40~49세	만 50~59세	만 60~64세	만 65세 이상
인플루엔자[1]	Flu	위험군에 대해 매년 1회			매년 1회		
파상풍/디프테리아/백일해	Tdap/Td	Tdap으로 1회 접종, 이후 매 10년마다 Td 1회					
폐렴구균[2]	PPSV23	위험군에 대해 1회 또는 2회					1회
	PCV13	위험군 중 면역저하자, 무비증, 뇌척수액누출, 인공와우 이식 환자에 대해 1회					
A형간염[3]	HepA	2회		항체검사 후 2회	위험군에 대해 항체검사 후 2회 접종		
B형간염[4]	HepB	위험군 또는 3회 접종/감염력이 없을 경우 항체 검사 후 3회 접종					
수두[5]	Var	위험군 또는 접종력/감염력이 없을 경우 항체검사 후 2회 접종					
홍역/유행성 이하선염/풍진[6]	MMR	위험군 또는 접종력/감염력이 없을 경우 1회 또는 2회 접종; 가임 여성은 풍진 항체 검사 후 접종					
사람유두종 바이러스 감염증	HPV	만 25~26세 이하 여성 총 3회					
대상포진	HZV					1회	
수막구균[7]	MCV4	위험군에 대해 1회 또는 2회					
B형 헤모필루스 인플루엔자[8]	Hib	위험군에 대해 1회 또는 3회					

연령 권장: 면역의 증거가 없는(과거 감염력이 없고 예방접종력이 없거나 불확실) 대상 연령의 성인에게 권장됨
※ 연령 권장의 경우에도 해당 질병의 위험군(각주 참고)에게는 접종을 더욱 권장함
위험군 권장: 특정 기저질환, 상황 등에 따라 해당 질병의 위험군에게 권장
국가예방접종사업으로 무료접종

그림 12-2-5 성인 예방접종일정표(2018)

출처: 질병관리청. 예방접종도우미. 2022.

2.5 결핵관리사업

1) 결핵의 정의와 결정요인

(1) 결핵의 정의

결핵은 *Mycobacterium tuberculosis* complex(결핵균 군: *M. africanum, M. bovis, M. canetti, M. microti, M. tuberculosis*)에 의해 발병하는 감염성 질환이다. 그러나 사람에게서 발병하는 거의 모든 결핵은 사람 결핵균(*M. tuberculosis*)에 의해 발생한다. 결핵은 신체 각 부분을 침범하며 다양한 소견을 나타내는 괴사성 감염증이다. 폐가 가장 많이 침범되나 그 외의 여러 장기에도 병변을 일으킨다.

(2) 결핵의 결정요인

결핵의 자연사는 결핵균 노출, 감염(잠복결핵감염), 활동성 결핵 발병과 건강결과로 구성되는데, 일차적 결정요인은 결핵균 노출 가능성이 커지는 상황과 개인(숙주)의 면역력이다. 결핵의 결정요인은 일차적 결정요인에 영향을 미치는 다양한 근접 위험요인과 근원적 결정요인으로 구분할 수 있다. 현재까지 알려진 것은 다음과 같다. 전염성 환자가 많은 지역에 사는 사람, 환기가 되지 않는 환경에서 일하는 사람, 주거 환경이 열악해서 좁은 공간에 많은 사람이 밀집해서 살아가는 사람들은 결핵균에 노출될 확률이 높다. 흡연이나 실내공기 오염은 감염인들의 면역력을 약화시키는 원인이다. 인체면역결핍바이러스(Human Immunodeficiency Virus, HIV) 감염, 불량한 영양상태, 기존 폐질환이나 당뇨병, 음주 등도 면역력을 약화시킴으로써 잠복감염상태를 활동성 결핵으로 발전시키는 요인이다. 더욱 근본적인 원인도 생각해볼 수 있다. 결핵에 대한 편견은 진단과 치료를 가로막는 장애물이다. 치료를 받고 싶어도 의료서비스에 접근하기 어렵다면 그 사이 병은 악화될 수 있다. 이는 반드시 비용의 문제만도 아니며, 지리적 요인이나 시간 빈곤도 중요한 걸림돌이다. 빈곤이나 사회경제적 위치의 차이도 결핵의 원인이다. 더 나아가 불평등한 사회 · 경제 · 환경정책과 세계화, 도시화, 이주문제, 고령화 같은 인구학적 변천도 결핵이 발생하는 데 기여하는 요인으로 지목된다(Lönnroth K et al., 2009). 결핵관리사업의 주요방향은 이상의 결정요인을 중재하여 노출, 감염, 발병을 줄이고, 건강결과를 개선하는 데 집중한다.

2) 세계결핵전략

세계보건기구는 1993년 결핵을 국제적 응급(global emergency) 질병으로 선언하고, 1994년 최초의 세계결핵전략으로서 직접 복약 확인치료, 단기요법(directly observed treatment, short-course, DOTS) 전략(이하 도츠 전략)을 발표한다. 도츠 전략은 정부의 강력한 의지, 수동적 환자발견사업을 통한 환자 진단, 모든 도말 양성 결핵환자에 대한 표준단기요법의 적용, 규칙적 치료제 공급, 결핵사업 평가와 모니터링체계 구축 등으로 구성되었다.

2006년 세계보건기구는 새천년개발목표를 달성하기 위한 결핵분야의 전략을 수정 발표한다. 새로운 세계결핵전략은 'Stop TB Strategy'로 불리며, 2006-2015년까지의 계획을 담고 있다. 새천년개발목표를 달성하기 위해 2015년까지 결핵 유병률과 사망률을 1990년의 절반 수준까지 경감하는 것을 목표로 하며, 도츠 전략의 확대 적용, HIV 동시감염과 다제내성 결핵 문제에 대응, 보건의료체계 강화에 기여, 모든 보건의료서비스 제공자들의 참여, 결핵환자와 지역사회의 권한 강화 및 연구개발의 활성화를 주요 중재 내용으로 제시하였다.

세계보건기구는 세계연합의 지속가능발전목표를 달성하기 위한 세계결핵전략을 새롭게 구성한 'End TB Strategy'를 통해, 2016년부터 2025년까지 1기, 2035년까지의 2기 목표를 제시하였다. 세계보건기구는 이를 패러다임 전환으로 명명하며, 기존의 생의학적 전략 중심에서 사회적 보호와 보편적 건강보장을 강조하는 방향으로 전환하고 동시에 공급자 중심의 전략에서 환자 중심 -나아가 사람 중심-의 돌봄을 강조한다. 이와 같은 변화를 반영하기 위하여 주요 지표에 '결핵으로 인해 재난적 의료비를 경험하는 가구 비율' 0%를 달성하겠다는 내용을 추가했다. 주요 내용은 첫째, 통합적 환자 중심 돌봄과 예방 강조, 둘째, 강력한 정책 구성과 지원체계 구축, 셋째, 연구개발과 혁신의 강화를 포함한다.

3) 국가결핵관리전략

한국은 1962년 보건소 중심으로 국가결핵관리사업을 구축했다. 질병관리청(당시 질병관리본부)이 출범한 이후 국가결핵관리사업은 질병관리청을 중심으로 이루어진다. 2008년에 '결핵퇴치 2030계획'을 발표하고, 2010년에 '결핵조기퇴치 New 2020 Plan'을 발표한다. 이후 결핵예방법 개정을 통하여 5년마다 결핵관리종합계획 수립의 근거를 마련하고, 2013년 제1기 결핵관리종합계획(2013-2017)을 발표했으며, 2018년 2기 결핵관리종합계획(2018-2022)과 '결핵예방관리 강화대책'을 수립하였다.

1기 결핵관리종합계획은 2020년까지 결핵발생률을 인구 10만 명당 50명으로 감소할 것을 목표로 발생률, 사망률 감소와 도말 양성 결핵환자의 치료성공률 향상을 목표로 했다. 주요 내용으로는 결핵 조기발견, 철저한 환자관리 및 지원, 결핵관리 기반 강화가 있다.

2기 결핵관리종합계획은 2030년까지 결핵발생률을 인구 10만 명당 10명 이하로 줄이는 것을 목표한다. 주요 추진 전략은 결핵 예방 및 조기발견, 환자 치료 및 접촉자 관리, 결핵 연구개발 확대 및 필수재 관리, 결핵퇴치 대응체계 강화를 포함한다.

4) 결핵환자 관리체계와 주요 지표

(1) 보건소 중심의 결핵환자 관리체계

1980년까지 한국의 결핵관리체계는 보건소를 중심으로 진단과 치료 중심의 관리가 주를 이루었다. 하지만, 1989년 전국민 의료보험 도입을 시작으로 민간의료기관 이용 시 의료비 장벽이 해소되어 보건소에서 관리하는 결핵환자의 비중이 감소했다. 결핵신고감시체계를 구축한 2000년 보건소와 민간의료기관이 각각 절반의 결핵환자를 관리하였으나, 2020년 보건소에서 관리하는 결핵환자의 비율은 3%에 미치지 못한다.

국가결핵관리체계에서 환자관리의 주체는 보건소였으며, 보건소 외부의 영역–민간의료기관–은 국가결핵관리체계가 포괄하지 않았다. 그 결과, 민간의료기관을 이용한 결핵환자들의 높은 치료중단율, 표준 치료법 미준수, 부적절한 진단법 사용, 저조한 결핵신고율 등의 문제가 제기되었다. 이 문제를 해결하기 위해 정부는 2007년 시범사업을 시작으로 민간공공협력(public-private partnership, PPP) 사업을 도입한다.

(2) 민간공공협력 중심의 환자관리체계

전년도 결핵환자가 250명 이상 치료받은 병원을 중심으로 2009년 22개의 민간의료기관이 참여한 민간공공협력사업이 시작되었다. 2011년에는 전년도 100명 이상의 결핵환자를 치료한 병원의 참여로 97개의 민간의료기관이 민간공공협력사업에 참여하였다.

민간공공협력사업에 참여하는 민간의료기관은 결핵전담 간호사 인력 운영 예산을 지원받고, 결핵전담 간호사의 결핵 신고, 환자 상담 및 복약 관리 등의 활동을 강화하였다. 이에 따라, 민간의료기관에서 치료성공률이 개선되고, 치료중단율도 감소했다.

(3) 주요 지표

2020년 결핵발생률은 인구 10만 명당 49명이고, 약 25,000명의 결핵환자가 새롭게 발견되었다. 국내 사망통계에 따르면, 우리나라에서는 2019년 1,610명이 결핵으로 사망하였다. 세계보건기구가 별도의 추정 사망률 산출식에 따라 제시한 결핵사망률은 10만 명당 3.8명 수준인 약 1,900명으로 추정한 바 있다.

세계보건기구는 한국의 전체 결핵환자 중 약 94%가 신고되어 국가결핵관리시스템 안에서 관리를 받는 것으로 보고한다. 다제내성결핵 환자는 2020년 399명이 신고되었다. 약제감수성 결핵환자의 치료성공률은 82%, 다제내성결핵 환자의 치료성공률은 75%로 보고한다. 상술한 결핵 지표는 모두 지속적으로 감소하는 추세를 보이고 있다.

2.6 성매개감염병 및 HIV/AIDS 관리사업

1) 성매개감염병 및 HIV/AIDS의 정의

(1) 성매개감염병(sexually transmitted infections, STIs)

일반적으로 '성병'이라고도 불리며, 일차적으로 사람과 사람 사이의 성적인 접촉으로 전파되는 일련의 질환을 총칭하는 것으로, 세균과 바이러스, 기생충을 포함하여 약 30종 이상으로 알려져 있다. 「감염병의 예방 및 관리에 관한 법률」상의 정의로는 '성 접촉을 통하여 전파되는 감염병 중 질병관리청장이 고시하는 감염병으로 매독, 임질, 클라미디아감염증, 연성하감, 성기단순포진, 첨규콘딜롬, 사람유두종바이러스 감염증'을 의미한다. 제3급 법정감염병인 후천성면역결핍증(Acquired Immune Deficiency Syndrome, AIDS)이나 C형간염도 성 접촉으로 감염되는 질병이지만, 일반적으로 별도의 항목으로 분리하여 전략을 세우고 관리한다.

(2) HIV 감염과 AIDS

HIV 감염은 인체면역결핍바이러스(HIV)에 감염된 상태를 의미하며, HIV 감염은 면역기능을 담당하는 $CD4^+$ T 세포를 주로 공격하여 면역기능을 저하시킨다. 인체 면역력이 떨어지면, 각종 감염병이나 악성종양 등 여러 합병증이 발생하는데, 이를 후천성면역결핍증(AIDS)이라고 한다. 「후천성면역결핍증 예방법」상의 정의로 '후천성면역결핍증환자'는 '감염인 중 대통령령으로 정하는 후천성면역결핍증 특유의 임상증상이 나타난 사람을 말하는데, 세포면역 기능에 결함이 있고, 주폐포자충폐렴, 결핵 등의 기회감염 또는 기회질환이 있는 경우'를 의미한다.

2) 성매개감염병 및 HIV/AIDS의 역학적 현황

(1) 성매개감염병

세계보건기구에 따르면, 매일 약 100만 명의 성매개 신규 감염인이 발생하고 있다. 2020년 발생률 통계에서 클라미디아감염증이 약 1억 2천8백만 명, 임질은 8천2백만 명, 트리코모나스증은 1억 5천6백만 명, 매독은 7백십만 명으로 확인되었다.

국내 통계수집방법은 매독의 경우 과거에는 전수감시를 수행했지만, 2020년부터 표본감시로 변경되어 임질, 클라미디아감염증, 연성하감, 성기단순포진, 첨규콘딜롬, 사람유두종바이러스 감염증까지 7종의 감염병을 표본감시하고 있다. 2014-2018년 사이 일부 질환의 신고 현황 추세는 〈그림 12-2-6〉과 같다. 성기단순포진과 클라미디아감염증의 증가세가 두드러진다. 2020년은 기존 표본감시 대상이던 5종(임질, 클라미디아감염증, 연성하감, 성기단순포진, 첨

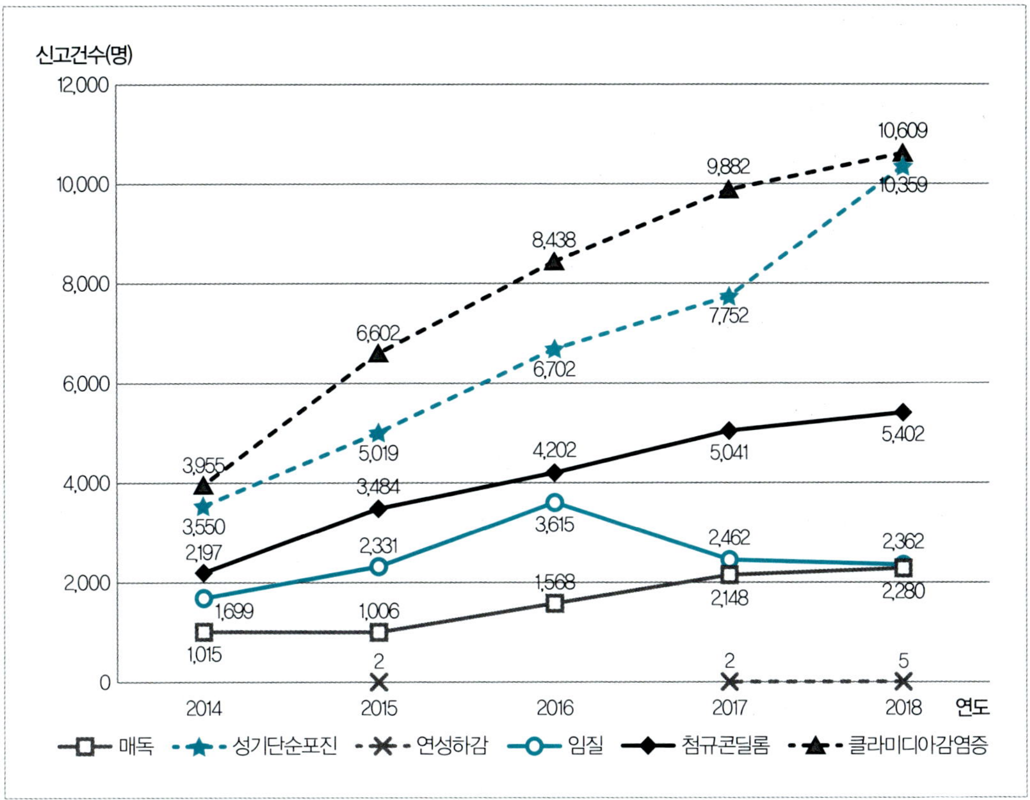

그림 12-2-6 2014-2018년 동안 성매개감염병 신고 현황

출처: 오은정 등. 최근 5년간(2014~2018) 국내 성매개감염병 신고 발생 동향. 주간 건강과 질병 2020;13(15):911-933.

규콘딜롬 감염증)의 신고건수가 2019년 대비 약 16.4% 감소하였는데, 이는 코로나19 유행과의 연관성이 있을 수 있으므로 해석에 유의해야 하며, 2019년까지는 대체로 증가 추세를 보였다.

(2) HIV 감염과 AIDS

세계보건기구에 따르면, 2020년 전 세계 HIV 감염 발생 사례는 약 1백5십만 명, 유병률은 3천7백7십만 명으로 나타났으며, 15세에서 49세 사이의 HIV유병률은 약 0.7%로 보고되었다. HIV 감염 관련 사망 사례는 2020년 약 6십8만 명으로 집계되었다.

국내 HIV 신규감염인은 2020년 1,016명으로 내국인이 818명(80.5%), 외국인이 198명(19.5%)이었다. 이는 2019년 신규감염인 1,223명 대비 감소한 것으로 보인다. 국내 신규감염인 신고 현황은 1985년 집계를 시작한 이후 지속적으로 증가했으며, 2017년부터 2019년까지도 점진적으로 증가하는 추세였으므로, 2020년 감소에 대한 해석도 코로나19 대유행과 관련하여 유의할 필요가 있다.

3) 성매개감염병 및 HIV/AIDS 관리사업

(1) 성매개감염병 관리사업

정부의 성매개감염병 관리사업은 크게 환자 발생 감시, 진단과 치료 및 교육 홍보를 포함하는 영역으로 구분할 수 있다.

구체적인 사업 추진 방향은 고위험군의 자발적 검진 및 치료유도, 성매개감염병 예방 교육 및 홍보 강화, 전문인력 교육 강화, 표본감시 의료기관 신고율 향상으로 구성된다.

(2) HIV/AIDS 관리사업

정부의 HIV/AIDS 관리사업은 검진과 신고체계, 교육과 홍보, 감염인 지원과 관리로 구분할 수 있다. 구체적인 사업 추진의 기본 방향은 대국민 예방홍보활동 강화, 집단별 예방교육활동 강화, 감염인 발견 활성화, 감염인의 보호와 지원, 지역별 관리체계 확립, 실험실 안전관리 강화, 보건소 에이즈 담당자 교육으로 구성된다.

2.7 중증급성호흡기감염증 관리사업

급성호흡기감염(acute respiratory tract infections, ARTI)은 연령이나 성별에 관계없이 사람에게 영향을 미치는 가장 흔한 질병으로, 세균 및 바이러스를 포함한 다양한 미생물에 의해 유발된다. 그중에서도 코로나 바이러스와 인플루엔자 바이러스는 때로는 심각한 증상을 동반하여 고령자를 포함한 광범위한 인구집단에 장기간 지속되는 유행을 일으킬 수 있다(Khan M et al., 2021). 2000년대 이후에는 겨울철을 중심으로 유행하는 인플루엔자(influenza)뿐 아니라 코로나 바이러스에 해당하는 중증급성호흡기증후군(severe acute respiratory syndrome, SARS, 사스), 중동호흡기증후군(Middle East respiratory syndrome, MERS, 메르스), 코로나바이러스감염증-19(COVID-19, 코로나19) 등이 전 세계에 유행하였으므로 이 장에서는 이들 감염병을 다루고자 한다.

1) 인플루엔자

(1) 병원체

인플루엔자는 인플루엔자 바이러스에 의한 급성호흡기감염병으로 흔히 '독감'이라 불린다. 인플루엔자 바이러스는 RNA 바이러스로 핵산 구성에 따라 A, B, C, D 네 가지 유형이 있는데, 임상적으로 의미 있는 인체감염과 유행을 일으키는 것은 A형과 B형이다.

A형은 여러 종의 조류에서 순환하고 사람, 돼지 등 포유류를 감염시킨다. A형 인플루엔자의

하위 유형은 표면항원인 혈구응집소(haemagglutinin, HA)와 뉴라미니다제(neuraminidase, NA)의 종류에 따라 결정되는데, 18개의 HA 하위 유형과 11개의 NA 하위 유형이 있다. 인간에서 순환 중인 하위 유형은 H1N1 및 H3N2이다.

B형은 사람만이 유일한 숙주로 알려져 있으며, 하위 유형은 Victoria 계열과 Yamagata 계열로 나눌 수 있다.

인플루엔자의 항원 변이는 범유행 또는 계절 유행을 초래한다. 항원 대변이(antigenic shift)는 HA 또는 NA이 새로운 아형으로 변화하는 것으로 주로 숙주 범위가 넓은 A형 인플루엔자에서 발생하며 범유행의 원인이 된다. 항원 소변이(antigenic drift)는 HA 또는 NA에 점상 돌연변이(point mutation)가 축적되는 것으로 A형과 B형 인플루엔자에서 거의 매년 발생하여 계절 유행의 원인이 된다.

(2) 임상 및 역학적 특성

① 전파

전파의 주 경로는 감염자의 비말에 의한 직접 전파이다. 환기가 잘되지 않는 밀집된 공간에서는 공기매개 전파도 가능하다. 건조한 환경에서 1~2일 정도 바이러스가 생존 가능하므로, 환자의 분비물로 오염된 환경을 만진 손으로 눈, 코, 입 등의 점막을 접촉하는 경우도 전파 가능하다. 드물지만 감염된 조류 등 동물의 분비물에 직접 닿거나 간접적으로 사람이 접촉한 경우도 전파 가능하다.

② 증상

증상 발현 1일 전부터 발병 후 약 5~7일까지 바이러스를 배출하여 감염력이 있으며, 소아에게서는 바이러스 배출기간이 더 길어질 수 있다.

증상은 경증에서 중증까지 다양하며 감염된 사람의 약 50%만이 전형적인 증상을 보인다. 전형적인 증상으로는 갑작스러운 발열, 오한, 두통, 근육통, 피로감 등의 전신증상과 함께 인후통, 기침, 콧물, 코막힘 등이다. 이러한 증상은 바이러스에 노출된 후 1~4일(평균 2일)에 시작되어 통상 7일 이내가 이환기간이다. 소아의 경우 설사와 구토 등의 소화기 증상을 보일 수 있다.

③ 합병증

인플루엔자에 의한 합병증은 65세 이상 노인과 만성질환자(당뇨병, 심질환, 폐질환, 콩팥기능 이상자 등)에서 흔히 발생하여 입원율과 사망률을 높인다. 가장 흔한 합병증은 이차적인 세균성 폐렴이며, 인플루엔자 바이러스 폐렴도 드물게 발생한다. 그 외 합병증으로 중이염, 기흉, 기종격동, 횡문근 융해증, 심근염, 심낭염, 뇌염, 뇌증, 횡단성 척수염 등도 드물게 발생한다. 인플루엔자 소아환자가 아스피린을 복용하는 경우 라이증후군(Reye syndrome)이 발생할 수 있다.

(3) 예방과 관리

① 유행 대비

평시에 인플루엔자 유행에 대비하여 항바이러스제 및 물자 비축, 유행 시 예방접종 실시계획 수립, 의료기관 운용 및 물품 확보계획 수립 등을 수행한다.

② 발생 감시

인플루엔자 임상표본감시와 실험실표본감시가 있다. 임상표본감시에서는 표본감시기관을 대상으로 의사환자 발생을 지속적으로 모니터링하여 유행을 조기에 파악한다. 실험실표본감시는 병원체 감시로 인플루엔자 바이러스의 유전형과 항원형을 분석하고 항바이러스제 내성을 확인한다.

③ 유행 시 조치

검역과 환경소독은 인플루엔자 유행 차단에 효과적인 방법은 아니다. 지역사회 유행인 경우 밀집환경을 해소하는 조치를 고려하고, 손씻기와 기침 예절 등 개인수칙을 집중 홍보한다. 역학조사는 인플루엔자 사망이 신고된 경우 등 필요한 경우에만 실시한다. 노인양로시설, 노인요양시설 등과 같은 고위험시설에서 인플루엔자 유행 시에는 접촉자에 대해 예방적 항바이러스제 투여를 고려한다. 인플루엔자의 경우 모든 감염자를 격리하는 것은 현실적으로 어렵기 때문에 추천되지 않는다. 인플루엔자로 진단되거나 추정되는 경우 가능한 집에서 쉬도록 권고한다.

④ 예방접종

인플루엔자의 경우 매년 예방접종이 필요하며, 우리나라의 경우 우선접종 권장 대상자는 인플루엔자 바이러스 감염 시 합병증 발생이 높은 고위험군(예, 65세 이상 노인), 고위험군에게 전파할 위험이 있는 대상자(예, 의료기관 종사자), 그리고 집단생활 하는 생후 60개월~18세 소아 청소년 등이다.

2) 코로나 바이러스 감염

(1) 병원체

코로나 바이러스는 바이러스 표면의 스파이크 단백질이 태양의 코로나와 모양이 비슷하여 코로나 바이러스로 명명되었다. RNA 바이러스인 코로나 바이러스는 알파, 베타, 감마, 델타 4종류의 속(genus)으로 구분되며, 핵산 복제과정에서 돌연변이가 자주 발생하는데 사람에게 감염을 일으키는 코로나 바이러스로는 일곱 가지 변종이 보고되었다. 이 중 네 가지 변종은 일반적으로 감기와 같은 경증의 질병을 일으키는 반면, 나머지 3가지 변종인 SARS-CoV, MERS-CoV, SARS-CoV-2은 각각 사스, 메르스, 코로나19와 같은 치명적인 유행을 일으킨 바 있다.

(2) 임상 및 역학적 특성

① 병원소

인수공통 감염을 일으키는 코로나 바이러스는 낙타, 돼지, 소, 고양이, 박쥐 등 다양한 동물에 흔하게 서식하는데, 인간을 감염시키는 코로나 바이러스는 대부분 박쥐에서 기원한 것으로 추정된다. 중간 숙주에 해당하는 동물 병원소에 존재하는 코로나 바이러스가 사람에게 감염되어 사람들 사이에 전파될 수 있다. MERS-CoV의 중간숙주는 단봉낙타, SARS-CoV의 중간숙주는 아시아 야자 사향 고양이(Asian Palm Civets)로 추정된다. SARS-CoV-2의 중간숙주는 아직 확인되지 않았다.

② 전파

기본적인 전파경로는 인플루엔자와 유사하다. 주된 경로는 감염자의 비말(droplet)에 의한 직접 전파이며, 감염자와 악수 또는 병원체로 오염된 물건 접촉 후 눈, 코, 입 등을 만질 때도 전파된다. 메르스의 경우 지역사회에 전파된 경우는 드물고 의료기관을 중심으로 한 원내 감염이 대부분이었다. 사스의 경우 원내 의료인과 환자가 먼저 감염된 후 환자의 가족을 중심으로 지역사회로 전파되는 양상을, 코로나19의 경우 원내 감염 사례도 있지만 주로 지역사회를 중심으로 전파되는 양상을 보였다.

메르스와 사스의 경우 통상 증상이 발현한 날부터 바이러스를 배출하는 반면, 코로나19의 경우 증상 발현 1~3일 전부터 바이러스를 배출하여 전파된다. 코로나19의 기초감염재생산수(R0)는 중국의 유행 초기 WHO의 추정에 따르면, 2~2.5로 사스(1.7~1.9)와 메르스(〈1)보다 높다. 코로나19의 경우 출현하는 변이에 따라 전파력이 높아지는 양상을 보인다(표 12-2-6).

표 12-2-6 코로나, 사스, 메르스의 역학적 특성 비교

역학적 특성	코로나19	사스	메르스
바이러스	SARS-CoV	SARS-CoV-2	MERS-CoV
숙주			
일차 숙주	박쥐	박쥐	박쥐
중간 숙주	미상	사향 고양이	단봉낙타
주요 유행장소	지역사회 유행(가정, 교회, 운동시설, 직장, 의료기관 등)	의료기관 유행 후 가정 전파	의료기관 중심 유행
주요 전파 수단	호흡기 비말 및 분비물, 오염된 표면이나 개달물[간혹 의료기관 에어로졸 생성 시술 또는 밀폐된 실내에서 에어로졸(또는 비말핵)을 통해 공기전파]	호흡기 비말 및 분비물, 오염된 표면이나 개달물(공기전파 드묾)	호흡기 비말 및 분비물, 오염된 표면이나 개달물(공기전파 드묾)
감염재생산수	2~2.5(중국 유행 초기)	1.7~1.9	<1
잠복기 중앙값(범위)	3(0~24)	6.4(2~10)	7(2~17)
치명률(%)	1~10	9.6	34.4

출처: Hu T et al. A comparison of COVID-19, SARS and MERS. PeerJ 2020;8:e9725.
Petrosillo N et al. COVID-19, SARS and MERS: are they closely related? Clin Microbiol Infect 2020;26(6):729-734.
WHO. Transmission of SARS-CoV-2: Implications for Infection Prevention Precautions. 2020.

③ 잠복기

잠복기는 메르스 7일(2~17일), 사스 6.4일(2~10일), 코로나19 3일(0~24일) 등으로 메르스와 사스에 비해 코로나19의 평균 잠복기가 짧다.

④ 증상

메르스, 사스, 코로나19 모두 발열이 가장 흔한 증상이며, 이외에도 기침, 호흡곤란, 설사, 인후통 등의 증상이 있다. 코로나19의 경우 후각 및 미각 소실을 보일 수 있으며, 컴퓨터단층촬영 검사 상 폐렴이 관찰됨에도 무증상을 보이다 증상이 뒤늦게 나타날 수 있다. 메르스와 사스에 비해 오심, 구토, 설사 등 소화기 증상은 더 적다.

⑤ 치명률

메르스의 치명률은 34.4%로 사스의 치명률 9.6%보다 월등히 높다(Hu T et al., 2020). 코로나19의 치명률은 1% 미만에서 약 10%까지 국가마다 다르며, 우리나라는 약 2% 이내이다.

(3) 예방과 관리

① 유행 대비 · 대응체계 구축

평시에 중앙 및 지방정부는 유행을 대비하여 대응체계를 구축하고 주기적으로 교육과 훈련을 한다.

② 발생 감시

해외 유행 동향을 지속적으로 파악한다. 국내에 원인 미상의 급성열성호흡기질환 환자가 발생한 경우 병원체를 확인하고 추가로 환자가 발생하는지를 확인하여 유행 여부를 판단한다.

③ 유행 시 조치

검역(해외입국자 관리), 환자 조기발견 및 환경소독, 역학조사를 통한 접촉자 조기 발견, 주기적인 실내 환기, 손씻기와 마스크 착용 등 개인위생 강화 홍보, 사회적 거리두기 정책으로 사람 간 접촉 제한 등의 조치를 취할 수 있다.

④ 예방접종

효과적인 백신이 있는 경우 유행 전 또는 유행기간에 접종 대상의 우선순위를 정하여 접종한다. 메르스와 사스의 경우 아직까지 개발된 백신이 없다. 반면, 코로나19의 경우 범유행 시작 후 약 1년이 경과한 시점부터 여러 백신들이 연이어 개발되고 긴급사용하도록 승인되었다.

참고문헌

감염병관리 및 감염병관리사업

감염병의 예방 및 관리에 관한 법률(법률 제17893호, 2021. 1. 12.)

김연희, 권동혁, 이동한. 법정감염병 분류체계 전면 개편 시행. 주간 건강과 질병 2020;13(1):2-7.

대한감염학회. 한국전염병사. 군자출판사. 2009

대한예방의학회. 예방의학과 공중보건학. 제4판. 계축문화사. 2021.

질병관리청. 2020년 감염병 감시연보. 2021.

질병관리청. 2022년 감염병관리 사업 안내. 2022.

질병관리청장이 지정하는 감염병의 종류(질병관리청고시 제2020-23호, 2020.9.14. 제정)

질병관리청장이 긴급검역조치가 필요하다고 인정하는 감염병 고시(질병관리청고시 제2020-22호. 2020.9.14. 제정)

질병관리청. 조직도. 2022. Available from: URL: https://www.kdca.go.kr/contents.es?mid=a20813010000.

양은주, 조신행. 생물테러감염병 응급실증후군 감시체계 운영현황 및 강화. 주간 건강과 질병 2015;8(52):1255-1258.

행정안전부 보도자료. 보건복지부-질병관리청 하부조직 개편 계획. (2020.9.8.).

예방접종 관리사업

김소연, 이혜림, 추지혜, 안애선, 이재영, 양은지, 홍정익. 2020-2021절기 인플루엔자 국가예방접종 지원사업 현황. 주간 건강과 질병 2021;14(27):1934-1946.

대한예방의학회. 예방의학과 공중보건학. 제4판. 계축문화사. 2021.

질병관리본부. 2018 성인 예방접종 안내서. 제2판. 2018.

질병관리본부. 예방접종 대상 감염병의 역학과 관리. 2017.

질병관리청. 2022년도 국가예방접종 지원사업 관리지침. 2021.

질병관리청. 예방접종도우미. 2022. Available from: URL: https://nip.kdca.go.kr/irgd/index.html.

World Health Organization. A Guide for Conducting an Expanded Programme on Immunization (EPI) Review. Geneva: World Health Organization. 2017.

결핵, 성매개감염병 및 HIV/AIDS 관리사업

오은정, 장유미, 차정옥, 공인식. 최근 5년간(2014~2018) 국내 성매개감염병 신고 발생 동향. 주간 건강과 질병 2020;13(15):911-933.

Lönnroth K, Jaramillo E, Williams BG, Dye C, Raviglione M. Drivers of tuberculosis epidemics: The role of risk factors and social determinants. Soc Sci Med 2009;68(12):2240-2246.

World Health Organization. The Stop TB Strategy: Building On and Enhancing DOTS to Meet the TB-related Millenium Development Goals. Geneva: WHO/HTM/TB. 2006.

World Health Organization. Implementing the End TB Strategy: The Essentials. World Health Organization. 2015.

Yu S, Sohn H, Kim HY, Kim H, Oh KH, Kim HJ, et al. Evaluating the impact of the nationwide public-private mix (PPM) program for tuberculosis under National Health Insurance in South Korea: A difference in differences analysis. PLoS Med 2021;18(7):e1003717.

World Health Organization. Global Progress Report on HIV, Viral Hepatitis and Sexually Transmitted Infections, 2021: Accountability for the Global Health Sector Strategies 2016-2021: Actions for Impact. Geneva: World Health Organization. 2021.

중증급성호흡기감염증 관리사업

대한예방의학회. 예방의학과 공중보건학. 제4판. 계축문화사. 2021.

중앙방역대책본부·중앙사고수습본부. 코로나바이러스감염증-19 대응 지침(지자체용 제10판). 2021.

질병관리청. 2021-2022절기 인플루엔자 관리지침. 2021.

질병관리본부. 예방접종 대상 감염병의 역학과 관리. 2017.

Hu T, Liu Y, Zhao M, Zhuang Q, Xu L, He Q. A comparison of COVID-19, SARS and MERS. PeerJ 2020;8:e9725.

Khan M, Adil SF, Alkhathlan HZ, Tahir MN, Saif S, Khan M, Khan ST. COVID-19: A global challenge with old history, epidemiology and progress so far. Molecules 2020;26(1):39.

Krammer F, Smith GJD, Fouchier RAM, Peiris M, Kedzierska K, Doherty PC et al., Influenza. Nat Rev Dis Primers 2018;4(1):3.

Petrosillo N, Viceconte G, Ergonul O, Ippolito G, Petersen E. COVID-19, SARS and MERS: are they closely related? Clin Microbiol Infect 2020;26(6):729-734.

WHO. Transmission of SARS-CoV-2: Implications for Infection Prevention Precautions. 2020.

기본문제

1. 한국의 법정감염병 분류체계와 감시체계를 설명하시오.
2. 소아 국가예방접종 지원사업 대상 감염병의 종류를 열거하시오.
3. 국내외 결핵의 역학적 현황을 설명하시오.
4. 사스, 메르스, 코로나19를와 비교하여 코로나 바이러스 감염의 역학적 특성을 설명하시오.
5. 코로나19 유행에 대응하는 일반적인 관리 전략을 설명하시오.

심화문제

1. 한국의 감염병 감시체계에서 보완이 필요한 부분을 설명하시오.
2. 국가예방접종 관리정책으로 획득할 수 있는 보건학적 의의를 기술하시오.
3. 지속가능목표를 달성하기 위한 세계결핵전략의 내용과 의의를 설명하시오.
4. 메르스의 원내 전파 상황과 코로나19의 지역사회 전파 상황에서 관리 전략의 공통점과 차이점을 비교하시오.

3 | 질환중심 보건사업(II): 만성질환

학습목표

- 만성질환의 위험요인을 설명할 수 있다.
- 만성질환관리의 중요성을 설명할 수 있다.
- 한국의 심뇌혈관질환관리 전략 및 의료기관, 지역사회 기반 심뇌혈관질환관리의 주요 내용을 설명할 수 있다.
- 지역사회 고혈압, 당뇨병 예방관리사업 관리의 주요 내용을 설명할 수 있다.
- 제4차 암관리종합계획의 비전, 목표, 추진전략을 설명할 수 있다.
- 의료기관, 지역사회 기반 암 관리의 주요 내용을 설명할 수 있다.

3.1 만성질환관리의 개념과 중요성

1) 만성질환의 정의

만성질환(chronic disease)은 급성질환(acute disease)에 대응하는 것으로, 전문가에 따라 견해가 다르나 대개 3개월 혹은 6개월이나 1년 이상 계속되는 질환을 말한다. 세계보건기구(WHO)에서는 만성질환을 비감염성질환(noncommunicable diseases, NCDs)으로 정의하면서 이환기간이 오래 되고, 유전적, 생리학적, 환경적, 행동적인 요소의 복합적인 결과로 발생한다고 설명하였다. 또한 비감염성질환을 크게 심혈관계질환(심근경색 및 뇌졸중), 암, 만성폐질환(만성폐쇄성폐질환, 천식), 당뇨병으로 분류하였다(WHO, 2013).

한편 우리나라의 국민건강통계는 국민건강영양조사결과를 분석하여 건강행태, 영양, 만성질환을 600여 개의 지표로 보여주는데, 통계에는 만성질환인 비만, 고혈압, 당뇨병, 이상지질혈증, 만성폐쇄성폐질환, 만성콩팥병, 빈혈, B형간염, C형간염 등을 포함하고 있다. 질병관리청은 우리나라 보건의료정책 및 사업의 효과적인 계획 수립과 수행을 위한 참고자료로 활용하기 위해 2015년부터 '만성질환 현황과 이슈'를 매년 발간하고 있는데, 여기에서는 주요 만성질환으로 심뇌혈관질환(심근경색증, 뇌졸중), 당뇨병, 만성호흡기질환(천식, 만성폐쇄성폐질환), 암을 제시하고 있으며, 고혈압은 선행질환으로 다루고 있다(질병관리청, 2021).

2) 만성질환의 위험요인

세계보건기구는 만성질환의 위험요인을 수정가능한 행동적 위험요인(modifiable behavioral risk factors)과 대사적 위험요인(metabolic risk factors)의 두 가지로 구분하였다(WHO, 2013).

(1) 수정가능한 행동적 위험요인

수정가능한 행동적인 위험요인은 흡연, 신체적 비활동, 바람직하지 않은 식생활, 위험 음주의 네 가지이다. 구체적으로 매년 7,200만 명이 흡연 및 간접흡연으로 사망하며, 짠 음식 섭취 혹은 나트륨 과다섭취로 인한 사망은 매년 4,100만 명으로 추정된다. 매년 3,300만 명이 고위험음주로 인한 만성질환 및 암으로, 그리고 매년 1,600만 명이 신체활동 부족으로 사망한다.

(2) 대사적 위험요인

인체의 물질대사 작용에서 변화가 있는 경우에 만성질환의 위험을 높이는데, 그것은 고혈압, 과체중 혹은 비만, 고혈당, 고지혈의 네 가지이다. 이 중에서 고지혈은 중성지방이나 콜레스테롤 등 혈액 속의 지질 수치가 높은 것을 말한다.

3) 만성질환관리의 중요성

전 세계적으로 만성질환으로 사망하는 사람은 매년 4,100만 명에 달하는데, 이는 전 세계 모든 사망의 71%에 해당한다. 만성질환 사망의 대부분은 심혈관질환으로 인한 사망으로 매년 1,790만 명이 심혈관질환으로 사망한다. 다음은 암(930만 명), 호흡기질환(410만 명), 당뇨병(150만 명)의 순인데, 이들 4개 질환은 만성질환으로 인한 조기사망의 80% 이상을 차지하며, 조기사망(premature death)이란 기대수명보다 일찍 사망하는 것을 말한다. 또한 흡연, 신체활동 부족, 고위험 음주 그리고 바람직하지 않은 식생활은 만성질환으로 인한 사망의 위험을 높이는 요인이다. 만성질환에 대응하기 위한 핵심 전략은 감시(detection), 스크리닝(screening), 만성질환의 치료, 그리고 완화치료(palliative care)의 네 가지이다.

WHO는 만성질환을 통제하기 위한 주요 방법은 만성질환과 관련된 위험요인을 줄이는 것에 집중하는 것이라고 하였다. 특히 수정 가능한 행동적 위험요인을 줄이는 방법을 비용이 적게 드는 핵심 전략으로 제시하고 있으며, 정책과 우선순위를 위해 만성질환과 위험요인의 추이를 모니터링하는 것이 중요하다고 언급하였다.

질병관리청(2021)에 따르면, 우리나라의 주요 만성질환 예방관리 정책 · 사업은 사망률이 지속적으로 감소하고, 예방 · 치료할 수 있는 사망이 감소하고, 건강증진에 대한 사회적 분위기 조성 및 국가적 차원의 조사감시체계 구축 등 만성질환 예방관리사업 기반 구축 측면에서 소기의 성과가 관찰되었다. 그러나 이러한 성과에도 불구하고 여전히 만성질환으로 인한 질병부담이 높은 것으로 확인되었는데, 만성질환으로 인한 사망은 전체 사망의 79.9%를 차지하며, 비감염성질환의 구성비는 악성신생물(암), 순환기계통질환, 만성하기도질환, 당뇨병의 순이었다. 또한 사망원인 상위 10개 중 8개가 만성질환이었다(그림 12-3-1).

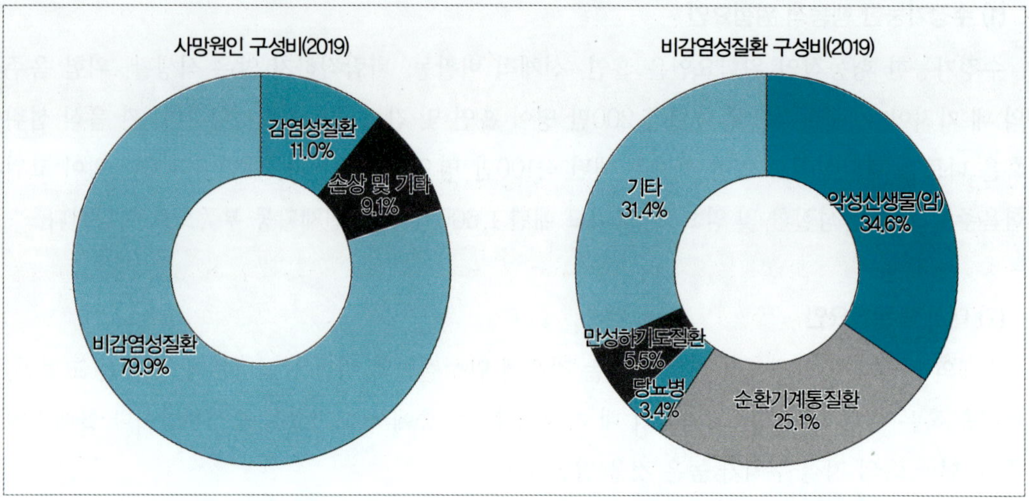

그림 12-3-1 우리나라 사망원인 구성비와 비감염성질환 구성비

출처: 통계청. 사망원인통계. 2019.
질병관리청. 2021 만성질환 현황과 이슈. 2021에서 재인용.

3.2 만성질환의 역학적 현황

질병관리청은 '2021 만성질환 현황과 이슈'에서 만성질환의 주요 선행질환으로 소아청소년 비만, 성인 비만, 이상지질혈증, 고혈압을, 주요 만성질환으로 심뇌혈관질환(심근경색증, 뇌졸중), 당뇨병, 만성호흡기질환(만성폐쇄성폐질환), 암을 제시하였다. 여기에서는 주요 선행질환인 고혈압과 네 가지 만성질환관리의 중요성을 간단히 소개하고자 한다.

1) 고혈압

수축기혈압 140mmHg 이상 또는 이완기혈압 90mmHg 이상인 경우를 고혈압으로 분류하고, 수축기혈압과 이완기혈압이 모두 120mmHg와 80mmHg 미만일 때를 '정상혈압'으로 분류한다. 정상혈압은 임상적으로 심뇌혈관 위험도가 가장 낮은 최적혈압으로서 고혈압의 위험성을 평가할 때 기준이 된다. 고혈압은 세계 사망에 미치는 기여도가 1위이며, 국내 뇌졸중 환자 발생의 가장 중요한 원인이기도 하다. 고혈압과 정상혈압 사이에 해당하는 고혈압 전 단계인 사람들은 혈압이 정상인 사람들에 비해 생활습관이 좋지 않은 경향이 있으며, 고혈압으로 진행할 확률이 높고 심뇌혈관질환의 발생 위험도 높다고 보고되었다. 또한 고혈압은 관리하면 그만큼 위험이 줄어드는데, 평균 수축기혈압이 2mmHg 감소할 때마다 허혈성 심장병의 위험이 평균 7%, 뇌졸중 위험이 10% 감소한다(대한고혈압학회, 2019).

국민건강통계(2019)에 따르면, 우리나라 30세 이상 성인 3명 중 1명이 고혈압 환자인데, 이들 고혈압 환자의 67.1%가 적절한 치료를 받으며, 특히 30대는 10.2%만이 치료를 받는다. 또한 우리나라 고혈압 환자의 48.8%만이 수축기혈압 140mmHg 미만 및 이완기혈압 90mmHg 미만으로 조절하여 고혈압 진단을 받은 사람들이 약물치료와 생활습관을 개선하여 혈압을 적정 수준으로 관리하기 위한 대책이 필요하다.

혈압은 가정에서 측정이 가능하고, 다른 질환에 비하여 상대적으로 진단이 간편하고 치료와 관리가 용이하지만, 평소에는 특별한 증상을 느끼지 못하다 합병증이 온 후에야 알게 되는 경우가 많아 질환의 중요성과 심각성을 간과하기 쉽다. 고혈압 조절은 심혈관계질환 발생 감소를 위한 중요한 예방법이고, 혈압을 정기적으로 측정하여 수치를 확인하는 것이 중요하다.

2) 당뇨병

당뇨병은 췌장에서 인슐린이 생산되지 않거나 생산된 인슐린이 효과적으로 작용하지 않아서 혈당이 정상보다 높아지는 질병으로, 공복혈당이 126mg/dL 이상이거나 당화혈색소 6.5% 이상인 경우 당뇨병에 해당한다. 당뇨병 환자는 지속적으로 약물 치료를 받고 생활습관 개선을 해야 혈당을 적정 수준으로 조절할 수 있다(질병관리청, 2021). 당뇨병은 일단 발병하면 완치가 되지 않아 혈당이 적정수준을 유지하도록 지속적으로 관리해야 하는데, 만약 치료하지 않고 방치하면 망막증, 신부전, 신경장애 등의 합병증이 발생할 위험이 높고 말기에는 실명하거나 투석치료가 필요할 수 있다.

또한 당뇨병은 뇌졸중, 허혈성심질환 등 심혈관질환의 발생과 진행을 촉진하는데, 당뇨병 합병증은 환자의 삶의 질을 현저하게 저하시킬 뿐 아니라 의료비 등 사회경제적으로도 큰 부담이 된다. 당뇨병은 제1형 당뇨병, 제2형 당뇨병, 임신성 당뇨병으로 구분할 수 있는데, 우리나라 당뇨병의 대부분을 차지하는 것은 제2형 당뇨병이다. 당뇨병의 발병은 유전적인 요인과 환경요인이 중요한데, 특히 제2형 당뇨병에서는 생활습관이 중요하다(서순영 등, 2021).

그러나 국민건강통계(2019)에 따르면, 우리나라 사람 중 자신이 당뇨병 환자인 것을 아는 사람은 65.2%이고, 혈당이 적절한 수준으로 조절되는 사람은 26.0%에 불과하다. 당뇨병은 혈당이 적정 수준으로 잘 관리되고 있는지 확인하는 혈당검사(당화혈색소 검사 포함)와 합병증을 조기에 발견하기 위한 합병증 검사를 하는 것이 중요한데, 당화혈색소 검사 시행률은 2011년 이후 지속적으로 증가하여 80%를 넘었지만, 안저검사 시행률은 46.1% 밖에 되지 않아 적극적인 대책이 필요하다(질병관리청, 2021).

당뇨병의 진단과 검사

◇ 당뇨병이란?

음식을 섭취하면 소화과정에서 분해가 되는데, 이 가운데 포도당은 세포 안으로 들어가 에너지로 이용된다. 이때 췌장에서 분비되는 호르몬인 인슐린이 세포 안으로 포도당을 넣어주는 역할을 한다. 인슐린이 췌장에서 덜 나오거나 세포에서 제대로 작동하지 못하면, 포도당이 세포 안으로 잘 들어가지 못하고 혈관에 머물면서 혈당이 올라가고 여러 장기를 손상한다.

◇ 얼마부터 당뇨병일까?

다음 네 가지 중 하나 이상에 해당하면, 당뇨병으로 진단한다.

- 당화혈색소(HbA1C) 6.5% 이상
- 공복혈당 126mg/dL 이상
- 검사용 75g 포도당 용액을 마시고 2시간 후 측정한 혈당이 200mg/dL 이상
- 당뇨병의 전형적인 증상인 다음, 다뇨, 체중감소 증상이 있고 아무 때나 잰 혈당이 200mg/dL 이상인 경우

◇ 당뇨병 검사는 어떻게 할까?

- 공복혈당 검사는 8시간 이상 음식을 먹지 않은 공복에서 정맥에서 채혈한다.
- 당화혈색소(HbA1C) 검사는 공복이 아니어도 되고, 최근 2-3개월 동안의 평균혈당을 가늠하는 데 도움이 된다.
- 집에서 스스로 재는 자기혈당검사는 손가락 끝에서 채혈해서 혈당을 잰다.
- 최근에는 채혈하지 않고 몸에 패치를 부착하고 스마트폰을 이용해 수시로 혈당을 확인할 수 있는 연속혈당측정방법도 활용되고 있다.

출처: 질병관리청. 실무자를 위한 당뇨병 교육모듈. 2021.

3) 천식

천식은 가장 흔한 만성 기도질환 중 하나로 호흡곤란, 천명, 가슴 답답함, 기침과 같은 증상이 가역적인 호기 기류 제한과 함께 나타나는 것이 특징이다. 이런 천식의 증상은 계절 또는 악화인자 등에 따라 다양하게 변화하며, 자연적으로 또는 치료받으면 수 주에서 수개월 동안 증상이 없는 경우도 있다. 반면 천식의 급성 악화는 생명을 위협할 수도 있기 때문에 환자 개인과 사회에 상당한 부담을 야기한다(대한천식알레르기학회, 2015).

우리나라 천식유병률은 꾸준히 증가하는데, 2010년 기준 초등학교 1학년(6-7세)은 10.5%, 중학교 1학년(13-14세)은 7.5%였다(그림 12-3-2). 천식은 소아청소년에서 장애보정생존연수(disability adjusted life year, DALY) 등의 도구로 측정했을 때 질병부담이 높은 질환으로 0-9세와 10-19세 연령대 모두에서 질병부담 1위의 질병이었다. 또한 천식은 증상에 기복이 있어 꾸준한 진료를 통해 환자의 상태를 점검해야 하는 질환이지만, 연간 3회 이상 꾸준히 진료를 받은 환자의 비율은 73.2%에 불과하고, 천식으로 인한 입원율이 10만 명당 94.5명으로 OECD 평균의 2배나 되어 지속적인 관리가 필요하다(질병관리청, 2021).

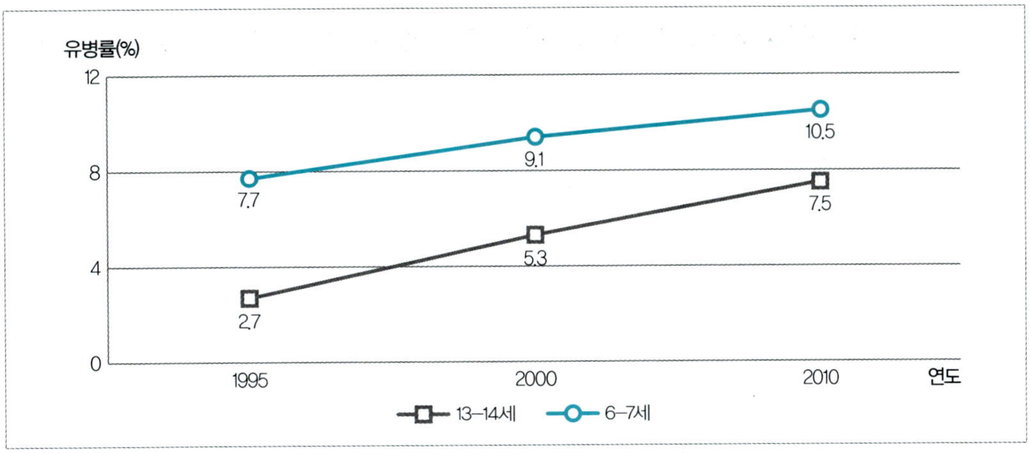

그림 12-3-2 소아 · 청소년 천식 유병률

출처: 질병관리청. ISAAC 조사. 2010.
질병관리청. 2021 만성질환 현황과 이슈. 2021에서 재인용.

4) 만성폐쇄성폐질환(chronic obstructive pulmonary disease, COPD)

만성폐쇄성폐질환은 흡연이나 대기 중 오염물질 등에 의하여 기도에 비정상적인 만성염증반응이 일어나고, 이런 일들이 반복됨에 따라 폐실질이 파괴되고 기도가 염증으로 좁아지는 질환이다. 흡연은 만성폐쇄성폐질환을 발생시키는 가장 중요한 원인이며, 그 외 원인으로는 실내외 대기오염, 직업성 노출, 폐성장 이상, 유전 등이 있다. 중증도가 높아질수록 의료비용이 더욱 발생하는 질병으로 조기에 환자를 적극적으로 발견하여 적정 치료를 제공하는 것이 필요하다(대한의학회 등, 2019).

국민건강통계(2019)에 의하면, 우리나라 40세 이상 성인 중 약 359만 명이 만성폐쇄성폐질환 유병자로 추정되며, 연령이 높을수록 유병률이 높다. 문제는 만성폐쇄성폐질환의 높은 유병률에도 불구하고 주요 만성질환 중에서 인지도가 가장 낮아서 만성폐쇄성폐질환 유병자 100명 중에서 3명만이 자신의 질병을 인지하고 있고, 치료율은 더 낮아서 40대에서는 거의 치료를 하지 않고 있다(표 12-3-1). 또한 만성폐쇄성폐질환을 진단하기 위해 가장 객관적인 방법인 폐기능 검사의 수행률 및 흡입용 기관지확장제의 처방률이 낮아 적정 진단과 치료가 미흡한 실정이다.

5) 심뇌혈관질환(심근경색, 뇌졸중)

심근경색증은 심장근육에 혈액을 공급하는 혈관인 관상동맥이 혈전으로 막히는 등 갑작스러운 심장혈관의 폐쇄로 심장근육이 손상되어 발생하는 질환으로 가슴통증, 식은 땀, 호흡곤란, 구토, 현기증, 통증의 확산 등의 증상을 보인다. 신속한 진단과 처치가 생존과 직결되는 응급질환이며, 흡연, 당뇨병, 고혈압 및 고콜레스테롤혈증 등이 주요 위험인자이다. 뇌졸중은 크게 분

표 12-3-1 만성폐쇄성폐질환 유병자 관리 현황(2015-2019 자료 통합, 40세 이상)

지표명	구분		전체	남자	여자
인지율(%) ※ 만성폐쇄성질환 유병자 중 의사로부터 만성폐쇄성질환 진단을 받은 사람의 분율	전체(40세+)		2.3	2.4	2.0
	전체(65세+)		2.4	2.6	1.7
	연령구간(세)	40~49	1.3	1.7	0.0
		50~59	2.1	1.8	3.0
		60~69	2.2	2.1	2.5
		70+	2.6	3.1	1.5
치료율(%) ※ 만성폐쇄성질환 유병자 중 현재 치료중인 사람의 분율	전체(40세+)		1.2	0.9	1.9
	전체(65세+)		1.5	1.5	1.7
	연령구간(세)	40~49	0.0	0.0	0.0
		50~59	0.6	0.0	3.0
		60~69	1.1	0.7	2.2
		70+	1.8	1.9	1.5

출처: 질병관리청. 국민건강통계. 2021.
질병관리청. 2021 만성질환 현황과 이슈. 2021에서 재인용.

류하면, 뇌출혈과 뇌경색이 있다. 뇌경색은 뇌에 혈액을 공급하는 혈관이 막혀서 뇌에 피가 통하지 않는 질환이며, 뇌출혈은 뇌혈관이 터져서 발생하는 질환이다. 심근경색증과 마찬가지로 신속한 진단과 처치가 생존과 직결되는 응급질환이며, 위험인자로는 고혈압, 당뇨병, 심장질환, 고지혈증, 흡연, 음주, 비만 등이 있다(질병관리청, 2021).

통계청에 따르면, 2020년 심뇌혈관질환의 사망자 수는 54,207명으로 전체 사망의 17.8%를 차지한다. 뇌혈관질환의 사망률은 감소하는 추세를 보이나, 뇌혈관질환으로 병의원을 방문한 진료실인원은 증가하고 있다. 〈표 12-3-2〉에서 보는 것과 같이 출혈성 뇌졸중의 진료실인원은 2009년 73,742명에서 2019년 99,376명으로 증가하였고, 뇌경색증은 2009년 407,719명에서 2019년 500,286명으로 증가하였다. 또한 급성심근경색증으로 병의원을 방문한 진료실인원 역시 2009년 64,134명에서 2019년 118,045명으로 증가하였다.

뇌졸중과 심근경색증 같은 심뇌혈관질환은 증상이 시작된 후 병원에 도착할 때까지의 시간을 줄이는 것이 중요한데, 급성심근경색증의 흉통 시작 후 병원 도착까지 소요시간의 중앙값은 2012년 기준 140분이며, 급성기뇌졸중의 증상 발생 후 응급실 도착까지 소요시간의 중앙값은 2018년 기준 214분이었다. 응급실 도착시간을 세부적으로 확인하면, 뇌졸중, 급성심근경색 환자의 발병 후 응급실 도착 3시간 이상이 50% 이상인 반면, 1시간 미만인 경우는 20% 수준에 불과하였다(그림 12-3-3).

표 12-3-2 연도별 심뇌혈관질환 진료인원, 내원일수 (단위: 명, 일)

질병구분	2009년			2019년			
	진료 실인원	내원일	평균 내원일	진료 실인원	내원일	평균 내원일	실인원 증감
심장질환							
급성심근경색증	64,134	426,957	6.7	118,045	685,435	5.8	53,911
기타허혈성심장질환	582,772	2,897,548	5.0	853,108	3,734,540	4.4	270,336
폐색전증	5,963	69,396	11.6	17,367	172,010	9.9	11,404
전도장애 및 심장성부정맥	237,146	930,584	3.9	444,232	1,938,718	4.4	207,086
심부전	94,249	712,674	7.6	141,843	1,080,621	7.6	47,594
기타 심장질환	82,657	453,847	5.5	149,325	864,929	5.8	66,668
뇌혈관질환							
뇌내출혈	73,742	2,146,823	29.1	99,376	3,880,258	39.0	25,634
뇌경색증	407,713	6,440,034	15.8	500,286	9,650,065	19.3	92,573
출혈 또는 경색으로 명시 되지 않은 뇌졸중	21,659	337,135	15.6	23,193	177,544	7.7	1,534
기타 뇌혈관질환	287,148	3,374,199	11.8	487,688	3,016,538	6.2	200,540

주: 심장질환, 뇌혈관질환 실인원은 세부질환별 중복인원으로 합계산출 불가, 별도의 재분석이 필요함.
출처: 국민건강보험공단. 건강보험통계. 2021.
질병관리청. 2021 만성질환 현황과 이슈. 2021에서 재인용.

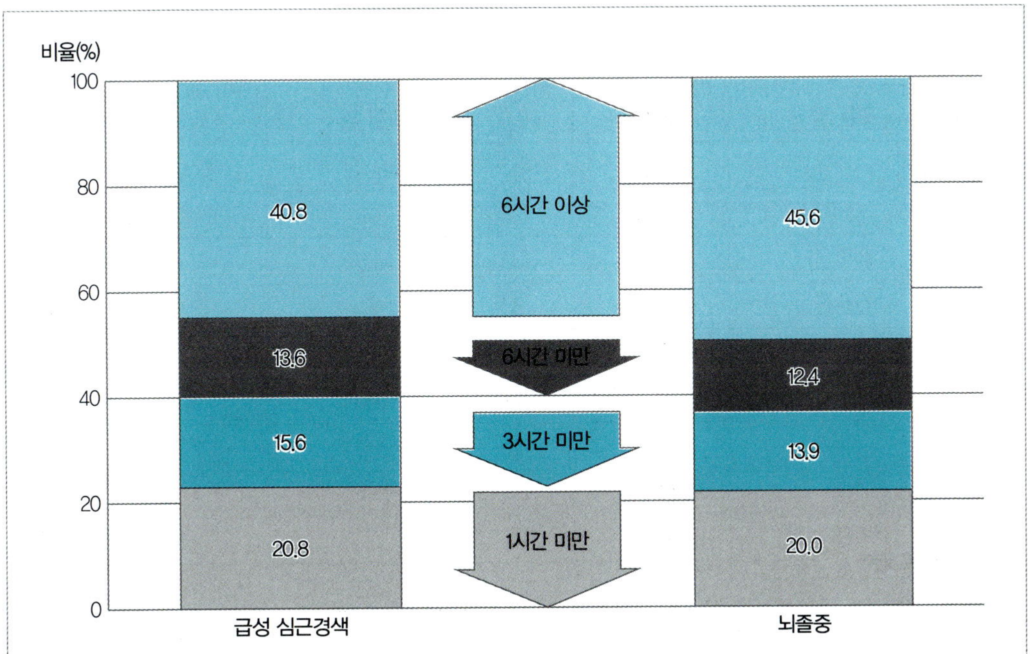

그림 12-3-3 증상 발병 후 응급실 도착시간

출처: 국립중앙의료원. 응급의료통계 현황. 2019.
질병관리청. 2021 만성질환 현황과 이슈. 2021에서 재인용.

6) 암

암은 여러 가지 이유로 세포의 유전자에 변화가 일어나면 비정상적으로 세포가 변하여 불완전하게 성숙하고 과다하게 증식하는 질병(국가암정보센터)으로, 주위 조직 및 장기에 침입하고 이들을 파괴할 뿐 아니라 다른 장기로 퍼지는 특징이 있다. 우리나라는 1980년 국립의료원에서 중앙암등록사업을 시작하였고, 2000년 국립암센터 설립과 함께 중앙암등록본부가 국립암센터로 이관되어 운영 중이다. 중앙암등록본부는 국가암등록통계사업을 통해 국가암발생DB를 구축하고, 암발생, 암유병, 암생존 통계를 산출하고 있다(질병관리청, 2021).

2019년 현재 암으로 인한 사망은 전체 사망 1위로 남자 인구 10만 명당 사망률이 196.3명으로 여자 120.2명에 비해 1.6배 높았다. 또한 암으로 인한 진료비는 2009년 3조 2천억 원에서 2019년 7조 1억 원으로 증가하였다(통계청, 2019).

2018년 기준 우리나라 국민 25명당 1명이 암 치료를 받고 있거나 암 치료 후 생존하였다. 특히 65세 이상에서는 8명당 1명이 암유병자였으며, 남자는 6명당 1명, 여자는 10명당 1명이 암유병자였다. 암종별로 살펴보면, 남녀 전체에서 갑상선암의 유병자수가 전체의 21.6%로 가장 많았으며, 그 다음으로 위암, 대장암, 유방암, 전립선암, 폐암의 순이었다(표 12-3-3).

표 12-3-3 암종별, 성별 주요 암종 5년 유병 현황(2018) (단위: 명, %)

순위	남자			여자		
	암종	5년 유병자수	분율	암종	5년 유병자수	분율
	모든 암	410,015	100.0	모든 암	435,358	100.0
1	위	78,967	19.3	갑상선	107,098	24.6
2	대장	64,868	15.8	유방	100,852	23.2
3	전립선	53,726	13.1	대장	42,790	9.8
4	갑상선	37,172	9.1	위	37,679	8.7
5	폐	29,630	7.2	폐	23,303	5.4
6	간	29,177	7.1	자궁경부	15,148	3.5
7	신장	14,594	3.6	자궁체부	12,397	2.8
8	방광	13,602	3.3	난소	10,114	2.3
9	비호지킨림프종	9,309	2.3	간	9,239	2.1
10	입술, 구강 및 인두	9,055	2.2	비호지킨림프종	6,846	1.6

주: 우리나라 2000년 주민등록연앙인구를 표준인구로 사용

출처: 중앙암등록본부. 국립암센터 암등록통계. 2021.

질병관리청. 2021 만성질환 현황과 이슈. 2021에서 재인용.

3.3 만성질환관리사업

1) 만성질환관리의 변천

(1) 만성질환관리모형(chronic care model, CCM)

바그너(Wagner EH, 1998)가 제시한 만성질환관리모형(CCM)은 대표적인 만성질환관리모형으로, 바그너는 기존의 보건의료체계가 치료 중심이고 질환을 산발적으로 관리하며 지역사회 서비스의 중요성을 간과하고 환자 역할을 과소평가하고 있다고 평가하고 이를 보완하기 위해서 개발하였다. CCM의 주요 구성요소는 지역사회자원 및 정책과의 연계, 보건의료조직의 특성 활용, 자가관리의 지원, 의사결정 지원, 의료전달체계의 설계, 임상정보시스템 구축으로 이 여섯 가지 요소를 최적화하고 향상함으로써 보건의료체계와 지역사회가 협력하여 '더 잘 알고 적극적인 환자'와 '준비되고 주도적인 의료진'을 만들어 이를 통해 환자와 의료진 사이의 생산적 상호관계를 강화함으로써 치료결과를 개선하는 것이 CCM의 핵심적인 사항이다.

보건의료체계는 자가관리 지원, 의사결정 지원, 의료전달체계의 설계, 임상정보시스템의 네 가지로 구분할 수 있고, 이는 지역사회 자원 · 정책과 보건의료조직이 연계하여 달성할 수 있다.

자가관리 지원이란 환자 자신이 중심이 되어서 스스로 적극적으로 자신의 건강을 관리하는 데 필요한 요소를 지원하는 것을 말한다. 즉, 환자 스스로 자신의 상태를 평가하고 질환관리의 목표를 설정하고 실질적인 실행 계획을 세우고 문제 상황이 발생했을 때 어떻게 해결해야 하는지, 그리고 이후 관리를 어떻게 해야 하는지에 대해 알려주고 지원하는 것을 뜻한다. 자가관리 지원은 지속적으로 이루어져야 하는데 이를 위해 지역사회 자원의 조직화가 필요하다.

의료전달체계를 설계하기 위해서는 만성질환관리팀의 구성원 각각의 역할과 임무가 정의되어야 하는데, 근거 중심의 서비스를 제공할 수 있도록 환자와 계획적인 상호작용을 하고, 여러 질환을 앓는 복합질환자를 위한 사례관리서비스를 제공하는 방법을 설계할 필요가 있다. 또한 만성질환관리팀은 환자를 정기적으로 추후관리해야 하고, 환자의 특성을 고려한 서비스를 제공하기 위한 계획을 세우는 것이 중요하다.

의사결정 지원이란 의료진이 근거 기반의 진료지침에 따라 진료서비스를 제공해야 한다는 것을 말하는데 이때 이 진료지침을 환자와 공유해 환자의 참여를 유도하는 것이 중요하다. 이를 위해서는 의료진이 근거 기반의 진료지침을 잘 따르도록 의료진을 교육하는 것이 좋다. 임상정보시스템 구축은 의료진과 환자를 위해 환자등록정보체계, 질병등록정보체계 등과 같은 시의적절한 임상정보를 제공할 수 있는 시스템을 구축하는 것을 말한다.

(2) 혁신적 만성질환관리(innovative care for chronic conditions, ICCC)

세계보건기구(WHO)에서는 2002년 CCM모형에 정책적 요소를 추가하여 혁신적 만성질환관리(ICCC)를 제시하였다. ICCC는 만성질환을 예방 · 관리하는 방법에 새로운 패러다임이 필요하다고 말하고 있는데, 만성질환자가 스스로 문제를 관리할 수 있는 자가관리 기술이 중요하며, 동시에 단순한 의학적 중재를 넘어 만성질환자와 가족, 지역사회 파트너, 보건의료팀 등이 연계하여 통합적으로 만성질환을 예방 · 관리해야 하고, 이를 위해서는 정책적 지원이 필요하다고 제시하였다. 즉, 만성질환의 예방과 관리를 위한 통합적 보건의료체계가 중요하다는 것을 강조한다.

ICCC모형의 중요 원칙은 첫째, 근거기반의 의사결정, 둘째, 인구집단 중심, 셋째, 예방 중심, 넷째, 보건의료서비스, 조직/지역사회, 환자의 각 단계별 최적의 질을 보장하는 포괄적인 질 확보, 다섯째, 유연성 및 적응성, 여섯째, 통합성의 확보이다. ICCC에서 의미하는 혁신(innovation)이란 보건의료체계를 거시적 영역인 정책과 재정, 중간 영역인 보건의료조직과 지역사회, 미시적 영역인 환자와 가족으로 구분하고, 이들이 서로 협력하는 모형을 말한다. 즉, 환자, 가족, 보건의료관련 전문가 및 기관(의료기관, 약국 등), 지역사회 간의 긴밀한 파트너십 등 중요 요소들을 통합하여 포괄적 의료전략을 제공할 수 있는 구조적인 체계를 갖추는 것을 의미한다(그림 12-3-4).

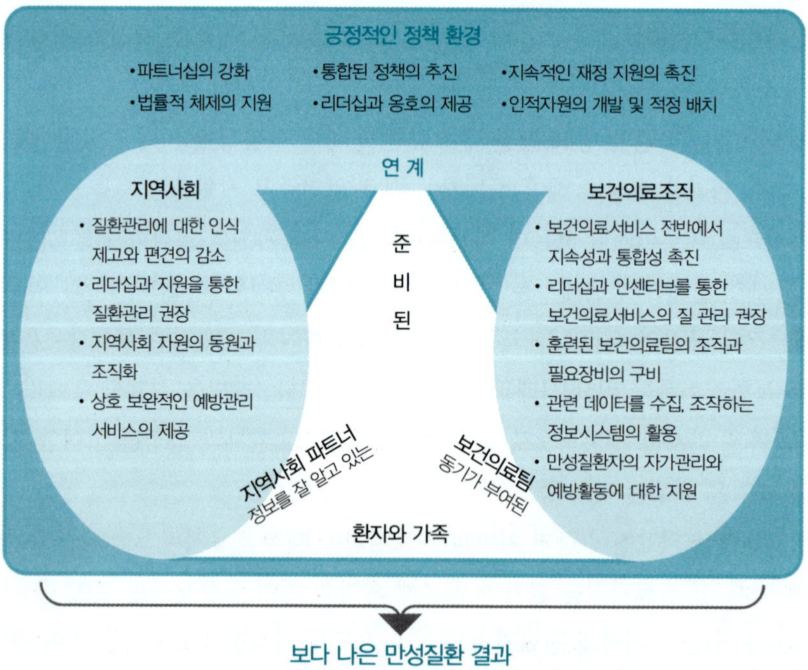

그림 12-3-4 혁신적 만성질환관리 모형

출처: WHO. Innovative Care for Chronic Conditions. Building Blocks for Action. Global Report. 2002. p.65.

(3) 만성질환 글로벌액션플랜(NCD Global Action Plan, NCD GAP)

세계보건기구(WHO)에서는 2000년부터 만성질환에 대해 중점적으로 정책을 주도해 왔다. 2003년에 담배규제기본협약(Framework Convention for Tobacco Control, FCTC) 체결, 2004년에 신체활동과 영양지침, 2008년에 음주 감소전략 등을 총회에서 의결하였고, 2011년 9월 UN의 고위급회담에서 '만성질환 예방 및 관리에 관한 정치적 선언(Political Declaration of th High-level Meeting of th General Assembly on the Prevention and Control on Non-communicable Disease)'을 결의하였다. WHO는 이에 따라 2025년까지 달성해야 할 9개의 목표를 설정하고 이 목표를 달성하기 위한 구체적 전략을 나라별로 세우도록 권장하였다.

WHO는 2013년 만성질환에 대한 글로벌액션플랜(NCD GAP)을 발표하였는데, 여기에는 9개의 자발적 목표(voluntary global targets)와 25개의 지표(indicators)가 포함되어 있다. NCD GAP의 비전은 피할 수 있는 만성질환의 부담이 없는 세계(A world free of the avoidable burden of noncommunicable diseases)이며, 목적은 예방가능하고 피할 수 있는 비감염성질환으로 인한 이환, 사망, 장애의 부담을 줄이기 위하여, 국가적, 지역적, 세계적 차원에서 다양한 분야의 공조와 협력으로, 인구집단이 모든 연령에서의 건강과 생산성의 얻을 수 있는 표준에 도달하고, 이러한 질병이 웰빙(well-being) 혹은 사회경제적 발전에 더 이상 장애가 되지 않도록 하는 것이다.

NCD GAP의 자발적 목표는 다음과 같다.

① 심혈관질환, 암, 당뇨병 혹은 만성호흡기질환으로 인한 조기사망 위험 25% 감소
② 국가 차원에서 해로운 알코올 섭취 10% 감소
③ 불충분한 신체활동 비율 10% 감소
④ 소금/나트륨 평균 섭취량 30% 감소
⑤ 15세 이상 현재흡연율 30% 감소
⑥ 고혈압의 유병률 유지 혹은 25% 감소
⑦ 당뇨병과 비만 인구의 증가세 억제
⑧ 심장질환과 뇌졸중 예방을 위해 (혈당 조절을 포함한) 약물치료와 상담을 받는 비율 50% 달성
⑨ 공공과 민간 시설에서 주요 비감염성 질환을 치료하는 데 필요한 기본약품과 장비보유율 80% 달성

2) 한국의 만성질환관리

우리나라의 만성질환관리는 1995년에 제정된 「국민건강증진법」과 2002년에 처음 수립된 국민건강증진종합계획과 함께 시작하였다고 볼 수 있다. 이에 따라 흡연 예방 및 관리 정책이 점

차 강화되었고, 이후 담뱃값 인상정책을 계기로 흡연율이 획기적으로 감소되기도 하였으나, 최근에는 다시 흡연율 감소세가 둔화되는 양상을 보이고 있다. 건강위험요인 중에서 흡연관리 정책 외에 음주, 신체활동, 식생활 등의 정책은 미미하여 강화가 필요하다.

또한 1995년 「지역보건법」 개정으로 보건소를 중심으로 한 지역단위의 보건의료 사업이 추진되었고, 2008년 「건강검진기본법」 개정 및 2009년 시행으로 심뇌혈관질환, 고혈압, 당뇨병 등의 조기 발견이 강화되었다. 특히 우리나라는 2003년 「암관리법」의 제정으로 사망원인 1위인 암을 체계적으로 관리해 왔다.

2016년에는 「심뇌혈관질환의 예방 및 관리에 관한 법률」이 제정되면서 주요 만성질환관리의 초석을 마련하였고, 이에 따라 심뇌혈관질환종합계획의 수립과 고혈압 · 당뇨병 관리사업이 강화되고, 주요 만성질환에 대한 진료지침 개발과 대국민 홍보, 연구개발 등도 추진되고 있다. 그 외 요양급여 확대와 요양급여 적정성 평가 등을 통해서 만성질환 치료와 관리율이 개선되고 있다. 하지만 만성질환의 관리가 부분적, 파편적으로 추진되어 체계적이지 못하고, 각 영역별로 연계가 부족하다는 문제가 있다.

우리나라의 만성질환 관련 조사 및 감시체계는 매우 체계적이라 할 수 있는데, 「국민건강증진법」 제16조에 따라 1998년부터 시작된 국민건강영양조사는 500여 개 항목으로 구성되고, 250여 개의 보건지표를 산출하고 있으며, 국가 및 시도단위 통계를 제공하고 있다. 또한 시 · 군 · 구단위의 건강통계를 제공하는 지역사회건강조사는 2008년부터 「지역보건법」 제4조에 따라 시작되었고, 29개 질환 106개 지표를 산출하고 있다. 2005년부터 시작된 청소년 건강행태 온라인조사는 13개 영역의 98개 지표를 산출하고 있다. 급성심장정지조사는 2008년부터 시작되었고, 28개의 지표를 산출하고 있다. 그 외 1980년부터 시작한 병원 중심의 암등록사업을 통해 우리나라의 암 발생률 및 유병률, 생존율 등을 산출하고 있다.

세계보건기구(WHO)의 NCD 글로벌액션플랜(NCD GAP)은 주요 네 가지 건강위험요인(흡연, 음주, 신체활동, 소금섭취)에 대한 관리와 네 가지 주요 선행 질환(고혈압, 당뇨병, 비만, 이상지질혈증)의 관리, 그리고 네 가지 주요 만성질환(암, 심혈관질환, 뇌혈관질환, 만성호흡기질환)의 관리를 중심으로 만성질환관리의 목표와 전략을 제시하는데, 이를 우리나라의 조직과 정책 환경을 고려하여 정리하면, 다음 〈그림 12-3-5〉와 같다(조경숙, 2021).

3.4 질환별 만성질환관리사업

1) 심뇌혈관질환

우리나라는 2016년 「심뇌혈관질환의 예방 및 관리에 관한 법률」의 제정에 따라 심뇌혈관질환을 '심장질환, 뇌혈관질환 또는 그 선행질환'으로 정의하였다. 심장질환에는 심근경색 등 허혈

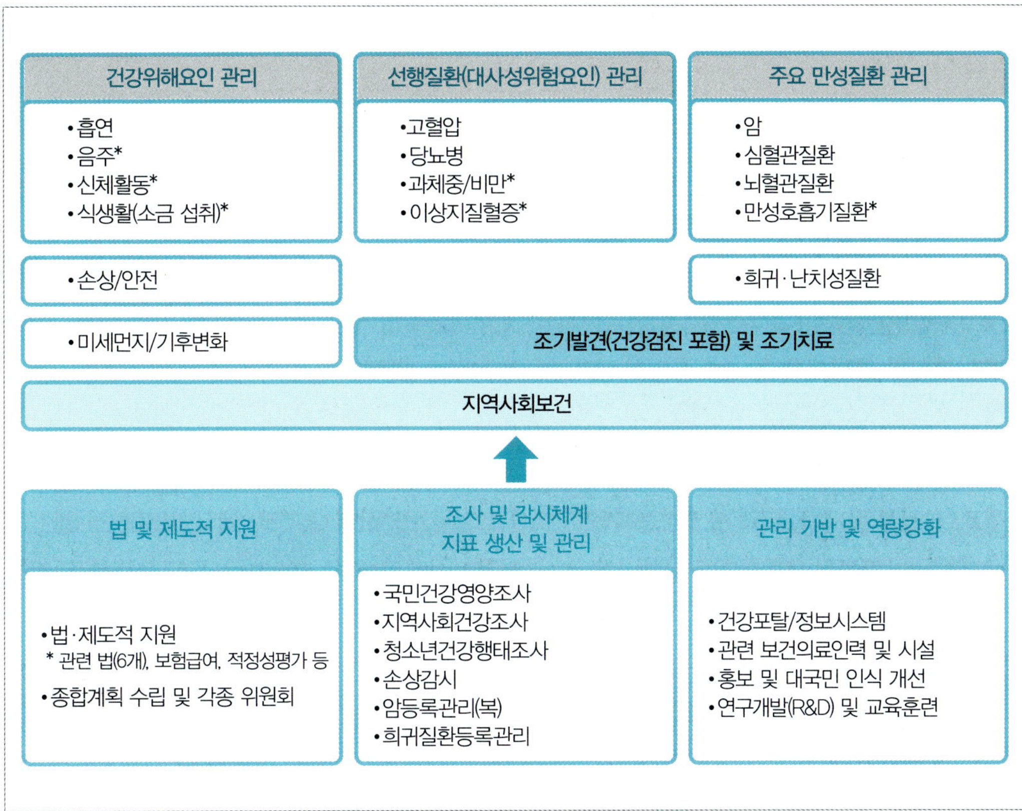

그림 12-3-5 한국의 만성질환관리 구조

주: *표시는 새롭게 추진되거나 강화되어야 할 영역
출처: 조경숙. 우리나라 만성질환의 발생과 관리 현황. 주간 건강과 질병 2021;14(4).

성 심장질환과 심장정지가, 뇌혈관질환에는 뇌졸중 등이, 선행질환으로는 고혈압, 당뇨병, 이상지질혈증이 포함되고, 이외에 보건복지부령으로 정하는 질환(심부전, 부정맥, 뇌동맥류)이 포함된다(2020. 4. 7. 개정). 이에 여기에서는 심뇌혈관질환을 심근경색과 뇌졸중 중심으로 기술하고, 다음 항에서 선행질환인 고혈압과 당뇨병, 선행질환 발병 전 단계로 관리가 필요한 대사증후군을 구분하여 제시하고자 한다.

우리나라의 2020년 사망원인통계를 보면, 심뇌혈관질환의 인구 10만 명당 사망자수는 54,207명으로 전체 사망의 17.8%를 차지한다. 심장질환의 조사망률은 63.0%로 2위를 차지하며, 10년 전 46.9%(3위)보다 상승하였다. 뇌혈관질환 조사망률은 42.6%로 4위이며, 10년 전 53.2%(2위)보다 감소하였다(통계청. 2020).

최근 10년간 심뇌혈관질환으로 병원을 방문한 진료실인원은 증가하였고, 심장질환 및 뇌혈관질환으로 인한 진료비는 각각 1조 8천 억, 1조 7천 억 증가하였다(질병관리청a. 2021).

- **진료실인원**: 10년 전 대비 심혈관질환 53,911명, 뇌혈관질환 118,201명 증가(표 12-3-2 참조)
- **심장질환으로 인한 진료비**: 2009년 약 1조 1천억 원 → 2조 9천억 원
- **뇌혈관질환으로 인한 진료비**: 2009년 약 1조 4천억 원 → 3조 1천억 원

이렇듯 심뇌혈관질환은 사망원인이 높은 순위를 차지하고, 질병부담이 높아 사회경제적 비용이 큰 질환이나, 비감염성질환(만성질환)으로 예방가능성이 높아 '2006년 제1기(2006~2010) 심뇌혈관질환 종합대책'을 수립하면서 국가 차원에서 심뇌혈관질환관리를 시작하였다.

(1) 심뇌혈관질환관리 정책

우리나라는 심뇌혈관질환관리 정책을 5년 주기로 수립하여 2006년에 1기(2006~2010), 2011년에 2기(2011~2015) 심뇌혈관질환 종합대책을 수립하였다. 그 후 10년 뒤 「심뇌혈관질환의 예방 및 관리에 관한 법률」 제정을 계기로 심뇌혈관질환의 예방, 치료, 연구 통계 등 법적 근거를 명확히 하였고, 2018년에 이르러서는 법정 종합계획으로 제1차 심뇌혈관질환 종합계획(2018~2022)을 수립(그림 12-3-6)하였으며, 그 주요 성과지표는 〈표 12-3-4〉와 같다.

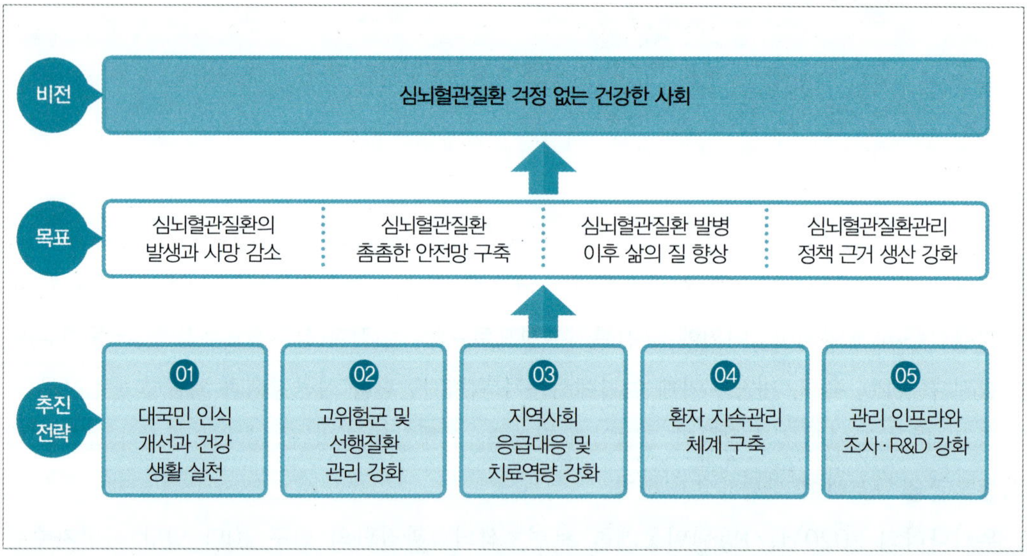

그림 12-3-6 심뇌혈관질환 예방관리 비전, 목표 추진전략

출처: 보건복지부. 제1차 심뇌혈관질환 종합계획(2018~2022). 2018.

표 12-3-4 제1차 심뇌혈관질환 종합계획의 주요 지표

분야	성과지표		현재	목표(2022)
1. 인식 개선	증상 인지율	급성심근경색	45.5% (2017)	55%
		뇌졸중	51.2% (2017)	61%
2. 고위험군 관리	조절률	고혈압	46.2% (2013~2015)	50.0% (2018~2020)
		당뇨병	26.6% (2013~2015)	35.0% (2018~2020)
3. 응급대응 및 치료 역량	치명률 (입원 30일 이내 사망률)	급성심근경색	8.1% (2014)	7.5% (2022)
		출혈성 뇌졸중	7.5% (2016)	6.6% (2022)
4. 재활	급성심근경색 조기재활 시행률		40.0% (2017)	50% 이상
	뇌졸중 조기재활 시행률		75.4% (2017)	80% 이상
5. 인프라	국가통계 산출		–	승인통계 생산

출처: 보건복지부. 제1차 심뇌혈관질환 종합계획(2018~2022). 2018.

따라서 심뇌혈관질환예방관리사업은 보건복지부–권역심뇌혈관질환센터 중심의 심혈관질환, 뇌혈관질환관리의 의료기관 기반 사업과, 질병관리청–지방자치단체(지원단) 중심의 고혈압, 당뇨병 등의 선행질환관리의 지역사회기반 사업으로 구분할 수 있으며, 사업을 담당하는 기관과 각 기관별 역할은 다음 〈표 12-3-5〉와 같다.

표 12-3-5 심뇌혈관질환관리사업의 담당 기관별 역할

기관명	역할
보건복지부	• 심뇌혈관질환관리 종합계획 수립 · 총괄 조정 • 심뇌혈관질환 관련 위원회 구성 및 운영 • 권역심뇌혈관질환 센터 설치 · 운영
질병관리청	• 심뇌혈관질환관리 종합계획 수립 지원 • 심뇌혈관질환 예방관리사업 운영 및 기술지원 – 심뇌혈관질환에 관한 교육자료 개발 및 교육홍보사업 추진 – 심뇌혈관질환 관리 담당자 및 교육 · 상담인력의 교육 및 양성 계획 수립 – 고혈압 · 당뇨병 등록관리사업 기술 지원 및 사업관리 – 시도 및 시 · 군 · 구 심뇌혈관질환 예방관리사업 운영 및 관리

	• 심뇌혈관질환감시체계 구축 · 운영 및 통계 생산 · 관리 • 만성질환사업 기획 및 건강조사 FMTP 교육과정 개발 및 운영 • 예산편성 및 집행: 시도 심뇌혈관질환 예방관리사업, 고혈압 · 당뇨병 등록관리 사업
광역자치단체(시 · 도)	• 시도 심뇌혈관질환 예방관리사업 예산 편성, 계획 수립 및 시행, 자체 평가 • 시 · 군 · 구 보건소 심뇌혈관질환 예방관리사업 지도 · 감독 및 시도 심뇌혈관질환 예방관리사업지원단을 통한 기술 지원 • 심뇌혈관질환 예방관리사업 관련 자체 인력 교육 · 훈련 계획의 수립 · 시행 · 조정 • 지역사회 민간자원 개발 및 네트워크 구축 및 운영 ※ 시 · 도 공공보건의료위원회를 중심으로 심뇌혈관질환센터와 협력하여 공공보건의료계획, 심뇌혈관질환관리 세부집행계획 수립 · 시행 및 평가, 심뇌혈관질환 관리 협의체(필수의료협의체 등) 참여 및 활성화 지원
광역자치단체 심뇌혈관질환 예방관리사업지원단	•「시도 심뇌혈관질환 예방관리사업지원단」 – 시도 심뇌혈관질환 예방관리사업 계획 수립 및 정책 자문 – 시 · 군 · 구 보건소 심뇌혈관질환 예방관리사업 관련 인력 교육 계획 수립 · 시행 지원 – 기타 시도 부의사항 • 대구광역시, 경기도는「시도 심뇌혈관질환 예방관리사업지원단」대신 각각 질병관리청 지정「대구광역시 고혈압 · 당뇨병 광역교육정보센터」,「경기도 고혈압 · 당뇨병 광역교육센터」설치 운영 – 지역사회 환자용 교육교재 및 전문인력 교육교재 개발 – 시도 및 시 · 군 · 구(보건소) 담당자 및 전문인력 교육프로그램 개발 및 운영
기초자치단체(시 · 군 · 구)	• 시 · 군 · 구 심뇌혈관질환 예방관리사업 자체 계획수립 · 시행 및 평가 – 지역사회 교육홍보사업 – 환자조기발견사업 – 맞춤형 방문건강관리사업 등 타 사업과 연계 • 보건복지부 및 시도에서 실시하는 심뇌혈관질환 예방관리사업 담당자 인력 교육 · 훈련에 참여
고혈압 · 당뇨병 등록교육센터	• 고혈압 · 당뇨병 등록관리사업 실시 지역은 시 · 군 · 구「고혈압 · 당뇨병 등록교육센터」설치 · 운영
심뇌혈관질환관리 중앙지원단	• 심뇌혈관질환센터 관련 사업 정책개발 및 기술 지원 • 심뇌혈관질환센터 운영 평가 및 모니터링 지원 • 심뇌혈관질환 조기인지 관련 교육 · 홍보 • 그 밖에 심뇌혈관질환사업과 관련하여 보건복지부장관이 필요하다고 인정하는 업무
권역심뇌혈관질환센터	• 심뇌혈관질환 24시간 전문진료체계 운영사업 수행 • 권역 내 심뇌혈관질환 예방관리사업 수행 • 공공보건의료협력체계 내에서 권역책임의료기관(공공의료본부)과 협력 · 협조하여 심뇌혈관질환 관련 사업의 기획 · 수행 등 총괄 역할 수행

출처: 보건복지부. 권역심뇌혈관질환센터 2021년 운영지침. 2021.
질병관리청. 2022년 시도 심뇌혈관질환 예방관리사업 안내. 2022.

(2) 의료기관 기반 심뇌혈관질환관리사업: 권역심뇌혈관질환센터

권역심뇌혈관질환센터는 ① 주요 권역별 심뇌혈관질환 전문치료 및 관리센터 설치 · 운영을 통한 심뇌혈관질환 치료의 질 향상, ② 심뇌혈관질환 적정치료와 관리로 사망과 후유장애 최소화 및 국민의료비 절감, ③ 지역의료기관을 권역별 심뇌혈관질환 전문진료기관으로 육성하여 건강 형평성을 제고할 목적으로 2008년부터 2018년까지 전국에 14개 종합병원(13개 권역심뇌혈관질환센터, 1개 심뇌혈관질환센터)에 지정하여 운영하고 있다(보건복지부, 2021).

권역심뇌혈관질환센터는 전문치료와 관련된 심혈관, 뇌혈관, 심뇌재활센터 등 3개의 임상센터와 병원 내외에서 예방관리사업을 담당하는 예방관리센터로 구성된다.

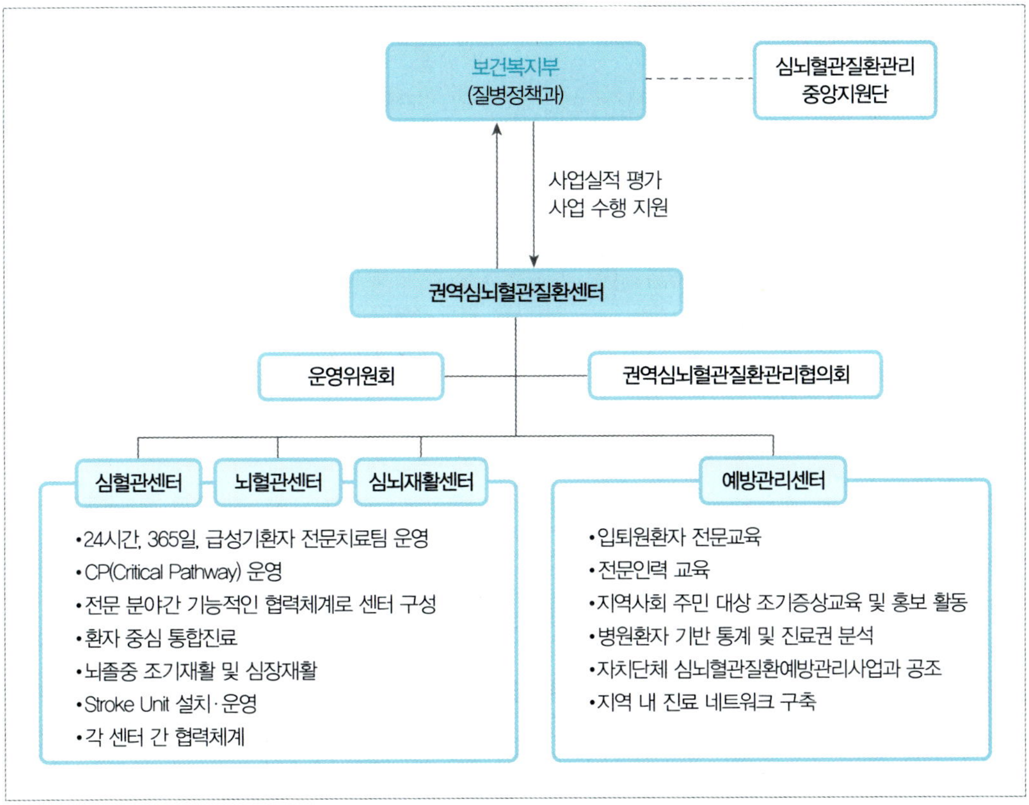

그림 12-3-7 권역심뇌혈관질환센터 기반 심뇌혈관질환관리사업 추진체계

출처: 보건복지부. 권역심뇌혈관질환센터 2021년 운영지침. 2021.

권역심뇌혈관질환센터에서 수행하는 심뇌혈관질환 예방관리사업은 크게 인력교육 및 대중홍보사업, 진료체계구축, 통계사업의 세 가지로 구분할 수 있으며, 각 세부사업과 내용을 살펴보면, 다음 〈표 12-3-6〉과 같다.

표 12-3-6 권역심뇌혈관질환센터의 예방관리사업과 기대성과

구분	사업명	사업내용	사업 성과
① 권역심뇌혈관 질환 인력교육·대중홍보사업	■ 입퇴원 환자 교육(일대일 교육, 전문의 소그룹 교육)	• 입원환자 교육대상 전수에 대해 전담 간호사가 일대일 교육 실시 • 입원환자를 대상으로 전문의 소그룹 교육 실시(매월 센터별 2회 이상) • 외래환자를 대상으로 전담 간호사가 일대일 교육 실시 • 퇴원환자를 대상으로 퇴원 후 3, 12개월에 지속치료, 복약 등 질환관리 사항에 대해 모니터링하고 맞춤상담 실시	• 환자의 자가관리 수준 향상 및 재발률 감소
	■ 권역 전문인력 양성교육(응급체계 연계 강화)	• 권역 응급의료인력에 대해 전문의가 전문교육 실시(실습 중심) • 응급의료인력 전문성 향상을 위한 인지수준, 교육수요도, 교육효과 조사 실시	• 이송 중 생존율 향상, 시술시간 단축, 사망률 감소
	■ 지역사회 교육 및 홍보(조기증상 인지도 향상 홍보 활동 등)	• 대국민 및 고위험군을 대상으로 조기증상 및 증상발생 시 내원방법 교육·홍보 – 교육·홍보 자료 개발 – TV, 라디오 등 대중매체를 이용한 공익광고 송출 – 지역사회 협력 캠페인 수행 – 조기증상 인지도 조사 실시	• 급성심근경색증, 뇌졸중 환자 내원시간 단축
	■ 심뇌혈관질환 예방관리 교육정보팀 운영	• 광역교육정보팀(권역심뇌혈관센터) 설치 및 운영 – 권역 내 지역교육정보센터 인력 훈련 – 교육프로그램 개발 – 교육자료 개발 및 보급 – 교육 효과 평가 실시 – 시도, 국민건강보험공단, 시도 의사회 등 관련 유관기관과 연계 • 지역교육정보센터(지방의료원 등 공공병원 중심) 운영 지원 – 환자대상 입원 및 외래 교육 – 심뇌혈관질환 고위험환자(고혈압, 당뇨병 등) 대상 교육 – 일반인 대상 심뇌혈관질환 조기증상 인지 교육 – 보건소와 연계한 지역단위 심뇌혈관질환 예방 및 관리사업	• 예방관리서비스를 권역으로 확산하여 제공 • 심뇌혈관질환자의 관리 수준 향상을 통한 중증질환 발생 및 재발 감소
② 권역심뇌혈관 질환 진료체계 구축	■ 병원 전 단계 응급후송 연계체계, 권역 내 의료기관 간 진료 네트워크, 자치단체 심뇌혈관질환 예방관리사업과 공조체계 구축 등	• 협력체계 구축 • 지자체 수행 예방관리사업 지원	• 기관 간 협력을 통해 예방관리사업의 효율성 향상

	■ 지역 병의원의 CP (주요임상경로) 보급	• 이미 개발된 권역심뇌혈관질환센터의 주요임상경로 제공 • 병원맞춤식 주요임상경로 개발 및 적용을 위한 자문 실시	• 권역 내 다른 병원의 진료의 신속성, 전문성 향상
	■ 지역 심뇌혈관질환관리 인력 교육	• 의료인, 보건전문가 대상 교육 프로그램 운영	• 심뇌혈관질환관리사업의 질적 향상
	■ 지자체 등 지역사회 관련 사업 참여	• 지자체 교육, 홍보사업 수행 자문 및 전문의 등의 전문인력 강의 지원	• 심뇌혈관질환 발생 및 재발 감소
	■ 심뇌혈관질환관리 취약지 지원사업	• 취약지역 보건의료인력 대상 심뇌혈관질환 전문화 교육과정 운영 • 공중보건의 대상 술기 교육(심전도, 심폐소생술 등) • 취약지역 공중보건의 및 병의원 의사 대상 연수교육과정 운영 • 취약지역 보건의료인력과 권역심뇌혈관질환센터 당직 전문의간 hot-line 구축 • 중증 심뇌혈관질환 의심환자의 초기 대응방법 지도 및 자문을 위한 24시간 연락 체계 구축 • 지역 내 이미 구축된 원격의료지원시스템과 연계한 응급환자 현장조치 지원 • 취약지역 심뇌혈관질환 환자 및 일반 주민 대상 홍보 사업 • 권역 내 취약지역 환자 및 일반주민 대상의 홍보 핵심메시지 발굴 • 비용효과적인 홍보매체를 활용한 핵심메시지 확산(예: 선박/마을버스 게시판 등)	• 진료취약지 진료 수준 향상 • 진료취약지 일반인 조기증상 인지도 향상 • 진료취약지 심뇌혈관질환 사망률 감소
③ 환자 정보를 활용한 통계 사업	■ 병원내원 환자 DB 구축, 등록체계	• 심근경색증, 뇌졸중 환자에 대한 입원 전 단계, 입원단계, 퇴원 후 단계를 포괄하는 (위험요인, 치료경과, 관리수준 등) 데이터베이스 구축	• 국가 심뇌혈관질환 관리를 위한 근거 자료 생산

출처: 보건복지부. 권역심뇌혈관질환센터 2021년 운영지침. 2021.

권역심뇌혈관질환센터 사업으로 병원 내 심뇌혈관질환 치료 성과 향상 및 센터 내 급성기 진료 소요시간 단축과 응급 대응 강화 및 원내 퇴원환자 사망률 감소라는 성과가 있었다.

- (급성심근경색증) 응급실 도착~관상동맥중재술 소요시간: 69.3분(2008) → 53.3분(2017)
- (뇌졸중) 응급실 도착~뇌경색약제 투여 소요시간: 65.6분(2008) → 28.8분(2017)
- 뇌졸중 입원 후 30일 내 사망률 감소: 8.2% → 5.9%(A센터)

그러나 센터 밖 지역사회에서의 심뇌혈관질환 예방 및 초기대응 등의 인지도는 여전히 미흡한 수준이다(보건복지부. 2018).

- **질환 인지율**: '심혈관질환, 뇌혈관질환 질환을 모른다'는 비율이 20~30% 수준
- **증상 인지율**: 심근경색 뇌졸중 증상 인지율이 20% 미만(2014년 기준)
  - '조기증상을 잘 알고 있다': 심근경색 (2011) 11.6% → (2014) 15.9%

    뇌졸중 (2011) 13.1% → (2014) 17.5%

이는 초기 대응이 중요한 급성기 뇌혈관질환을 관리하기 위하여 권역심뇌혈관질환센터는 지역사회와 협력하고 교육과 홍보를 다각화할 필요가 있고, 중앙정부는 지역사회 유관기관이 권역센터 사업에 적극 협력할 수 있는 정책 마련 및 행정적, 재정적 지원을 하는 것이 필요하다.

(3) 지역사회 기반 심뇌혈관질환예방관리사업(질병관리청b, 2021)

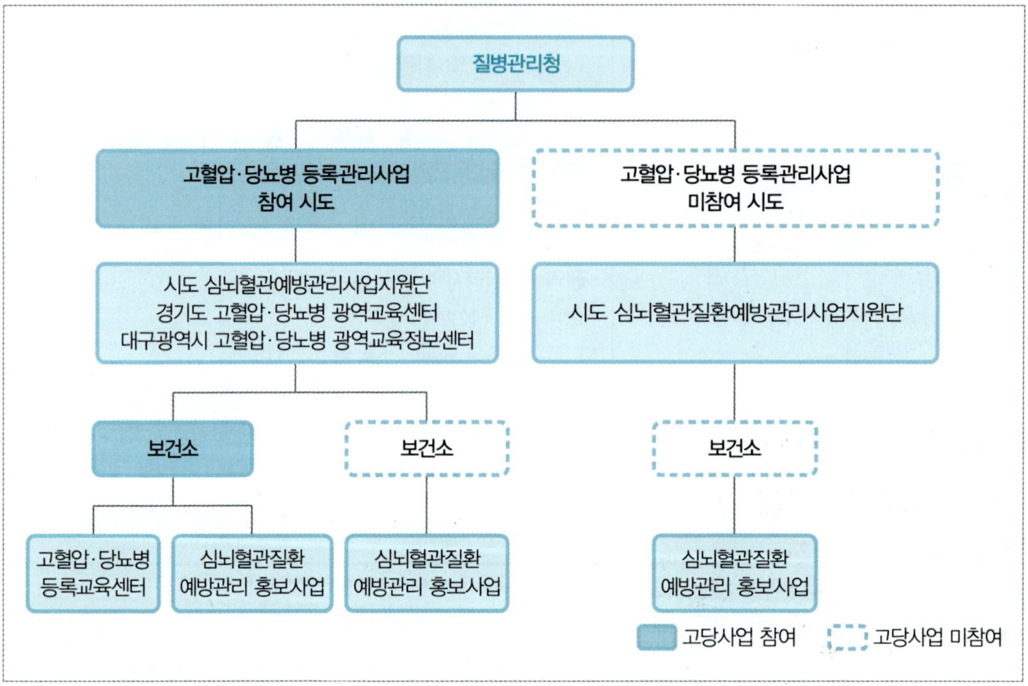

그림 12-3-8 지역사회 기반 심뇌혈관질환예방관리사업 조직체계

출처: 질병관리청. 2022년 시도 심뇌혈관질환 예방관리사업 안내. 2022.

질병관리청이 제1차 심뇌혈관질환 종합계획에 근거하여 지방자치단체 및 유관기관과 함께 실시한 지역사회 기반 심뇌혈관질환 예방관리의 주요 사업은 다음과 같다.

① 심혈관질환 대국민 인식 및 건강행태 개선

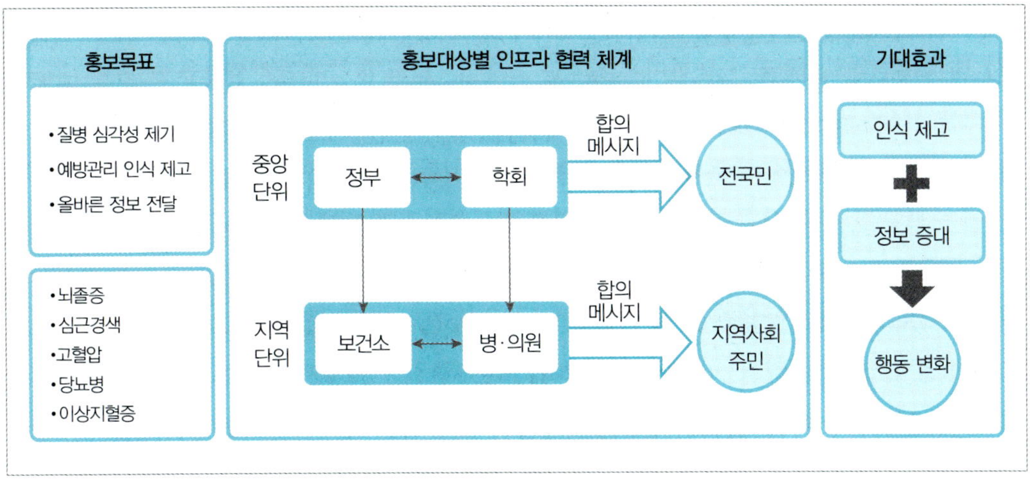

그림 12-3-9 심뇌혈관질환 홍보사업의 기본 전략체계

출처: 보건복지부, 질병관리청. 2022년 지역사회 통합건강증진사업 안내(심뇌혈관질환 예방관리). 2022.

국민의 인식을 개선하기 위한 중장기 홍보계획 수립을 위하여 2020년에 계획 준비단계를 거쳐 2021년에 중장기 계획 수립 및 시범사업의 수행, 모니터링과 함께 단기 결과를 평가하였다. 2022년도에는 사업 확대를 위한 캠페인 메시지를 수정, 보완하고 캠페인을 지역사회에 적용하고 결과 평가를 실시하며, 평가 프로토콜을 개발할 계획이다.

매년 9월 첫째 주를 대국민 인식개선을 위한 심뇌혈관질환 예방관리주간으로 지정하고 레드서클캠페인을 실시하는데, 코로나-19로 2021년에는 비대면으로 수행하기 위한 비대면 콘텐츠를 개발하고 배포하였다.

심근경색 및 뇌졸중 증상 조기인지 및 대국민 인식개선사업을 SNS를 활용하여 웹툰 및 홍보영상 등을 겨울철에 집중 홍보하고 있으며, 향후 공익광고 제작 및 송출, 고위험군 대상 맞춤형 콘텐츠와 증상인지도 및 자가진단기술의 향상을 위한 콘텐츠 개발 계획이 있다. 이외에도 심뇌혈관질환 관련 정보 검색이 가능한 종합 포털을 2020년부터 구축하여 운영하고 있다.

② 생활터 중심 인식 개선사업

이 사업의 일환으로 2021년에는 어린이의 눈높이에 맞춘 교육 홍보영상을 개발하여 교육부를 통해 보급 확산하였다. 2022년에는 생애주기(청소년, 청년, 중장년, 노년)별 건강문제, 교육 및 홍보내용, 협력체계 교육 및 홍보 메시지와 활용매체를 달리한 교육 홍보를 추진하고, 학교(교육부)와 사업장(고용노동부) 중심 심뇌혈관질환 예방관리 홍보를 추진하는 헬스커뮤니케이션 강화 계획이 있다.

③ 고혈압 · 당뇨병 등 선행질환 관리 강화

심뇌혈관질환 발생 주요 원인인 선행질환 관리를 강화하기 위한 특화된 지역보건사업으로서 보건소가 의료기관과 협력하여 실시하는 고혈압 · 당뇨병 등록관리사업을 2007년 대구광역시를 시작으로 추진하고 있다. 2020년 기준 6개 지자체에서 25개 보건소와 함께 해당 지역의 의료기관 63.4%, 약국 86.5%가 참여하여 심뇌혈관질환 선행질환을 관리하고 있다. 향후에는 고혈압 · 당뇨병 등록관리사업을 일차의료 만성질환 시범사업과의 연계방안을 마련하고 고혈압 · 당뇨병교육센터의 전문인력 역량강화 방안을 모색할 계획이 있다.

이외에도 국민건강영양조사, 지역사회건강조사의 건강지표를 활용한 한국형 심뇌혈관질환 고위험군 선별 및 관리 권고안 개발 연구와 심뇌혈관질환 예방관리 가이드라인을 개발하고 보급하는 사업을 수행하고 있다.

④ 심뇌혈관질환관리 인프라 개선

국가통계 생산체계 구축사업 일환으로 심뇌혈관질환 관련 지표(발생률, 재발률, 재원일수 등) 산출과 정확도를 확보하여 정규 통계생산, 건강보험 청구자료를 이용한 전 국민 에피소드 DB 구축 및 의무기록조사 확대 수행으로 통계자료 수집 및 분석, 안정적인 국가 승인통계와 등록통계 구축을 위한 전략 마련을 계획하고 있다.

심뇌혈관질환 전문인력 대상 심화교육과정을 이론과 실습 프로그램으로 구성하여 운영하고, 만성질환관리 포럼 및 심뇌혈관질환관리 콘퍼런스를 개최하였다. 이외에도 만성질환 예방관리 정책 수립 시 활용할 수 있는 기초 현황자료인 『만성질환 현황과 이슈』를 발간하고, 심뇌혈관질환 연구를 지속 수행하며 관련 보고서를 발간하고 있다.

제1차 심뇌혈관질환종합계획의 추진 기간이 2022년까지이므로 5년간 수행한 사업과 목표 달성 정도를 평가하고, 2차 심뇌혈관질환종합계획을 수립하기 위한 절차가 향후 진행되어야 할 것이다.

2) 고혈압 · 당뇨병, 대사증후군

(1) 고혈압 · 당뇨병

고혈압, 당뇨병 등의 선행질환 유병률이 증가 추세에 있으며, 진료비가 단일 상병으로 가장 많은 1, 2위를 차지하고 있다(보건복지부, 질병관리청, 2022).

- 고혈압 유병률 20.1%(2014) → 22.9%(2020)
  진료비 2.4천억 원(2002) → 3.9조 원(2020)

• 당뇨병 유병률 9.3%(2014) → 10.7%(2020)
 진료비 1.6천억 원(2002) → 2.9조 원(2020)

표 12-3-7 고혈압 유병률: 만 19세 이상 단위: %

구분	2014	2015	2016	2017	2018	2019	2020
전체	20.1	22.1	23.3	22.0	23.1	22.2	22.9
남	23.8	26.3	28.2	27.0	27.6	25.5	28.6
여	16.4	17.9	18.1	16.6	18.3	18.5	16.8

출처: 보건복지부, 질병관리청. 2022년 지역사회 통합건강증진사업 안내(심뇌혈관질환 예방관리). 2022. 재인용

표 12-3-8 당뇨병 유병률(공복혈당 또는 당화혈색소 기준): 만 19세 이상 단위: %

구분	2014	2015	2016	2017	2018	2019	2020
전체	9.3	8.0	9.7	9.1	9.2	9.5	10.7
남	11.2	9.1	11.1	10.9	11.2	11.1	13.0
여	7.5	7.0	8.3	7.3	7.1	8.0	8.2

출처: 보건복지부, 질병관리청. 2022년 지역사회 통합건강증진사업 안내(심뇌혈관질환 예방관리). 2022. 재인용

고혈압과 당뇨병은 노인진료비 1, 4위를 차지하는 질환이므로 지속되는 인구 고령화로 노인 환자 수가 급속하게 증가함에 따라 의료비 및 사회경제적 부담이 급증할 것으로 예측된다(보건복지부, 질병관리청. 2022).

- 노인인구 추계: (2009) 9.9% → (2015) 12.9% → (2020) 15.6% → (2025) 19.9% → (2030) 24.3%
- 노인진료비 추계: (2009) 31.4% → (2015) 37.9% → (2020) 45.6% → (2025) 56.1% → (2030) 65.4%

고혈압, 당뇨병의 인지율, 치료율 증가는 질환에 대한 국민 관심도가 향상된 것으로 볼 수 있으나, 유병자임에도 조절률이 고혈압의 경우 50% 미만, 당뇨병의 경우 25% 미만인 현실을 고려한 고혈압, 당뇨병 관리정책이 필요하다(표 12-3-9, 표 12-3-10).

이를 배경으로 제1차 심뇌혈관질환관리 종합계획(2018~2022)에서 고혈압, 당뇨병관리에 대한 지표 중 유병률을 대표지표로 하여 관리 목표치를 설정하였다(표 12-3-11).

표 12-3-9 고혈압 관리실태: 만 19세 이상 단위: %

구 분		2013~2015(6기)	2016~2018(7기)	2019~2020
인지율[1]	전체	66.0	67.4	69.8
	남자	58.2	61.7	65.2
	여자	74.9	74.6	75.2
치료율[2]	전체	62.1	63.5	65.2
	남자	53.5	57.2	59.5
	여자	72.2	71.4	72.0
조절률[3] (유병자 기준)	전체	45.1	47.1	47.6
	남자	39.0	43.8	45.4
	여자	52.3	51.1	50.2
조절률[4] (치료자 기준)	전체	72.0	73.2	72.2
	남자	72.4	75.9	75.3
	여자	71.7	70.5	69.2

주: 1) 고혈압 인지율: 고혈압 유병자 중 의사로부터 고혈압 진단을 받은 분율
2) 고혈압 치료율: 고혈압 유병자 중 현재 혈압강하제를 한 달에 20일 이상 복용한 분율
3) 고혈압 조절률(유병자 기준): 고혈압 유병자 중 수축기혈압이 140mmHg 미만, 이완기 혈압이 90mmHg 미만인 분율
4) 고혈압 조절률(치료자 기준): 고혈압 치료자 중 수축기혈압이 140mmHg미만, 이완기혈압이 90mmHg 미만인 분율
출처: 보건복지부, 질병관리청. 2022년 지역사회 통합건강증진사업 안내(심뇌혈관질환 예방관리). 2022. 재인용

표 12-3-10 당뇨병 관리실태: 만 19세 이상 단위: %

구 분		2013~2015(6기)	2016~2018(7기)	2019~2020
인지율[1]	전체	60.5	64.1	65.1
	남자	59.0	60.1	62.4
	여자	62.4	69.3	68.5
치료율[2]	전체	54.1	59.3	60.6
	남자	51.8	55.5	56.6
	여자	57.0	64.0	65.7
조절률[3] (유병자 기준)	전체	23.1	28.3	24.1
	남자	24.8	29.2	24.2
	여자	21.0	27.2	24.1
조절률[4] (치료자 기준)	전체	22.3	25.8	25.1
	남자	23.2	25.1	23.7
	여자	21.2	26.5	26.6

주: 1) 당뇨병 인지율: 당뇨병 유병자(공복혈당 또는 당화혈색소 기준) 중 의사로부터 당뇨병 진단을 받은 분율
2) 당뇨병 치료율: 당뇨병 유병자(공복혈당 또는 당화혈색소 기준) 중 현재 혈당강하제를 복용 또는 인슐린 주사 투여 분율
3) 당뇨병 조절률(유병자 기준): 당뇨병 유병자(공복혈당 또는 당화혈색소 기준) 중 당화혈색소가 6.5% 미만인 분율
4) 당뇨병 조절률(치료자 기준): 당뇨병 치료자 중 당화혈색소가 6.5% 미만인 분율
출처: 보건복지부, 질병관리청. 2022년 지역사회 통합건강증진사업 안내(심뇌혈관질환 예방관리). 2022. 재인용

표 12-3-11 제1차 심뇌혈관질환관리 종합계획(2018~2022)의 대표지표[1] 단위: %

대표지표	2018	2019	2020	2030년 목표
성인남성 고혈압 유병률 (연령표준화)	33.2	31.1	28.6	32.2
성인여성 고혈압 유병률 (연령표준화)	23.1	22.8	16.8	22.1
성인남성 당뇨병 유병률[2] (연령표준화)	12.9	12.6	13.0	11.9
성인여성 당뇨병 유병률[2] (연령표준화)	7.9	8.2	8.2	6.9

주: 1) 고혈압, 당뇨병 유병률 산출 연령기준(만 19세 이상)
2) 연령표준화 당뇨병 유병률(공복혈당 기준)
출처: 보건복지부, 질병관리청. 2022년 지역사회 통합건강증진사업 안내(심뇌혈관질환 예방관리). 2022. 재인용

국가에서 설정한 목표 달성을 위한 기초자치단체 차원에서의 심뇌혈관질환 예방관리사업은 고혈압, 당뇨병, 이상지질혈증의 선행질환의 예방과 관리를 목적으로 하며, 주요 사업은 크게 네 가지로 지역사회 홍보사업, 환자 조기발견사업, 환자 등록관리사업, 중앙 콘텐츠를 활용한 지역 자체 교육 · 홍보사업이 있다(표 12-3-12).

표 12-3-12 시 · 군 심뇌혈관질환 예방관리사업 세부 내용

구분	사업대상	사업내용	접근전략
① 지역사회 홍보사업	■ 지역사회 주민 전체 • 내소자 • 일반검진 및 생애전환기검진 결과 고혈압, 당뇨병이 있는 대상자 • 의원급 만성질환관리제를 통해 공단에서 연계 받은 고혈압, 당뇨병 환자 • 그 외 심뇌혈관질환자(뇌졸중, 심근경색 등)	• 중앙-지역 참여 심뇌혈관질환 예방관리주간(매년 9월 첫째 주) 합동캠페인 캠페인 수행 • 지역매체를 활용한 심뇌혈관질환 예방관리 홍보 • 지역사회 주민대상 심뇌혈관질환 예방관리 건강강좌 개최 • 기타: 질환 관련 주요 기념일(고혈압의 날, 당뇨병의 날, 동절기 등) 계기 지역사회 홍보, 각종 지역행사 및 환자발견 캠페인 등을 통한 홍보, 보건기관 방문한 내소자에 대한 교육 및 홍보, 교육기관, 시민단체, 사업장, 경로당, 주민단체 등 기관을 통한 교육 및 홍보	• 연간 지역사회 교육 · 홍보계획 수립하여 시행 • 지역사회 보건의료인 전문단체(의사회, 약사회 등)와 연계하여 사업 추진 • 노인회 등 지역사회단체 등과의 협력을 통한 사업 추진 • 지역의 사업장, 민간기업 연계를 통한 사업 추진 • 표준화된 교육, 홍보자료 활용 • 근거기반의 건강정보 및 가이드라인 활용
② 환자 조기 발견사업		• 혈압 · 혈당 · 콜레스테롤 알기 캠페인(연간 2회 이상) ※ 보건소 건강생활실천사업과 연계하여 캠페인 추진 가능 • 건강검진 수진율 향상을 위한 홍보	• 연간 환자발견사업 추진계획 수립하여 시행 • 지역사회 보건의료인 전문단체(의사회, 약사회 등)와 연계하여 사업 추진

		※ 국민건강보험공단과 연계하여 건강검진 홍보 실시 • 건강검진 수진율 향상을 위한 홍보	• 지역사회 각종 단체 등과의 협력을 통한 사업 추진 • 표준화된 진단기준 및 검사방법 활용
③ 환자 등록 관리사업	▪민간의료기관에서 치료받는 환자 중 주기적인 교육 및 상담 등 관리서비스가 필요하여 보건소로 의뢰·연계된 고혈압·당뇨병·이상지질혈증 환자 및 전 단계 환자 ▪맞춤형 방문건강관리사업을 통해 자가 관리 능력 강화 및 만성질환 적정관리가 필요하여 의뢰·연계된 고혈압·당뇨병·이상지질혈증 환자 ▪보건소 내 진료실을 방문하여 진료 받은 고혈압·당뇨병·이상지질혈증 환자 및 전단계 환자	• 만성질환관리사업 환자 등록 • 고혈압·당뇨병·이상지질혈증 환자의 지속치료 및 자가 관리능력 향상을 위한 교육 실시(개별 상담교육 또는 교실 참가) • 환자의 정기적인 방문 여부에 따라 치료 순응환자, 치료 비순응환자, 신규환자 등 그룹별 교육 프로그램 운영 • 보건소 진료환자의 경우 의료진을 통한 적절한 처방(생활습관 교정치료 또는 약물처방) • 방문서비스가 필요한 환자의 경우, 맞춤형 방문건강관리사업과 연계하여 서비스 제공 실시 • 민간의료기관과 협력을 통한 만성질환자 지속 관리 실시 – 민간의료기관을 이용하는 환자의 경우 지속치료의 중요성을 강조하고, 치료받고 있는 의료기관을 정기적으로 방문하도록 교육 ※ 예) 민간의료기관과 협력을 통한 만성질환자 관리 표준모형(고혈압·당뇨병 등록관리사업)	• 만성질환 관리체계 강화를 위한 유기적인 정보 공유 및 협력체계 구성 • 정기적인 보건소 방문(passive follow-up)뿐 아니라 전화·인터넷 등을 이용한 적극적인 관리(active follow-up)도 병행
④ 중앙 콘텐츠를 활용한 지역 자체 교육·홍보 사업	▪지역사회 주민 전체	• 질병관리청 누리집* 홈페이지를 통해 이미 개발된 홍보 콘텐츠를 확인하여 사용 – 중앙 콘텐츠는 고혈압, 당뇨병, 이상지질혈증, 심근경색, 뇌졸중 등의 예방과 관리에 대한 내용 – 공익광고 동영상, 라디오광고 음원, 플래시애니메이션, 인포그래픽 동영상, 화이트보드 동영상, 레드서클 캠페인송, 소책자·포스터·리플릿 등의 인쇄물 파일, 연극 및 마당극, 동영상 홍보교육자료, 웹툰을 비롯하여 코로나-19 상황으로 대면 홍보가 어려워진 것을 고려한 비대면 홍보 KIT 등 – 국가건강정보포털 내에 심뇌혈관질환 정보 제공	–

주: ※ 질병관리청 누리집(www.kdca.go.kr 홈페이지 〉 알림·자료 〉 홍보자료).

출처: 보건복지부, 질병관리청. 2022년 지역사회 통합건강증진사업 안내(심뇌혈관질환 예방관리). 2022. 재인용

〈근거-기반 현장 사례: 고혈압 · 당뇨병 등록교육센터 등록관리사업〉
- 민간의료기관과 협력을 통한 만성질환자 관리 표준모형 -

- **사업 대상**: 주민등록상 사업지역에 거주하는 30세 이상 고혈압 · 당뇨병 환자

- **참여 기관**: 지역사회 고혈압 · 당뇨병 진료 1차 의료기관 및 약국

- **서비스 내용**
  1) 지속 치료 향상을 위해 의료기관에서 고혈압 · 당뇨병 환자 등록관리
     - 65세 이상 고혈압, 당뇨병 환자 1인당 등록비 1,000원/년 지원
     - 30~64세 고혈압, 당뇨병 환자 1인당 등록비 5,000원/년 지원
       ※ 의원 환자 등록비: 해당 지역사회 내 지정 의료기관이 정보시스템에 당해연도 환자 첫 등록 시(재등록 시) 의료기관에 지급
  2) 환자의 건강행태 개선과 지속치료 유도를 위해 인센티브 제공
     - 65세 이상 등록 환자 본인부담금(진료비, 약제비, 합병증 검사비) 지원
       ※ 65세 이상 환자 1인당 3,500원/월(진료비 1,500원, 약제비 2,000원) 지원, 연 42,000원 수준
  3) 지속 치료율 향상을 위해 치료 일정 및 누락 일정 안내서비스(리콜 · 리마인드 서비스) 제공
  4) 환자의 자가 관리능력 향상을 위한 질환 및 영양교육 및 상담서비스 제공

- **서비스 제공 의의**
  1) Future Care - 미래 건강 투자
     - 청장년층의 고혈압 · 당뇨병을 관리하여 노년층의 뇌졸중, 심근경색과 같은 심뇌혈관질환 합병증을 예방함으로써 인적자원 유지 및 건강한 삶의 질 보장
  2) Total Care - 포괄서비스 제공
     - 고혈압, 당뇨병 치료율 향상과 더불어 영양교육 등을 포함한 총체적 건강행태 개선 서비스 제공
  3) Smart Care - IT 기반 정보서비스 제공
     - 등록관리와 전산시스템을 통한 자기관리서비스 제공
  4) Valuable Care - 비용-효과적 서비스 제공
     - 1인당 연 5만 원의 치료비 지원 등의 비용을 통해, 합병증 발생을 예방하여 1인당 연간 천만 원의 비용 절감 효과

- **추진 성과**
  1) 고혈압 · 당뇨병 지속치료(연 290일 이상) 환자 증가
     - 전체 고혈압 · 당뇨병 대상자의 약국처방에 대한 처방순응도 증가
       ◦ 고혈압 2007년 35.5% → 2016년 58.5% (13%p 증가)
       ◦ 당뇨병 2007년 31.1% → 2016년 53.1% (22%p 증가)
  2) 등록 환자의 사망률 및 합병증 입원률 감소
     - 사망률은 등록군이 12.1%로 대조군 14.0%에 비해 1.9%p 낮음
     - 등록군에서 합병증(뇌혈관질환, 심장질환, 신장질환)으로 인한 입원율 낮음
     - 뇌혈관질환(I60-I69) 등록군 5.7%, 대조군 6.1%
       ◦ 심장질환(I20-I25) 등록군 3.8%, 대조군 4.1%
       ◦ 신장질환(N17-N19) 등록군 1.7%, 대조군 1.9%
  3) 등록 환자의 1차 의료기관 이용 증가
     - 2016년 등록연도 요양기관종별 외래환자 구성비
       ◦ 고혈압 2013년 58.1% → 2016년 78.1%
       ◦ 당뇨병 2013년 59.4% → 2016년 74.1%

출처: 보건복지부, 질병관리청. 2022년 지역사회 통합건강증진사업 안내(심뇌혈관질환 예방관리). 2022. 재인용
질병관리청. 2022년 고혈압, 당뇨병 등록관리사업 표준 실무지침. 2022.

(2) 대사증후군

대사증후군이란 다양한 심혈관질환 위험인자들이 복합적으로 나타나는 건강문제로 유전적, 환경적인 요인 등 여러 위험인자들이 연관된다고 알려져 있지만, 인슐린 저항성이 가장 중요한 인자로 고려된다(질병관리청 국가건강정보포털). 인슐린 저항성은 인슐린에 대한 신체 반응이 감소된 상태로 고혈당이 유발되어 당뇨병 전 단계 또는 당뇨병을 일으킬 수 있다. 또한 높은 인슐린으로 체내에 염분과 수분을 축적하여 고혈압을 유발하고, 지방 축적을 유도하여 비만을 촉발하고, 중성지방의 혈중농도를 높여 이상지질혈증도 생길 수 있다.

국민건강영양조사 결과 대사증후군의 유병률이 지속적으로 증가(2007~2018)하는 추세이며, 특히 남자에게서 증가하고 있다. 최근 3년간(2016-2018)의 유병률로는 우리나라 19세 이상 성인 약 4명 중 1명이, 65세 이상 성인에서는 10명 중 5명이 대사증후군에 해당한다. 지역별로는 전국적으로 대사증후군 유병률이 증가하는데, 특히 강원, 전라, 충청지역의 유병률이 크게 증가하였다(심장대사증후군학회, 2021).

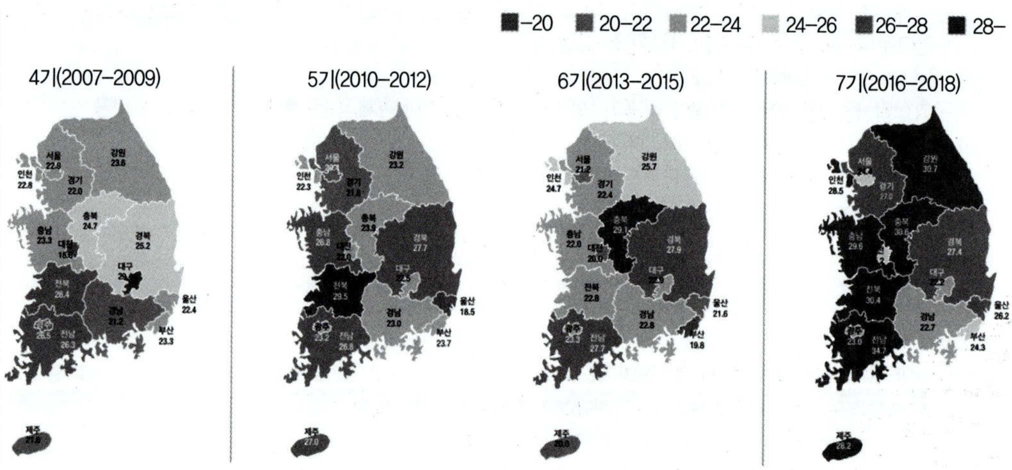

※ 2005년 연앙인구 기준으로 시도별 유병률 계산, 세종시는 제외하고 분석(7기 조사부터 세종시가 조사구로 포함)

그림 12-3-10 최근 12년간 대사증후군 유병률의 지역별 차이

출처: 심장대사증후군학회. Metabolic Syndrome Fact Sheet in Korea 2021. 2021.

대사증후군은 허리둘레, 중성지방, HDL콜레스테롤, 혈압, 혈당(공복혈당)의 다섯 개 항목 중에서 세 개 이상이 기준치보다 높거나 낮은 경우로 진단한다(그림 12-3-11).

남	항목	여
90cm 이상 또는 35.4inch 이상	두꺼운 허리둘레	85cm 이상 또는 33.5inch 이상
150mg/dℓ 이상	중성지방(TG) 증가	150mg/dℓ 이상
40mg/dℓ 미만	좋은 콜레스테롤(HDL-C) 감소	50mg/dℓ 미만
수축기 130, 이완기 85mmHg 이상	높은 혈압	수축기 130, 이완기 85mmHg 이상
100mg/dℓ 이상	높은 공복혈당	100mg/dℓ 이상

그림 12-3-11 대사증후군 진단기준

출처: 강원권역심뇌혈관질환센터, 강원도 심뇌혈관질환 예방관리사업지원단. 건강한 혈관 건강한 인생을 위한 대사증후군 관리 리플릿. 2020.

2020년 건강검진 수검인원 중 69.8%(1천만 명)가 대사증후군 위험요인 1개 이상을 보유하고 있으며(남자 78.1%, 여자 60.5%), 대사증후군의 비율이 50대까지는 남자가 많으나, 60대부터는 여자가 더 많다(60대 남자 34.2%, 여자 34.7%). 위험요인별로는 복부비만, 높은 혈당, 낮은 HDL콜레스테롤혈증은 80대 이상(37.5%, 81.5%, 33.3%), 높은 혈당은 70대(59.6%), 고중성지방혈증은 60대(29.0%)에서 가장 비율이 높다. 각 위험요인별로 대부분 남자 비율이 더 높으나, 낮은 HDL콜레스테롤혈증은 여자가 보유비율이 더 높다(국민건강보험공단. 2021).

표 12-3-13 대사증후군 위험요인의 진단기준별 및 성별 현황 단위: %

구분		복부비만	높은 혈압	높은 혈당	고중성 지방혈증	낮은 HDL 콜레스테롤혈증
전체	계	25.8	44.8	41.6	16.9	14.0
	남자	31.1	51.4	48.0	18.3	11.8
	여자	20.0	37.4	34.6	15.2	16.4

출처: 국민건강보험공단. 2020 건강검진통계연보. 2021.

대사증후군은 비만의 정도가 심할수록 빈도가 증가하고, 대사증후군에 해당하면 심혈관질환으로 인한 이환율과 사망률이 증가할 수 있다. 따라서 대사증후군을 치료하기 위하여는 생활습관 개선과 각 진단기준별 정도에 따른 약물치료를 고려할 수 있다. 이 중 생활습관 개선(표 12-3-14)에는 식사관리, 운동실천이 가장 중요하다(대한비만학회 진료지침위원회. 2021).

표 12-3-14 생활습관 관리를 통한 대사증후군 예방 및 치료효과

치료	방법	효과
생활습관 교정	■ 저지방 식사, 주당 150분 중강도 운동 ■ 7% 체중 감량	• 대사증후군 발생 억제(41%)
	■ 6~12개월 간의 적극적인 생활습관 교정	• 대사증후군 치료 효과(38%)
체중감량	■ 5~15% 체중 감량	• 혈압 강하(10~20mmHg) • 중성지방 감소(30%) • HDL 증가(8%) • 공복혈당 감소(30%) • 당뇨병 발생 감소(50%) • 사망률 감소(20~50%)
식사 치료	■ 지중해식 식사	• 대사증후군 발생 감소(80%)
운동치료	■ 중강도 운동 30~45분간 주당 3~5회	• 대사증후군 발생 감소

출처: 대한비만학회 진료지침위원회. 대한비만학회 비만 진료지침 2020 QUICK REFERENCE GUIDELINE. 2021.

대사증후군을 생활습관 개선으로 관리한 지역사회사업으로는 서울시의 오락프로젝트가 대표적이다. 서울시는 2007년 보건소 활성화 방안 마련이 계기가 되어 2009~2010년의 시범사업을 시작하였고, 2011년에는 대사증후군 관리사업지원단을 개소하였으며, 25개 자치구 보건소에서 대사증후군관리사업을 본격적으로 실시하였으며, 대사증후군 전문관리센터를 운영하고 있다(서울특별시, 2020).

〈근거-기반 현장 사례: 서울특별시의 대사증후군 오락(五樂)프로젝트〉

※ 대사증후군 오락프로젝트의 오락은 다섯 가지 즐거운 건강체크라는 의미

• 비전 및 목표

1) 비전

- 암, 심뇌혈관질환 예방을 통한 서울시민 건강수명 100세 시대

2) 목적

- 대사증후군 관리를 통한 암 및 심뇌혈관질환의 예방
- 맞춤형 사후관리와 찾아가는 건강관리서비스를 통한 적극적인 시민 건강관리
- 역량 있는 보건소로의 이미지 개선과 전문성 있는 보건인력 인프라 구축
- 오락(五樂) 프로젝트로 건강관리 패러다임을 '치료'에서 '예방'으로 전환
- 감동을 주는 보건조직, 감동을 주는 서울시

3) 목표

- 단기: 대사증후군 인지도 향상 및 유병률 감소
- 중기: 시민의 생활습관 개선, 관련 질환 치료율 및 합병증률 감소
- 장기: 사망률 감소 및 건강수명 증가, 사회경제적 비용 및 의료비 절감

• 서울시 대사증후군관리사업 참여 절차 및 제공서비스 내용

1) 서비스 제공 절차

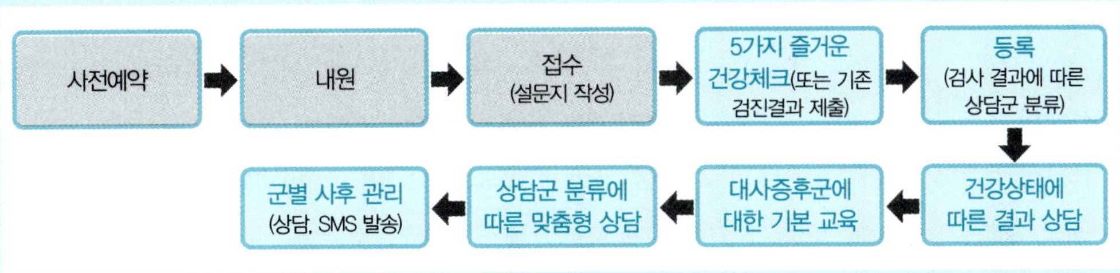

2) 서비스 내용

– 대사증후군 진단기준에 해당하는 다섯 가지 즐거운 건강체크 제공

– 건강체크 결과에 대한 결과 상담 제공

∘ 단, 건강체크를 통해 발견되는 질환자는 인근 병 · 의원으로 연계

– 결과 상담에 따라 자신의 건강상태에 알맞은 맞춤형 건강상담 및 지속적인 관리 제공

위험인자	상담군 분류	발견 검사	맞춤형 상담
3~5개(약물복용자 제외)	대사증후군	5회/12개월	– 12개월간 월 1회 상담 제공 (영양, 운동 상담 필수) – 건강 SMS 제공(주 1회)
1~2개(약물복용자 제외)	건강주의군	3회/12개월	– 상담 연 3회 제공 (영양, 운동 상담 필수) – 건강 SMS 제공(월 3회)
위험인자 보유개수와 상관없이 현재 약물 복용자	약물치료군		
0개	정상군	2회/12개월	– 상담 연 2회 제공 (영양, 운동 상담 필수) – 건강 SMS 제공(월 1회)

* 건강체크 내용을 바탕을 필요시 영양, 운동, 절주, 스트레스, 금연 상담을 제공 받으실 수 있습니다.

3) 찾아가는 대사증후군 건강상담실

– 재래시장, 마트, 주민 자치센터, 구민회관, 사업장, 아파트 등을 방문하는 찾아가는 대사증후군 건강상담 센터를 통해서도 발견검사 및 건강상담 제공

4) ICT 기반 U-Health 및 스마트헬스사업 시범사업 실시

– 시간적, 환경적 제약을 받지 않고 대상자가 쉽게 자가건강관리를 할 수 있도록 U-Health Zone을 설치하여 U-health 등록 대상자를 대사증후군 관리사업 DB에 연동하여 등록관리(16개 보건소, 49개소 설치, 2020. 2. 29. 현재)

– 영양 · 운동 등 모바일 앱(APP, 워크온, 마이체크업, 리빗, 메디람, 마이캐디 및 자치구 자체 제작앱 등)을 활용하여 스스로 건강생활을 실천하고 앱을 통해 축적된 개인의 건강생활실천 정보를 토대로 맞춤형 건강관리서비스 제공 가능

출처: 서울특별시. 대사증후군 오락프로젝트 2020년 웹진 1호. 2020.
서울특별시. 대사증후군 오락프로젝트. 2020.

3) 암관리사업

우리나라의 2019년 신규 암환자 수는 25만 4,718명으로 1999년 10만 1,847명에 비해 2.5배 증가하였고, 2015년 이후 신규 암환자 수는 매년 증가하는 추세이다. 우리나라의 2019년 암발생률은 인구 10만 명당 295.8명(연령표준화)으로 암종에 따라 차이는 있으나, 모든 암의 연령표준화발생률은 1999년부터 2015년까지 증가 추세를 보이고, 그 이후 유의미한 증감 추세를 보이지 않고 있다. 암 발생률 증가는 고령인구 증가와 폐암, 유방암, 전립선암, 갑상선암 발생률 증가와 관련이 있다. 우리나라 사람의 암발생 확률은 기대수명(83세)까지 생존할 때 남자는 39.9%, 여자는 35.8%로 추정하고 있다(보건복지부, 중앙암등록본부, 2021).

진단기술과 암치료의 발달로 우리나라 암환자의 생존율은 1993년부터 지속적으로 증가하고 있다. 암환자 5년 상대생존율은 2006년부터 2010년의 65.5%에서 2014년부터 2018년의 70.3%로, 암진단을 받은 환자 10명 중 7명은 5년 이상 생존하여 암생존율이 2001년부터 2005년의 54.1%에 비하여 1.3배 증가하였다(표 12-3-15). 2019년의 암 유병자는 1999년 이후 암 확진을 받아 2020년 1월 1일 기준으로 치료 중이거나 완치된 사람으로 2019년에 약 215만 명으로 전년 대비 약 14만 명 증가했으며, 이는 우리나라 전체 인구 대비 4.2%에 해당한다(보건복지부, 중앙암등록본부, 2021).

표 12-3-15 주요 암종 5년 상대생존율 추이(남녀 전체, 1993-2018) (단위: %, %p)

발생순위	암종	발생기간						증감*
		1993~1995	1996~2000	2001~2005	2006~2010	2011~2015	2014~2018	
	모든암	42.9	45.1	54.1	65.5	70.7	70.3	27.4
1	위	43.8	47.3	58.0	68.4	75.9	77.0	33.2
2	갑상선	94.5	95.0	98.4	100	100.2	100.0	5.5
3	폐	12.5	13.6	16.6	20.3	27.5	32.4	19.9
4	대장	56.2	58.8	66.9	73.9	76.1	74.3	18.1
5	유방	79.2	83.6	88.7	91.2	92.8	93.3	14.1
6	간	11.8	14.1	20.5	28.3	34.4	37.0	25.2
7	전립선	59.2	69.3	81.0	92.0	94.2	94.4	35.2
8	췌장	10.6	8.7	8.4	8.5	10.8	12.6	2.0
9	담낭 및 기타 담도	18.7	20.7	23.1	26.9	28.7	28.8	10.1
10	신장	64.2	67.0	73.7	78.6	82.6	84.1	19.9

주: * 증감: '1993-1995년' 대비 '2014-2018년' 암발생자의 생존율 차이.
출처: 중앙암등록본부. 국립암센터 암등록통계. 2021.
질병관리청. 2021 만성질환 현황과 이슈. 2021.

(1) 암관리정책

정부는 사망원인 1위의 암 예방 및 관리를 통해 국민건강을 증진하고 환자 및 가족 등의 고통과 피해 및 사회적 부담을 줄이기 위해 1996년부터 암관리종합계획을 수립하고 추진해왔다(제1기: 1996~2005년, 제2기: 2006~2015년, 제3차: 2016~2020년, 제4차: 2021~2025년). 암관리종합계획은 「암관리법」 제5조에 따라 5년에 한 번씩 수립하며, 우리나라의 암관리정책의 전망과 과제를 종합적으로 포함한다. 제4차에서는 국가암데이터 구축, 예방가능한 암 20% 감소, 암생존자 돌봄 2배 이상 확대를 목표로 한다(그림 12-3-12).

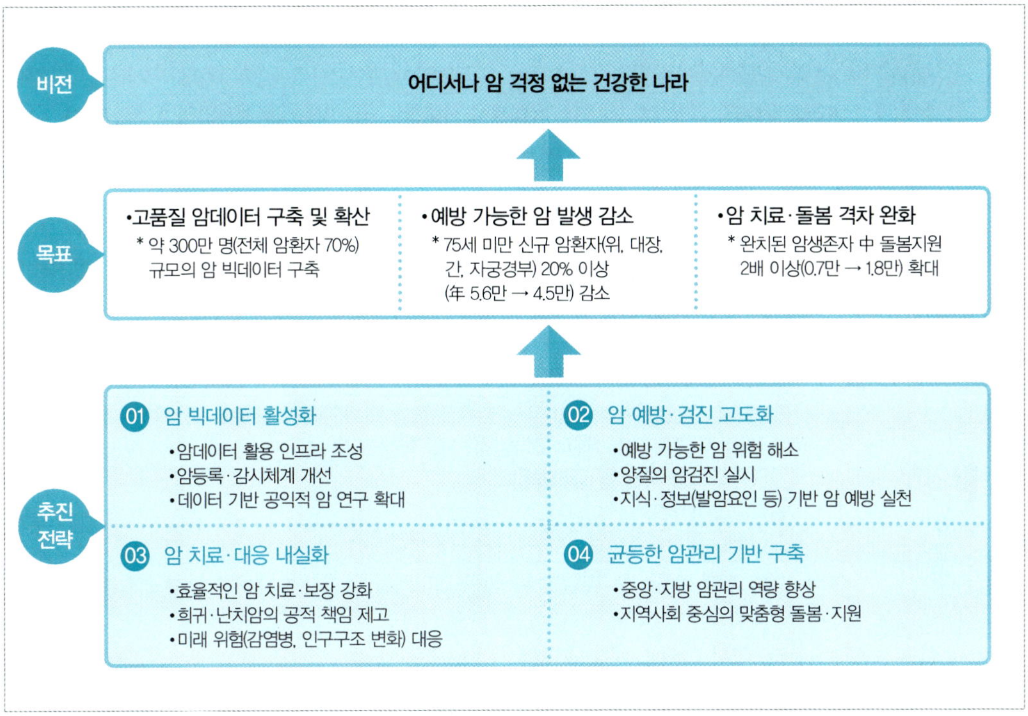

그림 12-3-12 제4기 암관리종합계획의 비전, 목표, 추진전략

출처: 국립암센터. 국가암관리사업 소개. 2022.

우리나라는 국가암관리 분야의 이정표를 제시하는 정책기관으로 국립암센터에 국가암관리사업본부를 두고 있다(표 12-3-16). 이 본부는 비용-효과를 고려한 정책 대안 제시, 국가암관리 정책의 개선 방안을 지원하고, 세계보건기구, 국제암연구소 등 다양한 암관리기구와 인력, 정보 교류를 추진하고 있다. 또한, 세계보건기구 암 등록 · 예방 및 조기검진 협력기관으로 그간 쌓은 경험과 지식을 개발도상국에 전수하고 있다.

국가암관리사업의 주요 역사를 〈표 12-3-17〉에 요약하였다.

표 12-3-16 국가암관리사업본부의 주요 부서와 수행 사업

담당부서	수행 사업
암관리정책부	■근거 기반의 암정책 수립 지원을 통해 국가암관리사업을 고도화하고, 암 관련 의료의 접근성, 비용, 질 관련 정책적 문제에 대한 연구 및 사업 지원을 통해 국민의 암 부담 감소에 기여 • 제4차 국가암관리종합계획 수립 기획 연구 수행 • 권역별 암생존자통합지지센터 지원 • 중앙호스피스센터 운영 지원 • 권역별 호스피스센터 지원 • 호스피스전문기관지원사업 • 지역암센터지원사업 • 암환자의료비지원사업 • 암진료 접근성 및 질강화사업 • 재가암환자관리사업
암등록감시부	■국가 단위의 암발생률, 생존율, 유병률을 산출하는 국가암등록통계사업의 중추기관 • 국가암등록통계사업(중앙암등록본부 운영) • 지역암등록본부 지원 • 암환자코호트구축사업 • 암모니터링사업
암예방사업부	■암 위험요인 규명 및 예방 실천 독려를 위한 근거 마련과 국가암예방사업 지원, 발암요인 평가 및 관리를 위한 대응 및 효과적 대국민 의사소통체계 구축 • 암예방사업 • 발암요인관리사업
암검진사업부	■국가암검진프로그램의 개발 및 운영 지원을 통한 국가암검진 활성화, 국가암검진사업의 평가 모니터링 및 질관리를 통한 국가암검진 질 향상 도모 • 국가암관리사업 지원 및 평가사업 • 암검진질관리사업 • 암검진사업(폐암검진사업, 대장내시경 시범사업 등)
암빅데이터센터	■국가 암 DB를 바탕으로 다양한 암 관련 데이터를 연계하여 새로운 가치 창출을 위한 연계 · 개방형 데이터 융합 플랫폼 구축, 국가 차원의 암데이터 라이프사이클 관리체계 구성 • 암빅데이터사업 • 국가암데이터센터사업
암지식정보센터	■국민이 체감하는 암지식 생산, 효과적인 암정보 전달 및 확산, 체계적이고 일괄적인 홍보사업을 통하여 암예방 및 관리에 대한 인식과 건강생활실천 향상을 도모 • 국가암정보센터 운영 • 암정보사업 • 국가암관리 홍보사업
중앙암생존자 통합지지센터	■암생존자가 겪는 신체 · 정신 · 사회 등 복합적 어려움을 경감하기 위해 국가 차원의 통합지지서비스 제공 • 중앙암생존자통합지지센터 운영 • 암생존자통합지지사업 기획 및 운영 지원 • 암생존자통합지지프로그램 개발 및 배포 • 전문인력 교육 등 양성 • 암생존자 온라인서비스 플랫폼 구축 및 제공 • 권역센터 평가 등 서비스 질관리 및 통계 · 조사 • 암생존자 대국민 인식 개선 및 홍보 • 지역사회 암생존자관리 모형 개발

출처: 국립암센터. 국가암관리사업 소개. 2022를 인용하여 재구성.

표 12-3-17 국가암관리사업 주요 연혁

시기	내역
2000년 9월	한국중앙암등록본부 국립암센터로 이관
2002년 1월	5대 암검진 권고안 발표
2005년 1월	호스피스 · 완화의료 전문기관 지정 실시
2005년 6월	국가암정보센터(www.cancer.go.kr) 개설
2005년 8월	국가 암발생률 산출(1999–2001)
2006년 4월	금연상담전화서비스 개설
2006년 10월	국민 암예방 10대 수칙 공표
2007년 3월	제1회 암예방의 날 기념식
2010년 10월	제1회 호스피스 완화의료 주간
2015년 9월	7대 암검진 권고안 공표
2016년 3월	국민 암예방 10대 수칙 개정 공표
2016년 11월	시 · 군 · 구 암발생통계 최초 공표(1999–2013)
2017년 2월	폐암검진 시범사업 실시
2017년 4월	암생존자 통합지지센터 시범사업 실시
2017년 9월	중앙호스피스센터 지정
2019년 2월	중앙암생존자통합지지센터 지정
2019년 6월	제1회 암생존자 주간
2019년 7월	국가암검진 암종 확대 실시(폐암검진 도입)
2019년 8월	대장내시경 시범사업 실시
2021년 9월	국가암데이터센터 지정

출처: 국립암센터. 국가암관리사업 소개. 2022를 인용하여 재구성.

(2) 지역사회 기반 암 관리

① 암예방

암관리는 암예방, 암 검진, 진단 및 치료, 생존자 지지 및 지원, 완화의료까지 암과 관련한 전 주기를 포함한다. 세계보건기구에 따르면, 암 발생의 1/3은 예방 가능하고, 1/3은 조기진단 및 치료로 완치 가능하며, 1/3은 적절한 치료로 완화 가능하다. 암의 일차예방은 암이 발생하기 전에 개입하는 것으로 가장 비용효과적으로 누구나 일상생활에서 노력으로 실천 가능하다. 한국인의 암 발생에 크게 기여하는 요인은 감염(20.1%), 흡연(11.9%), 과체중 및 비만(1.9%), 알코올(1.8%), 생식요인(1.6%) 순이다. 암예방에 대한 인식을 높이기 위한 교육 · 홍보, 암예방 실천을 위한 사회규범과 기반 마련, 암예방 실천프로그램 운영 등이 가능하며, 국립암센터에서는 '국민암예방수칙'(표 12-3-18)을 만들어 이의 실천을 독려하고, 매년 암 예방의 날 기념식을 통해 국민 인식수준을 높이기 위한 다양한 활동을 하며, 지역사회 암예방사업은 보건소, 대한암협회 등 다양한 관계자들이 수행하고 있다(대한예방의학회, 2021).

표 12-3-18 한국의 국민암예방수칙

ⓐ 담배를 피우지 말고, 남이 피우는 담배 연기도 피하기
ⓑ 채소와 과일을 충분하게 먹고, 다채로운 식단으로 균형 잡힌 식사하기
ⓒ 음식을 짜지 않게 먹고, 탄 음식을 먹지 않기
ⓓ 암 예방을 위하여 하루 한두 잔의 소량 음주도 피하기
ⓔ 주 5회 이상, 하루 30분 이상, 땀이 날 정도로 걷거나 운동하기
ⓕ 자신의 체격에 맞는 건강 체중 유지하기
ⓖ 예방접종 지침에 따라 B형간염과 자궁경부암 예방접종 받기
ⓗ 성매개감염병에 걸리지 않도록 안전한 성생활 하기
ⓘ 발암성 물질에 노출되지 않도록 작업장에서 안전보건 수칙 지키기
ⓙ 암 조기검진 지침에 따라 검진을 빠짐없이 받기

출처: 국립암센터. 국가암관리사업 소개. 2022를 인용하여 재구성.

② 암 검진

암 검진은 증상이 없는 암환자가 조기에 암을 발견하고, 치료함으로써 완치율과 생존율을 높이기 위한 것으로 이차예방에 해당한다. 암 검진프로그램은 선별검사를 통한 조기진단, 진단과 치료, 사후관리를 포함한다. 암 검진프로그램을 적용하기 위해서는 인구집단에서의 중요도, 의학적으로 효과적인 선별검사, 생존을 높이는 조기진단, 사회경제적 비용, 기존 보건의료체계에서의 적용 가능성 등을 고려해야 한다.

우리나라에서는 주요 암종에 대해 암검진 권고안을 제공하며, 의료급여수급권자와 건강보험가입자 및 피부양자 중 보험료 부과기준으로 하위 50%에 해당하는 자를 대상으로 국가암검진사업을 시행하고 있다(보건복지부, 2021)(표 12-3-19).

〈표 12-3-20〉에 따르면, 국가암검진사업 대상에 해당하는 위, 대장, 간, 폐, 유방, 자궁경부암의 5년 생존율은 미국, 영국 등에 비해 대체로 높은 수준을 달성했다(보건복지부, 중앙암등록본부, 2021).

③ 암 진단과 치료

암 진단과 치료의 목적은 암의 완치와 함께 암 환자의 생명 연장과 삶의 질 향상도 포함한다. 암 진단 및 치료의 접근성과 효과성을 높이는 것은 암 관리에 중요하다. 이를 위해 근거기

표 12-3-19 국가암검진 프로그램 대상과 내용

암종	검진대상	검진주기	검진방법
위암	만 40세 이상 남녀	2년	기본검사: 위내시경검사(단, 위내시경검사를 실시하기 어려운 경우 위장조영검사를 선택적으로 시행)
간암	만 40세 이상 남녀 간암발생고위험군 (간경변증이나 B형간염 바이러스 항원 또는 C형 간염바이러스 항체 양성으로 확인된 자)	6개월	간초음파검사 + 혈청알파태아단백검사
대장암	만 50세 이상 남녀	1년	분변잠혈검사: 이상소견 시 대장내시경검사(단, 대장내시경을 실시하기 어려운 경우 대장이중조영검사 선택적 시행)
유방암	만 40세 이상 여성	2년	유방촬영술
자궁경부암	만 20세 이상 여성	2년	자궁경부세포검사
폐암	만 54세 이상 만 74세 이하의 남·여 중 폐암발생 고위험군(30갑년[하루 평균 담배소비량(갑) x 흡연기간(년)] 이상의 흡연력이 있는 흡연자)	2년	저선량흉부 CT

출처: 보건복지부. 2021 국가 암검진 사업안내. 2021.

표 12-3-20 우리나라 주요 암종의 5년 순 생존율* 국제비교(2010~2014년)

구분(%)	위	대장		간	폐	유방	자궁경부
		결장	직장				
한국	68.9	71.8	71.1	27.2	25.1	86.6	77.3
미국	33.1	64.9	64.1	17.4	21.2	90.2	62.6
영국	20.7	60.0	62.5	13.0	13.3	85.6	63.8
일본	60.3	67.8	64.8	30.1	32.9	89.4	71.4

주: 5년 순 생존율은 암이 유일한 사망원인인 경우 암환자가 진단 후 5년간 생존할 확률. 연령구조가 다른 지역·기간별 비교 위해 연령표준화한 수치로, 암생존율 국제 비교 시 활용

출처: 보건복지부, 중앙암등록본부. 2019년 암등록통계 보도자료. 2021.
Allemani C et al. Global surveillance of trends in cancer survival 2000-14 (CONCORD-3): Analysis of individual records for 37,513,025 patients diagnosed with one of 18 cancers from 322 population-based registries in 71 countries. Lancet 2018;391(10125):1023-1075.

반 임상진료지침 개발, 암 진료 접근성 향상, 전달체계 구축, 질 향상 활동 등이 필요하다(대한예방의학회, 2021). 우리나라는 암환자의료비지원사업을 통해 저소득층도 암 진단 및 치료의 접근성을 향상하고 있으며, 소아, 성인 암환자를 구분해 지원하고 있다(국립암센터, 2021).

④ 재가암환자 관리

암 환자의 생존율이 높아지고 생존기간이 길어지면서, 암 환자가 일상생활을 영위하는 지

역사회 중심의 의료, 보건, 복지서비스 통합 제공으로 패러다임이 변화하고 있다. 재가암환자에게 필요한 서비스의 내용도 의료적인 측면 외에도 복지, 직업 등 다양해지고 있다. 재가암환자 관리사업은 자기관리 교육, 2차 암검진 안내, 영양관리, 운동 지도 및 건강증진, 불안 · 우울 상담 및 정서적 지지를 포함하며, 보건소, 지역사회 의료기관들의 협력과 체계적인 관리가 필요하다(국립암센터, 2021).

(3) 의료기관 기반 암관리

① 지역암센터

지역암센터는 지속적인 암 부담의 증가, 암 환자의 수도권 쏠림 현상, 지역단위 암관리 거점기관의 부재로 암 진료, 연구, 관리사업의 거점을 확보하고, 지역 특성에 따른 암관리체계 구축으로 효율적인 대응을 위해 2004년부터 대학병원을 중심으로 지정했다. 지역암센터는 암진료 역량 확충, 지역암등록통계 생산, 암예방, 암검진, 암생존자관리, 호스피스 완화의료 등 종합적인 암관리 역할을 수행한다. 종합형 지역암센터는 9개소가 11개 지역을 담당하며, 인천, 경기, 울산에는 기능형 지역암센터 3개소가 있다(국립암센터, 2021).

② 국가암등록통계사업

암등록통계사업은 우리나라 암 발생률을 산출하고 모니터링하기 위해 환자의 정보를 지속적이고 체계적으로 수집하고 관리하는 것이다. 암등록통계를 산출하고 암관리 정책의 우선순위를 확인하며, 암발생 추세, 암 진료 수요 및 비용 예측 확인과 암 예방, 암 진단, 암 치료 프로그램의 효과 확인 등 국가암관리사업 수행에서 필수적인 사업이다(국립암센터, 2021).

국가암등록통계사업은 자료수집 및 정제, 암 통계 산출, 암 통계자료 활용 단계로 나눠볼 수 있다(그림 12-3-13). 자료수집 및 정제 단계는 암 발생 위험요인, 암 발생, 암 치료에 관련된 자료를 지속적, 체계적으로 수집하고, 질 관리와 분석을 하는 것이다. 암 통계 산출 단계는 암 발생, 암 생존율, 암 유병률, 암 사망률과 같은 지표를 산출하는 것으로 사망률은 통계청에서 생산한다. 암 통계자료 활용 단계는 암관리정책의 우선순위 확인, 암 연구의 근거자료 제공, 새로운 암 예방, 진단, 치료 프로그램의 효과 확인, 향후 필요한 의료진, 병원 등 암 진료 의료자원과 비용 등 예측, 특정 지역의 암 부담 인식 확인, 암 교육 · 홍보 자료 활용 등을 포함한다(국립암센터, 2021).

국가암등록통계사업은 중앙암등록사업과 지역암등록사업으로 구분할 수 있다. 중앙암등록사업은 1980년부터 지금까지 병원 중심으로 수행하고 있으며, 지역암등록사업은 1982년 강화지역암등록사업을 모태로 해 1991년 서울을 시작으로 국립암센터에서 중앙암등록본부로서 서울, 경기지역과 등록병원을 담당하고, 전국에서 11개 대학병원이 각 지역을 담당하고 있다. 현재 국가 암등록통계 산출 및 보고서 발간에는 약 2년 정도가 소요된다(국립암센터, 2021).

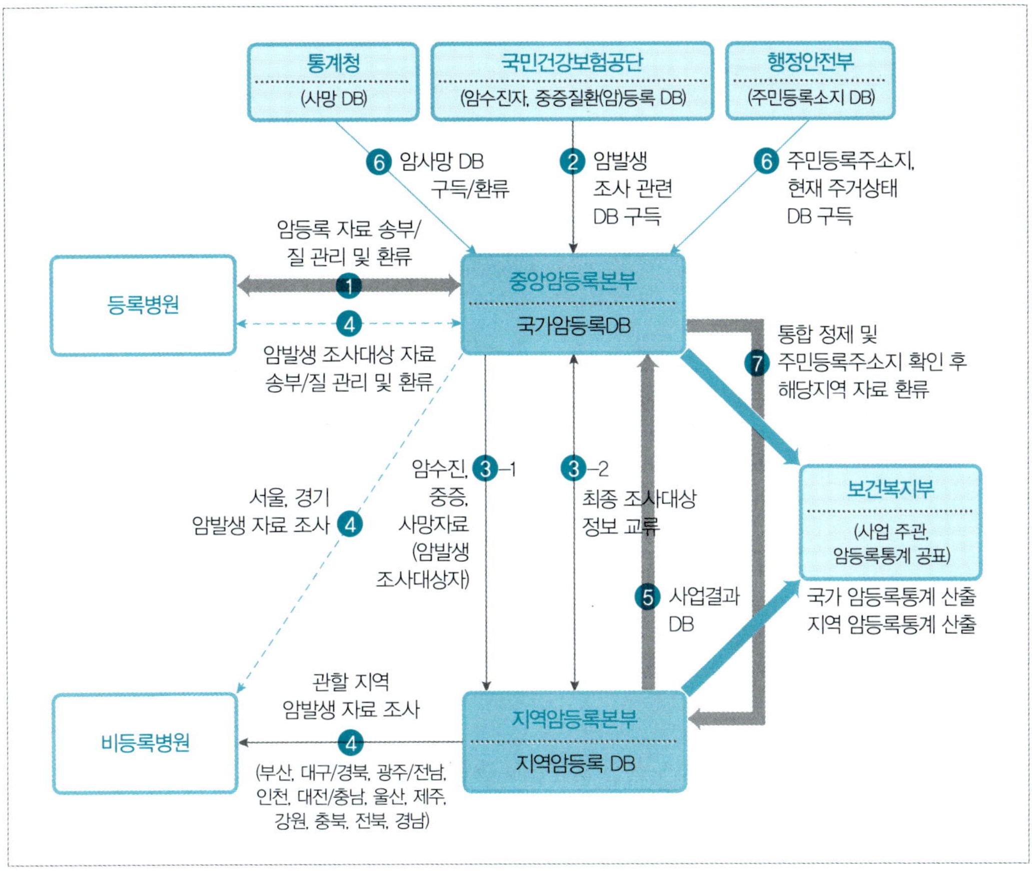

그림 12-3-13 암등록통계사업 운영체계

출처: 보건복지부. 2020 국가암등록통계사업 안내. 2020.
국립암센터. 국가암관리사업 소개. 2022에서 재인용.

③ 암생존자통합지지센터

암 생존자 수가 증가하면서 암 진단과 치료 이후의 다양한 신체적, 정신적, 사회적 어려움에 대한 관심도 높아졌다. 암 환자는 수술 및 항암 등 치료의 부작용, 재발 및 전이, 이차암 발생, 직장이나 학교 등 사회복귀 등 여러 가지 어려움을 겪는다. 우리나라는 암생존자통합지지사업을 통해 암생존자 통합지지체계를 구축해 암생존자와 가족의 건강증진 및 학교와 사회로의 복귀를 돕고 있다. 여기에서는 암생존자가 경험하는 다양한 문제를 스스로 평가해 그 결과에 따라 의사, 간호사, 사회복지사 등 다양한 전문가들이 신체, 정신, 건강증진 관련 상담, 교육 등 서비스를 받도록 하고, 필요시 지역사회 서비스를 연계한다(강원암생존자통합지지센터, 2020; 국립암센터, 2021)(그림 12-3-14, 표 12-3-21).

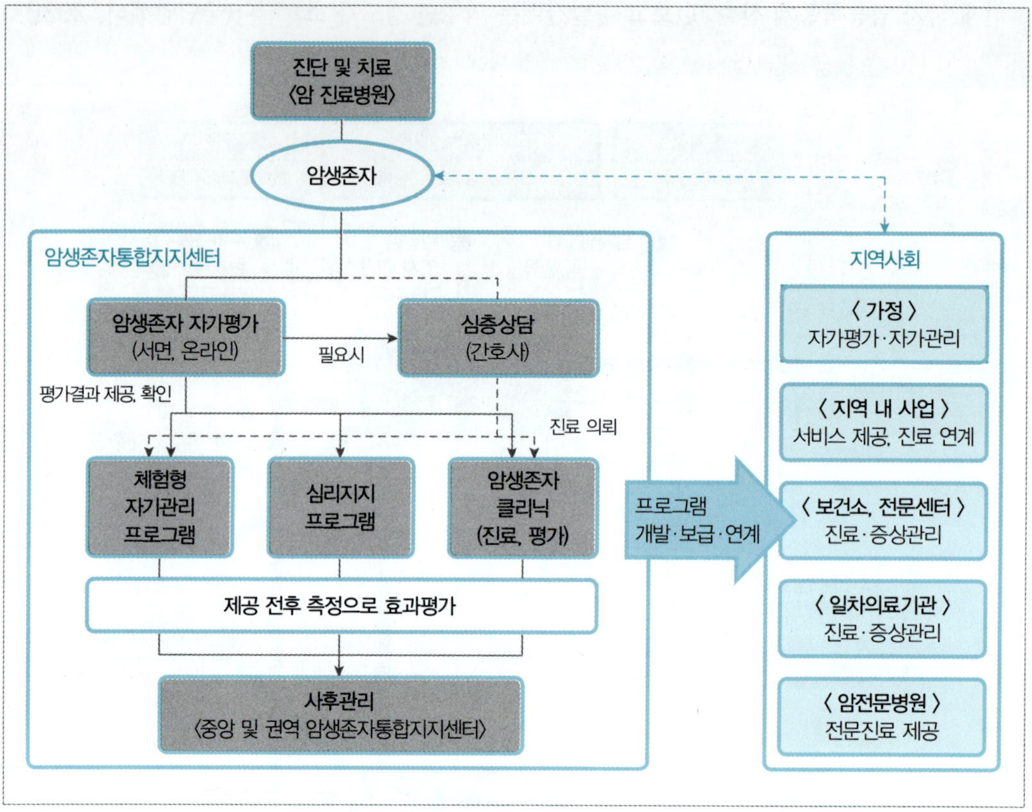

그림 12-3-14 성인 암생존자 통합지지서비스 제공 절차

출처: 국립암센터. 국가암관리사업 소개. 2022.

표 12-3-21 암생존자통합지지센터의 프로그램 사례

림프부종관리	운동프로그램	원예치료	피로 및 예방접종	다도	아로마테라피
림프부종의 증상과 예방, 마사지 방법 및 실습	유산소, 근력운동을 통해 저하된 몸의 기능을 돕고 기초체력 향상	원예를 활용한 집단상담 및 스트레스 관리	암생존자를 위한 피로, 이차암, 예방접종 교육을 통한 정보 제공	다도를 통해 몸과 마음을 수련	아로마 오일을 활용한 스트레스 관리
건강생활습관	**스포츠테이핑**	**명상**	**영양프로그램**	**미술치료**	**소리치료**
이차암과 만성질환관리, 운동 및 적정체중 조절법 안내 및 건강생활습관 교육	스포츠테이핑에 대한 원리, 이론, 부위별 통증 증상 관리에 대한 실습	명상을 통한 심리적 안정(불안 감소, 우울 재발 방지)	암생존자의 식사관리, 신체건강관리, 올바른 식습관 개선, 식단일기 작성해보기	미술활동을 통한 정서적 안정	집단상담, 소리를 이용한 이완법(긴장에서 벗어나기), 소리치료 체험하기
특별 프로그램	가족과 함께하는 힐링무비, 나의 체력 알아보기, 숲 치유 프로그램, 암생존자주간				

출처: 강원암생존자통합지지센터. 등대. 2020.

④ 호스피스 완화의료

완화의료는 완치가 불가능한 암환자의 통증 등 신체적 문제 해결, 환자와 가족의 심리적, 사회적, 영적인 문제를 발견하고, 필요한 치료와 지지를 제공해 암 환자와 가족의 삶의 질 향상과 돌봄자의 부담 감소를 목적으로 한다(대한예방의학회, 2021). 우리나라는 2011년부터 「암관리법」에 따라 시행해오다 2017년부터 「호스피스 · 완화의료 및 임종과정에 있는 환자의 연명의료결정에 관한 법률」에 의해 호스피스 · 완화의료를 시행하고 있다(장윤정, 2017). 의사, 간호사, 사회복지사 등으로 팀을 구성해 진료, 간호, 사회복지, 영적 돌봄, 자원봉사, 사별 돌봄 등 전인적인 의료활동을 제공하고 있다. 보건복지부에서 지정한 호스피스전문기관 내에서 이뤄지는 입원형 외에도 가정에서의 생활을 희망하는 환자와 가족을 위한 가정형 호스피스서비스도 제공한다(강원대학교병원, 2021).

〈근거-기반 현장 사례: 국제암연맹의 우수사례로 한국 암관리종합계획 선정〉

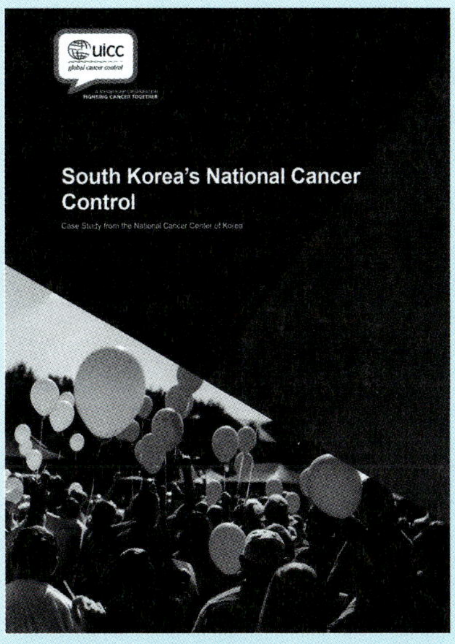

국제암연맹(Union for International Cancer Control, UICC)은 우리나라 암관리종합계획을 우수사례로 선정하고, 사례연구집을 발간했다. 국제암연맹에서는 제3차 암관리종합계획의 사업 전반을 주요 분야, 평가 및 피드백, 주요 성과, 교훈으로 구분해 분석했다. 이 사례집은 암등록 및 예방, 조기검진, 진단-치료-암생존자 관리, 완화의료, 기반 구축, 연구개발을 암관리 주요 영역으로 구분했다. 5년간 계획 내 세부적인 연간계획과 추진 주체와 양적 · 질적 지표를 제시하고, 암등록 자료와 국민건강보험 및 심사평가원 자료를 활용한 평가를 긍정적으로 평가했다.

국제암연맹은 우리나라의 암관리사업 성공요인으로 1~3차 암관리종합계획으로 다듬어진 강력한 암등록체계, 국립암센터, 국민건강보험공단, 공공병원, 질병관리청 등 국내 기관과 세계보건기구, 국제암연맹, 아시아암센터연합 등 다양한 조직 간 협력을 꼽았다. 앞으로 국제적인 암연구개발, 암진료의 정밀의료를 적용할 수 있는 빅데이터 플랫폼 구축, 높아지는 암생존율에 따른 암생존자관리에 중요해질 것으로 전망했다.

국제암연맹 회장은 "암관리종합계획은 한 국가의 보건 전문가와 정책 입안자가 한정된 자원을 효율적으로 활용하기 위해 필수적인 정책이고, 그런 면에서 한국의 암관리종합계획은 암의 전 주기적인 관리에 대한 정책을 완벽하게 수립하고 운영하고 있는 성공 사례이다."라고 소개했다. 국가암관리사업이 우수사례로 소개된 것은 한국이 처음이다.

출처: Union for Cancer Control. South Korea's National Cancer Control. 2020.
국립암센터. 국립암센터-국제암연맹, 암관리종합계획 사례연구집 발표. 2020.

참고문헌

공통

통계청. 2020년 사망원인통계 결과. 2021.

만성질환관리의 중요성

국가암정보센터. Available from: URL: www.cancer.go.kr.

대한고혈압학회. 2018 고혈압 진료지침. 2018.

대한고혈압학회. 고혈압 표준슬라이드 2019 전문가용. 2019.

대한의학회, 질병관리청. 일차 의료용 근거기반 만성폐쇄성폐질환(COPD) 권고 요약본. 2019.

대한천식알레르기학회. 한국천식진료지침. 2015.

서순영, 김혜진, 오현경, 이선규. 고혈압·당뇨병 등록관리사업 추진현황. 주간 건강과 질병 2021;14(21).

조경숙. 우리나라 만성질환의 발생과 관리 현황. 주간 건강과 질병. 2021;14(4):1-21.

질병관리청. 2019 국민건강통계. 2020.

질병관리청. 2021 만성질환 현황과 이슈 만성질환 Fact book. 2021.

통계청. 2019 질병 298분류별 통계. 2020. Available from: URL: https://kosis.kr/statHtml/statHtml.do?orgId=350&tblId=TX_35001_A061&conn_path=I2.

Wagner EH. Chronic disease management: what will it take to improve care for chronic illness? Eff Clin Pract 1998;1(1):2-4.

World Health Organization (WHO). 2021. Available from: URL: https://www.who.int/news-room/fact-sheets/detail/noncommunicable-diseases

World Health Organization. Global Action Plan for the Prevention and Control of Noncommunicable Diseases 2013-2020. 2013.

World Health Organization. Global Status Report on Noncommunicable Disease. 2010.

World Health Organization. Innovative Care for Chronic Conditions. Building Blocks for Action. Global Report. 2002.

만성질환관리사업: 심뇌혈관질환

법제처 국가법령정보센터. 심뇌혈관질환의 예방 및 관리에 관한 법률[법률 제17472호, 2020.8.11., 타법개정]. 2022.

보건복지부. 권역심뇌혈관질환센터 2021년 운영지침. 2021.

보건복지부. 제1차 심뇌혈관질환관리 종합계획(2018~2022). 2018.

보건복지부, 질병관리청. 2022년 지역사회 통합건강증진사업 안내(심뇌혈관질환 예방관리). 2022.

질병관리청a. 2021 만성질환 현황과 이슈-만성질환 Fact book-. 2021.

질병관리청b. 2021년 심뇌혈관질환관리 콘퍼런스-지역사회 기반 심뇌혈관질환관리 사업현황 및 계획. 2021.

질병관리청. 2022년 시도 심뇌혈관질환 예방관리사업 안내. 2022.

만성질환관리사업: 고혈압·당뇨병, 대사증후군

강원권역심뇌혈관질환센터, 강원도 심뇌혈관질환 예방관리사업지원단, 강원대학교병원. 건강한 혈관 건강한 인생을 위한 대사증후군 관리 리플릿. 2020.
국민건강보험공단. 2020 건강검진통계연보. 2021.
대한비만학회 진료지침위원회. 대한비만학회 비만 진료지침 2020 QUICK REFERENCE GUIDELINE. 2021.
보건복지부, 질병관리청. 2022년 지역사회 통합건강증진사업 안내(심뇌혈관질환 예방관리). 2022.
서울특별시. 대사증후군 오락프로젝트. 2022. Available from: URL: http://5check.or.kr/main.php?mid=about00(=webzine).
심장대사증후군학회. Metabolic Syndrome Fact Sheet in Korea 2021. 2021.
질병관리청. 2022년 고혈압, 당뇨병 등록관리사업 표준 실무지침. 2022.
질병관리청. 국가건강정보포털〉 건강정보〉 질병 및 장애〉 대사증후군. 2021. Available from: URL: https://health.kdca.go.kr/healthinfo/biz/health/gnrlzHealthInfo/gnrlzHealthInfo/gnrlzHealthInfoView.do.

암관리사업

강원대학교병원. 호스피스 완화의료 서비스 안내. 2021.
강원암생존자통합지지센터. 등대. 2020.
국립암센터. 국가암관리사업 소개. 2022. Available from: URL: https://www.ncc.re.kr/main.ncc?uri=manage01_1.
국립암센터. 국립암센터-국제암연맹, 암관리종합계획 사례연구집 발표. 2020.
대한예방의학회. 예방의학과 공중보건 제4판. 계축문화사. 2021.
보건복지부. 2021 국가 암검진 사업안내. 2021.
보건복지부. 제4차 암관리종합계획 보도자료. 2021. 3. 31.
보건복지부, 중앙암등록본부. 2019년 암등록통계 보도자료. 2021.12.29.
장윤정. '호스피스·완화의료의 이용 및 임종과정에 있는 환자의 연명의료결정에 관한 법률' 시행에 따른 호스피스 완화의료의 변화에 대한 이해. 한국호스피스완화의료학회지 2017;20(3):173-176.
Allemani C, Matsuda T, Di Carlo V, Harewood R, Matz M, Nikšić M, et al. Global surveillance of trends in cancer survival 2000-14 (CONCORD-3): Analysis of individual records for 37,513,025 patients diagnosed with one of 18 cancers from 322 population-based registries in 71 countries. Lancet 2018;391(10125):1023-1075.
Union for Cancer Control. South Korea's National Cancer Control. 2020.

기본문제

1. WHO에서 규정한 만성질환의 위험요인을 설명하시오.
2. 뇌혈관질환(심근경색증, 뇌졸중), 당뇨병, 만성호흡기질환(만성폐쇄성폐질환), 암과 같은 만성질환관리의 중요성에 대하여 설명하시오.
3. 지역사회 기반 심뇌혈관질환관리사업의 주요 내용을 설명하시오.
4. 대사증후군의 진단기준과 생활습관 관리방법에 대하여 설명하시오.
5. 지역사회 기반 암관리사업의 주요 내용을 설명하시오.

심화문제

1. Wagner(1998)가 제안한 만성질환관리모형의 특징과 주요 구성요소에 대하여 설명하시오.
2. 한국의 의료기관 기반 심뇌혈관질환관리사업의 성과와 개선사항에 대하여 설명하시오.
3. 지역사회 고혈압, 당뇨병 예방관리사업의 필요성과 주요 사업에 대하여 설명하시오.
4. 의료기관 기반 암관리에서 암생존자통합지지센터의 등장 배경과 중요성을 설명하시오.

4 질환중심 보건사업(III): 정신건강

학습목표

- 정신건강의 정의 및 정신건강 현황에 대해 설명할 수 있다.
- 지역사회 정신건강 1차, 2차, 3차 예방서비스를 설명할 수 있다.
- 지역사회 정신건강관리 사업별 내용을 설명할 수 있다.
- 사회적 처방에 의한 활동의 종류를 설명할 수 있어야 한다.

4.1 정신건강관리의 개념

1) 정신건강증진의 개념

(1) 정신건강의 정의

세계보건기구(WHO)는 건강의 정의와 함께 정신건강의 개념을 제시하였는데, 정신건강 역시 "단순히 정신질환이 없는 상태를 의미하는 것은 아니다(Mental health is not just the absence of mental disorder)."라고 하였다(WHO, 1999). 더 나아가 정신건강은 단순히 정신질환 부재 이상의 상태이며, 통합적인 건강의 한 부분으로 "정신건강 없는 건강은 없다(No health without mental health)."라고 하였다. 그리고 정신건강은 사회경제적 요소, 생물학적 요소, 환경적 요소에 의해 결정된다고 하면서 최근에는 정신건강의 의미를 "한 개인이 자신의 능력을 실현하고, 일상적인 삶의 스트레스에 대처하고, 생산적으로 일할 수 있으며, 그가 속한 지역사회에 기여할 수 있는 안녕한 상태"라고 재조명하였다(WHO, 2018).

이런 긍정적 측면에서 정신건강은 개인과 사회에서 효과적인 기능성과 웰빙의 기초가 된다. 긍정적 정신건강이란 행복감 등 긍정적 정서, 자존감과 숙달 등 심리적 자원을 포함하는 성격 특성, 역경을 이겨내는 회복력 등으로 개념화되어 왔다(Bunton R et al., 1992).

(2) 정신건강증진의 개념

건강증진의 개념이 확장되면서, '정신' 건강증진의 개념도 개인적 차원 및 구조적 차원 모두를 포함하는 통합적인 관점으로 변화되었다. 20세기 후반부터 건강증진과 예방에 관심이 높아지면서, 정신건강 분야에서도 긍정적이고 적극적인 정신건강의 개념이 확산되어 정신건강사업에도 변화가 많았다. 기존에는 정신질환자 치료 중심의 정신건강증진사업이었다면, 현재는 치료를 포함한 지역사회 정신건강증진 및 예방사업으로까지 정신건강증진의 영역이 확대되고 개념도 더 넓어졌다.

정신건강증진은 지역사회, 직장, 학교, 가정 등 다양한 공간에서 정신건강의 위험요인을 줄이기 위한 적극적인 개입을 포함하고 있다. 정신건강은 인간의 삶의 모든 영역에 영향을 주는 중요한 요소가 되었으며, 정신건강증진은 개인의 삶의 질 향상의 원천이 되었고, 건강한 가정과 사회, 국가의 중요한 자원이 되는 '좋은 정신건강 상태'에 도달하기 위한 노력을 포함하는 개념이다(WHO, 2003).

2) 정신건강 현황

(1) 정신질환 발생 현황 및 의료이용

① 정신장애 유병률

'2021년 정신건강실태조사' 결과에 의하면, 정신장애 1년 유병률은 남자 8.9%, 여자 8.0%, 전체 8.5%였으며, 니코틴 사용장애를 제외한 1년 유병률은 남자 5.2%, 여자 7.6%, 전체 6.4%로 여자의 경우 남자보다 1.5배 높았다. 정신장애 평생 유병률은 남자 32.7%, 여자 22.9%, 전체 27.8%로, 성인 4명 중 1명이 평생 한 번 이상 정신건강 문제를 경험하는 것으로 나타났다(표 12-4-1).

표 12-4-1 2021년 정신장애 유병률

2021년 정신건강실태조사	1년 유병률(%)						평생 유병률(%)					
	남성		여성		전체		남성		여성		전체	
	유병률(%)	RSE	유병률(%)	RSE	유병률(%)	RSE	유병률(%)	RSE	유병률(%)	RSE	유병률(%)	RSE
알코올 사용장애	3.4	13.8	1.8	21.4	2.6	13.2	17.6	5.6	5.4	10.7	11.6	5.6
① 알코올의존	2.0	19.5	1.0	29.0	1.5	19.2	9.5	8.1	3.0	14.2	6.2	8.0
② 알코올남용	1.4	19.4	0.8	30.4	1.1	16.9	8.2	7.6	2.4	15.8	5.3	7.3
니코틴 사용장애	4.9	11.6	0.5	30.9	2.7	11.2	17.7	6.0	1.1	19.5	9.5	6.0
③ 니코틴의존	4.2	12.9	0.5	31.4	2.4	12.4	15.0	6.7	1.1	20.5	8.1	6.7
④ 니코틴금단	1.7	15.5	0.1	50.9	1.0	14.9	8.9	8.0	0.5	29.7	4.7	8.0
우울장애*	1.1	20.1	2.4	15.6	1.7	12.7	5.7	9.6	9.8	7.6	7.7	6.6
⑤ 주요우울장애	1.1	20.5	2.4	15.6	1.7	12.8	5.7	9.6	9.8	7.6	7.7	6.7
⑥ 기분부전장애	0.1	58.7	0.2	39.7	0.2	32.8	0.3	32.5	0.6	27.1	0.5	22.0
불안장애	1.6	15.4	4.7	10.3	3.1	8.8	5.4	11.0	13.4	6.5	9.3	6.2
⑦ 강박장애	0.0	100.0	0.3	34.8	0.1	32.9	0.1	70.9	0.4	28.7	0.2	27.4
⑧ 외상 후 스트레스장애	0.2	40.9	0.3	40.0	0.3	28.5	1.3	19.0	1.6	17.5	1.5	13.8
⑨ 공황장애	0.2	41.5	0.0	100.0	0.1	38.3	0.5	29.6	0.4	37.0	0.4	24.8
⑩ 광장공포증	0.1	59.3	0.3	40.4	0.2	33.6	0.2	44.6	0.4	35.7	0.3	27.7
⑪ 사회공포증	0.1	60.0	0.4	41.3	0.2	35.4	0.2	49.5	1.0	23.5	0.6	21.8
⑫ 범불안장애	0.4	30.7	0.4	30.0	0.4	21.3	1.2	20.8	2.1	15.4	1.7	13.5
⑬ 특정공포증	0.7	23.3	3.6	12.0	2.1	11.1	2.6	16.7	10.0	7.7	6.3	7.8
알코올 사용장애, 니코틴 사용장애, 우울장애, 불안장애**	8.9	7.8	8.0	8.6	8.5	6.5	32.7	3.8	22.9	5.0	27.8	3.6
알코올 사용장애, 우울장애, 불안장애***	5.2	10.3	7.6	8.8	6.4	7.4	23.3	4.9	22.4	5.1	22.9	4.1
우울장애, 불안장애****	2.2	13.6	6.6	9.1	4.4	7.8	9.0	8.0	19.8	5.3	14.4	5.1

주: * 21년도 조사항목에서는 양극성장애 항목이 제외되어 주요우울장애와 기분부전장애를 합친 진단군을 우울장애라고 구분함

** 알코올 사용장애, 니코틴 사용장애, 우울장애, 불안장애 중 어느 하나라도 해당되는 경우

*** 알코올 사용장애, 우울장애, 불안장애 중 어느 하나라도 해당되는 경우

**** 우울장애, 불안장애 중 어느 하나라도 해당되는 경우

RSE(relative standard error): 상대표준오차

출처: 국립정신건강센터. 2021년 정신건강실태조사 보고서. 2021.

2021년 국민 정신건강지식 및 태도조사 결과, 지난 1년간 정신건강문제를 경험한 유형으로 심각한 스트레스(35.2%)가 가장 많았고, 다음으로 신체불편감(30.8%), 수일간 지속되는 우울감(30.6%), 지속적인 불안(28.0%), 지속적인 불면(27.1%) 등의 순이었다(표 12-4-2). '지속적인 불면'은 전년에 비해 2.2%p 상승한 결과를 보였다. 2021년 조사항목에서는 예년과 달리 2개 질환, '원인을 알 수 없는 신체불편감', '조절되지 않는 강박사고/행동'이 추가된 바 있다.

② 정신질환으로 인한 사회경제적 부담

정신질환은 그 특성상 유병기간이 길어 의료비 등의 직접비용뿐만 아니라 소득 상실 또는 기능장애 등의 간접비용 부담 역시 매우 크다. 우리나라의 경우 정신질환 관련 진료비 총액은 2011년 2조 480억 원으로 2002년도에 비해 약 3.8배로 증가하였고, 사회적 비용은 약 4조 원으로 GDP의 0.5%에 이르며, 사회 간접비용도 치료비용의 약 6~7배로 추정된다(한국보건산업진흥원, 2013).

표 12-4-2 유형별 정신건강문제의 추이(2016~2021) 단위: %

정신건강문제 유형	2016년	2017년	2018년	2019년	2021년	전년대비
수일간 지속되는 우울감	28.6	31.8	29.1	30.3	30.6	0.3%p
생활에 불편을 줄 정도의 감정 기복	30.9	31.0	29.1	30.2	25.0	−5.2%p
자제할 수 없는 분노 표출	12.4	13.3	11.7	13.7	11.9	−1.8%p
수일간 지속되는 불안	24.1	26.5	25.0	27.9	28.0	0.1%p
수일간 지속되는 불면	24.4	27.7	24.1	24.9	27.1	2.2%p
심각한 스트레스	37.6	39.9	38.6	37.6	35.2	−2.4%p
자살생각	9.7	9.0	9.0	9.5	9.1	−0.4%p
건망증으로 인한 일상생활 장애	19.6	21.3	19.5	22.5	17.7	−4.8%p
환청, 환시 망상적 생각	9.2	5.3	6.4	7.1	6.3	−0.8%p
알코올 문제	7.4	6.1	5.8	8.9	9.0	0.1%p
약물중독	−	−	−	2.4	3.0	0.6%p
도박중독	3.6	3.2	3.8	1.8	3.1	1.3%p
기타 중독(게임 중독 등)	14.8	14.0	12.4	7.0	6.5	−0.5%p
원인을 알 수 없는 신체불편감	−	−	−	−	30.8	−
조절되지 않는 강박사고 및 강박행동	−	−	−	−	14.6	−

출처: 국립정신건강센터. 2021년 국민 정신건강지식 및 태도조사 연구. 2021.

③ 정신건강서비스 이용률

정신질환은 그 평생유병률 등이 심각하고, 사회경제적 부담이 큰 질환임에도 불구하고 한국의 경우 정신건강 문제로 전문가 및 의사 등과 상담한 경험이 외국들보다 매우 낮은 약 22.2%로 보고되었다(그림 12-4-1). 이러한 현상은 질환의 조기발견 및 조기치료를 어렵게 하여 정신질환으로 인한 어려움을 가중한다. 이와 관련하여 정신질환에 대한 사회적 인식을 더욱 긍정적으로 변화시켜 편견, 낙인 현상 등을 없애야 한다.

대한민국 22.2%
캐나다 46.5%
미국 43.1%
호주 34.9%

그림 12-4-1 정신건강서비스 이용률 국제 비교(2016 정신질환실태 역학조사)

출처: 중앙정신건강복지사업지원단. 2020년 중앙정신건강복지사업지원단 사업보고서. 2021.

(2) 정신건강 자원 관련 현황

① 정신건강 관련 기관 현황

정신건강 관련 기관은 정신건강복지센터, 자살예방센터, 중독관리통합지원센터, 정신요양시설, 정신재활시설, 정신의료기관 등 총 6종으로 구분할 수 있다.

정신건강복지센터의 경우 전국에 광역정신건강복지센터 16개소, 기초정신건강복지센터 244개소 등 총 260개가 설치 및 운영되고 있으며, 자살예방센터 51개소, 중독관리통합지원센터 50개소가 설치 및 운영되고 있다. 정신건강증진시설로는 정신요양시설 59개소, 정신재활시설 350개소, 정신의료기관 1,937개소가 운영되고 있다(표 12-4-3).

이들 정신건강 관련 기관의 주요 기능을 살펴보면, 우선 정신건강복지센터는 지역사회 내 정신질환 예방, 정신질환자 발견, 상담, 정신재활훈련 및 사례관리, 정신건강증진시설 간 연계체계 구축 등 지역사회 정신건강사업을 수행한다. 자살예방센터는 중앙 및 지자체 자살예방사업 지원, 민간협력 네트워크 구축을 통한 자살예방활동 지원 업무를 담당하고, 중독관리통합지원센터는 중독예방, 중독자 상담 및 재활훈련 업무를 수행한다. 정신요양시설은 만성 정신질환자를 요양 · 보호하고, 정신재활시설은 병원 또는 시설에서 치료나 요양을 마친 정신질환자에게 사회복귀 촉진을 위한 훈련을 실시하고, 정신의료기관은 정신질환자 진료 등을 수행하고 있다.

표 12-4-3 전국 정신건강 관련 기관 현황 및 주요 기능(2020.12.31. 기준) (단위: 개소)

<table>
<tr><th colspan="2">구분</th><th>기관수</th><th>주요 기능</th></tr>
<tr><td colspan="2">계</td><td>2,707</td><td></td></tr>
<tr><td rowspan="3">정신건강복지센터</td><td>소계</td><td>260</td><td rowspan="3">• 지역사회 내 정신질환 예방, 정신질환자 발견 · 상담 · 정신재활훈련 및 사례관리
• 정신건강증진시설 간 연계체계 구축 등 지역사회 정신건강사업 기획 · 조정</td></tr>
<tr><td>광역</td><td>16</td></tr>
<tr><td>기초</td><td>244</td></tr>
<tr><td rowspan="3">자살예방센터*</td><td>소계</td><td>51</td><td rowspan="3">• 중앙 및 지자체 자살예방사업 지원, 민간협력 네트워크 구축을 통한 자살예방활동 지원</td></tr>
<tr><td>독립</td><td>6</td></tr>
<tr><td>부설</td><td>45</td></tr>
<tr><td colspan="2">중독관리통합지원센터</td><td>50</td><td>• 중독 예방, 중독자 상담 · 재활훈련</td></tr>
<tr><td colspan="2">정신요양시설</td><td>59</td><td>• 만성 정신질환자 요양 · 보호</td></tr>
<tr><td colspan="2">정신재활시설</td><td>350</td><td>• 병원 또는 시설에서 치료 · 요양 후 사회복귀 촉진을 위한 훈련 실시</td></tr>
<tr><td colspan="2">정신의료기관</td><td>1,937</td><td>• 정신질환자 진료, 지역사회 정신건강증진사업 지원</td></tr>
</table>

주: * 자살 예방사업 운영 형태에 따라 독립형과 부설형으로 구분함
출처: 국립정신건강센터. 2021 전국 정신건강 관련 기관 현황집. 2021.

② 시 · 도별 정신건강증진기관 설치 현황

체계적으로 지역사회 정신건강증진사업을 수행하기 위해 광역 정신건강복지센터의 경우 세종시를 제외한 전국 16개 시 · 도(서울, 부산, 대구, 인천, 광주, 대전, 울산, 경기, 강원, 충북, 충남, 전북, 전남, 경북, 경남, 제주)에 모두 각각 1개씩 설치 및 운영되고 있다. 기초 정신건강복지센터는 경기도 37개, 서울시 25개, 경북 25개 등 전국에 244개가 설치 및 운영되고 있다. 자살예방센터의 경우 경기도에 독립 및 부설형태로 약 32개가 설치되어 있으며, 서울에 2개소가 운영되고 있으며, 중독관리통합지원센터도 세종시를 제외한 전국 16개 시 · 도에 설치 및 운영되고 있다.

(3) 정신건강 현황 통계

그동안 정신건강분야에 관한 공식적인 통계자료 등이 많이 부족하였으나, 최근 중앙정부에서 2016년 국립정신건강센터를 설립한 이후 국가 정신건강 현황 관련 공식 보고서 및 승인 통계 등이 체계적으로 생산되고 있다. 우리나라 정신건강 현황 파악 및 학습에 많은 도움이 될 것이다.

'국가 정신건강현황 보고서 2019'에 따르면, 국립정신건강센터에서는 우리나라 정신건강 현황을 정신건강 규모, 정신건강 예방 및 조기 개입, 정신질환 치료, 정신건강 지원체계 등으로 분류하고, 해당하는 각 정신건강 지표들을 발표하였다. 특징적인 지표로는 정신건강서비스 이용률(22.2%), 지역사회 정신건강증진을 위한 교육 수혜율(4.9%), 정신질환치료 수진자 수(인

구 10만 명당 4,518명), 비자의 입원율(32.1%), 정신의료기관 연간 재원기간(31일), 중증정신질환자 퇴원 후 1개월 내 외래방문 환자 수 비율(65.7%), 인구 1인당 지역사회 정신건강 예산(5,389원), 인구 10만 명당 정신건강 전문인력 수(17.6명), 사례관리자 1인당 등록 정신질환자 수(34.2명)가 포함되어 있다.

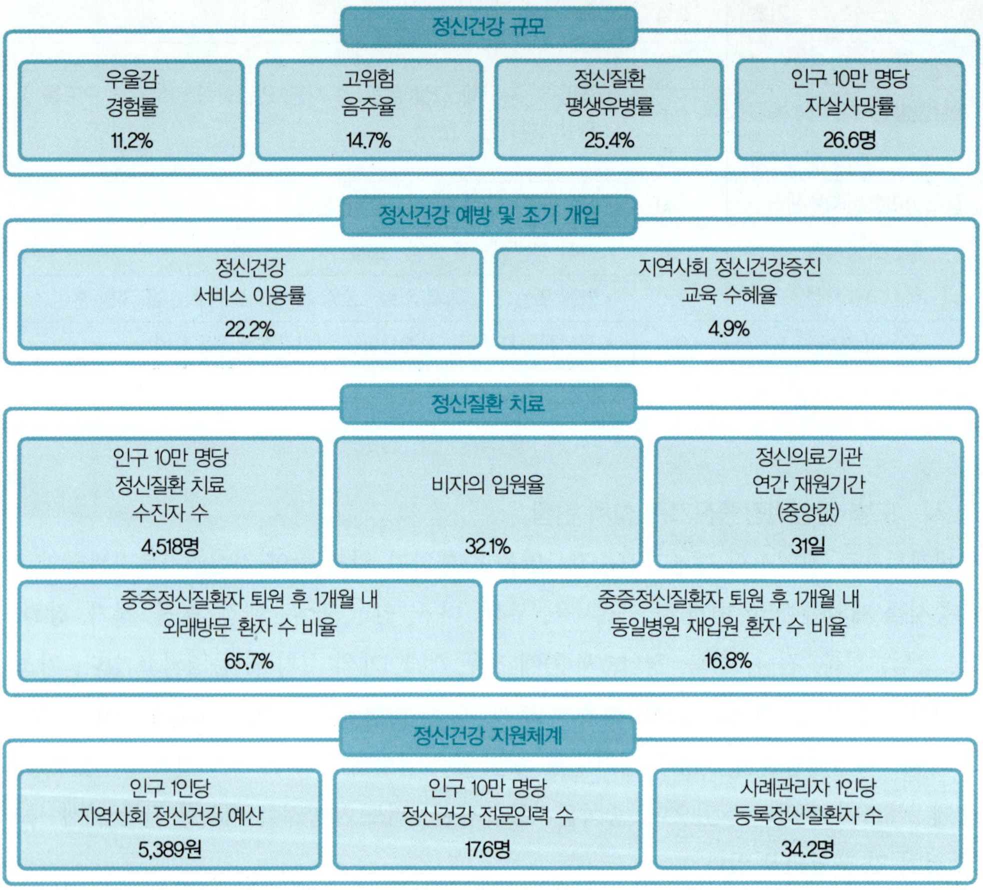

그림 12-4-2 2019년 국가 정신건강 현황

출처: 국립정신건강센터. 국가 정신건강현황 보고서 2019. 2020.

3) 정신건강관리의 체계화

(1) 정신건강정책의 접근

정신건강정책이란 지역사회 주민의 정신건강을 증진하고, 정신질환으로 인한 부담을 줄이기 위한 가치와 원칙, 목표의 집합체이다. 이는 정신건강의 미래 비전을 정의하고, 활동 모델을 만들어가는 데 도움이 된다.

정신건강정책은 다른 건강정책이나 복지정책과 비교하여 정부에서 정신건강을 어느 정도의 우선순위에 두는지를 알 수 있으며, 명확한 정신건강정책은 보건복지부 내의 정신건강증진 담당부서에는 필수적이고 강력한 도구이다.

또한, 정신건강정책은 다음의 이유로 정신보건 분야에서 매우 중요하다.

① 정책은 전체적인 청사진을 제공하고, 달성해야 할 광범위한 목표를 제시하며, 미래에 취해야 할 행동의 기초가 된다.

② 정책은 질환으로 인한 부담과 효과적인 개입방법과 일치하는 정신건강의 우선순위를 부여해 준다.

③ 정책은 정신건강서비스 및 여러 행동들을 개발하고, 우선순위를 결정하는 과정을 원활하게 한다.

정신건강의 핵심 정책 영역은 관계법령 정비, 인권증진, 재정, 서비스의 조직화, 서비스 제공을 위한 예산집행 계획, 정신건강 옹호, 질 향상, 사업장 정신건강 증진 프로그램, 정신과 약물치료에 대한 접근성 제고, 정보시스템, 인력개발 및 훈련, 아동청소년 정신건강, 연구 및 평가 등으로 구성된다. 각 영역의 우선순위는 국가나 지역의 상황에 따라 다를 수 있으나, 정신건강 관련 정책, 계획, 프로그램을 만드는 것은 공통적이고, 핵심적인 요소이다. 정신건강정책과 계획은 정신건강 관련 모든 서비스 및 활동들이 조화를 이루기 위해 필수적이다(WHO, 2003).

(2) 정신건강 관련 법 제정

우리나라의 정신건강 관련 법제 현황을 살펴보면, 1995년에 「정신보건법」이 제정되었고, 1997년 시행되었다. 이후, 2016년에 「정신보건법」을 전부 개정하고, 2017년에 「정신건강증진 및 정신질환자 복지서비스 지원에 관한 법률」(이하, '정신건강복지법'이라 함)을 시행하게 된다.

정신건강복지법은 정신질환자 인권보호 강화를 위한 입 · 퇴원 제도 개선, 정신질환자 복지지원 및 국민 정신건강증진에 대한 사업 근거를 새로 마련한 법률이다. 즉, 정신건강복지법의 시행으로 정신질환자에 대한 법적, 정책적 패러다임이 인권과 복지를 중심으로 변화된 것이다.

(3) 국가 정신건강증진사업의 도입과 확대

정신건강증진 활동은 1984년에 정신질환 역학조사가 시작되고, 1997년 「정신보건법」의 시행으로 전국 각지에 정신보건센터가 설립되는 등 지역사회 정신보건활동으로 발전되어 왔다. 최근 자살률이 급증하여 지자체 단위로 자살예방센터와 자살 위기 상담전화사업이 확대되고, 알코올상담센터가 전국으로 확장되고 있다. 또한, 최근에는 생애주기별 건강증진사업과 관련하여 소아청소년을 대상으로 우울증과 주의력결핍과잉행동장애(attention deficit hyperactivity disorder, ADHD) 선별검사가, 노인을 대상으로 치매 선별검사가 실시되었다.

국가 정신건강 정책사업을 체계적으로 수행하기 위한 전담조직인 보건복지부 보건국 내 '정신보건과'가 1997년에 처음 설치되고, 그 이후 체계적인 국가정신건강 연구업무를 수행하기 위해 보건복지부 소속 국립서울병원에 '정신보건연구과'가 2004년에 신설되어 국가 정신질환예방 및 관리사업의 체계적 수행을 위한 인프라를 구축하였다. 국가는 국민 정신건강증진을 위해 지속적으로 조직, 인력, 예산 등 인프라를 확보하기 위해 노력하였으며, 국가 정신건강증진사업 및 연구를 담당할 전담기관을 설립하기 위해 계속 노력하였다. 그 결과, 2016년에는 국립정신건강센터가 설립되어 국가 정신건강증진사업 수행 및 정책 지원, 정신의료서비스 제공, 정신건강 연구 및 교육 등을 효율적으로 수행하고 있으며, 국립서울병원은 '국립정신건강센터'로 조직이 개편되었다. 또한, 4개 국립정신병원(춘천, 공주, 부곡, 나주)에 '정신건강사업과'가 신설되었다.

2018년에는 정신건강복지법에 국가트라우마센터 설치 운영 및 중독관리통합지원센터사업의 근거를 마련하였다. 2019년에는 국립정신건강센터 내 '국가트라우마사업부'를, 2020년에는 보건복지부 직제 개편으로 '정신건강정책관'을 신설하였고, 정신건강정책과, 정신건강관리과, 자살예방정책과 등 3개 과를 설립 및 운영하고 있다.

국가 정신건강증진사업은 그 규모가 확대되어 전국 및 지자체에 정신건강복지센터 등 다양한 정신건강 관련 기관이 설립 및 운영되고 있다.

(4) 국가 정신건강증진계획의 수립

국가 정신건강증진계획은 정신건강복지법상 5년마다 국가 정신보건사업계획을 수립하도록 규정되어 있다(법 제4조 국가와 지방자치단체의 책무, 제7조 국가계획의 수립).

그동안 여러 관련 계획이 있었지만, 주요 계획의 변천 사항은 다음과 같다. 국가는 2012년 '정신건강증진 종합대책'을 수립 및 발표하였으며, '국민건강증진 종합계획'에 정신건강을 포함하였다. 2016년에는 '제1차 정신건강 종합대책', 일명 MH 2020을 수립하였는데, 〈그림 12-4-3〉과 같은 비전과 정책목표를 세우고, 2020년까지 정신건강 분야에서 달성할 정책 과제를 설정하였다.

2021년에는 '제2차 정신건강복지기본계획'을 수립하였는데, 정책의 패러다임이 '정신건강 없이는 개인과 사회의 건강도 없다'는 전제하에 전 국민의 전 주기적 건강관리를 위해 국가 책임을 강화하는 방향으로 바뀌었다(그림 12-4-4).

정부는 '온 국민 마음건강 종합대책'(부제: 제2차 정신건강복지기본계획)의 정책방향 및 비전, 정책목표, 추진전략 및 핵심과제를 〈그림 12-4-5〉와 같이 설정하였다.

비전

행복한 삶, 건강한 사회

정책목표

I. 국민 정신건강 증진
II. 중증 정신질환자 지역사회 통합
III. 중독으로 인한 건강 저해 및 사회폐해 최소화
IV. 자살위험 없는 안전한 사회 구현

전략

01 국민 정신건강 증진
1. 인식 개선을 통한 정신건강서비스 이용 제고
2. 정신건강 문제 조기발견 및 개입 강화
3. 생애주기별 정신건강 지원체계 구축

02 중증 정신질환자 지역사회 통합
1. 조기 집중치료로 만성화 방지
2. 중증·만성 정신질환자 삶의 질 향상
3. 정신질환자 인권 강화

03 중독으로 인한 건강 저해 및 사회폐해 최소화
1. 중독 예방을 위한 사회적 환경 조성
2. 중독문제 조기선별·개입체계 구축
3. 중독자 치료·회복 지원 강화

04 자살위험 없는 안전한 사회 구현
1. 전사회적 자살예방 환경 조성
2. 맞춤형 자살예방서비스 제공
3. 자살예방정책 추진 기반 강화

그림 12-4-3 정신건강 종합대책(2016)의 비전, 정책목표, 전략

출처: 관계부처 합동. 정신건강 종합대책. 2016.

	지금까지(AS-IS)	앞으로(TO-BE)
정책 대상	• 정신질환자 + 고위험군	• 전 국민 대상
지원 내용	• 정신과적 치료	• 전 주기적 정신건강서비스
개입 시점	• 심각한 정신과적 문제가 발생한 시점	• 정신건강서비스가 필요한 시점
지원 목표	• 정신질환자의 증상관리	• 전 국민의 삶의 질과 인권 증진
정책 주체	• (공공) 부처·지자체 분절적 대응 • (민간) 정신의료기관	• (공공) 범정부적 대응 • (민간) 정신의료기관 + 지역사회

그림 12-4-4 '온국민 마음건강 종합대책'의 기본 방향

출처: 관계부처 합동. 온 국민 마음건강 종합대책, 제2차 정신건강복지기본계획(안). 2021.

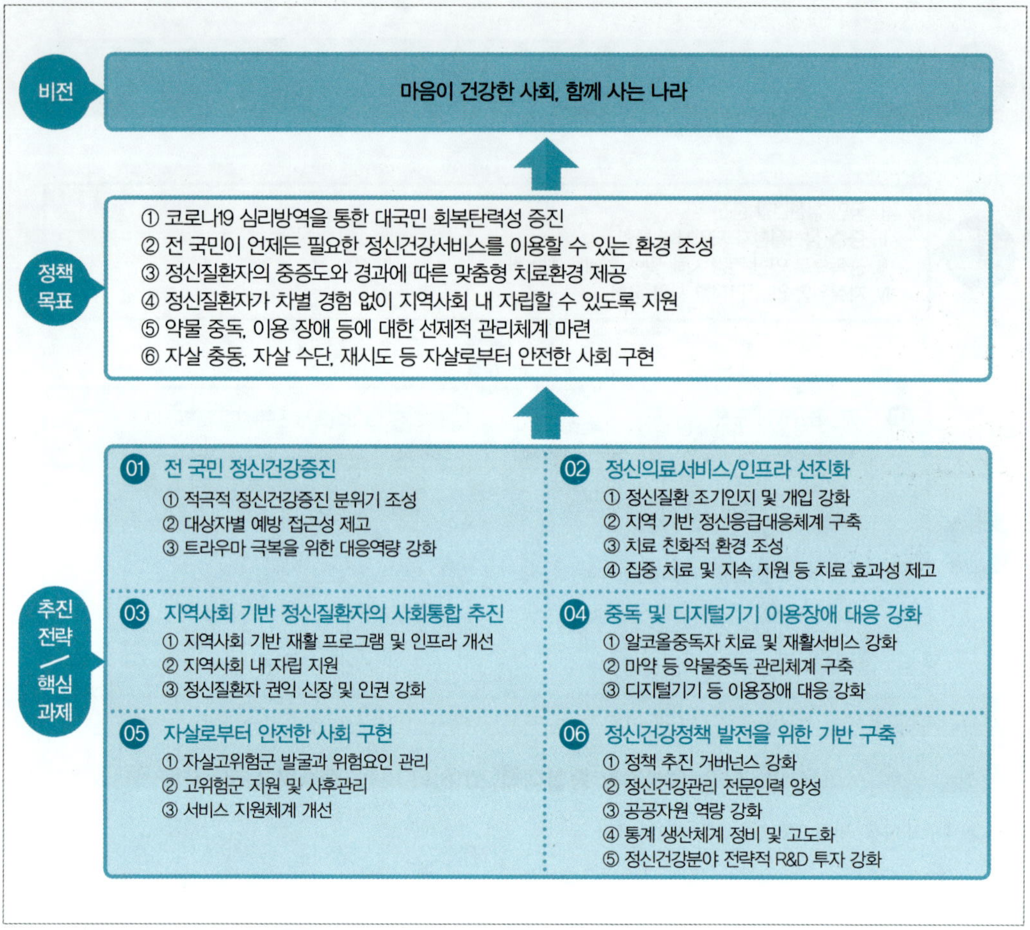

그림 12-4-5 '온 국민 마음건강 종합대책'의 비전, 정책목표, 추진전략, 핵심과제

출처: 관계부처 합동. 온 국민 마음건강 종합대책, 제2차 정신건강복지기본계획(안). 2021.

4.2 정신건강사업과 지역사회 정신건강서비스

1) 지역사회 정신건강서비스의 정의

지역사회 정신건강서비스는 종래의 병원 중심에서 과감히 벗어나서 지역사회와 밀접한 관계를 맺으면서 행해지는 모든 정신건강사업을 뜻한다. 즉, 지역주민의 정신질환 예방 및 정신건강증진을 위해 지역사회를 기반으로 지속적, 포괄적, 통합적 접근방법을 통하여 행해지는 모든 활동으로서 정신건강증진, 정신질환 예방과 조기발견, 정신질환자의 정신사회재활을 포함한다. 결론적으로 정신건강을 향상하기 위한 모든 방법을 동원하여 시행하는 포괄적인 정신건강사업이다.

2) 지역사회 정신건강사업에 대한 접근 원칙

(1) 지역주민의 정신건강에 대한 책임

정신건강복지센터를 중심으로 관할 지역 내의 모든 정신보건서비스에 대한 요구를 찾아내서 충족할 계획을 수립하고, 지역주민의 요구에 근거하여 서비스를 제공한다.

(2) 접근성

정신건강서비스를 이용하는 집과 가까운 곳에서 진료한다. 이유는 자신의 가정에서 멀리 떨어지면 결국 환자와 가정 또는 환자와 지역사회가 단절되기 때문이다. 이렇게 지역사회와 가정을 연계하여 익숙한 생활권에서 스트레스를 적게 받고 사회에 적응하도록 한다.

(3) 포괄적인 서비스

정신질환자는 일반 신체 질환자와 다르다. 정신질환자에게는 적어도 입원치료, 응급처치, 부분입원, 외래 치료, 자문 및 교육 등 다섯 가지 기본적인 서비스가 제공된다. 가장 기본적인 사례관리, 자문, 상담, 교육, 입원 및 치료 연계, 재활서비스뿐만 아니라 최근에는 사회의 변화와 요구에 맞추어 응급실 기반 자살시도자 사후관리사업, 아동 · 청소년 정신보건사업, 지역사회 기반 노인자살예방사업, 생명사랑 및 자살예방사업 등과 같은 다양한 서비스를 포함하여 관리를 한다.

(4) 다학제적 팀 접근

정신과 의사, 간호사 이외에 사회복지사, 임상심리사, 작업치료사 등의 다양한 인력들이 참여해서 서로 협력하여 하나의 팀으로 치료적 접근을 하는 것이 가장 바람직하다.

(5) 치료의 연속성

정신건강전달체계를 구축하여 현재의 치료를 과거의 치료와 연계하여 제공하는 것이다.

(6) 지역주민의 참여

지역 자원과 지역주민의 자원봉사를 끌어내어 함께 참여하는 과정이 필요하다. 지역주민의 참여는 대상자들의 욕구를 해결하는 데 더 나은 서비스를 제공하게 된다. 이를 통해 지역주민이 정신보건 개념을 더 잘 이해하고 받아들일 수 있다. 또한 정신질환자의 사회복귀에 큰 장애요소인 사회적 편견을 줄이는 데 기여한다.

(7) 간접서비스

대상 집단의 삶에 직접 개입하기보다는 그들에게 영향을 미칠 수 있는 교사, 종교지도자 또는 방문보건간호사 등을 적극 활용하는 것으로, 지도자 교육에 중점을 두고, 대중매체 등을 이용하여 주민을 교육함으로써 정신건강증진을 꾀한다.

(8) 평가와 연구

현재 제공되는 서비스를 평가함으로써 보다 과학적이고 효과적인 지역사회 정신건강 프로그램을 개발하고 새로운 계획을 세우는 기준으로 활용한다.

(9) 예방

적극적 예방으로서 1차 예방, 진단과 치료로서의 2차 예방, 재활 개념으로서의 3차 예방이 이루어져야 한다.

(10) 자문

정신건강전문가가 자신의 전문적인 지식과 경험을 바탕으로 정신질환자와 논의하고, 정신질환자에게 조언해주는 과정이다.

(11) 정신건강과 사회복지서비스의 연결

정신질환자의 사회복귀를 위해 의료서비스 이외에도 사회적, 직업적 재활서비스와 주거서비스 등 사회복지서비스가 필요할 때, 이에 대한 적절한 정보를 제공하는 과정이다.

3) 지역사회 정신건강사업의 예방적 접근

지역사회 정신건강사업은 카플란(Caplan)의 지역사회 상담이론(community consultation theory)을 근거한 예방적 접근에 중점을 두고 있다(Caplan G et al., 1995).

(1) 1차 예방

정신건강을 유지 및 증진하며 질병을 예방하는 것이 목표이다. 정신건강증진은 건강한 사람들의 안녕과 유지가 목표이다. 질병 예방은 잠재적인 위험에 대한 보호에 중점을 두는 것으로 개인의 질병에 대한 취약성을 줄이고 스트레스를 견딜 수 있는 능력을 강화해 주는 것이다.

(2) 2차 예방

정신건강문제를 조기에 확인하고 치료함으로써 정신질환 유병기간을 줄이는 것이 목표이다.

학교나 지역사회 주민들을 대상으로 정신질환 여부를 확인하는 사전 조사를 통해 정신질환자가 조기에 치료받을 수 있도록 의뢰한다. 2차 예방활동에는 정신건강검진과 평가서비스, 입원 전 혹은 치료서비스를 위한 가정방문, 일반병원에서의 응급치료 및 정신과적 서비스, 치료적 환경의 조성, 투약 및 감독, 자살 상담서비스, 위기중재, 개인 및 가족 그리고 연령별 집단에 대한 정신치료, 확인된 문제에 기초를 둔 지역사회 및 기관에 대한 중재 활동이 해당된다.

(3) 3차 예방

정신질환자들을 대상으로 질병 때문에 불편하거나, 불구 등 장애로 겪을 수 있는 고통을 완화할 수 있도록 재활을 돕는다. 환자의 강점에 초점을 맞추어 최대한 회복하도록 돕는다. 사회기술훈련, 약물 · 증상관리교육, 직업재활, 대인관계기술훈련 등이 있다.

4) 지역사회 정신건강관리의 접근과 현황

1970년대 이전에는 정신질환자에 대한 국가 차원의 지원이나 혜택이 없어 전적으로 가족이 비용을 부담하였다. 1970년대 초기에 가톨릭대학병원 정신과에서 우리나라 최초로 낮병원을 개설하여 진료하였고, 1975년 광주 성요한병원에서 아일랜드 신부와 수사들이 정신건강모형을 도입하여 치료하기 시작하였다. 1980년대 초반까지도 정신치료를 위한 시설이 부족하였고, 높은 치료비용을 감당하기 어려운 가족들은 환자를 무허가 수용시설에 맡겼다. 무허가 시설에서는 정신질환자에 대한 최소한의 의료와 인권보호가 이루어지지 않았고, 1983년 방송을 통해 무허가 시설의 정신질환자에 대한 실태가 알려지면서 사람들에게 큰 충격을 주었다. 이후 정부는 무허가 정신질환자 수용시설을 지원하여 양성화하였으며, 정신병상을 확대하는 정책을 수립하였다.

1970년대부터 몇몇 대학병원에 낮 병동이 설치되면서 시작된 재활프로그램과 1986년 개소한 '태화 샘솟는 집', 1980년대 후반에 시행된 강화도 지역사회정신보건 시범사업 등이 국내 지역사회 정신건강사업의 태동이라 할 수 있다. 이러한 국내의 경험은 1995년 「정신보건법」 제정으로 이어져 국가가 주체가 되어 입원 중심의 정신보건정책에서 지역사회중심, 사회복귀와 재활로 프로그램의 활동 영역을 넓히게 되었다. 즉, 보건의료계는 만성 정신질환자들을 병원 및 시설에서 장기간 격리 · 수용하던 방식에서 벗어나 지역사회 속에서 치료와 재활을 하는 지역사회 정신건강사업을 본격적으로 시행하였고, 이는 우리 정신건강서비스 체계를 변화시키는 전환점이 되었다. 이렇게 지역사회 중심 정신보건정책은 중증정신질환 대상자의 치료와 재활에서 정신의료서비스의 질 향상, 대상자의 인권보장 및 치료받을 권리, 지역사회 적응과 재활서비스의 강화 등을 주된 방향으로 정립하였다. 이후 수차례 개정과정을 거쳐 2013년 12월에 「정신건강증진법」으로 명칭을 변경하였고, 여기에는 정신질환에 대한 인식 개선 및 전 국민대상 정신건강증진 등의 새로운 정책내용이 반영되었다.

2016년 정신보건법 전부개정 후 2017년 5월에 「정신건강증진 및 정신질환자 복지서비스 지원에 관한 법률」 시행령을 기점으로 '정신건강증진법'은 '정신건강복지법'으로 명칭이 변경되었다. '정신건강복지법'은 강제입원제도 개선으로 인권보호장치 강화, 정신질환자에 대한 차별 해소와 복지서비스 근거 마련, 전 국민에 대한 생애주기별 정신건강증진사업 근거 마련 등이 주된 내용으로 구성되었다. 정신건강복지법은 정신질환의 예방 · 치료, 정신질환자의 재활 · 복지 · 권리 보장과 정신건강 친화적인 환경 조성에 필요한 사항을 규정함으로써 국민의 정신건강증진 및 정신질환자의 인간다운 삶을 영위하는 데 이바지함을 목적으로 한다(정신건강복지법 제1조). 기본 개념은 모든 국민은 정신질환으로부터 보호받을 권리가 있고, 정신질환자는 인간으로서 존엄과 가치를 보장받고, 최적의 치료를 받을 권리가 있으며, 정신질환이 있다는 이유로 부당한 차별 대우를 받지 않는다는 것이다(정신건강복지법 제2조).

지방정부에서도 정신건강업무를 담당하는 주무부서가 출범하였는데, 1995년 (「정신보건법」 제정에 따른) 국내 최초로 정부 지원에 의한 시범사업을 진행한 연천군보건의료원 내 정신건강센터가 개소하였다. 이후 지역주민을 대상으로 각 보건소를 통하여 정신질환의 예방, 정신질환자의 발견, 상담 · 진료 및 사회복귀훈련 등 지역사회정신보건사업을 수행하는 정신건강증진센터가 전국적으로 확산되었다. 이어 '정신건강복지법' 제정과 함께 2017년 이후 정신건강복지센터로 변경되어 전국(기초 244개소, 광역형 16개소)에서 운영, 지원이 이루어지고 있다. 현재 정신건강복지센터에서는 만성 정신장애인에 대한 사업뿐만 아니라 지역사회의 요구에 따라서 알코올중독관리, 아동 · 청소년정신건강, 노인정신건강, 정신과적 응급상담 등 다양한 사업을 진행하고 있다.

4.3 지역사회 정신건강관리사업

국내의 정신질환 및 치매에 대한 지역사회의 정신건강관리는 지역사회 정신건강증진 기관별 사업체계를 통해 통합적이고 체계적으로 진행되고 있다. 현재 정신건강복지센터(광역형, 기초형), 중독관리통합지원센터, 정신재활시설, 트라우마센터 및 치매안심센터가 개별 정신건강관리사업의 수행뿐만 아니라 지역사회 내 정신건강복지서비스와 복지서비스 간 연계체계를 통해 정신건강복지서비스 지원 강화 및 취업계층의 정신건강증진을 향상하고자 보건복지통합전달체계를 마련하여 운영하고 있다.

행복e음 보건복지통합전달체계는 정신건강복지센터, 자살예방센터, 중독관리통합지원센터 등에서 정신건강사례관리시스템(mental health information system, MHIS) 행복e음 연계 메뉴단을 활용하여 보건복지서비스를 의뢰하여 업무처리가 진행되는 시스템이다. 서비스 의뢰 절차는 정신건강복지센터 등의 정신건강증진기관에서 대상자를 발굴하여 상담을 진행하고 그들의 복지요구에 맞추어 원하는 지원서비스 관련 기관에 의뢰한다. 이후 해당 서비스를 의뢰받은 지자체 관련 기관에서는 행복e음 서비스 의뢰 내용을 확인하고 관련 도움 서비스를 제공한다. 도움 서비스 보장기관으로는 고용복지H센터, LH공사, 지방의료원, 서민금융진흥원, 한국장애인고용공단, 국가보훈처, 사회복지시설, 보건소 등이 있다.

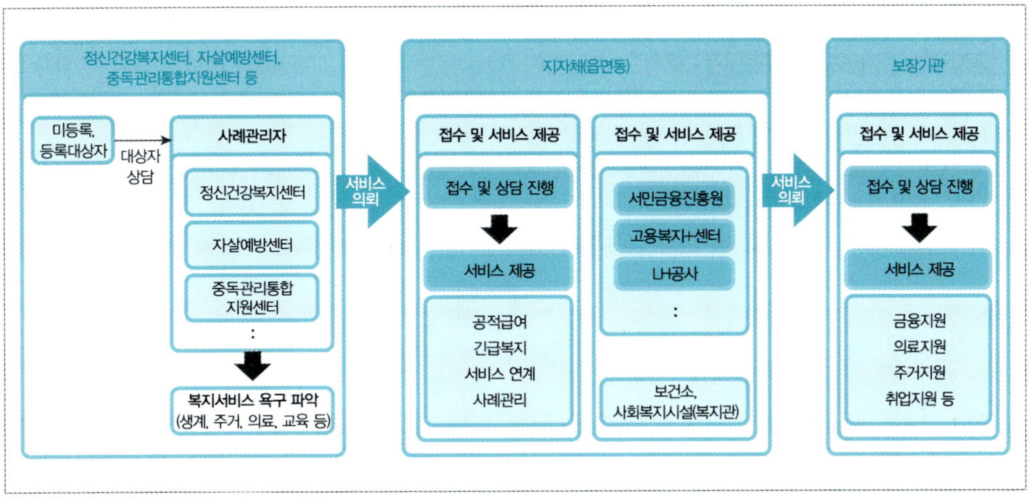

그림 12-4-6 행복e음 보건복지통합전달체계의 보건-복지서비스 의뢰

출처: 보건복지부. 2021년 정신건강사업 안내. 2021. p.87.

1) 정신건강복지센터

광역정신건강복지센터는 지역사회 내 통합적 정신건강서비스 및 자살예방을 위한 기반 구축, 지역 특성을 반영한 사업추진체계 구축 및 지역사회 정신건강사업을 위한 자문 및 자원 제공을 기본 방향으로 삼고 있다. 기초정신건강복지센터에서는 해당 지역주민을 대상으로 중증정신질환관리, 자살예방, 정신건강증진, 아동청소년 정신건강증진, 재난정신건강 지원에 대한 실제적인 실행을 담당한다. 특히, 기초정신건강복지센터는 정신질환 대상자의 지역 내 적응 및 회복을 목표로 집중사례관리 및 유지관리 대상자 사례관리서비스체계를 마련하고 정신응급대응, 초발 정신질환자 개입 등 지역사회 내에서 정신건강 사례를 관리하고 있다. 구체적인 사업내용은 〈표 12-4-4〉와 같다.

2) 중독 관련 지원센터

중독 관련 지원센터에는 중독관리통합지원센터와 한국도박문제관리센터가 있다. 중독관리통합지원센터에서는 기본적 중독관리사업과 노숙인 및 취약계층 알코올중독 문제 관리사업을 진행한다. 또한, 한국도박문제관리센터는 사행산업 또는 불법사행산업으로 발생될 수 있는 중독 및 도박문제에 대해 예방 및 치유 사업을 시행한다.

표 12-4-4 광역형과 기초형 정신건강복지센터의 사업 내용

광역정신건강복지센터	기초정신건강복지센터
• 지역사회 정신건강복지 사업 및 자살예방 사업 기획 및 수립 • 지역사회정신건강에 대한 진단 및 연구조사: 정신질환자 실태조사, 지역사회정신건강조사, 자살실태조사 등 • 지역사회 전문인력 교육 및 관리: 정신건강, 자살, 중독, 응급 및 위기관리, 정신건강 사례관리시스템, 재난 등 교육 및 매뉴얼 제공 등 • 지역사회 네트워크 구축 및 자원관리: 정신건강사업 관련된 다양한 유관기관의 발굴과 연계, 지원체계 개발 회의 등 • 정신건강 및 자살문제 인식 개선을 위한 홍보: 캠페인, 세미나, 홍보물 제작 및 보급 등 • 지역 특성을 고려한 정신건강사업 및 자살예방사업 기획 및 운영 • 정신건강위기상담 운영: 응급의료기관 실태를 파악, 24시간 핫라인 상담을 통한 출동서비스 등 고위험군에 대한 응급위기대응체계 구축 및 조정 • 재난 정신건강 지원: 심리지원 핫라인 운영, 대국민 심층상담 연계	• 중증정신질환자관리: 가정방문, 내소상담, 전화 또는 온라인 상담을 통해 서비스 제공, 개별 상담, 주간재활 및 직업재활프로그램, 교육 및 훈련 서비스 등 • 중증정신질환 조기개입체계 구축: 중증정신질환자의 증상과 연관된 자·타해 위험상황에 대한 위기개입 서비스 • 자살예방: 생애주기별 자살예방교육, 생명지킴이 양성 교육 등을 통한 인식개선사업, 지역 네트워크를 통한 자살고위험군 조기발견 및 치료 연계, 자살 위기대응 및 사후관리체계 마련, 자살수단 접근 차단 등 • 정신건강증진: 집단대상의 정신질환 관련 예방 및 교육을 통한 인식 개선, 정신질환 고위험군 조기발견 및 치료 연계 • 아동·청소년 정신건강증진: 선별검사 실시, 고위험군 사례관리, 교육청 또는 학교와 연계하여 정신건강복지서비스 제공 및 교육프로그램 실시 • 재난 정신건강 지원: 재난 발생에 관할지역의 위기대응, 심리지원, 사후 모니터링

기본적 중독관리사업에는 조기선별 및 단기치료(screening brief intervention referral treatment, SBIRT)를 통한 고위험군 발굴 및 평가, 서비스 제공, 지역사회 복지기관과 연계하여 필요한 서비스 제공이나 자조모임이나 프로그램을 통한 중독질환관리사업, 가족교육 및 가족단위의 통합 사례관리서비스 등을 통한 중독질환 가족지원사업, 중독예방 및 교육사업, 서비스 전달을 위한 네트워크 구축 등 지역사회 안전망 조성 및 지역요구도 조사 등이 있다. 노숙인 및 취약계층 알코올중독문제 관리사업에는 다양한 상황에 놓인 대상자들을 위해 통합적으로 개입할 수 있도록 돕는 유관기관 연계망 구축, 유관기관 종사자 교육프로그램, 중독문제 선별 지원을 통한 사례발굴 및 사례관리서비스, 집단상담·교육프로그램 등이 포함된다.

한국도박문제관리센터의 주요 사업에는 도박 관련 예방 치유를 위한 상담·교육·홍보 및 프로그램, 중독자 재활지원사업, 예방 치유를 위한 전문인력 양성, 예방 강화 및 홍보활동을 위한 콘텐츠 개발 및 보급, 도박문제 관련 조사 및 연구 등이 포함된다.

3) 정신사회재활시설

정신사회재활시설에서는 정신의료기관에 입원하거나 정신요양시설에 입소하지 아니한 정신질환자 등에게 지역사회에서 직업활동과 사회생활을 할 수 있도록 상담, 교육, 취업, 여가, 문화, 거주, 사회참여 등 각종 재활활동 및 복지서비스를 제공하고 있다.

정신재활시설에는 「정신건강복지법」 제19조 '정신재활시설의 구체적인 종류 및 사업'과 관련하여 생활시설, 재활훈련시설, 중독자재활시설, 생산품판매시설 및 종합시설이 있다.

(1) 생활시설

가정에서 생활하기 어려운 정신질환자 등에게 주거, 생활지도, 교육, 직업재활훈련 등의 서비스를 제공하며, 가정으로 복귀, 재활, 자립 및 사회적응을 지원하는 시설이다.

(2) 재활훈련시설

작업 · 기술지도, 직업훈련, 사회적응훈련, 취업지원 등의 서비스를 제공하는 주간재활시설, 어느 정도의 자립능력을 갖춘 정신질환자 등이 공동으로 생활하며 독립생활을 위한 자립역량을 함양하는 시설인 공동생활가정, 퇴원했거나 퇴원계획이 있는 경우 일시 보호 또는 단기 보호를 위해 주거 제공, 생활훈련 및 사회적응훈련을 제공하는 지역사회전환시설, 특별히 준비된 작업환경에서 직업적응, 직무기능향상, 직업생활을 하도록 지원하는 직업재활시설 및 정신질환 아동 · 청소년을 대상으로 상담, 교육 및 정보 제공을 하는 아동 · 청소년 정신건강지원시설이 있다.

(3) 중독자재활시설

알코올중독, 약물중독 또는 게임중독 등으로 인한 정신질환자 등을 치유하거나 재활을 돕는 시설이다.

(4) 생산품판매시설

정신질환자 등이 생산한 생산품을 판매하거나 유통을 대행하며 마케팅 등을 지원하는 시설이다.

(5) 종합시설

정신재활시설 중 2개 이상의 정신재활시설이 결합되어 정신질환자 등에게 생활지원, 주거지원, 재활훈련 등의 기능을 복합적 · 종합적으로 제공하는 시설이다.

4) 국가트라우마센터

국가트라우마센터는 재난이나 그 밖의 사고로 정신적 충격을 받은 트라우마 대상자의 심리적 안정과 사회적응을 지원하기 위해 재난정신건강 서비스 운영체계에 따라 지방자치단체, 권역별 정신건강복지센터 및 유관기관과 상호협력하여 피해자에 대한 심리 지원을 제공한다.

대표적인 사업으로 재난정신건강서비스를 위한 표준 매뉴얼, 대응지침 마련 등을 통한 재난정신건강 위기대응, 트라우마 회복을 위한 프로그램 개발 및 운영, 트라우마 대상자의 심층평가, 회복프로그램 및 모니터링, 조사 · 연구, 유관기관 협력체계 구축 등을 하고 있다.

5) 치매안심센터

국내의 치매질환사업은 치매안심센터를 통해 통합적이고 체계적으로 실시되고 있다.

전국치매안심센터를 중심으로 다양한 지역사회자원을 연계하여 치매 진행 정도에 따라 전문회원의 관리를 받도록 하고 치매환자 가족의 경제적, 정서적, 육체적 부담을 경감하기 위해 돌봄지원을 확대하고 있으며 이를 돕기 위한 지원체계는 〈그림 12-4-7〉과 같다. 우선 치매어르신 등록은 지역사회에 거주하는 어르신의 인지건강 상태에 따라 필요한 다양한 관리서비스를 연속적으로 제공하고 치매조기검진을 통해 치매를 조기에 발견 · 관리함으로써 어르신의 삶의

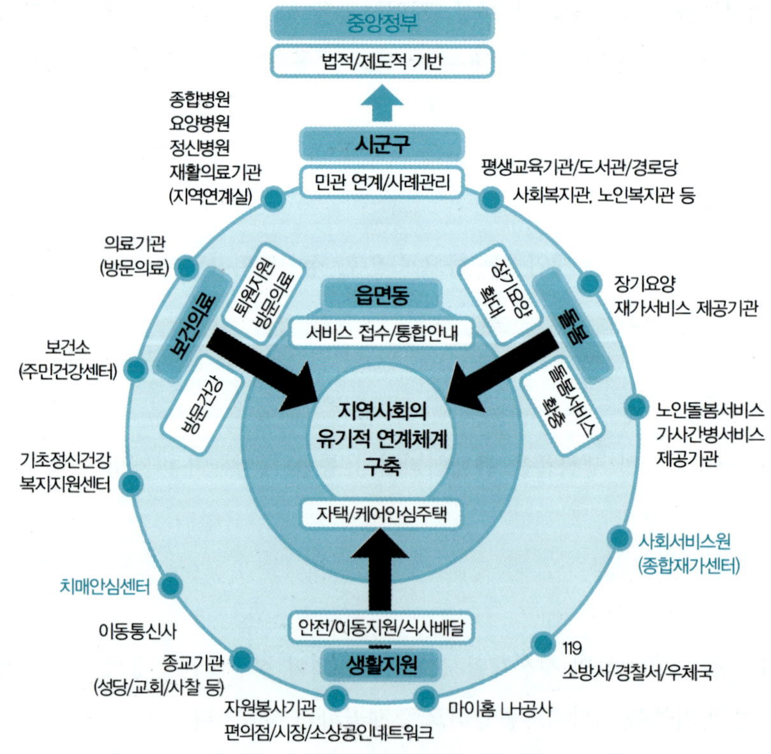

그림 12-4-7 이상적인 지역사회 치매환자 지원체계

출처: 배성권 등. 지역 내 치매환자 중증도별 유관기관 연계방안 개발 연구보고서. 2020.

질을 증진하고자 함이다.

치매안심센터의 대표적인 사업으로 치매환자와 가족의 기초 및 심층상담을 통한 등록관리사업, 지역 내 만 60세 이상의 모든 노인을 대상으로 하며, 사례에 따라 단계별로 선별검사, 진단검사, 병원에서의 감별검사를 통한 조기검진 실시, 배회가능 어르신 인식표, 치매치료 관리비, 조호물품 제공 및 치매환자 쉼터 제공, 맞춤형 사례관리 등의 치매환자 지원사업, 치매환자 돌봄 보호자들을 위한 가족교실, 자조모임, 힐링프로그램 서비스를 지원하는 치매가족지원사업이 있다. 또한, 치매를 예방하기 위해 지역주민을 대상으로 다양한 치매예방 관련 정보 제공 및 인지강화교실을 운영하며, 치매인식 개선 및 치매극복캠페인 등과 같은 다양한 지역사회 지원사업을 하고 있다.

4.4 지역사회 정신건강증진사업 사례: 우울감 해소를 위한 사회적 처방 시범사업

1) 사회적 처방의 필요성 및 개념

비감염성질환과 장기요양환자가 늘어남에 따라 사회적 처방(social prescribing)의 필요성이 대두되고 있다. 특히 우울감, 고독감, 이로 인한 자살 등 정신질환이 계속해서 증가하며, 최근 한국에서도 65세 이상 노인 수의 급격한 증가와 더불어 노인의 우울감, 고독감 등이 새로운 사회문제가 되었다(Kim JE et al., 2021). 이에 영국의 국가건강서비스(National Health Services, NHS)에서 운영 중인 사회적 처방 제도를 도입할 필요성이 우리나라에서도 제기되고 있다.

사회적 처방의 주요 접근법은 지역사회자원을 활용하여 환자에게 비의료적인 처방을 제공하는 것이며, 의료전문가가 환자를 다분야의 비임상서비스에 의뢰하는 방법을 활용한다. 영국의 NHS에서는 사회적 처방을 “지역사회기관이 환자를 링크워커(link worker)에게 의뢰하는 것이다. 링크워커는 ‘환자 자신에게 중요한 것’에 초점을 두고 환자의 건강과 복지에 통합적으로 접근하는 사람이다. 이들은 또한 실용적이고 정서적인 지원을 위해 환자를 지역사회단체에 연계하는 역할을 한다.”라고 정의한다(England NHS, 2019; 강미화 등, 2021). 사회적 처방에 의한 사회활동(social activities)의 종류로는 음악, 미술, 운동, 드라마, 독서, 시 읽기, 댄스, 정원가꾸기, 자원봉사 등이 있다.

2) 사회적 처방 시범사업 모델의 대상 지역과 접근을 위한 개념 틀

연세대학교 사회적 처방 시범사업팀은 2019년 7월에 개최된 영국의 사회적 처방 네트워크에 참석한 이후 한국 농촌에 맞게 적용, 개발한 프로그램을 도입하여 2019년 9월부터 2021년 12월까지 원주시 흥업면에서 실시하였다.

시범사업은 〈그림 12-4-8〉의 개념 틀에 따라 사업지역 내 지역사회 작은 도서관과 협력하여 실행하였으며, 건강도시연구센터에서 사업 설계와 모니터링을 실시하였다. 이외에도 관련 기관의 협력, 재정 지원 및 자원봉사자가 활동하였다.

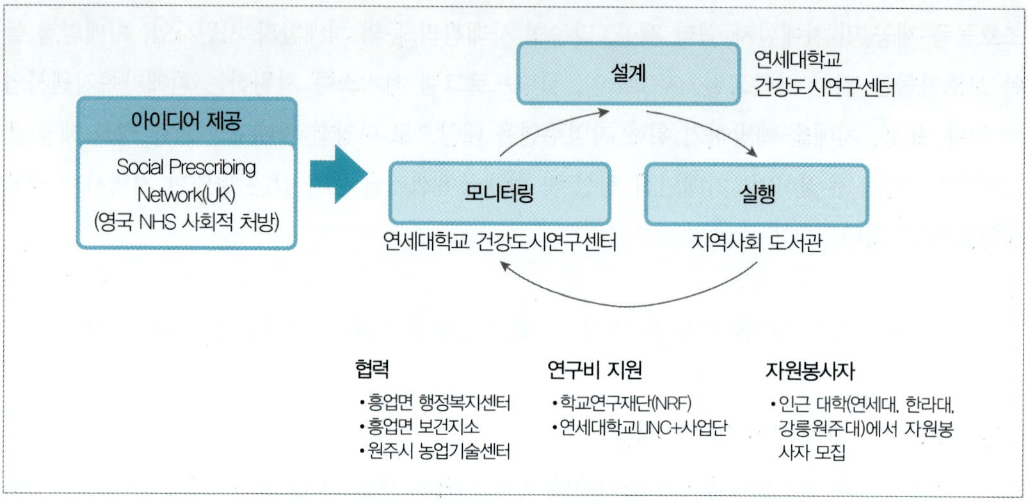

그림 12-4-8 연세대학교 시범사업의 개념 6틀

출처: 연세대학교. 커뮤니티케어 사회적 처방 비대면 영상제작 매뉴얼. 2021.

3) 사회적 처방 시범사업의 이해관계자

본 사업의 이해관계자는 한국연구재단, 연세대학교 LINC+사업단, 지역사회 작은 도서관, 원주시, 보건지소, 면 행정복지센터 등이다. 특히, 인근 타 대학의 학생을 자원봉사자로 임명한 후, 그들에게 참여 기회를 부여하여 농촌지역 독거노인의 생활 실태를 체험하도록 하였다.

표 12-4-5 연세대학교 사회적 처방 시범사업의 이해관계자

이해관계자	역할
한국연구재단	재원 조달
연세대학교 LINC+ 사업단	재원 조달
연세대학교 건강도시연구센터	사업 설계, 모니터링, 성과 평가 등
흥업면 행복가득 작은 도서관	사회적 처방 실행 장소 제공
원주시 농업기술센터	커뮤니티 텃밭 제공
흥업면 행정복지센터	대상자 모집과 행정 지원
흥업면 보건지소	공중보건의사에 의한 대상자 문진 및 검사
지역 언론사	매스미디어 홍보
인근 대학(4년제 3개 대학)	학생 자원봉사자 파견

4) 사회적 처방 시범사업의 대상자 선정 기준 및 사정

① 지역복지센터의 추천으로 65세 이상 독거노인이 대상자가 된다.

② 대상자 선정 시 프로그램 실행 장소까지 이동이 가능한 자를 대상으로 하였다.

③ 대상자 중 경증 또는 중등도의 우울증(GDS-K 점수: 9-18점)이 있으며, 본 사업 참여에 동의한 자가 실제 대상자가 된다.

④ 중재(intervention) 전후에는 대학원생 연구원이 중심이 되어 지역 내 공중보건의사와 문진 및 우울증 정도 검사를 시행하였다.

5) 사회적 처방 시범사업의 주요 프로그램 내용

본 시범사업에서 사용하는 주요 사회적 처방 내용은 음악치료와 신체활동을 결합한 뮤직스토리텔링(music storytelling) 프로그램으로서 농촌지역 노인의 우울과 고독감 감소를 목적으로 운영하였다. 뮤직스토리텔링은 특허청 서비스표등록(등록 제41-0270261호)을 받은 프로그램이다. 이 외에도 어르신들이 직접 자신의 이야기를 그리고 적는 '실버스토리북 제작' 활동이 있었다. 특히 지난 2020년 코로나19 유행으로 코로나 예방마스크 및 인형 제작 등 수공예 프로그램이 실시되었다(윤혜진, 2022). 그리고 코로나19의 확산으로 실내활동이 어려워지면서 지역사회에서 제공된 텃밭을 활용한 실외활동을 실시하였다(정민아 등, 2021). 뮤직스토리텔링은 매주 30분씩 8주 동안 실시되었고, 신체활동을 증진하기 위해서 농업기술센터 텃밭에서 6주 동안 1-2시간씩 텃밭 활동을 실시하였다.

6) 사회적 처방 프로그램의 우울감 해소 효과

2021년 4월 30일부터 같은 해 6월 18일까지 실시한 사회적 처방 프로그램 5회차의 효과를 준실험설계에 의하여 평가한 결과는 다음과 같다(그림 12-4-9).

사회적 처방 프로그램에 참여한 실험군(20명)이 참여하지 않은 대조군(14명)에 비해 인지된 사회적 지지, 생활만족도 점수가 유의하게 향상되었으며, 우울감 점수는 유의하게 감소하였다. 그리고 참여자 6명을 대상으로 포커스그룹 인터뷰를 실시한 결과, 대상자들은 '코로나19로 인한 답답함 해소', '디지털 플랫폼을 활용한 프로그램의 즐거움', '사회적 관계망 확장'을 경험하였다고 응답하였다. 이러한 결과를 통해 사회적 처방 프로그램이 노인의 심리적, 사회적 정신건강증진에 효과가 있음을 확인하였다(윤혜진, 2022).

7) 사회적 처방에 의한 우울감 해소 사례에서의 시사점

그동안 대부분의 건강증진사업은 주로 보건소를 중심으로 운영되어 왔다. 그러나 농촌지역 독거노인들은 보건소 보건사업이 제한적이며 지리적으로 멀어 참여하기가 어렵기 때문에 마을

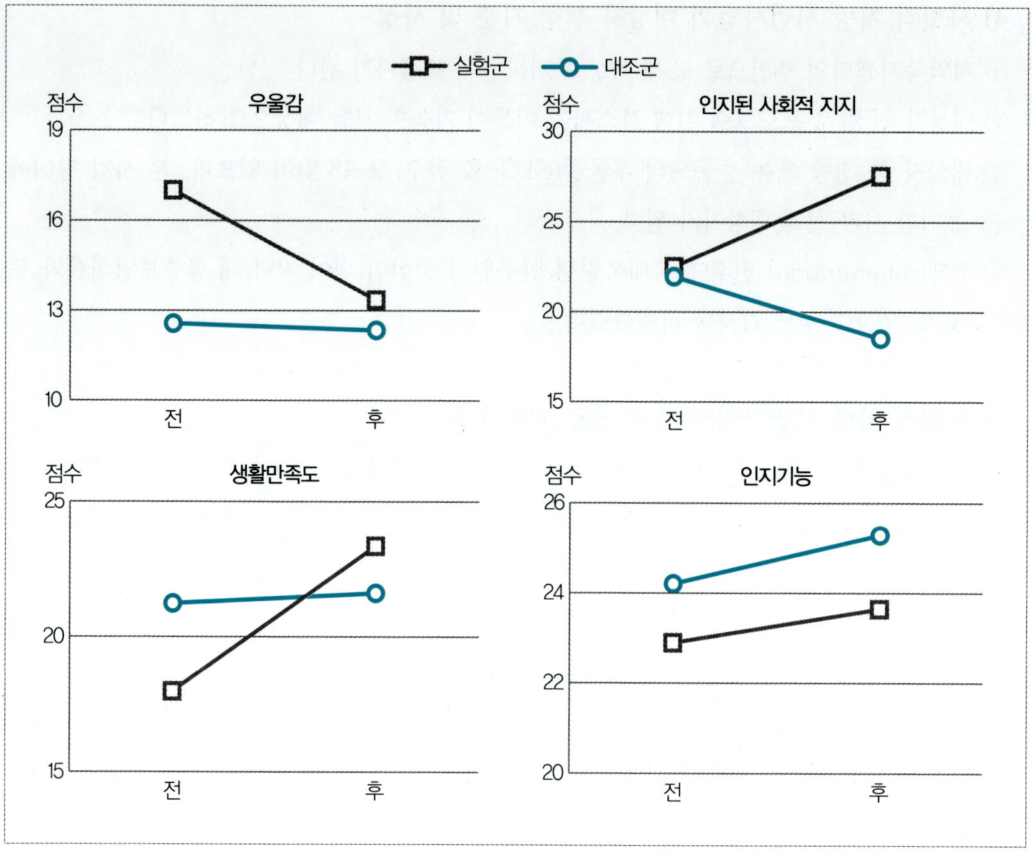

그림 12-4-9 사회적 처방 프로그램의 효과(실험군-대조군 간 점수 변화)

출처: 윤혜진. 디지털 플랫폼을 활용한 노인 대상 사회적 처방 시범사업의 효과평가. 석사학위청구논문, 연세대학교 대학원. 2022.

단위의 프로그램 개발이 필요하다. 따라서 농촌지역의 어르신을 대상으로 하는 우울증 완화 프로그램이 필요하다. 영국에서 시작된 사회적 처방은 개인의 사회적 접촉을 촉진하여 사회적 고립과 외로움에서 벗어나게 하여 궁극적으로 개인의 건강증진에 이바지할 수 있는 제도이다(송그룹 등, 2019; 남은우, 2020).

지역사회기관이 중심이 되기 때문에, 환자의 접근성이 좋으며 의료, 복지의 포괄적 서비스 제공이 가능할 것이다. 따라서 정부는 지역사회통합돌봄제도와 정신건강증진사업의 일환으로 지역사회 기반의 한국형 사회적 처방 모델을 모색할 필요가 있다. 즉, 보건소와 경로당, 지역 NGO, 대학 등 다양한 지역사회자원들을 활용하여 지역사회자원들이 함께 의료적, 비의료적 프로그램을 동시에 실시하는 것이 필요하다(남은우, 2021).

참고문헌

정신건강관리의 개념

관계부처합동. 온국민 마음건강 종합대책, 제2차 정신건강복지기본계획(안). 2021.

관계부처합동. 정신건강 종합대책. 2016.

국립정신건강센터. 2021년 국민 정신건강지식 및 태도조사 연구. 2021.

국립정신건강센터. 2021년 정신건강실태조사 보고서. 2021.

국립정신건강센터. 2021 전국 정신건강 관련 기관 현황집. 2021.

국립정신건강센터. 국가 정신건강현황 보고서 2019. 2020.

보건복지부. 2021년 정신건강사업안내. 2021.

중앙정신건강복지사업지원단. 2020년 중앙정신건강복지사업지원단 사업보고서. 2021.

한국보건산업진흥원. 정신질환분야 R&D 동향 및 시사점. 2013.

Bunton R, Macdonald G. Health Promotion: Disciplines, Diversity and Developments. London: Routledge. 1992. p.60-77.

World Health Organization. Basic Documents. 43th ed. Geneva: World Health Organization. 2001. p.1.

World Health Organization. Mental Health Policy, Plans and Programmes. 2003.

World Health Organization. Mental Health: Strengthening Our Response. World Health Organization. 2018. p.1.

World Health Organization. Strengthening Mental Health Promotion. (Fact sheet, No.220). Geneva: WHO, 1999, p.3.

지역사회 정신건강과 예방서비스의 접근 원칙

국립정신건강센터. 정신건강의 역사. 정신건강전문요원교육자료. 2018. Available from: URL: http://en.wikipedia.org/wiki/Mental_health.

보건복지부. 2021년 정신건강사업안내. 2021.

이경희, 김은자, 김상남, 주세진, 양승희, 최숙희 등. 정신건강간호학. 제2판 수정판. 정문각. 2021. Available from: URL: http://en.wikipedia.org/wiki/Psychiatric_and_mental_health_nursing#History.

최보문(역). 정신의학의 역사 - 광인의 수용소에서 프로작의 시대까지. 바다출판사. 2009. Available from: URL: http://en.wikipedia.org/wiki/History_of_mental_disorders.

한국정신의학100년사편찬위원회. 한국정신의학 100년사. 대한신경정신의학. 2009.

Ahmed Ragab, The Medieval Islamic Hospital. Cambridge University Press, 2015.

Avicenna, The Canon of Medicine. New York: AMS Press, 1973.

Caplan G, Caplan RB, Erchul WP. A contemporary view of mental health consultation: Comments on 'Types of Mental Health Consultation' by Gerald Caplan (1963). J Educ Psychol Consult 1995;6(1):23-30.

Hastings Rashdall, The Universities of Europe in the Middle Ages. Cambridge University Press, 2010.

지역사회 정신건강관리사업: 정신질환, 치매(안심센터)

고임석, 서지원, 유원섭, 서지우, 한수경, 강미경. 2020년 치매안심센터 및 광역치매센터 사례집. 2020. Available from: URL: https://ansim.nid.or.kr/community/pds_view.aspx?bid=215.

국가트라우마센터 홈페이지. https://www.nct.go.kr

배성권, 장쿠스코 영선, 최재우, 우효종. 지역 내 치매환자 중증도별 유관기관 연계방안 개발. 중앙치매센터, 고신대학교 산학협력단. 2020. Available from: URL:https://ansim.nid.or.kr/community/pds_view.aspx?bid=222.

보건복지부. 2021년 정신건강사업 안내. 2021. Available from: URL: http://www.mohw.go.kr/react/jb/sjb030301vw.jsp?PAR_MENU_ID=03&MENU_ID=032901&CONT_SEQ=363945.

서울시정신건강복지센터. 정신건강 전문사례관리 매뉴얼 비대면 사례관리 가이드편 제1판. 2020. p.1-35.

서지원, 조현성, 김용복, 김지혜, 최은아, 조은정. 2020 중앙치매센터 연차보고서. 2021. Available from: URL: https://ansim.nid.or.kr/community/pds_view.aspx?bid=220.

치매안심센터. Available from: URL: https://ansim.nid.or.kr/main/main.aspx,

한국도박문제관리센터. Available from: URL: https://www.kcgp.or.kr.

사회적 처방에 의한 우울감 해소 사례

강미화, 윤규탁, 남은우. 영국의 사회적 처방 도입과 운영 사례: 킹스턴 지역을 중심으로. 대한보건연구 2021;47(2):1-15.

남은우. 코로나 시국의 우울증 예방 사회적 처방 사례/강원도 원주시 흥업면의 우울증 예방 사회적 처방 사례. 근거기반지역보건동 II. 지역사회건강조사. 질병관리청(21-07-라-2). 2021.

남은우. COVID-19와 관련된 사회적 고립과 외로움 극복을 위한 사회적 처방 제도. 보건교육건강증진학회지 2020;37(1):113-116.

송그룸, 조혜연, 남은우. 강원도 한 농촌지역에서의 노인 우울증 경감을 위한 사회적 처방 프로그램의 효과평가. 대한보건연구 2019;45(4):77-87.

윤혜진. 디지털 플랫폼을 활용한 노인 대상 사회적 처방 시범사업의 효과평가. 석사학위청구논문, 연세대학교 대학원. 2022.

정민아, 윤혜진, 신동은, 김지언, 김혜경, 남은우. 사회적 처방에 의한 텃밭활동 경험에 관한 연구. 보건교육건강증진학회지 2021;38(3):39-51.

England, NHS. Social Prescribing and Community-based Support: Summary Guide. London: NHS England. 2019.

Kim JE, Lee YL, Chung MA, Yoon HJ, Shin DE, Choi JH, et al. Effects of social prescribing pilot project for the elderly in rural area of South Korea during COVID-19 pandemic. Health Sci Rep 2021;4(3):e320.

기본문제

1. 정신건강의 정의와 정신건강증진 개념에 대해 설명하시오.
2. 정신건강 현황에 대해 설명하시오.
3. 한국의 지역사회 정신건강관리의 대두 배경과 접근 방향을 설명하시오.
4. 국내 정신건강복지센터 광역형과 기초형의 역할 차이를 설명하시오.
5. 사회적 처방이 필요한 이유를 설명하시오.

심화문제

1. 정신건강 관련 법제 변천과정에서 정신건강복지법의 특징에 대해 설명하시오.
2. 한국 정신건강관리사업의 현황에 대해 설명하시오.
3. 지역사회 주민이 자신의 알코올중독 문제와 치매를 앓는 어머니가 이용할 수 있는 지역사회의 기관에 대해 문의할 경우 그 주민에게 정보를 제공할 지역사회 정신건강관리기관과 해당 서비스를 설명하시오.
4. 사회적 처방에 의한 활동으로, 우울감을 해소할 수 있는 프로그램의 종류를 열거하시오.

5 질환중심 보건사업(Ⅳ): 구강보건사업

학습목표

- 구강보건사업의 개념과 내용을 설명할 수 있다.
- 구강보건사업의 성과 목표(HP2030) 및 지표를 설명할 수 있다.
- 지역사회 구강보건사업의 접근 원칙을 설명할 수 있다.
- 지역사회 구강보건사업의 통합사례를 설명할 수 있다.

5.1 구강보건사업의 개념

1) 구강보건사업의 개념 및 내용

건강과 웰빙(well-being)을 실현하기 위해서는 보건사업관리의 전 과정에 구강보건사업을 고려해야 한다.

구강보건사업은 구강질환의 예방과 진단 그리고 구강건강에 관한 교육과 관리 등을 함으로써 국민의 구강건강을 유지 및 증진하는 사업을 의미한다(「구강보건법」 제2조). 보건복지부는 「구강보건법」에 따라 5년마다 기본계획을 수립하여 국가 구강보건 정책 및 구강보건사업의 수립과 실행을 체계화하고, 이를 통해 국민건강 증진 및 삶의 질 향상에 기여하고자 한다.

근거 법령에 따른 구강보건사업의 내용은 치아우식 예방을 위한 불소이용사업과 치면열구전색(치아홈메우기)사업, 생애주기별 또는 생활터에서의 구강보건사업, 구강보건 교육 및 홍보사업 등이 대표적이다.

2) 생애주기별 구강보건사업의 성과목표(HP2030) 및 지표

구강보건사업의 성과목표는 연령특이성(age-specific goals), 연령차이(age-difference goals), 누적성(cumulative goals)과 소급성(retrospective goals) 등의 특징이 있다. 구강보건사업의 성과목표 달성을 위한 사업대상자 선정 및 전략 구상을 위해 성과목표의 특성을 이해할 필요가 있다(그림 12-5-1).

(1) 구강보건사업 성과목표의 연령특이성

연령특이성(예: 5세 및 12세에 한정된 목표)이 있는 구강보건사업의 성과목표(HP2030) 달성을 위해 그 목표와 연관된 중·단기 성과목표를 설정하고 그것을 달성하기에 최적인 표적집단(예: 태아기부터 5세까지 및 영구치 맹출 전부터 12세까지)을 선정하여 최소 5~6년 정도 세부

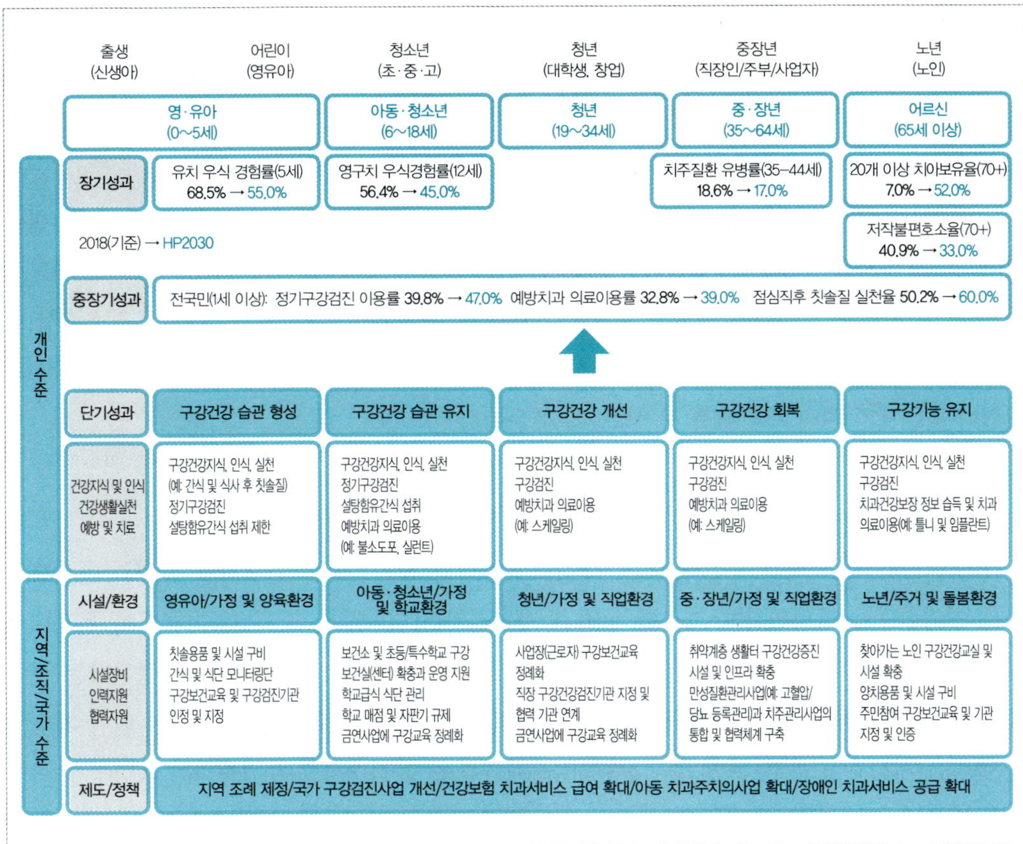

그림 12-5-1 생애주기별 구강보건사업의 성과목표(HP2030)별 성과지표 및 사업 전략(예시)

전략과 사업에 집중할 수 있는 사업내용과 방법을 계획하고 수행할 필요가 있다.

예를 들어, 5세 아동의 유치 우식경험률을 68.5%(2018년 기준)에서 55%로 낮추기 위한 사업대상을 선정할 때 2030년에 5세가 될 아동을 염두에 두고 사업의 표적집단을 선정할 수 있다. 임신과 출산기 산모를 포함하여 태아기부터 치아우식 예방(예: '엄마의 충치는 아가의 충치')에 필요한 지식과 인식을 길러야 하기 때문이다. 왜냐하면, 어느 치아라도 한 개 이상 치아우식이 생긴 아동은 우식경험자로 산출되기 때문에 전체 아동 중 절반 이상이 영 · 유아기부터 치아우식이 전혀 없는 상태로 성장하여 5세가 되어야 성과목표(유치 우식경험률 55%)를 달성할 가능성이 커진다. 그런 면에서 보면, 현재 일선 보건소에서 수행하는 어린이집과 유치원 아동을 위한 구강보건사업(예: 구강보건교육, 불소용액양치, 불소도포 등)은 '5세 아동의 유치 우식경험률'보다는 '12세 아동의 영구치 우식경험률' 성과 달성을 위한 사업으로 간주하고 평가할 수 있다.

(2) 구강보건사업 성과목표의 연령차이

구강보건사업은 성과목표의 달성 연령과 그 성과달성을 위해 표적으로 삼아야 할 사업대상의 연령 간 차이가 크다. 그 이전 생애주기의 사업성과가 그다음 생애주기에 나타날 수도 있다는 의미다. 예를 들어, 70세 이상 노인의 저작불편호소율을 40.9%(2018년 기준)에서 33%로 낮추기 위해서는 70세에 이르기 전 청장년(19세 이상)부터 저작불편에 영향을 주는 요인(예: 현존치아 수, 보철치료 상태, 치주질환, 식습관 등)을 조절할 수 있는 최적의 연령 시기부터 시작해서 목표 달성을 위해 관련된 사업과 전략을 지속하여 수행해야 한다. 현재 일선 보건소에서 수행하는 노인구강보건사업(예: 경로당 구강보건사업 등)으로 노인의 저작불편율호소를 낮추기 어렵다는 한계가 여러 측면에서 지적되었기 때문이다.

(3) 구강보건사업 성과목표의 누적성과 소급성

위에 언급한 두 가지를 종합해 보면, 구강보건사업의 성과목표는 인구집단 전체를 대상으로 모든 연령집단을 광범위하게 고려한 누적된 사업성과(단기–중기–장기)가 소급되어 목표대상 연령(혹은 집단)의 구강건강 결과(oral health outcomes)로 이어져야 비로소 달성된다는 것이다. 예를 들면, 영구치가 나오는 6세 이전부터 치아우식과 치주질환 등의 이유로 인한 치아상실 예방을 시작해야 하고, 특히 중 · 장년기(35~64세)를 표적대상으로 집중하여 치아상실을 방지할 수 있는 치주질환 예방과 관리 등의 전략과 사업을 장기적으로 수행해야 한다. 그러나 성과달성에 필요한 사업 기간이 얼마인지 밝혀진 근거가 아직 없다는 점을 생각해 보면, 지금보다 장기적인 관점으로 사업을 계획하고 사업대상을 선정해야 하며, 그 성과목표를 설정할 때 사업담당자와 사업대상자의 측면에서 측정 과정과 산출의 수월성, 사업과의 연관성 및 달성 가능성 등도 고려해야 한다.

5.2 접근 전략에 따른 지역사회 구강보건사업

지역사회 구강보건사업의 접근 전략은 전체인구집단 접근, 고위험집단 접근, 생애주기별 접근, 생활터별 접근 등 그 목적과 대상에 따라 다양하다. 여기서는 전체 보건사업관리와 관련이 깊은 상류–하류 접근과 공통위험 접근 그리고 생애주기 및 생활터별 접근 전략의 예를 들어 설명하고자 한다.

1) 생애주기 및 생활터별 접근 전략

(1) 사업내용 전문화 전략

예를 들어, 치아우식(충치) 예방을 목적으로 불소이용사업에 주력하는 경우 유치원(가)과 초등학교(나) 그리고 경로당(다)에 이르기까지 모든 사업대상(집단)에게 불소이용률을 높이는 사업에 주력하는 경우이다(그림 12-5-2-①).

① 사업내용 전문화 전략

구강보건사업 내용(목적)	구강보건 사업대상(집단) 가(유치원)	나(초등학교)	다(경로당)
C (예방진료서비스)			
B (불소 이용)	치아우식예방 불소치약사용 교육 불소도포 및 불소양치 유치원 양치시설 설치 운영	치아우식예방 불소치약사용 교육 불소도포 및 불소양치 학교 양치시설 설치 운영	치근우식 예방 및 지각과민(시린이) 증상 완화 불소치약사용 교육 불소도포 및 불소양치 경로당 양치시설 설치 운영
A (칫솔질 교육)			

② 사업대상(집단) 전문화 전략

구강보건사업 내용(목적)	구강보건 사업대상(집단) 가(유치원)	나(초등학교)	다(경로당)
C (예방진료서비스)		치아우식 및 치은염 예방 정기구강검진 실런트(치면열구전색) 아동청소년치과주치의사업	
B (불소 이용)		치아우식 예방 불소치약사용 교육 불소도포 및 불소양치 학교 양치시설 설치 운영	
A (칫솔질 교육)		치아우식 및 치은염 예방을 위한 구강건강습관 형성 칫솔질 시기 및 방법 구강관리용품 사용	

③ 사업(대상) 맞춤형 전략

구강보건사업 내용(목적)	구강보건 사업대상(집단) 가(청소년)	나(청장년)	다(노년)
C (구강기능 유지·관리)			저작기능 유지·관리 정기구강검진 틀니 세척 및 관리 예방진료서비스(스켈링) 식후 칫솔질(구강청결 유지 및 구강건조증상 완화) 치과진료(틀니 및 임플란트 급여 혜택)
B (치주염 예방·관리)		치주염 예방·관리 정기구강검진 및 치과진료 예방진료서비스(스켈링) 식후 칫솔질	
A (치아우식 및 치은염 예방·관리)	치아우식 및 치은염 예방 정기구강검진 및 치과진료 예방진료서비스(실런트 및 스켈링) 식단관리(설탕함유 간식 섭취 제한 및 학교자판기 규제) 식후 칫솔질(양치시설)		

④ 공통위험요인 접근전략

<table>
<tr><th>구강보건사업 통합사례</th><th colspan="3">구강+통합건강증진 사업대상(집단)</th></tr>
<tr><th></th><th>가(청소년)</th><th>나(청장년)</th><th>다(노년)</th></tr>
<tr><td>C (구강기능 유지·관리)</td><td></td><td></td><td>저작기능 유지·관리
정기구강검진
틀니 세척 및 관리
예방진료서비스(스켈링)
식후 칫솔질(구강청결 유지 및
구강건조증상 완화)
치과진료(틀니 및 임플란트 급여 혜택)
치매 예방 및 관리</td></tr>
<tr><td rowspan="4">B (치주염 예방·관리)</td><td></td><td>치주염 예방·관리
정기구강검진 및 치과진료
예방진료서비스(스켈링)
식후 칫솔질</td><td></td></tr>
<tr><td></td><td colspan="2">만성질환 예방 및 관리(예: 고혈압·당뇨병 등록관리사업 등)</td></tr>
<tr><td colspan="3">건강생활실천(감염병 예방 및 관리, 예: "먹기 전에 손 씻기, 먹고 나서 이 닦기")</td></tr>
<tr><td colspan="2">흡연예방 및 금연교육</td><td></td></tr>
<tr><td>A (치아우식 및 치은염 예방·관리)</td><td>비만 예방 및 관리
치아우식 및 치은염 예방
정기구강검진 및 치과진료
예방진료서비스(실런트 및 스켈링)
식단관리(설탕함유 간식 섭취 제한
및 학교자판기 규제)
식후 칫솔질(양치시설)</td><td></td><td></td></tr>
</table>

그림 12-5-2 구강보건사업의 생애주기 및 생활터별 접근 전략(예시)

(2) 사업대상(집단) 전문화 전략

예를 들어, 아동의 구강건강 증진 및 구강질병 예방의 목적을 달성하기 위해 사업대상(집단)인 아동(초등학교)을 표적집단으로 삼고, 이 사업대상(집단)에 필요한 사업내용과 방법을 수행하는 방식이다. 학교구강보건사업, 노인구강보건사업, 혹은 장애인구강보건사업과 같이 특정 대상(집단)에 주력하는 사업 방식이다(그림 12-5-2-②).

(3) 맞춤형 전략

일반적인 방식으로 특정 대상(집단)에 해당하는 구강질병의 예방과 관리에 필요한 내용과 방법으로 사업을 수행한다. 예를 들어, 청소년(가)은 치아우식과 치은염 예방을 위한 사업(칫솔질, 식이조절, 정기구강검진 및 예방진료서비스 등)에 주력한다. 청장년(나)은 치주염 예방과 관리가 필요한 시기이기에 그것과 관련된 사업을 수행한다. 마지막으로, 노년(다)은 주로 먹고 씹고 삼키는 기능의 유지와 관리를 위한 사업내용과 방법에 초점을 두는 방식이다(그림 12-5-2-③).

2) 공통위험요인 접근 전략

2013년부터 운영된 통합건강증진사업은 지방자치단체가 지역사회주민을 대상으로 수행하는 건강생활실천 및 만성질환 예방, 취약계층 건강관리를 목적으로 하는 사업을 통합하여 지역 특성 및 주민 수요에 맞게 기획, 추진하는 사업으로, 금연, 절주, 신체활동, 영양, 비만, 심뇌혈관질환 예방관리, 한의약 건강증진과 구강보건을 통합적으로 관리할 수 있도록 하였다.

그림 12-5-2-④는 구강보건사업의 생애주기와 생활터별로 사업대상(집단)이나 사업목표에 통합 가능한 공통위험요인 접근 전략의 예시이다.

(1) 청소년 대상

청소년(가)을 대상으로 비만 예방 및 관리를 위한 사업내용에 포함된 식이조절(당분 섭취 제한 등)은 치아우식 예방법이기도 하다. 따라서 청소년의 치아우식(구강)과 비만 예방 및 관리를 목적으로 삼는 식이조절 프로그램의 내용과 방법을 통합해 볼 수 있다.

(2) 흡연 예방 및 금연사업

흡연 예방 및 금연사업에 흡연으로 생기는 폐암뿐 아니라 치주염 및 구강암 발생 위험도 고려하는 내용과 방법으로 통합할 수 있다. 예를 들어, 금연교실에 참가한 금연시도자가 스케일링을 받아서 치아 안쪽에 끼인 니코틴 착색이 완전히 제거되면 내적 동기가 강화되어 금연에 긍정적인 영향을 줄 수 있다.

(3) 감염병 예방 및 관리사업

감염병 예방 및 관리사업의 손씻기는 가장 기본적인 건강생활실천으로 이 닦기와 통합해서 건강실천을 강화한다. 실제 일본의 한 요양시설 식당은 손을 씻고 들어가서(입구에 손 씻기 시설), 식사 후 자연스럽게 이를 닦고 나오도록 한다(출구에 이 닦는 시설). 자연스러운 유도의 좋은 예시이다.

(4) 만성질환 예방 및 관리사업

예를 들어 고혈압 · 당뇨병등록관리사업은 치주질환 예방 및 관리사업과 통합할 수 있다. 치주염은 전신 염증성 질환의 위험을 초래하므로, 비전염성 만성질환(non-communicable diseases, NCDs) 환자의 구강위생 및 치주염 관리로 구강 내 염증이 전신에 미칠 영향을 예방하고 조절할 수 있다. 일부 지자체에서 시행했던 관련 사업의 우수사례를 아래에서 자세히 다룬다.

(5) 치매예방 및 관리사업

치매예방 및 관리를 위한 사업으로 설치 · 운영 중인 '치매안심센터'를 이용하는 대상자(치매환자 및 보호자)에게 필요한 구강 관련 정보를 제공하는 구강보건사업을 포함할 수 있다. 불량한 구강위생이 흡인성 폐렴의 위험요인이기 때문이다.

〈근거-기반 현장 사례: 고혈압 · 당뇨병 · 치주질환관리의 통합건강증진사업 개발〉

<table>
<tr><td>목적</td><td>• 고혈압 · 당뇨병 등록관리사업에 치주질환관리를 통합하여 추진함으로써 해당 시스템을 활성화하고, 지역주민에게 만성질환에 대한 인지율을 높이고, 건강관리능력을 향상하고자 함</td></tr>
<tr><td>대상</td><td>• 고혈압 · 당뇨병등록관리사업(이하 고당사업) 대상자</td></tr>
<tr><td>연계</td><td>• 연세대학교 치위생학과, 홍천군 고혈압 · 당뇨병 등록관리교육센터, 홍천군 보건소 구강보건실, 지역사회 치과병 · 의원, 고혈압 · 당뇨병 · 치주질환관리 통합건강증진사업</td></tr>
<tr><td>내용</td><td>• 고당사업 등록관리자의 치주관리 필요도 측정: 설문조사와 큐레이 검사(Q-ray cam)를 활용하여 치면세균막 지수(simple plaque score, SPS) 관찰
• 고당사업 등록관리자를 위해 치주관리 교육 및 교육자료 배부
• 고당사업 등록관리자에게 전문가 치주관리 프로그램 적용(전문가 치주관리)</td></tr>
<tr><td>방법</td><td>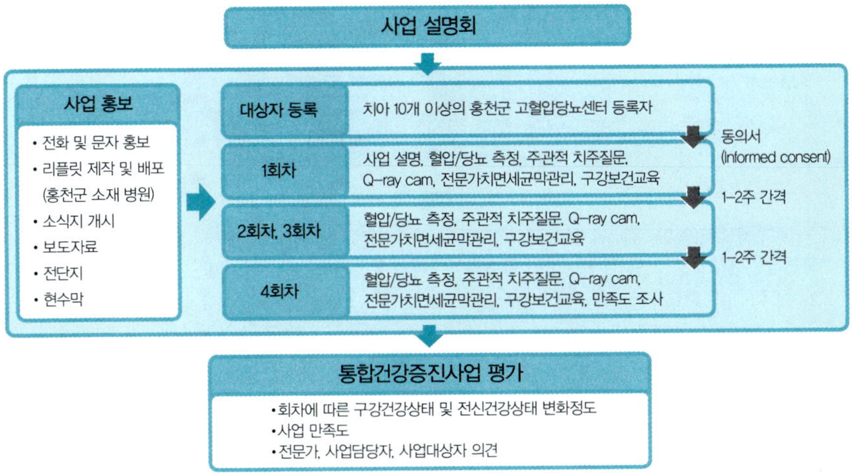
</td></tr>
<tr><td>평가 지표</td><td>• 구조평가
– 사업 대상자 선정의 적절성, 자원 확보(인력, 예산 확보율) 평가
• 과정평가
– 홍보, 참여율, 시간 및 일정 준수율, 예산 집행의 적절성, 지역사회기반 참여 사업 수 등
• 결과평가
– 목표달성도(고혈압 · 당뇨병 환자 등록관리율, 구강건강 인식률, 치주증상 호전율, 치주관리 참여율, 프로그램 완수율 등) 평가</td></tr>
</table>

성과

- 구강건강 성과: 4회 차 이후 구강건강 인식이 매우 호전되었음. 특히, 치주건강은 스스로 치주건강상태를 '정상'이라고 진술하는 대상자가 증가하였으며, 잇몸에서 피가 나는 증상이 줄었음

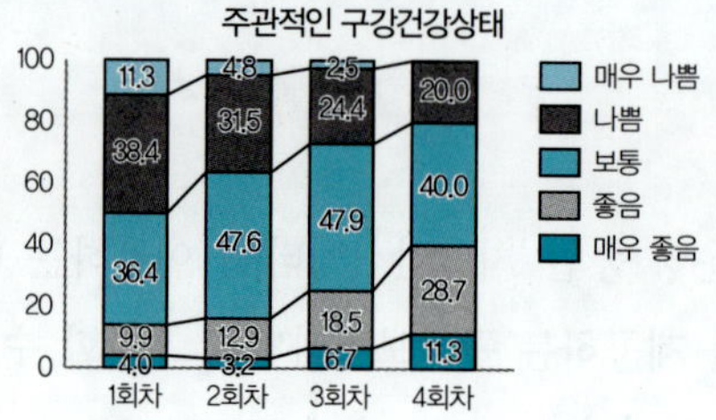

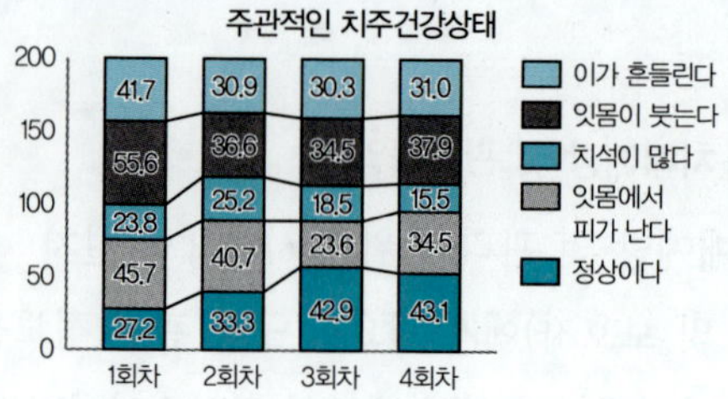

- 신규 대상자 등록률 증가 및 안정성 확인: 치주관리 이후 고당 센터의 등록관리율이(65세 이상은 3.09%p, 65세 미만은 1.24%p) 증가하였으며, 사업 과정에서 대상자들의 혈압과 당화혈색소 수치가 매우 안정적으로 유지되었음

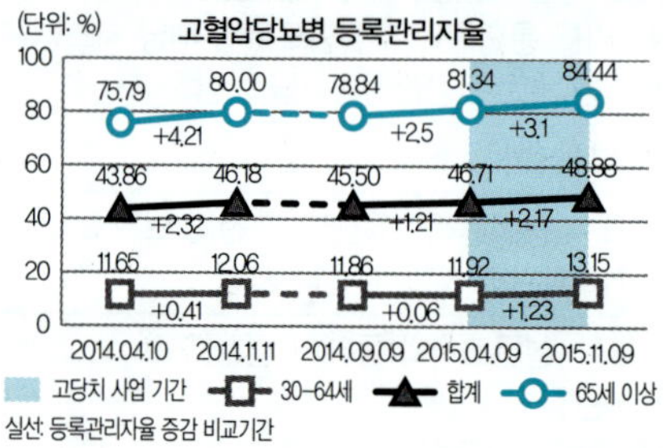

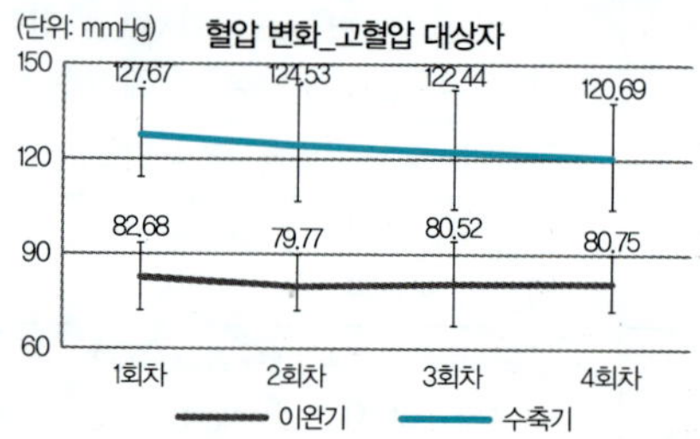

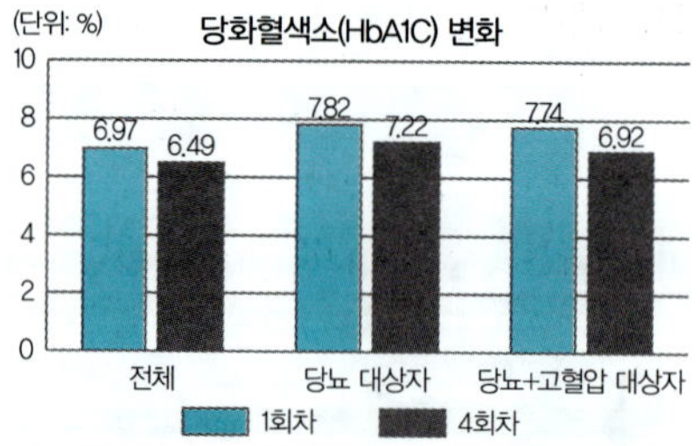

출처: 한국건강증진개발원. 고혈압 · 당뇨병 · 치주질환관리의 통합건강증진사업 개발. 2015. 건강증진연구사업.
Kim NH et al. Provision of oral hygiene services as a potential method for preventing periodontal disease and control hypertension and diabetes in a community health centre in Korea. Health Soc Care Community 2018;26(3):e378-e385.

참고문헌

관계부처합동. 제5차 국민건강증진종합계획(Health Plan 2030, 2021~2030). 2021.

대한치과의사협회 치과의료정책연구회. 2020 한국치과의료연감. 2021.

보건복지부. 2015년 지역사회 통합건강증진사업 안내 구강보건분야. p.17-90.

보건복지부. 제2차(2022~2026) 구강보건사업기본계획 개발 방안 연구. 2021.

신영전 등(공역). 사회정의와 건강: 사회 불의에 맞서 어떻게 건강을 지킬 것인가?. 한울아카데미,

2021. [김남희(역). 제20장 구강보건]. Levy BS. Social Injustice and Public Health. 3rd edition. Oxford. 2019.
한국건강증진개발원. 2015 지역사회 구강보건사업 우수사례집 선Do. 2015
한국건강증진개발원. 고혈압·당뇨병·치주질환관리의 통합건강증진사업 개발. 2015. 건강증진연구사업.
Kim NH, Lee GY, Park SK, Kim YJ, Lee MY, Kim CB. Provision of oral hygiene services as a potential method for preventing periodontal disease and control hypertension and diabetes in a community health centre in Korea. Health Soc Care Community 2018;26(3):e378–e385.
Watt RG, Sheiham A. Integrating the common risk factor approach into a social determinants framework. Community Dent Oral Epidem 2012;40:289–296.

기본문제

1. 공통위험요인 접근 전략에 따라 구강보건사업과 통합할 수 있는 보건사업의 분야를 설명하시오.

심화문제

1. HP2030을 달성하기 위해 전체 보건사업과 구강보건사업을 통합하여 기획–수행–평가해야 하는 이유를 설명하시오.

6 지역사회 기반 모바일 헬스케어사업

학습목표

- 기존 보건소 건강증진사업과 보건소 모바일 헬스케어사업의 차이를 설명할 수 있다.
- 보건소 모바일 헬스케어사업의 주요 영역을 설명할 수 있어야 한다.

6.1 지역사회 기반 모바일 헬스케어사업의 추진 배경

세계보건기구(WHO)에 따르면, 만성질환은 전 세계적으로 장애와 사망의 주된 요인이며, 전 세계 인구의 71%가 만성질환에 의해 사망하는 것으로 추정된다. 우리나라는 만성질환을 조기에 발견하여 질병으로의 이환을 예방하기 위해 전 국민 국가건강검진 제도를 시행하고 있으며, 보건소를 중심으로 국가건강검진 결과를 연계한 식이, 흡연, 절주 등 건강행동 개선 프로그램을 제공해왔다. 그러나 예방적 건강관리서비스가 필요한 30~50대의 경우 사회경제적 활동이 가장 활발한 시기로 기존의 건강관리 프로그램이 주로 내소를 통한 대면상담서비스로 제공됨에 따라 필요한 인구집단에 대한 접근성의 한계가 발생하였다.

따라서 기존 사업의 시공간적 한계를 극복하기 위해 정보통신기술(information and communication technologies, ICT)을 적용하여 맞춤형 건강정보를 제공받을 수 있는 공공형 지역사회 기반 모바일 건강관리서비스(community-based mobile healthcare services)의 필요성이 대두되었다. 이에 따라 대표적인 지역보건기관인 보건소에서 ICT를 활용한 공공형 건강관리서비스로 지역주민의 자가 건강관리 능력을 높이고, 건강격차 해소 및 국민 건강증진에 기여하고자 하였다.

6.2 보건소 모바일 헬스케어사업의 대상과 제공과정

1) 사업 대상

보건소 모바일 헬스케어사업 대상은 2016년~2020년까지 '건강위험요인 보유자'만을 서비스 대상으로 하였으나, 코로나19 이후 비대면 건강관리 서비스의 중요성 및 요구가 증가함에 따라 2021년부터 '질환이 없는 자'로 대상을 확대하였다.

2021년 기준 서비스 대상은 만 19세 이상 성인 중 만성질환을 진단받거나, 해당 질환의 치료를 위해 약물 처방을 받지 않은 사람을 대상으로 하며, 대사증후군과 관련한 혈압, 혈당, 허리둘레, 중성지방, HDL-콜레스테롤 중 위험요인이 많고, 경제적 · 시간적 · 지리적 접근성이 떨어져 보건소에서 진행하는 오프라인 프로그램에 참여가 어려운 대상자를 우선으로 한다.

2) 서비스 제공과정

보건소 모바일 헬스케어사업은 3번의 보건소 방문을 포함한 6개월 서비스 과정으로, 보건소 전문가가 6개월간 온-오프라인 상담을 통해 모바일 앱으로 건강을 관리할 수 있도록 도와주고 자가건강관리 능력을 높이는 교육 프로그램이다(그림 12-6-1).

보건소 모바일 헬스케어사업 참여자는 보건소에 방문하여 기본적인 혈압, 혈당, 허리둘레, HDL-콜레스테롤, 중성지방 등 건강검사를 받고 의사와 상담하여 대상자로 선정된다. 대상자로 선정되면, 모바일 앱 설치와 활동량 디바이스를 부여받은 후 설문에 응하고, 이를 바탕으로 영역별 상담을 통해 6개월 동안의 건강실천 목표를 수립한다.

보건소 방문 이후 일상생활에서 활동량계와 모바일 앱으로 목표한 건강생활을 실천한 후 기록하면 이에 대한 정보는 모바일 앱을 통해 관리자 웹과 연결되어 보건소 전문가가 대상자의 건강실천 데이터를 확인할 수 있다. 보건소 전문가는 대상자 정보를 모니터링하고, 이를 바탕으로 집중상담을 하여 개선된 행동 또는 악화된 행태에 대해 피드백과 조언을 제공하게 된다.

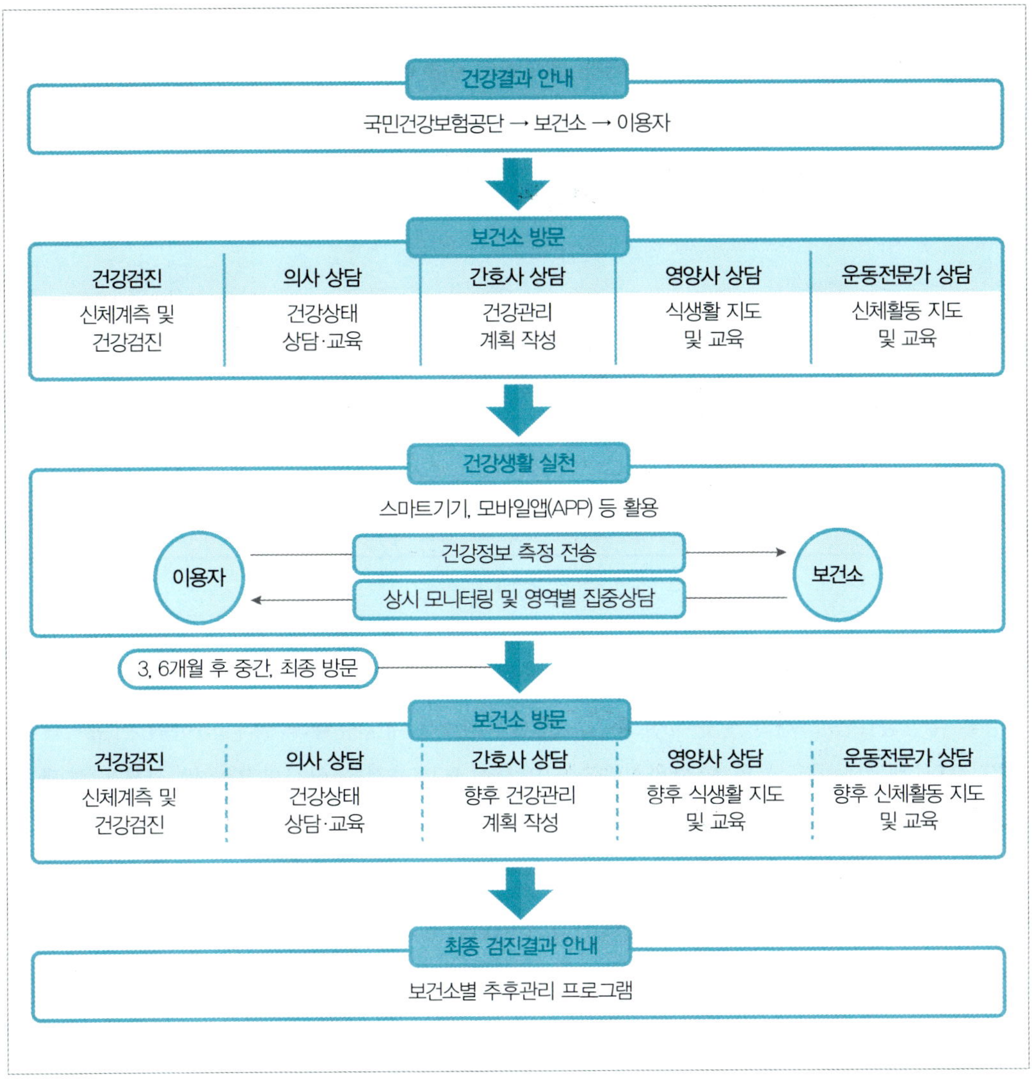

그림 12-6-1 보건소 모바일 헬스케어사업의 24주 흐름도

출처: 한국건강증진개발원. 보건소 모바일 헬스케어 사업 안내. 2021

3개월과 6개월 시점에 대상자는 보건소에 재방문하여 같은 검사를 받아 건강행동실천을 통해 자신의 건강위험 수치가 얼마나 개선되었는지를 확인하고, 보건소 전문가는 검사 결과를 바탕으로 남은 기간의 목표를 재수립한다.

6개월 건강관리서비스가 완료되면 희망자에 한해 추후관리서비스를 신청할 수 있으며, 추후관리서비스를 신청할 경우 주 1회 건강과 관련된 카드 뉴스를 받아볼 수 있다. 이로써 대상자는 앱을 통해 스스로 지속적인 건강행동을 실천하도록 도움을 받으며, 지속적인 앱 사용을 통해 꾸준히 자신의 건강을 관리할 수 있다.

6.3 보건소 모바일 헬스케어사업의 서비스 내용

서비스 내용은 영양, 운동, 간호 분야로 구성되어 있으며, 서비스 특성에 따라 아래 〈표 12-6-1〉과 같이 상담서비스와 자가관리서비스로 구분할 수 있다.

표 12-6-1 보건소 모바일 헬스케어사업의 서비스 유형

유형	상담		자가관리
	대면상담	온라인상담	
영양	영양판정, 영양설문, 영양목표 설정	영양집중상담 (2 · 6 · 10 · 14 · 18 · 22주차)	식생활실천미션 실천 여부기록, 식사 일기
운동	체력측정, 운동설문, 운동목표 설정	운동집중상담 (3 · 7 · 11 · 15 · 19 · 23주차)	운동일기, 활동량계 연동
건강	신체계측, 혈액검사, 금연 · 절주 상담	월간리포트 (4 · 8 · 12 · 16 · 20 · 24주차)	혈압 입력, 혈당 입력, 체지방 입력

출처: 한국건강증진개발원. 보건소 모바일 헬스케어 APP 사용매뉴얼. 2021.

1) 영양 상담서비스

영양 대면상담은 보건소 방문시점(초기, 중간, 최종)에 대상자와 직접 대면하여 이루어진다. 먼저, 24시간 회상법을 통해 일상섭취량을 파악하여 영양판정을 실시하고, 영양설문을 통해 대상자의 식습관을 파악한다. 대상자 정보를 바탕으로 관리자웹은 적정에너지 필요량을 자동으로 산출하며, 영양사는 개인별 식생활 및 영양섭취량을 평가하여 개인별 영양관리 목표를 제시하고, 6개월 동안 개선할 식생활 실천 미션을 부여한다.

대상자는 보건소 방문 이후 일상생활에서 앱의 식사일기, 식생활 실천 미션 기능 등을 통해 건강한 식습관을 실천한다. 식생활 실천 미션은 국민공통 식생활 지침에 있는 열일곱 가지 미

표 12-6-2 식생활 기본 목표 열일곱 가지

① 아침, 점심, 저녁 규칙적인 시간에 섭취	⑩ 음주횟수 및 음주량 줄이기(되도록 술자리 피하기)
② 아침식사 하기(간단한 과일 또는 우유 섭취도 가능)	⑪ 과일은 매일 섭취하되, 적당히 섭취하기(하루 1~2개 정도)
③ 충분한 수분 섭취를 위해 하루 물 6컵 이상 섭취	⑫ 끼니마다 채소 또는 해조류 한 가지 이상 섭취
④ 음식 섭취 시 20번 이상 씹어서 천천히 식사하기	⑬ 하루 동안 식사 중 양질의 단백질 적정량 섭취하기(2~4회)
⑤ 저녁식사 이후, 취침 2시간 전에 야식 금지	⑭ 매끼마다 다양한 식품군 섭취하기
⑥ 삼시세끼 외 간식은 2회 이하로 섭취하기	⑮ 과식과 폭식 피하기
⑦ 튀김, 부침, 볶음 등 기름진 음식 섭취 줄이기	⑯ 식품을 살 때 영양표시 읽고 활용하기
⑧ 당분이 많이 들어간 단 음식 섭취 줄이기	⑰ 가족과 함께하는 식사 횟수 늘리기
⑨ 국물 섭취를 줄이고 싱겁게 식사하기	

출처: 한국건강증진개발원. 보건소 모바일 헬스케어 APP 사용매뉴얼. 2021.

션이 기본적으로 제공(표 12-6-2)되며, 하루에 최대 두 가지 미션이 부여된다. 대상자는 매일 실천 미션의 수행 여부를 점검하면서 스스로 건강한 식습관을 실천한다.

식사일기는 대상자가 매일 섭취한 음식을 기록하는 서비스로 음식과 섭취분량을 입력하면 음식에 해당하는 칼로리, 열량영양소 구성비, 영양소별 평가가 자동으로 산출된다. 입력하는 음식별 칼로리와 영양소의 구성비를 바로바로 확인할 수 있기 때문에 학습효과를 기대할 수 있으며, 대상자가 건강한 음식을 선택하여 먹을 수 있는 자기관리능력이 향상된다.

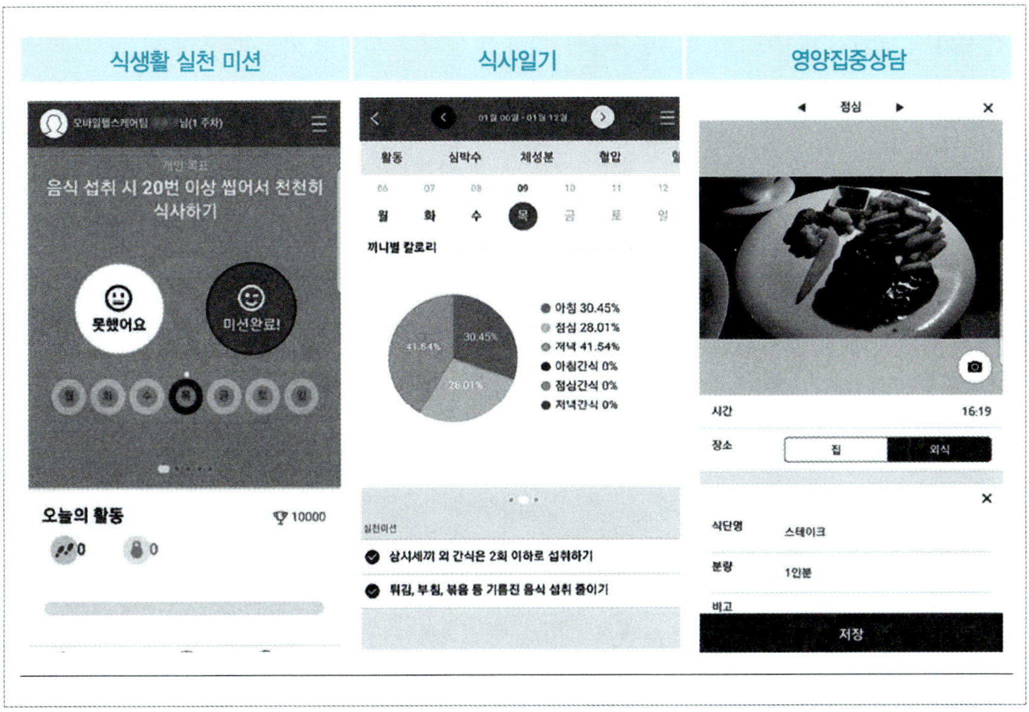

그림 12-6-2 보건소 모바일 헬스케어 서비스 이용자 앱 화면(영양)

출처: 한국건강증진개발원. 보건소 모바일 헬스케어 APP 사용매뉴얼. 2021.

대상자의 서비스 시작 일을 기준으로 매월 2 · 6 · 10 · 14 · 18 · 22주차는 영양집중상담 기간으로, 영양집중상담 기간 전, 대상자는 1일 동안 먹은 음식을 사진으로 기록할 수 있다. 영양사는 영양집중상담기간 동안의 식사 사진을 바탕으로 섭취군을 평가하며, 초기 대면상담 시 목표로 설정한 섭취군에 맞게 대상자가 식사를 잘 실천하는지를 확인하고, 평상시 입력한 식사일기와 식생활 실천 미션 달성 여부를 확인하여 종합적으로 대상자의 올바른 식습관 실천을 위한 온라인 상담을 작성하여 제공한다.

2) 운동 상담서비스

운동 대면상담은 보건소 방문시점(초기, 중간, 최종)에 대상자와 직접 대면하여 이루어진다. 신체활동 목표상담은 기본적으로 설문조사 결과를 바탕으로 하나, 보건소 여건에 따라 심폐체력 수준을 평가하여 대상자의 체력수준에 맞는 운동 목표를 설정할 수 있다. 대상자 정보를 바탕으로 관리자웹은 일일 최소 운동시간을 자동으로 산출하며, 운동전문가는 상담을 통해 대상자의 활동시간, 목표걸음 수, 활동강도 등을 직접 수정하고, 최종 신체활동 목표 및 동기부여를 제공한다.

대상자는 보건소 방문 이후 제공받은 활동량계와 앱의 운동일기 기능 등을 통해 일상생활 속 신체활동을 실천한다. 활동량계는 걸음 수, 이동거리, 소모칼로리, 심박 수 등의 데이터를 측정하며, 대상자가 모바일 앱을 연동할 경우 대상자앱과 관리자 웹에서 활동량 정보를 확인할 수 있다. 또한 대상자가 운동을 하였을 경우, 운동일기에 운동종목과 시간을 입력하면 소모칼로리를 확인할 수 있다.

대상자의 서비스 시작 일을 기준으로 매월 3 · 7 · 11 · 15 · 19 · 23주차는 운동집중상담 기간으로 평상시 입력한 운동일기와 활동량 정보를 통해 종합적으로 대상자의 신체활동 실천을 위한 온라인 상담을 작성하여 제공한다.

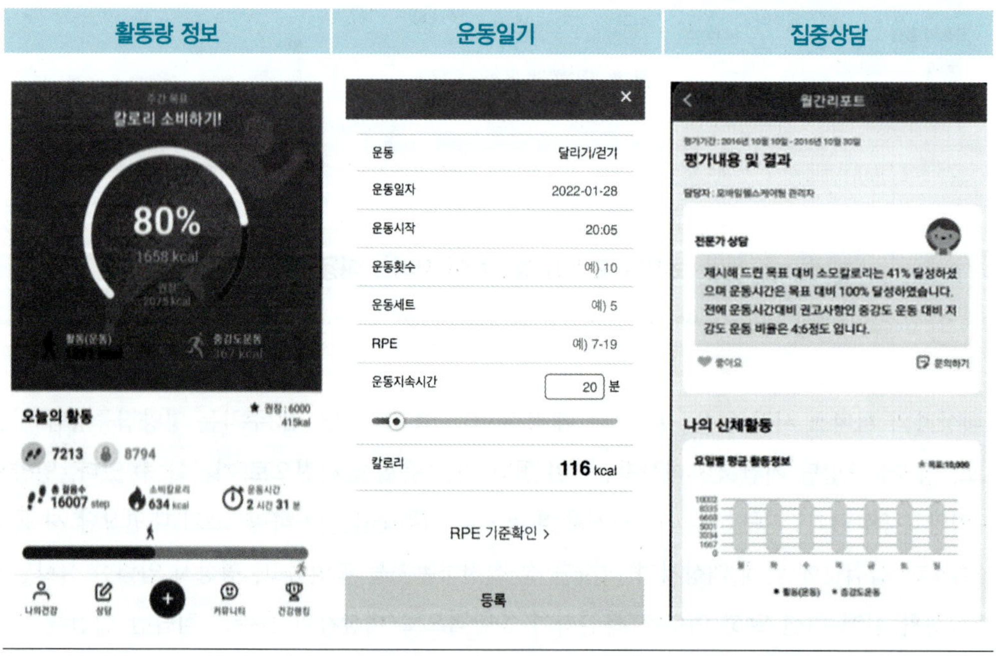

그림 12-6-3 보건소 모바일 헬스케어 서비스 이용자 앱 화면(운동)

출처: 한국건강증진개발원. 보건소 모바일 헬스케어 APP 사용매뉴얼. 2021.

3) 건강 상담서비스

건강 대면상담은 보건소 방문시점(초기, 중간, 최종)에 대상자와 직접 대면하여 이루어진다. 혈압측정, 신체계측 및 혈액검사 후, 설문조사를 포함한 대상자 정보를 바탕으로 관리자웹은 심뇌혈관질환 위험도평가 결과를 도표로 제시한다. 간호사는 대상자의 건강위험요인에 따른 자가관리법 및 대사증후군이 건강에 미치는 영향에 대해 교육하고, 대상자에 따라 절주 교육과 금연 교육을 함께 시행한다. 대상자는 보건소 방문 이후 일상생활에서 체중, 혈압, 혈당 수치를 측정하고 입력함으로써 위험요인을 꾸준히 관리한다.

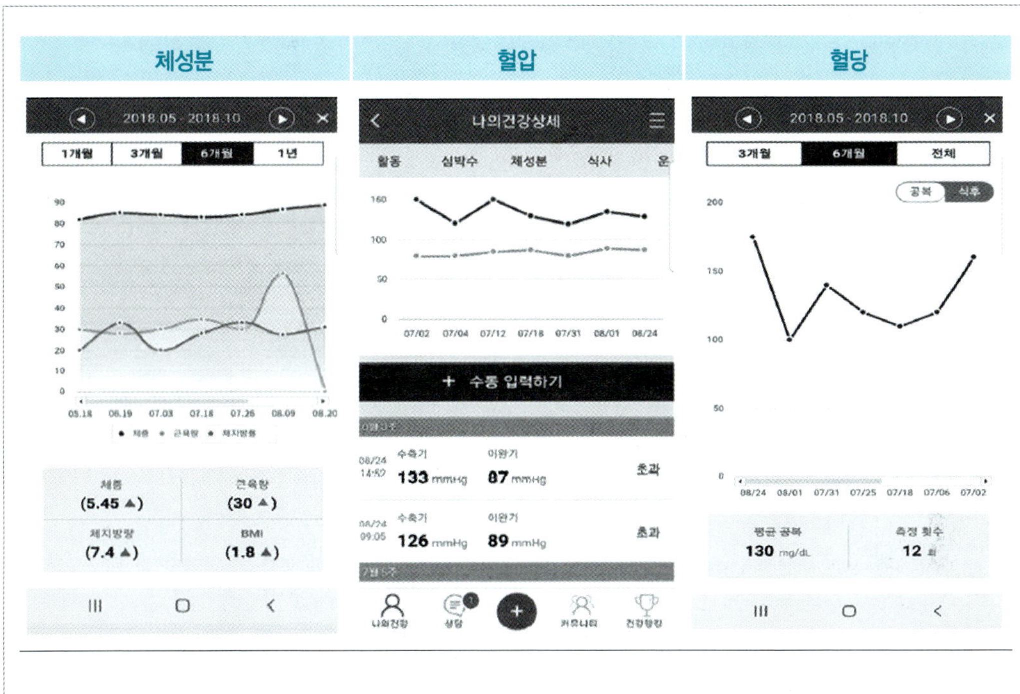

그림 12-6-4 보건소 모바일 헬스케어 서비스 이용자 앱 화면(건강)

출처: 한국건강증진개발원. 보건소 모바일 헬스케어 APP 사용매뉴얼. 2021.

대상자의 서비스 시작 일을 기준으로 매월 4 · 8 · 12 · 16 · 20 · 24주차는 월간리포트 기간으로 한 달 동안 대상자의 모든 데이터를 리포트로 요약하여 제공한다. 간호사는 한 달 동안의 대상자 정보를 바탕으로 대상자가 꾸준한 자가관리 및 건강행동을 실천하도록 온라인상담을 작성하여 제공한다.

참고문헌

한국건강증진개발원. 보건소 모바일 헬스케어 사업 결과보고서. 2020.
한국건강증진개발원. 보건소 모바일 헬스케어 APP 사용매뉴얼. 2021.
한국건강증진개발원. 보건소 모바일 헬스케어 사업 안내. 2021.

기본문제

1. 기존 보건소 건강증진사업과 보건소 모바일 헬스케어사업의 차이를 설명하시오.
2. 보건소 모바일 헬스케어사업의 주요 영역을 설명하시오.

제13장

국제보건사업의 이해와 접근

편집위원 | 남은우
검토위원 | 손애리
집 필 자 | 남은우, 김순애, 김도형

1 국제보건의 개요

학습목표

- 국제보건의 개념과 중요성을 설명할 수 있다.
- 지속가능한 개발목표 중의 국제보건분야 관련 목표에 대하여 설명할 수 있다.

1.1 국제보건의 개념

1) 국제보건의 정의

공중보건(public health), 세계보건(international health), 국제보건(global health)은 공통적으로 보건을 공공재로 인식하고 그 대상을 인구집단으로 하며, 취약계층을 우선 고려하고 질병 예방을 우선순위로 한다는 특성이 있다. 차이는 공중보건은 특정 지역이나 국가 단위의 보건 이슈에 집중하며, 세계보건은 보건활동, 정책과 시스템의 차이점을 더 강조하고 중 · 저소득 국가가 주요 대상이라는 점이다. 반면에 이번 장에서 다루는 국제보건은 전 세계 인구를 대상으로, 지리적 이슈보다는 보건 이슈가 글로벌한지를 중요시한다. 또한, 세계화(globalization)로 인한 급속한 보건위험이나 국경을 넘어 질병이 전파되는 상호연결성(interconnectedness)과 관련 있으며, 사회-경제적 평등이나 건강불평등과 같은 근본적인 철학적 가치에서 출발하여 파트너십, 경험과 지식의 공유에 관심이 있다(표 13-1-1). 따라서 국제보건 정의는 전 세계 모든 사람의 건강 개선과 평등 달성에 우선순위가 있는 학습, 연구와 실행이다.

표 13-1-1 국제보건, 세계보건 및 공중보건의 비교

구분 / 항목	국제보건 (global health)	세계보건 (international health)	공중보건 (public health)
지리적 내용	• 국경을 넘어서는 건강에 직간접 영향을 주는 이슈에 집중	• 특히 중 · 저소득국가 자국의 건강요인에 집중	• 특정 지역사회나 국가의 인구의 건강 영향에 집중
협력 수준	• 글로벌 협력이 종종 요구되는 해법의 개발 및 수행	• 국가 간 협력이 요구되는 해법의 개발 및 수행	• 글로벌 협력이 필요하지 않은 해법의 개발 및 수행
개인 또는 인구	• 인구집단 예방과 개인 치료 모두 포괄	• 인구집단 예방과 개인 치료 모두 포괄	• 주로 인구집단을 위한 예방 프로그램에 집중
보건의료 접근성	• 국가 간 및 사람 간 건강 형평성이 주요 목적	• 다른 국가의 주민을 돕고자 하는 것	• 국가 및 지역사회 내 건강 형평성이 주요 목적
범위	• 보건분야 및 보건을 넘어서는 학제 간 및 다학제 접근	• 다학제를 포괄하지 않되 일부 몇 개 학제와 연계	• 특별히 보건과학과 사회과학 간 다학제 접근

출처: Koplan JP et al. Towards a common definition of global health. Lancet 2009;373(9679):1993-1995. (p.1994 표를 인용하여 재구성)

2) 국제보건의 역사

역사적 관점에서 국제보건은 열대의학에서 출발하여 세계화 및 글로벌화로 다수의 국가와 국제기구에 의한 세계보건 또는 국제보건의 정책을 형성했다.

열대의학(tropical medicine)은 16-17세기 유럽국가들의 신대륙 여행과 18-19세기의 식민지 건설로 미지의 국가에서 접하는 기후와 질병 발생 경험, 원주민에게 유입된 질병 등의 발생 원인을 규명하기 위한 노력을 말한다. 그 예로서 1854년 존 스노(John Snow)의 런던 시내 빈민지역 펌프 오염으로 인한 콜레라 발생의 원인 규명을 들 수 있다.

군인의학(military medicine)과 의료선교(medical mission)는 식민지에 파견한 군인 및 원주민을 대상으로 한 감염병 조사 등으로 발전하게 되었으며, 19세기 산업혁명 이후 국가간 교역의 증가로 인한 감염병 유입과 전파에 대응하기 위한 세계보건이 형성되었으며, 세계위생협약(International Sanitary Convention)이 최초 세계보건 정책에 대한 대표적인 사례이다.

1948년 설립된 세계보건기구(World Health Organization, WHO)는 "건강은 단순히 질병이 없을 뿐만 아니라 완전히 신체적으로, 정신적으로 그리고 사회적으로 안녕한 상태이다."라고 정의한 바 있다. 당초 14개 회원국의 참여로 출발하여 2022년도 현재 192개국 이상의 회원국으로 늘어나 운영되고 있다(WHO, 2022). WHO는 세계보건(international health)에서 국제보건(global health)으로 이행을 도모하였으며, 매년 세계보건총회(World Health Assembly, WHA)를 개최하여 공중보건 이슈를 논의하여 국제 규범을 정하고 있어 국제보건 역사에서 그 의의가 크다(표 13-1-2).

표 13-1-2 국제보건 이슈에 따른 WHO의 핵심 성과

주요 국제보건 이슈	시행연도	핵심 성과
항생제(antibiotics)	1950	항생제의 개발에 따라 각국에 항생제 사용을 권고
천연두(smallpox)	1979	12년간 예방접종 백신 투여 캠페인으로 박멸
소아마비(polio)	1988	소아마비 박멸 이니셔티브를 설립하여 예방접종 백신 투여로 전세계에서 매년 35만 명 정도의 소아마비 건수(99% 이상) 감소
결핵(tuberculosis)	1995	결핵 감소전략을 시작하여 2013년 37만 명 이상 결핵 사망 예방
에이즈, 결핵, 말라리아(AIDS, tuberculosis and malaria)	2001	WHO 주도하에 글로벌펀드 설립
아동사망률(children's mortality)	2006	5세 미만 아동사망률이 처음으로 1천만 명 이하로 감소
심장질환, 당뇨병, 암(heart disease, diabetes, cancer)	2012	처음으로 회원국이 심장질환, 당뇨병, 암 등 비감염성질환에 대한 글로벌 목표 설정
에볼라 발생(Ebola virus outbreak)	2014	서아프리카의 에볼라 발생에 대한 대응

출처: United Nations. Peace, dignity and equality on a healthy planet: Global Issues (Health). 2022.

1.2 국제보건의 중요성과 목표

1) 국제보건의 중요성

국제보건의 가치는 전 세계 모든 인구를 대상으로 하기 때문에 지리적, 사회경제적 요인을 넘어 주목을 받고 있다. 특히 빈곤층, 취약계층에 대한 공중보건 쟁점을 고려하기 때문에 건강불평등 해소에도 매우 중요하다. 중·저소득국가의 보건 향상을 위한 선진국의 개발 재원이나 활동을 통해 글로벌 건강불평등을 해소하는 방향으로 나아간다.

2) 국제보건의 지향 목표

(1) 새천년개발목표(Millennium Development Goals, MDGs)

새천년개발목표(MDGs)란 국제연합(United Nations, UN)이 2000년을 맞이하여 빈곤, 기아, 질병, 문맹 환경 변화, 여성에 대한 편견 등을 없애기 위해 글로벌 리더의 역할을 강조하는 UN 새천년선언에 따라 세운 목표이다. 1990년과 비교하여 2015년까지 발전과정을 모니터링하기 위한 지표로써 여덟 가지 목표를 선정하였고, 목표 달성을 위한 17개의 세부목표를 수립하였다.

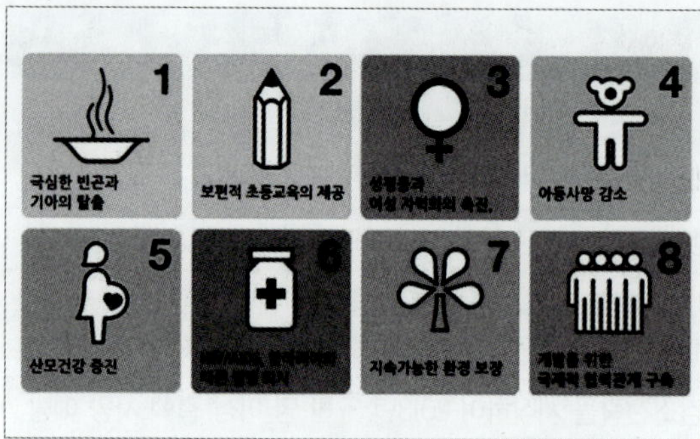
1
극심한 빈곤과 기아의 탈출
2
보편적 초등교육의 제공
3
성평등과 여성 자력화의 촉진.
4
아동사망 감소
5
산모건강 증진
7
지속가능한 환경 보장
8
개발을 위한 국제적 협력관계 구축

그림 13-1-1 UN 새천년개발목표

2015년 유엔개발계획(UN Development Programme, UNDP)의 새천년개발목표 보고서에 따르면, 2000년에 수립한 개발목표의 성과가 전 세계적으로 성공적이었으나 아직 부족하다고 지적하였다. 성공 요인으로는 대상별 중재, 전략과 그를 달성하기 위한 자원과 정치적 의지 등을 제시하였다. 즉, MDGs로 수백만 명이 빈곤에서 벗어났고, 여성과 소녀들의 자율권 향상, 보건과 복지 향상 등이 주요 성과였으며, 특히 극단적인 빈곤계층의 수가 1990년 19억 명에서 2015년 8억 3천6백 명으로 절반 이상 감소되었다(표 13-1-3).

표 13-1-3 MDGs의 주요 성과

설정 목표	성과
MDG 1: 절대빈곤 및 기아 근절 → 1일 소득 1.25달러 미만 인구 반감	• 절대빈곤에 해당하는 인구수가 절반 이상 감소(1990년 19억 명 → 2015년 8억 3천6백 명)
MDG 2: 보편적 초등교육 실현 → 모든 혜택 부여	• 일일 4달러 이상의 노동을 하는 인구 수 3배 증가(1991년 → 2015년)
MDG 3: 양성평등 및 여성능력의 고양 → 모든 교육수준에서 남녀차별 철폐	• 개발도상국 내 영양실조 인구비율이 거의 절반 감소(1991년 → 2015년) • 학교 밖 초등교육 연령 아동의 절반 감소(2000년 1억 명 → 2015년 5천7백만 명)
MDG 4: 아동사망률 감소 → 5세 이하 아동사망률 2/3 감소	• 초등학생의 성별 비율 거의 모든 국가 달성 • 5세 미만 아동사망률 절반 이상 감소(1990년 → 2015년)
MDG 5: 모성보건 증진 → 모성사망률 3/4 감소	• 모성사망률 45% 감소(1990년 → 2015년) • 2000년~2015년 사이 말라리아로 인한 사망 6백만여 명 감소
MDG 6: AIDS, 말라리아 등 질병 예방 → 말라리아와 AIDS 확산 저지	• 신규 HIV감염 40% 감소(2000년 → 2013년) • HIV 감염자 1천3백만 명 대상 항바이러스제제 투여(2014년 6월까지 자료)
MDG 7: 지속가능한 환경 확보 → 안전한 식수와 위생환경의 접근 불가능한 인구 반감	• 2000년~2013년 동안 3천7백만 명 결핵 예방, 진단, 치료 수혜 • 전 세계적으로 21억 명 개선된 위생시설 등 접근성 향상 • 147개국 음용수 목표 달성, 95개국 MDG 위생 전략 달성, 77개 국가는 모두 달성
MDG 8: 개발을 위한 글로벌 파트너십 구축 → MDGs 달성을 위한 범지구적 파트너십 구축	• 공적개발원조 예산 66% 증가(2000년~2014년, US$ 1천3백5십2억)

출처: UNDP. The Millennium Development Goals Report 2015. 2017.

(2) 지속가능한개발목표(Sustainable Development Goals, SDGs)

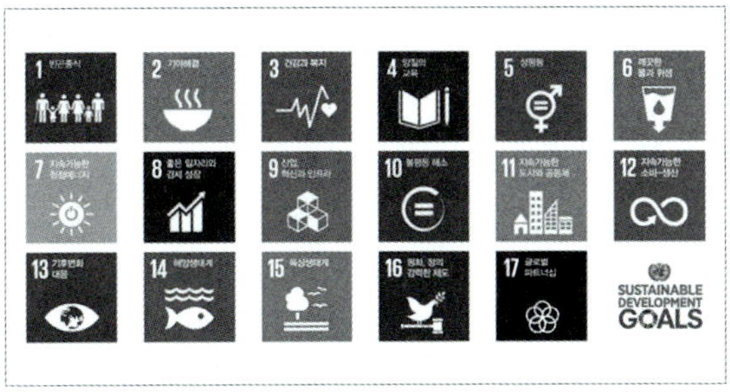

그림 13-1-2 UN 지속가능한 개발목표

지속가능한개발목표 또는 지속가능한발전목표(SDGs)는 2015년까지 시행된 새천년개발목표(MDGs)가 개발도상국의 개발목표에 집중한 것을 넘어 선진국을 포함하여 2016년부터 2030년까지 17개 목표와 169개 세부목표로 해결하고자 이행하는 유엔과 국제사회 최대 공동목표이다(그림 13-1-2).

SDGs는 2000년 초 국제사회에 발전 틀을 제공한 MDGs의 후속 의제로 2015년에 채택되었다. MDGs와의 차이점은 인류가 당면하고 있는 빈곤, 불평등, 기후 변화, 환경오염, 평화와 정의 등 사회적 포용, 경제 성장, 지속가능한 환경의 3대 분야를 유기적으로 아우르며, '인간 중심'의 가치를 지향한다. 또한 인류의 보편적 문제(빈곤, 질병, 교육, 성평등, 난민, 분쟁 등)와 지구

표 13-1-4 SDGs의 목표
SDG 1: **모든 형태의 빈곤 퇴치** – 모든 곳에서 모든 형태의 빈곤 종식
SDG 2: **기아 해소와 지속가능한 농업** – 기아 종식, 식량안보 달성, 개선된 영양상태의 달성, 지속가능한 농업 강화
SDG 3: **건강과 웰빙** – 모든 연령층의 모든 사람을 위한 건강한 삶 보장 및 복지 증진
SDG 4: **양질의 교육** – 포용적이고 공평한 양질의 교육 보장 및 모두를 위한 평생학습 기회 증진
SDG 5: **양성평등** – 성평등 달성 및 모든 여성과 소녀의 권익 신장
SDG 6: **물과 위생** – 모두를 위한 물과 위생의 이용가능성 및 지속가능한 관리 보장
SDG 7: **에너지** – 모두를 위한 저렴하고 신뢰성 있으며, 지속가능하고 현대적인 에너지에 대한 접근 보장
SDG 8: **양질의 일자리와 경제성장** – 모두를 위한 지속적이고 포용적이며, 지속가능한 경제 성장 및 완전하고 생산적인 고용과 양질의 일자리 증진
SDG 9: **혁신과 인프라** – 회복력 있는 사회기반시설 구축, 포용적이고 지속가능한 산업화 증진 및 혁신 촉진
SDG 10: **불평등 완화** – 국가 내 및 국가 간 불평등 완화
SDG 11: **지속가능한 도시** – 포용적이고 안전하며, 회복력 있고 지속가능한 도시와 정주지 조성
SDG 12: **지속가능한 소비와 생산** – 지속가능한 소비 및 생산 양식 보장
SDG 13: **기후 변화와 대응** – 기후 변화와 그 영향을 방지하기 위한 긴급한 행동의 실시
SDG 14: **해양 생태계** – 지속가능 개발을 위한 대양, 바다 및 해양자원 보존과 지속가능한 사용
SDG 15: **육상 생태계** – 육상 생태계의 보호, 복원 및 지속가능한 이용 증진, 산림의 지속가능한 관리, 사막화 방지, 토지 황폐화 중지, 역전 및 생물다양성 손실 중지
SDG 16: **평화와 정의 제도** – 모든 수준에서 지속가능 개발을 위한 평화롭고 포용적인 사회 증진, 모두에게 정의에 대한 접근 제공 및 효과적이고 책임 있으며, 포용적인 제도 구축
SDG 17: **파트너십** – 이행수단 강화 및 지속가능 개발을 위한 글로벌 파트너십 활성화

출처: United Nations Sustainable Development Goals. Take Action for the Sustainable Development Goals. 2022.

환경문제(기후 변화, 에너지, 환경오염, 물, 생물다양성 등), 경제사회문제(기술, 주거, 노사, 고용, 생산 소비, 사회구조, 법, 대내외 경제)를 포함한다(표 13-1-4). SDGs의 17개 목표는 인간, 지구, 번영, 평화, 파트너십이라는 다섯 가지 영역으로 나뉘어 인류가 나아갈 방향을 제시하며, 각 목표마다 더 구체적인 내용을 담아낸 총 169개 세부목표로 구성되어 있다.

(3) SDGs의 보건 관련 세부목표와 현황

SDGs의 열일곱 가지 목표 중 보건에 직접 관련된 SDG 3은 건강한 삶을 보장하고 모든 세대의 복지 증진(good health and well-being)을 목표로 하며, 9개 세부목표 및 4개 이행수단을 중심으로 포함된 내용은 매우 광범위하다. 산모와 영유아 사망률, 감염병과 같은 개발도상국에서 크게 개선되어야 하는 이슈들을 포함할 뿐 아니라, 도로 교통사고 사상자, 환경오염으로 인한 질병과 사망, 비감염성질환(non-communicable diseases, NCDs) 등 중소득국가와 선진국을 포함하여 보편적 건강보장(universal health coverage, UHC)을 달성하고자 한다(표 13-1-5).

표 13-1-5 SDG 3: 보건 관련 세부목표

건강한 삶을 보장하고 모든 세대의 복지를 증진한다.
3.1 – 2030년까지 전 세계 산모사망률을 10만 명당 70명 미만으로 낮춘다.
3.2 – 2030년까지 모든 국가에서 출생 인구 1,000명당 신생아 사망 수를 최소 12명, 5세 미만 사망수를 25명까지 낮추는 것을 목표로 신생아와 5세 미만 아동의 예방가능한 사망을 종식한다.
3.3 – 2030년까지 AIDS, 결핵, 말라리아, 소외열대질환 등의 감염병 대규모 확산을 근절하고, 간염, 수인성질환 및 기타 감염병을 퇴치한다.
3.4 – 2030년까지 예방과 치료를 통해 비감염성질환으로 인한 조기사망을 1/3로 줄이고, 정신건강과 웰빙을 증진한다.
3.5 – 마약 남용 및 유해한 알코올 사용을 포함한 약물 오남용의 예방과 치료를 강화한다.
3.6 – 2020년까지 전 세계 도로 교통사고로 인한 사상자의 수를 절반으로 줄인다.
3.7 – 2030년까지 가족계획, 정보 및 교육 등을 포함한 성 · 생식보건서비스에 대한 보편적 접근과 생식보건을 국가 전략 및 프로그램에 통합하는 것을 보장한다.
3.8 – 재무위험관리, 양질의 필수보건서비스 및 안전하고 효과적이며, 적정가격의 필수의약품 및 백신에 대한 접근을 포함하여 모두를 위한 보편적 의료보장을 달성한다.
3.9 – 2030년까지 유해화학물질 및 대기, 수질, 토지 오염으로 인한 질병 및 사망자 수를 대폭 줄인다.
3.a – 모든 국가에서 [WHO 담배규제기본협약]의 이행을 강화한다.
3.b – 개발도상국에 주로 영향을 미치는 감염성 및 비감염성질환에 대한 백신 및 의약품의 연구개발을 지원하고, 공중보건의 보호 및 특히, 모든 사람이 의약품에 접근가능하도록 하기 위해 무역 관련 지적재산권협정(TRIPS)의 모든 조항을 활용할 수 있는 개발도상국의 권리를 확인하는 TRIPS 협정과 공중보건에 관한 도하선언에 따라 적정가격의 필수의약품과 백신에 접근가능하도록 한다.
3.c – 개발도상국, 특히 최빈국과 군소도서개발국에서 보건재원 및 보건인력의 채용, 개발, 훈련과 유지를 대폭 증대한다.
3.d – 모든 국가, 특히 개발도상국에서 국내 및 국제적 차원의 건강위험에 대한 조기경보, 위험 경감과 관리를 위한 역량을 강화한다.

출처: UN Global Compact Network Korea. 목표 3: 건강과 복지. 2019.

참고문헌

권정옥, 이은남, 배선형. 건강불평등에 대한 개념분석. 간호행정학회지 2015;21(1):20-31.

김창엽. 공중보건정책과 건강 형평성. 보건행정학회지 2016;26(4):256-264.

허현희. 건강불평등 완화를 위한 지역사회 주민 참여 접근. 보건복지포럼 2018;260:62-77.

Brown TM, Cueto M, Fee E. The World Health Organization and the transition from "international" to "global" public health. Am J Public Health 2006;96(1):62-72.

Eldis, Institute of Development Studies. International Society for Equity in Health (ISEqH). 2021. Available from: URL: https://www.eldis.org/organisation/A6481. (https://www.iseqh.org/international-society-for-equity-in-health/).

Koplan JP, Bond TC, Merson MH, Reddy KS, Rodriguez MH, Sewankambo NK, Wasserheit JN; Consortium of Universities for Global Health Executive Board. Towards a common definition of global health. Lancet 2009;373(9679):1993-1995.

Palilonis MA. An Introduction to Global Health and Global Health Ethics: Seven Topics for Students. (Topic Three: A Brief History of Global Health). Wake Forest University, Thesis of Master of Arts. 2015. p.22-35.

UNDP. The Millennium Development Goals Report 2015. 2017. Available from: URL: (https://www.undp.org/publications/millennium-development-goals-report-2015).

UN Global Compact Network Korea. 목표 3: 건강과 복지. 2019. Available from: URL: (http://unglobalcompact.kr/목표-3-건강과 복지/).

United Nations. Peace, dignity and equality on a healthy planet: Global Issues (Health). 2022. Available from: URL: (https://www.un.org/en/global-issues/health).

United Nations Sustainable Development Goals. Take Action for the Sustainable Development Goals. 2022. (https://www.un.org/sustainabledevelopment/sustainable-development-goals/).

WHO. The Global Guardian of Public Health. Geneva, Switzerland. 2016.

World Economic Forum, These are the 10 biggest global health threats of the decade. 2020. (https://www.weforum.org/agenda/2020/02/who-healthcare-challenges-2020s-climate-conflict-epidemics).

World Health Organization. Millennium Development Goals (MDGs): Key facts and Progress report on the health-related MDGs. 2018. Available from: URL: (https://www.who.int/news-room/fact-sheets/detail/millennium-development-goals-(mdgs).

기본문제

1. 지속가능한 개발목표란 무엇이며, 보건분야과 연관된 세부목표와 그 분야를 설명하시오.

2 국제보건사업의 이해

학습목표

- 국제보건사업의 유형을 설명할 수 있다.
- 국제보건사업의 성과중심 모니터링의 중요성을 설명할 수 있다.
- 국제보건사업의 평가 기준을 설명할 수 있다.

2.1 국제보건사업의 유형

국제보건 분야 개발협력이란 선진국과 개발도상국 간, 개발도상국과 개발도상국 간 또는 개발도상국 내에 존재하는 개발 및 빈부의 격차를 줄이고, 개발도상국의 빈곤문제를 해결하여 인간의 기본권을 지키려는 국제사회의 노력과 행동을 말한다. 이전까지는 개발원조(development assistance), 국제원조(foreign aid), 해외원조(overseas aid) 등의 용어가 유사한 의미로 사용되어 왔으나, 최근에는 개발도상국과의 포괄적 파트너십을 통한 '협력'이 강조되면서 국제개발협력이라는 용어로 통일해서 사용한다.

1) 국제보건사업의 목적

공적개발원조(official development assistance, ODA)의 궁극적 목적은 협력대상국의 보건 · 경제 · 사회 발전과 복지 증진에 있다. 이에 더하여 각 공여국은 자국의 국가적 이념과 목표, 협력대상국과의 역사 · 문화적 관계에 따라 서로 다른 ODA 제공의 동기와 목적이 있다.

(1) 정치 · 외교적 동기

ODA는 공여국과 협력대상국 간의 전통적 군사 동맹이나 이데올로기, 역사적 관계, 안보적 고려, 대외정책 등에 영향을 받는다. 과거 냉전체제 속에서 동서진영의 이데올로기 확산을 위한 경쟁적 지원, 유럽 선진국의 과거 식민지 국가에 대한 보상이나 지속적 영향력 확보를 위한 지원, 신흥국과의 외교관계 증진이나 국제사회에서 위상 제고를 위한 지원 등이 그 예이다.

(2) 경제적 동기

경제적 동기는 ODA를 통해 장기적으로 개발도상국의 경제발전 기반이 구축되고, 이에 따라 대(對) 개도국 수출시장이 확대되면 공여국 기업들의 해외 진출에도 기여할 수 있다는 관점에서 비롯된다. 다만, 공여국의 경제적 이익만을 추구하기 위한 ODA 지원은 지양되는 추세인 만큼, ODA를 통해 공여국과 개발도상국이 상호 윈윈(win-win)할 수 있는 공동의 노력이 필요하다.

(3) 인도주의적 동기

인도주의적 동기는 인간의 보편적 기본 가치(예: 인권 등)의 실현을 위해 절대빈곤 해소를 추구해야 하는 국제사회의 도덕적 의무에서 비롯된 것이다. 빈곤문제가 해결되지 못한 현실 속에서 어려움을 겪는 개발도상국 국민이 최소한의 인간다운 생활을 유지할 수 있도록 지원하는 것이 인류 보편적인 가치를 실현하기 위한 인도주의적 의무라는 관점이다.

(4) 상호의존적 동기

변화된 환경 속에서 공여국은 협력대상국에게 단순히 원조를 제공하는 대상이 아니라 자국의 생존과 번영을 유지하기 위한 국제정치적 역학관계와 경제적 필요성에 의한 상호의존적 관계로 인식하여 ODA를 실시하게 된다. 국가마다 역사 · 정치 · 사회 · 경제적 환경을 바탕으로 다양한 ODA 목표와 추진체계를 갖추고 있고, 이와 함께 위에서 살펴본 다양한 동기와 목적이 결합하여 ODA 추진에 복합적으로 영향을 미치고 있다.

2) 국제보건 개발협력의 분류

국제개발협력은 공적개발원조, 기타 공적자금(other official flows, OOF), 민간자본 흐름, 민간증여로 구분된다. 공적개발원조는 증여, 기술협력, 프로젝트 원조, 식량원조, 긴급재난 구호, 양허성 공공차관, 국제기구 분담금 및 출자금 등으로 이루어진다. 기타 공적자금은 공적수출신용, 투자금융 등을 포함한다. 민간자본 흐름은 해외직접투자, 수출신용, 국제기관 융자, 증권 투자 등이 있으며, 민간증여는 NGO에 의한 증여가 있다(표 13-2-1).

표 13-2-1 국제보건 개발협력 구분 및 지원 내용

구분	지원방법	지원형태	내용
공적개발원조 (official development assistance)	양자 간	무상	증여, 기술협력, 프로젝트 원조, 식량원조, 긴급재난구호, NGOs 지원
	–	유상	양허성 공공차관
	다자간	–	국제기구 분담금 및 출자금
기타 공적자금 (other official flows)	양자 간	유상	공적수출신용, 투자금융 등
	다자간	유상	국제기관 융자
민간자본 흐름 (private flows at market terms)	–	유상	해외직접투자, 1년 이상의 수출신용, 국제기관 융자, 증권투자 등
민간증여(net grants by NGOs)	–	무상	NGOs에 의한 증여

출처: 한국국제협력단(KOICA). 국제개발의 이해. 한울 아카데미. 2013. (일부 내용 인용하여 재구성)

2.2 보건분야 ODA란?

1) 보건분야 ODA란?

공적개발원조(ODA)란 한 국가의 중앙 혹은 지방정부 등 공공기관이나 원조집행기관이 개발도상국의 경제개발과 복지 향상을 위해 개발도상국이나 국제기구에 제공하는 자금의 흐름을 뜻한다. 따라서 군사적 지원, 평화 유지를 위한 자금 및 인력 투입, 사회/문화적 교류 프로그램 등 수원국이 아닌 공여국을 위한 활동은 ODA의 범주에 포함되지 않는다. ODA는 크게 세 가지 핵심어로 정리할 수 있다(표 13-2-2).

표 13-2-2 ODA 주체, 수원국 및 방법

항목	상세 내용
누가(공여국)?	정부 및 지방정부, 공공기관이 수행
누구에게? (수원국/협력국)	OECD 개발원조위원회(DAC) 수원국 리스트에 포함된 개발도상국 대상
어떻게?	개발도상국의 경제개발과 복지 향상을 주 목적으로 증여(grant)나 양허성 차관(concessional loan) 제공

출처: 대한민국 ODA 통합홈페이지. ODA 개요. 2021.

(1) 보건 ODA의 형태 및 유형

국제개발협력을 위한 원조는 전달경로, 상환조건, 원조 유형에 따라 지원 형태를 구분할 수 있다(표 13-2-3).

① **양자원조:** 양자원조에는 보건사업 예산 지원, 공공-민간 파트너십 지원, 프로젝트 원조, 기술 원조, 개발도상국 유학생 및 연수생 지원, 채무 구제, 행정비용, 기타 공여국 내 지출 등이 있다.

② **다자원조:** 다자원조는 국제기구 출연 및 출자, 국제기구에 대한 양허성 차관 등이 해당된다.

③ **증여:** 증여는 상환조건 없이 제공되는 현금, 물자 및 서비스를 말하며, 무상원조라고 불리기도 한다. 채무 변제, NGO 지원, 원조사업 시행 시 수반되는 특정 비용 등도 증여에 속한다.

④ **양허성 차관:** 차관은 수원국이 지원받은 현금이나 물자에 대해 채무를 지게 되는 것을 의미한다. 유상원조라고도 불리는 양허성 차관은 이자율, 상환기관, 거치기간 면에서 일반 융자와 비교하여 개발도상국에 유리한 조건이며, 특히 증여율(grant equivalent, GE)이 25%를 상회할 경우 ODA로 계상된다.

표 13-2-3 ODA의 전달경로 및 유형*

원조 전달경로	원조 유형 및 양식
양자간	예산 지원(일반/분야별 프로그램 원조)
	국내/국제 NGO 및 공공-민간 파트너십 지원
	프로젝트 원조
	기술 원조
	개발도상국 유학생 및 연수생 지원
	채무 구제
	행정비용
	기타 공여국 내 지출, 개발 인식 증진, 공여국 내 난민비용
	〈기타 참고자료〉
	프로그램 원조(program-based approaches)
	독립적 기술협력(free-standing technical cooperation)
	민간단체를 통한 ODA
	다자기구를 통한 ODA
	분쟁해소 평화유지활동
	식량 지원/개발식량원조
	인도적 지원
다자간	국제기구 출연(분담금) 및 출자(grants and capital subscriptions)
	국제기구에 대한 양허성 차관(concessional lending to multilateral agencies)

* OECD/DAC에 따른 분류 및 용어임

(2) ODA 지원 형태: 무상원조와 유상원조

보건분야 ODA는 무상원조와 유상원조로 나뉘는데, 지원 자금의 상환 조건에 따라 구분할 수 있다.

① 무상원조는 법적 채무를 동반하지 않는 현금 또는 현물의 이전으로 공여된 원조자금에 대해 수원국의 상환의무가 없는 원조를 의미한다. 무상원조 지원 형태로는 예산 지원, 프로그램형 접근법, 프로젝트 원조, 기술협력, 부채 경감, 식량 지원, 인도적 지원, NGO 지원, 공공-민간 파트너십에 대한 기여, 개발인식 증진 등이 있다(예, KOICA에 의한 모자보건사업, 일차의료강화사업 등).

② 유상원조는 법적 채무를 동반하는 현금 또는 현물의 이전으로 공여된 원조자금에 대한 수원국의 상환의무가 있는 원조를 의미한다. 유상원조 지원 유형에는 개발사업 차관, 프로그램 차관, 섹터개발 차관, 민간협력 차관 등이 있다(예; EDCF에 의한 해외 병원사업 등).

2) 한국의 ODA 추진체계

한국의 ODA 추진을 위한 관련 법은 2010년에 제정된 「국제개발협력기본법」이 있다. 이 법은 한국의 개발원조에 대한 목적, 정의, 기본정신 및 원칙, 수행체계 등을 담고 있다. ODA 사업을 총괄하는 기구로는 국제개발협력위원회가 국무총리실 산하에 설치되어 국제개발협력기본계획, 연간 ODA 종합시행계획 및 ODA 평가에 관한 사항 등을 심의, 조정하는 역할을 맡고 있다. 주요 정책문서로는 한국 ODA 중장기계획에 해당하는 국제개발협력기본계획을 5년마다 수립하고, 최근에는 '제3차 국제개발협력기본계획(2021-2025)'을 수립 실행하고 있다.

2.3 국제보건사업의 성과관리 및 평가

1) 국제보건사업의 성과관리

(1) 성과중심 관리와 성과중심 모니터링

성과중심 관리(results-based management)는 사업의 모든 절차와 산출물이 성과 달성에 기여하도록 하는 전략으로 일정, 예산, 위험관리와 함께 사업관리의 일부분에 포함된다. 성과관리를 실현하기 위해서는 성과중심의 모니터링 및 평가(monitoring and evaluation, M&E)가 필요하다. 성과중심 모니터링(results-based monitoring)은 진행 중인 사업의 성과지표에 대한 정보를 정기적으로 수집 분석하여 성과 달성 현황을 점검하는 것으로 목표 달성을 위해

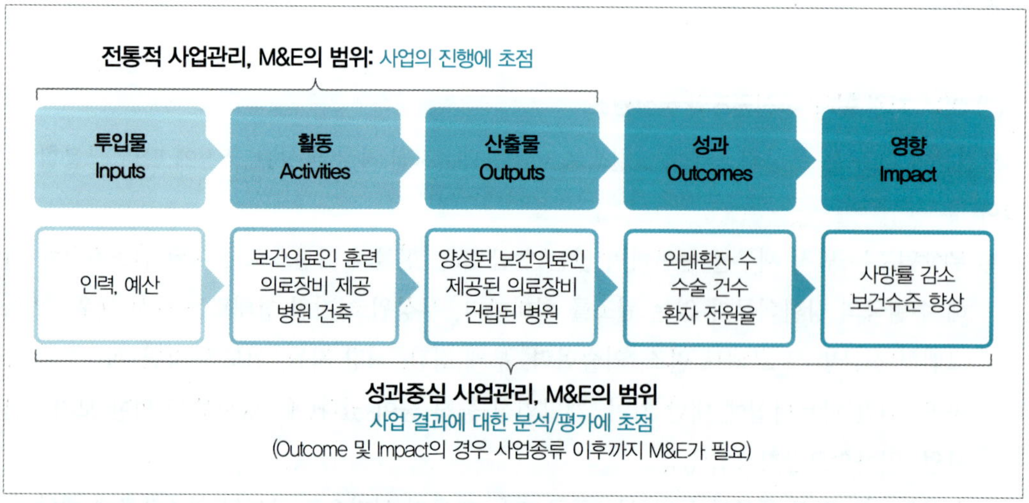

그림 13-2-1 성과중심 사업관리 범위

출처: 한국국제협력단. 한국국제협력단(KOICA) PDM 가이드라인. 2018. (p.4 그림을 인용하여 재구성)

사업 집행에 따른 변화를 추적하고 관리하는 활동을 의미한다. 성과중심 모니터링은 사업관리자 및 이해관계자가 중요한 성과 달성에 집중하도록 하고, 성과 측정을 통해 성공과 실패를 확인하여 교훈을 도출할 수 있을 뿐만 아니라 사업 결과에 대한 신뢰도와 책임성을 강화하는 역할을 한다. 또한 성과 데이터를 축적함으로써 증거에 기반한 사업평가가 가능하도록 돕는다(그림 13-2-1).

(2) PDM 모형

프로젝트 설계 일람표(project design matrix, PDM)는 프로젝트 설계, 시행 및 평가를 위하여 광범위하게 사용되는 논리모형에 기초한 관리기법으로, 해당 프로젝트의 목표, 투입, 산출물, 활동, 성과지표 등의 내용이 매트릭스 형태로 구성된다. 매트릭스 형태가 보기에는 매우 단순해 보이나, 〈그림 13-2-2〉와 같은 변화이론(theory of change)에 따라 다양한 정보를 바탕으로 수많은 질문과 가정을 통한 논리 분석을 요구하는 매우 복잡하고 어려운 절차이며, 프로젝트의 수행 과정에서 계획의 변화에 따라 계속 수정될 수 있는 특성이 있다. PDM은 아래의 〈표 13-2-4〉와 같이 구성된다.

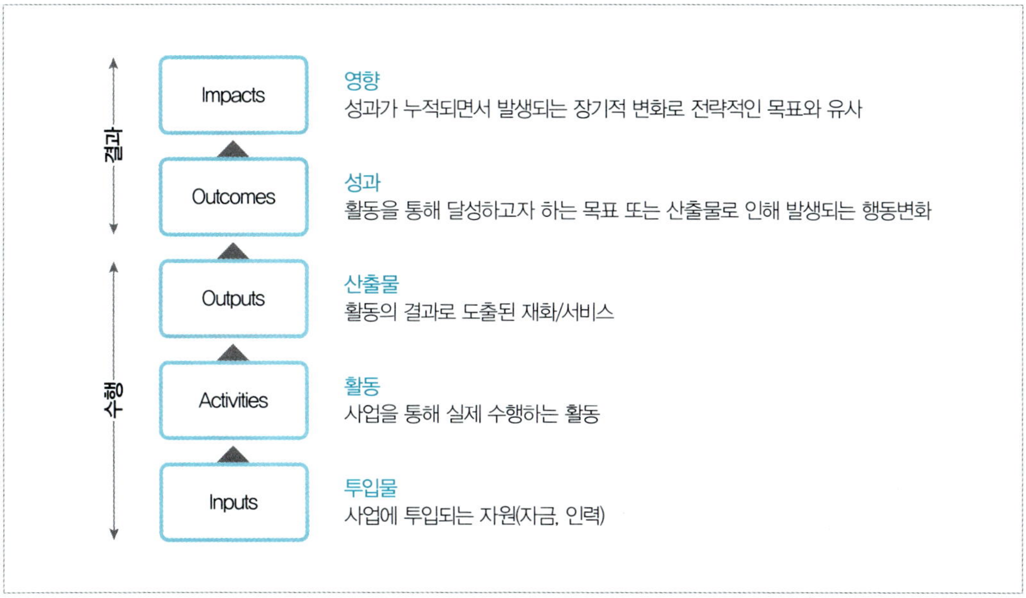
결과
수행
Impacts
Outcomes
Outputs
Activities
Inputs
영향
성과가 누적되면서 발생되는 장기적 변화로 전략적인 목표와 유사
성과
활동을 통해 달성하고자 하는 목표 또는 산출물로 인해 발생되는 행동변화
산출물
활동의 결과로 도출된 재화/서비스
활동
사업을 통해 실제 수행하는 활동
투입물
사업에 투입되는 자원(자금, 인력)

그림 13-2-2 변화이론의 구성요소

출처: Kusek JZ et al. Ten Steps to a Results-Based Monitoring and Evaluation System. Washington DC: World Bank; 2004. p99.

표 13-2-4 PDM의 구조와 내용

프로젝트 요약 (Narrative Summary)	객관적 검증지표 (Objectively Verifiable indicators)	검증수단 (Means of Verification)	중요 가정 (Important Assumptions)
영향(Impacts) 중장기적 관점에서 사업이 기여하는 수원국 개발 전략의 세부 목표	상위수준 파급효과를 측정하기 위한 지표	영향 데이터 수집 방법, 출처	성과에서 영향으로 연계되기 위해 충족되어야 할 가정
성과(Outcomes) 활동의 목표 또는 산출물로 인해 발생되는 행동변화	각 목표에 대한 달성도를 측정하기 위한 지표	성과 데이터 수집 방법, 출처	산출물 도출에서 성과 달성으로 연계되기 위해 충족되어야 할 가정
산출물(Outputs) 활동을 통해 도출, 생산하는 재화 또는 서비스	산출물 생산 정도를 측정하기 위한 지표	산출물 데이터 수집 방법, 출처	활동에서 산출물 도출을 위해 충족되어야 할 가정
활동(Activities) 사업을 통해 실제 수행하는 활동	**투입**(Inputs) 개발 행동행위의 결과는 산출물 수준에서 측정되므로 이 칸에는 투입요소를 기입		**전제조건**(Pre-conditions) 특정 프로젝트나 개발 행동을 수행하기 위해 앞서 이루어져야 하는 조건

출처: 한국국제협력단. 한국국제협력단(KOICA) PDM 가이드라인. 2018. (p.19 그림을 인용하여 재구성)

2) 국제보건사업의 평가

(1) 사업평가의 목표와 중요성

사업평가란 현재 진행 중이거나 완료된 국제개발협력 사업의 계획, 실행 및 결과를 체계적이고 객관적으로 분석하여 국제개발협력의 성과를 측정하는 것을 뜻한다. 평가를 함으로써 조직 차원의 지식 축적과 학습이 가능해지며, 국제개발협력의 책임 있는 이행을 통해 국민 지지 기반을 확보할 수 있다.

(2) 개발원조의 평가 기준

경제협력개발기구(Organization for Economic Cooperation and Development, OECD) 개발원조위원회(Development Assistance Committee, DAC)는 1991년 'DAC 개발원조 평가원칙'에서 평가범주(적절성, 효율성, 효과성, 영향력, 지속가능성)를 소개하였고, 이는 국제개발과 인도주의사업, 프로그램, 정책을 평가하는 핵심 기준으로 사용되어 왔다. 이후 OECD는 평가네트워크(EvalNet)를 통해 평가범주를 개선하여 기존 5개 범주의 유지 및 정의를 개선하고, 일관성 범주를 추가하였다.

① 적절성(relevance)

개입(intervention)의 목표와 설계(design)가 수혜자, 국제적, 국가별 및 개별 파트너와 기관의 수요와 정책 및 우선순위에 상응하며, 상황 변화에도 지속적으로 부합하는 정도를 평가한다.

② 일관성(coherence)

한 국가, 부문 또는 기관 내에서 특정 개입의 다른 개입과의 양립 가능성을 평가한다.

㉠ 내적 일관성(internal coherence)

우리 정부 · 공여기관이 수행하는 특정 개입과 다른 개입 간의 시너지와 상호연계성, 우리 정부 · 공여기관에서 준수하는 관련 국제 규범, 기준 등과의 일관성을 의미한다.

㉡ 외적 일관성(external coherence)

동일한 맥락 속에서 특정 개입과 여타 개입 간의 일관성을 의미한다. 다른 개입과의 상호보완성, 조화 및 조율, 개입 간 중복 방지 및 시너지 효과를 통한 고부가 가치화를 포함한다.

③ 효율성(efficiency)

국제개발협력사업의 지원 규모(투입자원) 대비 지원 성과가 경제적 의미에서 얼마나 효율적으로 나타났는가를 경제성 평가방식을 통해 평가한다.

④ 효과성(effectiveness)

국제개발협력사업의 목적이나 목표의 달성 정도를 평가하는 것으로 사업 초기에 설정된 객관적 평가기준에 따라 평가 대상이 초기에 수립된 목표를 얼마나 달성했는지를 측정하여 평가한다.

⑤ 영향력(impact)

완료되거나 수행 중인 국제개발협력사업이 협력대상국의 사회, 경제, 환경 등에 직간접적으로 미친 긍정적 또는 부정적, 의도적 또는 비의도적 효과를 평가한다.

⑥ 지속가능성(sustainability)

국제개발협력사업 완료 이후에도 사업의 효과 및 혜택의 지속가능 정도 또는 여부를 평가한다.

참고문헌

남은우. 국제보건학 이론, 실제 그리고 연구 사례. 연세대학교 대학출판문화원. 2017.

대한민국 ODA 통합홈페이지. ODA 개요. 2021. Available from: URL: http://www.odakorea.go.kr.

한국국제협력단. 종료평가 업무수행 길라잡이. 한국국제협력단. 2021.

한국국제협력단. 한국국제협력단(KOICA) PDM 가이드라인. 한국국제협력단. 2018.

Kusek JZ, Rist RC. Ten Steps to a Results-Based Monitoring and Evaluation System. Washington DC: World Bank; 2004. p.99.

기본문제

1. 국제보건사업에서의 성과중심 관리 중요성과 PDM의 구조 및 내용을 설명하시오.

3 국제보건사업의 행위자

학습목표

- UN 산하 보건분야 국제기구 종류 및 사업을 설명할 수 있다.
- 국제개발 금융기관의 종류 및 기본 업무를 설명할 수 있다.
- 국내외 공여기관의 종류 및 기본 사업을 설명할 수 있다.

3.1 국제개발협력 주체

1) 공여국 정부

OECD에 속한 개발원조위원회(DAC)는 공적개발원조 공여국들의 대표적인 협의체로서 30개 회원국(EU 포함)으로 구성되어 있다. 2020년 잠정통계 기준 DAC 회원국 전체 ODA 규모는 명목상 1,612억 불(US$)이다. GNI 대비 ODA 비율은 평균 0.32%이며, 유엔이 제시한 ODA 목표치인 GNI 대비 0.7%를 넘어서는 회원국은 스웨덴, 노르웨이, 룩셈부르크, 덴마크, 독일이다. ODA 지원 규모 상위 5개 DAC 회원국은 미국(354.7억 불), 독일(284.1억 불), 영국(185.6억 불), 일본(162.7억 불), 프랑스(141.4억 불) 순이다. 우리나라는 22.5억 불로 16위를 차지하고 있으나, 2010년 이후 ODA 규모 증가율이 9.7%로 DAC 전체 회원국들의 연평균 증가율 2.7%를 크게 웃돌아 회원국 가운데 최상위 수준(2위)을 유지하고 있다.

2) 국제연합(UN) 및 산하기관

국제연합(UN)은 유엔과 협정을 맺고 제휴 · 협력하며, 특정한 목적과 임무를 수행하는 정부간 국제기구를 말한다. 주로 경제 · 사회 · 문화 · 교육 · 보건, 기타 연관된 분야의 협정은 유엔경제사회이사회(Economic and Social Council, ECOSOC)와 각 전문기구 사이에 체결하여 유엔총회의 승인을 받는다. 국제연합은 전문기구를 설치하고 있다. 전문기구는 독자적인 회원국 제도가 있으며, 입법 · 행정기구, 사무국 및 자체 예산을 갖는 자율적인 기구이다. 유엔헌장 제64조에 따라 매년 ECOSOC에 보고서를 제출하며, ECOSOC의 조정기구를 통해 유엔 또는 각 전문기구와 협력한다. 현재 유엔전문기구는 국제노동기구(ILO), 유엔식량농업기구(FAO), 유엔교육과학문화기구(UNESCO), 세계보건기구(WHO), 국제통화기금(IMF), 국제민간항공기구(ICAO), 세계기상기구(WMO), 국제해사기구(IMO), 국제농업개발기금(IFAD), 유엔공업개발기구(UNIDO) 등 17개이다. 이 중 보건분야와 관련 있는 주요 기구를 설명하면 아래와 같다.

(1) 세계보건기구(World Health Organization, WHO)

세계보건기구는 보건 수준의 향상을 위한 국제적 협력을 촉진하기 위해 1948년 설립된 유엔 전문기구로, 본부는 스위스 제네바에 있다. 1923년에 설립된 국제연맹 산하 보건기구와 1909년 파리에 설립된 국제공중보건사무소의 통합 조직으로 출발했으며, WHO 헌장은 건강을 단순하게 질병이 없는 상태가 아니라 완전한 육체적, 정신적, 그리고 사회적으로 안녕한 상태라고 하는 적극적 의미로 규정하고 있다. 한국 정부는 세계보건기구와의 원활한 업무 수행을 위해 보건복지부에서 국장급, 과장급 직원을 제네바 본부와 서태평양지역사무소에 파견, 근무토록 하고 있다. 그간 WHO에 근무한 고위직 한국인으로는 이종욱 박사가 2003-2006년까지 WHO 본부 사무총장을 역임한 바 있다. 서태평양지역 사무처장으로는 한상태 박사가 1989-1999년, 신영수 박사가 2009-2019년까지 업무를 수행하였다(www.who.org).

(2) 유엔아동기금(United Nations Children's Fund, UNICEF)

유엔아동기금은 국제유니세프로 더 많이 불리는데, 유니세프는 전쟁피해 아동의 구호와 개도국 아동의 인권과 복지 향상을 목적으로 1946년 12월 유엔총회의 결의에 따라 설치된 유엔기구이다. 처음 명칭은 유엔국제아동구호기금(UN International Children's Emergency Fund)이었으며, 1953년 현재의 명칭으로 변경되었으나, UNICEF라는 약칭은 그대로 사용하고 있다. 유니세프의 주요 사업 분야는 긴급구호 · 영양 · 보건 · 예방접종 · 식수 및 환경개선 · 기초교육 · 모유수유 권장에 이르기까지 다양하다. 조직은 집행이사회와 사무국으로 구성된다. 사무총장은 유엔사무총장과 집행이사회에 의해 임명된다. 총 재정수입 중 약 30%는 민간부문에서 기부한 것이다. 한국은 1988년에 처음으로 집행이사국이 되었다. 1994년 1월 유니세프 한국대표부가 유니세프한국위원회로 바뀌면서 우리나라는 수원국에서 공여국이 되었다(www.unicef.org).

(3) 유엔인구기금(United Nations Population Fund, UNFPA)

유엔인구기금은 UN 산하기구로, "임신의 자유, 안전한 출산, 청년들의 잠재력 구현"을 목적으로 1969년 설립되었다. 1994년 개최한 "International Conference on Population and Development" 및 유엔개발목표(MDGs, SDGs)에 따라 인구와 개발의 문제를 다루고 있다. 유엔인구기금 활동의 주요 타깃 층은 여성과 청년(young people, 10~24세)이며, 성 및 생식건강(sex and reproductive health), 그리고 성평등(gender equality)에 초점을 맞추어 이들이 건강하고 생산적인 삶을 영위하도록 여러 활동을 해오고 있다(www.unfpa.org).

(4) 유엔세계식량계획(World Food Program, WFP)

유엔세계식량계획은 식량 원조를 통해 개도국의 경제 · 사회 발전을 도모하기 위하여 1961년에 설립된 UN 전문기구이다. 사무국은 이탈리아 로마에 있고, 1961년 UN 총회와 UN 식량농업기구(FAO)의 결의로 설립되었고, 1963년부터 본격적인 업무를 시작하였다. 주요 활동은 식량원조와 긴급구호활동이며, 1995년 10월 북한 평양에 최초로 상주사무소를 개소하였다. 현재 아프가니스탄 난민 등 여러 나라에 식량 원조를 하고 있다(www.wfp.org).

3) 국제개발 금융기관

(1) 세계은행(World Bank)

세계은행은 유엔 산하의 국제금융기관으로서 1944년도에 설립되었다. 설립/운영의 공식 목표는 'Working for a World Free of Poverty', 즉 빈곤 해소이다. 운영 원리는 고신용 선진국들에게 '신용'을 빌려서 자금 시장에서 돈을 저금리로 빌리고, 그 후 갚을 만한 능력이 있다고 판단되는 국가를 대상으로 돈을 빌려주고 약간 더 높은 금리를 받는 방식이다. 세계은행은 1944년의 브레턴우즈협정에 기초해 1946년 6월, 국제통화기금(IMF)과 함께 발족한 국제금융기관의 중심적 존재이며, 상업 기반으로 장기의 하드론(조건이 엄격한 융자)을 행한다. 회원국은 2019년 기준 188개국이며, 국제통화기금 회원국은 자동으로 가입된다. 세계은행과 국제통화기금은 모두 미국 워싱턴 DC에 있고, 두 기관은 서로 긴밀하게 협조하고 있다.

세계은행의 융자 방식은 전체 융자액 가운데 50~55% 가량은 협조 융자 방식으로 지원하고, 그 재원은 양자간, 다자간 등 공적 차관을 비롯해 각국의 수출 신용과 상업 차관에서 마련하는 방식이다. 세계은행은 국제부흥개발은행(International Bank for Reconstruction and Development, IBRD)와 국제개발협회(International Development Association, IDA)의 두 조직으로 구성된다. IBRD, IDA가 세계은행의 하부 조직이고, 여기에 국제금융공사(International Finance Corporation, IFC), 다자간 투자보증기구(Multilateral Investment Guarantee Agency, MIGA), 국제투자분쟁해결센터(International Centre for the Settlement of Investment Disputes, ICSID)를 합쳐 '세계은행 그룹'이라 부른다(www.worldbank.org/en/home).

(2) 아시아개발은행(Asian Development Bank, ADB)

아시아개발은행은 다자간 개발은행으로서 본부는 필리핀의 마닐라에 있다. 회원국은 68개 국가이고, 빈곤과의 싸움을 표어로 삼고 있다.

아시아개발은행은 1963년 3월 제19차 UN 아시아 · 극동경제위원회(UN Economic

Commission for Asia and the Far East, ECAFE) 총회에서 처음으로 창설 논의가 공식화되었고, 1966년 11월 동경에서 32개국 대표가 참가하여 창립총회를 열고 12월부터 업무를 개시하였다. ADB는 아시아 · 태평양지역의 경제성장과 경제협력을 촉진하고 역내 개발도상국(developing member countries, DMCs)의 경제발전에 기여한다는 설립 목적(협정문 제1조) 아래 이러한 설립 목적을 달성하기 위하여 다음과 같은 기능을 수행하고 있다(협정문 제2조). 즉, ① 개발을 위한 공공 및 민간자본의 투자 촉진, ② 역내 개발도상국의 개발사업에 대한 자금 지원, ③ 역내 개발도상국의 경제개발계획 및 정책의 조정 지원, ④ 개발사업계획의 작성, 재원조달, 집행에 대한 기술적 지원, ⑤ UN 및 그 산하기관, 역내 투자에 관심이 있는 정부와 민간기구 및 기타 국제기구와의 협력, ⑥ 역내 경제발전과 협력 증진을 위하여 필요한 기타 조치 등을 하는 것이다(https://www.adb.org/).

4) 민간분야

(1) 에이즈, 결핵 및 말라리아 퇴치를 위한 세계기금(The Global Fund to Fight AIDS, Tuberculosis and Malaria, GFATM)

HIV/AIDS 예방 및 치료, 결핵, 말라리아 예방과 치료를 위해 민간재단 및 정부, 기업, 개인이 출자하는 세계기금으로 2002년에 설립되었고, 스위스 제네바에 본부를 두고 있다(https://www.theglobalfund.org).

① **역할**: 지속 가능한 보건의료시스템 확립, HIV/AIDS, 결핵, 말라리아 예방 및 치료, 성평등 인식 제고

② **주요 활동**: 항레트로바이러스 치료 지원, 결핵 치료, HIV/AIDS의 모자전염 예방, 말라리아 예방을 위한 저비용의 내구성이 좋은 모기장 배급, 성생식보건 증진 등

(2) 세계백신연합(Global Alliance for Vaccines and Immunization, GAVI)

예방접종을 통해 면역체계를 증진함으로써 빈곤국가 어린이 등 인류의 건강증진을 위해 2000년에 설립되었다. 스위스 제네바에 본부를 두고 73개 개발도상국 등을 대상으로 면역체계 증진 및 백신 보급의 형평성을 실현하기 위해 노력하고 있다(https://www.gavi.org).

① **역할**: 지속적 면역 처방 및 보건서비스 제공을 통한 수혜국 보건체계 역량 강화, 기존 및 새로운 백신 사용 활성화, 백신 공급 안전성 강화

② **주요 활동**: 황열병, 뇌수막염 등 백신 접종서비스 지원, 신기술 개발 촉진, 국가 면역처방 프로그램 운영자금의 장기적, 안정적 지원 등

(3) 빌앤멜린다게이츠재단(Bill & Melinda Gates Foundation)

개발도상국 국민의 건강 개선 및 빈곤 감소를 위해 2000년에 설립되었다. 미국 시애틀에 본부를 두고 전 세계 9개 사무소를 통해 기아 및 빈곤 극복, 보건환경 개선을 위해 다양한 프로그램을 수행하고 있다(https://www.gatesfoundation.org).

① **역할**: 개발도상국 주민의 기아, 빈곤 극복을 위한 농업개발, 특별 이니셔티브 등의 글로벌 개발 프로그램 수행, 글로벌 개발 이슈에 대한 인식증진 및 정책 수립 지원

② **주요 활동**: 도시빈곤층 입지 강화 및 경제, 사회적 기회 증진, 긴급구호, 식수 개발 및 위생 개선, 전염병(HIV/AIDS, 말라리아, 폐렴 및 결핵, 장티푸스 및 설사 등) 퇴치, 가족계획, 모자보건, 백신 개발 등

3.2 국내 주요 공여기관

1) 외교부: 한국국제협력단(KOICA)

한국국제협력단(Korea International Cooperation Agency, KOICA)은 정부 차원의 대외 무상협력사업을 담당하는 기관으로 우리나라와 개발도상국과의 우호 협력관계 및 상호 교류를 증진하고, 개발도상국의 빈곤 감소 및 삶의 질 향상, 지속가능한 발전 및 인도주의를 실현하기 위하여 설립되었다(「한국국제협력단법」 제1조).

KOICA는 1991년 설립 이후 2020년 말까지 44개 해외사무소를 중심으로 8조 1,255억 원의 무상 ODA를 지원했다. KOICA는 개발도상국의 교육, 보건, IT 등 특정 개발 목표 달성을 위하여 건물, 시설물, 기자재 등 물적 협력수단(hardware)과 전문가 파견 및 연수생 초청 등의 인적 협력수단(software)을 결합하여 다년간(통상 5년 이상) 지원하는 프로젝트 사업에 총 지원액의 약 40% 이상을 할애하고 있다. 그 밖에도 봉사단 파견, 연수생 초청, 해외재난긴급구호, 평화 구축 지원, ODA 이해 증진을 위한 다양한 사업을 실시하고 있다.

KOICA는 단독 사업 이외에도, 개발도상국의 빈곤 감소와 복지증진을 위해 활동하는 민간 단체(NGO)의 해외원조활동을 지원하고, 민간기업과 파트너십을 구축하여 사업을 분담 수행하고 있다. 또한 UN 주요 개발기구와 협력사업을 실시하고, 국제기구 정책 수립 및 규범 형성과정에 참여하여 협력대상국과 우호 협력관계 증진 및 인적 네트워크 구축을 통한 국제사회 내 한국의 영향력 제고에 기여하고 있다(http://www.koica.go.kr).

2) 보건복지부: 한국국제보건의료재단(KOFIH)

보건복지부의 공적개발원조는 한국국제보건의료재단(Korea Foundation for International Healthcare, KOFIH)에서 수행하고 있는데, KOFIH는 「한국국제보건의료재단법」에 의거하여

2006년 설립된 보건복지부 산하 공공기관이다. 이 재단은 한국인 최초 국제기구인 WHO 제6대 사무총장이었던 고(故) 이종욱 박사를 기념하기 위해 설립되었다.

법령에 근거하여 개발도상국에서의 보건의료분야 ODA사업, 재외동포 보건의료지원사업, 국내거주 외국인근로자 보건의료지원사업, 북한 보건의료지원사업, 해외긴급구호, 의료팀 보건인력교육 및 관리와 더불어 이종욱 박사의 이름을 딴 이종욱 펠로우십을 통해 개발도상국의 보건의료인력 양성을 위한 중장기 초청연수사업을 하고 있다.

한국국제보건의료재단의 미션은 '개발도상국, 북한, 재외동포, 외국인 근로자 등에 대한 보건의료지원사업을 통해 국제협력을 증진하고 인도주의 실현에 기여'이고, 비전은 '글로벌 건강증진을 위한 개발협력 전문기관'으로 사업을 개발하고 수행하고 있다. 또한, 보건복지부 산하기관의 특성을 활용하여 기관의 특성에 따라 전문성을 가지고 컨설팅을 하는 사업 등을 협력하여 수행하기도 한다. 예를 들면, 국민건강보험공단, 건강보험심사평가원과의 건강보험사업협의체, 한국보건복지인력개발원, 한국보건산업진흥원 등과의 사업 발굴이나 수행 시 협력을 하거나 국립중앙의료원과의 협력을 통한 사업을 수행한다.

이외의 보건복지부 산하기관은 국제협력사업을 수행하여 기관 특성에 따른 한국의 경험을 공유하고, 콘텐츠를 활용한 다양한 역량강화 프로그램 등을 수행하고 있다(www.kofih.org).

3) 기획재정부: 한국수출입은행(The Export-Import Bank of Korea)

기획재정부는 유상원조 주관기관으로서 대외경제협력기금(Economic Development Cooperation Fund, EDCF)을 총괄하고 유상원조 분야의 기본계획 및 연도별 시행계획을 수립, 점검한다. 또한 한국수출입은행과 협력하여 유상원조사업을 발굴-집행-평가하고, 우리의 발전경험과 노하우를 토대로 개도국 경제발전을 지원하기 위한 정책 조언을 제공하는 경제발전경험공유사업(knowledge sharing program, KSP)과 우리의 발전 경험을 구체적 정책사례로 정리하는 발전 경험 모듈화사업 그리고 국제기구와의 공동컨설팅사업 등을 추진하고 있다.

EDCF는 개발도상국의 산업화 및 경제발전을 지원하고, 한국과 이들 국가 간 경제 교류를 증진하기 위해 설치한 한국수출입은행 내 정책기금이다. ODA 중에서도 유상원조를 전담하는 EDCF는 1987년 설치된 이후 2020년까지 세계 57개 개발도상국의 460개 개발사업에 대해 20조 5,058억 원의 원조자금을 승인하였다. EDCF는 상하수도 설비, 병원, 교통 등 경제발전의 기초가 되는 사회간접자본시설의 건설에 소요되는 개발자금 차관 이외에도 기자재 차관, 민자사업 차관 등 개발도상국 정부 또는 법인에 대한 다양한 차관 지원을 맡고 있다(http://www.koreaexim.go.kr).

3.3 해외 주요 공여기관

1) 미국 국제개발처(USAID)

미국 국제개발처(United States Agency for International Aid, USAID)는 미국의 ODA를 전담하는 국무성 산하기구로 1961년 설립되었다. 본부는 미국의 수도 워싱턴 DC에 있으며, 농업, 민주주의 및 인권, 경제개발, 환경, 성평등, 보건, 과학기술, 물, 긴급구호 분야의 사업을 수행한다(www.usaid.gov).

USAID가 한국에 기여한 사업은 1950년대부터 1960년대에 걸친 미네소타프로젝트로 한국의 젊은 보건의료학자들이 미국 미네소타대학교 보건대학원에 유학하도록 지원하였다. 이들은 귀국 후 한국의 보건복지부, 대학, 국제기구 등에 진출하였다. 또한, 1959년도에 서울대학교 보건대학원의 설립 지원 등도 있다.

2) 일본 국제협력단(JICA)

일본 국제협력단(Japan International Cooperation Agency, JICA)은 일본의 ODA를 전담하는 정부기구로서 2003년도에 설립되었다. 본부는 일본의 수도 도쿄에 있다. 과거에 일본 국제협력단은 기술협력(technical cooperation)을 중심으로 제공했지만, 2008년도에 "New JICA"로 불리는 혁신 정책을 통해 일본의 기술협력과 유무상 원조를 통합하여 시행 중이다.

JICA는 개발협력헌장에 따라 인간의 안보와 질적 성장을 실현하는 것을 사명으로 하고 있다. JICA는 사람들이 밝은 미래를 믿고 다양한 가능성을 추구할 수 있는 자유롭고 평화롭고 풍요로운 세상을 소개하며, 협력국가와 협력하여 세상을 신뢰로써 연결한다는 비전을 갖고 있다. JICA의 행동지침은 다음과 같다. 즉, 자부심과 열정으로 사명을 달성하고, 현장으로 가서 그 사람들과 함께 활동하고, 전략적으로 사업을 구상한다. 광범위하고도 장기적인 관점에서 행동을 하고, 다양한 지식과 자원을 함께 모아 활동을 하고, 혁신적으로 생각하며, 이전에 없던 방식으로 영향을 미치도록 한다(www.jica.go.jp).

3) 독일 국제협력공사(GIZ)

독일 국제협력공사(Deutsche Gesellschaft für Internationale Zusammenarbeit, GIZ)의 영문명은 'German Corporation for International Cooperation'으로서, GIZ의 주요 위촉 기관은 독일의 경제협력개발연방부(German Federal Ministry for Economic Cooperation and Development, BMZ)이다. 다른 협력 기관들로는 유럽연합기구, 유엔, 민간부문, 기타 국가의 정부가 있다. GIZ는 국가 정부의 파트너, 민간부문, 시민사회, 연구기관 등과도 협력한다. 효과적인 해결책을 제공하여 사람들에게 보다 나은 비전과 지속가능한 생활조건을 제공하는 것이 조직의 목표이다. GIZ는 2011년 독일기술협력단(GTZ: Deutsche Gesellschaft für Zusammenarbeit), 독일개발봉사단(DED: Deutscher Entwicklungsdienst) 및 국제향상교육과 개발회사(InWEnt: Internationale Weiterbildung und Entwicklung)를 합병하여 설립되었다. GIZ는 세계 최대 개발기관 중 하나로 2019년 31억 유로가 넘는 사업량을 보유하고 있으며, 120여 개국에 걸쳐 22,199명의 직원이 근무하고 있다(https://www.giz.de/de/html/index.html).

참고문헌

남은우. 국제보건학. 연세대학교 대학출판문화원. 2017.

노영희, 홍현진. 개발원조 관련 국제기구 지식정보원. 한국학술정보(주). 2009.

대한민국 ODA 통합홈페이지: Available from: URL: (http://www.odakorea.go.kr).

한국국제보건의료재단 홈페이지: Available from: URL: (http://www.kofih.org).

한국국제협력단 홈페이지: Available from: URL: (http://www.koica.go.kr).

한국국제협력단, 한국인권재단. 국제개발협력과 시민사회용어집. 2013.

한국수출입은행 홈페이지: Available from: URL: (http://www.edcfkorea.go.kr).

한상태, 김한중, 남은우. 국제보건학. 고려의학. 2002.

한상태, 남은우. 국제보건학. 고려의학. 1996.

ADB President Takehiko Nakao Assumes Office. Asian Development Bank Annual Report. 2013.

기본문제

1. 국제개발협력 주체의 종류와 각 기관의 역할을 설명하시오.

4 한국의 국제보건사업 실제

학습목표

- 개발도상국을 대상으로 한국의 국제보건사업을 실행하기 위한 과정을 이해하고 설명할 수 있다.

4.1 한국국제보건의료재단의 국제보건사업

1) 사업 추진 방향

(1) 사업 전략

2021~2025년 한국국제보건의료재단(KOFIH) 전략에 따르면, KOFIH는 지속가능한 성장을 위해 아래의 다섯 가지 전략과제를 추진하여 SDGs 달성에 기여하고자 한다.

① 글로벌 보건위기 대응력 강화 및 사업의 전략적 확산 기반 구축
② 신규 네트워크 구축 및 협업 사업 발굴
③ 보건의료체계 강화 및 현장 중심의 신속 대응
④ 한반도 한민족 건강공동체 구현 및 보건안전망 강화
⑤ 보건의료 인적자원 육성 강화

(2) 사업 특징 및 유형

KOFIH의 사업은 해당국의 중앙정부(보건부), 유관기관이나 지방정부(도) 보건국 등과 함께 수행한다는 특징이 있다. 즉, 현지 주요 이해관계자와 공동사업계획 워크숍을 개최하고, 계획된 활동 모니터링을 위한 참여적 모니터링(participatory monitoring)을 한다. 따라서 사업을 수행하는 동안 주요 이해관계자의 역량 증진과 지역주민의 참여를 관찰할 수 있고, 현장 상황에 맞게 유연하게 대응할 수 있다.

보건사업의 유형을 세분화하면, 지역사회를 기반으로 하는 보건사업(모자보건증진, 1차보건의료체계 강화사업 등), 한국수출입은행의 대외경제협력기금(EDCF) 사업(유상 ODA사업)과 연계한 사업(유·무상 연계사업), 교육훈련사업으로 나뉜다. 사업을 수행하는 방식으로는 직접사업과 정책 컨설팅, 운영관리 컨설팅 등으로 분류할 수 있다.

① **모자보건 및 1차보건의료체계 강화사업**: 지역사회 기반의 사업으로 일정 지역에서 사업을 수행하며, 임산부를 포함한 모성과 아동을 대상으로 하는 보건사업, 보건소 및 지역사회의 보건역량을 강화하여 1차보건의료체계 강화를 위한 사업이 해당한다. 지역주민들이 보

건문제를 인식하고 보건의료시설에서 질적인 서비스를 받고 보건의료시설에 대한 접근성을 높이기 위해 원거리나 시골지역의 모자보건시설과 보건소나 보건지소와 같은 일차의료시설의 시설을 정비하고, 보건의료서비스 질을 높이기 위한 활동들이 지역사회와 같이 계획되고 수행된다.

② **결핵 등 감염병사업**: 감염병에 대한 대응 역량을 강화하는 사업으로 진단 및 검사, 치료 등 임상적 접근과 이를 위한 역량강화, 감염병 대응체계를 강화하는 사업 등이 해당한다. 코로나19와 같은 감염병 대응, 검진 및 검사 역량, 정책 컨설팅 등의 사업활동과 결핵에 집중한 역량강화 등이 해당된다.

③ **비감염병사업**: 만성질환에 해당하는 고혈압, 당뇨병 등의 질환을 관리하는 사업으로, 개발도상국의 질병부담이 감염병과 함께 비감염성질환에 의해 이중으로 부담되는 상황에 따라 향후 수요가 증가할 것으로 예상된다. 비감염성질환으로 대두되는 고혈압, 당뇨병, 자궁경부암 등의 진단 및 치료와 주민 인식 개선활동 등으로 구성한 사업으로, 협력국의 질병부담에 따라 다르게 사업이 형성된다. 진단 및 등록, 치료 그리고 지역주민의 인식 개선 등을 위한 활동 등이 포함된다.

④ **유 · 무상 연계사업**: 한국수출입은행이 유상의 차관을 통해 대형 종합병원 건립, 의료기자재 지원 등 인프라를 구축하는 경우, 무상사업으로 병원 운영 및 관리를 위한 인적 역량강화 교육과 훈련, 컨설팅을 제공함으로써 개발도상국에서 처음 설립되는 대형 규모의 병원이 순조롭게 기능과 역할을 하도록 하는 사업의 형태로 연계와 협력이 필요하다.

⑤ **이종욱 펠로우십프로그램**: WHO 제6대 사무총장이었던 고(故) 이종욱 박사의 이름을 따라 '이종욱 펠로우십프로그램'으로 불리는 국내 초청연수사업으로 2007년 이후 총 1,000명 이상의 보건의료인력이 이 프로그램에 참여하였다. 의사, 간호사, 의료기사, 기초의학연구자, 의공기사 등 다양한 직군의 보건의료인력이 한국에서 3개월~1년 과정의 연수를 한다. 임상과정, 보건정책과정, 의학교육학과정, 의공학과정, 기초의학 연구자과정 등의 세부프로그램으로 구성되어 있다. 특히, 2020년 이후 코로나19 등 감염병 대응 역량강화를 위한 과정이 개발되어 정책 · 역학, 진단 · 치료로 구성되어 연수가 진행되고 있다.

⑥ 이외에도 북한 보건의료지원사업, 재외동포 보건의료지원사업, 외국인근로자 보건의료지원사업, 해외긴급구호 의료팀 역량강화사업 등을 수행하고 있다. 특히 북한 보건의료지원사업은 정부 정책에 따라 수행하고 있다.

2) 사업 사례

(1) ODA 보건의료사업

ODA 보건의료사업	주요 내용
라오스 모자보건 중심 보건의료체계 강화사업	후아판, 시엥쿠앙도 모자보건활동 지원
미얀마 일차보건의료체계 강화사업	양곤주 타운십 내 보건소, 보건지소 활동 지원 및 주민 인식 개선 등
필리핀 팔라완 결핵역량강화사업	팔라완지역 수동 및 능동감시를 통한 결핵 취약계층 검진 실시, 검진차량 제공 등
캄보디아 보건의료서비스 질 개선 및 비감염성질환 관리 역량강화사업	바탐방 및 근처 도의 비감염성질환 검진 및 등록 등
탄자니아 무힘빌리 의과대학병원 운영관리사업	유상으로 건립하는 무힘빌리 의과대학병원 개원 전후 운영관리 컨설팅

(2) 기타 보건의료사업

보건의료사업	주요 내용
고려인 독거노인 요양원 지원사업	우즈베키스탄 고려인 1세대 대상 아리랑요양원 운영
사할린 잔류 1세대 동포 보건의료지원사업	사할린 거주 고려인 1세대 초청 진료, 건강 세미나 등 지원
파독근로자 보건의료지원사업	파독근로자인 간호사, 광부 1세대 지원사업
외국인근로자 보건의료지원사업	국내 거주 외국인 근로자 보건의료검진 등 제공 지원
해외긴급구호 의료팀 역량강화사업	해외긴급구호대 의료팀 교육 및 관리

4.2 한국국제협력단의 국제보건사업

1) 사업 추진 방향

(1) 사업 전략

한국국제협력단의 국제보건사업은 개발도상국의 모성과 아동 등 취약계층의 건강 향상과 보편적 건강 달성을 통한 건강 형평성 제고에 역점을 두고 지원하고 있다. 이를 위해 'KOICA 보건 분야 중기전략(2021–2025)'을 수립하고, 생애주기 건강증진 및 보건안보 향상 등을 주요 전략목표로 설정하였다. 아울러, 각 부문에서의 보건의료 인적 · 제도적 역량 강화, 서비스 접근성 강화를 통한 회복력 있는 보건시스템 구축과 개발도상국 디지털 보건 역량을 강화하기 위해 노력하고 있다.

① 전략목표 1 : 생애주기 접근을 통한 건강증진

개발도상국 취약계층(신생아, 영유아, 아동, 청소년, 모성 및 여성)에 필수적인 보건의료 서비스를 제공하여 예방가능한 사망 감소와 건강형평성 증진 및 건강 수준을 향상한다.

- 프로그램: 성생식모자청소년보건 프로그램
- 중점사업: 성생식보건, 모자보건, 필수 영양서비스 제공 및 영양불균형 해소, 예방접종

② 전략목표 2 : 보건위기 대응 역량 강화를 통한 보건안보 향상

기초 위생 인프라 구축 및 공중보건수칙 보급 등으로 감염병 대응 인식을 제고하고, 보건위기관리 대응체계 강화를 통해 보건안보 향상에 기여한다.

- 프로그램: 보건위기 대응 프로그램
- 중점사업: 신종 감염병 대응 역량강화, 주요 감염병 및 소외열대질환 예방 퇴치, 안전한 식수위생

③ 전략목표 3 : 포괄적 · 단계적 접근을 통한 디지털 보건 역량강화

디지털 기술을 활용해 제공되는 보건의료서비스의 질을 높이고, 종이 기반 정보를 디지털 기반 정보로 전환하여 보건정보 품질 제고에 기여한다.

- 프로그램: 디지털 보건 역량강화 프로그램
- 중점사업: 보건통계 역량강화, 보건정보시스템 구축

(2) 사업 유형

한국국제협력단은 글로벌 가치를 실현하고 상생의 국익을 창출하는 선도적 글로벌 개발협력 기관으로 도약하기 위하여 '지속가능발전목표(SDGs) 달성 촉진', '개발협력 파트너십 선도', '개발협력 생태계 활성화', 'ESG 중심 경영'을 전략 방향으로 선정하고, 효과적이고 효율적인 무상원조사업 수행에 힘쓰고 있다. 한국국제협력단은 30년간의 ODA사업 이행 역량 및 SDGs에 대한 전문성을 바탕으로 국제사회가 우리나라에 요구하는 우리의 발전 경험을 효과적으로 전달하고 개발도상국 자체 역량을 강화하기 위한 방향으로 사업을 전개하고 있다.

① 국별 협력사업

협력대상국의 경제 · 사회발전 및 복지 향상에 기여하는 특정 개발목표 달성을 목표로 물적 · 기술적 협력사업을 유기적으로 연계하여 종합적으로 지원하는 다년도 사업에 해당한다.

- **프로젝트**: 건축, 시설물, 기자재 등의 물적협력수단(hardware)과 전문가 파견, 연수생 초청 등의 인적협력수단(software)을 결합한 사업
- **개발컨설팅**: 소프트웨어 및 제도 구축 지원에 특화된 사업으로 통상 건축사업을 포함하지 않는 사업 중 컨설팅, 전문가 파견, 초청연수 등 소프트웨어 위주로 구성된 기술협력 중심의 사업
- **분쟁 및 취약국 지원**: 민주적 제도 구축 지원, 분쟁폭력 상황 대응 및 평화 복원 등으로 분쟁 취약성의 구조적 · 근본적인 원인을 제거하는 사업

② 글로벌연수사업

개발도상국의 경제 · 사회발전을 이끌어갈 인재를 양성하기 위하여 개발도상국 공무원, 기술자, 연구원, 정책결정자 등을 대상으로 실시하는 국가대표 인적자원개발(human resource development) 사업에 해당한다.

③ 글로벌인재양성사업

우리 국민들이 사업에 참여하여 협력대상국 주민들의 삶의 질 향상에 기여하고, 나아가 개발협력 인재로 성장하도록 지원하는 대표적인 국민참여 사업이다. 해외봉사단, 자문단, 영프로페셔널(young professional), 다자협력전문가(KOICA multilateral cooperation officer, KMCO) 및 코디네이터 등의 파견을 포괄한다.

④ 혁신적 개발협력사업

개발협력사업의 원조효과성을 제고하고 개발도상국의 민간부문 역량강화를 도모하기 위하여 다양한 분야의 전문성 있는 파트너와 협업함으로써 사회적 가치 실현에 기여하는 사업으로 혁신적 기술프로그램, 포용적 비즈니스프로그램, 혁신적 파트너십 프로그램을 포괄한다.

⑤ 시민사회협력사업

정부와 시민단체, 기업, 대학 등 다양한 이해관계자들의 포괄적인 파트너십을 구축하고, 민간의 인적자원, 지적 자산, 기술, 사업 역량, 재원을 활용하여 협력대상국의 지속가능한 발전과 빈곤 완화에 기여하는 국민참여형 국제개발협력사업에 해당한다.

⑥ 인도적 지원사업

정부와 민간이 협력하여 급증하는 전 세계의 재난 및 위기상황에 대해서 적극적으로 구호, 복구 및 추가 재난 예방을 위한 인도적 지원 활동을 수행하는 사업을 의미한다.

⑦ 국제기구 협력사업

식량안보, 기후 변화, 인권 등 범지구적 과제 해결에 동참하기 위한 국제기구와의 협력사업으로 국제기구의 전문성과 네트워크를 활용하여 양자 차원의 접근만으로 부족한 개발과제를 해결하고, SDGs를 달성하는 것을 목적으로 하는 사업에 해당한다.

⑧ 국제질병퇴치기금사업

항공권 연대기금제도를 기반으로 국내에서 출발하는 모든 국제선 항공권에 1,000원씩을 부과하여 마련된 재원으로 개발도상국의 감염병 예방 · 퇴치를 지원하여 글로벌 사회적 가치 달성에 기여하는 사업에 해당한다.

2) 사업 사례

(1) 네팔 누와꼿군 지진피해 보건분야 재건복구 지원사업(2015-2020/840만 달러)

필요성	2015년 네팔에서 발생한 지진으로 3만여 명 이상의 사상자와 9만 5천여 명의 이주자 발생 및 공공시설(보건시설, 학교 등)의 80% 이상이 막대한 피해를 입은 것으로 파악
사업 목적	지진 피해가 가장 심각한 누와꼿군 및 중앙정부의 기초보건 인프라를 재건하고 보건시스템을 개선하여 네팔의 보건의료체계를 복구하고 정부의 보건역량을 강화
사업 내용	• 누와꼿군 수리야마티 등 지역에 보건소 및 군립병원 건축 • 의료기자재 지원 • 중앙정부와 누와꼿군 간 보건의료정보체계 구축 및 운영 역량강화, 보건의료정보시스템 도입 • 사후재난 보건의료 역량강화(보건의료인 대상 기초보건의료 역량강화, 취약계층 생식보건 증진, 외상후 상담치료 역량강화 등)
사업 성과	• 10개 보건소 및 군립병원 건축 • 디지털보건정보시스템(DHIS2) 도입 및 보건시설레지스트리(health facility registry)를 개발하여 공공 및 민간보건시설 보건데이터를 공통 데이터베이스에 등록 • 보건소 1개소당 지역주민 3,000여 명에게 보건의료서비스 제공 • 군립병원 지역주민 32,000여 명에게 보건의료서비스 제공

(2) 파라과이 산빠블로 모자병원 역량강화사업(2013-2020/847만 달러)

필요성	산빠블로 모자병원은 파라과이 수도 아순시온에 위치한 보건부 산하 병원이나 조사 결과 보건소 수준의 의료시설을 갖추었으며 병원 운영관리가 미흡하여 기자재 대부분이 사용 불가하는 등 병원으로서의 역할을 수행하지 못하고 있는 것으로 파악
사업 목적	지방과 수도를 잇는 거점 고위험환자 후송병원 및 모자보건 전문인력 교육병원의 역할을 수행하게 함으로써 파라과이 모자보건 증진에 기여
사업 내용	• 기존 보건소의 2차급 격상 및 모자병동병원 신축 • 의료기자재 및 비품 지원(분만실, 신생아실, 집중치료실 등) • 초청연수 실시(보건의료 정책수립 역량강화, 의료인 보수교육, 병원운영 역량강화 등), 병원운영 역량강화 연수, 의료인 역량강화 워크숍 및 초청연수 실시 등
사업 성과	• 산빠블로 모자병원(140병상 규모) 건립 • 초진 외래환자: 사업 전 대비 82% 증가 • 후송 환자: 사업 전 대비 2,000% 증가 • 초청연수에 참여한 병원장, 의료진 등 주요 사업관계자가 사업 종료 후에도 지속 근무함으로써 사업 효과성 및 지속성 제고

참고문헌

한국국제보건의료재단 홈페이지. Available from: URL: http://www.kofih.org.

한국국제협력단 홈페이지. Available from: URL: http://www.koica.go.kr.

한국국제협력단. 파라과이 산빠블로 모자병원 역량강화사업 종료평가 결과보고서. 한국국제협력단. 2020.

한국국제협력단. KOICA 분야별 보건분야 중기전략 2021-2025. 한국국제협력단. 2021. p30-51.

심화문제

1. KOFIH의 국제보건사업 사례를 제시하고 설명하시오.
2. KOICA 보건분야 중기전략의 전략목표를 설명하시오.

찾아보기

【L】

【M】

【N】

【O】

【P】

【Q】

【R】

【S】

근거 기반 **보건사업관리의 이론과 실제** 값 35,000원

2022년 8월 25일 제1판 1쇄 발행
2025년 3월 5일 제1판 2쇄 발행

편저자 : 한국보건교육건강증진학회
발행인 : 주 영 일
발행처 : **계 축 문 화 사**

서울특별시 종로구 통일로12길 16-17
우편번호 : 03029
TEL : 735-2257 · 738-9746
FAX : 723-9025
E-mail : gyechuk@hanmail.net
홈페이지 : http://gyechuk.co.kr

1973. 10. 31 등록번호 제300-1973-8호
ISBN 978-89-5629-691-3 93510